HANDBUCH DER ALLGEMEINEN PATHOLOGIE

HERAUSGEGEBEN VON

F. BÜCHNER   E. LETTERER   F. ROULET

ZEHNTER BAND

UMWELT I

ERSTER TEIL

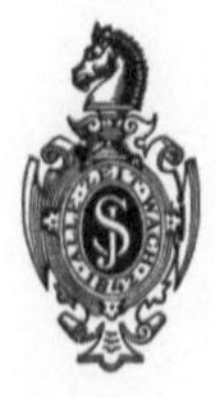

Springer-Verlag Berlin Heidelberg GmbH

1960

STRAHLUNG UND WETTER

BEARBEITET VON

H. FRITZ-NIGGLI · G. MIESCHER · B. DE RUDDER
F. SCHWARZ · H. U. ZOLLINGER

REDIGIERT VON

F. ROULET

MIT 283 ABBILDUNGEN

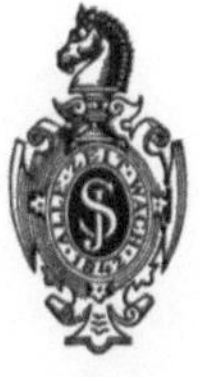

Springer-Verlag Berlin Heidelberg GmbH

1960

ISBN 978-3-642-88281-4   ISBN 978-3-642-88280-7 (eBook)
DOI 10.1007/ 978-3-642-88280-7

Inhaltsverzeichnis.

Inhaltsverzeichnis. IX

Allgemeine Strahlenbiologie.

Von

HEDI FRITZ-NIGGLI-Zürich.

Mit 56 Abbildungen.

Einleitung.

Energiereiche Strahlen sind imstande, fundamentale Äußerungen der organischen Welt zu ändern. Sie beeinflussen die Gestalt und den Stoffwechsel der Zelle, sie hemmen und unterbrechen die Entwicklung, sie zwingen die Gewebe zur malignen Entartung, und relativ geringe Strahlenmengen töten hochdifferenzierte Lebewesen. Sehr kleine Energiebeträge der Strahlen sind imstande, größte biologische Wirkungen hervorzurufen. Ein Beispiel sei zitiert[1]: Wird die Wärmeenergie, die sich in einer Tasse Tee befindet, dem Menschen als Röntgenstrahlung zugeführt, wirkt sie tödlich.

Unmittelbar nach der Entdeckung der Röntgenstrahlen im Dezember 1895 erkannte man die große lebensfeindliche Kraft der energiereichen Strahlung und beschäftigte sich in stets steigendem Maße mit der Strahlenbiologie und der Strahlenpathologie. Die energiereichen, ionisierenden Strahlen hielten ihren Einzug in Therapie und Diagnostik, so daß naturgemäß die strahlenbiologische Forschung hauptsächlich in Verbindung mit medizinischen Problemen weiterentwickelt wurde. Als allerdings im Jahre 1927 die mutationsauslösende Wirkung von Röntgen- und Radiumstrahlen endgültig entdeckt wurde, weitete sich die strahlenbiologische Forschung und vermochte das ganze Gebiet der Genetik in fruchtbringender Weise zu fördern. Die zeitlich und räumlich begrenzte Strahlenwirkung erlaubt die Analyse von Entwicklungsabläufen, physiologischen und morphologischen Zusammenhängen und gibt damit wichtigste Aufschlüsse. Die Strahlung dient als Instrument, Äußerungen der organischen Welt zu deuten.

In den letzten Jahren hat weiterhin die strahlenbiologische Forschung an praktischer Bedeutung in ungeahntem Ausmaße zugenommen. Der heutige Mensch ist immer mehr von Strahlen umgeben, einmal weil er sich der Energie des Atomkerns bedienen kann, und dann weil er in Industrie, Forschung und Therapie strahlende Stoffe gebraucht. Die Gefahren der energiereichen Strahlung und die eventuellen Schutzmoglichkeiten für das Lebewesen müssen in aller Klarheit bestimmt werden.

Die strahlenbiologische Literatur[2] hat sich besonders in den letzten Jahren außerordentlich vermehrt. Es ist nicht möglich, in dieser Übersicht allen Arbeiten gerecht zu werden, sie mag deshalb lediglich als Orientierung über alte und neue Probleme der Strahlenbiologie gelten. Tabellen werden zur Übersicht über dieses Wissensgebiet beitragen.

Die eigentliche Strahlenbiologie beschäftigt sich mit der Reaktion biologischer Systeme auf die Einwirkung energiereicher Strahlung. Sie ist damit vornehmlich

---

[1] ZIMMER 1958.

[2] Allgemeine Werke und Symposien über Strahlenbiologie: DUGGAR 1936, LEA 1946, TIMOFÉEFF-RESSOVSKY und ZIMMER 1947, NICKSON 1952, SPEAR 1953, BEHRENS 1953, BACQ und ALEXANDER 1955a. 1955b, HOLLAENDER (I, II, III) 1954, 1955, 1956, HAISSINSKY 1955. 1956, RAJEWSKY 1956, 1957, FRIEDRICH und SCHREIBER 1956, MITCHELL et al. 1956, HEVESY et al. 1957, ELLINGER 1957a, FRITZ-NIGGLI 1959a.

eine Wissenschaft, die sich auf Experimente stützt. Da aber die Lebewesen stets von ionisierenden Strahlen getroffen werden, ist es nicht abwegig anzunehmen, daß ein gewisser Teil natürlicher Lebensvorgänge stets von energiereichen Strahlen beeinflußt oder sogar hervorgerufen wird. Die energiereiche Strahlung müßte dann als ein organisch wirksamer Bestandteil der Umwelt betrachtet werden. Aufgabe der Strahlenbiologie ist es, den Mechanismus der Strahlenschädigung zu erkennen und gewisse Gesetzmäßigkeiten abzuleiten. Um dem Weg von der Absorption der Strahlenenergie zum biologischen Strahleneffekt genau folgen zu können, ist das Verständnis der Natur der energiereichen Strahlung notwendig.

A. Das Wesen der energiereichen Strahlung.

Im folgenden Abschnitt wird die physikalische Natur der energiereichen Strahlung skizziert. Im übrigen sei auf die umfassenden Darstellungen[1] der physikalischen Grundlagen der Strahlenbiologie verwiesen.

Grundsätzlich läßt sich die energiereiche Strahlung in zwei Klassen einteilen, die allerdings nicht genau voneinander abgegrenzt werden können:

1. Corpuscularstrahlung, die aus atomischen und subatomischen Partikeln besteht, welche sich mit variabler Geschwindigkeit fortpflanzen, und

2. die elektromagnetische Strahlung, die aus Wellen besteht, bei denen die elektrische und magnetische Feldstärke hin und her schwingt, und die sich mit Lichtgeschwindigkeit ausbreiten.

1. Corpuscularstrahlung.

Die Corpuscularstrahlung wird durch die Masse der Teilchen und deren elektrische Ladung (ausgenommen Neutronen mit der Ladung 0) und deren Geschwindigkeit gekennzeichnet. Die Corpuscel besitzen eine bestimmte Ruhemasse (m) und Geschwindigkeit (v), aus denen die kinetische Energie (E) berechnet wird:

$$E = \tfrac{1}{2} m v^2. \tag{1}$$

Diese kinetische Energie läßt sich auch als $\varepsilon \cdot e$ ausdrücken, wobei ε die Potentialdifferenz darstellt, die z. B. einer Röntgenröhre erteilt wird, gemessen in elektrostatischen Einheiten (Volts geteilt durch 300) und e die elektrische Ladung des Elektrons in elektrostatischen Einheiten (Tabelle 1). Somit kann die Gleichung auch folgendermaßen geschrieben werden:

$$\tfrac{1}{2} m v^2 = \frac{e \cdot V}{300} \ \text{erg*}.$$

Beim Durchgang durch die Materie stoßen die Teilchen mit den Atomen zusammen. Sie ändern dabei ihre Richtung und verlieren Energie. Der Weg, den die Partikel bis zur vollständigen Energieabgabe zurücklegen, wird *Reichweite* genannt.

Die Geschwindigkeit der Corpuscularstrahlen ändert sich je nach der kinetischen Energie und der Masse. Sie kann sich der Lichtgeschwindigkeit nähern.

Einige Corpuscularstrahlen:

1. Elektronen (Symbol β, Atomgewicht: $5{,}486 \cdot 10^{-4}$** und eine negative Ladung von $\bar{e}$). Wenn der Materie genügend Energie zugeführt wird, können

---

[1] Zusammenfassungen und Bücher: LEA 1946, TIMOFÉEFF-RESSOVSKY und ZIMMER 1947, GLOCKER 1949, HAHN 1950, BAUER 1951, GLASSER et al. 1952, FANO 1954, MARINELLI und TAYLOR 1954, GRAEWE 1954, GRAY 1955, HINE und BROWNELL 1956, SCHERRER 1956.

* Ein erg stellt die Einheit der Arbeit dar und ist gleich der Kraft eines Dyn, wirkend über die Distanz von 1 cm.

** Alle Atomgewichte in chemischer Skala angegeben.

Elektronen austreten. Wird in einem evakuierten Gefäß (Kathodenröhre) ein Hochspannungsfeld angelegt und die Kathode auf Weißglut erhitzt, fließen negative Elektronen zu der positiven Anode (Abb. 1). Diese Elektronenbündel werden Kathodenstrahlen oder auch Betastrahlen genannt. Sie lassen sich im Gegensatz zu den Röntgenstrahlen durch elektrische und magnetische Felder aus ihrer Bahn ablenken.

2. Protonen (Symbol p⁺. Atomgewicht: 1,007* und eine positive Ladung von e⁺). Atomkerne des leichten Wasserstoffs.

3. Alpha-Strahlen (Symbol α, Atomgewicht· 4.003*

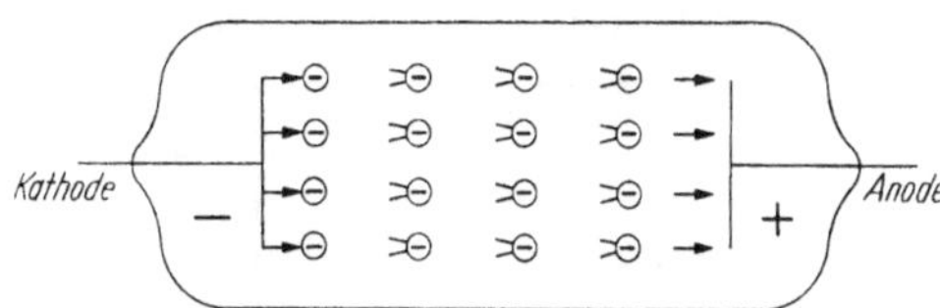

Abb. 1. Entstehung von Kathodenstrahlen (β-Strahlen) in einer evakuierten Kathodenröhre mit hohem Potential. Beim Auftreffen der von der Kathode weggerissenen Elektronen auf die positive Anode entstehen Bremsstrahlen = Rontgenstrahlen.

und die positive Ladung von $2\,e^+$). Die Partikel der α-Strahlen sind Atomkerne des Heliums mit 2 Protonen und 2 Neutronen.

4. Neutronen (Symbol n⁰, Atomgewicht: 1,009* und keine elektrische Ladung). Man kennt schnelle und langsame Neutronen. Schnelle Neutronen bewegen sich mit großer Geschwindigkeit fort und dringen ungestört durch die negative Elektronenhülle der Atome bis zum Kern, von dem sie eingefangen werden können oder lediglich elastisch zusammenstoßen. Nach etlichen Kollisionen reduziert sich die Geschwindigkeit der Neutronen, und sie werden zu langsamen Neutronen.

Tabelle 1. *Einige physikalische Zahlenwerte.*

Lichtgeschwindigkeit c im Vakuum	$= 2{,}99790 \cdot 10^{10}$ cm/sec
Plancksche Konstante h	$= 6{,}624 \cdot 10^{-27}$ erg sec
Avogadrosche Zahl N (physik. Skala)	$= 6{,}02544 \cdot 10^{23}$ gmol^{-1}
Ladung des Elektrons e	$= 4{,}80223 \cdot 10^{-10}$ esE
1 eV	$= 1{,}602 \cdot 10^{-12}$ erg
1 MeV	$= 1{,}602 \cdot 10^{-6}$ erg
1 erg	$= 6{,}24 \cdot 10^{5}$ MeV
1 cm³ trockene Luft 760 mm Hg, 0⁰	$= 0{,}001293$ g
Energieverlust bei Erzeugung eines Ionenpaares in Luft $= W$	$= 32{,}5\text{---}35$ eV
1 rad	$= 100$ erg/g
	$= 6{,}24 \cdot 10^{7}$ MeV/g
1 r	$= 1$ esE der Ladung/0,001293 g trockene Luft (0⁰, 760 mm Hg)
	$= 2{,}08 \cdot 10^{9}$ Ionenpaare/cm³ trockene Luft (0⁰, 760 mm Hg)
	$= 1{,}61 \cdot 10^{12}$ Ionenpaare/g trockene Luft (0⁰, 760 mm Hg)

1 r

$W = 32{,}5$
- $= 6{,}77 \cdot 10^{4}$ MeV/cm³ trockene Luft (0⁰, 760 mm Hg)
- $= 5{,}23 \cdot 10^{7}$ MeV/g trockene Luft (0⁰, 760 mm Hg)
- $= 83{,}8$ erg/g trockene Luft (0⁰, 760 mm Hg)
- $= 93$ erg/g weiches Gewebe

$W = 34$
- $= 7{,}08 \cdot 10^{4}$ MeV/cm³ trockene Luft (0⁰, 760 mm Hg)
- $= 5{,}47 \cdot 10^{7}$ MeV/g trockene Luft (0⁰, 760 mm Hg)
- $= 87{,}7$ erg/g trockene Luft (0⁰, 760 mm Hg)
- $= 98$ erg/g weiches Gewebe

* Alle Atomgewichte in chemischer Skala angegeben.

2. Elektromagnetische Wellenstrahlung.

Im Gegensatz zu den Corpuscularstrahlen pflanzen sich die elektromagnetischen Wellen stets mit der gleichen Geschwindigkeit fort, nämlich mit $c = 299\,790$ km/sec = Lichtgeschwindigkeit. Ein großes Spektrum verschiedener elektromagnetischer Wellen ist bekannt, die sich alle durch ihre Wellenlänge

Wellenlänge in cm			Typ der Strahlung	Frequenz
				10^{-1}
100 000 000 000		10^{11}		10^{0}
10 000 000 000		10^{10}	Elektrische	10^{1}
1 000 000 000		10^{9}	Wellen	10^{2}
100 000 000		10^{8}		10^{3}
10 000 000		10^{7}		10^{4}
1 000 000		10^{6}		10^{5}
100 000	1 km	10^{5}		10^{6}
10 000		10^{4}		10^{7}
1 000		10^{3}	Radiowellen	10^{8}
100	1 m	10^{2}		10^{9}
10		10^{1}		10^{10}
1	1 cm	10^{0}		10^{11}
0,1	1 mm	10^{-1}		10^{12}
0,01		10^{-2}	Infrarot	10^{13}
0,001		10^{-3}		10^{14}
0,0001	1 μ	10^{-4}	Sichtbares Licht	10^{15}
0,00001		10^{-5}	Ultraviolett	10^{16}
0,0000001		10^{-6}		10^{17}
0,0000001	1 mμ	10^{-7}	Röntgen-	10^{18}
0,00000001	1 Å	10^{-8}	Strahlen	10^{19}
0,000000001		10^{-9}	γ-Strahlen	10^{20}
0,0000000001	1 $\mu\mu$	10^{-10}		10^{21}
0,00000000001	1 X	10^{-11}	Kosmische	10^{22}
0,000000000001		10^{-12}	Strahlen	

Abb. 2. Spektrum der elektromagnetischen Wellenstrahlung. Die Wellenlangen sind links in Zentimeter angegeben, die Frequenzen in Oscillationen pro Sekunde sind rechts eingetragen. (Nach GLASSER et al. 1952 umgezeichnet.)

voneinander unterscheiden. Die Wellenstrahlung läßt sich durch ihre Wellenlänge (λ) und Frequenz (ν) charakterisieren, nach der folgenden Formel:

$$\lambda \cdot \nu = c, \tag{1}$$

wobei c die Lichtgeschwindigkeit darstellt (Tabelle 1). Das Spektrum der elektromagnetischen Wellenstrahlung umfaßt Wellen einer Länge von 100 Milliarden Zentimeter bis zu einem billionstel Zentimeter (Abb. 2). Radiowellen besitzen Wellenlängen von Metern und Kilometern, sichtbares Licht und Ultraviolett eine Wellenlänge von tausendstel bis zehntausendstel Zentimeter. Noch tausend- bis hunderttausendmal kleiner sind die Wellenlängen von Röntgen- und γ-Strahlen.

Je kleiner die Wellenlänge wird, um so mehr nehmen die Energie und Durchdringungsfähigkeit zu. So vermag die Energie des ultravioletten Lichts, das dem kleinstwelligen sichtbaren violetten Licht folgt, bereits Elektronen anzuregen, d. h. in höhere Energiezustande zu führen. Dem Ultraviolett schließen sich die energiereichen oder ionisierenden Strahlen an, die alle beim Durchgang durch die

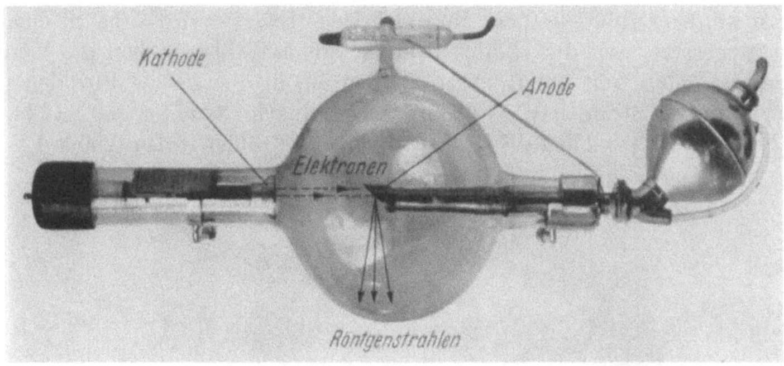

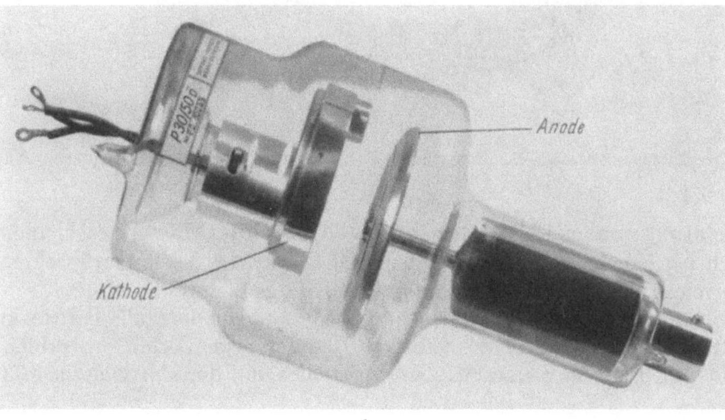

Abb. 3a u. b. Rontgenrohren. a Alte Rontgenrohre mit Quecksilberventil (1895—1920). b Moderne Rontgenrohre mit Drehanode (Aus dem Rontgeninstitut, Kantonsspital Zurich, Direktor Prof. Dr. H. R. SCHINZ.)

Materie Ionisationen erzeugen, also Elektronen aus der Atomhülle entfernen können.

Die elektromagnetische Wellenstrahlung läßt sich auch als Schwarm kleinster Energiebeträge, den Quanten oder Photonen, beschreiben. Die Energiebeträge, welche die Photonen mit sich führen, hängen von der Strahlenart ab.

Besitzt die Strahlung die Frequenz ν, so kann sie mit folgender Formel charakterisiert werden:

$$E = h\,\nu. \tag{2}$$

wobei E Energie bedeutet, h das Plancksche Wirkungsquantum mit dem kleinen Wert von $6{,}62 \cdot 10^{-27}$ erg s. Nach der Gl. (1) kann die Frequenz durch c/λ ersetzt werden, so daß folgende Beziehung resultiert:

$$E = \frac{h\,c}{\lambda}.$$

Dies bedeutet im praktischen Gebrauch

$$E = \frac{12,4}{\lambda},$$

wobei die Wellenlänge λ in Å (1 Ångström $= 0,1$ mμ) und E in keV einzusetzen ist.

Röntgenstrahlen werden durch stark beschleunigte Elektronen erzeugt, die bis in die Nähe des Atomkerns gelangen und durch dessen Kraftfeld stark abgebremst werden (Abb. 1 und 3). Ihre kinetische Energie wird dabei in Quantenenergie umgesetzt, und die Quanten dieser Bremsstrahlen stellen die Röntgenstrahlen dar. Man teilt die Röntgenstrahlen ein in überweiche Strahlen (5 bis 20 keV*), weiche Strahlen (20—60 keV*) mittelharte Strahlen (60—120 keV*), harte Strahlen (120—250 keV*) und überharte Strahlen (über 250 keV)[1]. Im

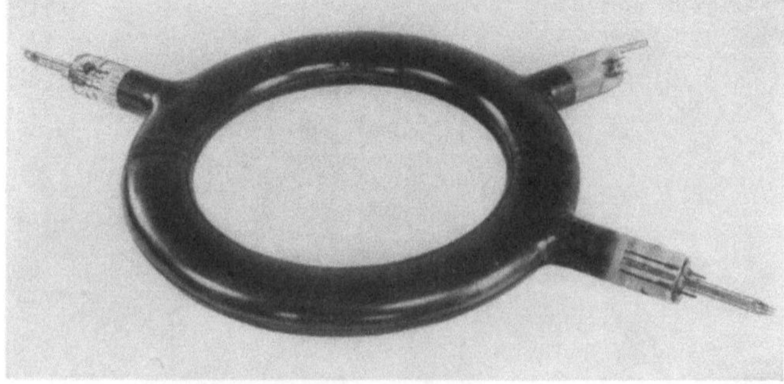

Abb. 4. Kreisrohre eines Zweistrahl-Betatrons (Brown-Boveri-Betatron, entwickelt von R. Wideröe) 2 diametral gelegene Elektronenspritzen.

sog. Betatron werden Elektronen in einer Kreisröhre (Abb. 4) beschleunigt und erhalten bei jedem Umlauf einen Spannungszuwachs, bis die gewünschte Spannung erreicht ist, die bis 100 Millionen Volt betragen kann**.

Radioaktive Substanzen senden γ-Strahlen aus, die ebenfalls bei Reaktionen des Atomkerns entstehen. So emittiert Radium beim Zerfall γ-Strahlen einer Energie von 0,188 MeV und ^{60}Kobalt γ-Strahlen mit der Energie von 1,33 MeV.

3. Verhalten der energiereichen ionisierenden Strahlung in der Materie.

Dringt die Strahlung in die Materie ein, so tritt sie in Wechselwirkung mit den Atomen und Molekülen. Während Ultraviolett-Strahlen mit einer Wellenlänge von 2000—3000 Å und einer Photonen-Energie von einigen eV die Elektronen aus der Elektronenhülle der Atome lediglich anregen können, sind energiereiche Strahlen imstande, die Elektronen aus dem Atomverband zu entfernen. Das herausgeschleuderte Elektron kann sich an ein anderes Atom anheften. Der Vorgang des Herausschleuderns und Anheften von Elektronen in Atomen und Molekülen wird Ionisation genannt. Bei der Entfernung eines Elektrons bleibt ein positiv geladenes Ion zurück und bei der Anheftung ein negatives Ion.

Corpuscular-, Röntgen- und γ-Strahlen ionisieren direkt, während Neutronen indirekt ionisieren. Die energiereichen Strahlen werden deshalb auch im Gegensatz zu Ultraviolett ionisierende Strahlen genannt.

Die Energie der ionisierenden Strahlen wird auf verschiedene Weise in der Materie absorbiert und verteilt.

---

[1] Kepp 1952.

  * Konventionelle Röntgentherapie.   ** Ultraharte Röntgentherapie.

a) Anregung.

Durch die Energiezufuhr wird ein Elektron eines Atoms oder Moleküls in einen höheren Energiezustand gehoben. Das Atom oder Molekül befindet sich dann in einem angeregten Zustand.

b) Photoelektrischer Effekt.

Die gesamte Energie der Photonen kann an das Elektron abgegeben werden, das seinerseits aus der Elektronenhülle als Photoelektron entfernt wird (Abb. 5a

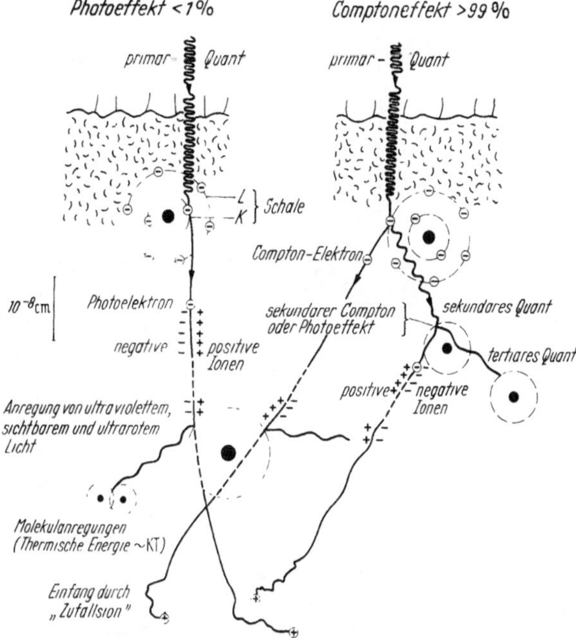

Abb. 5a—c Absorption von Röntgenstrahlung verschiedener Energie im Gewebe a Röntgenstrahlen mit einem $h\nu$ von ~200 keV Verschwindend kleiner Photoeffekt, quantitativ maßgebend ist der Compton-Effekt Mittlere Reichweite des gesamten Strahlenkomplexes im Gewebe etwa 8 cm.

und b, links). Die Photoelektronen ionisieren ihrerseits bei ihrem Durchgang durch die Materie.

Die Strahlenabsorption im photoelektrischen Effekt hängt von der Energie des Quants, von der Dichte und von der Atomnummer Z des absorbierenden Atoms ab. (Die Atomnummer Z gibt die Zahl der positiven Ladungen im Kern des Atoms bzw. die Zahl der negativen Elektronen auf der Hülle an.) Dabei beträgt der photoelektrische Massen-Absorptionskoeffizient nach Lea (1946)

$$\frac{\tau}{\varrho} = 0{,}0089 \left(\frac{Z^{4,1}}{A}\right) \lambda^n.$$

Es sind:

Z = Atomnummer

A = Atomgewicht

n = 3,05 für die Elemente H, C, N, O

    2,85 für die Elemente Na–Fe

λ = mittlere Wellenlänge in Å

τ = Absorptionskoeffizient

$\dfrac{\tau}{\varrho}$ = Massen-Absorptionskoeffizient

ϱ = Dichte

Es lassen sich auch empirisch gefundene einfachere Formeln angeben[1], wie

$$\frac{\tau}{\varrho} = C\,\lambda^3\,Z^3,$$

wobei C eine experimentell bestimmte universelle Konstante darstellt. Die Größe der photoelektrischen Absorption wird weitgehend durch die Atomnummer der absorbierenden Materie bestimmt. Je mehr Elektronen bzw. Protonen ein Atom besitzt, um so mehr Strahlung absorbiert es. Gewebe, die vorwiegend aus Atomen mit einer relativ geringen Atomnummer (H = 1, C = 6, N = 7, O = 8, Na = 11,

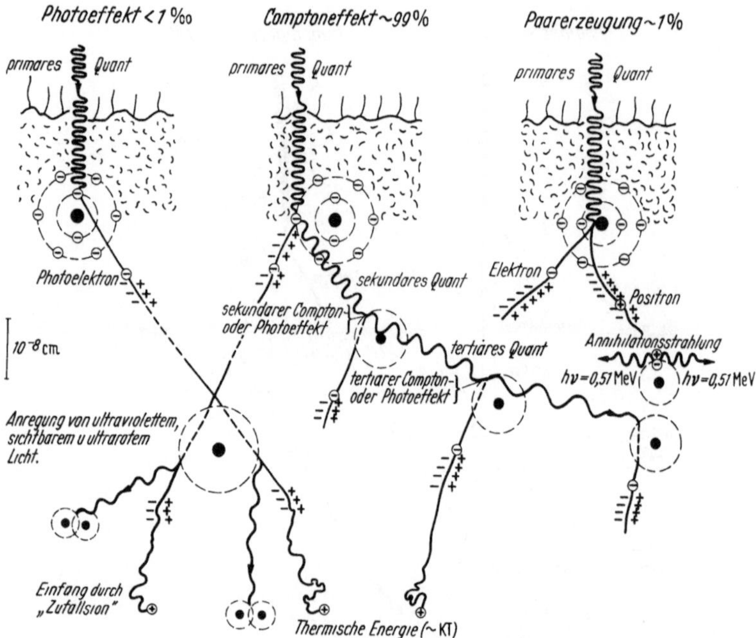

Abb. 5 b. Röntgenstrahlen mit einem $h\nu \sim 2$ MeV. Verschwindend kleiner Photoeffekt, quantitativ maßgebend ist der Compton-Effekt. Die mittlere Reichweite der Primär- sowie Sekundärelektronen etwa 25 cm im Gewebe.

P = 15) bestehen, absorbieren im Gegensatz zum Knochen mit Elementen wie Calcium = Z = 20 weniger Strahlen, so daß sich bei Aufnahmen mit energiearmen Röntgenstrahlen Knochen als Schatten abheben. Blei mit einem Z von 82 schirmt vorzüglich ab und wird deshalb zur Abschirmung von strahlenden Objekten gebraucht.

c) Compton-Effekt.

Der Compton-Effekt läßt sich auffassen und auch quantitativ beschreiben als ein elastischer Zusammenstoß zwischen einem Lichtquant und einem (ruhenden) Elektron (Abb. 5). Dabei kann das Strahlenquant dem Elektron einen Teil seiner Energie abgeben, wobei es selbst mit reduzierter Energie und geänderter Flugrichtung weiterfliegt. Das Compton-Elektron besitzt im Gegensatz zu einem Photoelektron nicht die volle Energie des Strahlungsquants. Es wird auch als Rückstoßelektron bezeichnet.

Die Compton-Absorption läßt sich nach einer Formel von Klein und Nishina (s. Lea 1946) berechnen. Der Absorptionskoeffizient verhält sich etwa proportional der Gesamtzahl der Elektronen in der absorbierenden Materie.

---

[1] Glocker 1949.

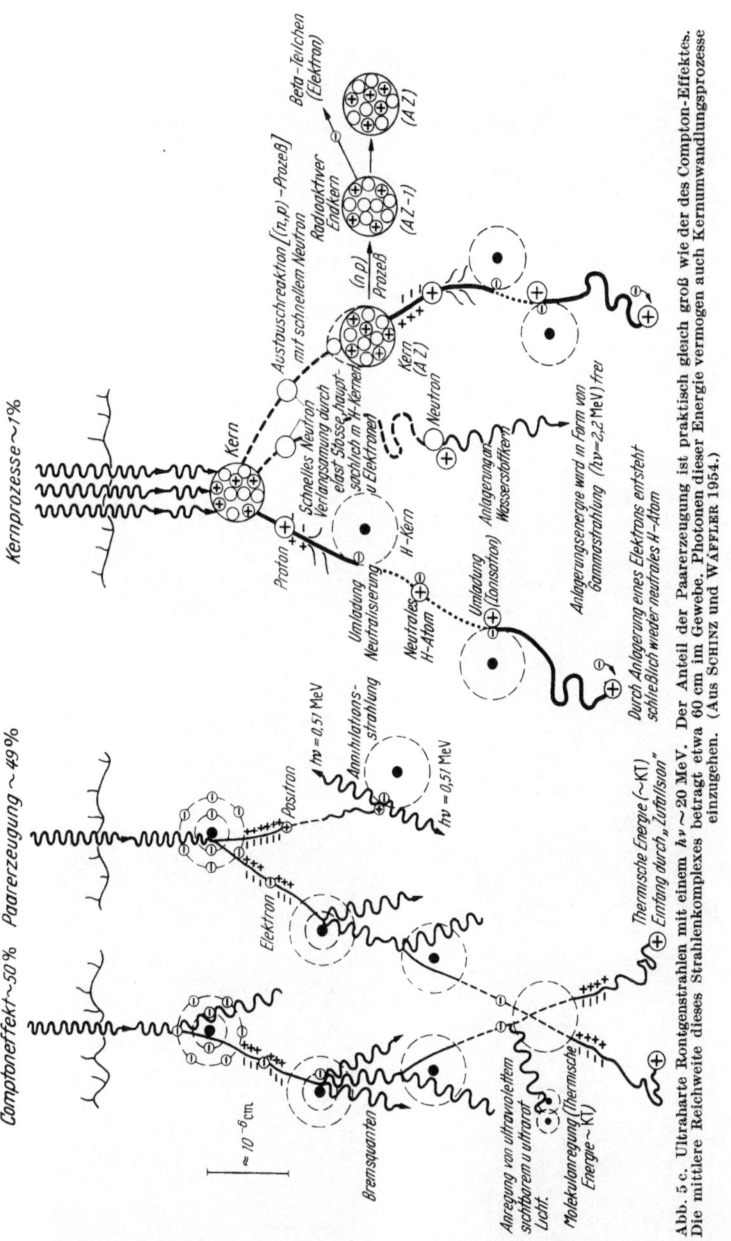

Abb. 5 c. Ultraharte Röntgenstrahlen mit einem $h\nu \sim 20$ MeV. Der Anteil der Paarerzeugung ist praktisch gleich groß wie der des Compton-Effektes. Die mittlere Reichweite dieses Strahlenkomplexes beträgt etwa 60 cm im Gewebe. Photonen dieser Energie vermögen auch Kernumwandlungsprozesse einzugehen. (Aus SCHINZ und WÄFFLER 1954.)

Mit steigender Energie der einfallenden Strahlung nimmt der Compton-Effekt zu. Er macht bei 5 keV-Strahlen weniger als 1% der Gesamtabsorption aus, bei 140 keV-Strahlen beinahe 100%.

d) Paarerzeugung.

Übersteigt die Energie der Strahlungsquanten 1,02 MeV, dann spielt sich der Vorgang der Paarerzeugung ab (Abb. 5 b, c). Dieser Effekt stellt eine Materiali-

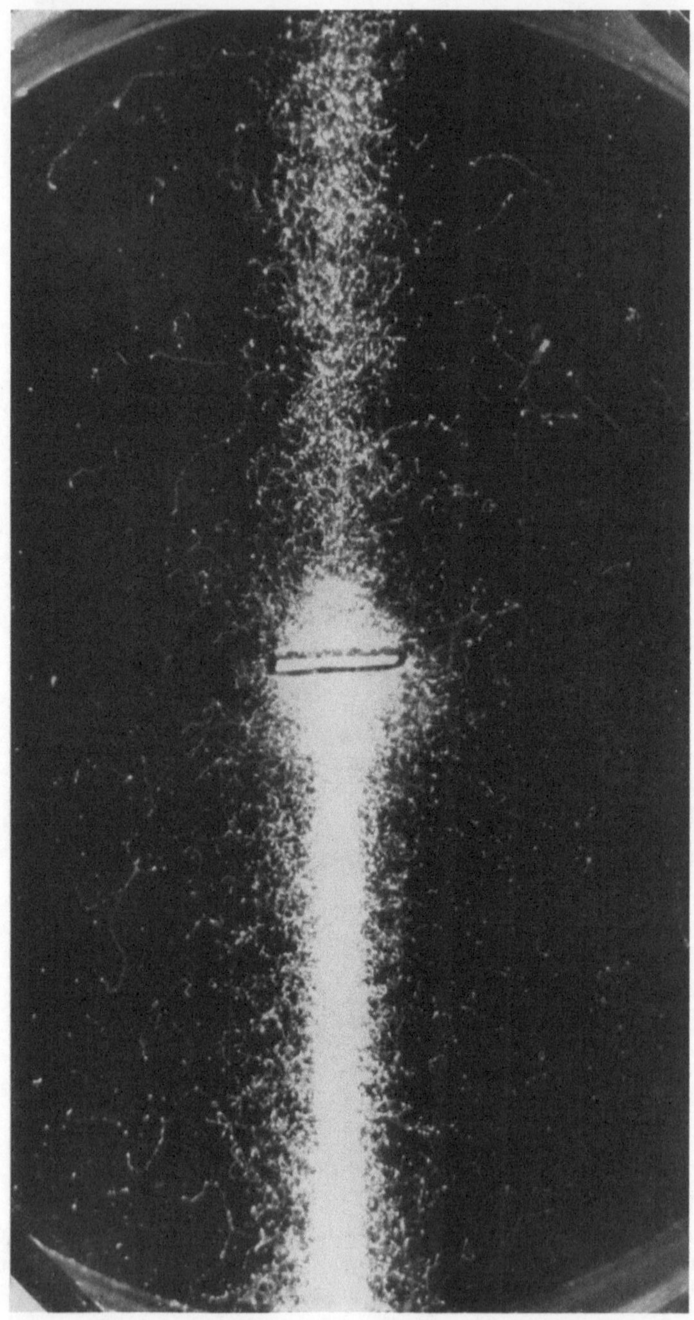

Abb. 6a u. b. Wilson-Kammeraufnahmen. a Durchgang eines weichen Röntgenstrahlenbündels durch eine
Silberplatte. Strahlrichtung: Von unten nach oben.

sierung von Energie dar, in dem sich das Photon dem Kernfeld eines Atoms nähert, verschwindet und gleichzeitig Paarelektronen entstehen läßt. Ein positives Elektron (Positron) und ein negatives Elektron werden pro einfallendes Quant gebildet. Die beiden de novo geschaffenen Partikel zerstrahlen unter Abgabe zweier Photonen in einer sog. Vernichtungsstrahlung. Der auf die Paarerzeugung

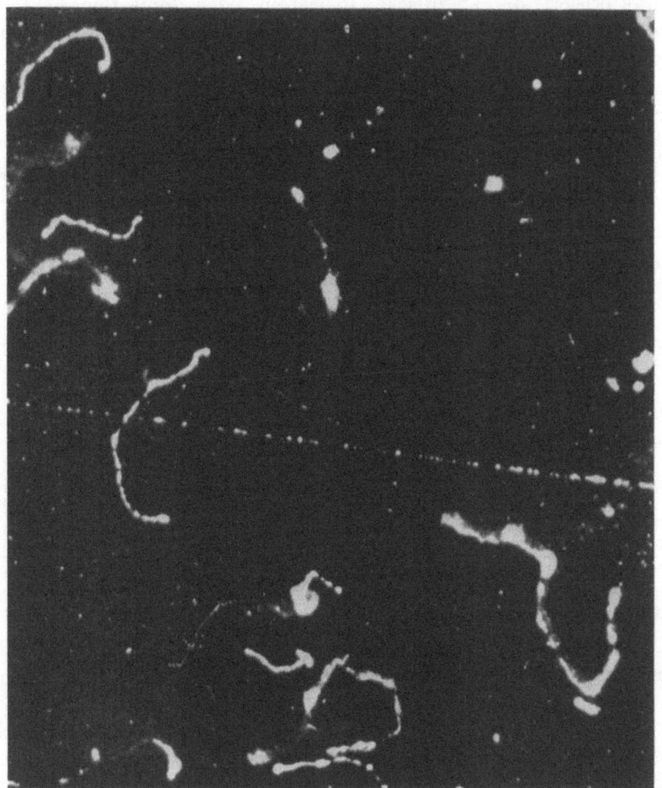

Abb. 6 b. Spezifische Ionisationsdichte beim Durchgang langsamer (Schnorkel) und schneller Elektronen (Gerade). (Aus GENTNER et al. 1940.)

entfallende Anteil des Absorptionseffekts ist direkt proportional Z^2, und die Wahrscheinlichkeit der Paarerzeugung nimmt nach dem Schwellenwert von 1,02 MeV mit der Energie der Strahlung zu.

Die Anteile des photoelektrischen Effekts, des Compton-Effekts und der Paarerzeugung an der gesamten Energieabsorption sind abhängig von der Energie der Strahlung. In Abb. 5 sind die mutmaßlichen Vorgänge bei der Durchstrahlung der Materie mit Photonen verschiedenster Energie dargestellt.

e) Primär-Sekundärelektronen und ionisierende Partikel.

Die Energie der einfallenden Photonen wird auf Photoelektronen, Compton-Elektronen oder auf paarerzeugte Elektronen übertragen, die alle Sekundärelektronen genannt werden. Diese Sekundärelektronen ionisieren ihrerseits und sind für die meisten biologischen Effekte verantwortlich. In gleicher Weise ionisieren primäre Elektronen der β-Strahlung sowie positive Protonen und α-Strahlen längs ihrer Bahn durch die Materie. Wenn das ionisierende Corpuscel seine Geschwindigkeit verlangsamt, dann wird die Energieabgabe pro Mikron Weglänge zunehmen und damit auch die Zahl der Ionisationen. Der Energieverlust pro Weglänge wird auch linearer Energieverlust genannt. Je geringer er ist, um so weniger dicht folgen sich die Ionisationen. Die Zahl der Ionisationen pro Weglänge charakterisiert die spezifische Ionisation oder Ionisationsdichte. Die Verteilung der Ionisationen in der absorbierenden Materie scheint somit von der

Tabelle 2. *Ionisationsdichten verschiedener ionisierender Partikel.* (Nach GRAY 1955.)

Strahlung	Herkunft der Strahlung	Mittlere Zahl Ionisation/μ Weglänge	Energieverlust keV/μ
	Minimale theoretische Ionisationsdichte für jedes Partikel	6,3	0,20
β-Strahlen und Photonen großer Energie	Betatron 20—30 Millionen Volt, natürliche und künstliche radioaktive Substanzen	8,5	0,28
γ-Strahlen	Radium mit 0,5 mm Platinfilter	11	0,36
Röntgenstrahlen	1000 keV	15	0,49
	200 keV	80	2,6
	30—180 keV	100	3,2
	8 keV	145	4,7
Neutronen	Cyclotron 12 MeV	290	9,5
Röntgenstrahlen	L-Strahlung Silber 3 keV	300	9,8
Neutronen	Cyclotron 8 keV	380	12,4
Röntgenstrahlen	K-Strahlung Aluminium 1,5 keV	460	15,0
Neutronen	900 keV Deuteronen (Li + D)	840	27,4
Neutronen	400 keV Deuteronen (D + D)	1100	35,8
α-Strahlen	Radonzerfall	3700	120
α-Strahlen	Poloniumzerfall	4500	146
α-Strahlen	Neutronen auf Bor oder Lithium	9000	292
Atomstrahlung	Uranspaltung	130000	4240

Art und der Energie der einfallenden Strahlung abzuhängen (Abb. 6). Schwere Partikel wie Protonen und α-Teilchen als doppelt geladene Heliumkerne ionisieren sehr dicht, ihr linearer Energieverlust ist groß. Während ein leichtes schnelles Elektron von 1 MeV auf einen tausendstel Millimeter Weglänge vermutlich lediglich 6—7 Ionisationen[1] erzeugt, sind es beim Durchgang von α-Strahlen auf der gleichen Strecke gegen 5000 (Tabelle 2). Neutronen sind nicht geladen und durchqueren wirkungslos die Atomhülle. Sie gehen aber mit den Atomkernen Reaktionen ein, bei denen α-Teilchen oder Protonen ausgesandt werden. Protonen, die besonders nach der Neutronenbestrahlung von Gewebe entstehen, ionisieren dicht, so daß die Neutronen als indirekt dicht ionisierende Corpuscel zu betrachten sind.

f) Reichweite und Transitionskurven.

Der gesamte von den ionisierenden Teilchen zurückgelegte Weg bis zur vollständigen Energieabgabe wird als Reichweite bezeichnet. Die Reichweite im Gewebe ist für α-Strahlen außerordentlich gering. Besitzen sie eine Energie von 2 MeV, dann durchstrahlen sie lediglich $10\,\mu$ Gewebe, während sehr schnelle Elektronen von 50 MeV bis zu 50 cm in Wasser eindringen (Tabelle 3). Die Reichweite der Sekundärelektronen bestimmt die Energieverteilung der Strahlen in der Tiefe des Gewebes und damit die Tiefendosis- oder Transitionskurve. Sind

---

[1] GRAY 1947.

die Reichweiten beschrankt und betragen sie z. B. etwa 2 mm bei Sekundärelektronen von 50 bis 500 keV Strahlen, dann wird der biologische lokale Effekt ganz in der Nähe der Absorption des einfallenden Quants erfolgen. Die meisten Ionisationen tragen sich knapp unter der Oberfläche des bestrahlten Gewebes zu. Ultraharte Photonen besitzen entsprechend der großen Reichweite der Sekundärelektronen eine ganz besondere Transitions-

Tabelle 3. *Reichweite von Elektronen und α-Teilchen im Gewebe mit einer Dichte von 1 g/cm³.* (Zahlen aus LEA 1946.)

Elektronen-Energie in keV	Reichweite in μ (0,001 mm) Gewebe	α-Partikel-Energie in MeV	Reichweite in μ (0,001 mm) Gewebe
0,1	0,0030	1	5,3
0,5	0,0196	2	10,1
1	0,0534	4	25,1
10	2,517	5	35,2
50	42,70	5,4860 (Rn)	41,1
100	141,2	6	47,0
300	832,0	8	75,5
480	1651	10	108,4

kurve im Gewebe. Das Maximum der Ionendosis befindet sich in 4—8 cm Gewebetiefe, während an der Oberfläche nur wenig Energie in Ionisationen umgesetzt wird (Abb. 7).

4. Radioaktivität.

a) Natürliche Radioaktivität.

BECQUEREL entdeckte im Jahre 1896, daß die Uransalze Strahlungen aussenden, welche photographische Platten schwärzen können und durchdringend sind. Diese Uranstrahlung sah 1897 RUTHERFORD als Corpuscularstrahlung geladener Teilchen an, und 1898 wurden nach der Entdeckung des radioaktiven Thoriums von MARIE und PIERRE CURIE Polonium und Radium als radioaktive Elemente gefunden. Naturliche radioaktive Substanzen senden α-, β- und γ-Strahlen aus. Diese Strahlungsemission ist die Begleiterscheinung einer ständigen Verwandlung der radioaktiven Elemente in andere Elemente. Sie findet bei den nichtstabilen Elementen mit einer Atomnummer über 83 und einem Atomgewicht größer als 209 statt. Dabei zerfällt stets der gleiche Prozentsatz der vorhandenen, nicht umgewandelten Atome, wobei die Zerfallsrate für jedes Element verschieden ist. Damit ist die Lebensdauer der verschiedenen radioaktiven Elemente ebenfalls verschieden.

b) Künstliche Radioaktivität.

Im Jahre 1934 entdeckte das Ehepaar JOLIOT-CURIE bei der Bombardierung von Aluminium mit α-Strahlen die künstliche Radioaktivität, denn das bestrahlte Aluminium wurde zum nichtstabilen radioaktiven Phosphor, der sich seinerseits in stabiles Silicium verwandelte.

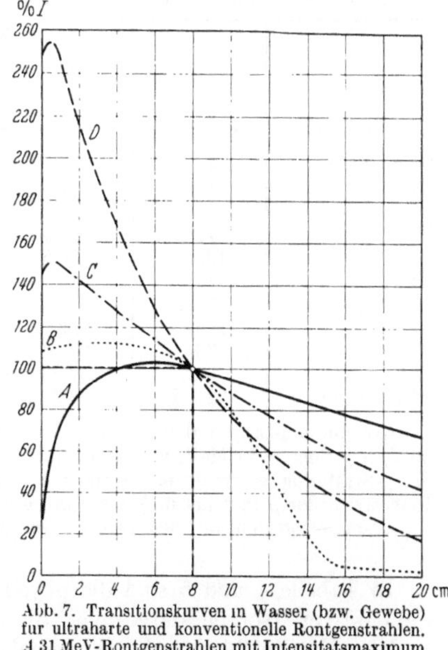

Abb. 7. Transitionskurven in Wasser (bzw. Gewebe) fur ultraharte und konventionelle Rontgenstrahlen. *A* 31 MeV-Rontgenstrahlen mit Intensitatsmaximum in 4—8 cm Wassertiefe, Feldgröße 100 cm², *F H A* 100 cm *B* 30 MeV-Elektronen, Feldgröße 100 cm², *F H A* 160 cm. *C* Kobalt 60 γ-Strahlen, Feldgröße 200 cm², *F H A* 80 cm. *D* 200 keV-Rontgenstrahlen *H V L* 0,9 mm Cu, Feldgröße 100 cm², *F H A* 50 cm. (Aus SCHINZ 1958.)

Heute sind über 500 künstliche radioaktive Isotope bekannt, da sich durch Protonen- oder Neutronen-Bombardierung von jedem Element mindestens ein radioaktives Isotop herstellen läßt. Dabei versteht man unter Isotop ein Atom mit der gleichen Atomnummer, also der gleichen Anzahl von Elektronen und Protonen, aber einer verschiedenen Masse, indem die Zahl der Neutronen variiert. Die künstlich radioaktiven Isotope unterscheiden sich von den natürlichen (mit Ausnahme der allerschwersten), indem sie keine α-Strahlen aussenden.

c) Konstanten der Radioaktivität.

Nach folgender Gleichung läßt sich die Menge des radioaktiven Elements zu irgendeinem Zeitpunkt bestimmen, wenn der Zerfall des Elements pro Zeiteinheit bekannt ist.

$$Q_t = Q_o \cdot e^{-kt}.$$

Dabei ist Q_o die momentan vorhandene Menge, Q_t die Menge nach der Zeit t, k die Zerfallskonstante und e die Basis des natürlichen Logarithmus. Um die Zerfallskonstante zu berechnen, kann die Halbwertszeit herangezogen werden. Dabei wird unter Halbwertszeit die Zeit verstanden, innerhalb welcher die Hälfte der ursprünglich vorhandenen Atome zerfallen ist. Die Beziehung k zu $t\,\tfrac{1}{2}$ lautet:

$$k \cdot t\,\tfrac{1}{2} = 0{,}693.$$

Tabelle 4. *Physikalische Daten einiger Radioisotope, die in der Medizin Anwendung finden.*

Isotop	Physikalische Halbwertszeit	Energie		$I\,\gamma$ mr/μc—h oder r/mc—h in 1 cm	Maximale Reichweite in Wasser in cm
		$E\,\beta$ (MeV)	$E\,\gamma$ (MeV)		
a	b	c	d	e	f
^{24}Na β^-, γ	14,8 h	0,54	1,38; 2,76	19,1	0,64
^{32}P β^-	14,3 d	0,695	$\gamma(E\,\gamma > 0{,}09/\beta$ $= 0{,}0023)$	0	0,8
^{35}S β^-	87,1 d	0,055	0	0	0,02
^{42}K β^-, γ	12,4 h	1,395	1,51	1,95	1,9
^{59}Fe β^-, γ	47 d	0,12	1,1; 1,3	6,55	0,15
^{60}Co β^-, γ	5,3 h	0,099	1,16; 1,32	13,5	0,08
^{90}Sr β^-	25 a	0,22	0	0	0,22
^{90}Y β^-	57 h	0,9	0	0	1,1
^{131}J β^-, γ	8 d	0,205	0,08; 0,367	2,65	0,22
^{198}Au β^-, γ	2,7 d	0,32	0,4	2,4	0,38

Kolonne a Isotop und Strahlung, b physikalische Halbwertszeit, c mittlere β-Energie in MeV, d γ-Energie in MeV, häufigste Linien mit Emissions-Wahrscheinlichkeit, e Intensität der γ-Strahlung in mr/μc pro Stunde in 1 cm oder r/mc pro Stunde in 1 cm, f maximale Reichweite der β-Partikel in Wasser in cm.
Zusammengestellt aus den Tabellen von MAYNEORD (1950) und MARINELLI et al. (1948).

In Tabelle 4 und 5 sind die physikalischen und biologischen Daten einiger radioaktiver Isotope dargestellt, die besonders in der Medizin Anwendung finden. Um die biologische Wirksamkeit der Radioisotope abzuschätzen, muß neben den physikalischen Eigenschaften auch das Verhalten im menschlichen Körper berücksichtigt werden. Die Aufnahme, die Retention und die Ausscheidung des radioaktiven Stoffes (die biologische Halbwertszeit) bestimmen die Gefährlichkeit des jeweiligen Radioisotops. Besonders gefährlich sind strahlende Elemente mit langer physikalischer und biologischer Halbwertszeit, die zudem eine Affinität zu strahlenempfindlichen Organen besitzen, wie Radiostrontium (Abb. 8).

5. Dosis-Einheiten[1].

Es hat sich als tunlich erwiesen, klar zwischen der Dosis zu unterscheiden, der ein Objekt oder der Patient ausgesetzt ist und der Dosis, die im bestrahlten Körper absorbiert wird und örtlich wirksam ist. Die erstere wird im englischen Sprachgebrauch *Exposure-dose.* im deutschen *Bestrahlungsdosis* genannt (nach Vorschlägen von GLOCKER. SCHINZ und WIDERÖE auch *Ionisationsdosis*). Die Expositionsdosis kann direkt gemessen werden indem die Fähigkeit der energiereichen Strahlung ausgenützt wird Ionisationen zu erzeugen. Ihre Dosis-Einheit ist das Röntgen. r. bei standardisierter Meßanordnung (Elektronengleichgewicht). Bei einer Strahlung über 3 MeV sollte mit einer anderen Einheit gerechnet werden (Vorschlag SCHINZ und WIDEROE: Rho).

Ein Röntgen wird als die Strahlenmenge definiert, welche in 1 cm³ trockener Luft (0,001293 g) bei 0° und 760 mm Hg eine elektrostatische Einheit beider Vorzeichen erzeugt.

Die in einem bestrahlten Körper absorbierte Energiemenge wird im internationalen Gebrauch *absorbierte Dosis* (nach neueren Vorschlägen auch *Energiedosis*) genannt. Ihre Einheit ist das rad.

Tabelle 5. *Aufnahme der Elemente in den kritischen Organen.*

Element	Organ	Aufnahme im Organ in % der zugeführten Menge		Biologische Halbwertszeit in d
		oral	eingeatmet	
Na	ganzer Körper	$\boxed{95}$	$\boxed{73}$	19
P	Knochen	$\boxed{20}$	$\boxed{20}$	1600
S	Haut	8	7,4	22
K	Muskel	$\boxed{70}$	$\boxed{53}$	37
Fe	Blut	$\boxed{80}$	$\boxed{65}$	65
Co	Leber	0,4	0,7	8,4
	Milz	0,005	0,008	9
Sr	Knochen	$\boxed{25}$	$\boxed{22}$	4000
Y	Knochen	0,03	$\boxed{14}$	>500
	Lunge	0,0002	—	34
J	Schilddrüse	$\boxed{20}$	$\boxed{15}$	120
Au	Niere	2,4	7,2	50
	Leber	0,98	$\boxed{25}$	50

Zusammengestellt nach den Tabellen „Recommendations of the International Commission on Radiological Protection", Brit. J. Radiol. Suppl. 6 (1955). Eingerahmt sind die Elemente mit relativ hohem Retentionswert.

$$1 \text{ rad} = 100 \text{ erg/g}.$$

Diese Energiedosis kann direkt calorimetrisch gemessen oder indirekt nach der Bestrahlungsdosis berechnet werden, die auf der Fähigkeit der Strahlen basiert, Ionisationen zu erzeugen. Dabei wird bei Elektronengleichgewicht r in rad mit dem Faktor f umgerechnet· $r \cdot f = \text{rad}$.

Wenn die absorbierende Materie Luft ist und ein W von 34 eV eingesetzt wird, ist $f = 0,88$.

Das heißt. einem r entspricht 0,88 rad oder durch 1 r wird in 1 g Luft 88 erg absorbiert.

Wenn die bestrahlte Materie nicht Luft ist, dann hängt der Faktor f von der Strahlenqualität und der Zusammensetzung des bestrahlten Materials ab. Die absorbierte Energie wird nach dem Verhältnis der Massenabsorptionskonstanten des Mediums zur Massenabsorptionskonstanten der Luft bestimmt.

---

[1] Zusammenfassende und kritische Arbeiten über Probleme der Dosis: GLOCKER 1949, 1958, RAJEWSKY 1956. HINE und BROWNELL 1956, Handbook 62, National Bureau of Standards 1956, SCHINZ und WIDEROE 1958. SOMMERMEYER 1958, RAJEWSKY und HOLTHUSEN 1958.

$$\text{Dosis (Medium)} = \text{Dosis (Luft)} \cdot \frac{m \text{ Medium}}{m \text{ Luft}}$$

$$\text{oder Dosis (Medium)} = 0{,}88 \text{ r} \cdot \frac{m \text{ Medium}}{m \text{ Luft}}$$

wobei m die Massenabsorptionskonstante darstellt. Die Werte für die Umrechnungs-Faktoren (f) können nachgeschlagen werden[1]. Sie betragen beispielsweise bei einer mit 0,2 mm Cu gefilterten 200 keV-Röntgenstrahlung (HVL = 0,5 mm Cu) für Wasser 0,94, für Muskel 0,95 und für Knochen 2,05. Das heißt 100 r

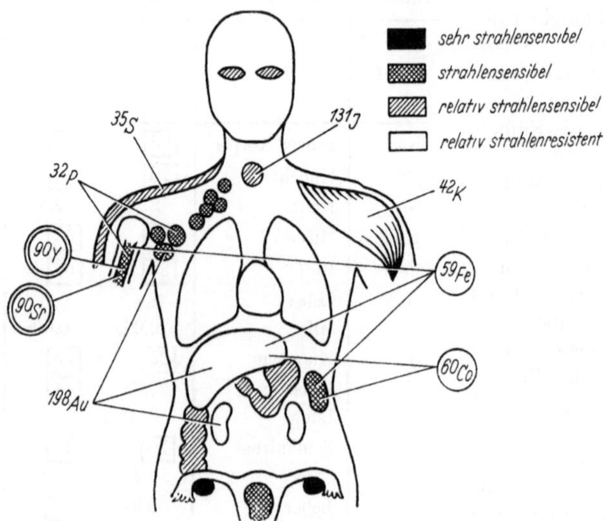

Abb. 8. Strahlensensibilitätsmuster des menschlichen Organismus und bevorzugte Lokalisationen einiger Radioisotope. Die Kreise umfassen Radioisotope mit relativ langer physikalischer Halbwertszeit. (Aus FRITZ-NIGGLI 1957c.)

würden in Wasser 94 rad entsprechen, im Muskel 95 rad und im Knochen 205 rad (r stets gemessen am Ort der absorbierten Energie).

Die *biologische Dosis* wird in rem gemessen.

1 rem bedeutet die Energie-Dosis in rad, multipliziert mit dem Faktor der relativen biologischen Wirksamkeit (RBW). Dieser Koeffizient besitzt für die verschiedenen Strahlenarten folgende Werte:

Röntgen-, γ- und β-Strahlen bis zu 3 MeV .   1
α-Strahlen 20
Protonen und Deuteronen 10
Thermische Neutronen 5
Schnelle Neutronen 10

Diese Koeffizienten dürften aber je nach bestrahltem Objekt wechseln, sie stellen damit nur ungefähre Richtwerte dar.

Die *Einheit der Radioaktivität* ist das „Curie" oder c. Das Curie ist bestimmt als die Menge eines radioaktiven Elements, in der die Zahl der Zerfallsvorgänge pro Sekunde $3{,}7 \cdot 10^{10}$ beträgt. 1 Curie entspricht der Radioaktivität von 1 g Radium.

1 mc = 1 Millicurie = $3{,}7 \cdot 10^7$ Zerfallsvorgänge
1 μc = 1 Mikrocurie = $3{,}7 \cdot 10^4$ Zerfallsvorgänge

---

[1] Handbook 62 National Bureau of Standards 1956, JAEGER 1959.

Für Radiumemanationen wird die Einheit 1 Stat (St) benutzt. 1 Stat ist diejenige Menge Radiumemanation, die bei Zerfall in Luft bei voller Ausnützung der Strahlung durch Ionisation in Luft in 1 sec eine absolute elektrostatische Einheit der Elektrizität erzeugt.

1 Stat $= 3{,}64 \cdot 10^{-7}$ Curie.

B. Ionisierende Strahlung und Zelle.

Die Reaktion der Zellen von Pflanzen und Tieren auf die ionisierende Strahlung hängt von ihrem Entwicklungs- und Funktionszustand ab[1]. Während ausgereifte Zellen, die Entwicklung, Wachstum und Differenzierung beendigt haben, zumeist strahlenresistent sind, werden sich teilende und sich differenzierende Zellen bereits mit geringen Strahlenmengen geschädigt. Diese Unterschiede in der Strahlenempfindlichkeit beruhen allerdings meist nicht auf einer verschiedenen Sensibilität der Zellstrukturen gegenüber den Strahlen, sondern darauf, daß z. B. in noch nicht differenzierten Zellen Funktionen unterbrochen werden konnen, die für das Weiterleben der Zelle notwendig sind. Die Zelle scheitert bei der Durchführung von Leistungen, die zusätzlich gefordert werden. So gehen beispielsweise bestrahlte Zellen in Interphase aus Gewebskulturen[2] in sog. „mitotischer Degeneration‟ zugrunde, indem sie eine Zellteilung nicht durchführen können. In gleicher Weise kann der verzögerte Tod von Protozoen nach Bestrahlung mit hohen Dosen, z. B. 300000 r für Paramaecium caudatum[3] erklärt werden. Die Protozoen überleben die Bestrahlung wochenlang ohne sich zu teilen, werden aber ständig kleiner, so daß angenommen werden muß, durch die Bestrahlung sei ein synthetischer Prozeß ausgefallen, der lebensnotwendig ist. Eine erwachsene Zelle, die genügend Reservestoffe besitzt, widersteht der Bestrahlung, während die sich differenzierende „genaktive‟ Zelle, in der sich eine Reihe von Reaktionsabläufen abspielen müssen, strahlenempfindlich ist.

Die Reaktion der Zelle auf die ionisierende Strahlung ist zudem in großem Maße abhängig von Milieufaktoren. Demnach sind der Zustand der angrenzenden Zellen, die Blutversorgung, die Sauerstoffspannung und nicht zuletzt die Bestrahlungsbedingungen mitbestimmend bei der Strahlenschädigung der Zelle. Es ist deshalb verständlich, daß die einzelnen Zellreaktionen nicht allgemein behandelt werden können, sondern daß jedes biologische Experiment zunächst als Sonderfall angesehen werden muß

1. Morphologische Änderungen der ruhenden Zelle nach Bestrahlung.

Eindeutig lassen sich Veränderungen als Folge der Bestrahlung von mitotisch inaktiven Zellen („Ruhe‟-Zellen) bestimmen, wenn ausgereiftes ruhendes Gewebe bestrahlt wird. Bei der Bestrahlung von Gewebe, dessen Zellen sich teilen, kann lediglich aus der Art der Schäden, der Häufigkeit und dem Zeitpunkt ihres Auftretens geschlossen werden, ob die Zelle in der Interphase bestrahlt wurde. (Es sei denn, die Zellen werden einzeln nach der Bestrahlung im lebendigen Zustand verfolgt.) Ein ausgezeichnetes Material zum Studium der Mitoseschäden stellen die Mikrosporen von Tradescantia dar, deren Kern-Cyclus zeitlich genau bestimmt werden kann. Von der Bildung der Mikrosporen bis zur Metaphase verstreichen etwa 6 Tage (SAX 1940) und Mikrosporen, die 5 Tage nach Bestrahlung fixiert worden sind, mussen in der Interphase erfaßt worden sein. Es manifestieren sich die Strahlenschäden der Interphasen-Zelle im mitotisch aktiven Gewebe in zweierlei Art und Weise: 1. Die Schädigung tritt unmittelbar an der

---

[1] SCHINZ 1924.   [2] LASNITZKI 1946.   [3] BACK 1939.

Interphasenzelle auf. So führen große Strahlenmengen zu Pyknosen und Zelltod[1]. 2. Die Schädigung tritt auf, wenn die bestrahlte Zelle eine neue Teilung eingeht (mitotische Degeneration). Kleine Strahlenmengen führen dann ebenfalls zum Zelltod.

Da sich die auffälligsten Störungen im Chromatinmaterial des Kerns abspielen, manifestieren sich die Strahlenschäden hauptsächlich, wenn sich die im Interphasen-Stadium bestrahlte Zelle teilt. Es entstehen abnorme Teilungsbilder, die dann ihrerseits zur Bildung abnormer Zellen in Interphase führen. So

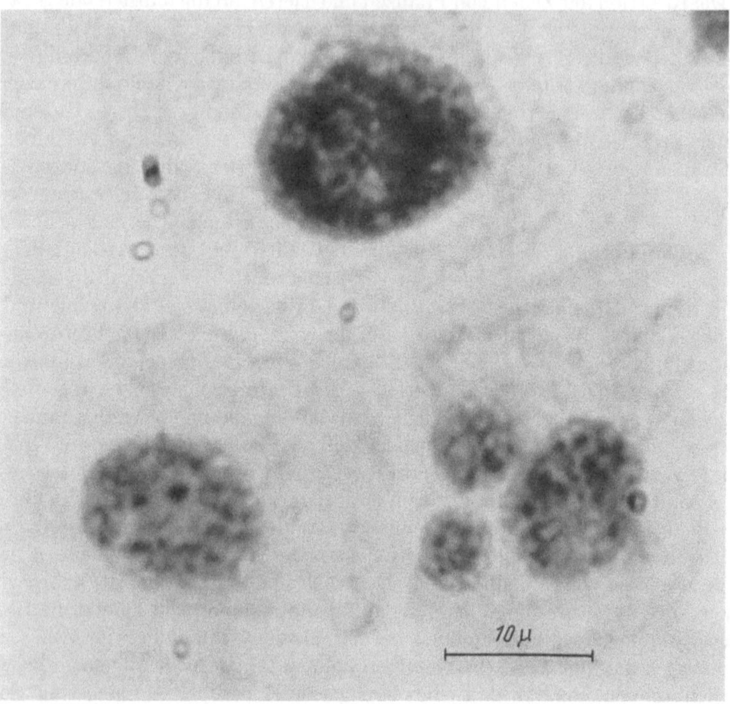

Abb. 9. Bildung von 2 Nebenkernen (Zelle rechts unten) 48 Std nach Bestrahlung von Vicia Faba L.-Wurzelspitzen mit 500 r. „Haupt"-Kern deutlich verkleinert.

bilden sich im Kern Vacuolen, Pyknosen eines Teils des Chromatinmaterials oder des ganzen Kerns[2]. Ebenso können sich Fragmente von Chromosomen zu Nebenkernen zusammenschließen, wie es Brenneke (1937) in abnorm gefurchten Säugetier-Embryonen beobachtete, die von Eizellen stammten, welche mit bestrahlten Spermien befruchtet worden waren. Die Bildung von Nebenkernen ist bereits von Koernicke (1905) und Gager (1908) nach Bestrahlung von Allium cepa mit Radium beschrieben worden. Nebenkerne sind häufig nach Bestrahlung von Zellen in den Wurzelspitzen von Vicia Faba L. (Abb. 9). Die morphologischen Änderungen relativ schwach bestrahlter Zellen, welche keine Mitose eingehen, sind weniger augenfällig. Mit subletalen Dosen bestrahlte Zellen antworten dem Eingriff durchwegs mit einer leichten Schwellung des Kerns und der gesamten Zelle. Englmann (1932) beobachtete 7 Tage nach Bestrahlung von menschlichen Tumorzellen (Carcinoma terebrans) durchwegs eine

---

[1] Schinz und Slotopolsky 1925, Koller 1947.   [2] Koller 1947.

Schwellung von Kern und Zelle auf das 2—2¹/₂fache. Ebenfalls an Tumorzellen (solides Ehrlich-Carcinom der weißen Maus) stellte WÜRMLI (1954) Schwellung der Zellen fest. Bei der Bestrahlung von Leberzellen der Maus mit 12000 r sahen WILSON und STOWELL (1952) eine Verschiebung der Kern-Plasmarelation zugunsten des Kerns. während dies SUSSMAN (1956) bereits nach Totalbestrahlung von Mäusen mit 1000 r beobachtete. Besonders auffällig war die Kernvergrößerung der Leberzellen 3 Tage nach Lokalbestrahlung der Leber mit 5000 r (Abb. 10). Zum größten Teil mag diese Schwellung auf einer Änderung der osmotischen Verhaltnisse beruhen, doch bestehen auch Hinweise, daß im Innern des Kerns Chromatinvermehrungen stattfinden.

Strahlenbedingte Schwellungen der Mitochondrien. der geformten Bestandteile des tierischen Cytoplasmas, sind nach Bestrahlung von Tumorzellen der Maus (Ascites) nachgewiesen worden[1].

LUDFORD (1932) beschreibt ein Blasigwerden der stabchenförmigen Mitochondrien in Tumorzellen bereits 40 min nach der Bestrahlung. Nach Bestrahlung von Homogenaten der Ratten-Leberzelle und isolierten Mitochondrien mit 1000 r ließ sich allerdings keine Schwellung der Mitochondrien und keine Änderung ihrer optischen Dichte feststellen. die gequollene Mitochondrien aufweisen würden[2]. In strahlenempfindlichen Ruhezellen werden Pyknosen des Chromatinmaterials größeren oder

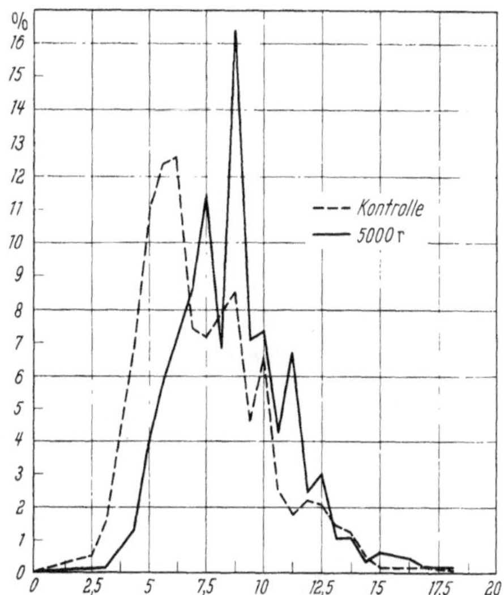

Abb. 10. Häufigkeit verschiedener Kerngrößen der Leberzellen der weißen Maus am 3. Tag nach lokaler Bestrahlung der Leber mit 5000 r. Ordinate. Häufigkeit der Größenklassen in Prozent der Gesamtzahl der gemessenen Kerne. (Kerngröße dargestellt als Mittel des kleinsten und des größten Durchmessers.) Abszisse Kerngröße in μ. Starke Verschiebung der 5000 r-Kurve nach rechts. (Nach SUSSMAN 1956)

geringeren Ausmaßes nach schwacher Bestrahlung beobachtet. So sahen HOLT et al. (1953) in der bestrahlten Rattenmilz und -leber intranucleare Vacuolen (Abb. 11).

Mit großen Strahlenmengen bestrahlte Gewebe zeigen stets Zellen mit pyknotischem Kern. der weiterhin zerfallen kann und Vacuolenbildung vornehmlich im Kern. Oft wird das Chromatinmaterial an die Kernperipherie gedrückt. Mit besonderen Methoden (Farbung der Zellen mit Fluorochromen) wiesen STRUGGER et al. (1953) nach. daß unmittelbar nach Bestrahlung von Zwiebel-Epidermis mit massiven Dosen (bis 800000 r) geschädigte Bezirke („Flecken") im Protoplasma auftraten. Eine Verminderung der Zellgröße stellte TAHMISIAN (1949) fest nach Bestrahlung von Heuschrecken-Embryonen mit 25000 r und 200000 r. Mit diesen Dosen waren in den meisten Zellen Pyknosen des Kerns zu beobachten, die allerdings die Atmung der Zelle nicht beeinträchtigten.

2. Physikalisch-chemische Änderungen des bestrahlten Cytoplasmas[3].

In der bestrahlten Zelle wurden Änderungen der Permeabilität, der Lichtbrechung und der Viscosität des Cytoplasmas beobachtet. Mit relativ geringen

---

[1] SCHERER und RINGLEB 1953.　　[2] FRITZ-NIGGLI 1956a.
[3] Übersicht: HEILBRUNN und MAZIA 1936.

Strahlendosen wird die Viscosität des Cytoplasmas erniedrigt. Indirekt hat Lopriore bereits 1897 dieses Phänomen beobachtet, indem er eine Zunahme der Protoplasmaströmung in Pflanzenzellen (Vallisneria spiralis) beschrieb. Dieselbe Methode, nämlich an der Schnelligkeit der Protoplasmaströmung die Viscosität abzuschätzen, wurde in den folgenden Jahren wiederholt verwendet. Nach Williams (1923) nimmt die Protoplasmaströmung in den Zellen des Stengels von Saxifraga umbrosa nach kurzer Einwirkung von Röntgen- und Radiumstrahlen zu und ebenso die Brownsche Bewegung kleiner Partikel im Protoplasma. In den Zellen isoliert bestrahlter Speicheldrüsen der Schnecke Limnaea[1] wurde

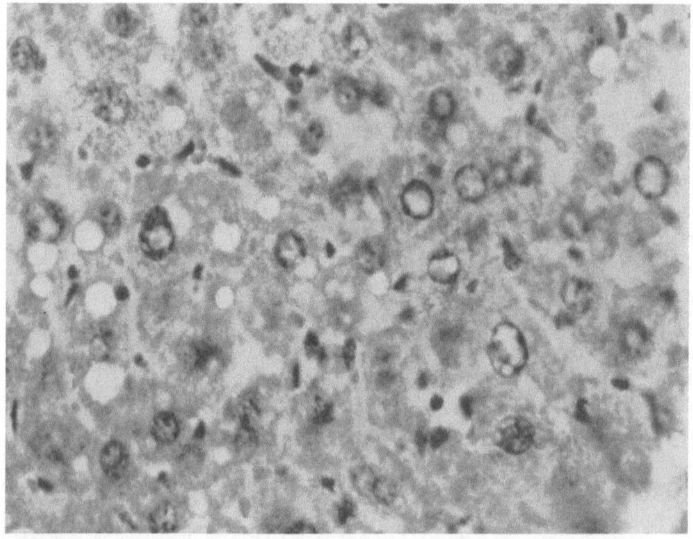

Abb. 11. Intranucleare Vacuolen durch interne Bestrahlung. Leber einer Maus (Gefrierschnitt HE) $4^1/_2$ Std nach einer intravenosen Injektion von 12 μc ^{59}Fe. Zahlreiche Vacuolen im Cytoplasma und in den Kernen. (Aus Holt et al. 1953.)

ähnliches gesehen und Wanner (1945) beobachtete eine verstärkte Protoplasmaströmung in den Wurzelhaaren der Schwimmpflanze Hydrocharis morsus ranae nach Bestrahlung mit 10000 r. Übereinstimmend wird berichtet, daß stärkere Bestrahlung die Viscosität erhöht[2], jedoch nicht immer, wie etwa in bestrahlten unbefruchteten Eiern von Arbacia[3].

Die Permeabilität wird durch die ionisierende Strahlung meist auffällig vermehrt. Henri und Mayer (1904) bestrahlten mit Radium eine Suspension von Erythrocyten, bestimmten colorimetrisch den Grad der Hämolyse und bemerkten als erste eine gesteigerte Permeabilität für Wasser. An Erythrocyten sind weiterhin ausgedehnte Experimente unternommen worden. Die Beobachtungen von Lehmann und Wels (1926), daß der Ionenhaushalt bestrahlter Erythrocyten gestört ist, und von Holthusen (1923), daß das Ausmaß der Schädigung von der Ionenart der umgebenden Flüssigkeit abhängt, wurden bestätigt. So wird von einem ständigen Kalium-Verlust bestrahlter Erythrocyten berichtet[4] und als Ursache der strahleninduzierten Hämolyse eine Störung der Permeabilität angenommen[5].

---

[1] Nakashima 1927.   [2] Petchenko 1926, Williams 1923, Wanner 1945.
[3] Wilbur und Recknagel 1943.   [4] Sheppard und Beyl 1951.
[5] Ting und Zirkle 1940, Bühlmann et al. 1942, Fischer et al. 1943.

An Seeigel- und Seestern-Eiern untersuchte RICHARDS (1915) mit Hilfe der Vitalfärbung die Permeabilität. Es zeigte sich nach Bestrahlung keine Änderung, während andere[1] eine stärkere Färbbarkeit bzw. ein besseres Durchdringungsvermögen der Vitalfarbstoffe im bestrahlten Gewebe nachweisen konnten.

Im Zusammenhang mit den Permeabilitäts- und Viscositätsänderungen[2] findet u. a. eine Erhohung der Lichtbrechung nach Bestrahlung von Fruchtfleischzellen (Solanum) statt.

3. Wechselwirkung Kern—Cytoplasma.

Die Frage, ob das bestrahlte Cytoplasma den Zellkern beeinflußt, und ob eine alleinige Bestrahlung des Cytoplasmas subletale und letale Schäden verursachen könne, ist mehrfach untersucht worden. Nach PATTERSON (1931) scheint im genetischen Experiment das bestrahlte Cytoplasma den Chromosomenverlust zu beeinflussen, da nach Bestrahlung vermehrt Gynander (Geschlechtsmosaike) auftraten, die durch den Verlust des unbestrahlten Chromosoms im bestrahlten Cytoplasma entstanden waren. TIMOFÉEFF-RESSOVSKY (1937a) verglich die Prozentsätze der Mutationen in unbestrahlten Geschlechtschromosomen, die sich in der bestrahlten Eizelle befanden, mit der natürlichen Mutationsrate und fand keinen Unterschied, also keinen Einfluß des bestrahlten Cytoplasmas. Es ist bei diesen geschilderten Experimenten allerdings zu sagen, daß zwischen Bestrahlung und dem Zusammentreffen des bestrahlten Cytoplasmas mit den unbestrahlten Chromosomen eine geraume Zeit verstreicht, so daß nur noch stabile Strahlenprodukte wirken könnten. Die unterschiedliche Bedeutung des Kerns und des Cytoplasmas für das Zustandekommen des Strahlentodes untersuchte WHITING (1955) an der Schlupfwespe. Erst mit einer mehr als 20fachen Dosis konnte durch die Bestrahlung des Cytoplasmas der gleiche Effekt erzielt werden wie durch die Bestrahlung des Kerns. Während bei der Behandlung befruchteter Eier (Seeigel-Eier) mit α-Strahlen[3] das bestrahlte Cytoplasma stark am Strahlentod mitbeteiligt ist, konnten bei der Bestrahlung extrachromosomaler Regionen mit Protonen (Microbeam)[4] die unbestrahlten Chromosomen nicht beeinflußt werden. ZIRKLE (1957) beschreibt zusammenfassend die Wirkung von partieller Zellbestrahlung. Bestrahlt man intakte Thymus-Zellen, dann sind die strahleninduzierten Veranderungen der Nucleo-Proteide großer als bei der Bestrahlung isolierter Kerne[5]. Gleicherweise beeinflußt das bestrahlte Cytoplasma die Chromosomen von Amphibien-Eiern[6]. Wurde bestrahltes Cytoplasma in Berührung mit unbestrahlten Kernen gebracht, dann entstanden Chromosomenbrüche. Interessanterweise sind kernlose Fragmente der Alge Acetabularia strahlenempfindlicher als kernhaltige[7].

4. Beeinflussung der Zellteilung[8].

Geringste Strahlenmengen storen empfindlich die Zellteilung. 4 r bereits hemmen die Mitosen von Neuroblasten der Heuschrecke (Chortophaga viridifasciata)[9], und ebenso beeinflussen 5 r die mitotische Aktivität von Epidermiszellen der Maus[10]. Die Wachstumshemmung proliferierender Gewebe wurde als erste strahlenbiologische Gesetzmaßigkeit entdeckt. 1901 berichtete BECQUEREL

[1] SCHMIDT 1921, HALBERSTAEDTER und WOLFSBERG 1923, HOLTERMANN 1924, KOVÁCS 1927.
[2] WANNER 1945. [3] MIWA et al. 1939. [4] BLOOM et al. 1955.
[5] EULER und HAHN 1946. [6] DURYEE 1949. [7] BACQ et al. 1957.
[8] Zusammenfassende Arbeiten: POLITZER 1934, ANDERSON 1936, GOODSPEED 1936, LEA 1946, GIESE 1947, HOHL 1949, CARLSON 1954, GILES 1954, KAUFMANN 1954.
[9] CARLSON 1950. [10] KNOWLTON und HEMPELMANN 1949.

von Versuchen, die LOUIS MATOUT in seinem Laboratorium unternommen hatte, und zeigte, daß eine Bestrahlung mit Radium die Keimungsfähigkeit von Kresse- und Senfsamen einschränkt. BOHN (1903) sah Wachstumsverzögerung bei bestrahlten Amphibien-Embryonen. BERGONIÉ und TRIBONDEAU (1904) bemerkten Störungen des bestrahlten wachsenden Gewebes, die KOERNICKE (1905) an bestrahlten Wurzelspitzen von Vicia Faba L. und BARDEEN (1907) an bestrahlten Amphibien-Embryonen bestätigen konnte. Das Wachstum der Wurzelspitzen von Vicia Faba und früher Embryonalstadien von Amphibien kommt vornehmlich durch die Zellteilung zustande, so daß meist eine Wachstumshemmung auf eine strahlenbedingte Störung der Mitose hinweist. So beobachteten PERTHES (1904) bei Ascaris neben der Verlangsamung der Entwicklung Schädigungen der Chromosomen und KOERNICKE bei seinem bestrahlten Pflanzenmaterial typische Mitosestörungen. GAGER (1908) beschreibt in systematischen Untersuchungen an Allium cepa und Zea Mays strahlenbedingte Mitosestörungen.

Die Beeinflussung der Zellteilung durch die ionisierende Strahlung ist komplexer Art. Grundsätzlich muß zwischen 2 Arten von Störungen unterschieden werden: 1. Die Strahlen schädigen Zellen im Stadium der Interphase (Zellen, die sich im Stadium zwischen den Zellteilungen befinden) und verhindern sie, eine neue Teilung einzugehen oder normal durchzuführen. 2. Die sich teilende Zelle wird geschädigt, und es bleiben die Zellen in bestimmten Teilungsphasen stehen oder sind in der Durchführung behindert. Die Art der Schädigung ist wiederum zwiefacher Art: Sie besteht in 1. einer vorübergehenden Schädigung vermutlich physiologischer Natur, die reversibel ist, und 2. in einer irreversiblen Schädigung, welche hauptsächlich die Chromosomen betrifft.

a) Temporäre physiologische Strahlenwirkung auf Mitose und Mitosebereitschaft.

Der Ablauf der Mitose wird durch die ionisierende Strahlung verändert, wobei die Schädigung aus einer Verlangsamung der Teilung oder aber auch aus einem völligen Stillstand bestehen kann. Dabei wird die Zelle in Teilung geschädigt oder teilungsbereite Zellen an der Durchführung der Mitose behindert. Man findet so nach Bestrahlung von mitotisch aktivem Gewebe einen Abfall in der Häufigkeit der Zellteilungen. Nach einem Mitoseminimum setzen die Teilungen wieder ein. Die Strahlenschädigung ist reversibel.

Erstmals beschrieben LACASSAGNE und MONOD (1922) den rhythmischen Ablauf der cytologischen Phänomene im bestrahlten Krebsgewebe.

ALBERTI und POLITZER (1923 und 1924) stellten ausführlich die Effekte der ionisierenden Strahlung auf den Mitoseablauf dar, und zwar an Epithel-Zellen der Cornea von Urodelenlarven. 2—4 Std nach Bestrahlung nahm die Zahl der Mitosen stark ab, so daß nach 10 Std keine Mitose mehr zu sehen war. Am 3. bis 5. Tag nach Bestrahlung setzten die Mitosen wieder ein. Von diesen Forschern stammen die Begriffe Primäreffekt und Sekundäreffekt, wobei der Primäreffekt aus den Veränderungen an den gerade im Ablauf befindlichen Mitosen besteht, während der Sekundäreffekt sich erst an Zellen äußert, die sich nach dem mitosearmen Intervall erneut wieder teilen. Der Primäreffekt ist nach ALBERTI und POLITZER charakterisiert durch das Auftreten einer totalen und partiellen Pyknose, während im Sekundäreffekt Störungen in der Polwanderung der Chromosomen zu sehen sind.

Diese Begriffe haben zu einiger Verwirrung geführt, da sie zur Annahme verleiteten, die schädigende Wirkung der Strahlen könne oft eine gewisse Zeit schlummern und dann erst später wirksam werden. Dies ist aber nicht der Fall, da die Noxe der Bestrahlung folgt, aber erst sichtbar wird, wenn eine kritische Phase erreicht ist.

ALBERTI und POLITZER beobachteten eine anfängliche Depression der Mitose, gefolgt von einem Anstieg. Dieser Anstieg kann nach CANTI und SPEAR (1929) von einer weiteren Depression gefolgt sein wie etwa bei Hühner-Gewebskulturen, die mit Radium bestrahlt worden waren (Abb. 12). Denselben rhythmischen Verlauf der Mitosestörung stellten JÜNGLING und LANGENDORFF (1930) u. a. in Experimenten mit Vicia Faba L. (Pferdebohne) fest. Die Mitosenzahl kann im ersten Mitoseminimum bis auf Null fallen. übersteigt dann aber in der Erholungsphase im ersten Mitosemaximum nach schwacher Bestrahlung die normale Zahl von Mitosen. Das langsame Absinken der Mitosezahl auf einen Minimalwert ist dadurch bedingt. daß Zellen eine bevorstehende Teilung nicht eingehen, andere in Teilung begriffene Zellen sich aber weiter teilen. um dann ebenfalls ihre mitotische Aktivität einzustellen. Die Zunahme der Mitosen über die Norm im Mitosemaximum kommt zum

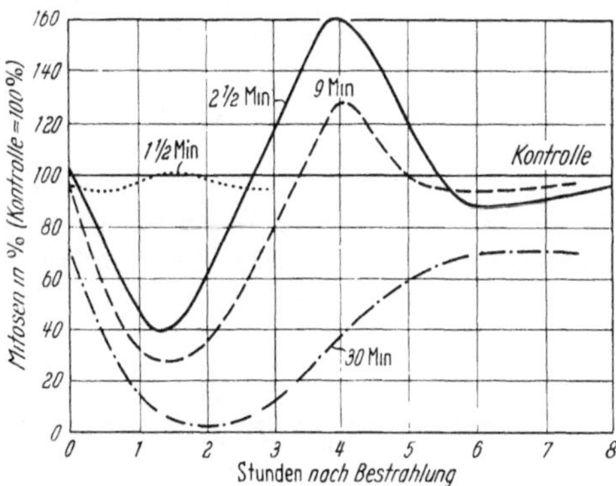

Abb 12. Rhythmische Hemmung der Mitosen einer Gewebskultur (Huhn) nach Radiumbestrahlung. Nach einer Senkung der Mitoserate mit schwacher Bestrahlung (2½—9 mın) Wiedereinsetzen der Mitosen in großerer Zahl als normal. (Umgezeichnet nach CANTI und SPEAR 1929.)

größten Teil deshalb zustande, weil sich zu den Zellen, die auch natürlicherweise zur Mitose bereit gewesen wären, jene gesellen, die durch die Bestrahlung an der Ausführung ihres Vorhabens gehindert wurden. Ebenso können gewisse Stadien durch die Strahlenschädigung verlängert sein und damit die Zahl der als in Teilung gezählten Zellen vermehren. In der Zeit des ersten Mitosemaximums machen sich übrigens Chromosomenschädigungen bemerkbar, die u. a. dazu führen, daß die Zahl der Mitosen in einem zweiten Minimum wiederum abnimmt und je nach Strahlendosis den Normalwert nicht mehr erreichen kann.

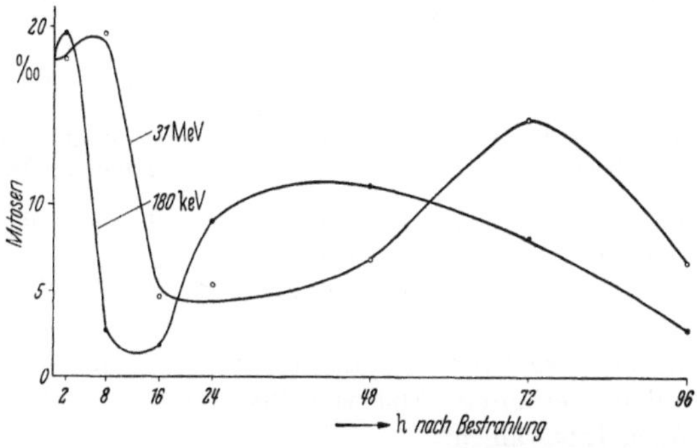

Abb 13. Wirkung von 180 keV-Photonen und 31 MeV-Photonen auf die Mitosen des soliden Ehrlich-Carcinoms der weißen Maus (3000 r Lokalbestrahlung). Ordinate Mitosen in Promille der Gesamtzellzahl. Abszisse Stunden nach Bestrahlung. (Aus FRITZ-NIGGLI 1958b.)

Mitoseminimum. Entsprechend dem Gewebe und den Strahlenbedingungen stellt sich das Mitoseminimum früher oder später ein. So sind nach Bestrahlung von Ehrlich-Carcinomzellen der weißen Maus (Ascitesform) 5—6-Std nach Bestrahlung am wenigsten Mitosen zu finden[1], während in den mit der gleichen Dosis bestrahlten Zellen der Wurzelspitze von Vicia Faba das Mitoseminimum 12 Std nach Bestrahlung mit 180 keV-Photonen eintritt[2] und nach Bestrahlung von Tumorzellen des soliden Ehrlich-Carcinoms nach 8 Std (Abb. 13)[3]. Interessanterweise nimmt die Zeit zwischen Bestrahlung und minimaler Mitoseaktivität mit steigender Dosis zu. Werden beispielsweise

REICHE 1955.　[2] FRITZ-NIGGLI 1956b.　[3] WÜRMLI 1954.

Vicia-Wurzelspitzen mit 250 r von 31 MeV-Strahlen behandelt, die biologisch weniger wirksam als die 180 keV-Röntgenstrahlen sind, dann stellt sich das Minimum bereits 4 Std nach Bestrahlung ein [1]. Nach CARLSON (1950), der Neuroblasten von Heuschrecken-Embryonen mit γ-Strahlen behandelte, war das Mitoseminimum nach 8 r und 64 r zur selben Zeit, nämlich 66 min nach Bestrahlung zu finden, während es sich mit 128 r erst in 88 min einstellte. KNOWLTON und HEMPELMANN (1949) zeigten, daß nach der Bestrahlung von Haut und Nebennieren der Maus 1—2 Std nach Bestrahlung die Mitosen am auffälligsten an Zahl abnahmen, während sich mit 5 r bereits nach 60 min das Mitoseminimum abzeichnete.

Dieses Phänomen kann dadurch gedeutet werden, daß sich die Zellen nach Bestrahlung mit geringen Dosen rascher erholen und das Mitoseminimum rasch durch einen erneuten Mitoseanstieg abgelöst wird. Meist liegt das Mitoseminimum stärker bestrahlten Gewebes auch tiefer. Des weiteren könnten die von stärkeren

Tabelle 6. *Die strahlenempfindlichsten (Röntgen- und Radiumstrahlen) Stadien der Mitose und Furchung*.* (Aus FRITZ-NIGGLI 1959a.)

Objekt	Strahlenempfindlichstes Stadium	Kriterium	Autor
Seeigel-Ei (Arbacia)	Prophase	Hemmung der Teilung	PACKARD 1916
Seeigel-Ei (Psammechinus)	Prophase und Telophase	Tod	LANGENDORFF und LANGENDORFF 1931
Seeigel-Ei (Pseudocentrotus)	frühe Prophase	Verzögerung der Furchung	YAMASHITA et al. 1939
Seeigel-Ei (Arbacia)	Prophase	Hemmung der Teilung	HENSHAW und COHEN 1940
Ascaris-Ei	Metaphase	Entwicklungsstillstand	HOLTHUSEN 1921
Frosch-Ei (Rana fusca)	Anaphase und Telophase	Entwicklungsstillstand	VINTEMBERGER 1928
Frosch-Ei (Rana arvalis und temporaria)	Ansteigend von später Prophase bis Telophase	Tod im Gastrulastadium	LUTHER 1938
Salamanderlarve	Interphase	Hemmung der Teilung	RUGH 1949
Gewebekultur (Hühnchen)	Prophase	Hemmung der Teilung	STRANGEWAYS und HOPWOOD 1926
Heuschrecken-Neuroblasten	mittlere bis spate Prophase	Hemmung der Teilung	CARLSON 1941

* Siehe auch Zusammenstellung GIESE (1947) und BOZEMAN und METZ (1949).

Dosen geschädigten Mitosen eine ausgeprägte Verlangsamung des Teilungsablaufes erfahren. Erst nach Beendigung der letzten Telophase setzt ein mitosefreies Intervall ein.

Dauer der mitosefreien Zeit. Die Dauer des mitosefreien Intervalls verhält sich proportional zur verabreichten Dosis. Nach JÜNGLING und LANGENDORFF (1930) sind in Vicia Faba-Wurzelspitzen nach 175 R während kurzer Zeit, nach 420 R während 6 Std und nach 550 R während 12 Std keine Zellteilungen mehr zu finden.

Mitoseablauf. Die Differenzierung der Zellteilungen im bestrahlten Gewebe in einzelne Mitosestadien bringt weiteren Aufschluß über die Art der strahleninduzierten reversiblen Mitosehemmung. Werden Vicia Faba-Wurzelspitzen in der Nährlösung mit 250 r und 500 r bestrahlt[2], und die Häufigkeit der einzelnen Mitosestadien 2, 4, 12, 36 und 48 Std nach Bestrahlung gezählt, dann zeigt sich zunächst (Abb. 14) eine auffällige Zunahme der Prophasen, während der Anteil der Anaphasen abnimmt. Die Zahl der Metaphasen ist kaum vermindert;

---

[1] FRITZ-NIGGLI 1956b.   [2] FRITZ-NIGGLI 1956b, 1956c.

4 Std nach Bestrahlung gesellt sich automatisch zum Anaphase-Defizit eine Einbuße an Telophasen. Erst 36 Std nach Bestrahlung normalisiert sich das Bild.

Ein Prophase-Überschuß kann zustande kommen durch

1. eine wirkliche Mitoseförderung,
2. eine Verlangsamung des Ablaufs der Prophase,
3. ein Aufholen gehemmter Prophasen.

Die 2. und 3. Deutung besitzen die größte Wahrscheinlichkeit. Neuroblasten von Heuschrecken-Embryonen, die im Stadium der mittleren Prophase bestrahlt worden waren, bleiben auf diesem Stadium stehen und kehren sogar in frühere Stadien zurück [1].

Sensible Stadien. Ein strahlensensibles Stadium der Mitose zu bestimmen, ist nicht leicht, da sich der mitotische Zustand der Zelle während der Bestrahlung oft nur rückschließend beurteilen läßt. Klar muß zwischen sensiblem und kritischem Stadium unterschieden werden. Als strahlensensibel wird eine Phase bezeichnet, in der sich die meisten Strahleneffekte ereignen. Die Schädigung selber kann sich später manifestieren, z. B. wenn ein kritisches Stadium überwunden werden muß. Wie aus Tabelle 6 hervorgeht, sind je nach Versuchsobjekt und Anordnung der Experimente alle Mitosestadien als strahlensensibel bezeichnet worden. Es überwiegen allerdings die Befunde, in denen sich das Stadium der Prophase als besonders strahlenempfindlich erweist. Nach CARLSON (1950, 1954) setzen bestrahlte

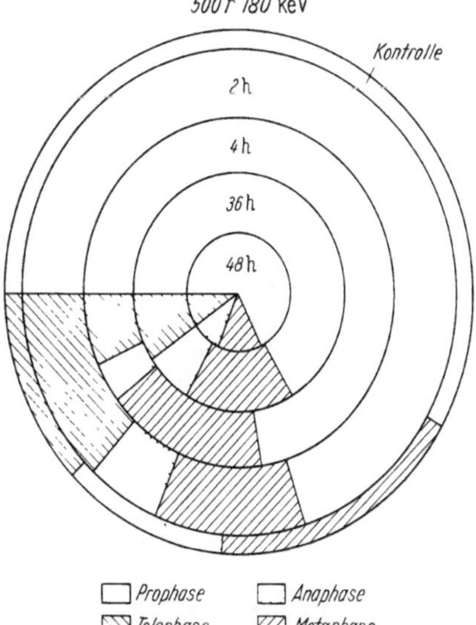

Abb. 14. Häufigkeit der einzelnen Mitosestadien in Vicia Faba L.-Wurzelspitzen zu verschiedenen Zeitpunkten nach Bestrahlung mit 500 r 180 keV. Die Prophasen sind stets gegenüber den unbestrahlten Zellen vermehrt (besonders in den ersten 4 Std). (Nach FRITZ-NIGGLI 1956 b.)

Neuroblasten ihre Teilung fort, wenn sie das Stadium der mittleren Prophase überschritten haben. Selbst nach Bestrahlung mit 8000 r entwickeln sich sehr späte Prophasen, Metaphasen und Anaphasen weiter, während mit 8 und 16 r bestrahlte mittlere Prophasen ihre Aktivität für eine gewisse Zeit einstellen. In verschiedenen Experimenten wurden die sensiblen Stadien sich furchender Amphibienkeime festgestellt. Die ersten Furchungsteilungen dieser Embryonen unterscheiden sich allerdings in einigen Belangen von gewöhnlichen Mitosen, so daß sich die Diskrepanzen gegenüber den Feststellungen an bestrahlten Geweben erklären lassen. Und gleicherweise wurden in den verschiedenen Experimenten unterschiedliche Kriterien für die Strahlenschädigung gewählt, was wiederum einen Vergleich erschwert.

Diffuse Chromosomenstörungen: Verklebungen und Pyknosen. Als unmittelbarer Strahleneffekt treten Verklebungen und Verklumpungen von Chromosomen auf. Oft ist der normale Ablauf der Metaphase der bestrahlten Zelle durch die Verklebungen der Chromosomen (Abb. 15) derart erschwert, daß sich die Zelle kaum mehr erholen kann. Wenn die verklebten Chromosomen und Schwesterchromatiden auseinanderweichen wollen, entstehen in der Anaphase Chromo-

---

[1] CARLSON 1950.

somenbrücken, welche oft Fragmentierung der Chromosomen zur Folge haben. Diese Schädigung wurde als Primäreffekt beschrieben [1]. Ausmaß und Häufigkeit der Chromosomenklebrigkeit ist abhängig von der Dosis [2], indem mit geringen Dosen lediglich Chromatiden leicht verkleben, mit stärkeren Chromosomen verklumpen und schließlich der Kern in Pyknose übergeht. Diffuse Chromosomenstörungen wurden bei Pflanzen- und Tierzellen verschiedenster Gewebe beobachtet [3].

Das Verkleben der Chromosomen durch Chromosomen-Pyknosen und anschließende Kernpyknose, die primäre reversible, temporäre Strahlenschäden darstellen, mag in einzelnen Fällen den Zelltod veranlassen. Die temporäre Schädigung leitet damit zur irreversiblen, permanenten Störung über.

Gemäß der Analyse von Klebrigkeit („stickiness") der Chromosomen in bestrahlten Neuroblasten von Chortophaga treten Verklebung und Verklumpung nur in denjenigen Zellen auf, die ihre Teilung unmittelbar nach Bestrahlung weiterführten [4]. Bestrahlte Prophasen (frühe und mittlere) lieferten nach der Erholung von der Mitosehemmung lediglich Zellen mit fragmentierten Chromosomen. Erst bei der Bestrahlung von Prometaphasen tritt die temporäre diffuse Schädigung an Chromosomen auf. Die Sensibilität sinkt mit fortschreitendem Mitosestadium, so daß wir folgende Sensibilitätsskala hätten, beginnend

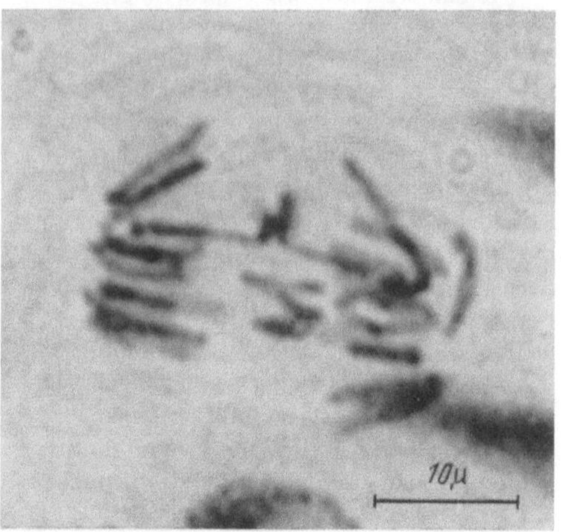

Abb. 15a—d. Bildung von Chromosomenbrücken durch Verkleben in Zellen der bestrahlten Wurzelspitzen von Vicia Faba L. a Anaphase mit Chromosomenbrücken, 2 Std nach Bestrahlung mit 250 r 180 keV.

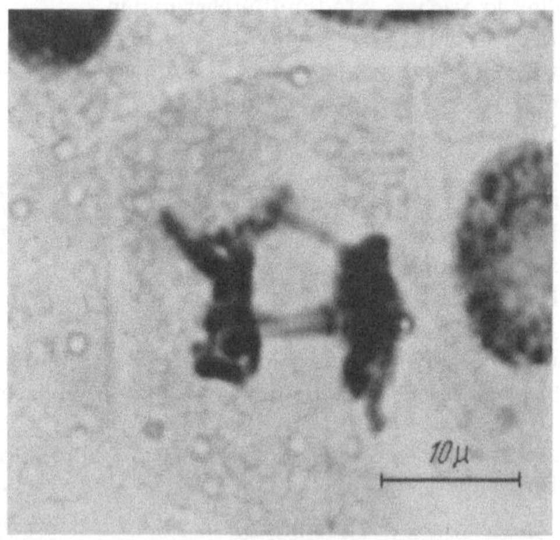

Abb. 15c. 3fache Chromatinbrücke, Chromatinverklumpung in den Tochterkernen. 4 Std nach Bestrahlung mit 500 Betatron-r (31 MeV).

mit dem empfindlichsten Stadium: sehr späte Prophase, Prometaphase, Metaphase und Anaphase. Es besteht eine positive Korrelation zwischen dem Grad der Ver-

---

[1] KOERNICKE 1905, GAGER 1908, später eingehend von ALBERTI und POLITZER 1923, STRANGEWAYS und OAKLEY 1924.

[2] KOLLER 1946, CARLSON und HARRINGTON 1955.

[3] KEMP 1931, LEWITZSKY und ARARATIAN 1931, CROW 1933, WHITE 1937, SAX und SWANSON 1941, CARLSON 1941, KOLLER 1943, DARLINGTON und LA COUR 1944, MARQUARDT 1949, 1950a, b, DEUFEL 1951.

[4] CARLSON und HARRINGTON 1955.

klebung und dem Zeitintervall zwischen Bestrahlung und Beobachtung. Je weniger Zeit zwischen Bestrahlung und Stadium verstreicht, das Verklebungen zu entdecken erlaubt, um so kleiner ist auch die Zahl von verklebten Chromosomen.

Die Meinungen über die Ursache der Klebrigkeit gehen auseinander. POLITZER (1934) glaubt eine Veränderung des Chromatinmantels dafür verantwortlich zu machen. DARLINGTON (1942) postuliert als Ursache eine strahlenbedingte Depolymerisation der Desoxyribosenucleinsäure der Matrix (das „klebrige" Chromosom hat eine „flüssige" Oberfläche), ebenso LEA (1946), während KAUFMANN et al.[1] einen teilweisen Zerfall der Nucleoproteine verantwortlich machen.

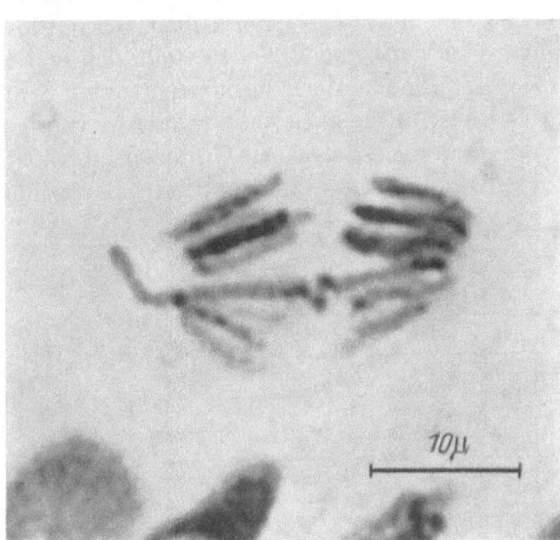

Abb. 15b. Anaphase mit Chromosomenbrücke. 2 Std nach Bestrahlung mit 250 r 180 keV.

Beeinflussung der strahleninduzierten temporären Mitosestörung durch verschiedene Faktoren. Die vorübergehende Beeinflussung der Mitose kann durch etliche Faktoren verändert werden:

Änderung der Sauerstoffspannung. Die Anwesenheit von Sauerstoff während der Bestrahlung ist für gewisse Strahleneffekte entscheidend. Durch die Bestrahlung in reiner Stickstoff- und CO-Atmosphäre wird die Zellteilung von Krebszellen weniger gehemmt als bei Bestrahlung in Luft, während Cyanide die Sensibilität verstärken[2]. In späteren Versuchen, die sich allerdings hauptsächlich mit Chromosomenaberrationen be-

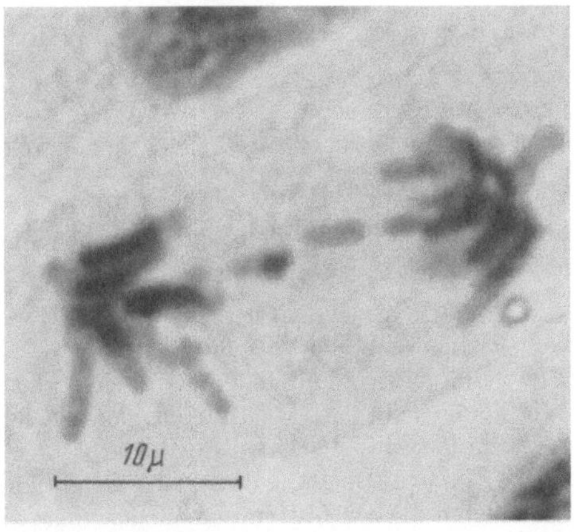

Abb. 15d Zerreißen einer Chromosomenbrücke mit sekundärer Fragmentbildung. 4 Std nach Bestrahlung mit 500 Betatron-r (31 MeV).

schäftigten[3], wurde stets eine Schutzwirkung des Sauerstoffentzugs auf die strahleninduzierte Mitosehemmung festgestellt.

Intensität der Strahlung. Der Effekt hängt von der Intensität der Bestrahlung und der Applikation ab. Diese Abhängigkeit ist allerdings eine bedingte, wobei sowohl die Totaldosis als auch das Erreichen eines gewissen Maßes der Verdünnung mitbestimmend sind. Verdünnte Strahlenmengen sind weniger wirksam als Strahlendosen von großer Intensität. An Hühnchen-Fibroblasten wurde eine Verminderung des Strahleneffektes beobachtet, wenn die Intensität weniger als

---

[1] Zit. nach CARLSON und HARRINGTON 1955.
[2] CRABTREE und CRAMER 1934.   [3] THODAY und READ 1947.

20 r/min betrug[1]. Einen Schwellenwert der Verdünnung stellte ebenfalls KOLLER
(1952) fest, der bei der gleichen Gesamtdosis erst mit einer Dosis-Intensität von
0,5 r/min die Mitoserate beeinflussen konnte, während 0,1—0,25 r/min nicht
wirksam waren. Die Mitose menschlicher Krebszellen wird gleichfalls durch eine
allzu verdünnte Bestrahlung (0,5 r/min) nicht gestört[2]. Bei kleinen Gesamtdosen
spielt die Intensität der Bestrahlung eine geringere Rolle, so stellt sich erst bei
einer Gesamtdosis von 2500 r eine verstärkende Wirkung konzentrierter Strahlung ein[3]. Werden Neuroblasten der Heuschrecke mit total 8 r und 64 r verdünnt
und konzentriert bestrahlt (Abb. 16), dann macht sich kein Unterschied bemerkbar. Bei einer Dosis von 128 r und 256 r ist die konzentrierte Bestrahlung

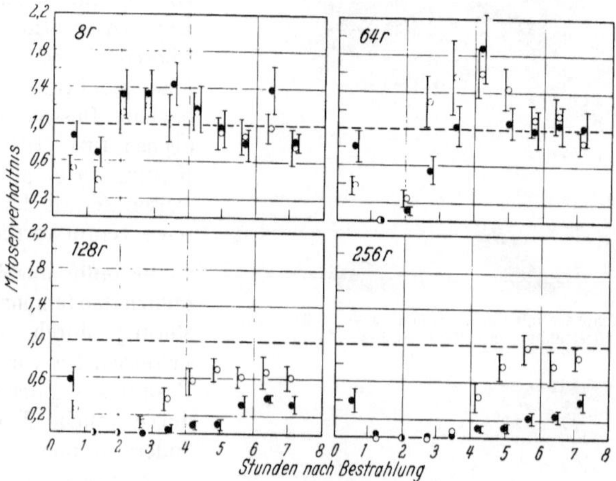

Abb. 16. Wirkung verschiedener Dosen von γ-Strahlen bei verschiedenen Intensitäten auf die Mitose in Neuroblasten von Chortophaga. Offene Kreise 2 r/min, gefüllte Kreise 32 r/min. (Aus CARLSON 1954.)

effektiver. Die Zahl der Verklebungen von Chromatiden und Chromosomen
nimmt ebenfalls ab, wenn die Dosis verdünnt ist[4].

b) Irreversible lokale Strahlenschädigung der Chromosomen[5].

An Zellen, die sich während oder nach der Bestrahlung teilen, kann ein anderer
Strahleneffekt in Erscheinung treten, der sich streng lokal auf eine oder mehrere
Chromosomenregionen beschränkt. Die Folgen dieser lokalen Strahlenwirkungen
sind zumeist irreversible Schädigungen. Zur Untersuchung dieser Strahlenschädi-
gung sind am ehesten Pflanzen mit wenigen, großen Chromosomen geeignet wie
Vicia Faba L. (Pferdebohne), Allium cepa (Zwiebel), Fritillaria, Tradescantia,
Zea Mays L. (Mais). Bei den Tieren sind die Riesenchromosomen der Speichel-
drüse von Dipteren für die Untersuchung von Strukturänderungen prädestiniert.

Grundsätzlich lassen sich 2 Arten von lokalen Strahlenschädigungen an
Chromosomen unterscheiden: einfache Brüche und Vereinigungsprodukte von
Fragmenten. Dabei entstehen die Rekombinationen vermutlich in 2 Schritten,
die zeitlich weit auseinanderliegen können, nämlich Bruch und nachfolgende
Vereinigung. Die Ansicht, daß nicht der Bruch am Anfang hauptsächlich der
Chromatidenaberrationen steht[6], sondern der Kontakt, ist wenig wahrscheinlich.

[1] SPEAR und GRIMMETT 1933.   [2] KOLLER 1947.
[3] LASNITZKI 1946.   [4] KOLLER 1946.
[5] Zusammenfassende Arbeiten: DOBZHANSKY 1936. GOODSPEED 1936, LEA 1946, LEA 1947,
MARQUARDT 1950a, b, 1956, KAUFMANN 1954, GILES 1954.
[6] REVELL 1955.

In der 1. Phase entstehen Brüche, die das ganze Chromosom durchqueren können (Chromosomenbruch) oder auch nur eine Chromatide (Chromatidenbruch), unter Umständen sogar einzelne Chromonemata. DARLINGTON und UPCOTT (1941) bezeichnen Chromatidenbrüche mit B′ und Chromosomenbrüche mit B″. Gebrochene Chromosomen- und Chromatiden-Enden haben nun die Tendenz, sich mit andern Fragmenten zu vereinigen. Häufig unterbleibt aber die Vereinigung, so daß isolierte Chromosomenfragmente entstehen (Abb. 17 und 18).

Wird durch die Vereinigung der ursprüngliche Zustand wiederhergestellt, fusionieren also entsprechende Chromosomen- und Chromatidenstücke, spricht man von einer Restitution. Vereinigen sich hingegen Fragmente verschiedener Chromosomen oder Fragmente im gleichen Chromosom zu einer falschen Folge, dann entstehen neue Chromosomenkombinationen, sog. Rekombinationen. Im allgemeinen erscheinen die Chromosomenaberrationen nach dem Auftreten des mitosefreien Intervalls, so daß sie als Charakteristikum des „Späteffekts" gelten[1]. Sie sind gekoppelt mit abnormen Kernteilungen. Schon PERTHES (1904) beobachtete Fragmentierung von Chromosomen nach Bestrahlung von Ascaris-Zygoten. Diese Befunde wurden mehrfach bestätigt[2]. KOERNICKE (1905) beschrieb an Pflanzen (Pisum sativum, Vicia Faba L. und Lilium Martagon L.) genau Teilungsanomalien[3]. Bestrahlte Amphibienzellen untersuchten AMATO (1911) und GRASNICK (1918). MOHR (1919) und SCHINZ und SLOTOPOLSKY (1925) stellten im Hodengewebe von Heuschrecken und Kaninchen abnorme Teilungen fest.

Einteilung der Chromosomenaberrationen. Die Chromosomen reagieren entweder auf die ionisierenden Strahlen als ungeteilte Einheiten oder geteilte (in 2 Chromatiden oder in 4 Chromonemata) oder in noch mehr Untereinheiten, die noch nicht als funktionelle Einheit zu existieren brauchen. Verständlicherweise verhalten sich die Chromosomen in der Interphase am ehesten als Einheit. Sobald die Chromatiden räumlich sichtbar voneinander getrennt sind, treten häufig einzelne Chromatidenschädigungen auf. Es ist nicht abgeklärt, in welchem Zustand (ungeteilt, verdoppelt oder vier- oder mehrgeteilt) sich das Chromosom in den jeweiligen Mitosestadien befindet. Lediglich das zeitliche Erscheinen von Chromosomen- und Chromatidenbrüchen deutet auf den mutmaßlichen Teilungszustand der Chromosomen wahrend der Bestrahlung hin. So erscheinen 72 bis 96 Std nach Bestrahlung von Chortophaga-Neuroblasten nur Chromosomenbrüche, die vermutlich alle von bestrahlten Interphase-Zellen stammen, während sich 12 Std nach Bestrahlung zumeist Chromatidenbrüche zeigen[4]. SAX (1941) beobachtete bei Tradescantia erst 26 Std nach Bestrahlung Chromosomenbrüche. Als Folge der strahleninduzierten Brüche und der nachfolgenden Vereinigung treten bei der Zelle in Teilung Brückenbildung der Chromosomen, Ringchromosomen, grobe Strukturänderungen und Fragmente auf. Feine Strukturänderungen können in den Riesenchromosomen der Speicheldrüsen von Dipteren, die sich in ständiger somatischer Paarung befinden, und an Chromosomen in meiotischer Paarung festgestellt werden.

Von verschiedenen Forschern sind die Chromosomenaberrationen klassifiziert worden[5]. Sie lassen sich einteilen in Chromosomenbrüche und Chromatidenbrüche.

α) Chromosomenbrüche.

Ein Kriterium für Chromosomenbrüche zu finden, ist nicht leicht. Die Wahrscheinlichkeit ist groß, daß das Chromosom als Ganzes betroffen wurde, wenn

---

[1] ALBERTI und POLITZER 1923.   [2] HERTWIG 1911, PAYNE 1913, HOLTHUSEN 1921.
[3] Ebenso GAGER 1908.   [4] CARLSON 1941.
[5] DOBZHANSKY 1936, SAX 1940. DARLINGTON und LA COUR 1944, LEA 1946, CATCHESIDE 1947.

in der Metaphase die Aberrationen der beiden Chromatiden gleich groß sind. Zur Hauptsache entstehen 2 Typen von Aberrationen nach einem einzigen Chromosomenbruch (Abb. 18).

Folgen eines einzigen Chromosomenbruchs.

Terminale Ausfälle (Deletionen). Wenn sich die Fragmente nicht mit andern vereinigen, entstehen in der Metaphase 2 verkürzte Chromatiden, welche Centromeren (Spindelfaser-Ansatzstellen) besitzen, während die dazugehörigen Fragmente azentrisch sind. Diese Fragmente ohne Centromer bleiben während der Anaphase liegen, da sie den Polwanderungen der Chromosomen mit Centromeren nicht folgen können. In der nächstfolgenden Mitose können diese liegengebliebenen Fragmente resorbiert sein oder sog. Mikronuclei gebildet haben.

Dizentrische Chromatiden. In Tradescantia-Zellen vereinigen sich die gebrochenen Chromosomenenden nicht, nachdem sie sich effektiv zu 2 Chromatiden verdoppelt haben[1]. In Zellen anderer Gewebe können sich die Chromatiden an der Stelle des Chromosomenbruchs nach der Verdoppelung vereinigen und eine dizentrische Chromatide bilden, zusammen mit einem azentrischen Fragment. In der Anaphase verursacht die dizentrische Chromatide eine Brücke, wenn die beiden Centromeren nicht zum selben Pol gezogen werden. Diese Brücken können reißen und damit wieder fusionsbreite Fragmente bilden (Abb. 17).

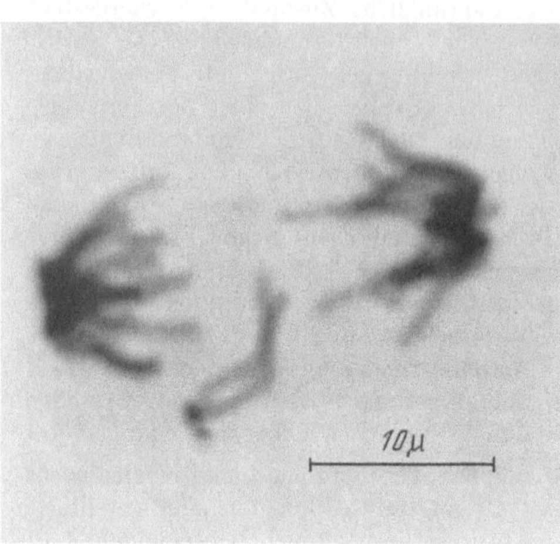

Abb. 17a—c. Chromosomenaberrationen nach Bestrahlung von Wurzelspitzen der Vicia Faba L. a Chromosomenfragment 48 Std nach Bestrahlung mit 500 r 31 MeV-Betatron-r.

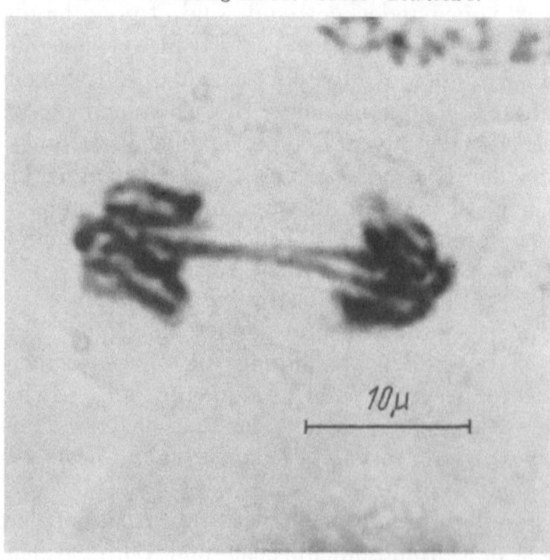

Abb. 17b. Doppelbrucke dizentrischer Chromosomen 72 Std nach Bestrahlung mit 250 r 180 keV.

Folgen zweier Chromosomenbrüche.

Terminale Deletionen. Wenn sich 2 Brüche ereignen, dann entstehen 4 Chromosomenenden, die zur Vereinigung bereit sind. Vereinigen sie sich nicht mit andern Enden, dann resultieren 3 Fragmente, wenn die Brüche im gleichen Chromosom liegen, und 4 Fragmente, wenn die beiden Brüche in 2 verschiedenen Chromosomen erfolgt sind.

---

[1] GILES 1954.

Ringchromosomen. Rekombinieren die offenen Enden zweier Brüche des gleichen Chromosoms, so sind ein Ringchromosom und ein Fragment die Folge oder ein Chromosom mit vertauschten Enden.

Interstitielle Deletionen (Ausfälle, Deficiencies). Liegen 2 Brüche im selben Chromosom nahe beieinander, kann sich das dazwischenliegende Stück aus dem Chromosom entfernen und einen Ring bilden. Durch die Vereinigung der andern Bruchenden wird die Lücke geschlossen. Ebenso werden Stücke um 180° gedreht, als Inversion eingesetzt, ein Ereignis, das aber nur genetisch interessiert und entdeckt wird.

Austausch zwischen Chromosomen (Translokation) Haben sich die beiden Brüche in verschiedenen Chromosomen ereignet, können sich die Fragmente zu neuen Kombinationen vereinigen Die Chromosomen tauschen Stücke aus (Translokationen). Bilden sich Chromosomen mit 2 Centromeren, dann treten in der Anaphase Brücken auf, wenn durch die beiden Centromeren verschiedene Pole angestrebt werden.

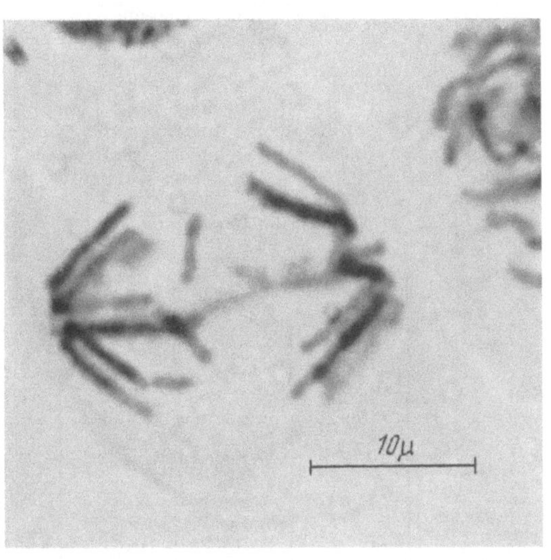

Abb 17 c Brücke nach Chromatidenbruch mit Vereinigung der Schwesterchromatiden. Fragment aus vereinigten Chromatidenfragmenten 2 Std nach Bestrahlung mit 250 r 180 keV.

β) Chromatidenbrüche.

Die Folgen sind im Prinzip dieselben wie nach der Fragmentierung von Chromosomen.

Folgen eines Bruches. Nach Bestrahlung effektiv geteilter Chromosomen entstehen Chromatidenbrüche, die nur eine Chromatide angehen. Es bilden sich verkürzte Chromatiden, in der Anaphase bleiben die azentrischen Fragmente in der Äquatorialebene liegen.

Folgen zweier Chromatidenbrüche. Liegen die Brüche in verschiedenen Armen des Chromosoms oder in verschiedenen Chromosomen, dann kann Austausch der Fragmente erfolgen. Es entstehen Translokationen oder dizentrische und azentrische Fragmente.

Isochromatidenbruch. Isochromatidenbrüche liegen vor, wenn beide Chromatiden desselben Chromosoms an der gleichen Stelle gebrochen sind. Die Entstehung dieser Doppelbrüche ist Gegenstand von Kontroversen, indem DARLINGTON und UPCOTT (1941) glauben, daß der Bruch in nichtgeteilten Chromosomen erfolge, und daß sich dann nachträglich 2 Chromatiden bilden, die nun beide gebrochen seien. CATCHESIDE (1947) GILES (1954), KAUFMANN (1954) u. a. hingegen glauben an die Realität von Isochromatidenbrüchen und nehmen an, daß gleichzeitig 2 Brüche auf der gleichen Höhe zweier Chromatiden desselben Chromosoms entstehen.

Symbole.

DARLINGTON und UPCOTT (1941) führten Bezeichnungen der Chromosomen-aberrationen ein, und zwar bezeichnen sie mit:

Co	azentrische
C_1	monozentrische ⎫ Fragmente
C_2	dizentrische ⎭
Co′	azentrisches Fragment einer Chromatide
r–Co″	Ringchromosom
r–Co′	Ringchromatide
B′	Chromatidenbruch
B″	Chromosomenbruch
R	Vereinigung
SR	Vereinigung von Schwesterchromatiden
NSR	Vereinigung von fremden Chromosomenfragmenten (Non-Sister-Reunion)

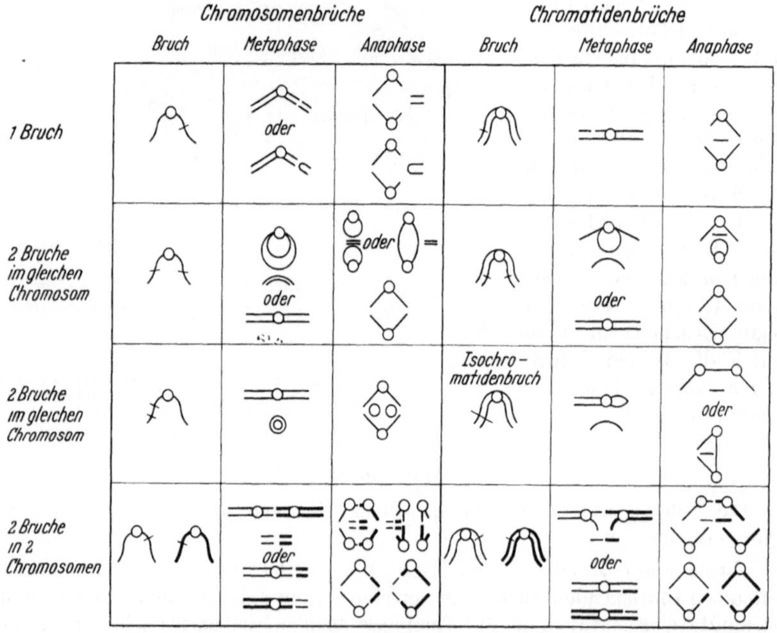

Abb. 18. Chromosomenaberrationen nach Chromosomen- und Chromatiden-Brüchen. Es ist nur ein Teil der Moglichkeiten dargestellt.

Sensible Phasen der Zelle. Wie aus Tabelle 7 hervorgeht, sind verschiedene Mitose- und Meiosestadien besonders strahlensensibel in bezug auf das Auftreten von Chromosomenaberrationen. Meist wird die Prophase [1] als empfindlichstes Stadium angegeben, für die Meiose oft Metaphase und Anaphase [2].

Abhängigkeit der Ereignisse von der Dosis. Nach der Untersuchung von LEA (1946, 1947) entstehen Chromosomen- und Chromatidenbrüche in linearer Abhängigkeit mit der Dosis. Diese lineare Beziehung ist allerdings von NEW-COMBE (1942) nicht gefunden worden. Die Vereinigung von Bruchstücken ist möglich [3], wenn die Brüche im Augenblick ihrer Produktion bis zu 1 μ von-

---

[1] SAX und SWANSON 1941, KOLLER 1946.
[2] BOZEMAN und METZ 1949, SPARROW et al. 1950.   [3] LEA 1947.

einander getrennt sind. Nach Lea (1946) und Timoféeff-Ressovsky und Zimmer (1947) läßt sich die lineare Abhängigkeit als Eintreffer-Geschehen erklären.

Die Häufigkeit der Chromosomen-Rekombinationen, denen zumindest zwei Brüche vorangegangen sind, steigt nicht mehr linear mit der Dosis (Röntgen- und γ-Strahlen), sondern exponentiell (Abb. 19). Dabei andert sich der Exponent mit der Intensität der Bestrahlung. Wird die Bestrahlung konzentriert verabfolgt (z. B. 150 r min) dann ist die Häufigkeit etwa proportional der Dosis im Quadrat[1]: dies gilt besonders für die Experimente mit Tradescantia. Bei einer geringeren Intensitat wird der Exponent kleiner als 2. Diese Dosis-Effekt-Kurven gestatten den Schluß, daß die Rekombinationen stets die Folge zweier unabhangig voneinander entstandenen Brüche sind. Mit α- und Neutronenstrahlen verhält sich die Häufigkeit von Austausch-Aberrationen linear zur Dosis[2] (Abb. 19) so daß angenommen wird, die dicht ionisierenden Strahlen produzieren zwei Brüche in benachbarten Chromosomen in einem Ereignis, indem durch den

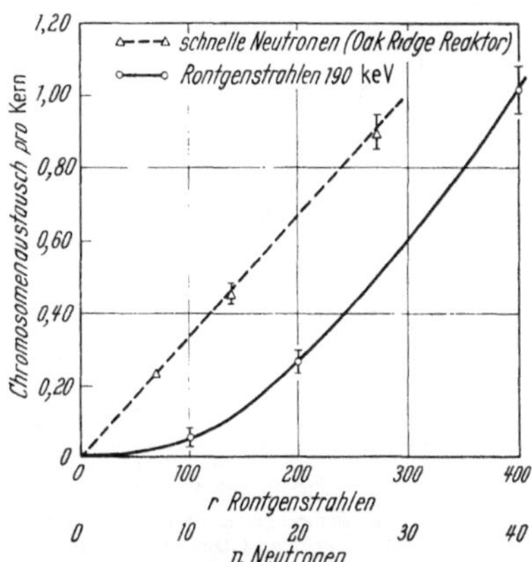

Abb. 19. Dosis-Effekt-Kurven strahleninduzierter Chromosomenaberrationen (dizentrische und zentrische Ringe). Exponentialkurve nach Bestrahlung mit 190 keV. Lineare Beziehung nach Bestrahlung mit schnellen Neutronen 1 n etwa 2,5 r. (Nach Giles 1954.)

Durchgang eines Partikels im selben Augenblick 2 Brüche entstehen. Die Dosis-Effekt-Kurven sind nicht imstande, den Mechanismus der Chromosomenstrukturänderungen nach Bestrahlung vollends zu klären, sie dienen als Hinweise.

Tabelle 7. *Strahlensensibl Stadien der Mitose und Meiose in bezug auf Chromosomenaberrationen.*

Objekt	Strahlenempfindlichstes Stadium	Kriterium	Autor
Pflanzenknospen (Meiose)	Prophase	Chromosomen-aberrationen	Marshak 1935
Tradescantia (Mikrosporen)	Prophase	Chromosomen-aberrationen	Sax 1940
Zwiebelwurzel	Metaphase	Chromosomen-aberrationen	Newcombe 1942a
Schlupfwespe (Habrobracon) (Meiose)	Metaphase I	Embryonaler Tod	Whiting 1949
Trillium (Meiose)	Diplotan und 1. Metaphase	Chromosomenbruch	Sparrow 1944, 1951
Oocyten von Sciara (Meiose)	Metaphase bis Anaphase	Chromosomen-aberrationen	Bozeman und Metz 1949
Tradescantia (Mitose)	Metaphase bis Anaphase (etwas weniger Prophase)	Chromosomen-aberrationen	Bishop 1950
Tradescantia (Meiose)	Metaphase, Anaphase	Bruche	Haque 1952

Beeinflussung der Häufigkeit der Chromosomenaberrationen durch verschiedene Faktoren. Verschiedene Faktoren können die Häufigkeit der strahleninduzierten Aberrationen beeinflussen. Dabei sind folgende Angriffspunkte der beeinflussenden Faktoren im Aberrations-Geschehen möglich: a) Die primären Brüche

[1] Sax 1940, 1941, Sax und Brumfield 1943.   [2] Giles 1940.

können vermehrt oder vermindert sein. b) Die Vereinigung kann durch eine veränderte Bewegung der Fragmente, durch eine andere Beschaffenheit des Bruchs oder durch eine Vergrößerung oder Verminderung der Zeitspanne zwischen Bruch und Vereinigung gefördert oder aufgeschoben werden. Schnelle Vereinigung bedeutet oft Restitution und „schützt" deshalb. c) Unbekannte Faktoren wirken auf die Häufigkeit der Rekombinationen ein.

Chemische Milieufaktoren (Tabelle 8).

Änderung der Gasbedingungen. Bereits 1935 beobachtete MOTTRAM an den Wurzeln von Vicia Faba, daß das Wachstum nicht so stark gehemmt wurde, wenn die Bestrahlung in einem sauerstofffreien Milieu erfolgte. Von diesen Untersuchungen ausgehend führten THODAY und READ (1947) erneut Bestrahlungen von Vicia in einer Atmosphäre von 100% Stickstoff, 100% Sauerstoff und in Luft

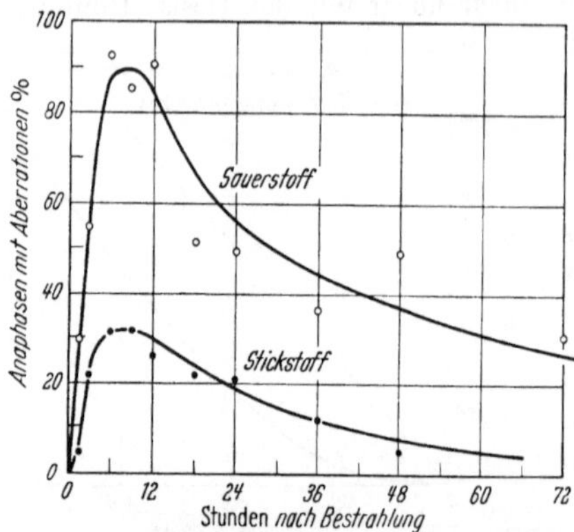

Abb. 20. Chromosomenaberrationen nach Bestrahlung von Vicia Faba L.-Wurzelspitzen in Sauerstoff (obere Kurve) und in Stickstoff (untere Kurve). Deutlicher Schutzeffekt durch Bestrahlung in N_2. (Nach THODAY und READ 1947.)

durch. Sie stellten (Abb. 20) fest, daß die Bestrahlung in reinem Sauerstoff die Aberrationen stark förderte, Bestrahlung in reinem Stickstoff hingegen die Strahleneffekte reduzierte. Diese Abhängigkeit von der Sauerstoffspannung ist an Tradescantia bestätigt worden[1]. Wichtig scheint dabei eine Erhöhung von 0% O_2 auf 21% O_2 zu sein (Ab. 21), während eine Erhöhung des Sauerstoffgehaltes über die Zusammensetzung der Luft hinaus nur geringe sensibilisierende Wirkung hatte[2].

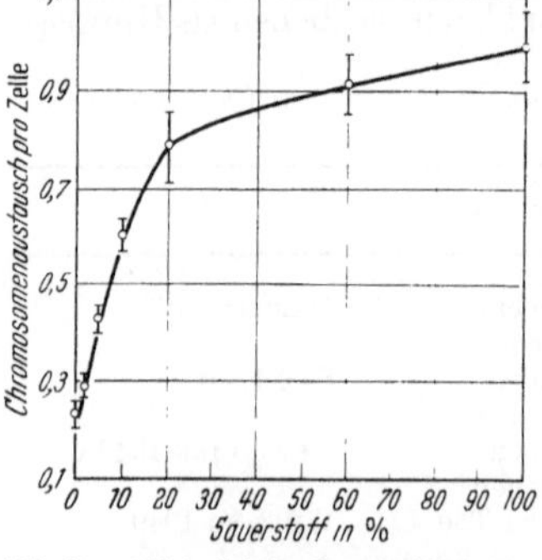

Abb. 21. Abhängigkeit des strahleninduzierten Chromosomenaustausches bei Tradescantia vom Sauerstoff des Milieus während der Bestrahlung. Eine Steigerung des Sauerstoffgehaltes von 2 auf 20% vergrößert den Strahleneffekt betrachtlich, während eine weitere O_2-Erhohung nur wenig sensibilisiert. (Nach GILES 1954.)

Es bestehen 2 Deutungsmöglichkeiten der eben beschriebenen Phänomene: 1. Durch die Abwesenheit von Sauerstoff (oder durch die Bestrahlung in reinem Stickstoff) wird die Zahl der schnellen Vereinigungen, die zumeist Restitutionen („Heilungen") darstellen, vermehrt[3]. 2. Die Zahl der primären Ereignisse, die Bruchbildung, wird in sauerstofflosem Milieu herabgesetzt[4]. Nach GILES und RILEY (1950) verstärkte aber der Aufenthalt in reinem Sauerstoff unmittelbar nach Bestrahlung von Tradescantia im Vakuum die Wirkung nicht. Deshalb glauben diese Autoren, daß die Anwesenheit des Sauerstoffs kaum nach der Bestrahlung auf das Vereinigungsgeschehen einwirkt. Nach CONGER (1955) wird durch O_2 die Zahl der Brüche gefördert, und CONGER und FAIRCHILD (1951) haben sogar mit 100% Sauerstoff allein, ohne Bestrahlung Chromosomenbrüche erzeugt. Bestrahlung in reinem Stickstoff scheint die Brüche fusionsbereiter

[1] GILES und RILEY 1949. [2] GILES und BEATTY 1950.
[3] SCHWARTZ 1952, BAKER und VON HALLE 1953, BAKER 1955.
[4] WOLFF 1957, WOLFF und ATWOOD 1954, WOLFF und LUIPPOLD 1955/56.

zu machen, während die Anoxie nach Bestrahlung die Vereinigung nicht fördert und damit nicht mehr schützt. WOLFF und LUIPPOLD (1955) beobachteten bei Vicia Faba L., daß eine herabgesetzte Atmung nach der Bestrahlung die Fusion von Chromosomenenden verhindere und dadurch die Zahl der Rekombinationen, also der Chromosomenaberrationen fördere. Nach ihnen und WOLFF (1957) scheint für die Vereinigung bestimmter Brüche Energie notwendig zu sein, z. B. Adenosintriphosphat (ATP) als energiereiche Phosphorverbindung. ATP-Zugabe schützt tatsächlich nach Bestrahlung, indem es anscheinend die Restitution fördert[1]. Die Bestrahlung in CO_2-Atmosphäre vermehrt bei Tradescantia die Zahl der Aberrationen (dizentrische Chromosomen und Ringe) und ebenso entstehen in CO mehr Chromosomenstrukturänderungen[2]. Die gleiche Beobachtung machte GRAY (1954) an Vicia Faba. Vermutlich wirkt der Sauerstoff auf Bruch- und Vereinigungsgeschehen ein.

Chemische Substanzen. Verschiedene chemische Substanzen verändern den Strahleneffekt. So vermehrt die Vorbehandlung mit Uranylnitrat, Wasserstoffsuperoxyd und Eisensulfat[3] die Zahl der strahleninduzierten Mutationen und Chromosomenaberrationen in Gerste. Dabei ist die Wirkung auf sichtbare „Punktmutationen" und Chromosomenaberrationen unterschiedlich, indem Kaliumcyanid die Häufigkeit von Aberrationen vergrößert, die Zahl der Punktmutationen aber verkleinert. Strahlenschutzstoffe für Chromosomenaberrationen sind überdies Harnstoff, Glutathion, Cystein[4], 2-3-Dimercaptopropanol (BAL) und Natriumhyposulfit, die zumeist imstande sind, den Sauerstoff aus der Zelle zu entfernen.

Es besteht ferner die Möglichkeit, daß eine durch die chemische Substanz hervorgerufene Änderung des Ionenhaushalts der Chromosomen-Umgebung den Strahleneffekt modifiziert[5].

Physikalische Faktoren.

Temperatur. Bestrahlung in tiefer Temperatur fördert die Entstehung von Chromosomen-Rekombinationen[6]. Nach SAX und ENZMANN (1939) treten allerdings in Tradescantia-Mikrosporen bei Bestrahlung in tiefer Temperatur (3°) nicht mehr terminale Ausfälle auf als bei gewöhnlicher Temperatur. Diese Chromosomenaberration ist vermutlich die Folge *eines* Geschehens, der Bruchbildung, während Rekombinationen stets im zweiphasigen Ereignis entstehen. Die Resultate deuten demnach darauf hin, daß Bestrahlung in Kälte nicht die Bruchbildung fördert, sondern die zweite Phase, die Vereinigung, beeinflußt. Der Temperatureffekt ist allerdings schwierig zu erklären, um so mehr, da anscheinend[7] die Verhältnisse bei Bestrahlung in Abwesenheit von Sauerstoff gerade umgekehrt liegen. Wird nämlich Tradescantia in Helium-Atmosphäre bestrahlt, dann schützt die Kälte.

Die sensibilisierende Wirkung der tiefen Temperatur in Gegenwart von Sauerstoff kann dadurch zustande kommen, daß die Bruchenden beeinflußt werden, oder daß das Gewebe in tiefer Temperatur mehr Sauerstoff löst, oder indem durch die Kälte sensible Stadien ausgedehnt und der Bestrahlung damit mehr ausgesetzt werden. Nicht zuletzt könnte die tiefe Temperatur die innere Zellatmung hemmen und so die Strahlenwirkung fördern.

Zentrifugieren. Von SAX (1943) und WOLFF und v. BORSTEL (1954) wird übereinstimmend berichtet, daß Zentrifugieren von Tradescantia den Chromosomen- und

<hr>

[1] WOLFF und LUIPPOLD 1955 b.　　[2] KING und SCHNEIDERMAN 1952, KING et al. 1952.
[3] D'AMATO und GUSTAFSSON 1948.　　[4] MIKAELSEN 1955, RILEY 1952, 1955.
[5] KAUFMANN und McDONALD 1957.
[6] SAX und ENZMANN 1939, CATCHESIDE 1947.　　[7] GILES et al. 1951.

3*

Tabelle 8a. *Beeinflussung strahleninduzierter Chromosomenaberrationen durch chemische Milieufaktoren.* (Nach FRITZ-NIGGLI 1959a.)

Objekt	Kriterium	Applikation	Zeit der Einwirkung (bezogen auf Bestrahlung)	Wirkung	Autor
Vicia Faba L.	Mitosehemmung	Anaerobiose	während	schützt	MOTTRAM 1935
Vicia Faba L.	Aberrationen	$100\% N_2$	während	schützt	THODAY und READ 1947
Tradescantia (Mikrosporen)	Dizentrische Chromosomen, Ringe, Deletionen	$100\% N_2$	während	schützt	GILES und RILEY 1949
Tradescantia (Mikrosporen)	Dizentrische Chromosomen, Ringe, Deletionen	0—$99{,}5\% O_2$ (Helium und Argon)	während	O_2 fördert	GILES und RILEY 1949
Tradescantia (Pollen)	Fragmente	$100\% N_2$ u. -191^0	während	kein Schutzeffekt	FABERGÉ 1950
Tradescantia (Mikrosporen)	Aberrationen	0—$100\% O_2$ (0—100% Helium)	während	O_2 fördert	GILES und BEATTY 1950
Tradescantia (Mikrosporen)	Austausch	0—$100\% O_2$	vor	kein Effekt	GILES und RILEY 1950
Tradescantia (Mikrosporen)	Austausch	0—$100\% O_2$	während	fördert	GILES und RILEY 1950
Tradescantia (Mikrosporen)	Austausch	0—$100\% O_2$	nach	kein Effekt	GILES und RILEY 1950
Mais	Mosaike und Chromosomenbruch	$100\% N_2$	während	schützt	SCHWARTZ 1952
Vicia Faba L.	Aberrationen	$100\% N_2$	während	schützt	WOLFF und v. BORSTEL 1954
Tradescantia (Mikrosporen)	Pyknosen	$100\% N_2$	während	schützt	SWANSON und JOHNSTON 1954
Vicia Faba L.	Mitosen	$100\% H_2$, 100% He $100\% N_2$	während	schützen	EBERT und HOWARD 1955
Yoshida-Sarkom-Zellen	Aberrationen	$100\% O_2$	während	fördert	DITTRICH 1957
Tradescantia (Mikrosporen)	Dizentrische Chromosomen und Ringe	1 At. Luft, 5 At. CO	vor und während	CO fördert	KING et al. 1952
Tradescantia	Dizentrische Chromosomen und Ringe	CO_2	während	fördert	KING und SCHNEIDERMAN 1952
Vicia Faba L.	Aberrationen	1 At. Luft, 5 At. CO	vor	fördert	GRAY 1954
Vicia Faba L.	Aberrationen	1 At. Luft, 5 At. CO	vor und während	fördert	GRAY 1954
Zwiebelwurzel (Allium cepa)	Aberrationen	Natrium-Hyposulfit 2, 3,-Dimercaptopropanol (BAL)	während	schützt	RILEY 1952, 1955
Vicia Faba L.	Zellteilung	Kälte + Blausäure	während	fördert	MOTTRAM 1935
Zwiebelwurzel (Allium cepa)	Zellteilung	Colchicin	vor	fördert	LÉVINE 1942
Zwiebelwurzel (Allium cepa)	Chromatiden-Aberrationen	Colchicin	vor	schützt	BRUMFIELD 1943
Zwiebelwurzel (Allium cepa)	Chromosomen-Aberrationen	Colchicin	vor	kein Effekt	BRUMFIELD 1943

Tabelle 8b. *Beeinflussung strahleninduzierter Chromosomenaberrationen (Pflanzenzellen) durch physikalische Faktoren.*

Objekt	Kriterium	Applikation	Zeit der Einwirkung (bezogen auf Bestrahlung)	Wirkung	Autor
Tradescantia (Mikrosporen)	Aberrationen	Zentrifugieren	während	fordert	SAX 1943
Vicia Faba L.	Aberrationen	Zentrifugieren	vor	schutzt	WOLFF und v. BORSTEL 1954
Vicia Faba L.	Aberrationen	Zentrifugieren	während	fordert	WOLFF und v. BORSTEL 1954
Vicia Faba L.	Aberrationen	Zentrifugieren	nach (in Luft)	fordert	WOLFF und v. BORSTEL 1954
Vicia Faba L.	Aberrationen	Zentrifugieren	nach (in N_2)	kein Effekt	WOLFF und v. BORSTEL 1954
Tradescantia (Mikrosporen)	Aberrationen	Zentrifugieren	nach (in Luft)	fordert	ANDERSON 1955
Tradescantia (Mikrosporen)	Aberrationen	Zentrifugieren	nach (in N_2)	kein Effekt	ANDERSON 1955
Tradescantia (Mikrosporen) Ruhekern, mittl. (Prophase)	Aberrationen	Kalte	während	fordert	SAX und ENZMANN 1939
Tradescantia (Mikrosporen) frühe Prophase	Aberrationen	Kalte	während	schutzt	SAX und ENZMANN 1939
Tradescantia (Mikrosporen)	Aberrationen	Kalte	während	fördert	CATCHESIDE et al. 1946
Tradescantia (Mikrosporen)	Ring- u. dizentrische Chromosomen (2 Ereign.)	Kälte	während	fordert	SAX 1947
Tradescantia (Mikrosporen)	Ring- u. dizentrische Chromosomen (2 Ereign.)	Kälte	vor	kein Effekt	SAX 1947
Tradescantia (Mikrosporen)	Deletion (1 Ereignis)	Kälte	wahrend	kein Effekt	SAX 1947
Tradescantia (Pollen)	Fragmente	extreme Kalte (— 191⁰)	wahrend	schützt	FABERGÉ 1948
Tradescantia (Pollen)	Fragmente	2⁰	wahrend	fördert	FABERGÉ 1948
Tradescantia (Pollen)	Aberrationen	UV	vor	schutzt	SWANSON (1942, 1944)
Tradescantia (Pollen)	doppelte Deletionen	UV	nach	kein Effekt	SWANSON (1942, 1944)
Tradescantia (Pollen)	Translokation	UV	$^1/_2$ Std nach	schützt	SWANSON (1942, 1944)
Tradescantia (Pollen)	Translokation	UV	1 Std nach	kein Effekt	SWANSON (1942, 1944)
Tradescantia (Pollen)	Einfache Deletionen	UV	$^1/_2$ Std nach	schützt	SWANSON (1942, 1944)
Tradescantia (Pollen)	Einfache Deletionen	UV	1 Std nach	schützt	SWANSON (1942, 1944)
Tradescantia (Mikrosporen)	Aberrationen	Infrarot	vor	fördert	SWANSON und HOLLAENDER 1946
Tradescantia (Mikrosporen)	Einfache Deletionen und Austausch	Infrarot	nach	fördert	SWANSON und HOLLAENDER 1946
Tradescantia (Mikrosporen)	Doppel-Deletionen	Infrarot	nach	kein Effekt	SWANSON und HOLLAENDER 1946

Chromatiden-Austausch zahlenmäßig vermehrt. Während aber SAX nur mit Zentrifugieren während und nicht nach Bestrahlung eine verstärkende Wirkung erzielte, erzeugten WOLFF und v. BORSTEL mehr Rekombinationen durch Zentrifugieren nach Bestrahlung. Zentrifugieren vor Bestrahlung hingegen schützt. Es wird angenommen, daß durch die verstärkte Chromosomenbewegung beim Zentrifugieren während und nach Bestrahlung die Möglichkeit der Rekombination gefördert wird. Die Behandlung vor der Bestrahlung preßt hingegen die Chromosomen zusammen, begünstigt damit die Restitution und schützt.

Infrarot. In den Versuchen von SWANSON und HOLLAENDER (1946) an Tradescantia-Mikrosporen vergrößert Vor- und Nachbehandlung mit Infrarot die Strahlenwirkung, und zwar vermehrte Vorbehandlung sämtliche Aberrationstypen, während Nachbehandlung nur gewisse Typen beeinflußte[1]. Es wird vermutet, daß Infrarot die Struktur der Chromosomen „schwächt", und daß eventuell latente Brüche durch Nachbehandlung mit Infrarot realisiert werden.

Ultraviolett. Eine Vorbehandlung mit UV vermindert die Zahl strahleninduzierter Brüche[2] von Tradescantia, ebenso schützt Nachbehandlung. Der Schutzeffekt ist ungeklärt.

Abhängigkeit der strahleninduzierten Chromosomenaberrationen
von Applikation und Strahlenqualität.

Änderung der Strahlenintensität und der Applikation (Fraktionierung und Verdünnung). Verdünnte und fraktionierte Strahlendosen setzen die Zahl der Chromosomenaberrationen herab. So nimmt mit zunehmender Bestrahlungsdauer die Häufigkeit der Austauschaberrationen ab[3]. Durch die Verdünnung der Strahlenmenge, also durch die Reduktion der applizierten Dosis pro Zeiteinheit, wird die Möglichkeit der Restitution erhöht. Ereignen sich nur wenige Ionisationen innerhalb einer bestimmten Zeit in der Zelle, dann ist die Wahrscheinlichkeit, daß Fragmente mit fremden zusammenstoßen, sehr gering. Dieser Mechanismus allein erklärt allerdings nicht den schützenden Effekt der Verdünnung und Fraktionierung. KOLLER (1952) wies nämlich nach, daß auch weniger Brüche von Chromatiden und Chromosomen entstehen, wenn verdünnt bestrahlt wird. Es entstehen 2 Brüche pro Zelle, wenn 200 r in 4 min appliziert werden, aber nur 1 Bruch pro Zelle bei derselben Gesamtdosis und einer Bestrahlungsdauer von 400 min. Die Totaldosis ist ebenfalls entscheidend, indem[4] total 600 r appliziert in 3 min deutlich weniger wirksam waren als dieselbe Strahlenmenge in 180 min, sich hingegen bei einer Totaldosis von 900 r kein derart ausgeprägter Verdünnungseffekt einstellte. Bei der Bestrahlung mit Neutronen[5] wurde kein Einfluß der Art der Dosis-Applikation beobachtet. Vermutlich liegen nach der Neutronenbestrahlung die primären Ereignisse (Bruchbildung) derart dicht beieinander, daß eine Verdünnung nicht ausreicht, um die Restitutionen zu fördern. Nach LANE (1952) können übrigens die bestrahlten Chromosomen gewissermaßen desensibilisiert und gegenüber einer späteren Bestrahlung (Fraktionierung) refraktär sein, doch hat diese Ansicht keine weitere Stütze gefunden.

Strahlenqualität.

Es hat sich in der letzten Zeit vermehrt gezeigt, daß Strahlen verschiedener Energie mit der gleichen Ionisationsdosis quantitativ eine unterschiedliche Wirkung aufweisen. Dabei gilt als Gesetzmäßigkeit, daß Strahlen mit einem großen Energieverlust pro Weglänge des ionisierenden Partikels, also dicht

---

[1] Nach YOST 1951. [2] SWANSON 1942. [3] SAX 1939.
[4] WOLFF und ATWOOD 1954. [5] GILES 1940, 1943.

ionisierende Strahlen, wirksamer sind als dünn ionisierende Strahlen. Photonen und Elektronen geringer Energie sind wirksamer als energiereiche Elektronen und Photonen. Es erzeugen Neutronen bei Tradescantia mit der gleichen Ionisationsdosis mehr Chromosomenaberrationen[1] als 160 keV-Röntgenstrahlen. 7,5 MeV-Neutronen sind gleichfalls 15 MeV-Neutronen in ihrer Wirksamkeit überlegen, so daß auch innerhalb der Neutronenbestrahlung die Abhängigkeit des Effektes von der Energie bzw. der Ionisationsdichte nachgewiesen ist, was auch CONGER et al. (1956) nachwiesen. Interessanterweise nimmt die Häufigkeit des Chromosomenaustausches nach Neutronenbestrahlung linear mit der Dosis zu, während nach Röntgenbestrahlung der Effekt mit dem Quadrat der Dosis wächst. Daß Photonen geringer Energie wirksamer sind als energiereiche, zeigten u. a. ARNASON und MORRISON (1955), die folgende Reihe aufstellten, beginnend mit der größten Wirksamkeit: 140 keV, 200 keV, 1,25 MeV ^{60}Co und als wirkungsschwächste Strahlung diejenige des Betatrons von 23 MeV. Ebenfalls erwiesen sich schnelle energiereiche Elektronen von 3 MeV[2] und 4 MeV[3] auf Gewebekulturen und Pflanzenzellen als weniger wirksam.

5. Ionisierende Strahlung und Meiose.

Viele strahlenbiologische Experimente sind an Pflanzenzellen im Stadium der Meiose unternommen worden. Die erste Untersuchung stammt von KOERNICKE (1905), der Pollenmutterzellen von Lilium Martagon L. bestrahlte.

Zellen in meiotischer Teilung reagieren im allgemeinen gleich auf die ionisierende Strahlung wie die sich teilende Zelle. Doch sind sowohl die Möglichkeiten der physiologischen als auch der permanenten Schädigung vermehrt, da die Meiose komplizierter abläuft als die Mitose und damit den Strahlen mehr Angriffsfläche bietet. Nach DARLINGTON und LaCOUR (1952) lassen sich die Strahlenschädigungen der Meiose in 3 Schädigungskategorien unterteilen:

1. Physiologische Effekte auf den Paarungsmodus, bestehend aus „Interlocking", Änderung in der Verteilung und Häufigkeit der Chiasmata.

2. Abnormitäten (Vermehrung und Verminderung) der Crossing over oder der Chromosomen-Vermehrung. (Nach DARLINGTON ist übrigens das Crossing over die Folge einer Anomalie in der Chromosomen-Vermehrung.)

3. Chromosomenbrüche und Rekombinationen ähnlicher Art wie in der strahlengeschädigten Mitose. Dabei werden 2 Arten unterschieden, nämlich solche, die vor, und solche, die nach dem Crossing over auftreten.

a) Physiologische Effekte.

Bereits mit 18 r trat bei Tradescantia eine Fehlteilung der Centromeren auf[4] sowie Spindelanomalien, die zu Non-disjunction führten und einer völligen oder teilweisen Unterdrückung der Zellwandbildung. Sonderbarerweise nimmt je nach Pflanzenart durch die Bestrahlung die Zahl der Chiasmata zu oder ab. Bei Fritillaria und Lilium wird die Zahl der Chiasmata durch die Bestrahlung vermehrt. bei Tradescantia hingegen vermindert[5], ebenso bei Vicia Faba L.[6]. Die physiologischen Effekte können zur Verklebung der ungebrochenen Enden von Schwesterchromosomen und damit auch zu Brückenbildung in der Anaphase führen (Abb. 22).

b) Crossing over-Anomalien.

MAVOR und SVENSON (1924) stellten fest, daß die ionisierende Strahlung die Zahl der Crossing over im 2. Chromosom von D. melanogaster vergrößerte, aber

---

[1] GILES 1940, 1943.   [2] GARTNER 1952.   [3] SCHMERMUND und HEINRICH 1952.
[4] HAQUE 1952.   [5] DARLINGTON und LaCOUR 1952.   [6] MARQUARDT 1951.

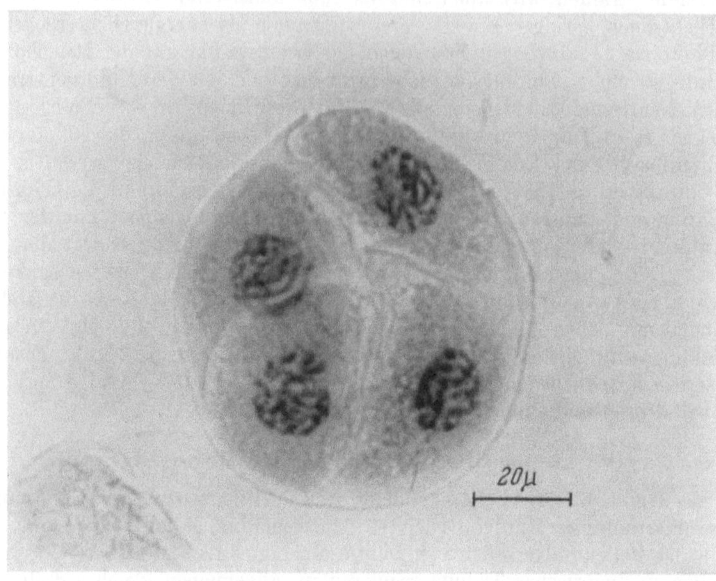

Abb. 22 a—c. Strahlengeschädigte Meiose in Pollen von Lilium candidum. a Normale Tetrade.

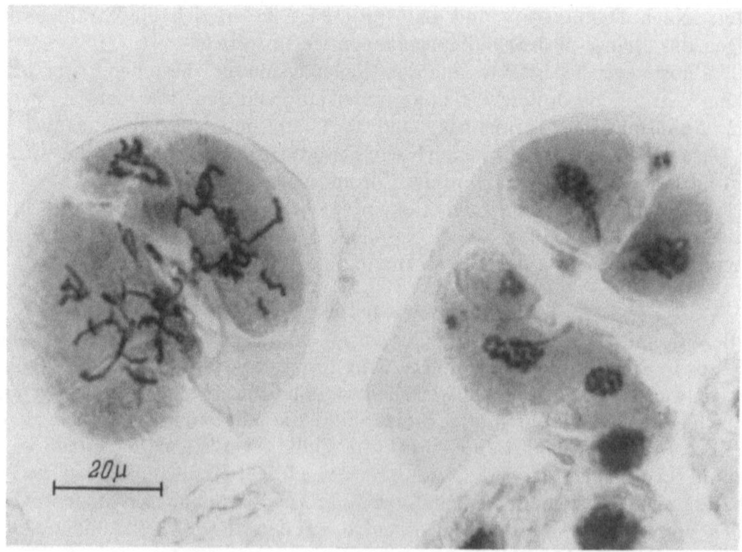

Abb. 22 b. Nebenkerne und Brückenbildung (rechts), gestorte Metaphase (links) 72 Std nach Bestrahlung mit 500 r 180 keV.

nur in Teilen, die nahe dem Centromer lagen. Nach WHITTINGHILL (1955) traten in der Nähe des Centromers des 3. U-förmigen Chromosoms von Drosophila $2\frac{1}{2}$mal mehr Crossing over auf als normalerweise. Gleicherweise lassen sich durch ionisierende Strahlen in Drosophilamännchen Crossing over auslösen, die sonst normalerweise nie eintreten[1].

Der Strahleneffekt ist am größten (Drosophilaweibchen) bei intensiver konzentrierter Bestrahlung, nach HERSKOWITZ und ABRAHAMSON (1957), die ebenfalls die stärkste Erhöhung des Austausches im Gebiet des Centromers fanden.

c) Chromosomenaberrationen.

Im Prinzip ereignen sich die gleichen Chromosomenaberrationen wie in der Mitose. Als Eigentümlichkeit sei festgestellt, daß anscheinend Chromatiden-

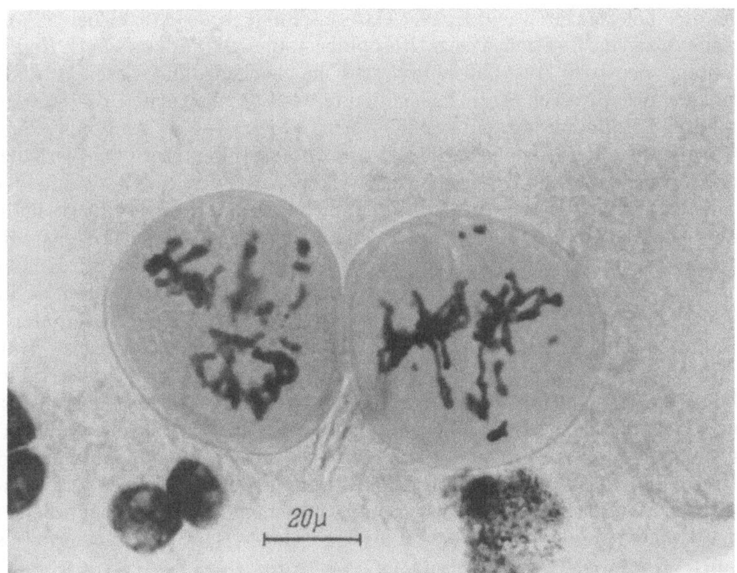

Abb 22c Abnorme 2 Teilung mit Pyknosen und Fragmenten 41 Std nach Bestrahlung mit 300 r 180 keV. (Original K FRANK)

brüche, die sich in der Prophase ereignen, zusammengehalten werden und unerkannt bis zur Anaphase bleiben. Wenn die Metaphase bestrahlt und in metaphasischen Chromosomen Brüche produziert werden, dann manifestieren sich diese sogar bis über die folgende Interphase hinaus nicht. Diese verzögerten Brüche werden erst in der zweiten Teilung sichtbar. Brüche im Leptotän, Zygotän oder Pachytän, also in bereits spiralisierten Chromosomen, treten erst in der nächsten Teilung in Erscheinung, nachdem sie durch eine Interphase hindurchgegangen waren[2]. In der meiotischen Teilung wird vielfach die Metaphase als sensibelstes Stadium angenommen. So wird die erste meiotische Teilung der Oocyten von Sciara nur unmerklich in der Prophase beeinflußt[3], bis die Kernwand verschwindet und die Chromosomen in das strahlensensible Milieu der Metaphase eintreten. Bei der Bestrahlung von Oocyten von Habrobracon ist der Eikern in der Metaphase 20mal empfindlicher als in der frühen Prophase[4]. HAQUE nimmt an, daß spiralisierte Chromosomen empfindlicher seien als entspiralisierte.

[1] FRIESEN 1933. PATTERSON und SUCHE 1934.   [2] HAQUE 1952.
[3] BOZEMAN und METZ 1949.   [4] WHITING 1955.

6. Genetische Schädigung[1].

Im Jahre 1903 teilte ALBERS-SCHÖNBERG mit, daß durch die Bestrahlung der männlichen Keimdrüse die Keimzellen geschädigt werden, und seit diesem Zeitpunkt wurde in mannigfachen Experimenten versucht, den Einfluß der Strahlung auf die Erbmasse zu bestimmen. BARDEEN bestrahlte 1907 Spermatozoen der Kröte und befruchtete mit ihnen unbestrahlte Eier. Die Zygoten entwickelten sich abnorm, und BARDEEN nahm bereits an, daß im genetischen Material der männlichen Keimzelle Änderungen vor sich gegangen seien. Er erzeugte *dominante Letalfaktoren*, wie diese Änderungen heute genannt werden. Gleicherweise[2] wurden unter den Nachkommen von bestrahlten Kaninchen-Vätern anormal entwickelte Embryonen gesehen und somit beim Säugetier dominante Letalfaktoren entdeckt. GAGER (1908) beobachtete bei Pflanzen strahleninduzierte Mutationen. An Drosophila stellte 1911 MORGAN nach Radiumbehandlung sichtbare Mutationen fest, und im gleichen Jahr wiesen O. und G. HERTWIG einwandfrei die Strahlenschädigung des Chromatins und das Auftreten dominanter Letalfaktoren bei Amphibien nach. Sie sahen bei Amphibienkeimen schwere Entwicklungsstörungen, die sich aus unbestrahlten Eiern und verhältnismäßig schwach betrahlten Spermien entwickelten. Durch die Bestrahlung der Spermien mit großen Dosen wurde das männliche Chromatin sogar ausgeschaltet, und aus den unbestrahlten Eiern entstanden parthenogenetisch mehr oder weniger normal aussehende Individuen. Den cytologischen Beweis brachte P. HERTWIG (1913). Im gleichen Jahr ist nach Befruchtung von Forelleneiern durch radiumbestrahlte Spermien ebenfalls das Auftreten von Mißbildungen (dominante Letalfaktoren) nachgewiesen worden[3]. Sämtliche strahlengenetische Untersuchungen, auch die von LITTLE und BAGG (1923, 1924), die nach Bestrahlung von Mäusen sichtbare Mutationen erzielten, krankten an methodischen Schwierigkeiten, am Fehlen einer einwandfreien objektiven Erfassung strahleninduzierter Genschädigungen. Erst MULLER (1927) gelang es, mit neuen Kreuzungsmethoden bei Drosophila die mutationsauslösende Wirkung der ionisierenden Strahlung quantitativ zu erfassen. Übrigens konnte, unabhängig von MULLER, die genetische Strahlenwirkung am Stechapfel und an Gerste sowie Mais nachgewiesen werden[4].

a) Systematik der genetischen Änderungen.

Genetische Änderungen, d. h. Änderungen von Erbfaktoren, werden als Mutationen bezeichnet[5]. Prinzipiell lassen sich gemäß ihrer materiellen Beschaffenheit 2 Gruppen von Mutationen unterscheiden, nämlich Punktmutationen und Chromosomenmutationen. Punktmutationen sind intragenische Änderungen, die sich mit den heutigen Methoden nicht als Strukturänderung des Chromosoms erkennen lassen. Die Chromosomenstrukturänderungen können mit cytologischen Methoden festgestellt werden, und zwar am besten in reifenden Keimzellen zum Zeitpunkt der Paarung oder in Zellen, in denen sich die Chromosomen dauernd in somatischer Paarung befinden, wie in den Riesenchromosomen der Speicheldrüse von Dipteren.

Die Chromosomenmutationen werden folgendermaßen eingeteilt (Abb. 23):

1. Veränderung der Chromosomenzahl.

Haploidie: Nur eine Chromosomengarnitur ist vorhanden. 1 n.

Polyploidie: Die Chromosomensätze sind mehrfach vorhanden. x n (x > 2).

---

[1] Zusammenfassungen: SCHULTZ 1936, STADLER 1936, STUBBE 1938, LEA 1946, TIMOFÉEFF-RESSOVSKY und ZIMMER 1947, MULLER 1954a, 1954b, W. L. RUSSELL 1954.
[2] REGAUD und DUBREUIL 1908.   [3] OPPERMANN 1913.
[4] GAGER und BLAKESLEE 1927, STADLER 1928, 1929.
[5] Näheres über den Mutationsbegriff: FRITZ-NIGGLI 1959a.

Aneuploidie: Die Chromosomenzahl ist unsystematisch verändert $2\,n \pm x$. Chromosomenverlust oder Überschuß. Innerhalb des normalen Satzes von $2\,n$ fehlt ein Chromosom oder ist überzählig. $2\,n \pm 1$.

2. Veränderungen der Chromosomenstruktur.

Stückausfall (Deletion oder Deficiency): Ein Stück des Chromosoms fehlt.

Verdoppelung (Duplikation): Ein Chromosomenstück ist verdoppelt.

Inversion: Ein Chromosomenstück ist um 180° invertiert eingesetzt.

Translokation: Chromosomen tauschen Stücke miteinander aus.

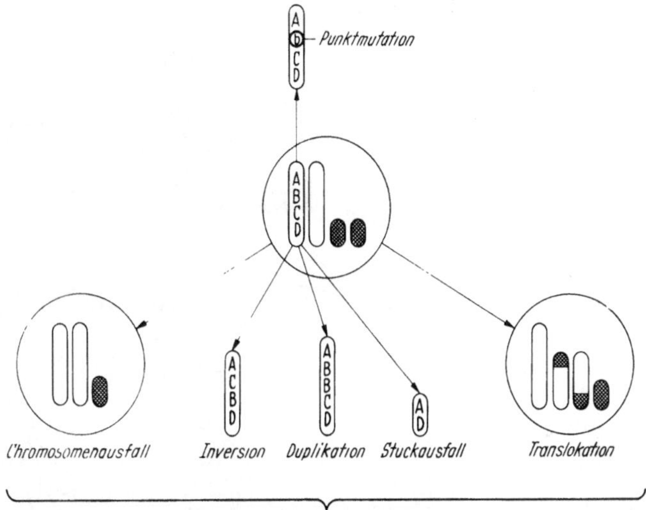

Abb. 23. Schematische Darstellung der Mutationstypen. Mitte: Unmutierte somatische Zelle mit zwei Paar homologen Chromosomen, in einem Chromosom ist die Genfolge angegeben. (Aus FRITZ-NIGGLI 1957a.)

Nach ihrem phänotypischen Effekt lassen sich folgende Gruppen bestimmen:

a) Sichtbare Mutationen, die eine Änderung eines sichtbaren Merkmals bedingen.

b) Letalfaktoren, die Entwicklungsstillstand und Tod des Genträgers vor Erreichen des fortpflanzungsfähigen Stadiums verursachen [1].

c) Faktoren, die Vitalität, Fertilität und Stoffwechsel beeinflussen.

Alle diese Mutationen können dominant, recessiv oder intermediär wirken.

b) Methoden zur Entdeckung von Mutationen bei Tieren [2].

Sichtbare Faktoren. Dominante sichtbare Mutationen lassen sich verhältnismäßig leicht feststellen. Es genügt eine Kreuzung des bestrahlten Tieres mit dem unbestrahlten. Die 1. Filialgeneration wird auf Mutationen untersucht, die irgendeine sichtbare Eigenschaft betreffen, und die sich bereits in den Nachkommen der bestrahlten Tiere manifestieren (Abb. 24). Die Feststellung *recessiver* sichtbarer Faktoren bedarf einer komplizierteren Versuchsanordnung. Besonders bei den Säugetieren bereitet die Feststellung von recessiven sichtbaren Faktoren einige Schwierigkeit. Wenn wir annehmen, daß sich unter den Gameten eines bestrahlten Mäusemännchens eine recessive autosomale Mutation (Abb. 25),

---

[1] HADORN 1955.

[2] Über die Methoden zur Feststellung strahleninduzierter Mutationen bei Pflanzen siehe u. a. STUBBE 1938, MARQUARDT 1954.

z. B. von normal (+) zu Stummelschwanz (s), befindet, dann wird sich unter den
Nachkommen dieses bestrahlten Männchens, gepaart mit normalen Weibchen,
ein heterocygotes Individuum (+/s) finden, das diesen Faktor trägt. Die männlichen Tiere der ersten Generation, unter denen sich auch das heterozygote
befindet, werden mit Schwestern gekreuzt, deren genetische Konstitution +/+
ist. Aus den Kreuzungen der (+/+)-Tiere ohne den mutierten Faktor entstehen

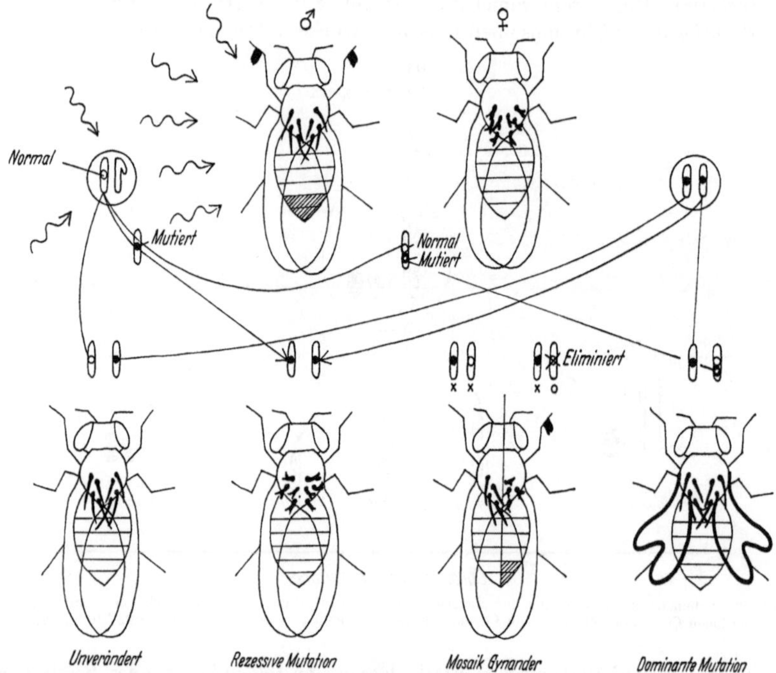

Abb. 24. Feststellung der Mutationsrate eines einzelnen, recessiven, sichtbaren Gens, ferner von Gynandern,
dominanten, sichtbaren Mutationen und Mosaikmutationen. Bestrahlt werden normale Männchen, die gekreuzt
werden mit Weibchen, die homozygot für die zu findenden recessiven Faktoren sind, in diesem Falle für forked =
Gabelborsten. Ohne Mutation ist die F₁ normal. Jede Mutation des forked-Gens wirkt sich aber phänotypisch
aus und kann festgestellt werden, ebenso der Verlust des X-Chromosoms in einem Teil des Körpers: Entstehung
von XO-Gewebe, das männlich ist. Ebenso können dominante sichtbare Mutationen festgestellt werden. (Aus
FRITZ-NIGGLI 1958 b.)

wiederum homozygote normale Tiere (+/+) und aus der Kreuzung des heterozygoten Männchens wiederum (im Verhältnis 1:1) heterozygote Tiere. Die Väter
dieser F₂-Generation werden nun mit 7 ihrer Töchter rückgekreuzt, um zu garantieren, daß sich unter den Töchtern und Partnern tatsächlich eine heterozygote
befinde. In der F₃-Generation wird dann aus der Zucht des heterozygoten Vaters
der neuentstandene Faktor herausmendeln.

Bei Drosophila melanogaster besteht die Möglichkeit, die eingekreuzten
Chromosomen mit Genen zu markieren und dadurch kenntlich zu machen. In
Tabelle 9 ist das Kreuzungsschema für die Aufdeckung sichtbarer Mutationen
eines Autosoms dargestellt. Es sind im ganzen 3 Zuchtschritte notwendig. Die
Feststellung sichtbarer recessiver Mutationen des Geschlechtschromosoms bedarf
nur zweier Kreuzungen oder nur einer, wenn die Methode des Attached-X-Chro-
mosoms gewählt wird. Im ersten Falle wird das bestrahlte männliche Tier mit
einem Weibchen gekreuzt, dessen Geschlechtschromosom mit einem dominanten
sichtbaren Faktor markiert und mit einem Crossing over-Unterdrücker versehen

ist. In der F_1-Generation werden alle Töchter ausgewählt, die das dominante Gen besitzen und gleichzeitig damit das bestrahlte X-Chromosom. Sie werden mit beliebigen Männchen gekreuzt. In der F_2-Generation manifestieren sich nun

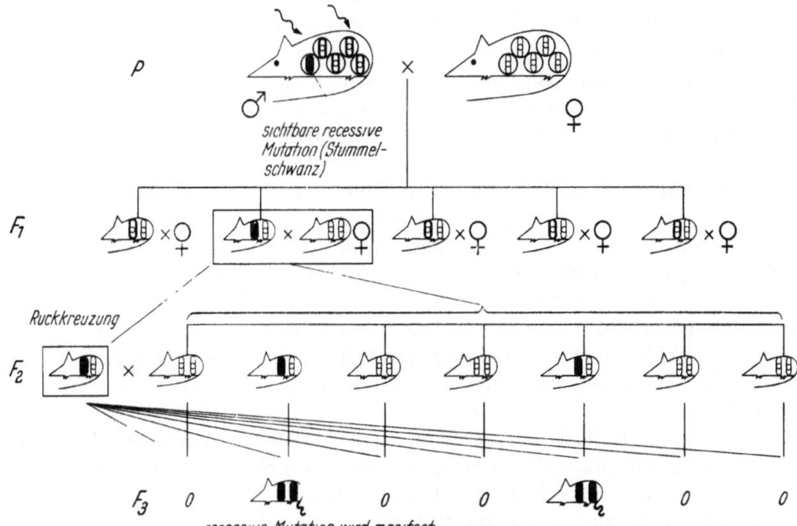

Abb. 25. Feststellung sichtbarer recessiver autosomaler Mutationen bei Saugetieren. Es werden bestrahlte Mannchen mit unbestrahlten Weibchen gekreuzt. Die Sohne (F_1) werden mit Schwestern gekreuzt. Findet sich unter diesen Sohnen ein Individuum, das einen strahleninduzierten recessiven Faktor (Stummelschwanz z. B.) tragt, dann wird eine Zucht entstehen, bei welcher die Hälfte der Nachkommen heterozygot sein wird. Die Vater der F_2 werden nun mit 7 ihrer Tochter ruckgekreuzt (um zu garantieren, daß sich tatsachlich in der „mutierten" Zucht unter den Partnern (Tochtern) eine heterozygote befindet). Der neuentstehende Faktor wird dann in der F_3 herausmendeln.

Tabelle 9. *Schema zur Feststellung autosomaler recessiver sichtbarer oder letaler Mutationen bei Drosophila melanogaster.*

Die beiden homologen Autosomen sind mit den dominanten Faktoren Curly (aufwärts gebogene Flugel) und Star (unregelmäßige Facettierung der Augen) markiert, die homozygot letal wirken.

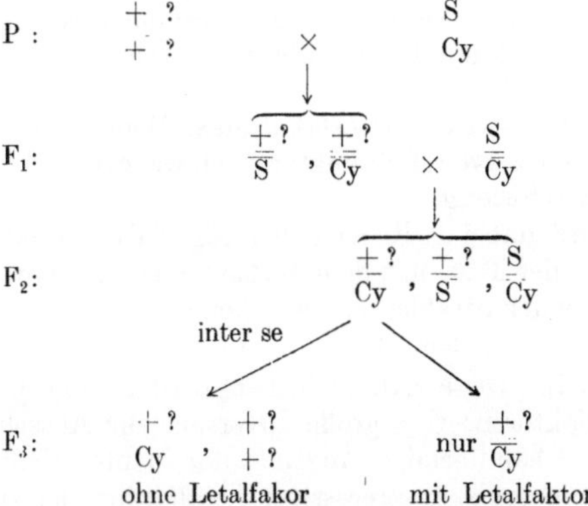

die recessiven sichtbaren Faktoren des bestrahlten X-Chromosoms, da im hemizygoten Zustand alle recessiven Faktoren im Geschlechtschromosom in Erscheinung treten. Mit der Attached-X-Methode lassen sich bereits in der ersten Generation sichtbare recessive geschlechtsgebundene Faktoren feststellen. Es werden

Männchen bestrahlt, mit Weibchen gekreuzt, die 2 zusammengeklebte X-Chromosomen und ein überzähliges Y-Chromosom besitzen. In der F_1-Generation sind nur Männchen mit dem X-Chromosom des Vaters und dem Y-Chromosom der Mutter lebensfähig sowie die Töchter mit derselben chromosomalen Konstitution wie die Mutter. Die sichtbaren geschlechtsgebundenen Merkmale der Väter werden demnach auf die Söhne übertragen.

Da etliche sichtbare Merkmale dem Beobachter entgehen können, sind die eben geschilderten Methoden nicht objektiv genug. Besonders bei Säugetieren hat sich die Methode der Feststellung *bestimmter* recessiver sichtbarer Mutationen (Abb. 24) als zweckmäßig erwiesen. Es wird gezielt gearbeitet. Es sind allerdings große Tierzahlen nötig, da einzelne Mutationsschritte seltene Ereignisse sind. Verwendet werden Tierstämme, die homozygot für einige sichtbare recessive Faktoren sind, wie a/a, b/b, c/c. Bestrahlt wird das normale Tier, das mit einem markierten gekreuzt wird. Die Tiere der F_1 sind für alle 3 Faktoren heterozygot: $+/a$, $+/b$, $+/c$ ($+$ = Faktor für normale Eigenschaft). Hat sich nun im bestrahlten Elter eine sichtbare recessive Mutation von $+$ zu a ereignet, dann findet sich unter den Nachkommen ein homozygotes a/a-Tier. Die gleiche Methode wird bei Drosophila verwendet, um Mutationsschritte bestimmter sichtbarer Gene zu beobachten.

Letalfaktoren. Da viele sichtbare Mutationen als Mosaike auftreten und phänotypisch und genotypisch gleichwertige Mutationen nicht unbedingt dem gleichen Mutationsschritt entsprechen (Problem der Pseudoallele), ist eine quantitativ einwandfreie Erfassung sichtbarer Mutationen schwierig. .

Dominante Letalfaktoren. Bei Säugetieren werden Männchen bestrahlt und mit normalen Weibchen gekreuzt. Entweder wird nun die Wurfgröße mit der normalen verglichen, oder die Nachkommen des bestrahlten Männchens werden als Embryonen und Feten untersucht. Die Zahl der Corpora lutea im Verhältnis zu den lebenden Embryonen gibt ebenfalls einen Anhaltspunkt für die Zahl der entstandenen dominanten Letalfaktoren. Man kann bei Drosophila die Embryonen untersuchen, die entweder bestrahlte Väter oder bestrahlte Mütter besitzen. Als Maß der dominanten Letalfaktoren wird zumeist das Nichtausschlüpfen der Embryonen aus der Eihülle gewählt, wobei willkürlich sowohl die dominanten Letalfaktoren, die sich erst später auswirken, als auch eine mögliche zeitweilige Sterilität vernachlässigt werden[1]. Bei Drosophila lassen sich nämlich unbefruchtete von befruchteten Eiern lediglich in schwierigen cytologischen Untersuchungen unterscheiden.

Recessive geschlechtsgebundene Letalfaktoren. Während es bei Säugetieren kaum möglich ist, die recessiven Letalfaktoren einwandfrei zu erfassen, ist dies bei Drosophila nicht schwierig.

Verfahren wird dabei z. B. nach der sog. ClB-Methode nach Muller. Es war dies übrigens der Test, mit dem Muller erstmals einwandfrei die mutagene Wirkung ionisierender Strahlen erfassen konnte.

Männchen aus normalem Stamm werden bestrahlt und mit ClB-Weibchen gekreuzt (Abb. 26). Diese ClB-Weibchen besitzen ein Geschlechtschromosom mit folgenden Faktoren: C = große Inversion zur Ausschaltung von Crossing over. B = Bar = bandförmige Augen = dominantes sichtbares Gen zur Markierung des Chromosoms, l = recessiver Letalfaktor, der sich heterozygot nicht auswirkt. In der 1. Generation entsteht ein Geschlechtsverhältnis von 2 Weibchen zu 1 Männchen, da die Männchen mit dem Genotyp ClB nicht lebensfähig sind, indem der Letalfaktor l hemizygot zur letalen Wirkung kommt. Die Weibchen

---

Fritz-Niggli 1956 d.

der 1. Generation, die ein ClB-Chromosom und das bestrahlte X-Chromosom besitzen (also phänotypisch bandäugig sind), werden mit einem normalen Männchen gekreuzt. Es sterben in der F_2 wiederum alle ClB-Männchen. Befindet sich zudem ein neuentstandener recessiver Letalfaktor im zu prüfenden X-Chromosom, dann fehlen auch die rundaugigen Männchen, und es finden sich in der F_2 lediglich weibliche Nachkommen und keine Männchen. Heute wird zur Markierung des nichtbestrahlten Chromosoms das Muller-5-Chromosom verwendet, das neben 2 großen Inversionen die Markierungsgene white-apricote und B = Bar trägt.

Homozygote und hemizygote Tiere sind vital. Es werden homozygote Muller-5-Weibchen mit bestrahlten Männchen gepaart und deren heterozygote Töchter mit Muller-5-Männchen weitergekreuzt. Die Söhne dieser Kreuzung sind nun entweder rundäugig (bestrahltes X-Chromosom) oder bandäugig (Muller-5-Chromosom). Ist ein Letalfaktor im bestrahlten großväterlichen Chromosom aufgetreten, dann äußert sich dies im Ausfall der Klasse der rundaugigen Männchen.

Autosomale recessive Letalfaktoren. Zur Beobachtung recessiver Letalfaktoren in den Autosomen wird die gleiche Technik angewendet wie bei der Feststellung sichtbarer Mutationen (Tabelle 9).

Translokationen. Bei Drosophila können Translokationen relativ leicht nachgewiesen werden, da sich alle Chromosomen markieren lassen. Es werden (Abb. 27) normale Tiere bestrahlt, mit andern gekreuzt, welche in mindestens 2 Chromosomenpaaren recessive sichtbare Faktoren besitzen und für diese Faktoren (a/a, b/b) homozygot sind. Die heterozygoten Tiere (a — . b —) der ersten Generation werden nun mit den homozygoten markierten Tieren gekreuzt. Haben nun die beiden Chromosomen durch die Bestrahlung Stücke miteinander ausgetauscht, dann fehlen in der F_2 alle Klassen mit je einem markierten, homozygoten Chromosom, der genotypischen Konstitution: a a b — oder a — b b, da sich in dieser Kombination Verdoppelung und Ausfälle von Chromosomenstücken finden, die letal wirken.

Bei Säugetieren lassen sich Translokationen ebenfalls nachweisen, da Tiere mit dieser Chromosomenmutation semisteril sind. Die Hälfte ihrer Nachkommen stirbt, ein Viertel ist normal fertil und ein Viertel wiederum semisteril.

Chromosomenverlust und Stückverlust. Durch Bruchbildung in den Chromosomen können ganze Chromosomen verlorengehen. Der Verlust des X-Chromosoms ist bei Drosophila nicht tödlich, sondern führt zu XO-Männchen, die vital, aber steril sind. In Abb. 28 ist die Methode dargestellt, mit welcher sich der

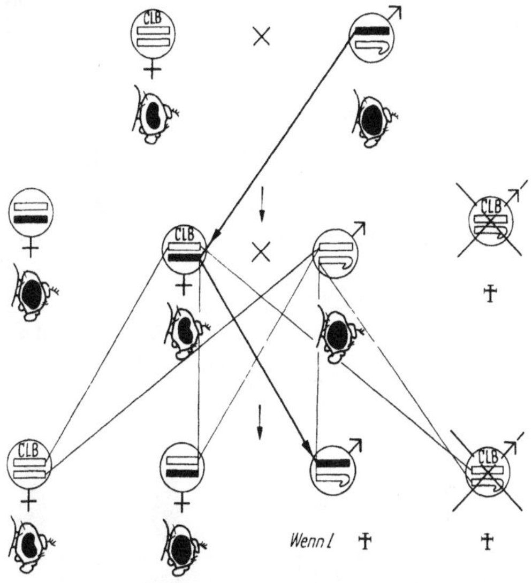

Abb. 26. Cl B-Methode von MULLER zur Feststellung recessiver geschlechtsgebundener Letalfaktoren bei Drosophila. Die bestrahlten Männchen werden mit heterozygoten Cl B-Weibchen gekreuzt, deren Geschlechtschromosom markiert ist. (*C* Inversion zur Ausschaltung von Crossing over-Tieren, *l* recessiver Letalfaktor, *B* = *Bar* dominanter Faktor für Bandauge.) Aus den Nachkommen werden die bandaugigen Töchter herausgelesen, die das zu testende Chromosom besitzen. Fehlen in der Nachkommenschaft dieser Weibchen die Männchen, dann trägt das bestrahlte Geschlechtschromosom einen recessiven Letalfaktor.

Verlust von X- und Y-Chromosom beobachten läßt. Es kann auch der Ausfall bzw. Abbruch kleiner terminal gelegener Chromosomenstücke festgestellt werden: Als Bestrahlungsobjekte dienen Männchen, an deren Y-Chromosom ein kleines Stück des X-Chromosoms angeheftet ist, das ein Normalallel zu einem recessiven

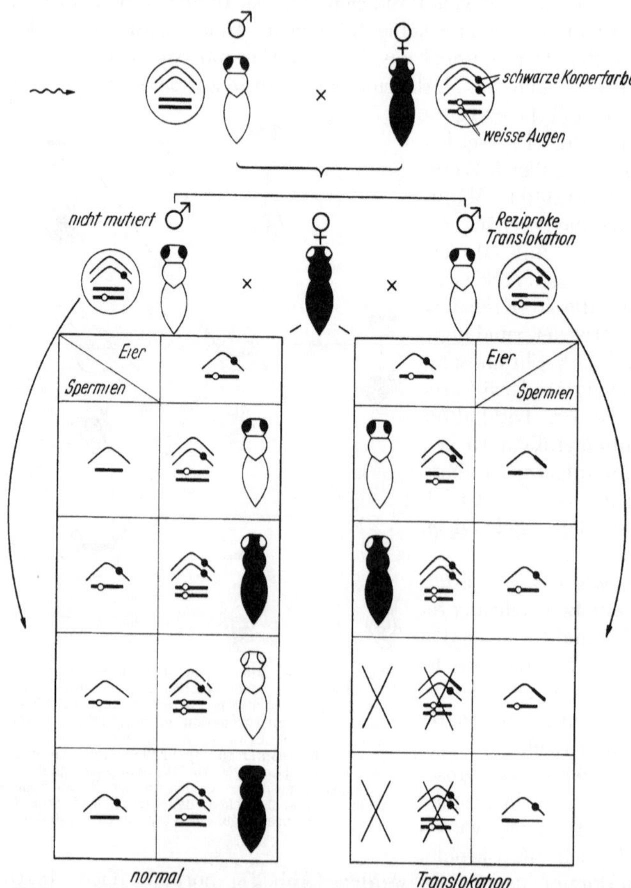

Abb. 27. Feststellung von Translokationen bei Drosophila. Bestrahlte Männchen werden mit Weibchen gekreuzt, die homozygot sind fur die recessiven Faktoren: schwarze Korperfarbe und weiße Augen, die in verschiedenen Autosomen liegen. Die heterozygoten Sohne werden mit fur die beiden Faktoren homozygoten Weibchen gekreuzt. Sind nun Stucke zwischen den beiden Autosomen ausgetauscht worden, dann stellt sich keine freie Rekombination der beiden Faktoren ein. Es fallen die Klassen aus, die homozygot fur einen Faktor allein sind, weil in dieser Kombination sich Verlust oder Überfluß an Chromosomenmaterial findet.

sichtbaren Gen, yellow = gelbe Körperfarbe, trägt, welches sich im X-Chromosom des Männchens befindet. Die Tiere sind normalfarben, weil das angeheftete Stück das dominante +-Gen für normale Körperfarbe trägt. Bricht durch die Bestrahlung dieses Stück ab, dann wird der Sohn gelb, da der recessive sichtbare Faktor gelb nicht mehr durch das normale Allel verdeckt ist.

c) Einige Tatsachen der Strahlengenetik.

An den verschiedensten tierischen und pflanzlichen Objekten sind mit Erfolg strahlengenetische Untersuchungen unternommen worden. Die meisten Experimente wurden mit Drosophila melanogaster sowie anderen Drosophila-Arten durchgeführt (virilis, simulans, pseudoobscura, funebris, hydei). Untersucht wurden ferner u. a. strahlengenetisch die Schlupfwespe (Habrobracon juglandis)[1], die Seidenraupe (Bombyx mori)[2], das Pantoffeltierchen (Paramaecium)[3], die Maus[4], das Meerschweinchen[5] usw. Zahlreich sind die botanischen Objekte, die mit ionisierenden Strahlen behandelt worden waren, um Mutationen zu erzeugen. Das Löwenmaul (Antirrhinum majus)[6], Mais (Zea Mays L.)[7], Stechapfel (Datura stramonium)[8], verschiedene Getreidearten usw. Bei all diesen Objekten ließen sich mit ionisierenden Strahlen Mutationen auslösen, ebenso bei Pilzen und Mikroorganismen. Die mutagene Wirkung der ionisierenden Strahlen scheint im Pflanzen- und Tierreich allgemein gültig zu sein.

Als *erste* strahlengenetische Gesetzmäßigkeit finden wir die Tatsache. daß ionisierende Strahlen überall im Tier- und Pflanzenreich Mutationen auslösen.

Die strahleninduzierten Mutationen unterscheiden sich qualitativ nicht von den natürlicherweise entstandenen Erbfaktorenänderungen. Jede bekannte natürliche Mutation kann gleicherweise durch Strahlen entstehen. Damit stellt die strahleninduzierte Mutation, sobald sie endgültig durchgeführt worden ist, eine *irreversible Schädigung* dar, indem das Gen von einem Gleichgewichtszustand in den andern fällt. Selbstverständlich kann eine Punktmutation nach den Wahrscheinlichkeitsgesetzen zufälligerweise einmal zurückmutieren, während dies für Chromosomenmutationen nur selten möglich sein wird. Doch werden diese Ereignisse selten und Ausnahmen sein. Diese Fähigkeit der strahleninduzierten Punktmutation zur Ruckmutation beweist übrigens, daß die Strahlenwirkungen (z. T. wenigstens) keine Zerstörung von Genmaterial darstellen. Punktmutationen und Chromosomenmutationen entstehen natürlicherweise in einem bestimmten Verhaltnis. Leider sind nicht viele Arbeiten über diese Frage bekannt, da sie sich nur in einer langwierigen cytologischen Analyse klären läßt. Näheres weiß man uber die Häufigkeit von recessiven Letalfaktoren und sichtbaren Mutationen. die naturlicherweise etwa in einem Verhältnis von 7 oder 8 zu 1 auftreten[9]. Das gleiche Verhältnis gilt auch für die strahleninduzierten Mutationen. Nun sind aber recessive Letalfaktoren durchaus nicht nur Chromosomenmutationen und sichtbare Mutationen nicht nur Punktmutationen. Die sorgfältige Analyse von WARD und ALEXANDER (1957) an 56 Strahlenmutanten zeigte beispielsweise 53,6% Punktmutationen unter den sichtbaren Faktoren und einen

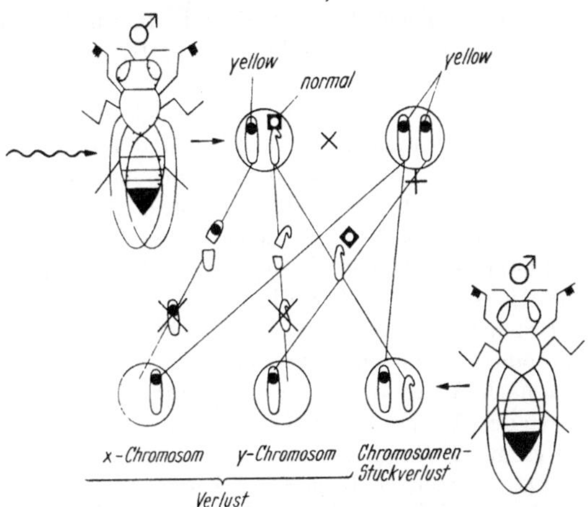

Abb. 28. Feststellung von Bruchen und Chromosomenverlust bei Drosophila. Bestrahlt werden Mannchen, die im X-Chromosom den recessiven Faktor yellow (gelbe Korperfarbe) besitzen. Dem Y-Chromosom angeheftet ist ein Stuck des X-Chromosoms mit dem normalen Allel zu yellow. Das Mannchen ist demnach normalfarben Ausgekreuzt wird mit Weibchen die homozygot fur yellow sind. Geht nun das bestrahlte vaterliche Y-Chromosom oder X-Chromosom verloren, oder ist das angeheftete Stuck des Y-Chromosoms abgebrochen, entsteht ein Mannchen mit gelber Korperfarbe, das je nach der Große des Chromosomenverlusts steril oder fertil ist.

[1] WHITING 1928, 1929.   [2] ASTAUROFF 1933.   [3] KIMBALL 1955.
[4] Zuerst durch BAGG und LITTLE 1924.   [5] STRANDSKOV 1932.
[6] STUBBE 1938.   [7] STADLER 1929.   [8] GAGER und BLAKESLEE 1927.
[9] TIMOFÉEFF-RESSOVSKY 1937, MULLER 1954 b.

großen Teil (47%) Letalfaktoren unter den Punktmutationen. Eine entsprechende Studie an natürlichen Mutationen ist von diesen Forschern nicht durchgeführt worden. Slizynski (1938), der dies getan hat, findet unter cytologisch analysierten natürlichen und strahleninduzierten recessiven Letalfaktoren etwas mehr Deficiencies, also Chromosomenmutationen bei den natürlich entstandenen Mutationen. Diese Befunde stehen im Gegensatz zur herkömmlichen Meinung, daß ionisierende Strahlen bevorzugterweise Chromosomenmutationen auslösen. Mit hohen Strahlendosen allerdings sind Chromosomenmutationen die Regel.

Diese wenigen Angaben deuten darauf hin, daß sich mit relativ kleinen Dosen ionisierender Strahlung qualitativ gleiche Mutationen einstellen, wie sie natürlicherweise auftreten.

Der mutagene Strahleneffekt steigt mit Zunahme der Dosis. Dies wurde bereits 1928 von Muller dargelegt und von Serebrovsky und Dubinin (1930) ausführlich bestätigt. In diesen und späteren Experimenten wird die direkte einfache Dosisproportionalität der strahleninduzierten Mutationsrate postuliert[1], und zwar gilt nach den Forschern diese Beziehung sowohl für recessive sichtbare und letale Mutationen als auch für die Raten verschiedener, einzelner bestimmter Mutationsschritte[2]. Für Chromosomenstrukturänderungen (die auf mindestens 2 Brüchen beruhen) hingegen stellten sich exponentielle Dosis-Effektkurven mit einem Exponenten von etwa 1,5[1,3] heraus. Die lineare Beziehung fordert, daß nach Abzug der natürlichen Mutationsrate die Dosisproportionalitätskurve durch den Nullpunkt des Koordinatensystems geht, mit andern Worten, daß auch die kleinsten Dosen wirksam sein müssen.

Da die meisten früheren Arbeiten mit einem inhomogenen Material durchgeführt worden sind, ist die damals festgestellte direkte Beziehung Dosis-Effekt nicht beweisend. Nach der Bestrahlung altersmäßig homogener Keimzellen mit hohen Dosen (1000 r, 4000 r) wurde von Muller et al. (1954) keine lineare Beziehung zwischen der Zahl recessiver Letalfaktoren und der Dosis festgestellt. Mit kleinen Strahlenmengen hingegen, die vermutlich vornehmlich letale Punktmutationen produzieren, wurde von Oster 1958 (s. Muller 1958) nach Bestrahlung von Spermatiden (250 r, 1000 r) eine lineare Dosis-Effekt-Beziehung festgestellt. Dieselbe Beziehung erhielt er nach Bestrahlung von Oogonien mit 600 und 2400 r, die wahrscheinlich durch germinale Selektion beinahe ausschließlich Gameten mit Punktmutationen liefern. Russell und Russell (1958) hingegen beobachteten Abweichungen von einer linearen Beziehung bei der Erzeugung von sichtbaren spezifischen Mutationen der Maus (Tabelle 10). Ebenfalls sind die Angaben über die Wirkung kleinster Strahlenmengen ungenügend. Die meisten strahlengenetischen Experimente wurden mit Dosen über 500 r unternommen, so daß, stets in der Annahme, die Dosis-Effektkurve verlaufe durch den Nullpunkt des Koordinatensystems, der Effekt von geringen Dosen lediglich interpoliert bzw. extrapoliert wurde. Nur einige wenige Experimente haben sich mit dem untersten Teil der Dosis-Effektkurve beschäftigt. So konnten Spencer und Stern (1948) mit der einmaligen Dosis von 50 r eine Verdoppelung der Mutationsrate recessiver geschlechtsgebundener Letalfaktoren feststellen (0,2440% gegenüber 0,0974%). Caspari und Stern (1948) allerdings beobachteten kaum einen Unterschied zwischen Experiment und Kontrolle, wenn sie die reifen männlichen Keimzellen in Weibchen mit total 52,5 r (γ-Strahlen des Radiums) während 21 Tage bestrahlten. Im Gegensatz dazu entdeckten Bonnier und Lüning (1949) bei der Erzeugung spezieller Mutationen (normal zu

---

[1] Lea 1946, Timoféeff-Ressovsky und Zimmer 1947.
[2] Timoféeff-Ressovsky und Delbruck 1936.
[3] Muller 1940.

white und normal zu forked) mit der Dosis 8 r und 16 r mehr Mutationen, als bei einer linearen Dosis-Effekt-Beziehung hätte erwartet werden können. Mit aller Wahrscheinlichkeit leiten bereits geringe Dosen den Mutationsprozeß ein.

Das Nichtvorhandensein eines Schwellenwertes ist noch nicht bewiesen. Im Gegenteil, nach chronischer γ-Bestrahlung wurde von SINGLETON (1954) für Mutationen des Mais ein Schwellenwert nachgewiesen.

Übereinstimmend zeigen alle strahlengenetischen Experimente, daß die Mutationen erst ausgelöst werden, wenn die Keimzelle *direkt* bestrahlt wird. Es gibt anscheinend keine Fernwirkung durch Bestrahlung anderer Organe als die Gonaden. Innerhalb der Keimzelle besteht durchaus die Möglichkeit, daß Milieu-faktoren im Cytoplasma die Gene beeinflussen oder sogar Bestrahlungsprodukte außerhalb der Chromosomen einen Mutationsvorgang einleiten können. Doch scheint die Distanz, absorbierte Strahlenenergie und Ort der Mutation, so gering als möglich zu sein. Die mutagene Strahlenwirkung ist *demnach lokal.*

d) Somatische Mutationen.

Nach Bestrahlung somatischer Zellen können sich ebenfalls Mutationen er-eignen. Sind diese somatischen Mutationen in einem embryonalen Gewebe ent-standen, dann entstehen im erwachsenen Individuum ganze Bezirke mutierten Gewebes. STEIN (1930) beschreibt diese somatischen Änderungen bei Pflanzen z. T. unter dem Namen Radiomorphosen, später als Strahlenchimären[1]. Im Lebewesen mit ausgesprochener Mosaikentwicklung wie Drosophila melanogaster zeichnen sich diese mutierten Gewebe als streng begrenzte Areale ab. So beobach-tete PATTERSON (1928) nach Bestrahlung für den Faktor white (weiße Augenfarbe) heterozygoter ($+/w$)-Drosophila-Puppen in den Augen der erwachsenen Tiere mehr oder minder große homozygote (w/w)-Bezirke. Sie waren die Abkömmlinge einer Zelle, in der sich eine Mutation normal ($+$) zu white ereignet hatte.

e) Abhängigkeit der Mutationsentstehung vom Alter der Keimzelle während der Bestrahlung.

Die Abhängigkeit der Mutationsrate vom Alter der bestrahlten Keimzelle wurde bereits in den ersten strahlengenetischen Experimenten mit Drosophila beobachtet[2].

Verhältnismäßig weit auseinanderliegende Keimzellstadien verhielten sich verschieden. Bestrahlte männliche Spermatogonien lieferten stets sehr viel weniger (bis um das 10fache) recessive Letalmutationen als reife Keimzellen.

Neuerdings stellte sich heraus, daß das Strahlensensibilitätsmuster der Keim-zellen in bezug auf die Mutationsentstehung weit differenzierter ist. Innerhalb von 24 Std zeichnen sich deutliche Unterschiede der Strahlensensibilität der sich entwickelnden Keimzelle ab.

Dominante und recessive Letalfaktoren entstehen durch die ionisierende Strah-lung in ganz verschiedener Zahl. je nachdem, welche Keimzellstadien bestrahlt werden. So ist die Zahl der strahleninduzierten *dominanten Letalfaktoren* von Drosophila wahrend der Spermatogenese nicht konstant. Wie aus Abb. 29 hervorgeht, welche die Anzahl strahleninduzierter dominanter Letalfaktoren zu verschiedenen Intervallen zwischen Befruchtung und Bestrahlung mit 1000 r darstellt, kann die Mutationsrate zwischen 10—80% schwanken. Dabei stammen Spermien mit den wenigsten Mutationen durchwegs aus bestrahlten Spermato-gonien. Bei der Bestrahlung von 0-4h-Larven mit 1000 r, die lediglich Sper-matogonien enthalten. stellte sich übrigens die gleiche niedrige Mutationsrate ein.

---

[1] STEIN 1936.
[2] MULLER 1928, HARRIS 1929, HANSON und HEYS 1929, HANSON und WINKLEMAN 1929.

Die Spermatocyten in Reifeteilung scheinen hingegen nach Bestrahlung sehr viele, wenn nicht sogar am meisten dominante Letalfaktoren zu liefern. Reifende Spermien (Spermatiden) sind bei bestimmten Dosen etwas weniger empfindlich und reife Spermien noch weniger sensibel. Ähnliche Strahlensensibilitätsmuster in bezug auf dominante Letalfaktoren wurden in andern Experimenten gefunden[1].

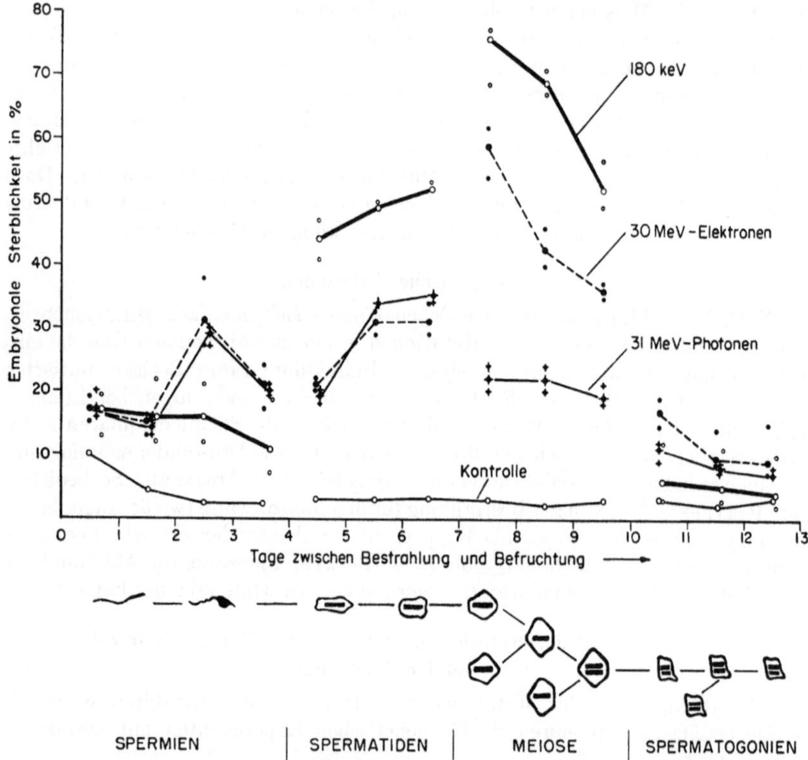

Abb. 29. Erzeugung dominanter Letalfaktoren durch 180 keV-Photonen (hinter 12,5 mm Plexiglas), 31 MeV-Photonen (hinter 40,5 mm Plexiglas) und 30 MeV-Elektronen in Luft (Ionisationsdosis 1000 r = 80—110 r/min). Jeder Durchschnittswert stellt die Werte aus sechs Experimenten mit je 400—500 Embryonen, also total etwa 3000 Embryonen dar. Angegeben sind ferner die niedrigsten und die hochsten Werte. Es wird ersichtlich, daß die Werte nur wenig streuen. Fur gewisse Punkte ist die Schwankung nicht mehr als ±2% und erreicht damit die Genauigkeit physikalischer Arbeiten. Bestrahlt wurden Mannchen, die zu verschiedenen Tagen wieder mit neuen unbefruchteten Weibchen gekreuzt wurden. Die verschiedenen Zuchten stellen Keimzellen dar, die zu verschiedenen Stadien der Spermatogenese bestrahlt worden waren. Man sieht, daß zunachst in der 1. Zucht die energiereichen Strahlen den 180 keV-Strahlen uberlegen sind, dann in der 2. Zucht gemeinsam unterlegen. In der Zucht 3 separieren sich die 3 Kurven, um wieder in Zucht 3 zusammenzufallen. (Aus FRITZ-NIGGLI 1958b.)

Bei den Säugern besteht eine ähnliche Abhängigkeit der Zahl der strahleninduzierten dominanten Letalfaktoren vom Keimzellalter. Nach einer Bestrahlung mit etwa 300 r kommt es zum Stillstand in der Produktion von männlichen Keimzellen: Nach einer sterilen Periode, die entsprechend der Bestrahlungsdosis verschieden lang dauert, setzt die Bildung der Spermien wieder ein. Nach Bestrahlung in der Vorsterilitätsperiode treten stets mehr strahleninduzierte dominante letale Mutationen auf als durch Bestrahlung in der poststerilen Periode. Am Meerschweinchen sah STRANDSKOV (1932) die stärkste Reduktion der Wurfgröße von Weibchen, die mit Männchen gepaart wurden, welche in der vorsterilen Zeit zur Kopulation gelangten. Reife bestrahlte Spermien lieferten weniger dominante letale Mutationen

---

[1] LÜNING 1952, BATEMAN 1956.

als reifende Spermien[1]. Aus Kopulationen mit Männchen (Maus) wenige Zeit nach Bestrahlung entstanden weniger abnorm gefurchte Embryonen, als wenn das Intervall Bestrahlung zu Befruchtung größer war[2]. Nach der Bestrahlung männlicher Mäuse mit 200 r besteht eine ausgesprochene Abhängigkeit der dominanten Mutationsrate vom Keimzellalter. Die dominanten Letalfaktoren wurden an Hand von Fehlimplantationen gezählt. In der 3. Woche nach Bestrahlung traten am meisten Letalfaktoren auf, dann sank die Rate ständig, um in der 8. Woche den Kontrollwert zu erreichen.

Bei den weiblichen Keimzellen liegt der Strahlensensibilitätsgipfel in der reifen Keimzelle. Es ist zu beachten, daß sich die reife Eizelle sowohl bei Drosophila als auch bei der Maus während der Befruchtung noch im Stadium der Reduktionsteilung befindet. Sie ist entsprechend ihrer Entwicklung den Spermatocyten gleichzusetzen. Beide, Oocyten und Spermatocyten, zeichnen sich durch ihre große Strahlensensibilität in bezug auf Mutationsentstehung aus[3]. Bei Drosophila liefert die bestrahlte reife weibliche Keimzelle weitaus am meisten dominante Letalfaktoren und Chromosomenbrüche[4]. Mit 2000 r konnten lediglich noch in den Oogonien entstandene recessive geschlechtsgebundene Letalfaktoren die Keimbahn überwinden.

Recessive geschlechtsgebundene Letalfaktoren gehorchen ähnlichen Gesetzen[5]. Wiederum erweisen sich die reifen Spermien weniger mutationsbereit als Spermatiden, wie Abb. 30 demonstriert.

Die Abhängigkeit der Zahl strahleninduzierter Translokationen vom Keimzellalter ist noch nicht eindeutig bestimmt.

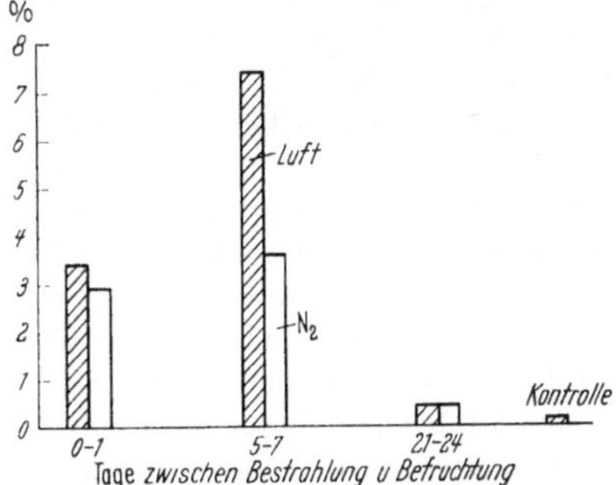

Abb. 30. Häufigkeit recessiver geschlechtsgebundener Letalfaktoren nach Bestrahlung verschiedener Stadien der Spermatogenese in adulten Männchen mit 2000 r 180 keV. Es wurden die Zuchten 0—1 Tage (bestrahlte reife Spermien), 5—7 Tage (bestrahlte Spermatiden) und 21—24 Tage (bestrahlte Spermatogonien) nach Bestrahlung auf Letalfaktoren gepruft. Bestrahlt wurde in Luft und Stickstoff. (Zahlen nach FRITZ-NIGGLI 1959b und OTT 1959.)

Ein großer Unterschied besteht zwischen reifen Spermien und Spermatogonien, und zwar stellen sich kaum Translokationen nach Bestrahlung von Spermatogonien ein[6]. GLASS (1955) sieht eine größere Empfindlichkeit der reifenden männlichen Keimzelle in bezug auf die Erzeugung von Translokationen gegenüber reifen Spermien. Bei Säugetieren ist ebenfalls die Zahl der Translokationen (partielle Sterilitat) in den reifen Spermien gegenüber den Mutationen in den reifenden Keimzellen (Spermatiden) herabgesetzt[7].

Sichtbare recessive Mutationen. Das Studium einer Abhängigkeit der Mutationsrate sichtbarer Mutationen vom Keimzellalter ist von besonderem Interesse, da zumindest 50% Punktmutationen sind. Die wenigen Experimente zeitigten unterschiedliche Ergebnisse. Während HANSON und WINKLEMAN (1929) und MULLER (1930) bei Drosophila in reifen Spermien mehr sichtbare recessive Mutationen erzeugten als in Spermatogonien, beobachtete TIMOFÉEFF-RESSOVSKY (1931), mit anderer Versuchsanordnung allerdings, keinen Unterschied in der Mutationsrate nach Bestrahlung von Spermatogonien und reiferen Keimzellen.

[1] BRENNEKE 1937. [2] BATEMAN 1956.
[3] RUSSELL und SPEAR 1955. [4] KING et al. 1956.
[5] HANSON und HEYS 1929. HARRIS 1929, TIMOFÉEFF-RESSOVSKY 1931, AUERBACH 1954, KHISHIN 1955.
[6] CATSCH und RADU 1943a. [7] AUERBACH und SLIZYNSKI 1956, HERTWIG 1938, 1941.

In einem anderen Experiment[1] aber stellten sich weniger geschlechtsgebundene recessive sichtbare Mutationen bei der Bestrahlung von Spermatogonien ein als nach Bestrahlung reifer Stadien. Nach den Untersuchungen von Alexander (1954), die nicht die Gesamtheit der strahleninduzierten sichtbaren Faktoren, sondern einzelne Mutationsschritte analysierte, ereignen sich in den Spermatogonien etwa 3mal weniger sichtbare recessive Mutationen als in reifen Spermien. Werden nun aber unter den sichtbaren Mutationen lediglich die cytologisch festgestellten Punktmutationen[2] berücksichtigt, dann wird dieser Unterschied überraschend klein, so daß er statistisch nicht mehr gesichert ist. Nach Fritz-Niggli und Schmid (in Publ.) ist bei der Erzeugung recessiver sichtbarer geschlechtsgebundener Faktoren kein Unterschied festzustellen, ob Spermatiden oder reife Spermien bestrahlt werden.

Zusammenfassend kann festgestellt werden, daß die Chromosomen und Gene in den Keimzellen verschieden auf die ionisierende Strahlung reagieren, und zwar hängt die strahleninduzierte Mutationsrate weitgehend vom Alter der bestrahlten Keimzelle ab. Diese Abhängigkeit läßt sich deuten durch 1. eine germinale Selektion und 2. eine verschiedene Empfindlichkeit des Erbmaterials.

Die meiotische Teilung und die letzten Teilungen der Spermatogonien stellen vermutlich für etliche Chromosomenaberrationen Hindernisse dar, welche die Zellen nicht überwinden können. Sie sterben, und mit ihnen verschwinden die strahleninduzierten Mutationen. Diese germinale Selektion, die bereits Harris postuliert hat (1929), mag die geringe Zahl von Mutationen erklären, welche bestrahlte Spermatogonien liefern; sie kann aber nicht die erheblichen Unterschiede in der Strahlenempfindlichkeit von Spermien und Spermatiden sowie Spermatocyten deuten. Die Unterschiede in der Mutationsbereitschaft müssen auf anderer Grundlage beruhen, z. B. in einem verschiedenartigen morphologischen Zustand der Chromosomen. Wahrscheinlich werden in den männlichen reifen Keimzellen die Chromosomen in 2—4- oder sogar 8-geteilter Form bestrahlt, da sie vermutlich bereits in wiederum geteilte Chromatiden unterteilt sind (Taylor 1958 u. a.[3] postulieren ein stets zumindest 4-geteiltes Chromosom). Es ist nun möglich, daß Mutationen nur eine Chromatide betreffen oder nur 1 Chromonema, und sich unter den Nachkommen nicht mehr oder verzögert manifestieren. Nach Bestrahlung von Larvenstadien mit kleinen Dosen (400—600 r) fand Slizynski (1950) teilweise nicht durchgehende Aberrationen in den Speicheldrüsen von Drosophila melanogaster, die nur einige Chromonemata betrafen. In den verschiedenen Mitose-Stadien sind die Chromosomen vermutlich nicht im gleichen Maße geteilt.

Ebenso befinden sich die Chromosomen je nach Entwicklungsstadium der Keimzelle in Ruhe oder Bewegung. Bewegung fördert Rekombination, also Chromosomenmutationen, während die „Ruhe" einer Restitution förderlich ist. Es ändert sich auch der Stoffwechsel, besonders die Atmung während der Spermatogenese, so daß sich die Chromosomen in einem stetig wechselnden physiologischen Milieu befinden. Damit wird sich auch der Sauerstoffgehalt der Zelle ändern, der die Mutationsbereitschaft entscheidend modellieren kann[4]. Es wird vermutet, daß sich in reifenden Spermien und in Spermatocyten mehr intracellulärer Sauerstoff befindet als in reifen Spermien, die sauerstoffarm sind. Es besteht sogar die Möglichkeit, daß Mutationen in reifen Spermien vornehmlich durch OH- und H-Radikale, Genänderungen in Spermatocyten und Spermatiden hingegen durch HO_2- oder H_2O_2 oder andere sekundäre Strahlenprodukte des Wassers verursacht werden[5].

---

[1] Timoféeff-Ressovsky 1937 b.   [2] Ward und Alexander 1957.
[3] Friedrich-Freska und Kaudewitz 1952, Henke und Pohley 1952.
[4] Oster 1957, Fritz-Niggli 1958 a, e.   [5] Fritz-Niggli 1958 e.

f) Wirkung von Fraktionierung und Verdünnung der Strahlendosis auf die Zahl der Mutationen.

Wie stets in der Strahlenbiologie und Strahlenmedizin stellt sich die Frage, ob die Applikation der Strahlung eine Rolle auf das Ausmaß des Strahlenschadens spiele. Anders gesagt. ob eine konzentrierte Bestrahlung eine andere Wirkung ausübe als eine verdünnte. und ob die einmalige Applikation anders wirke als die fraktionierte Gabe. Der Zeitfaktor wird bei denjenigen Strahlenschäden ohne Bedeutung sein. die auf *einem* Geschehen beruhen, das im Augenblick der Energie-absorption der Strahlen vollendet ist. Punktmutationen können am ehesten

Tabelle 10. *Strahleninduzierte Mutationsraten an 7 Loci (recessive sichtbare Faktoren) nach chronischer und einmaliger Bestrahlung von Mäusemännchen.*
Abzuglich naturliche MR. (Zusammengestellt aus RUSSELL und RUSSELL 1958.)

Total-Dosis	Intensitat	Zahl der untersuchten Tiere	Zahl der Mutationen an 7 Loci	Mutationen pro Locus auf 100000 Gameten	Spermatogonien MR/Locus pro r
Einmalige Bestrahlung					
300 r 250 keV	80 r min	40408	25	8,85	$2{,}7 \cdot 10^{-7}$
600 r 250 keV	80 r min	119326	111	13,29	$2{,}1 \cdot 10^{-7}$
1000 r 250 keV	80 r min	31815	23	10,33	$0{,}96 \cdot 10^{-7}$
Kontrolle	.	183213	9	0,703	$70{,}3 \cdot 10^{-7}$
Chronische verdünnte Bestrahlung					
100 r γ	12 r/Woche	18973	4	3,01	$1{,}7 \cdot 10^{-7}$
600 r γ	100 r/Woche	10446	1	1,37	$0{,}01 \cdot 10^{-7}$
1000 r γ	100 r/Woche	12937	6	6,63	$0{,}53 \cdot 10^{-7}$
Kontrolle	—	66107	6	1,3	$130 \cdot 10^{-7}$

diesen Erfordernissen genügen. Es gibt nun keine Experimente, die eine Zeit-faktorunabhängigkeit von eindeutigen Punktmutationen untersuchten, hingegen existieren etliche Versuche an Mutationen, die ein Gemisch von Chromosomen-mutationen und Punktmutationen darstellen.

Wahrend früher von TIMOFÉEFF-RESSOVSKY und ZIMMER (1935) kein Unter-schied in der Mutationsrate bestrahlter Drosophilamännchen gefunden wurde, seien sie mit 3600 r in 15 min oder während 6 Std bestrahlt oder fraktioniert, beobachteten HERSKOWITZ und ABRAHAMSON (1955a) das Gegenteil. Sie be-strahlten Drosophila-Weibchen und entdeckten mit einer fraktionierten und verdünnten Bestrahlung lediglich die Hälfte recessiver geschlechtsgebundener Letalfaktoren als bei der konzentrierten Bestrahlung. Ebenso entstanden nach verdünnter und fraktionierter Bestrahlung der Weibchen weniger dominante Letalfaktoren[1] Die Rate der recessiven geschlechtsgebundenen Letalfaktoren ist auch bei der Bestrahlung reifer Spermien mit 2000 r/min größer als mit 100 r/min[2]. Während MULLER (1940) bei bestrahlten, reifen Spermien keine Abhangigkeit der Translokationen vom Zeitfaktor fand, traten nach CATSCH und RADU (1943b) bei der Bestrahlung von früheren Stadien der Spermatogenese durch Änderung der Intensitat Unterschiede in der Produktion von Trans-lokationen auf. Der Zeitfaktor spielt bei den Chromosomenaberrationen stets dort eine entscheidende Rolle, wo zwischen Bruch und Vereinigung eine gewisse, aber nicht zu große Zeitspanne verläuft. Bei konzentrierter, einmaliger

[1] ABRAHAMSON und HERSKOWITZ 1957.   [2] CLARK 1956.

Bestrahlung ist dann die augenblickliche Zahl der Brüche groß, die Wahrscheinlichkeit einer Restitution gering, einer Rekombination hingegen groß; während mit verdünnten Strahlendosen zeitlich und räumlich voneinander getrennte Brüche entstehen, die eher zur Restitution neigen.

Von OSTER (1955) und HERSKOWITZ und ABRAHAMSON (1955b) wurde ebenfalls eine Senkung der Rate von Translokationen und Chromosomenaberrationen durch fraktionierte und verdünnte Bestrahlung erzielt. Die Untersuchungen an strahleninduzierten recessiven sichtbaren Mutationen der Maus deuten ebenfalls auf eine geringere Wirkung der verdünnten Bestrahlung hin (Tabelle 10 und 16).

Tabelle 11. *Die relative biologische Wirksamkeit von Photonen und Elektronen verschiedener Energie in der Erzeugung von Mutationen bei Drosophila melanogaster.*

RBW = Relative biologische Wirksamkeit der energiereichen Strahlen, wenn die Wirkung der energiearmen als 1 angenommen wird (bezogen auf die gleiche Ionisationsdosis).

Stadium 1 = Reife Spermien, 2 = Spermatiden, 3 = Spermatocyten, Oocyten, 4 = Spermatogonien, Oogonien.

Strahlenqualität	Bestrahlte Keimzellstadien	Mutation	RBW	Autor
20 MeV-Photonen/200 keV-Photonen	? 1? 2?	rez. geschlechtsgeb. Letalfaktoren	0,7	LUCE et al. 1949
31 MeV-Photonen/180 keV-Photonen	1, 2	rez. geschlechtsgeb. Letalfaktoren	0,6	FRITZ-NIGGLI 1953
3 MeV-Elektronen/180 keV-Photonen	1	Fragmentation	1	v. BRANDT und DITTRICH 1953
3 MeV-Elektronen/180 keV-Photonen	1 u. 4	rez. geschlechtsgeb. Letalfaktoren	1	v. BRANDT und HOHNE 1953
3 MeV-Elektronen/200 keV-Photonen	1	Translokationen	1	HOHNE und SCHUBERT 1954
31 MeV-Photonen/175 keV-Photonen	1	rez. geschlechtsgeb. Letalfaktoren	0,7	MOSSIGE 1956
31 MeV-Photonen/175 keV-Photonen	2	rez. geschlechtsgeb. Letalfaktoren	0,5	MOSSIGE 1956
31 MeV-Photonen/180 keV-Photonen	2, 3	dominante Letalfakt.	0,8	STEGER 1956
4 MeV-Photonen/300 keV-Photonen	1	dominante Letalfakt.	0,9	BATEMAN 1956
18 MeV-Elektronen/125 keV-Photonen	1	Translokation	0,7	HERSKOWITZ et al. 1956
60 Co-Photonen/250 keV-Photonen	?	rez. geschlechtsgeb. Letalfaktoren	0,9	EDINGTON 1956
31 MeV-Photonen/180 keV-Photonen	2	sichtbare rez. Mutationen	~1	SCHMID 1958
30 MeV-Elektronen/180 keV-Photonen	2	rez. geschlechtsgeb. Mutationen	0,5	FRITZ-NIGGLI 1958c
30 MeV-Elektronen/180 keV-Photonen	2	Translokationen	0,5	FRITZ-NIGGLI 1958c
30 MeV-Elektronen/180 keV-Photonen	2	Brüche	0,5	FRITZ-NIGGLI 1958c
30 MeV-Elektronen oder 31 MeV-Photonen/180 keV-Photonen	1	dominante Letalfakt.	1	FRITZ-NIGGLI 1958b
31 MeV-Photonen/180 keV-Photonen	2	dominante Letalfakt.	0,7	FRITZ-NIGGLI 1958b
30 MeV-Elektronen/180 keV-Photonen	(2) 3	dominante Letalfakt.	0,8	FRITZ-NIGGLI 1958b
31 MeV-Photonen/180 keV-Photonen	(2) 3	dominante Letalfakt.	0,3	FRITZ-NIGGLI 1958b
31 MeV-Photonen/180 keV-Photonen	4	dominante Letalfakt.	~1	FRITZ-NIGGLI 1958b

g) Abhängigkeit der Mutationsrate von der Strahlenqualität.

Im Bereich von 50—400 keV-Photonen ist die Mutationsrate von der Strahlenqualität unabhängig, dagegen sind die Unterschiede mit Photonen und Elektronen höherer Energie gegenüber Photonen niedriger Energie bedeutsam. Bei gleicher Ionisationsdosis erwies sich meist die energiereichere Strahlung als die weniger wirksame (Tabelle 11). Dies zeigte sich bei der Erzeugung recessiver geschlechtsgebundener Letalfaktoren mit Photonen von 20 MeV[1] sowie 23 MeV und 31 MeV[2]. 30 MeV-Elektronen waren weniger wirksam als 180 keV-Photonen[3]. Mit energiereichen 18 MeV-Elektronen[4] und 30 MeV-Elektronen[3] wurden ebenfalls in einem geringeren Maße Translokationen erzeugt als mit der gleichen Ionisationsdosis energiearmerer Strahlung. Ebenso sind die Mutationsraten dominanter Letalfaktoren in geringem Ausmaß mit der Dosis von 3000 r[5] und in größerem Maße mit 1000 r[3] (Abb. 29) von der Strahlenqualität abhängig. Bei der Erzeugung von sichtbaren recessiven Mutationen mit 31 MeV-Photonen und 180 keV-Photonen wurde kein bedeutsamer Unterschied bemerkt[6] (Abb. 31). Ausgeprägt zeigt sich bei den dominanten Letalfaktoren, daß verschiedene Keimzellstadien unterschiedlich auf die Strahlenqualität (Abb. 29) reagieren. Während die Spermatiden und Spermatocyten Qualitätsunterschiede registrieren, reagieren reife Spermien kaum auf Verschiedenheiten in der Strahlenqualität.

Zur Deutung der Abhängigkeit der strahlengenetischen Wirkung von der Strahlenqualität kann nach Ausschluß einer möglichen Fehlberechnung der tatsächlich im Gewebe absorbierten Energie die verschiedene Emissionsform der Strahlen (z. B. in Form von Strahlenblitzen beim Betatron) oder die verschiedene Ionisationsdichte herbeigezogen werden. Energiereiche Photonen und Elektronen besitzen einen geringen linearen Energieverlust pro Weglänge, d. h. sie erzeugen Ionisationen, die auf dem Weg des ionisierenden Teilchens weit hintereinander liegen. Nach den experimentellen Ergebnissen hätte zumeist die dünn ionisierende Strahlung eine geringere Wirksamkeit. Außerdem zeigen die Experimente mit den extrem dicht (indirekt) ionisierenden Neutronen, daß die mutagene Wirksamkeit erheblich erhöht ist, während früher entgegengesetzte Befunde erhoben wurden[7]. So konnte eine um den Faktor 2—22mal größere Wirksamkeit der Neutronen gegenüber konventionellen Röntgenstrahlen beobachtet werden[8]. Neutronen scheinen demnach in der Erzeugung von Mutationen besonders effektiv zu sein.

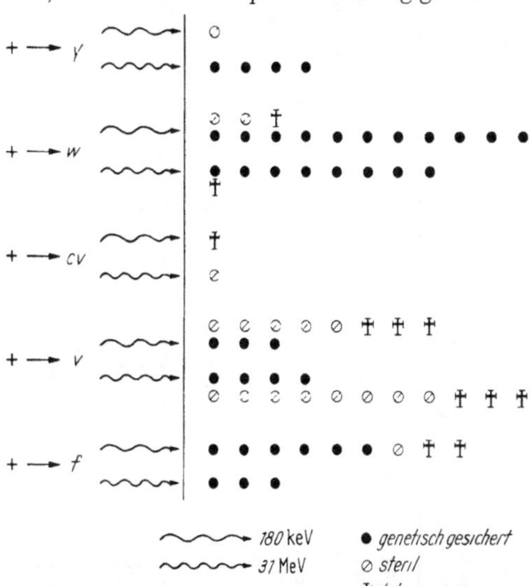

Abb. 31. Erzeugung von bestimmten sichtbaren recessiven Mutationen nach Bestrahlung männlicher adulter Drosophila (Bestrahlung reifender Spermatiden) mit 2000 r 180 keV und 2000 Betatron-r (31 MeV). Untersucht wurden 5 Mutationsschritte im X-Chromosom: normal zu yellow, normal zu white, normal zu crossveinless, normal zu vermilion und normal zu forked. Mit Punkten ist die totale Anzahl der entstehenden Veränderungen dargestellt. (Zahlen nach SCHMID 1958.)

h) Mutationsrate und Milieufaktoren.

Die strahleninduzierte Mutation hängt z. T. von Milieufaktoren ab (Tabelle 12). Dies ist vor allem für die Chromosomenmutation bewiesen, während über die

[1] LUCE et al. 1949.   [2] REGEHR et al. 1950. FRITZ-NIGGLI 1953. 1954, MOSSIGE 1956.
[3] FRITZ-NIGGLI 1958c.   [4] HERSKOWITZ et al. 1956.   [5] STEGER 1956.
[6] SCHMID 1958.   [7] TIMOFÉEFF-RESSOVSKY und ZIMMER 1938.
[8] MULLER 1954c. BAKER und v. HALLE 1954, MICKEY 1956.

Tabelle 12. *Mutationen (Drosophila) und Milieufaktoren.* (Nach FRITZ-NIGGLI 1959a.)

Be-strahlte Phasen*	Geschlecht	Mutation	Applikation	Vor, während und nach Bestrahlung	Effekt	Autor
		Beeinflussung der strahleninduzierten Mutationsentstehung durch chemische Faktoren.				
1, 2 (3)	männlich	rez. geschl. Letalfakt.	100% N_2 gegen 100% O_2	während	schützt	BAKER und SGOURAKIS (1950)
1, 2 (3)	männlich (D. virilis)	Translokationen	100% O_2	während	fördert	BAKER und EDINGTON (1952)
1, 2 (3)	männlich (D. virilis)	Translokationen	0—2% O_2 (98—100% N_2)	während	schützt	BAKER und EDINGTON (1952)
1, 2 (3)	männlich (D. mel.)	rez. geschl. Letalfakt.	100% O_2	während	fördert	BAKER und EDINGTON (1952)
1, 2 (3)	männlich (D. mel.)	rez. geschl. Letalfakt.	0—5% O_2 (95—100% N_2)	während	schützt	BAKER und EDINGTON (1952)
1	männlich	dominante Letalfakt.	100% N_2	während	schützt gering	LÜNING (1954)
1, 2, 3	männlich	Brüche	100% N_2	während	schutzt	LÜNING (1954)
1, 2	männlich	sichtbare Mutationen	100% N_2	während	schützt	LÜNING (1954)
3	männlich	sichtbare Mutationen	100% N_2	während	kein Effekt	LÜNING (1954)
3	weiblich	Halbtranslokationen	100% O_2	während	fördert	ABRAHAMSON (1956)
3	weiblich	Halbtranslokationen	100% N_2	nach	fördert	ABRAHAMSON (1956)
3	weiblich	Halbtranslokationen	100% O_2	nach	schützt	ABRAHAMSON (1956)
2, 3	männlich	dominante Letalfakt.	100% N_2	während	schützt	EGLI (1956)
2, 3	männlich	dominante Letalfakt.	100% O_2	während	fördert	EGLI (1956)
1	männlich	dominante Letalfakt.	100% O_2	während	fördert	FRITZ-NIGGLI (1958a)
1	männlich	dominante Letalfakt.	100% N_2	während	kein Effekt	FRITZ-NIGGLI (1958a)
1	männlich	rez. geschl. Letalfakt.	100% N_2	während	geringer Effekt	OTT (1959)
3	männlich	dominante Letalfakt.	100% N_2	während	schützt	FRITZ-NIGGLI (1958a)
2 (3)	männlich	rez. geschl. Letalfakt.	100% N_2	während	schützt	FRITZ-NIGGLI (1958a)
4	männlich	rez. geschl. Letalfakt.	100% N_2	während	kein Effekt	OTT (1959)
4	weiblich	rez. geschl. Letalfakt.	Verfütterung von Colchicin	vor	fördert	OSTER (1954)
1	männlich	rez. geschl. Letalfakt.	Cystein-Injektion	vor	kein Effekt	HÖHNE et al. (1955)
1	männlich	rez. geschl. Letalfakt.	Formaldehyd (0,033 m) Injekt.	vor	kein Effekt	SOBELS (1957)
2, 3	männlich	rez. geschl. Letalfakt.	Formaldehyd (0,033 m) Injekt.	vor	fördert	SOBELS (1957)
2, 3	männlich	rez. geschl. Letalfakt.	Dihydroxydimethylperoxyd	vor	fördert	SOBELS (1957)
1	männlich	Chr.-Verlust, Letalfakt.-Transl.	Blausäure	vor	kein Effekt	SOBELS (1957)
2, 3	männlich	rez. geschl. Letalfakt.-Chr.-Verlust	Blausäure	vor	fördert wenig	SOBELS (1957)
2, 3	männlich	Translokationen	Blausäure	vor	fördert	SOBELS (1957)
2, 3	männlich	Translokationen	Blausäure	*nach*	fördert	SOBELS (1957)

* Phasen siehe Tabelle 11.

Tabelle 12 (Fortsetzung.)

Bestrahlte Phasen	Geschlecht	Mutation	Applikation	Vor, während und nach Bestrahlung	Effekt	Autor
		Beeinflussung der strahleninduzierten Mutationsentstehung durch physikalische Faktoren.				
1, 2	männlich	Chromosomenrekombinationen	Ultraviolett (2537 Å)	nach	schützt	KAUFMANN und HOLLAENDER (1946)
1, 2	männlich	Chromosomenrekombinationen	Infrarot (10000 Å)	vor	fordert	KAUFMANN et al. (1946)
1, 2	männlich	Chromosomenrekombinationen	Infrarot (10000 Å)	nach	kein Effekt	KAUFMANN und WILSON (1946)
1, 2	männlich	rez. geschl. Letalfakt. dominante Letalfakt.	Infrarot (10000 Å)	vor	kein Effekt	KAUFMANN et al. (1946) (1949)

Punktmutation keine schlüssigen Experimente vorliegen. Die Chromosomenmutationen können durch Änderung des Milieus gefördert oder verhindert werden. Dabei wirken die Schutzfaktoren, indem primär die Zahl der Ereignisse, z. B. Brüche, herabgesetzt wird, oder indem die Durchschlagskraft gebrochen wird, oder indem die „Heilung", die Restitution gefördert wird. Sensibilisatoren würden in allen 3 Punkten die gegenteilige Wirkung haben.

Änderungen im Sauerstoffgehalt während der Bestrahlung von Drosophila sind von entscheidender Bedeutung. Durch Bestrahlung in reinem Sauerstoff erzeugten BAKER und SGOURAKIS (1950) mehr recessive geschlechtsgebundene Letalfaktoren als in reinem Stickstoff. Sauerstoffentzug verhindert ebenfalls die Entstehung von Translokationen[1]. Bei der Entstehung dominanter Letalfaktoren wurde durch Bestrahlung in Stickstoff[2] (Abb. 32) ein Schutzeffekt beobachtet.

Die Anzahl der Brüche wird ebenfalls durch die Anwesenheit von 100% N_2 vermindert[3]. Interessanterweise reagieren die reifen Spermien weniger auf den Sauerstoffentzug. Dies gilt für dominante und recessive geschlechtsgebundene Letalfaktoren (Abb. 30). Keimzellen in Meiose und Spermatiden hingegen werden durch die Bestrahlung in 100% N_2 eindeutig geschützt.

Die Deutung des Schutzeffektes durch Bestrahlung in 100% N_2 ist noch nicht endgültig.

Vermutlich wird durch die Ausschaltung von Sauerstoff die Anzahl der Fragmentationen vermindert, während durch die Bestrahlung in reinem Stickstoff die „Heilung" kaum gefördert wird[4]. Die sensibilisierende Wirkung des Sauerstoffs läßt sich durch eine indirekte Wirkungsweise der ionisierenden Strahlen über Zerfallsprodukte des bestrahlten Wassers erklären (s. S. 104).

Die Anwesenheit von Wasser fördert die Mutationsentstehung in Pflanzensamen und Pollen. In gequollenen bestrahlten Samen entstehen mehr Mutationen als in trockenen[5]. CALDECOTT (1955) fand allerdings in seinem Versuch mit Gerstensamen keinen sensibilisierenden Effekt des Wassers. Unter den chemischen Substanzen erwiesen sich Colchicinverfütterung vor Bestrahlung[6], Formaldehyd während Bestrahlung unreifer Spermien[7]

---

[1] BAKER und EDINGTON 1952.
[2] BAKER und v. HALLE 1953, LÜNING 1954, EGLI 1956, FRITZ-NIGGLI 1958a.
[3] FRITZ-NIGGLI 1958a.   [4] ABRAHAMSON 1956.
[5] KAPLAN 1939, KNAPP und KAPLAN 1942.
[6] OSTER 1954.   [7] SOBELS 1957.

ale Strahlensensibilisatoren für recessive geschlechtsgebundene Letalfaktoren, während Blausäure während und nach Bestrahlung die Zahl der Translokationen mehrte [1].

Physikalische Milieufaktoren.

In frühesten Versuchen beobachtete MULLER (1930) eine sensibilisierende Wirkung tiefer Temperatur auf die Entstehung recessiver geschlechtsgebundener Letalfaktoren, später aber fand er diese Unterschiede nicht mehr (1940). Diese frühesten Befunde wurden in letzter Zeit wiederum bestätigt, und zwar werden [2] in bei 0,5° bestrahlten Drosophila-Männchen 2,3mal mehr recessive geschlechtsgebundene Letalfaktoren erzeugt als bei solchen, die bei 25—27° bestrahlt wurden. Tiefe Temperatur fördert auch die Zahl strahleninduzierter Translokationen [3].

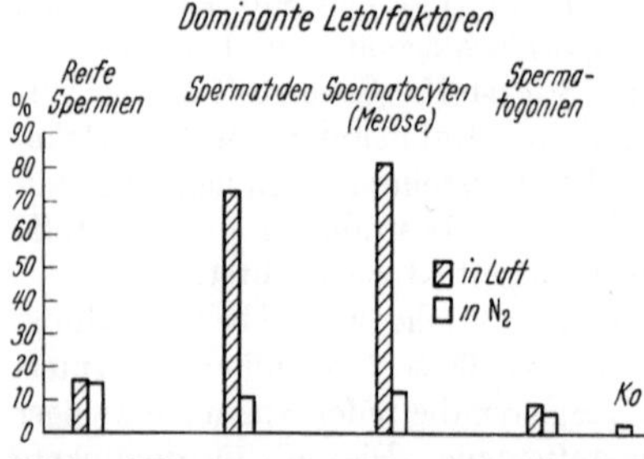

Abb. 32. Abhängigkeit der Zahl strahleninduzierter dominanter Letalfaktoren bei Drosophila vom Alter der bestrahlten mannlichen Keimzelle und vom Milieu. Bestrahlt wurden 0—4stundige Larven (Spermatogonien), 0—2 Std-Vorpuppen (Spermatocyten), 48 Std-Puppen (Spermatiden) und adulte Männchen (Spermien) mit 1000 r 180 keV in Luft und N_2. Spermatiden und Spermatocyten sind außerordentlich mutationsbereit. Hier zeichnet sich auch ein außerordentlicher Schutzeffekt durch Bestrahlung in N_2 ab.

Infrarot vor Bestrahlung übt einen fördernden Einfluß auf die Entstehung von Chromosomenaberrationen aus [4]. Hingegen schützt Ultraviolett-Behandlung nach der Röntgenbestrahlung [5].

Die sensibilisierende Wirkung der tiefen Temperatur kann darin beruhen, daß im kalten Gewebesaft mehr Sauerstoff gelöst ist als im warmen oder, daß die Atmung gehemmt ist und sich dadurch Sauerstoff unverwertet in der Zelle anhäuft.

i) Strahleninduzierte Mutationsraten und Verdoppelungsdosen.

Da der genetische Strahlenschaden vermutlich für den Menschen die schwerwiegendste Strahlenschädigung darstellt, ist es besonders wichtig, quantitative Angaben über die Höhe einer genetischen Strahlengefährdung zu erhalten. Zur Einschätzung dieser Gefahr muß die strahleninduzierte Mutationsrate festgestellt werden, damit sie dann mit der natürlichen Rate verglichen werden kann.

Die Mutationsrate (MR) wird gebildet aus dem Verhältnis der Gameten mit neuentstandenen Mutationen zu der Gesamtzahl der untersuchten Gameten. Wir unterscheiden zwischen einer natürlichen MR, die aus Mutationen besteht, deren Ursache wir nicht kennen und zu deren Entstehung wir nicht wissentlich beigetragen haben, und einer experimentellen MR, die durch Experimente erzielt wird und die z. B. durch Bestrahlung entsteht. Am exaktesten sind die Bestimmungen der MR bei Drosophila, während bei Säugetieren nur wenige entsprechende Experimente gemacht worden sind. Die quantitative Bestimmung von Mutationshäufigkeiten stößt naturgemäß auf größte Schwierigkeiten. 1. Es entgehen viele Mutationen der Beobachtung, a) weil sie sich nicht vollkommen manifestieren (schwache Penetranz), b) weil sie sich nur in einem Teil der Zellen des betroffenen Individuums als partielle Mutationen manifestieren können, c) weil sie Eigenschaften angehen, die mit der betreffenden Methode nicht erfaßt werden können. 2. Es werden Änderungen als Mutationen bewertet, die keine sind. Dies gilt besonders für dominante Letalfaktoren.

<hr>

[1] SOBELS 1957.   [2] KING 1947.   [3] BAKER 1949.
[4] KAUFMANN et al. 1946.   [5] KAUFMANN und HOLLAENDER 1946.

Zudem ist es unmöglich, von den beobachteten Mutationen auf die Häufigkeit sämtlicher stattgefundener Ereignisse in den Chromosomen zu schließen, da nachgewiesenermaßen viele Brüche z. B. „heilen", restituieren und nicht mehr gesehen werden.

Um die strahleninduzierte MR des Menschen abzuschätzen, werden die Daten der Säugetier- und Drosophilagenetik benutzt.

Natürliche Mutationsrate.

Drosophila. Am zahlreichsten sind die Angaben über die recessiven geschlechtsgebundenen Letalfaktoren, da sie relativ einfach festzustellen sind. Die natürliche MR scheint stammspezifisch zu sein, so fanden SPENCER und STERN (1948) 0,0974% recessive geschlechtsgebundene Letalfaktoren und CASPARI und STERN (1948) in einem andern Stamm 0.2738%. Nach MULLER beträgt die durchschnittliche MR im Geschlechtschromosom 0,17%. Um die gesamte MR für alle Chromosomen zu erhalten, muß nach BERG (1937) mit dem Faktor 6 multipliziert werden (Tabelle 13), so daß sich eine totale MR von etwa 1% ergibt. Sichtbare Muta-

Tabelle 13. *Schätzung der natürlichen Mutationsrate von Drosophila in Prozent.*

Im X-Chromosom			Fur alle Chromosomen
Recessive Letalfaktoren	0,17	×6	= 1,02%
Recessive und dominante sichtbare Mutationen . .	0,02	×6	minimal 0,12%
Subvitalfaktoren + Supervitalfaktoren			minimal 3 %
Dominante Letalfaktoren			minimal 1 %
			Total = 5,14%

tionen treten etwa 7—10mal weniger häufig auf als recessive Letalfaktoren, und somit resultiert zusammen mit den häufigen vitalitätsändernden Faktoren eine totale MR von 5,14%.

Die MR einzelner Gene ist niedrig und kann nur mit größtem Zahlenmaterial festgestellt werden. Nach MULLER et al. (1949), welche die MR von 9 verschiedenen Genen untersuchten, betrug die durchschnittliche MR $3 \cdot 10^{-5}$ pro Gen. MULLER et al. reduzierten allerdings diese Zahl auf $1 \cdot 10^{-5}$ bis $7 \cdot 10^{-6}$ da nach ihrer Ansicht dieser Stamm hoch mutabel war. Diese MR bezieht sich auf Weibchen, in denen übrigens die MR geringer ist als bei Männchen[1].

Maus. Während nichts über die gesamte MR recessiver sichtbarer Mutationen bekannt ist, kann etwas uber die MR zweier Gene blue-dilution und piebald ausgesagt werden. RUSSELL (1951) ermittelte eine natürliche MR von $2,6 \cdot 10^{-5}$ und CARTER et al. (1956) eine MR von $5,4 \cdot 10^{-5}$. Neueste Untersuchungen ergeben eine Rate, die zwischen $0.7—1,3 \cdot 10^{-5}$ schwankt[2]. Partielle dominante Sterilität, die durch eine Translokation bedingt ist, entsteht zu etwa $1,9\%$ [3], während sich dominante Letalfaktoren[4] mit einer MR von 0,83 einstellen.

Mensch. Die Feststellung der natürlichen MR des Menschen stößt auf große Schwierigkeiten[5]. Sie kann nur an Hand auftretender Erbleiden abgeschätzt werden. In der direkten Bestimmung werden die MR dominanter Faktoren berechnet, und zwar nach der Formel: Zahl der neuaufgetretenen Fälle/2mal Gesamtzahl der Individuen. Mit der indirekten Methode werden folgende Faktoren

---

[1] GLASS und RITTERHOFF 1956. [2] RUSSELL und RUSSELL 1958.
[3] SNELL 1933, HERTWIG 1938, 1941, SNELL und AMES 1939.
[4] RUSSELL et al. 1951. [5] NACHTSHEIM 1954.

berücksichtigt: f = relative Fruchtbarkeit des Mutierten, wenn die normale Fruchtbarkeit = 1 ist, X = relative Häufigkeit der Mutationsträger in der Population. Für dominante Faktoren gilt die Formel $1/2\,(1-f)\,X$, für recessive Faktoren $(1-f)\,X$ und für geschlechtsgebundene recessive (z. B. Hämophilie) die Formel $1/3\,(1-f)\,X$. Es gibt verschiedene Fehlerquellen bei diesen Berechnungen, so können Phänokopien (Modifikationen, welche eine Genwirkung nachahmen)

Tabelle 14. *Schätzung der natürlichen Mutationsraten einiger menschlicher Gene.*

Krankheit	Erbgang	Mutationsrate	Zahl der Mutationen auf 1 Million Gameten	Land	Autor
Epiloia	dominant	$8\cdot10^{-6}$—$1,7\cdot10^{-5}$	8—17	England	Gunther und Penrose 1935
Chondrodystrophie	dominant	$4,3$—$4,8\cdot10^{-5}$	43—48	Dänemark	Mørch 1941
Chondrodystrophie	dominant	$7\cdot10^{-5}$	70	Schweden	Böök 1952
Pelger Anomalie	dominant	$2,7\cdot10^{-5}$	27	?	Nachtsheim 1955
Aniridie	dominant	$5\cdot10^{-6}$	5	Dänemark	Møllenbach 1947
Retinoblastom	dominant	$2,3\cdot10^{-5}$	23	Michigan	Neel und Falls 1951
Retinoblastom	dominant	$1,4\cdot10^{-5}$	14	London	Philip und Sorsby 1947 (unpubl.) nach Neel und Falls 1951
Retinoblastom	dominant	$4\cdot10^{-6}$	4	Deutschland	Vogel 1954
Thalassämie	dominant	$4\cdot10^{-4}$	400	Sizilien	Neel 1950
Sichelzellanämie	dominant	$1\cdot10^{-2}$	10000	Afrika	Neel 1950
Albinismus	recessiv	$2,8\cdot10^{-5}$	28	Japan	Neel et al. 1949
Ichthyosis congenita	recessiv	$1,1\cdot10^{-5}$	11	Japan	Neel et al. 1949
Tot. Farbenblindheit	recessiv	$2,8\cdot10^{-5}$	28	Japan	Neel et al. 1949
Infantile amaurotische Idiotie	recessiv	$1,1\cdot10^{-5}$	11	Japan	Neel et al. 1949
Amyotonia congenita	recessiv	$2\cdot10^{-5}$	20	Schweden	Böök 1952
Epidermolysis bullosa dystrophica letalis	recessiv	$5\cdot10^{-5}$	50	Schweden	Böök 1952
Echte Mikrocephalie	recessiv	$2,2$—$7,6\cdot10^{-5}$	22—76	Japan	Komai et al. 1955
Phenylketonurie	recessiv	$2,5\cdot10^{-5}$	25	England	Penrose 1956
Hamophilie	geschlechtsgebunden	$2\cdot10^{-5}$	20	England	Haldane 1935
Hämophilie	geschlechtsgebunden	$1,9\cdot10^{-5}$	19	Dänemark	Andreassen 1943
Hamophilie	geschlechtsgebunden	$2,7\cdot10^{-5}$	27	Schweiz und Dänemark	Vogel 1955
Muskeldystrophie	geschlechtsgebunden	$9,5\cdot10^{-5}$	95	Utah (USA)	Stephens und Tyler 1951
Muskeldystrophie	geschlechtsgebunden	$4,5\cdot10^{-5}$ / $6,5\cdot10^{-5}$	} 45—65	Nord-Irland	Stevenson 1953
Muskeldystrophie	geschlechtsgebunden	$4,3\cdot10^{-5}$	43	England	Walton 1955

als Neumutanten gezählt werden, und ebenso stößt die Schätzung der Gesamtzahl der Neumutierten auf Schwierigkeiten. Überdies ist der Faktor f oft nur annäherungsweise festzustellen. Die Schwierigkeiten dieser Berechnungen werden ausführlich diskutiert bei Nachtsheim (1954, 1955, 1957), Penrose (1957). Stevenson (1957), Neel (1957). In Tabelle 14 sind die MR einzelner Gene zusammengestellt. Es geht aus ihr eine durchschnittliche MR pro Gen von etwa $2\cdot10^{-5}$ hervor.

Strahleninduzierte Mutationsrate.

Da die Mutationsrate von physiologischen, physikalischen und genetischen Milieufaktoren abhängt, muß ein Experiment zur Bestimmung der strahleninduzierten MR unter genauesten Bedingungen durchgeführt werden, um quantitative Anhaltspunkte zu geben. Die meisten der früheren Versuche haben nun den einen oder andern modellierenden Faktor übersehen, so daß etliche der Versuche revisionsbedürftig sind.

Drosophila. Die totale MR recessiver geschlechtsgebundener Letalfaktoren ist stark altersabhängig, so ist die Rate pro 1000 r bei reifen Spermien etwa 1,8%, in Spermien, die 5—7 Tage nach Bestrahlung zur Befruchtung gelangten, etwa 4%, um in Spermatogonien auf 0,2%/1000 r abzusinken[1] (Abb. 32). Ebenso altersabhängig ist die Rate der dominanten Letalfaktoren, die nach Bestrahlung der Spermatocyten bis auf $8 \cdot 10^{-4}/r$ ansteigen kann.

Von besonderer Bedeutung sind die strahleninduzierten Mutationen von Einzelgenen (sichtbare Mutationen). Die Werte schwanken zwischen $1,1 \cdot 10^{-6}/r/$ Locus und $3,4 \cdot 10^{-9}/r$ Locus[2]. Unter der hauptsächlichen Berücksichtigung der Daten von VALENCIA und MULLER (1949) bei einem Zeitintervall von 0—7 Tagen zwischen Befruchtung und Bestrahlung kann eine MR von $2 \cdot 10^{-8}/r/$Locus im Geschlechtschromosom des Männchens angenommen werden. Im Autosom des Männchens beträgt die durchschnittliche MR $4,7 \cdot 10^{-8}/r$[3].

Maus und Mensch. Wie aus Tabelle 15 hervorgeht, ist die strahleninduzierte MR der dominanten Mutationen sehr hoch. Sie beträgt in weiblichen Mäusen während der ersten 3 Tage nach Bestrahlung $1,5 \cdot 10^{-3}/r$[4]. In der poststerilen Periode (nach Bestrahlung von Spermatogonien) sinkt die Rate auf $0,5 \cdot 10^{-4}/r$. Ähnliches gilt für die Erzeugung von Translokationen, die eine partielle Sterilität

Tabelle 15. *Mutationsrate strahleninduzierter dominanter Letalfaktoren und Translokationen bei der Maus.*

Autor	Dosis	Geschlecht der bestrahlten Tiere	Zeit zwischen Befruchtung und Bestrahlung	Mutationsrate/r
Dominante Letalfaktoren				
SNELL (1933) . . .	200 r (110 keV)	männlich	0—14 d	$1,4 \cdot 10^{-3}$
SNELL (1933)	800 r (110 keV)	männlich	0—14 d	$5,5 \cdot 10^{-4}$
BRENNEKE (1937)	800 r (110 keV)	männlich	0—14 d	$4,2 \cdot 10^{-4}$
RUSSELL und SPEAR (1955) .	400 r	weiblich	37 h	$6 \cdot 10^{-4}$
			8,5 h	$2,5 \cdot 10^{-3}$
			Durchschnitt	$1,5 \cdot 10^{-3}$
RUSSELL et al. zit. nach RUSSELL (1954)	600 r	männlich	— 25 d	$5,8 \cdot 10^{-4}$
	600 r	männlich	poststerile Periode	$0,5 \cdot 10^{-4}$
Translokationen				
SNELL (1935)	700 r	männlich	prasterile Periode	$4,8 \cdot 10^{-4}$
HERTWIG (1938 1941) . .	400 r (110 keV)	männlich	prästerile Periode	$2,5 \cdot 10^{-4}$
			poststerile Periode	$0,1 \cdot 10^{-4}$
RUSSELL (1950)	500 r	männlich	prasterile Periode	$5 \cdot 10^{-4}$
SNELL und AMES (1939) . .	240—280 r (200 keV)	männlich	prasterile Periode 3—29 d n. B.	$2,3 \cdot 10^{-4}$
AUERBACH und SLIZYNSKI (1956)	400—600 r	männlich	prästerile Periode	
			1.—4. Wurf	$2,9 \cdot 10^{-4}$
			5.—7. Wurf	$6,6 \cdot 10^{-4}$

[1] FRITZ-NIGGLI 1959b, OTT 1959.   [2] Zusammenstellung s. FRITZ-NIGGLI 1957a.
[3] ALEXANDER 1954, MICKEY 1954.   [4] RUSSELL und SPEAR 1955.

bedingen. Nach Hertwig (1938, 1941) beträgt in der prästerilen Periode die MR $2,5 \cdot 10^{-4}$/r, in der poststerilen Zeit sinkt die MR auf $0,1 \cdot 10^{-4}$.

Interessant ist wiederum die Feststellung strahleninduzierter MR einzelner Loci. Nach den Angaben von Russell (1951), der 7 autosomale recessive Gene untersuchte (Tabelle 16), traten in der poststerilen Periode durchschnittlich $2,5 \cdot 10^{-7}$/r Mutationen auf. Carter et al. (1956) hingegen, die mit verdünnter

Tabelle 16. *Strahleninduzierte recessive sichtbare Mutationen der Maus an 7 Loci.*

Alter und Geschlecht	Bestrahlung	Nach-kommen unter-sucht	non agouti a	brown b	chin-chilla c	Dilution d	short ear se	pink eyed p	pie-bald s	Autor
Adulte ♂	600 r 250 keV 1×	48007	—	11	4	6	—	8	25	Russell 1951
Adulte ♂	Kontrolle	37868	—	—	—	1	—	—	1	Russell 1951
Adulte ♂	37,5 r γ verdünnt (1—5 Wochen)	24447	—	2	—	—	—	—	1	Carter 1957
Adulte ♂	Kontrolle	41262	—	—	—	2	—	—	1	Carter 1957
Adulte ♀	600 r γ (^{60}Co) während 12 Nächten	10117	—	—	—	1	—	—	—	Carter 1958
Fetale ♂	300 r 250 keV 1×	10155	—	—	—	—	—	1	—	Carter 1958

γ-Strahlung arbeiteten, aber die gleichen sichtbaren Faktoren untersuchten wie Russell, konnten mit total 40 r keine Erhöhung der natürlichen MR beobachten. Russell verwendete 600 r. Die MR/r ändern je nach Bestrahlungsbedingung (Tabelle 10 und 16).

Festgestellte strahleninduzierte genetische Änderungen beim Menschen.

Es sind nur sehr wenige Untersuchungen angestellt worden. Macht und Lawrence (1955) zeigten (Tabelle 17), daß die Zahl der fetalen Todesfälle bei Nachkommen von Radiologen-Vätern höher war als normalerweise, ebenso die Zahl der erblichen Defekte. Neel et al. (1953) stellten ebenfalls eine geringe Zunahme der fetalen Todesfälle unter den Nachkommen der Überlebenden der Atombombe von Nagasaki und Hiroshima fest, aber keinerlei Anstieg der Anomalien.

Tabelle 17. *Fetale Todesfalle und kongenitale Defekte unter den Nachkommen von Radiologen und Nicht-Radiologen.* (Aus Macht und Lawrence 1955.)

	Total Nach-kommen	Fetale Todesfalle %	Kongenitale Defekte %
Radiologen	5461	14,03	6,01
Nicht-Radiologen .	4484	12,22	4,82

Turpin et al. (1958) welche Letalfaktoren des Menschen untersuchten (auf Grund des veränderten Geschlechtsverhältnisses), gelangten in ihren Studien auf eine Verdoppelungsdosis von 35 r.

Verdoppelungsdosen.

Um einen Anhaltspunkt über die Gefährlichkeit der Strahlen zu gewinnen, werden die Verdoppelungsdosen berechnet, d. h. jene Dosen, die so viele Mutationen erzeugen, wie sie natürlicherweise entstehen. Wie aus Tabelle 18 hervorgeht, hängen die Verdoppelungsdosen selbstverständlich von der Größe der natürlichen MR ab und sind zudem für die einzelnen Mutationstypen verschieden. Da die MR vom Alter der bestrahlten Keimzelle abhängig ist, sollten die MR und die Verdoppelungsdosen für jeden Mutationstypus und jedes Keimzellalter gesondert angegeben werden. Die Zahlen der Tabelle 18 stellen somit nur als Durchschnitte Näherungswerte dar.

Bei *Drosophila* dürfte die durchschnittliche MR pro r pro Genlocus etwa $2 \cdot 10^{-8}$ betragen. Wird nun als spontane Rate die von MULLER et al. (1949) festgestellte von $3 \cdot 10^{-5}$ gewählt, dann würden 1500 r nötig sein, um die natürliche MR herzustellen. Wird als natürliche MR $7 \cdot 10^{-6}$ gewählt, dann wären 350 r notwendig. Wird die Verdoppelungsdosis für die Totalrate der recessiven geschlechtsgebundenen Letalfaktoren berechnet, und zwar mit $3 \cdot 10^{-5}/r$ für alle Stadien, wenn die natürliche $1.7 \cdot 10^{-3}$ beträgt, dann würde eine Verdoppelungsdosis von 57 r resultieren.

Mensch. Wird als natürliche MR des Menschen die Zahl $2 \cdot 10^{-5}$ gewählt und als strahleninduzierte die von strahlengenetischen Experimenten bei der Maus her bekannte Zahl $2,5 \cdot 10^{-7}$, dann wären 80 r notig, um die natürliche MR zu verdoppeln. ein Wert, der sich auf 40 r reduziert, wenn eine natürliche MR von $1 \cdot 10^{-5}$ angenommen wird. Werden allerdings die dominanten Letalfaktoren berücksichtigt. dann stellt sich eine Verdoppelungsdosis von 7 r und für Translokationen von etwa 40 r heraus

Tabelle 18. *Verdoppelungsdosen für verschiedene Mutationstypen.* (Maus und Drosophila.)

Mutation	Natürliche Rate	MR/r	Verdoppelungsdosis
Mensch/Maus			
Einzelgen	$2 \cdot 10^{-5}$	$2,5 \cdot 10^{-7}$	80 r
	$1 \cdot 10^{-5}$	$2,5 \cdot 10^{-7}$	40 r
Translokation	$1,9 \cdot 10^{-2}$	$5 \cdot 10^{-4}$	40 r
Dominante Letalfaktoren .	$1 \cdot 10^{-2}$	$1,5 \cdot 10^{-3}$	7 r
Drosophila			
Einzelgen	$7 \cdot 10^{-6}$	$2 \cdot 10^{-8}$	350 r
Letalfaktoren	$1,7 \cdot 10^{-3}$	$3 \cdot 10^{-5}$	57 r

Es wird oft die Frage nach einer genetischen Toleranzdosis erhoben. Da jede direkte Bestrahlung der Keimzellen zu einer Mutation führen kann, die irgendeinem oder mehreren Individuen zum Nachteil (wenn auch oft viel später) gereicht, ist eine individuelle Toleranzdosis, die definitionsgemäß ohne Schaden ist, nicht moglich. Jede zusätzliche Dosis schadet.

Alarmierend ist die Feststellung von RUSSELL (1957), daß durch die Bestrahlung mannlicher Mäuse mit Neutronen (19—23 Tage vor Kopulation) die Lebensdauer der Nachkommen um 0.61 d/rep eingeschränkt wird. Dies würde etwa 20 Tagen pro rep beim Menschen entsprechen.

Mit populationsgenetischen Überlegungen allerdings gelangen wir zu einer bestimmten Toleranzdosis. die von der Menschheit als Gesamtes ertragen werden kann. ohne ihrem Erbmaterial für die Population tödlichen Schaden zuzufügen. Auch diese Werte stellen nur Schätzungen dar, die in vielen Experimenten noch untermauert werden müssen. Nach den neuesten Ansichten soll für die gesamte Bevölkerung die Dosis nicht mehr als 14 Millionen rem/Million Bevölkerung betragen, und zwar für die Periode 0—30 Jahre, ein Drittel dieser Zahl jede Dekade später.

7. Strahleninduzierte Gynander bei Drosophila.

Bei der Bestrahlung männlicher und weiblicher Drosophilae entstehen mitunter Tiere. die zu einem Teil männlich, zum andern weiblich sind. Diese Gynander kommen folgendermaßen zustande: Die weiblichen Gewebe von Drosophila besitzen den Genotyp XX. die männlichen den Genotyp XY. Es gibt nun auch Zellen oder ganze Individuen, deren Genotyp X0 ist, weil ein X- oder ein Y-Chromosom verlorengegangen ist. X0-Tiere sind bei Drosophila Männchen, die allerdings steril sind. Gynander entstehen aus einer XX-Zygote, in deren ersten Furchungsteilungen ein Teil der Gewebe mit der normalen Chromosomengarnitur (XX) versehen und dadurch weiblich wurde. In einem Teil der Zellen ist ein X-Chromosom verlorengegangen, das Gewebe wird vom X0-Typus und dadurch männlich (Abb. 33).

Die natürliche Gynanderentstehung wurde von Morgan (1929) eingehendst beschrieben, und Sturtevant (1929) studierte an Gynandern die „Cell-lineage" und das Anlagemuster der Gewebe von Drosophila simulans. Mavor wies 1924 nach,

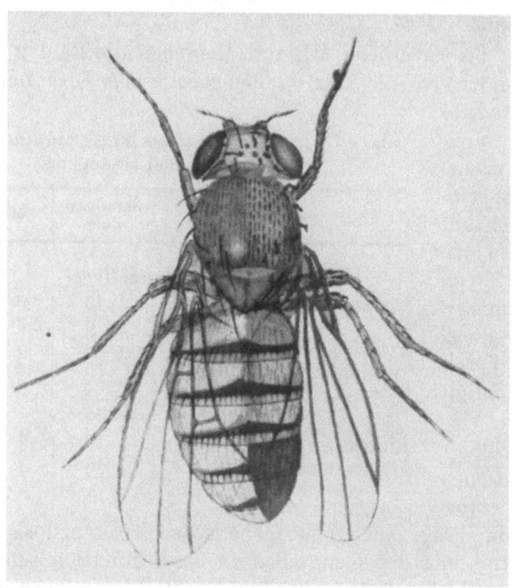

Abb. 33. Gynander (Drosophila melanogaster) Nachkomme einer Kreuzung eines normalen bestrahlten Männchens mit einem Weibchen, homozygot für den recessiven Faktor forked. Die linke Körperseite ist weiblich, während die rechte Seite, die die genotypische Konstitution X 0 besitzt, männlich ist, weil ein bestrahltes X- oder Y-Chromosom verlorengegangen ist. Das mütterliche übriggebliebene Chromosom trägt den Faktor forked, der manifest wird. (Zeichnung. W. Schmid.)

daß ionisierende Strahlen Gynander auslösen, und Patterson (1931) zeigte mit der Markierung der Geschlechtschromosomen, daß tatsächlich ein X-Chromosom verlorengegangen sein muß. Durch diese Markierung der X-Chromosomen lassen sich auch jene Bezirke erfassen, die nicht durch äußere Geschlechtsmerkmale charakterisiert sind. Yellow = gelbe Körperfarbe, ein Faktor, der im X-Chromosom sitzt, vermag die ganze Körperhülle zu kennzeichnen. Fehlt nun im heterozygoten (+/y) Weibchen das normale (+) X-Chromosom, dann wird im X0-Gewebe der yellow-Faktor hemizygot sichtbar.

C. Ionisierende Strahlen und Entwicklung[1].

1. Embryonal- und Fetalentwicklung.

Die embryonalen Zellen der Lebewesen sind strahlenempfindlich, und außerdem ist die kleinste Schädigung von großer Nachwirkung. Diese Strahlenempfindlichkeit beruht darauf, daß die embryonale Zelle gewisse chemische Leistungen zu vollbringen hat, die vermutlich leicht durch die Strahlen unterbrochen werden können, und daß sich die Zellen stetig teilen müssen, wiederum eine Leistung, die

---

[1] Zusammenfassende Arbeiten: Butler 1936, Rugh 1953, L. B. Russell 1954.

von der Zelle gefordert wird und leicht durch Noxen aller Art beeinflußt wird. Die besondere Strahlensensibilität embryonaler Zellen war schon frühzeitig bekannt und führte mit andern Beobachtungen BERGONIÉ und TRIBONDEAU (1906) dazu, folgende These aufzustellen: Die Röntgenstrahlen wirken um so intensiver auf die Zellen ein. je größer ihre Vermehrungstätigkeit ist, je länger ihre karyokinetische Zukunft ist. und je weniger ihre Morphologie und Funktionen fixiert sind. Dieses „Gesetz" trifft nur teilweise und hauptsächlich innerhalb der Entwicklung gleicher Zellen zu. doch sind die vermutlich strahlensensibelsten Zellen, die Lymphocyten. differenziert, adult und teilen sich kaum.

Bei sicherlich allen Lebewesen reagieren die Embryonalstadien empfindlicher auf die Wirkung ionisierender Strahlen als das erwachsene Lebewesen. 1903 untersuchte BOHN die Wirkung einer Radiumbestrahlung auf Amphibienkeime und Seeigel-Eier, wobei er Monstren und Wachstumsverzögerung beobachtete. Ebenfalls mit Amphibien experimentierte SCHAPER (1904) und zeigte die Mehrzahl der möglichen Defekte, und später schlossen sich die Arbeiten von O. und G. HERT-WIG an[1]. O. HERTWIG prägte 1911 den Begriff Radiumkrankheit, um die Strahlenschäden zu charakterisieren. die an Amphibienembryonen entstehen können[2]. Andere Objekte wie der Pferdespulwurm (Ascaris megalocephala)[3] und Hühnchen-Embryonen[4] wurden ebenfalls frühzeitig untersucht.

Vermutlich die ersten Experimente mit bestrahlten Säugetier-Embryonen unternahm TOUSSEY 1905. denen sich BURCKHARD (1905) mit Untersuchungen an trächtigen weißen Mäusen und LENGFELLNER (1906) an Meerschweinchen anschlossen. Sie beobachteten, daß die Entwicklung der bestrahlten Zygoten langsamer verläuft. LENGFELLNER (1906) sagte bereits aus, daß es wichtig sei, welches Stadium bestrahlt werde, und daß kleine Dosen schaden. FELLNER und NEUMANN (1907) beobachteten Unterbrechung der Schwangerschaft durch ionisierende Strahlen bei trächtigen Kaninchen am 7.—12. Tag nach Befruchtung. FORSTER-LING (1907). SÉBILEAU (1906) und WERNER und LICHTENBERG (1906) beobachteten alle Röntgenaborte, ein Name. den SCHINZ (1923) geprägt hat. Nachdem bereits 1901 BAR und BOULLE (zit. nach JOB et al. 1935) beim Menschen eine Wirkung der Röntgenstrahlen auf den Fetus im Mutterleib gesehen hatten (fetaler Tod), ebenso SCHMIDT (1909), beschrieb FRIEDRICH (1910) vermutlich die erste Mißbildung am Menschen. Nach der Einleitung eines künstlichen Aborts mit Röntgenstrahlen wurden am Fetus deutliche Veränderungen des lymphatischen Apparates gesehen. Im Tierexperiment stellten GUDERNATSCH und BAGG (1920) Veränderungen. hauptsächlich Ödeme und Blutungen fest, und BAGG (1922) beschrieb nach Radiumbestrahlung einer Rattenmutter am 19. Tag der Trächtigkeit bei den Feten Mikrophthalmie. Blindheit und atrophierte Hoden. Es mehrten sich Berichte von mißgebildeten Kindern, die in utero bestrahlt worden waren. So ASCHENHEIM (1920), der bei einem solchermaßen den Strahlen ausgesetzten Kind Mikrocephalie, Idiotie, Opticusatrophie und Trübung der Linse bemerkte.

a) Embryonale Strahlenschäden bei Wirbellosen.

Die meisten strahlenbiologischen Untersuchungen von Embryonen wirbelloser Lebewesen wurden an Drosophila durchgeführt, und nur wenige Forscher[5] befaßten sich mit der Seidenraupe oder der Schlupfwespe[6]. Etliche Untersuchungen an Ascaris-Embryonen beschäftigen sich zumeist mit dem Einfluß auf die Zelle und Zellteilung als solche, ohne daß den morphologischen Störungen am Individuum eingehende Beachtung geschenkt wurde.

Die ersten Untersuchungen an Jugendstadien von Drosophila melanogaster stammen von MAVOR (1921), der Puppenstadien bestrahlte, ursprünglich um genetische Schäden festzustellen. Er sah, daß die frühen Embryonalstadien außerordentlich strahlenempfindlich sind, eine Beobachtung, die PACKARD (1926) benutzte, um qualitative Tests durchzuführen. Er bestrahlte Eier von 0—3 Std

---

[1] O. HERTWIG 1911. G. HERTWIG 1911. [2] Zusammenfassung P. HERTWIG 1927.
[3] PERTHES 1904. P. HERTWIG 1911. [4] GILMAN und BAETJER 1904, TUR 1904.
[5] BORDIER 1905. HASTINGS et al. 1912. [6] WHITING 1929.

Alter und stellte Dosis-Effekt-Kurven auf, deren asymmetrische Formen ihm bereits auffielen. 1927 schlug er vor, den Drosophila-Eier-Test als biologisches Dosimeter zu gebrauchen. Es folgten weitere Experimente[1]. LANGENDORFF und SOMMERMEYER (1939, 1940) und ZIMMER (1940) werteten die Letalitätskurven der bestrahlten Drosophila-Eier mathematisch im Sinne der Treffertheorie aus, und GLOCKER (1949) schlug den Test wiederum als Dosimeter vor.

Die Entwicklung von Drosophila verläuft nicht kontinuierlich. Als holometaboles Insekt durchläuft dieser Zweiflügler (Diptere) ein Ei-, Larven-, Puppen- und Imagostadium. Die Larven besitzen Imaginalscheiben, aus denen sich während der Metamorphose die adulten Organe bilden. Normalerweise schlüpft bei der optimalen Temperatur von 25° 20—22 Std nach der Eiablage die fußlose Larve, die sich nach einem 84—90stündigen Larvenleben verpuppt, um nach weiteren 96—100 Std die Puppe als fertige beflügelte Imago zu verlassen.

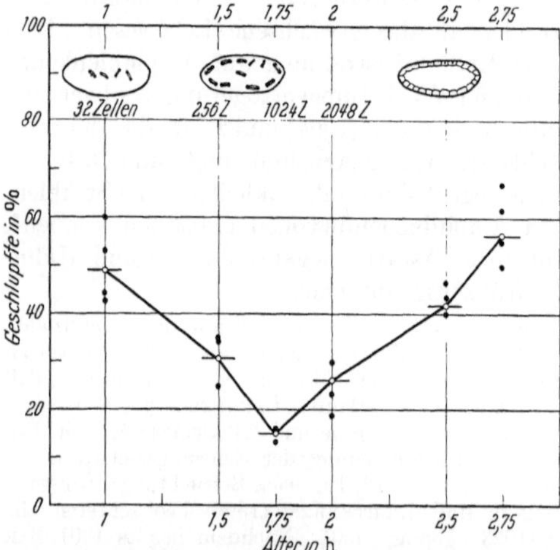

Abb. 34. Abhängigkeit der Strahlenempfindlichkeit von Drosophila-Embryonen vom Alter. Bestrahlt wurde mit 400 r. Ordinate: Zahl der Überlebenden in Prozent, Abszisse: Alter in Stunden. Die Altersstreuung beträgt ± $^1/_4$ Std. Am empfindlichsten sind die 1$^3/_4$stündigen Embryonen. (Aus FRITZ-NIGGLI 1952 a.)

Schädigungen der Embryonen.

Bereits PACKARD demonstrierte in seinen früheren Arbeiten, daß Drosophila-Eier verschiedenen Alters, die nichts anderes als verschiedenaltrige Embryonen darstellen, eine unterschiedliche Strahlensensibilität besitzen. Nicht nur Altersunterschiede von 1 Std machen sich durch eine verschiedene Strahlenreaktion bemerkbar, sondern die Strahlensensibilität ändert sich von Viertelstunde zu Viertelstunde[2] (Abb. 34). Dies gilt besonders für die frühen Stadien, die sich in stürmischer Entwicklung befinden. Am empfindlichsten sind Embryonen von 1$^3/_4$ Std ± $^1/_4$ Std, in denen die im Innern gelegenen Furchungskerne beginnen, nach außen zu wandern, um ein Syncytium zu bilden. Einstündige Embryonen sind weniger empfindlich, bei ihnen liegen die Kerne im Innern des Dottermaterials und teilen sich synchron. Schlagartig nimmt die Resistenz im Alter von 7 Std zu, wenn das Mesoderm endgültig determiniert ist und die Entwicklung einem gewissen Automatismus anheimfällt.

Analyse der Schädigung.

Als Kriterium der Strahlenschädigung gilt das Nichtausschlüpfen der Embryonen aus der Eihülle, wobei der genaue Zeitpunkt des Todes nicht unmittelbar erfaßt wird. Es lassen sich zumindest 3 Schädigungskategorien unterscheiden: 1. Die bestrahlten Embryonen entwickeln sich überhaupt nicht weiter (Frühtod). 2. Die Embryonen entwickeln sich etwas weiter, sterben aber noch vor der Schlüpfreife (Frühtod). 3. Die Embryonen wachsen zu annähernd normalen schlüpfreifen Larven, die aber nicht mehr imstande sind, aus der Eihülle

---

[1] CROWTHER 1927, SIEVERT und FORSSBERG 1931, JÜNGLING und LANGENDORFF 1933, GLASSER und MAUTZ 1933.
[2] FRITZ-NIGGLI 1952 a.

zu schlüpfen. An diesen Embryonen lassen sich die pathologischen Strahlenveränderungen besonders gut verfolgen. Sie sind durchwegs einander ähnlich,
seien jüngere oder ältere Embryonen bestrahlt, und bestehen aus Störungen in
der Ausbildung der Hypodermis und der Muskulatur, besonders der Pharynxmuskulatur, und der gesamten Mundregion (Abb. 35). Werden Embryonen vor der
Gastrulation bestrahlt. die etwa im Alter von 3 Std einsetzt, dann sterben sie
durch die Bestrahlung vorwiegend frühzeitig, während ältere Embryonen selbst

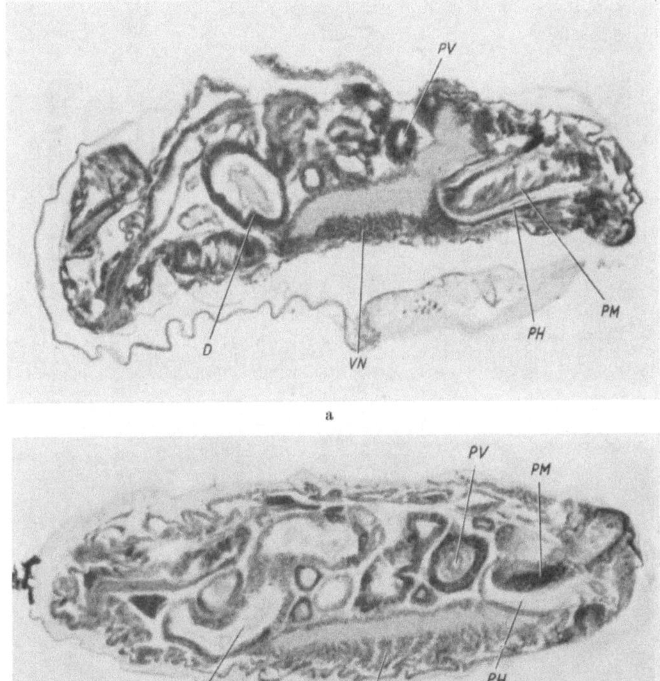

Abb. 35a u b. Sagittalschnitt durch schlüpfreife Embryonen, a unbestrahlt, b bestrahlt im Alter von 4 Std
mit 1100 r 180 keV Es zeigen sich deutliche Schädigungen in der Mundregion; Pharynxmuskulatur nicht ausgebildet; chitinige Ablagerungen *D* Darm, *PH* Pharynx, *PM* Pharynxmuskulatur, *PV* Proventrikel, *VN* Ven-
trales Nervensystem, a und b gleich, etwa 40 mal vergrößert. (Größenunterschiede nicht auf Bestrahlung
zurückzuführen.) (Aus FRITZ-NIGGLI 1958b)

mit schweren Bestrahlungen die Schlüpfreife erreichen. Nach ULRICH (1951 a, b),
der Teilbestrahlungen an einstündigen und vierstündigen Drosophila-Eiern durch-
führte, erweist sich das zweite vordere Eifünftel, in späterenVersuchen die vordere
Eihälfte (1955), als am strahlenempfindlichsten. Sonderbarerweise tritt diese
gleiche Verteilung der Strahlenempfindlichkeit ebenfalls im zweistündigen Ei auf,
das sich durch ein einheitliches Syncytium auszeichnet.

Werden verschiedenaltrige Drosophila-Embryonen mit ultraharten und konventionellen Röntgenstrahlen (31 MeV-Photonen und 180 keV-Photonen) bestrahlt, stellen sich eigenartige Unterschiede in der Strahlenreaktion ein[1], indem

---

[1] SCHINZ et al. 1952, FREY 1951/52. FRITZ-NIGGLI 1954, FRITZ-NIGGLI 1955a.

sich bei der Bestrahlung von einstündigen und 1³/₄stündigen Embryonen keine Abhängigkeit von der Strahlenqualität zeigt, während die gleiche Ionisations-

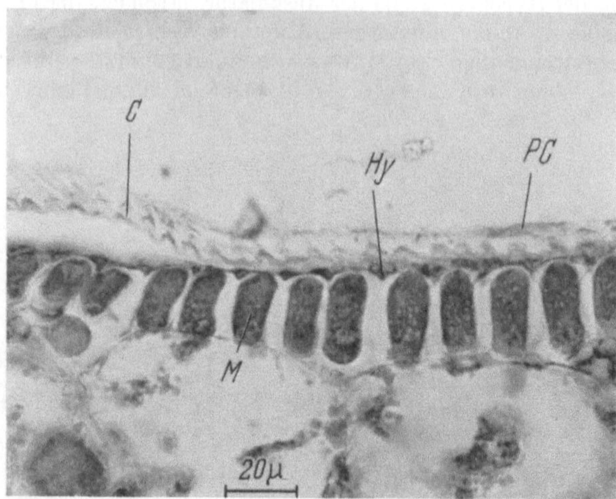

Abb. 36a—d. Entwicklungsstorungen nach Bestrahlung von Vorpuppen (Drosophila) die sich in Metamorphose befinden. a Normale Ausbildung der Hypodermis des Abdomens einer schlupfreifen Puppe. Muskulatur (*M*), larvale Muskulatur (*LM*), Hypodermis (*Hy*), larvale Hypodermis (*LHy*), Cuticula (*C*), pupale Cuticula (*PC*), Puparium (*P*).

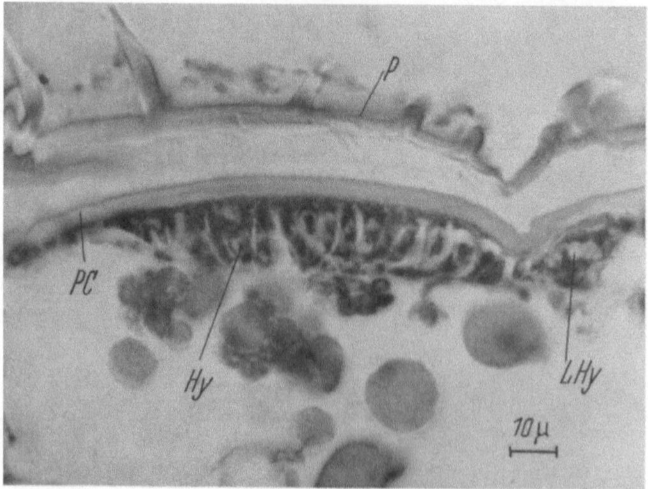

Abb 36c Imaginale Hypodermis und Integument-Histoblasten des Abdomens einer 20 Std-Puppe.

dosis von 31 MeV-Photonen auf 3-, 4- und 7stündige Embryonen weniger wirkt als die energieärmere Strahlung (180 keV).

Schädigung der Puppe.

Innerhalb der Puppenentwicklung sind wiederum erhebliche Sensibilitäts-schwankungen zu beobachten[1]. Die Strahlenresistenz steigt steil an, wenn ein Puppen-Alter von etwa 30 Std erreicht ist. Die meisten bestrahlten Puppen ent-

---

[1] FRITZ-NIGGLI 1952b.

wickeln sich weiter und erreichen das Alter der schlüpfreifen Puppe. Es sind aber mannigfaltige Störungen sichtbar, die ein Schlüpfen unmöglich machen (Abb. 36).

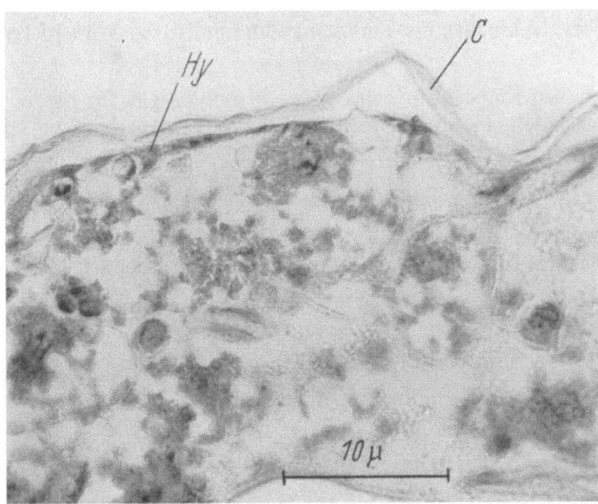

Abb. 36 b Korperwand einer schluptreiten Puppe nach Bestrahlung im Alter von 5 Std Die Ausbildung der Muskulatur ist unterblieben

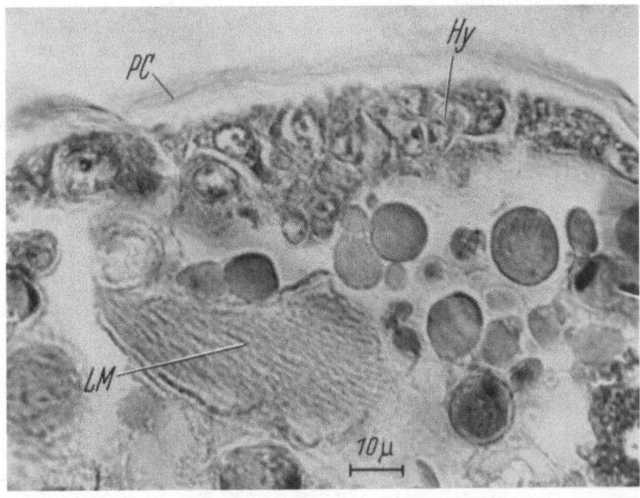

Abb. 36 d Gestorte Bildung der Integument-Histoblasten in einer 20 Std.-Puppe nach Bestrahlung im Alter von 5 Std.

Nach der Bestrahlung von Vorpuppen ist die Ausbildung des gesamten Integuments samt Borsten gestort, wahrend eine Puppe, die im Alter von 15 Std bestrahlt wird, leichtere Storungen im Borstenmuster des Thorax, aber schwere Abdomenschadigungen aufweist. Im Alter von 22 Std ist auch der Thorax strahlenresistenter geworden. Die Störung der Integumentbildung bildet die Todesursache bestrahlter 5—40 Std-Puppen, und mit dem Verschwinden dieser Störung nimmt die Resistenz schlagartig zu.

Es wird deutlich, daß Zellen, die noch wichtige Differenzierungsleistungen zu vollbringen haben, hochgradig strahlensensibel sind. Bei der Puppenbestrahlung sind es die Integuments-Histoblasten, die sich vermutlich als letzte der Drosophilazellen endgültig differenzieren.

b) Strahlenschäden der Embryonen und Feten von Wirbeltieren.

Amphibien.

Die Amphibien-Embryonen eignen sich besonders gut für die Beobachtung
von Strahlenschäden, da ihre Entwicklung im Wasser außerhalb des Mutterleibes
vor sich geht und gut verfolgt werden kann.

Die Strahlenempfindlichkeit verschiedener Entwicklungsstadien.

Die Gastrulation stellt für die Amphibien ein kritisches Stadium dar, das
deutlich geschädigte und ungeschädigte Keime voneinander scheidet. Mit Dosen

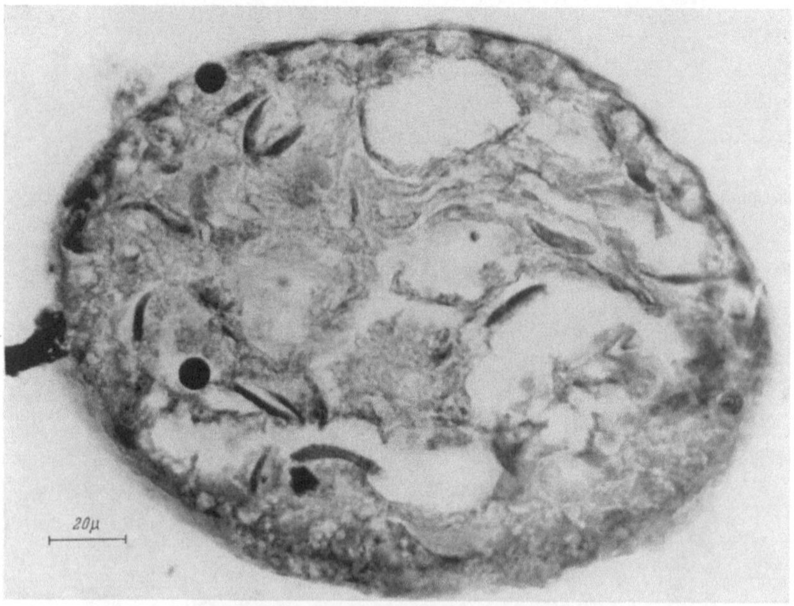

Abb. 37. Gestörte Differenz der Linse des Molches (Triton alpestris) nach Bestrahlung. Vacuolen, Faserzellen
mit sichelförmigem Kern unregelmäßig angeordnet.

von 120 r vermögen sich zwar Morulae und Blastulae weiterzuentwickeln[1],
können aber die Gastrulation nicht vollziehen. Die Furchungsteilung bestrahlter
Froschembryonen wird nicht einmal durch 72000 r aufgehalten[2], wenn die Bestrahlung 10 min bis 2 Std nach Befruchtung erfolgt. Durch 1500 r wird die
Furchung zweigeteilter Eier nicht verhindert[3]. Diese Tatsachen lassen sich durch
die Beobachtungen, daß für die frühe Entwicklung der Amphibien-Embryonen
der Zellkern keine Rolle spielt, hinreichend erklären[4].

Sobald das Gastrulastadium erreicht wird, nimmt die Resistenz sofort zu[1].
7% Frosch-Embryonen überstehen eine Bestrahlung im sichelförmigen Urmundstadium mit 1500 r. Sie entwickeln sich weiter bis zum Neurulastadium[3]. Mit

---

[1] SCHINZ und FRITZ-NIGGLI 1953.   [2] SCHECHTMANN und KLUPFEL 1932.   [3] RUGH 1954.
[4] BRIGGS et al. 1951, BRIGGS und KING 1952, KING und BRIGGS 1954.

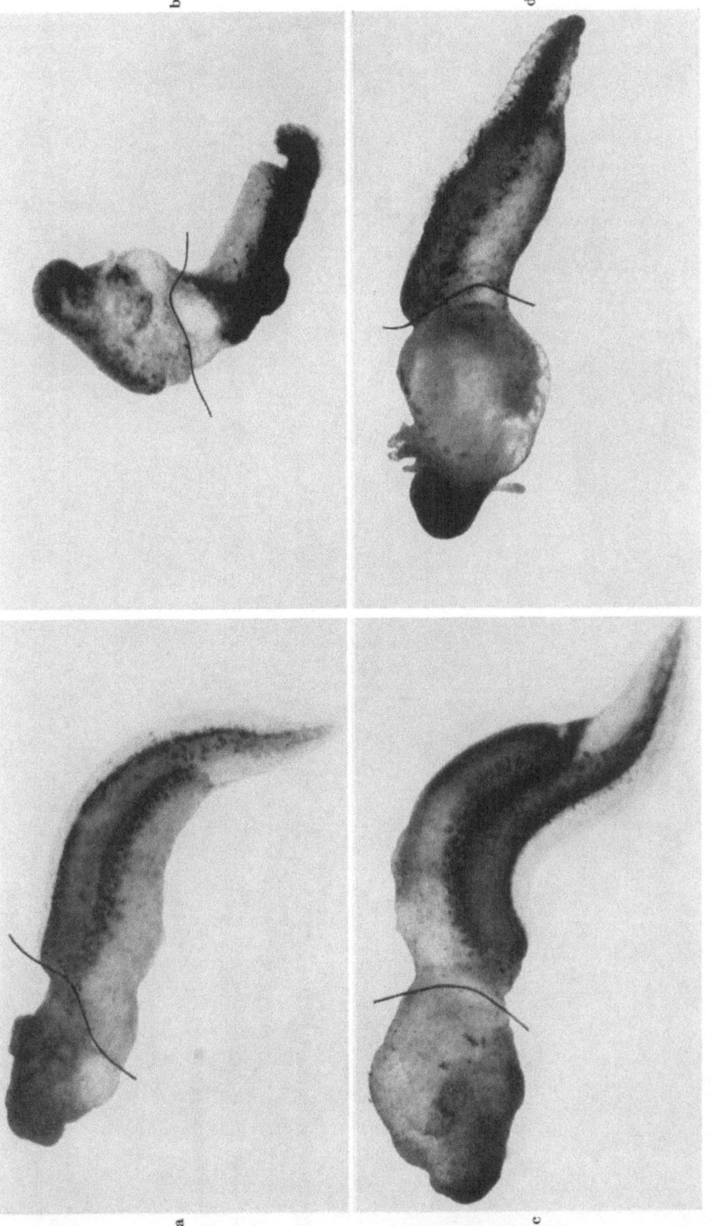

Abb. 38. Querchimaren, zusammengesetzt aus mit 500 r bestrahlten und unbestrahlten Keimen. Links Chimaren mit bestrahlten Vorderteilen, 5—6 Tage nach Operation und Bestrahlung. Der Kopf ist undifferenziert. Anophthalmie und Wucherungen treten auf. Der hintere unbestrahlte Teil ist hingegen normal entwickelt mit gut ausgebildetem Flossensaum. Rechts. Reziproke Chimaren, ebenfalls 5—6 Tage nach Operation und Bestrahlung. Der unbestrahlte Kopf ist normal ausgebildet mit Kiemen, Haftfaden und Auge. Der bestrahlte hintere Teil hingegen ist mißgebildet. Grenze zwischen gefärbtem (unbestrahltem) und ungefärbtem (bestrahltem) Gewebe mit Lime angegeben. (Etwa 20—24fach) (Nach Fritz-Niggli 1958d.)

300 r bestrahlte Gastrulae wachsen bis zu Embryonen aus, an denen die äußeren Kiemen sichtbar sind. Das Neurulastadium ist wiederum noch strahlenresistenter als die Gastrula. Dabei sind die frühen Neurulae strahlenresistenter als die späten, indem 40% der als frühe Neurulae mit 200 r bestrahlten Molche[1] innerhalb 3 Wochen sterben, aber nur 11% der als späte Neurulae bestrahlten Tiere.

[1] Mangold und Peters 1956.

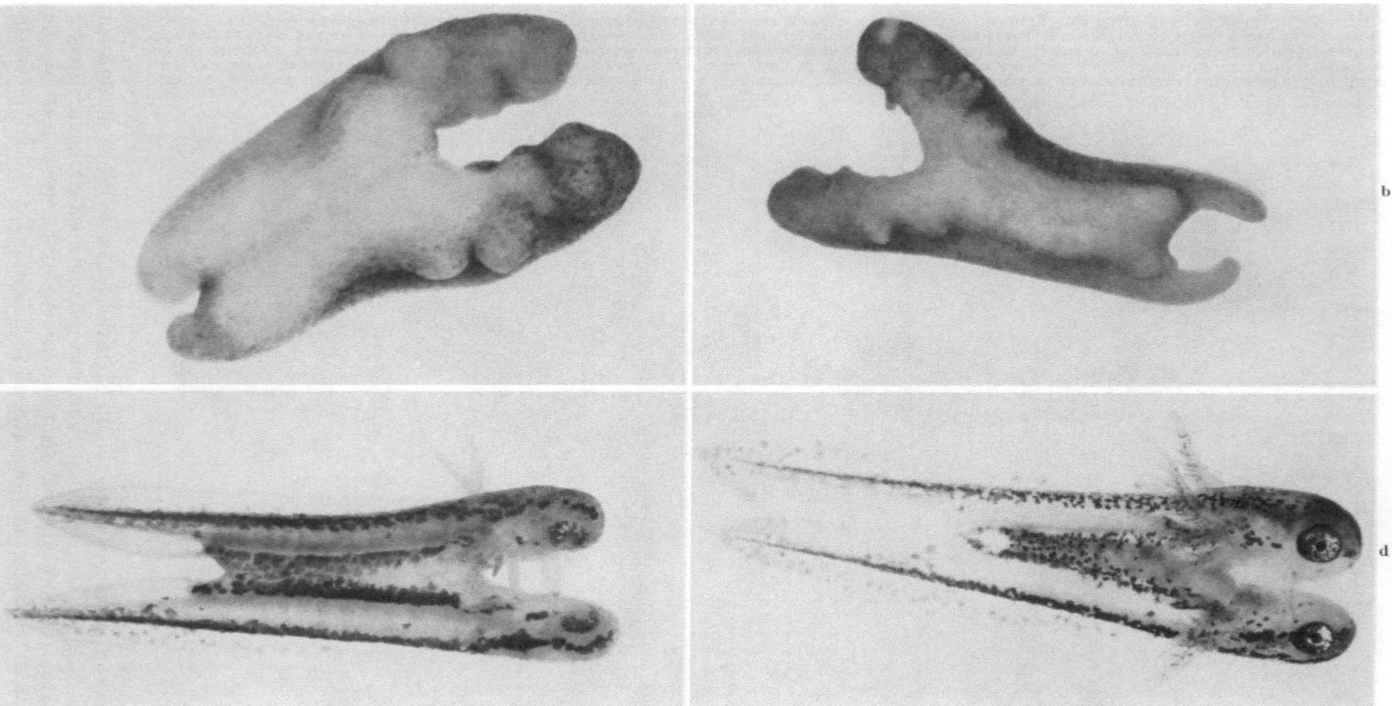

Abb. 39. Molchkeime in Parabiose. Oben liegt stets der unbestrahlte Keim. Links oben: 2 Tage nach Operation und Bestrahlung. (Etwa 30fach.) Rechts oben: 3 Tage nach Operation und Bestrahlung. (Etwa 24fach.) Links unten 13 Tage nach Operation und Bestrahlung. Die Augen des bestrahlten Tieres sind in der Entwicklung zurückgeblieben (Augenspalte). (Etwa 14fach.) Rechts unten. 20 Tage nach Operation und Bestrahlung. (Etwa 16fach.) (Nach FRITZ-NIGGLI 1958 d.)

Mißbildungen.

O. Hertwig (1911) beschrieb unter dem Namen Radiumkrankheit beinahe alle Mißbildungen, die nach der Bestrahlung von Amphibienembryonen auftreten können. Am empfindlichsten scheint die Entwicklung des zentralen Nervensystems und der gesamten Kopfbildung zu sein. Nach Bestrahlung von Gastrulae und Neurulae tritt eine schwere Unterentwicklung des Kopfes und des Achsensystems auf (Abb. 37—40). Gestort ist die Differenzierung der Augen. Charakteristisch ist eine Herzschädigung in Form eines Hydroperikards. Als leichter

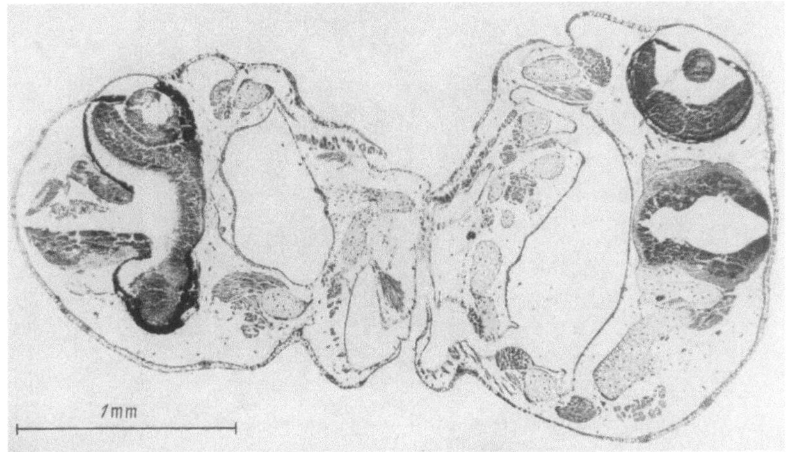

Abb. 40. Synophthalmie bei Molchen in Parabiose (Triton alpestris) 22 Tage nach Bestrahlung des linken Tiers mit 100 r im Neurulastadium (vor Operation bestrahlt). Links Bestrahlt, Augen mit gemeinsamer Retina. Rechts Unbestrahlt, Kopf etwas schief geschnitten, deshalb nur 1 getrenntes normales Auge sichtbar.

Schaden werden eine unregelmäßige Konturierung, Pigmentstörungen und Krümmungen des Embryos beobachtet.

Strahlenchimaren und Parabiose.

Aufschlußreich sind Experimente mit Strahlenchimären und parabiotischen Tieren. Strahlenchimären setzen sich aus Teilen unbestrahlter Tiere und Teilen bestrahlter zusammen. Durch Vitalfärbung, die im Dauerpräparat und im histologischen Schnitt festgehalten werden kann, können die verschieden behandelten Gewebe markiert werden. Die Gewebe von Chimaren, die sich aus einer bestrahlten und einer unbestrahlten spaten Neurulahälfte zusammensetzen, entwickeln sich entsprechend ihrer Vorgeschichte[1]. Die bestrahlten Organe sind in charakteristischer Weise mißgebildet. während sich die unbestrahlten Gewebe durch die bestrahlten nicht beeinflussen lassen (Abb. 38). Dies selbstverständlich nur, wenn sie nicht den andern in der Entwicklung untergeordnet und von ihnen abhängig sind. Die bestrahlten Zellen sterben bei stärkerer Bestrahlung und damit auch das ganze Lebewesen. Werden kleine Stücke ausgetauscht, dann entwickeln sich diese Gewebe herkunftsgemäß. Bestrahlte kleine transplantierte Stücke können teilweise ein totalbestrahltes Tier überleben, weil sich das unbestrahlte Tier weiterentwickelt. Diese Befunde stimmen mit den Beobachtungen von Piatt und Raventos (1953) überein, die nach dem orthotopischen Transplantieren kleiner bestrahlter Gewebestücke eine allerdings begrenzte Veränderung

---

[1] Fritz-Niggli 1958d.

der Überlebensdauer dieser Gewebe erreichten. Werden mit 100 r bestrahlte späte Neurulae mit unbestrahlten gleichartigen Tieren zur Parabiose, zu künstlichen siamesischen Zwillingen zusammengefügt, dann entwickeln sich die bestrahlten Tiere zunächst anscheinend normal weiter. Lediglich (Abb. 39, 40) die Augenentwicklung hinkt hinter der normalen nach. Mit zunehmendem Alter sind die bestrahlten Tiere den unbestrahlten deutlich unterlegen und sterben stets

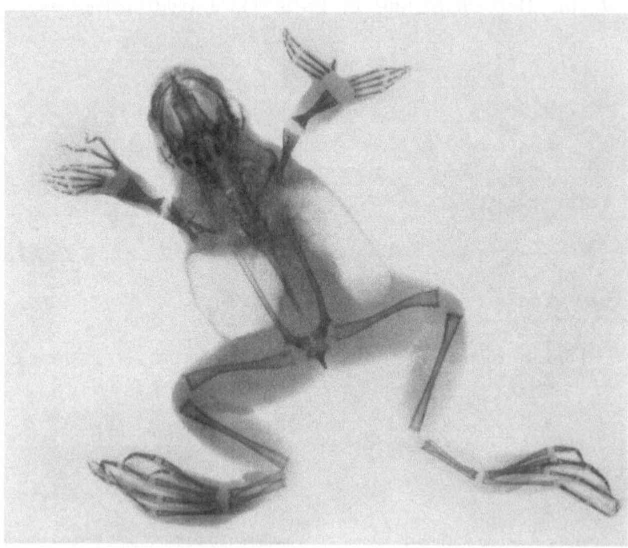

Abb. 41. Doppelseitige Mißbildung der Hande (Polydaktylie) eines Krallenfrosches (Xenopus laevis) nach Bestrahlung einer einwochigen Kaulquappe mit 1000 r (180 keV), Status 1$^1/_2$ Jahre nach Bestrahlung.

als erste. Der gemeinsame Besitz eines Darmes, eines Herzens verhindert den frühzeitigen Strahlentod der bestrahlten nicht. Bestrahlung von Larven kann zu Mißbildung des Adulten führen (Abb. 41).

Der Strahlenschaden an Amphibien-Embryonen und -Larven läßt sich durch Milieufaktoren beeinflussen[1]. Während der Bestrahlung kann eine Temperatur von 4° 2—3stündige Molch-Embryonen schützen[2]. In Stickstoff bestrahlte besamte Molcheier werden ebenfalls weniger geschädigt, wie auch SANIDES (1956) sah. Cystein schützt nicht, ebenso hat HCN keinen Einfluß.

Schädigungen des Säugetier-Embryos und Fetus.

Die einzelnen Embryonalstadien verschiedener Entwicklungsstufen reagieren gänzlich unterschiedlich auf die Bestrahlung. DE NOBELE und LAMS (1925, 1927) stellten fest, daß der Tod der Frucht umso sicherer eintritt, je frühzeitiger die Bestrahlung stattfindet, und v. HIPPEL und PAGENSTECHER (1907) beobachteten bei Kaninchen-Embryonen, die 7—12 Tage nach der Befruchtung den Strahlen ausgesetzt worden waren, Mißbildungen wie Mikrophthalmie, Star und Lidkolobom. JOB et al. (1935) sprechen als erste von sensiblen Perioden und unterscheiden genau zwischen der Strahlenschädigung der Präimplantationsperiode, der Organogenese und der fetalen Entwicklung.

[1] ALLEN et al. 1950.   [2] PETERS 1955.

Präimplantationsperiode.

Dieses Stadium ist außerordentlich strahlensensibel, indem die Embryonen in utero selbst mit geringen Strahlendosen sterben (Abb. 42). Übereinstimmend berichten alle Forscher, daß bestrahlte überlebende Keime kaum Mißbildungen aufweisen[1]. In diesem Stadium sind vermutlich die Keime in hohem Grade regulationsfähig und können damit Strahlenschäden eliminieren.

Die Versuche von Russell und Russell (1950a, b) an Mäusen zeigen eine deutliche Abhängigkeit des embryonalen Todes (beobachtet $10^1/_2$ oder $13^1/_2$ Tage nach Paarung) vom Bestrahlungsalter. Die frühesten Stadien (bis $2^1/_2$ Tage nach Paarung) erwiesen sich als die empfindlichsten.

Organogenese und Gastrulation.

Mit der Differenzierung in Keimblätter und der Gastrulation ändert sich die Reaktionsweise der Embryonen auf die Bestrahlung. Es treten nun weniger Todesfälle. dafur aber Mißbildungen auf. So erzielte Wilson (1954) durch die Bestrahlung von Rattenembryonen mit 200 r 8 Tage nach Befruchtung 100% intrauterine Todesfälle. während 9 Tage nach Befruchtung nur

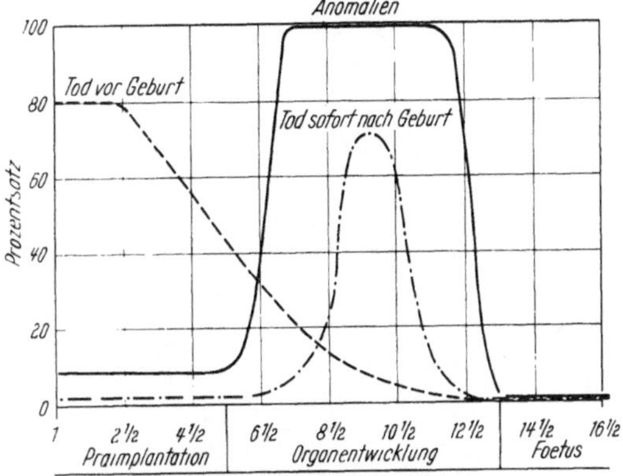

Abb. 42. Haufigkeit von Mißbildungen, fetalen und neonatalen Todesfallen nach Bestrahlung verschiedener Entwicklungsstadien von Mausen mit 200 r. Ordinate: Prozentsatz. Abszisse: Bestrahlungstag nach Konzeption. Durch Bestrahlung des Stadiums der Organogenese werden am meisten Mißbildungen erzeugt. (Nach Russell und Russell 1954.)

74% und 2 Tage später bestrahlt lediglich 35% intrauterine Todesfälle zu verzeichnen waren. Die neonatale Sterblichkeit nimmt hingegen nach der Gastrulation wieder zu. Im Stadium der Organogenese und kurz vorher kann aber der Embryo anscheinend die Strahlenschäden nicht mehr genügend aufregulieren, ist er doch zu einem Mosaiklebewesen geworden. Die verschiedenen Mißbildungen weisen strahlenempfindliche Phasen auf, in denen sie mit besonderer Vorliebe entstehen (Tabelle 19).

Am häufigsten sind Augenmißbildungen, die nach Wilson bereits mit 25 r erzielt werden. Es ist dies übrigens die niedrigste Dosis, mit der noch Mißbildung erzeugt werden konnte. Nach der Bestrahlung 9- und 10-tägiger Rattenembryonen treten schwerste Augenschadigungen (Abb. 43) auf, bei 11tägigen Bestrahlten Kolobome, wie es auch bei Maus-Embryonen entsprechenden Alters beobachtet worden ist[2]. Nach Hicks (1954) entsteht oft vollkommene Anophthalmie verbunden mit dem Fehlen des N. opticus. Bestrahlung späterer Stadien führt zu geringeren Mißbildungen wie Mikrophthalmie, Star und Rosettenbildung in der Retina. Nach Bestrahlung früher Stadien der Organogenese stellen sich ebenfalls in hohem Maße Hirnstörungen ein[3]. Der 10. Tag nach Befruchtung scheint bei der Ratte besonders sensibel für Hirnmißbildungen zu sein[4], während bei der Bestrahlung einen Tag spater lediglich Hypoplasien des Vorderhirns auftreten. Hicks (1953) veröffentlichte eine ausführliche Arbeit über Hirnschädigungen

---

[1] De Nobele und Lams 1925. Job et al. 1935. Russell und Russell 1950a, b, Hicks 1954, Wilson 1954.
[2] Russell und Russell 1954.   [3] Kaven 1938b.   [4] Wilson 1954.

bestrahlter Rattenembryonen. Nach ihm entwickeln sich ebenfalls, wenn früheste Stadien der Organogenese bestrahlt werden (d. h. $9^1/_4$—$9^3/_4$ Tage nach Befruchtung), am meisten Anencephalien (Abb. 44). Später bestrahlte Embryonen zeigen

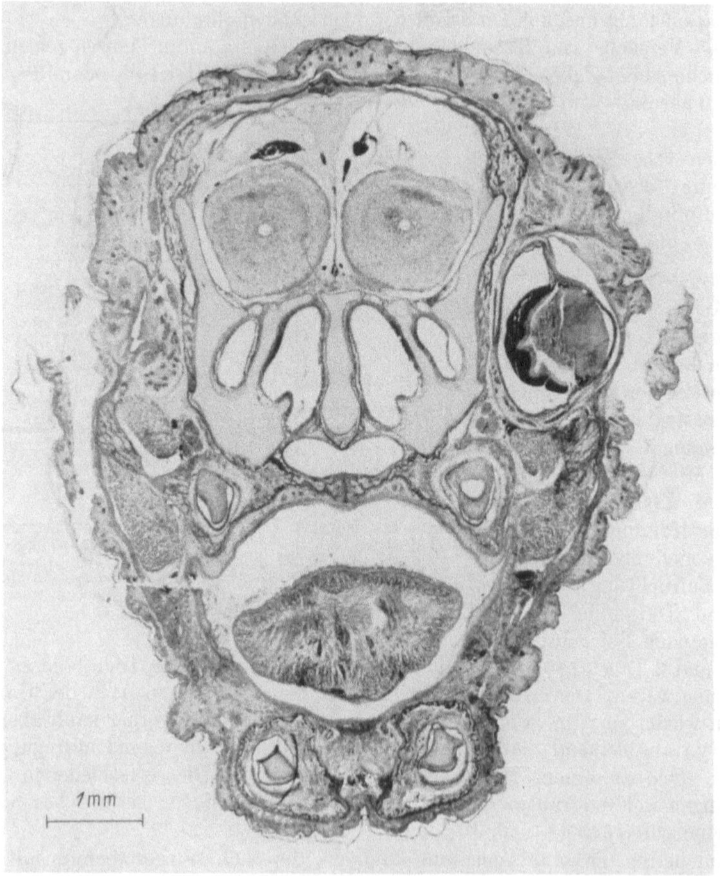

Abb. 43. Einseitige Anophthalmie einer eintägigen Ratte nach Bestrahlung in utero mit 150 r im Alter von 240 Std. Rechts: Auge mit gefalteter Retina. Links: Fehlen des Auges. (Original: H. DIENER.)

Hydrocephalus und Gehirnbrüche[1]. Defekte im Urogenitalsystem treten bei der Maus vorwiegend auf, wenn $9^1/_2$ und $10^1/_2$ Tage nach Befruchtung bestrahlt wird[2]. Sämtliche Stadien der Organogenese weisen durch eine Bestrahlung mit 100 r Mißbildungen des Skelets auf[3]. Die Entstehung von Schädelanomalien ist ausgesprochen stadienabhängig. So findet sich bei der Ratte das Palatum fissum gehäuft nach Bestrahlung von 14—15tägigen Embryonen, während Schädelmißbildungen nur nach Bestrahlung $6^1/_2$—$8^1/_2$tägiger Embryonen zu sehen sind.

<hr>

[1] Vgl. WARKANY und SCHRAFFENBERGER 1947, KAVEN 1938a.
[2] RUSSELL und RUSSELL 1954.
[3] WARKANY und SCHRAFFENBERGER 1947, RUSSELL und RUSSELL 1954.

Fetale Periode.

Feten sind resistenter als Embryonen sowohl in bezug auf den intrauterinen Tod als auf Mißbildungen. Die meisten Todesfälle ereignen sich zwischen der Geburt und den ersten beiden Lebenswochen. Nur nach relativ großen Strahlendosen sterben die Feten vor der Geburt[1]. Den postnatalen Todesfällen voraus geht zumeist ein Strahlensyndrom mit Anämie, Ödemen, Diarrhoen[2], was LACASSAGNE und COUTARD (1923) unter dem Namen Röntgenpurpura zusammenfaßten. Am meisten mißgebildet sind die Augen durch Katarakte, atrophierte Linsen und

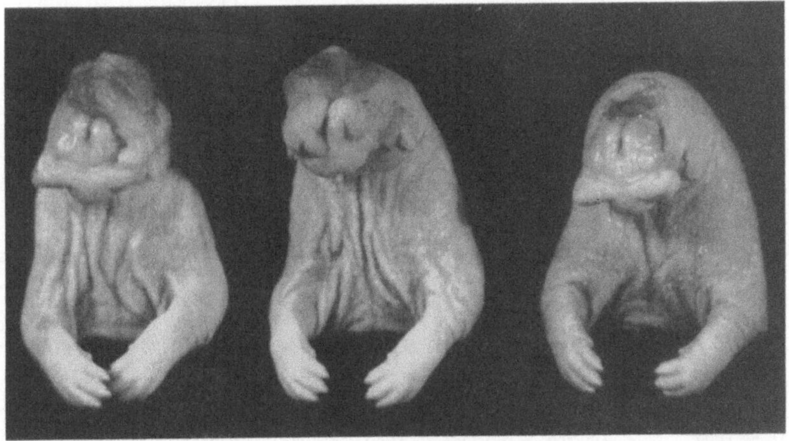

Abb. 44. Anencephalie bei fetalen Ratten die in utero am 9. Tag der Schwangerschaft mit 150 r bestrahlt worden waren (Nach HICKS 1953)

andere Störungen[3]. Nach Bestrahlung von 14tägigen Rattenfeten mit 200 und 300 r treten unregelmäßig ausgebildete Linsen und Rosettenbildung in der Retina auf[4], bei gelegentlichen Hirn- und Schädeldefekten wie Mikrocephalie und nach Bestrahlung älterer Feten Cerebellumdefekte.

Schädigung des menschlichen Embryos und Fetus.

Es sind etliche Fälle von Strahlenschädigungen des Kindes im Mutterleib bekannt, die von therapeutischen Bestrahlungen der Mutter und vereinzelt von großen diagnostischen Belastungen herrühren. Bei Kindern, die als Embryonen und Feten unter 5 Monaten bestrahlt worden waren, überwiegt die Zahl der Mikrocephalen. Häufig ist auch die Mikrophthalmie.

Einiges ist durch die Erfahrungen der Atombombenabwürfe von Nagasaki und Hiroshima bekannt. So untersuchten YAMAZAKI et al. (1954) die Nachkommen von 98 Frauen, die zum Zeitpunkt der Atombomben-Explosion schwanger waren und sich innerhalb 2000 m vom Hypozentrum entfernt befanden. Als Vergleichsgruppe wurden Frauen gewählt, die 4000—5000 m vom Explosionszentrum entfernt waren. Die bestrahlte Gruppe wurde wiederum unterteilt in Frauen mit und ohne sichtbaren Bestrahlungsschaden. Die Gesamtsterblichkeit der Kinder war bei der Gruppe der sichtbar strahlengeschädigten Mütter mit 43% am höchsten. Besonders überwiegen hierbei die fetalen Todesfälle. Von den überlebenden Kindern der strahlengeschädigten Mütter zeigten

---

[1] SCHINZ 1923, KOSAKA 1927.   [2] BAGG 1922, JOB et al. 1935.
[3] HANSON 1934, KAVEN 1938a, L. B. RUSSELL 1950.   [4] HICKS 1953.

Tabelle 19. *Einige Mißbildungen und ihre Lokalisationen nach Bestrahlung*

Autor Bestrahlung	0—6	6—7	7—8	8—9	9—10	10—11
				Tage		
JOB et al. 1935 112 keV, Total-körperbestrahlung, 27—90 r, 0,22—1,57 HED	Entweder tot oder normal	Schädel	Schädel, Auge	Schädel, Hydro-cephalus, Gehirn,	Schädel, Auge	Schädel, Kiefer, Auge
WARKANY und SCHRAFFENBERGER 1947 190—1120 r 100 keV (Lokal-bestrahlung)	*	*	*	*	(190—500 r) Schädel, Pa-latum fis-sum, La-bium fissum, Kiefer kurz, Rippen-fusionen, Extremi-täten, Ence-phalocele	(250—670 r) Hand und Fuß, Reduk-tion von Zehen und Finger, ver-kürzter Schwanz
WILSON und KARR 1951, WILSON 1954 85 keV (lokal) 12,5—600 r	normal	normal	normal	normal 200 r 100% Tod	25 r bereits Anophthal-mie, Gehirn, Rücken-mark, Auge, Situs inver-sus, Niere, Herz	50 r bereits Auge, An-ophthalmie, Gehirn, Leber, Niere, Aorta, Füße
HICKS 1953 200 keV, Total-korperbestrahlung, 100—400 r	normal	normal	normal	normal	Anencephalie, Schädel, Kiefer, Encephalo-cele, An-ophthalmie, Retina, Linse	Skelet, Vorderhirn, Augen, Opti-cus, Encepha-locele

* Nicht untersucht.

vier verschiedene Grade geistiger Zurückgebliebenheit. Die 16 Kinder der strahlengeschädigten Mütter blieben ebenfalls an Größe und Kopfgröße zurück. Nach PLUMMER (1952), der 205 Kinder im Alter von $4^1/_2$ Jahren untersuchte, die im ersten Trimester ihres Lebens in utero der Bestrahlung der Atombombe ausgesetzt waren, waren 7 schwachsinnige Mikrocephale, und zwar waren deren Mütter innerhalb 1250 m vom Hypozentrum entfernt gewesen. Von den 205 untersuchten Kindern zeigten 24 angeborene Defekte wie Augenstörungen, Pigmentdefekte, wobei Mikrocephalie das häufigste Übel war.

2. Phänokopien.

Unter Phänokopie versteht man eine nicht erbliche Modifikation, die eine Genwirkung nachahmt. Nach Bestrahlung können Phänokopien auftreten. So entwickeln sich aus bestrahlten Vorpuppen von Drosophila (jenem Stadium, in dem sich die Metamorphose vollzieht) Fliegen mit gespreizten Flügeln und gestörtem Borstenmuster[1]. Es gibt nun Mutanten, welche diese Merkmale besitzen und einerseits gespreizte Flügel erzeugen, andererseits das Borstenmuster

---

[1] FRITZ-NIGGLI 1951a und b, 1952b, 1954.

von Rattenembryonen zu verschiedenen Zeiten (Tagen) ihrer Entwicklung.

11—12	12—13	13—14	14—15	15—16
		Tage		
	wenig Anomalien	wenig Anomalien	wenig Anomalien	
(190—670 r) Schädel, Encephalocele, Kiefer kurz, Palatum fissum, Seitenventrikel, Kiefer verkürzt, Schwanz kurz oder fehlend, Encephalocele	Schadel, Kiefer, Palatum fissum, Syndaktylie, Schwanz kurz, Humeroradius, Encephalocele	190—250 r Schädel, Palatum fissum, Hand, Fuß, 890—950 r 100% abnorm, Schädel, Palatum fissum, Skelet	250—300 r Palatum fissum, Finger- und Zehenzahl reduziert, Rippen	300 r, annähernd normal 1120 r Palatum fissum Kiefer, Rippen
Mißbildungen nur mit 200 r und mehr, Auge (Kolobome), Niere, Fuß	*	*	*	*
Skelet Hydrocephalus, Corpus callosum, Encephalocele, Rückenmark, Mikrophthalmie, Retina	Schadel, Mikrocephalie, Skelet, Encephalocele, Ventrikelerweiterungen, Mikrophthalmie, Linse, Retina	Zehen, Mikrocephalie, Gehirn (Striatum, Corpus callosum), Mikrophthalmie, Retina, Linse	Gehirn (Corpus callosum), Auge (Linse)	Gehirn (Cortex, Corpus callosum, Striatum, Cerebellum), Retina

* Nicht untersucht.

ändern. Interessanterweise stellt sich mit einer bestimmten Dosis die Phänokopie zu 100% ein. Das Borstenmuster der erwachsenen Fliege wird durch die Bestrahlung im Vorpuppenstadium systematisch geändert.

NAVILLE (1955) stellte fest, daß der Thorax und der Kopf in verschiedene strahlensensible Bezirke eingeteilt sind, wobei die sog. orbitales externae am strahlenempfindlichsten sind. Strahlenempfindliche Borsten liegen unmittelbar neben strahlenunempfindlichen. Die meisten Abnormitäten, die bei Säugetieren durch Bestrahlung induziert werden, sind ebenfalls als Mutanten beschrieben[1]. An Skeletänderungen sind bekannt Brachyurie = Kurzschwänzigkeit, Danforth's short tail (Sd), crooked tail = Knickschwanz, anurie = Schwanzlosigkeit usw. Der Faktor Sd wirkt polyphän, und die Kurzschwänzigkeit oder Schwanzlosigkeit ist von Störungen in den caudalen und sacralen Wirbeln und Störungen des Urogenitalsystems begleitet.

Ebenfalls sind Mutanten bekannt, welche das zentrale Nervensystem betreffen, wie Hydrocephalus (ch) sowie das Gen my (Myelencephalie blebs). My bewirkt Mißbildungen[2] der Augen, Fehlen des Lidschlusses, Katarakt, deformierte Extremitäten, diese vermutlich verursacht durch Blasen, die nach dem Austritt

---

[1] GRÜNEBERG 1947.　　[2] LITTLE und BAGG 1923, BONNEVIE 1934.

von Cerebrospinal-Flüssigkeit entstehen und wandern. Eine Mutante bei der Maus zeigt Hirnbrüche (Pseudoencephalien, Encephalocele)[1]. Das Hirn tritt aus dem Schädel, eine Mißbildung, die von Kaven (1938b) nach Bestrahlung 7tägiger Maus-Embryonen des öftern beobachtet wurde.

Augenmutanten bestehen oft in den gleichen Störungen, die als typische Bestrahlungsschäden gelten, so das Gen für Anophthalmie[2], welches Mißbildungen verschiedenen Grades erzeugt (Mikrophthalmie bis Anophthalmie). Bei Kaninchen sind erbliche Kolobome häufig, und Rosettenbildung in der Retina tritt ebenfalls als Mutation auf. Ein dominantes Gen für Mikrophthalmie bewirkt übrigens nach Hertwig (1942) neben einer Mikrophthalmie Skeletveränderungen.

Die Übereinstimmung von Gen- und Strahlenwirkung beweist einerseits, daß Genwirkungen oft in einer biochemischen Fehlleistung bestehen. Wird durch die Bestrahlung eine sensible Phase eines biochemischen Prozesses betroffen, dann können bestimmte Stufen ausfallen. Im Zeitpunkt der Herausbildung zur Differenzierung notwendiger Stoffe ist die Strahlenempfindlichkeit besonders hoch. In diesem Zeitpunkt muß auch die Genwirkung ansetzen. Ebenso kann gefolgert werden, daß gewisse Modifikationen auf Grund somatischer Mutationen entstehen.

3. Regeneration und Bestrahlung[3].

Regeneration bedeutet Wiederherstellung der Körpergestalt und wird durch ein begrenztes Wachstum charakterisiert. Damit steht die Regeneration im Gegensatz zum unbegrenzten Wachstum des Krebsgewebes. Die ersten Bestrahlungsexperimente an regenerierendem Gewebe führten Bardeen und Baetjer (1904) durch. Sie bestrahlten Planarien und beobachteten eine Zerstörung der Regenerationsfähigkeit. Schaper (1904), der das Regenerationsvermögen schwanzamputierter Molchlarven untersuchte, stellte zunächst eine normale Regeneration nach Bestrahlung fest, der eine Degeneration folgte. Diese Beobachtung wurde erst in jüngster Zeit voll bestätigt und weiter untersucht[4].

Die Versuche an Planarien, Würmern, Polypen und Amphibien ergeben, daß die ionisierende Strahlung die Regeneration hemmt, verzögert oder verunmöglicht. Wird der Amputationsstumpf einer Amblystoma punctatum-Larve nach der Amputation täglich während 21—25 Tage bestrahlt[5], dann wird überhaupt keine Regeneration mehr möglich sein. Mit großen Dosen lokalbestrahlte Hinterbeine von Triton cristatus können 2 Monate nach Bestrahlung amputiert werden und selbst dann noch eine völlige Unterdrückung der Regenerationsfähigkeit aufweisen[6]. Die Vitalität der Zelle wird demnach durch die Bestrahlung nicht gestört, sondern lediglich die Fähigkeit zu regenerieren. Stone (1932) beschreibt ein Experiment mit dem Wurm Tubifex, der die Bestrahlung 152 Tage überlebte, aber jegliche Fähigkeit zur Regeneration verloren hatte. Ein Kammolch blieb noch 5 Jahre nach der Bestrahlung am Leben, bei einem gleichzeitigen Verlust des Regenerationsvermögens[7].

Nach Bestrahlung schwanzamputierter Xenopus-Larven regenerierten die Schwanzspitzen zunächst auch nach 4000 r normal, um etwa am 6. Tag der Regeneration zu zerfallen[8]. Merkwürdigerweise zeigte sich dieselbe Erscheinung, wenn Regenerate verschiedenen Alters bestrahlt werden[9].

Die regenerationsbeeinflussende Wirkung der ionisierenden Strahlung ist lokal. Wird der Körper den Strahlen ausgesetzt, die zu amputierende Extremität

<hr>

[1] Bonnevie 1936.   [2] Chase 1942.
[3] Übersicht Curtis 1936.   [4] Pestalozzi 1953.
[5] Butler 1933, 1935.   [6] Brunst und Scheremetjewa 1933.
[7] Brunst et al. 1951.   [8] Pestalozzi 1953.   [9] Hoehn 1955.

oder das Regenerat aber nicht, dann bilden sich normale Regenerate. Nach FREYSZ (1955) ist die Wirkung der Strahlen auf schwanzamputierte Xenopus-Larven zwar vorwiegend lokal, doch wirkt eine Totalkörperbestrahlung stärker als eine Lokalbestrahlung.

D. Cancerogene Wirkung ionisierender Strahlen[1].

1. Externe Bestrahlung.

Zu Beginn des Jahrhunderts zeigte sich mit erschreckender Realität, daß die unsichtbaren Röntgen- und Radiumstrahlen Krebs erzeugen können. 1902 beschrieb FRIEBEN als erster ein Röntgencarcinom der Haut. Die Bezeichnung Röntgencarcinom stammt von HESSE, der im Jahre 1911 54 Fälle von Carcinomen publizierte, die bei Röntgenärzten und Strahlentechnikern durch unvorsichtige Strahlenexpositionen entstanden. Im Tierexperiment bestätigten MARIE et al. (1910), daß chronische Röntgenbestrahlung (während 5 Monate etwa total 13200 r) bei der Ratte Sarkome erzeugt. Beim Kaninchen konnte nach wiederholter Bestrahlung Hautkrebs festgestellt werden[2] (Tabelle 20).

a) Lokale Schädigung.

Durch die äußere chronische lokale Schädigung entsteht auf dem Boden einer chronischen Strahlendermatitis der Röntgenkrebs (Abb. 45). Die Hauttumoren manifestieren sich zunächst als Warzen (Papillome) und endigen als Pflasterzellcarcinome. Der Krebs entwickelt sich verhältnismäßig langsam. Nach der Zusammenstellung von PETERSEN (1954) kamen 21 Fälle von Strahlenkrebsen in der Zeit von 1913—1952 im „Radium-Zentrum" zur Beobachtung. 19 dieser Fälle waren auf überdosierte therapeutische Bestrahlung gutartiger Defekte zurückzuführen, wobei die Behandlungsfehler alle vor dem Jahre 1923 lagen. Während der gleichen Zeitspanne kamen im selben Spital 6000 spontane Hautcarcinome zur Beobachtung. Die Strahlenkrebse scheinen demnach eher selten zu sein. Knochentumoren nach lokaler Röntgenbestrahlung sind relativ häufig[3]. BOAG und GLUCKSMANN beobachteten Sarkome nach lokaler Bestrahlung von Ratten mit β-Strahlen (2 × 2300 rad).

b) Totalbestrahlung.

Nach Totalbestrahlung ist die gesamte Krebsbereitschaft des Körpers erhöht. Bei Tieren treten verschiedenartige Tumoren unterschiedlicher Lokalisation auf. Nach fraktionierter Bestrahlung mit dem 31 MeV-Photonen (Betatron), 50 r 2mal wöchentlich, total 1050 r, von 7 männlichen und 3 weiblichen Ratten sind bei einem Männchen ein Spindelzell-Sarkom in der Halsgegend (Abb. 46 und 47) und bei einem Weibchen ein Mammacarcinom aufgetreten[4]. Besonders häufig werden durch Totalbestrahlung Ovarialtumoren von Mäusen induziert[5]. Nach einmaliger Bestrahlung von 4—6wöchigen Mäusen stellen sich bis zum Alter von 17 Monaten zu 100% Ovarialtumoren ein. Fraktionierte Bestrahlung führt ebenfalls zu Ovarialtumoren, wobei eine tägliche Radiumbestrahlung mit je 0,11 r (total 90 r) die Zahl der Tumoren deutlich erhöhte[6]. NEARY et al. (1957), die mit chronischer Neutronenbestrahlung (maximal 6,4 rad/Woche) keinen

---

[1] Zusammenfassende Arbeiten: LACASSAGNE 1945a, 1945b, BRUES 1951, FURTH und UPTON 1953, JONES 1953, FURTH und LORENZ 1954, PETERSEN 1954, FURTH und TULLIS 1956.
[2] BLOCH 1924, SCHURCH 1930.
[3] HATCHER 1945, CAHAN et al. 1948. [4] NICHOLSON 1958.
[5] FURTH und BUTTERWORTH 1936, BALI und FURTH 1949. [6] LORENZ et al. 1947.

Tabelle 20. *Krebserzeugung nach einmaliger und fraktionierter Bestrahlung im Tierexperiment.*

Die Latenzzeit entspricht zumeist der Zeit zwischen Tod des Tumorträgers und Behandlungsbeginn, also nicht der eigentlichen Latenzzeit, die von den Autoren nur in seltenen Fällen angebenen wurde (* Tier aus krebsanfälligem Stamm; ? vom Autor nicht angegeben). (Aus Fritz-Niggli 1959a.)

Objekt	Dosis einmalig	Dosis fraktioniert	Behandlungszeit	Tumortyp	Latenzzeit in Monaten	Autor
Ratte		13200 r, total	4 Monate	Spindelzellsarkom	13	Marie et al. 1910
Kaninchen		1270 r lokal, total	3 Jahre	Hautcarcinom	32	Bloch 1924
Kaninchen	1000 R auf Absceß			Fibrosarkom, Osteosarkom	$6^{1}/_{2}$	Lacassagne und Vinzent 1929
Maus	2 HED und mehr (lokal)			Lymphosarkom, Leukämie	2—8	Krebs et al. 1930
Kaninchen		40×200 r (8000 r, total)	$6^{1}/_{2}$ Monate	Chondrosarkom	$6^{1}/_{2}$	Lüdin 1934
Maus*	200—400 r	200—400 r		Ovarialtumor	6—24	Furth und Furth 1936
Maus	200—400 r			Leukämie	16—24	Furth und Furth 1936
Maus*		8,8 r γ/d (2500 r, total)	$9^{1}/_{2}$ Monate	Lungencarcinom	früher als $9^{1}/_{2}$	Lorenz et al. 1946
Maus	87 r, 175 r, 350 r			Ovarialtumor	10—17	Furth und Boon 1947
Maus*	50 r			Ovarialtumor	18	Lorenz et al. 1947
Maus*		0,11 r/d (90 r, total)	Lebensdauer	Ovarialtumor	25	Lorenz et al. 1947
Maus*		4,4—8,8 r/d γ-Strahlen	Lebensdauer	Leukämie	5—11	Lorenz et al. 1947
Maus*	500 r, 700 r γ-Strahlen 26—90 n Neutronen			Lymphom, Ovarialtumor	?	Henshaw et al. 1947
Maus		600 r, total		Lymphom	<12	H. S. Kaplan 1947
Maus	200 r			Ovarialtumor	16	Lick et al. 1949
Maus	400 r	10×40 r (400 r, total)		Lymphom		Brues et al. 1949
Maus		1000 r, total		Lymphom	57—135 d	H. S. Kaplan 1949
Meer-schweinchen*		1,1 r/d γ-Strahlen	Lebensdauer	Mammacarcinom	?	Lorenz 1950
Maus		1,1—8,8 r/d γ-Strahlen	Lebensdauer	Mammacarcinom	9—20 (8,8 r/d)	Lorenz et al. 1951
Maus		0,11—8,8 r/d γ-Strahlen	Lebensdauer	Mammasarkom	13—21 (8,8 r/d)	Lorenz et al. 1951
Maus*		1,1 r/d γ-Strahlen	Lebensdauer	Leukämie, Carcinom	10—16	Spargo et al. 1951
Maus*		4,4 r/d γ-Strahlen	Lebensdauer	Fibrosarkom	11	Spargo et al. 1951

Tabelle 20 (Fortsetzung).

Objekt	Dosis einmalig	Dosis fraktioniert	Behandlungszeit	Tumortyp	Latenzzeit in Monaten	Autor
Ratte	700—1000 r geschutzt durch Parabiose oder Paraaminoproprio-phenol oder Glutathion			Carcinom und Sarkom	2—20	FINERTY et al. 1953, BINHAMMER et al. 1957
Maus		5 < 160 r, 79 > 50 r	10—322 Tage	Leukamie	4—17	KRONING und SIGMUND 1954
Maus	119 rad 250 keV			Leukamie	?	UPTON et al. 1956
Maus	110 rad Neutronen			Leukamie, Lymphom	?	UPTON et al. 1956
Maus	290—580 rep Neutronen			Intestinalcarcinom	16	NOWELL et al. 1956
Ratte	500—850 r (+ 15 mg Diáthylstilboestrol)			Mammacarcinom	?	MAISIN et al. 1956
Maus*	790—820 r + nach-folgende Therapie mit intraperitonealem Milzhomogenat			weniger Leukamie als Kon-trolle, aber Mammacar-cinom, Sarkom, Ovarial-tumor	12—24	COLE et al. 1956
Ratte	12000 rad (lokal β-Strahlen)	2 × 2300 rad β-Strahlen 4600 rad total	2 Monate	Sarkom	18—23	BOAG und GLUCKSMANN 1956
Ratte*	500—1200 r (5—20% O_2)			Latenzzeit gegenuber Kontrolle drastisch herabgesetzt. Verschiedene benigne und maligne Tumoren	$5^{1}/_{2}$—25	LAMSON et al. 1957
Ratte	200 r, 400 r (^{60}Co) 400 r (250 keV)			Mammacarcinom	3—11	SHELLABARGER et al. 1957
Ratte		2 × 50 r/Woche 31 MeV-Photonen, 1050 r total	} 3 Monate {	Spindelzellsarkom Mammacarcinom	23 18	NICHOLSON 1958 NICHOLSON 1958
Ratte	300—2000 r total und partiell			Carcinom und Sarkom	>6	MAISIN et al. 1958
Ratte	400 r			Mammatumor (Carcinom und Sarkom)	3—10	BOND et al. 1958

Einfluß der Bestrahlung auf den Leukämiebefall sehen konnten, glauben allerdings. die Erhöhung der Tumorrate bei den Versuchen von LORENZ et al. auf die
gegenüber der Kontrolle verlängerte Überlebensdauer der mit 0,11 r bestrahlten
Tiere zurückführen zu müssen. Bei einer einmaligen Bestrahlung ist ein Schwellenwert von 50 r nötig, um die Tumorrate zu erhöhen, während bei der fraktionierten

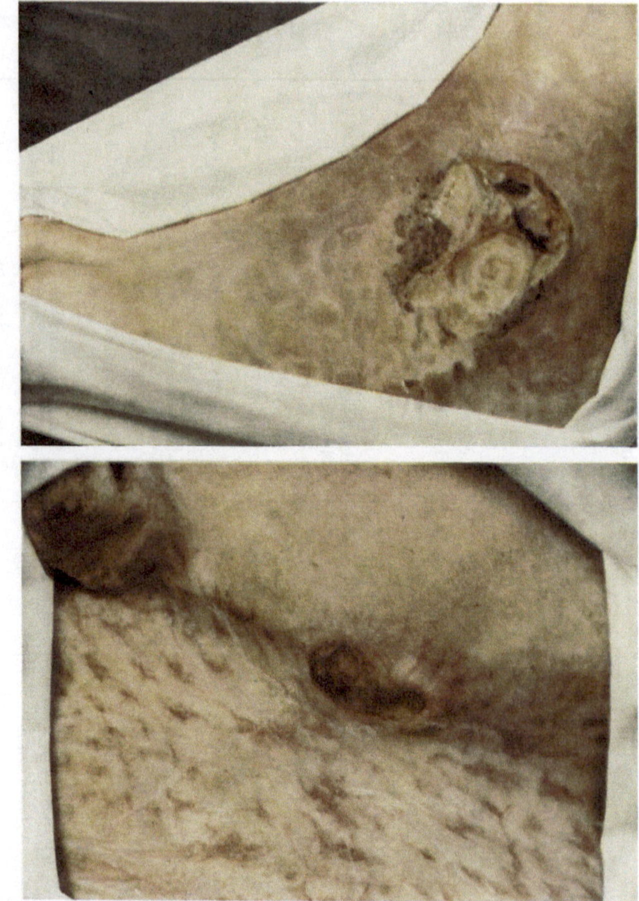

Abb. 45a u. b. Strahlengeschwüre und Strahlenkrebs. a Ròntgenulcus in der Knòchelgegend nach Bestrahlung
wegen Fungus pedis. b Strahlenkrebs auf dem Boden einer therapeutischen Ròntgenbestrahlung wegen Lymphoma
colli. (Original· Prof. H. R. SCHINZ.)

Bestrahlung eine Gesamtdosis von 90 r erreicht werden muß[1]. Die Tumorgenese
ist eng mit hormonalen Faktoren verknüpft. Bleibt ein Ovar unbestrahlt, dann
schützt es das andere bestrahlte Ovar vor Tumorbefall[2], und erst bei der Bestrahlung beider Ovarien bilden sich Tumoren. Mammacarcinome treten nach fraktionierter Bestrahlung von 1,1 r (Radium) pro Tag bei LAF_1-Mäusen auf[3], die
selber kaum spontan Mammacarcinome entwickeln. Nach einer chronischen
Bestrahlung von Mäusen mit schnellen Neutronen (6,4 rad/Woche) traten bei
den Weibchen zu 10% Mammacarcinome auf, während der spontane Befall

---

[1] LORENZ et al. 1947.   [2] LICK et al. 1949.   [3] LORENZ et al. 1951.

2,5% betrug[1]. Mit einer wöchentlichen Dosis von 0,54 rad Neutronen pro Woche wurde kein verstärkender Effekt mehr gefunden. Es sind nur wenige Tumoren des Magen-Darm-Traktes bekannt, die durch Bestrahlung induziert wurden. NOWELL et al. (1956) beschreiben Carcinome des Magen-Darm-Traktes nach

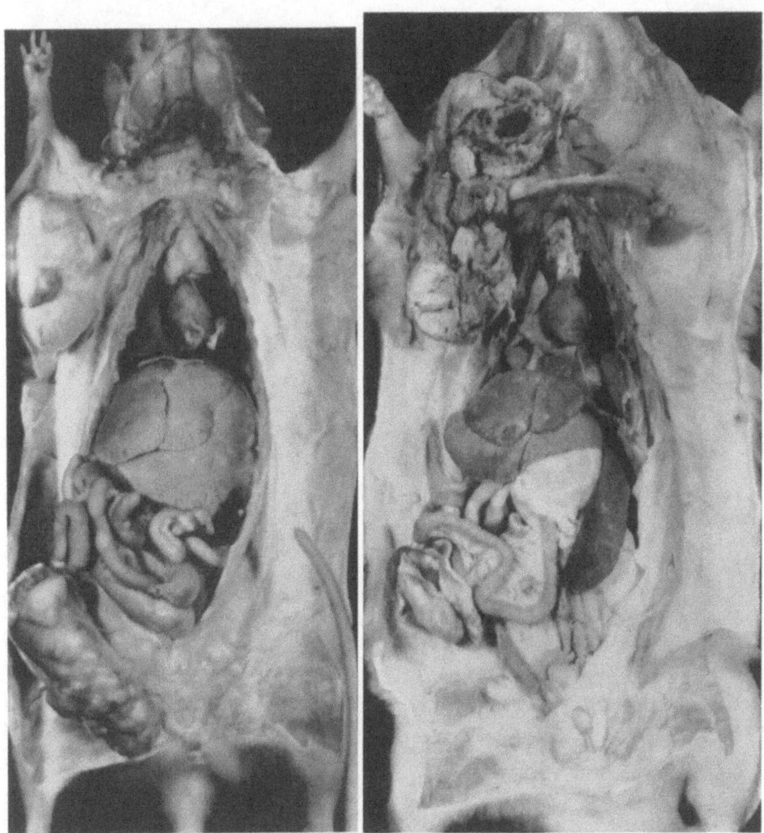

Abb. 46. Experimenteller Strahlenkrebs. Links Mammacarcinom in weiblicher Ratte nach Bestrahlung mit 2×50 Betatron r (31 MeV) wochentlich (total 1050 r). Status: 447 Tage nach letzter Bestrahlung. Rechts: Spindelzellsarkom (Hals) nach Bestrahlung mit 2 50 Betatron-r wochentlich (total 1050 r). Status: 603 Tage nach letzter Bestrahlung. (Experimente von NICHOLSON 1958.)

Ganzkörperbestrahlung mit schnellen Neutronen (7% gegenüber 0% der Kontrolle). Interessanterweise ist die cancerogene Wirkung der Strahlung besonders ausgeprägt, wenn eine normalerweise letale Strahlendosis gegeben wurde, deren letale Wirkung durch chemischen und mechanischen Schutz eliminiert worden war (MAISIN et al. 1956) u. a. (s. Tabelle 20).

c) Leukämie.

Als erste wiesen KREBS et al. (1930) nach, daß ionisierende Strahlen bei Mäusen lymphatische Leukämie erzeugten, und zwar zu $3,5^0/_{00}$ gegenüber $0,6^0/_{00}$ der Kontrolle. Mit der minimalen Totaldosis von 200—400 r stellten FURTH und FURTH (1936) einen 7—8fachen Anstieg der Leukämie fest. Mit chronischer

---

[1] NEARY et al. 1957.

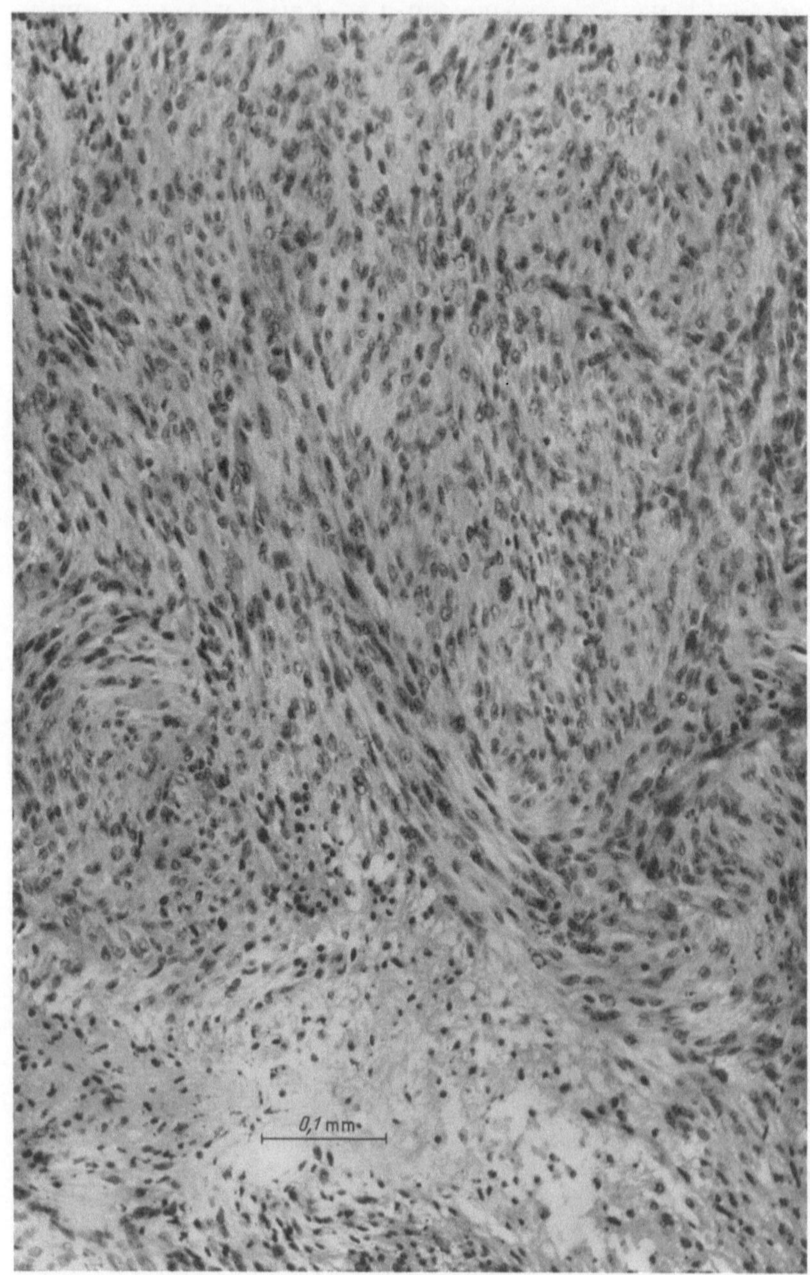

Abb. 47. Spindelzellsarkom von Tier aus Abb. 46 rechts.

Radiumbestrahlung (8,8 r/d) erzielten Lorenz et al. (1947) bei Mäusen, die allerdings bereits zu 50% spontanen Tumorbefall aufwiesen, eine Erhöhung der Leukämiefälle, während mit 4,4 r pro Tag lediglich ein früheres Auftreten der

Tumoren beobachtet werden konnte. Spargo et al. (1951) erzeugten mit 8,8 r pro Tag γ-Bestrahlung (Radium) eine Erhöhung des 1%igen Tumorbefalles der unbestrahlten Tiere auf 6%. Mit total 26—90 n Neutronen und 500—700 r γ-Strahlen erhöhten Henshaw et al. (1947) die malignen Lymphomfälle, während Kröning und Sigmund (1954) nach Bestrahlung krebsfreier C57-Mäuse mit 5×160 r zu 83% Leukämiebefall melden. Nach der Bestrahlung mit 110—165 rad Neutronen entwickelte sich zu 43% myeloische Leukämie[1]. H. S. Kaplan (1949) glaubt, ebenso Upton et al. (1956), daß die Größe des bestrahlten Areals des Knochenmarks bei der Tumorentstehung eine Rolle spiele. Wird ein Teil des Knochenmarks geschützt, dann senkt sich die Rate der strahleninduzierten Lymphome empfindlich, ebenso wenn Knochenmark nach Bestrahlung induziert wird.

Mensch. Schon frühzeitig fiel es auf, daß Radiologen häufig an Leukämie erkranken. Jagié et al. beschrieben 1911 4 Leukämieerkrankungen an 3 Radiologen und einem Chemiker in einem Radiumwerk. Statistisches Beweismaterial für eine Abhängigkeit der Leukämie von schwacher Strahlenexposition mehrte sich. So beobachteten Henshaw und Hawkins (1944), daß die Leukämie unter den amerikanischen Ärzten haufiger

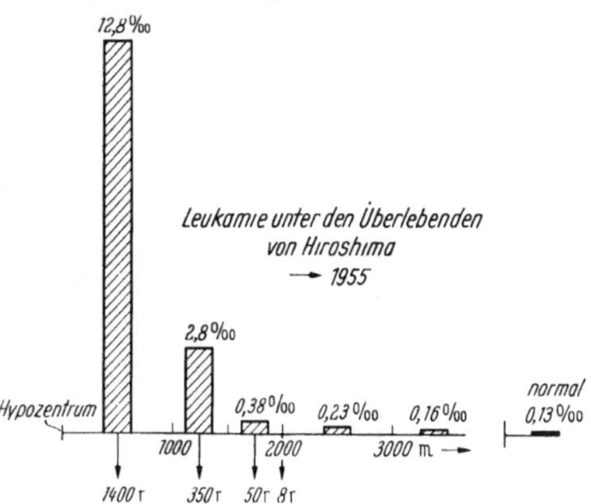

Abb. 48. Leukamiefälle unter den Überlebenden von Hiroshima die in verschiedenen Distanzen vom Hypozentrum der Atombombenexplosion entfernt der Strahlung exponiert waren. Angegeben sind auf der Abszisse die Entfernung in Metern, die durchschnittliche r-Dosis der γ-Strahlung. (Zahlen nach den Tabellen von Court Brown und Doll 1956a.)

war als in der sonstigen Bevölkerung. Nach Ulrich (1946) ist die Leukämie unter den Radiologen 8mal häufiger als bei den übrigen Ärzten, und ähnliche Zahlen findet March (1944, 1950). Nach den neuesten Untersuchungen allerdings[2] ist Leukämie nur bei denjenigen Radiologen häufiger, die vor 1920 begonnen haben zu arbeiten.

Leukämie trat unter den Überlebenden der beiden Atombombenabwürfe von Hiroshima und Nagasaki in höherem Maße auf als bei den übrigen Japanern. Nach den Zahlen von Court Brown und Doll (1956a) ereigneten sich (Abb. 48) in Nagasaki in den Jahren 1946—1955 bei den Menschen, die sich während der Explosion innerhalb eines Kilometers vom Hypozentrum entfernt befanden, 12,8⁰/₀₀ Leukämiefälle gegenüber 0,13⁰/₀₀ außerhalb der Gefahrenzone, also rund

Tabelle 21. *Zahl der mannlichen Patienten mit Leukämie nach therapeutischer Bestrahlung (ankylosierende Spondylitis).*

Angegeben die maximale Dosis in r auf Wirbelsäule. (Nach Court Brown und Doll 1956b.)

	Dosis in r					
	0	< 500	500—999	1000—1499	1500—1999	2000—2749	2750 und mehr
Zahl der Patienten mit Leukämie	–	2	8	8	8	6	5
Schätzung der Leukamiefalle auf 10000 Menschen/Jahr	0,5	2,2	4,1	4,2	11,3	13,0	17,6

[1] Upton et al. 1956.   [2] Court Brown und Doll 1958.

Tabelle 22. *Experimentelle Krebserzeugung mit natürlich radioaktiven Elementen.* (Aus FRITZ-NIGGLI 1959a.)

Substanz	Objekt	Applikation	Dosis	Tumortyp	Latenzzeit in Monaten	Autor
Ra	Maus	Injektion und Implantation	10^{-4}—10^{-8} mg	Hautcarcinom	6	LAZARUS-BARLOW 1918
Ra	Ratte	Implantation	0,0015—0,15 mg	Hautcarcinom	?	LAZARUS-BARLOW 1918
Ra	Kaninchen	Implantation in Gallenblase	1—$4 \cdot 10^{-6}$ mg	Gallenblasencarcinom	16—37	LAZARUS-BARLOW 1918
Ra	Ratte	Implantation	0,011—0,15 mg	Carcinom	?	LAZARUS-BARLOW 1922
Ra	Ratte	Implantation	0,05—0,5 mg	Sarkom	7—12	DAELS 1925
Ra	Kaninchen	Implantation	1 mg	Osteosarkom	18	SCHÜRCH und UEHLINGER 1931
Ra Ms-Th 1	Kaninchen	Injektion intravenös	5,1 μg Ra 7,7 μg Ms-Th 1	Osteosarkom	11—19	SABIN et al. 1932
Ms-Th 1	Kaninchen	Implantation	$1 \cdot 10^{-4}$—$5 \cdot 10^{-3}$ mg	Osteosarkom	18—50	UEHLINGER und SCHÜRCH 1932—1939 (1939)
Ra	Meer-schweinchen	Implantation in Gallenblase	$0,4$—$1,8 \; 10^{-3}$	Gallenblasencarcinom	34—39	PETROV und KROTKINA 1933
Ra	Ratte, Maus, Meer-schweinchen	Implantation radioaktiver Bänder		Sarkom, Carcinom	8—34	BILTRIS 1933
Thorotrast, Thorium-dioxyd 50%ig	Ratte	Injektion intraperitoneal und subcutan 5mal	5 cm³ total	Sarkom	10—17	ROUSSY et al. 1934
Ra	Kaninchen	Implantation	0,1 mg	Hautcarcinom, Fibro- und Osteosarkom	24—32	Ross 1936
Ra	Kaninchen	Implantation	0,5 mg	Osteosarkom	9	JENTZER 1937
Radon	Kaninchen	Implantation	0,65—1 mg	Rhabdomyosarkom, Adeno-carcinom und Sarkom des Uterus	12—39	LACASSAGNE et al. 1937—1942 (LACASSAGNE 1945b)
Ra	Kaninchen	Implantation	40 mg	Sarkom	24	HELLNER 1938

Substanz	Tier	Applikation	Dosis	Tumor	Latenz	Autor
Thorotrast	Maus	Injektion subcutan, 2 mal	0,2 cm³	Spindelzellsarkom, Histiocytom, Osteosarkom, Endotheliom	10—24	Selbie 1938
Thorotrast	Ratte	Injektion intraperitoneal und subcutan, 5 mal	0,5 cm³	Sarkom	9	Miyamoto 1939
Thorium-dioxyd	Maus	Injektion subcutan	0,2 cm³	Sarkom, Hämangiom	15—18	Andervont und Shimkin 1940
Thorotrast	Ratte	Injektion subcutan und intraperitoneal, wiederholt	0,5—5 cm³	Sarkom	9—13	Roussy und Guérin 1941
Ra	Ratte	oral	25—100 μg	Osteosarkom	12—18	Evans et al. 1944
Radon	Maus	Inhalation	$1{,}16{-}1 \times 10^{-9}$ c pro cm³ Luft	Lungen-Adenome und -Carcinome	7—15	Rajewsky et al. 1942, 1943
Ra	Ratte	Verfutterung	100 μg	Osteosarkom	8—14	Dunlap et al. 1944

100mal mehr. Die cancerogene Wirkung ist dosisabhängig, da mit zunehmender Distanz vom Hypozentrum auch der Leukämiebefall abnimmt. Eine andere interessante Untersuchung von Court Brown und Doll (1956 b) zeigt ein verstärktes Auftreten von Leukämie bei Menschen, die früher wegen ankylosierender Spondylitis mit Röntgenstrahlen behandelt worden waren. Wie aus der Tabelle 21 hervorgeht, ist auch hier der Befall ausgesprochen dosisabhängig. Nach den neuesten Untersuchungen dieser Autoren (1958) scheint eine großflächige Röntgenbestrahlung mit 35 r die normale Leukämierate beim Menschen zu verdoppeln. Stewart et al. (1956) untersuchten die Vorgeschichte von 547 Kindern, die in England an Leukämie und andern Tumoren gestorben waren. Sie stellten fest, daß deren 85 (davon 42 mit Leukämie) als Kinder in utero bestrahlt worden waren, indem die Mutter röntgendiagnostisch untersucht worden war. Von gleichviel krebsfreien Kindern waren lediglich 45 in utero bestrahlt. Ebenso sahen Simpson et al. (1955) unter 1400 Kindern, deren Thymus bestrahlt worden war, 7 Leukämien neben 10 weiteren Tumoren.

Es ist noch nicht bekannt, ob ein Schwellenwert für die strahleninduzierte Leukämie existiert. Ohne auf diese Frage näher einzugehen, hat Lewis (1957) eine Schätzung der Wahrscheinlichkeit des Leukämiebefalls ausgerechnet, und zwar mit 2×10^{-6}/Individuum/rad/Jahr (totale Körperbestrahlung). Normalerweise beträgt die Sterblichkeit in USA an Leukämie pro Jahr etwa 70×10^{-6}, so daß 35 r die Leukämierate verdoppeln würden.

2. Cancerogene Wirkung interner Bestrahlung mit radioaktiven Elementen.

Durch die Inkorporation natürlicher radioaktiver Elemente kann Krebs entstehen, wie aus Tabelle 22 hervorgeht, in der etliche Experimente zusammengestellt sind. Lazarus-Barlow zeigte dies an Ratten und Mäusen mit Radiumsulfat, während Schürch und Uehlinger (1931) beim Kaninchen nach Implantation von 1 mg Radiumsulfat im Kieferknochen Tumoren erzielten. 1929 erschien die Arbeit von Martland und Humphries, 1931 diejenige von Martland, welche die Knochensarkome beschrieben, die bei Arbeiterinnen mit Leucht-Zifferblättern auftraten. 1934 wurde experimentell gesehen, daß Thoriumdioxyd (Thorotrast), das in der Röntgendiagnostik als Kontrastmittel benutzt wurde, Krebs erzeugte (Abb. 49). Diesen Beobachtungen reihten sich andere an.

RAJEWSKY (1940) gelang es, die Entstehung des Lungenkrebses endgültig abzuklären, der bei den Grubenarbeitern von Schneeberg und Joachimsthal

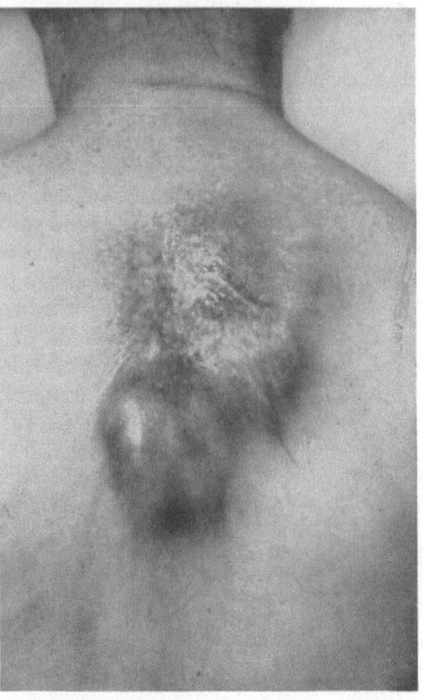

Abb. 49. Strahlenkrebs durch interne Bestrahlung. Die Patientin wurde im Jahre 1924 mit 30 subcutanen Injektionen (Ruckenmuskulatur) eines Praparates, das Mesothorium enthielt, behandelt. 1946 Auftreten eines Riesenzellsarkoms. Status 1958 nach therapeutischer Behandlung. (Original. Prof. H. R. SCHINZ.)

auftrat und unter dem Namen „Bergkrankheit" bekannt war. Er bestätigte im Tierversuch, daß der Radongehalt der Luft in den Minen von 7×10^{-12} bis 7×10^{-9} Curie pro Liter verantwortlich für den Lungenkrebs ist.

Künstliche radioaktive Isotope erzeugen ebenfalls Krebs, wie aus der Tabelle 23 hervorgeht.

Dabei verhält sich nach BRUES (1949) die Häufigkeit der Tumoren proportional zur Dosis von Radiostrontium (^{89}Sr), die Latenzzeit umgekehrt proportional.

E. Strahlensyndrom.

Die Lebewesen sind auf Ganzbestrahlung unterschiedlich strahlenempfindlich, und zwar innerhalb eines riesigen Dosisbereiches. Protozoen, Viren und Bakterien sind außerordentlich strahlenresistent, ebenso adulte Insekten; so stellten SULLI-VAN und GROSCH (1953) bei der Schlupfwespe Habrobracon sogar eine lebens-verlängernde Wirkung einer Strahlendosis von 180000 r fest. Innerhalb der Wirbeltiere zeichnen sich besonders die Warmblüter durch ihre Strahlensensibilität aus und unter ihnen die Ziege, deren Dosis für 50% Letalität 350 r beträgt, während

Tabelle 23. *Krebserzeugung durch künstlich radioaktive Substanzen.* (? vom Autor nicht angegeben.)

Isotop	Objekt	Applikationsart	Injektionsart	Dosis total	Tumortyp	Latenzzeit in Monaten	Autor
^{32}P	Ratte	extern, 1 mal	—	4000—5000 rep	multiple Hauttumoren	6—10	RAPER 1947
^{32}P	Ratte	Injektion, 1 mal	intraperitoneal	4,5 μc/g	Osteosarkom	7—12	KOLETSKY et al. 1950
^{32}P	Ratte	Injektion, wiederholt	intraperitoneal	9—12 μc/g	Carcinom	4—7	KOLETSKY et al. 1950
^{32}P	Maus	Injektion	?	?	Lymphom	?	BRUES et al. 1949
$^{89, 90}$Sr	Maus, Ratte Kaninchen	Injektion, 1 mal und wiederholt	?	0,05—5,0 μc/g	Knochentumor	7	LISCO et al. 1947
^{89}Sr	Moschusratte	oral	—	1,0 μc/g—100 μc	Osteosarkom	?	KRUMHOLZ und RUST 1954
^{89}Sr	Ratte	Implantation (Glasperlen)	subcutan und intraperitoneal	1,5—85 μc	Carcinom, Sarkom	9—13	SCHUBERT et al. 1956
^{91}Y	Maus	Injektion	subcutan und intramuskulär	1 μc	Fibrosarkom	?	LISCO et al. 1947
^{91}Y	Ratte	Verfütterung, 1 mal	—	1,0—6,0 mc	Coloncarcinom	4—17	LISCO et al. 1947
^{91}Y	Ratte	Verfütterung, wiederholt	—	15,6 u. 31,2 mc	Coloncarcinom	10—18	LISCO et al. 1947
^{131}J	Maus	Injektion, 1 mal	intraperitoneal	600 μc	Hypophysentumor	8—11	GOLDBERG und CHAIKOFF 1951
^{131}J	Ratte	Injektion, 2 mal	intraperitoneal	32 μc	Adenom der Schilddrüse	13—14,5	DONIACH 1950
^{131}J	Ratte	Injektion, 1 mal	intraperitoneal	400 μc	Carcinom der Schilddrüse	18—24	GOLDBERG und CHAIKOFF 1952
^{131}J	Maus	Injektion, 1 mal	subcutan	100—300 μc	Hypophysentumor (Tracheatumor)	8—10	GORBMAN 1949, 1952
^{131}J	Schaf	Verfütterung (5 μc/d)	—	>7,3 mc	Fibrosarkom	?	BUSTAD et al. 1957
^{131}J	Mensch	oral	—	7,1 mc	Leukämie	24	POCHIN et al. 1956
^{144}Ce	Ratte	Inhalation	—	3,2—200 μc	Lungencarcinom	?	LISCO und FINKEL 1949

beim Menschen nach 400 r etwa 50% Todesfälle zu verzeichnen sind, d. h. eine Dosis, die lokal kaum zur Hautrötung führt, tötet, wenn sie auf die ganze Körperoberfläche appliziert wird. Verschiedenste Faktoren bestimmen die Sensibilität. So kann bei jungen Mäusen eine Gewichtsdifferenz von 2 g eine Rolle spielen. Wie Latarjet (1952) beobachtete, wirkt bei Hefepilzen entscheidend über Tod und Leben, ob sie haploid oder diploid sind. Es existiert eine umfangreiche Literatur über die Strahlenwirkung auf Viren und andere Mikroorganismen[1].

1. Strahlentod der Säugetiere[2].

Die Todesart und der Ablauf der Strahlenkrankheit der Säugetiere hängen unmittelbar von der Höhe der Strahlendosis ab. Bei Totalbestrahlungen von weißen Mäusen mit 100—100000 r in einmaliger Applikation zeichnen sich verschiedene Dosisbereiche ab (Abb. 50), die charakterisiert sind durch die Art der Strahlenschädigung und das zeitliche Auftreten des Strahlentodes[3].

I. Dosen von 0—100 r führen lediglich zu einem verfrühten Tod, vorzeitiger Alterung oder zu ganz unbedeutenden Störungen. Dieser Strahlentod wird als Spättod beschrieben.

II. Nach Dosen von 100 bis 1000 r nimmt die mittlere Überlebenszeit mit zunehmender Strahlendosis rasch ab. Das Gewicht der bestrahlten Tiere sinkt; steigt es nach einigen Tagen nicht wieder an, dann ist das Tier zum Tode verurteilt. Dem Tode voraus gehen sämtliche Symptome des Strahlensyndroms: Störungen in der Hämatopoese, Schädigung der Schleimhäute, blutige Diarrhoe, Fieber und extreme Kachexie. Bei einer Dosis letalis

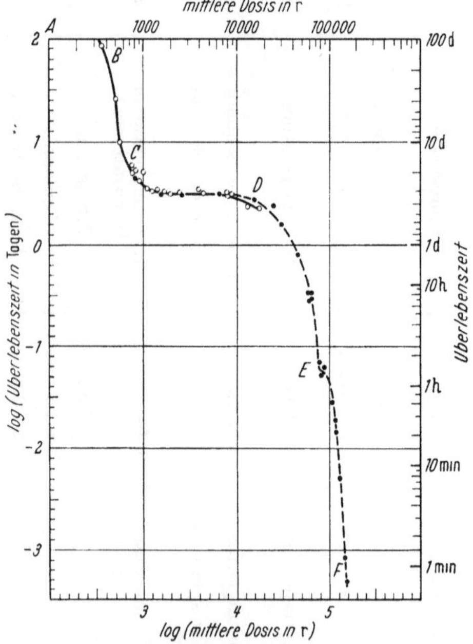

Abb. 50. Mittlere Überlebenszeit nach einmaliger Ganzkorperbestrahlung (Röntgenstrahlen) von weißen Mäusen. (Aus Rajewsky 1956.)

von 50% sterben die meisten Tiere zwischen dem 8.—11. Tag. Die eigentliche Todesursache ist noch nicht bekannt. Eine große Bedeutung spielen Darmschädigungen[4], nachfolgende Infektionen und Milzschädigungen. Ellinger (1957a) unterteilt den frühen Strahlentod in einen akuten Strahlentod mit einer Latenzzeit von 2—21 Tagen und einen subakuten Strahlentod, der alle Todesfälle umfaßt, die sich 21 Tage nach Bestrahlung ereignen.

III. Der dritte Dosisbereich betrifft den Strahlentod, der sich von 1000 r bis 15000 r als dosisunabhängig erweist. Innerhalb dieser Grenzen sterben alle Tiere durchschnittlich 3,5 Tage nach Bestrahlung. Die Dosis-Effekt-Kurve

---

[1] Viren, Zusammenfassung Luria 1955; Bakterien, Zusammenfassung Zelle und Hollaender 1955; Pilze, Zusammenfassung Pomper und Atwood 1955; Protozoen, Zusammenfassung Kimball 1955.

[2] Zusammenfassende Arbeiten: Thomson 1954, Patt 1954.

[3] Evans 1952, Rajewsky 1955, Rajewsky et al. 1954.   [4] Quastler 1956.

bleibt somit auf einem Plateau stehen. Dieser frühe Strahlentod muß durch gastrointestinale Störungen verursacht sein[1] oder nach RAJEWSKY (1955) durch Schädigung übergeordneter Organe.

IV. Wird die Dosis über 15000 r erhöht, dann verkürzt sich die Latenzzeit sofort (15000—30000 r). Der Tod tritt früher als 3,5 Tage nach Bestrahlung ein.

V. Dosen zwischen 30000—100000 r erzeugen unmittelbaren Tod innerhalb von Minuten bis Stunden. Die Todesursachen sind Störungen des Zentralnervensystems, die sich in Konvulsionen äußern.

VI. Dosen über 100000 r führen zum Tod innerhalb weniger Sekunden. RAJEWSKY nennt ihn den molekularen Tod, da vermutlich lebenswichtige Substanzen im Körper zerstört werden.

CATSCH et al. (1956) unterscheiden bei der Totalbestrahlung von Säugetieren mit verschiedenen Dosen zwischen einem 48stündigen (zentralnervösen) Tod, einem gastrointestinalen (3,5 Tage) Tod, einem 9tägigen Tod, verursacht durch das Knochenmarksyndrom, das auch beim 18tägigen Tod mitwirkt.

Eine Verdünnung der Dosis reduziert die schädigende Wirkung. So erniedrigt eine 10malige Verlängerung der Expositionszeit die Schäden um 70%[2]. Mit hohen Totaldosen tritt allerdings teilweise der umgekehrte Effekt ein[3]. Die Fraktionierung der Dosis vermindert den Effekt. Nach ELLINGER und BARNETT (1950) gibt es eine optimale Fraktionierung, z. B. 50 r/Tag, welche die Todesrate erheblich senkt.

Sonderbarerweise spielt die räumliche Dosisverteilung im Objekt keine so große Rolle, wie man wohl glauben möchte. HEUSS und WOLF (1957) beobachteten mit 40 keV- und 185 keV-Bestrahlung lediglich einen geringen Unterschied, wenn die Strahlendosis der beiden Strahlenarten auf die Körperoberfläche oder den gesamten Körper bezogen wird, d. h. die strahlensensiblen Organe müssen oberflächlich liegen.

Chronische Bestrahlung mit kleinsten Einzeldosen kann die Lebensdauer einschränken, und zwar vermutlich durch eine vorzeitige Überalterung der Gewebe. LORENZ et al. (1954) erzielten zwar nach chronischer γ-Bestrahlung mit Radium (0,11 r pro Tag) eine Verlängerung der Lebensdauer, die eventuell auf verschiedene Milieubedingungen zurückgeführt werden kann. Nach NEARY et al. (1957) ist die Überlebensdauer selbst durch eine γ-Bestrahlung mit 0,67 r/Woche (+ 0,08 rad Neutronen) bereits gesenkt, ebenso mit einer schnellen Neutronenbestrahlung von 6,4 rad Neutronen + 1,6 r γ-Strahlen/Woche.

2. Strahlensyndrom des Menschen[4].

Durch Lokalbestrahlung, wie sie in der Strahlentherapie geläufig ist, werden verschiedene Krankheitssymptome erzeugt, die unter dem Namen „Strahlenkater" bekannt sind: Kopfschmerzen, Schwäche, Schwindel, Erbrechen, Übelkeit, Tachykardie, Blutdruckfall, Kurzatmigkeit usw. Nach ELLINGER (1957a) genügen 50 r/Luft, um den Röntgenkater zu produzieren. Wie bereits 1925 DOUB et al. feststellten, spielt die bestrahlte Körpergegend eine Rolle, indem der empfindlichste Teil das obere Abdomen ist. Nach 31 MeV-Bestrahlung werden kaum Katererscheinungen bemerkt[5]. Die Ursache des Strahlenkaters ist nicht geklärt[6].

Das eigentliche akute Strahlensyndrom des Menschen nach Totalbestrahlung ist unmittelbar an den Überlebenden von Nagasaki und Hiroshima und in verschiedenen Unfällen in Atomreaktorbetrieben untersucht worden.

---

[1] QUASTLER 1956.   [2] HENSHAW et al. 1947.   [3] RAJEWSKY et al. 1957a.
[4] Zusammenfassende Arbeiten: KNOWLTON et al. 1949, BUGHER 1952, CRONKITE und BRECHER 1952, HEMPELMANN und HOFFMAN 1953, CRONKITE 1953, CRONKITE et al. 1955.
[5] BUSCHKE 1953.   [6] Zusammenfassung in ELLINGER 1957a.

Schwach penetrante Bestrahlung (wie β-Strahlen geringer Energie) erzeugt nach CRONKITE (1953) in der 1. Phase Brennen, Beißen und Jucken der Haut [1], gefolgt von einer Rötung und Ödem. Es folgt eine Latenzzeit von 3—7 Tagen. In der 3. Phase (5—12 Tage nach Bestrahlung) hebt sich die Haut ab und hinterläßt ein dünnes Epithel. 4 Wochen nach Bestrahlung entsteht eine neue Rötung, der sich das chronische Stadium anschließt, das über Teleangiektasien und Geschwüre bis zum Tode führen kann.

Mit durchdringenderen Strahlen verläuft das Strahlensyndrom anders. Nach HOWLAND und WARREN (1948) tritt mit 600 r (Tabelle 24) kurz nach Bestrahlung ein Schock mit Blutdruckabfall, gefolgt von Übelkeit und Erbrechen, auf. Als nächstes zeigen sich unblutiger Durchfall und später Fieber. Eventuell folgt eine symptomlose Zwischenzeit, und dann treten die Krankheitserscheinungen wieder auf. Der Tod tritt in der Regel innerhalb 2 Wochen ein.

Tabelle 24. *Symptome des Strahlensyndroms des Menschen.*
(Nach den Erfahrungen von den Atombombenabwürfen in Hiroshima und Nagasaki.)

Tod	600 r innerhalb 14 Tagen nach Bestrahlung	400 r 50% innerhalb 4 Wochen nach Bestrahlung	300—100 r selten
Sofortige Symptome	Erschöpfung und Blutdruckabfall, Erbrechen und Übelkeit 1—2 Std n. B., gefolgt von Diarrhoe (ev.) + Fieber (1—2 d n. B.)	Erbrechen und Übelkeit 1—2 Std n. B. oder später	keine
Symptomlose Latenzzeit	möglich, 2—5 d n. B.	1 d — etwa 14 d n. B.	länger als 14 d n. B.
Symptome vor Tod	Erbrechen, Diarrhoe (blutig), Entzündung der Schleimhaut, Fieber, Schwäche, Delirium oder Koma	zuerst progressive Epilation (11—14 d n. B.) Übelkeit, Erbrechen, Diarrhoe (blutig), Fieber, Entzündung der Schleimhaut, Petechien, Nasenbluten, Schwäche	—
Spätsymptome		Epilation, Geschwure, Blutungen	allgemeine Übelkeit, Appetitmangel, Petechien, Diarrhoe, Epilation, eventuell Erholung nach 2 Monaten
Organe verändert	Knochenmark-Verödung, Geschwüre in Magen-Darm, Blutungen, Hoden atrophiert, lymphatisches Gewebe atrophiert	dgl.	

Mit 400 r stellen sich Appetitmangel, Übelkeit und Erbrechen ein, alles Symptome, die nach einem Tag wieder verschwinden. Es folgt eine „Latenzzeit" von 1—2 Wochen, in denen sich die Bestrahlten wohler fühlen. 11—14 Tage nach Bestrahlung wird eine fortschreitende Epilation sichtbar, gefolgt von Entzündungen der Mund- und Rachenschleimhaut, Fieber und Blutungen. Mit

---

[1] KNOWLTON et al. 1949.

mäßigen, aber hie und da letalen Dosen manifestieren sich dieselben Symptome erst 14 Tage nach Bestrahlung. In den Untersuchungen von Unfällen in Atomreaktorbetrieben [1] sind dieselben Symptome des Strahlensyndroms beschrieben. Massive Verseuchungen mit radioaktiven Substanzen zeigen ebenfalls das gleiche Krankheitsbild [2].

3. Biologischer Strahlenschutz und Therapie.

In der letzten Zeit zeigten sich etliche Möglichkeiten, dem Strahlentod vornehmlich durch Prophylaxe, aber auch durch Therapie entgegenzutreten.

a) Parabiose.

Die bestrahlte Ratte wird durch den in Parabiose gehaltenen unbestrahlten Partner vor dem Strahlentod geschützt [3]. BRECHER und CRONKITE (1951), BRECHER et al. (1953) sowie FINERTY et al. (1952) bestätigten und erweiterten diese Experimente (Parabiose vor und nach Bestrahlung), wobei die letzteren zeigen konnten, daß der Schutz allgemein humoraler Natur sein muß. Wurde nämlich dem unbestrahlten Partner die Milz entfernt, dann stellte sich dennoch ein Schutzeffekt ein. Entfernung der Nebenniere setzte die Schutzwirkung etwas herab.

b) Organe, Gewebe und Gewebekomponenten.

Mit dem Abdecken der Milz während der Totalbestrahlung von Mäusen erzielten JACOBSON et al. (1949) einen großen Schutzeffekt. Die Milz wurde während der Bestrahlung aus der Körperhöhle gezogen und in einer Bleikapsel gehalten. Mit der geschützten Milz starben in 28 Tagen nach 1025 r [4] lediglich 24% der Tiere, ohne Schutz aber deren 98%. Das Experiment wurde von LANGENDORFF et al. (1954 III) bestätigt. Mit dem Abdecken der Milzregion durch Blei setzten MANDART und LAMBERT (1952) ebenfalls die strahleninduzierte Todesrate herab. Nach JACOBSON et al. (1949) kommt der Schutz durch eine schnellere Regeneration des hämatopoetischen Systems zustande. MANDART et al. (1952) vermochten bei der Ratte nach Abdecken der Leberregion auch einen Schutzeffekt zu erzielen [5].

Injektionen von Organextrakten und Transplantation von unbestrahlten Organen in bestrahlte Tiere vergrößerten die Überlebensdauer, so daß Behandlung nach Bestrahlung heilt. Eine Transplantation unbestrahlter Milz in die Bestrahlten setzt den Strahlenschaden herab und zwar ausgeprägt, wenn die Transplantation sofort nach Bestrahlung erfolgte [6]. Injektion von Milz-Zellen [7], Zellen der Leber, des Knochenmarks [8] unmittelbar nach Bestrahlung verhindert ebenfalls den Tod. Auch heterologes Zellmaterial kann therapeutisch wirksam sein, indem z. B. bestrahlten Mäusen normale Rattenmilz einverleibt wird [9]. Die heilende Wirkung einer Injektion von Knochenmarksuspension ist ebenfalls nicht artspezifisch. Mit Injektionen von Hormonen der Nebennieren-Rinde nach Bestrahlung erzielten ELLINGER (1948) und LANGENDORFF et al. (1954 I), eine Herabsetzung der Todesrate. und den gleichen Effekt erreichten LANGENDORFF et al. (1954 II) mit einer Implantation von Nebennierenrinde nach Bestrahlung.

---

[1] HEMPELMANN und HOFFMAN 1953.
[2] MIYOSHI und KUMATORI 1955, CRONKITE et al. 1955, HASTERLIK und MARINELLI 1956, GUSKOVA und BAISOGOLOV 1956.
[3] WOENCKHAUS 1930.   [4] JACOBSON 1954.   [5] Siehe auch MAISIN et al. 1953.
[6] JACOBSON et al. 1951.   [7] COLE et al. 1952, JACOBSON et al. 1955.
[8] JACOBSON et al. 1955, LORENZ et al. 1952.   [9] LANGENDORFF et al. 1954, III.

Diese Heilwirkung kann folgendermaßen ausgelegt werden: Folge eines humoralen Effektes oder Wirkung cellulärer Komponenten oder ganzer Zellen. ELLINGER (1954, 1957b) nimmt humorale Schutzfaktoren an, und COLE und ELLIS (1955) meinen, daß die heilende Wirkung von Organextrakten an die Kernfraktion gebunden ist.

Neuerdings konnte gezeigt werden, daß die intakten Zellen eine große Rolle spielen müssen, da sich fremde Zellen in den Wirten vermehren können[1]. Mit speziellen genetisch markierten Zellen wurde die Vermehrung des Spendermaterials im Wirt nachgewiesen. Nach einer gewissen Zeit allerdings werden die fremden Zellen wieder verdrängt, so daß die „heilende" Wirkung vorübergehend sein dürfte.

Tabelle 25. *Einige chemische Strahlenschutzstoffe (Extrakte) gegen den Strahlentod der Säugetiere.* (Aus FRITZ-NIGGLI 1959a.)

Autor	Objekt		Stoff
GOLDFEDER et al. 1948	Maus	v. B.	Folsäure und Pyridoxin
HERVE und BACQ 1949	Maus	v. B.	NaCN, Vitamin E
PATT et al. 1949	Ratte	v. B.	Cystein
PATT et al. 1950	Ratte	v. B.	Glutathion
LIMPEROS und MOSHER 1950	Maus	v. B.	Schwefelharnstoff
MOLE et al. 1950	Maus	v. B.	Schwefelharnstoff
LOISELEUR und VELLEY 1950	Ratte	v. B.	Glucose
LOISELEUR und VELLEY 1950	Ratte	v. und n. B.	Mischung (Glucose, Cystein, Ascorbinsäure)
BETZ 1950	Maus	v. B.	KCN
BACQ et al. 1951	Maus	v. B.	Cysteamin
KAHN 1951	Maus	v. B.	Morphiumsulfat
GUSTAFSON und KOLETSKY 1951	Ratte	v. B.	Terramycin
BACQ et al. 1953	Maus	v. B.	Diäthyldithiocarbamat
LANGENDORFF et al. 1954 (I)	Maus	n. B.	Desoxycorticosteronacetat
LANGENDORFF et al. 1954 (I)	Maus	n. B.	Desoxycorticosteronglucosid
LANGENDORFF et al. 1954 (II)	Maus	n. B.	Nebennierenrinden-Extrakt
ELLINGER 1954, 1957b	Maus, Meerschweinchen	n. B.	zellfreier Milzextrakt
ALEXANDER et al. 1955	Maus	v. B.	Ammoniumchlorid, Methylamin, β-Phenyläthylamin, Histamin, Tyramin, Hydroxytyramin
DOHERTY und BURNETT 1955	Maus	v. B.	S, β-Aminoäthylisothiuronium Br . HBr (AET)
LACASSAGNE et al. 1955	Maus und Ratte	v. B.	Glucosamin, Pyrogallole, Naphthole
KONECCI et al. 1955	Maus, Ratte, Kaninchen	v. und n. B.	CO-Atmosphäre
LANGENDORFF et al. 1956	Maus und Ratte	v. B.	Adenosintriphosphat
CROUCH und OVERMAN 1957	Affe	v. B.	S, β-Aminoäthylisothiuronium Br . HBr
LANGENDORFF u. KOCH 1957	Maus	v. B.	Serotonin

[1] FORD et al. 1957.

4. Schutz durch chemische Substanzen[1].

Schon vor mehr als einem Jahrzehnt wurden Versuche unternommen, Tiere mit Injektionen von lebenswichtigen Substanzen vor der Bestrahlung am Leben zu erhalten. Dabei erzielten TREADWELL et al. (1943) mit der Injektion von Oestradiol vor Bestrahlung in männliche Mäuse eindeutig einen Schutzeffekt, und ebenso minderte ELLINGER (1948) mit 11-Desoxycorticosteron den Strahlentod, und zwar auch mit einer Applikation nach Bestrahlung. Die für die Strahlenbiologie und Strahlenmedizin wichtige Experimental-Periode der Schutzwirkung durch chemische Substanzen wurde aber erst eingeleitet, als 1949 PATT et al. die schützende Wirkung von Cystein (Abb. 51) und HERVE und BACQ von Natriumcyanid erkannten. Kurz darauf[2] wurde Glutathion, dann Schwefelharnstoff[3], als Strahlenschutzstoff erkannt. Im Jahre 1951 entdeckten BACQ et al. die hochwirksame Schutzwirkung von Cysteamin (β-Mercaptoäthylamin). (In Tabelle 25 sind noch einige andere Schutzsubstanzen dargestellt, die meist nur vor der Bestrahlung wirken.)

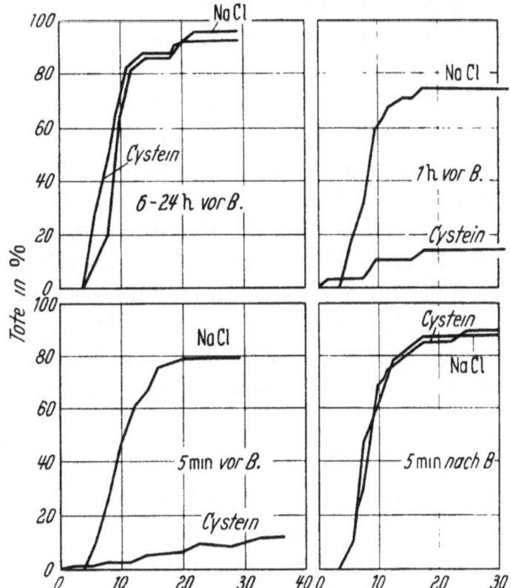

Abb. 51. Schutzwirkung von Cystein gegen den Strahlentod von Ratten. Die Zeit zwischen Behandlung (Injektion) und Bestrahlung ist ausschlaggebend für den Erfolg. Cystein 6—24 Std vor Bestrahlung und 5 min nach Bestrahlung appliziert. übt keine Wirkung aus, während eine Behandlung 1 Std und 5 min vor Bestrahlung schutzt. Ordinate: Tote in Prozent, Abszisse: Tage nach Bestrahlung. (Nach PATT et al. 1950.)

Die Mannigfaltigkeit dieser Stoffe läßt die Schutzwirkung schwerlich auf einen Nenner bringen[4]. Die einen wie BACQ glauben, daß durch die Schutzstoffe aktive Bestrahlungsprodukte des Wassers wie HO_2 gebunden und gleichsam abgefangen werden. Einige Schutzstoffe sind Sauerstoffakzeptoren wie Cystein, so daß ihre Wirkung in der Entfernung des Sauerstoffes aus dem Gewebe bestehen könnte[5].

Als außerordentlich wirksam erwies sich S,β-Aminoäthylisothiuronium (AET).

F. Biochemische Strahlenwirkungen[6].

Zur Deutung der strahlenbiologischen Erscheinungen liegt die Annahme nahe, daß chemische und biochemische Vorgänge am Anfang der biologischen Strahlenreaktion stehen. Es ist moglich, daß sich lebenswichtige Substanzen durch den Strahleneinfluß ändern und die biologischen Äußerungen der Lebewesen umstimmen.

Strahlenbedingte Veränderungen der Enzyme, jener Katalysatoren der biologischen Fundamentalreaktionen, wurden verständlicherweise für den biologischen Strahleneffekt als erste verantwortlich gemacht, doch wurden keine meßbaren

---

[1] Zusammenfassungen: BACQ und HERVE 1952, BACQ und ALEXANDER 1955 und Tabelle 25.
[2] PATT et al. 1950.   [3] LIMPEROS and MOSHER 1950, MOLE et al. 1950.
[4] PATT 1955, HOLLAENDER und DOUDNEY 1955.   [5] FRITZ-NIGGLI 1958e.
[6] Zusammenfassende Arbeiten uber chemische und biochemische Strahlenwirkungen: DALE 1947, 1954, BARRON 1952, 1954, MAGEE 1953, FRANCK und PLATZMAN 1954, ERRERA 1955, LEFORT 1955, DALE 1955, BACQ und ALEXANDER 1955a, MUND 1956, DAINTON 1956.

Änderungen durch die Bestrahlung gefunden, obwohl Dutzende von Experimenten unternommen wurden. Es gelang erst DALE (1940, 1942) zu zeigen, daß in den früheren Versuchen die bestrahlten Enzyme zu konzentriert und zu unrein waren.

1. Verdünnungseffekt.

Eine indirekte Strahlenwirkung durch strahlenbedingte Zwischenprodukte läßt sich vom direkten Effekt im Verdünnungsexperiment unterscheiden. Die Testsubstanz wird in verschiedenen Verdünnungen bestrahlt und die Strahlenwirkung gemessen. Wird das Enzym (welches in unserm Falle die zu testende Substanz ist) nicht unmittelbar geschädigt, dann spielt es keine große Rolle, ob sich viele oder wenige Enzym-Moleküle im Wasser befinden. Nach der indirekten Theorie setzt die Strahlenwirkung zunächst im Wasser an, das sekundär die umgewandelte Energie auf die Enzyme überträgt. Die Zahl der veränderten Moleküle bleibt bei den verschiedenen Verdünnungen konstant, nicht aber ihr Prozentsatz. Somit besitzt die verdünnte Enzymlösung nach der Bestrahlung einen hohen Prozentsatz veränderter Moleküle, sie ist strahlensensibel, während bei der konzentrierten Lösung die Zahl der geschädigten wohl gleich bleibt, aber nicht in Erscheinung tritt. Nach DALE (1940) wird diese Wirkung „Verdünnungseffekt" genannt, sie ist dadurch charakterisiert, daß der Strahleneffekt erst bei einer geeigneten Verdünnung in Erscheinung tritt.

2. Schutzeffekt.

Nachdem 1938 FRICKE et al. beobachtet hatten, daß 2 bestrahlte Substanzen in Lösung in bezug auf die Strahlenschädigung miteinander wetteifern können, gelang es DALE 1942, diesen Effekt auch bei Enzymen nachzuweisen. Er zeigte, daß durch Zusatz bestimmter Stoffe ein Enzym vor der Strahlenwirkung geschützt werden kann. So wird die Strahlenschädigung des Enzyms d-Aminosäure-Oxydase durch die Gegenwart eines organischen Stoffes (Leucylglycin) zum Teil aufgehoben. DALE et al. (1949) nennen eine Reihe von Stoffen, die eine Schutzwirkung gegen die strahleninduzierte Enzymschädigung ausüben: so Glukose, Schwefelharnstoff, Natriumformiat usw.

Die Schutzwirkung dieser Substanzen kann zustande kommen, indem sie selber als strahlensensible Stoffe die Strahlenschädigung auf sich konzentrieren. Oder die Schutzsubstanz entzieht der Lösung Sauerstoff, indem sie oxydiert wird.

Tabelle 26. *Hemmung der Aktivität einiger Enzyme nach Bestrahlung in vitro.*
(Nach den Angaben von BARRON et al. 1949.)

Dosis in r	Enzym	Hemmung in %
10 r	Myosin frisch	10
10 r	Myosin gealtert	52
1 r	Myosin gealtert	30
100 r	Phosphoglyceraldehyd-Dehydrogenase	21
5000 r	Succinoxydase (0,05 ml)	100
5000 r	Trypsin (pH 7,5)	24
5000 r	Lacteodehydrogenase	29

Viele Schutzsubstanzen erfüllen beide Bedingungen. Vornehmlich von BARRON (1952) wird die Ansicht vertreten, daß strahlensensible Substanzen mit Sulfhydryl-Gruppen schützen. Die SH-Gruppen würden dann besonders leicht mit den Bestrahlungsprodukten des Wassers reagieren. In Tabelle 26 sind einige strahlensensible Enzyme nach Bestrahlung in vitro zusammengestellt[1]. Die

---

[1] Nach BARRON et al. 1949.

gealterte Adenosintriphosphatase (Myosin) zeichnet sich durch ihre besondere Strahlenempfindlichkeit aus, kann ihre Aktivität doch bereits mit 1 r zu 30% gehemmt werden.

3. Strahlenwirkung auf einige Atmungsfermente.

Bestrahlungen in vitro und in vivo haben oft nicht die gleiche Wirkung, da sich im lebendigen System neben der Testsubstanz unzählige andere Produkte finden, die sensibilisierend oder schützend wirken können. Werden z. B. mehr oder weniger intakte Leberzellen von Mäusen im Homogenat mit 20000 r bestrahlt, dann zeigen sich kaum Hemmungen der Aktivität von Enzymen des Citronensäurecyclus[1]. (Der Citronensäurecyclus steht am Ende der Atmungskette.) Werden aber isolierte Mitochondrien bestrahlt, lassen sich einige Glieder des Citronensäurecyclus empfindlich in ihrer Aktivität hemmen. So wird der Abbau von Pyruvat, Citrat, Ketoglutarat durch 50 r gestört[2]. Versetzt man die Mitochondrien in hypotonische Lösung, dann läßt sich die Strahlensensibilität empfindlich erhöhen. 0,1 r üben auf den Citrat-Abbau bereits einen Effekt aus[3] (Abb. 52). Einige Stoffe wie Synkavit, Mannose usw. zeigten eine Schutzwirkung[4].

Die Succinodehydrogenase ließ sich in ihrer Aktivität selbst mit 1000 r nicht beeinflussen. Auch in andern Experimenten[5] wird von der Strahlenunempfindlichkeit dieses Enzyms berichtet.

Die Aktivität der Mitochondrien nach Total- und Organbestrahlung überprüfte VAN BEKKUM (1955) und fand, daß nach der Bestrahlung von Milz und Thymus mit 50 r die oxydative Phosphorylierung empfindlich reduziert war, während RYSER et al. (1954) bei den nach Bestrahlung isolierten Mitochondrien der Leber nur eine geringe Einschränkung der Pyruvat-Oxydation durch 1000 r fanden.

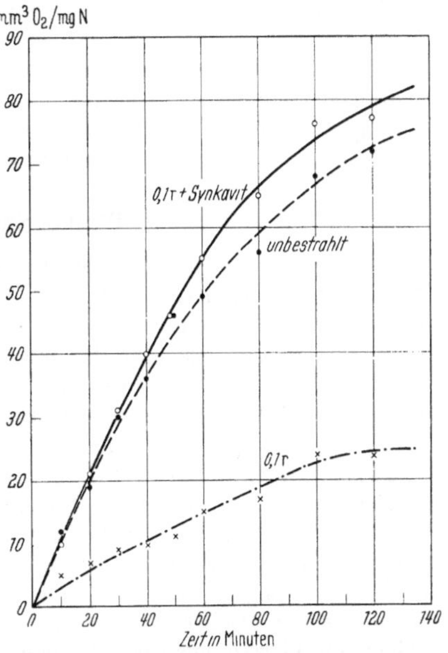

Abb. 52. Wirkung geringer Strahlenmengen auf die Enzymaktivität (Citratabbau) isolierter Mitochondrien (Leber der Ratte). Die Mitochondrien wurden (unterste Kurve) in hypotonischer Mannitlösung bestrahlt mit 0,1 r. Die Aktivität der Citricodehydrogenese ist gegenüber den unbestrahlten Mitochondrien (mittlere Kurve) stark herabgesetzt. Zugabe von Synkavit während der Bestrahlung schützt. Ordinate: Sauerstoffverbrauch in der Warburg-Apparatur. Abszisse: Zeit in Minuten vom Beginn der Prüfung der Enzymaktivitäten an (Substrat Citrat). (Aus FRITZ-NIGGLI 1957b.)

Viele Untersuchungen sind unternommen worden, um den Stoffwechsel der bestrahlten Zellen, Gewebe und Organismen zu analysieren. Doch lassen sich bis heute noch keine Reaktionen erkennen, die für eine Gruppe von Reaktionssystemen allgemeine Geltung haben dürften.

---

[1] SCHMIDLIN-MÉSZÁROS 1954.   [2] FRITZ-NIGGLI 1955b.
[3] FRITZ-NIGGLI 1956e.   [4] FRITZ-NIGGLI 1957b.
[5] ASHWELL und HICKMAN 1952, LE MAY 1951, DUBOIS (aus LE MAY 1951), RAJEWSKY et al. 1957b, c.

G. Strahlenbiologische Theorien.

Es läßt sich die Strahlenwirkung folgendermaßen deuten: Zum ersten kann das Erfolgsorgan durch ein direktes Absorptionsereignis verändert werden, indem die Ionisation unmittelbar im empfindlichen Bereich erfolgt, oder zweitens, das Erfolgsorgan wird indirekt infolge eines durch die Bestrahlung erzeugten Zwischenproduktes verändert.

Während sich in den Pionierzeiten der Strahlenbiologie die Hypothesen über eine direkte und indirekte Wirkung der ionisierenden Strahlung ungefähr die Waage hielten, beherrschte während Jahren die Idee einer vornehmlich direkten Strahlenwirkung das Feld. Heute wird hauptsächlich der indirekten Wirkung Beachtung geschenkt.

Die strahlenbiologischen Experimente der letzten Jahre zeigen mit aller Deutlichkeit, daß die strahleninduzierten biologischen Wirkungen durch die mannigfaltigsten Faktoren beeinflußt werden können[1], so daß zum mindesten ein großer Teil der Reaktion indirekt verlaufen muß.

1. Direkte Strahlenwirkung.

Die Theorie der direkten Strahlenwirkung oder Treffertheorie hat in den Bearbeitungen von Lea (1946) und Timoféeff-Ressovsky und Zimmer (1947) ihre Krönung erfahren[2]. Sie ist theoretisch aufs beste fundiert, hat aber den Nachteil, sich auf biologische Befunde zu stützen, die aus technischen Gründen nicht alle Bedingungen erfüllen, die Voraussetzung der Treffertheorie sind. Nur wenige strahlenbiologische Experimente sind reif für eine mathematische Analyse, das sine qua non der Treffertheorie.

Die erste quantitative Hypothese in der Strahlenbiologie[3], die „Treffertheorie", fordert, daß bei der Reaktion des biologischen Materials auf die ionisierenden Strahlen die besondere diskontinuierliche Beschaffenheit des einwirkenden Agens vollauf berücksichtigt wird. F. Dessauer sowie J. A. Crowther und F. Holweck begründeten das Trefferprinzip der biologischen Strahlenwirkung, indem sie die Dosis-Effekt-Kurven analysierten. Letztere werden bestimmt, indem eine Vielzahl mehr oder weniger homogener Objekte mit steigenden Dosen einer Strahlung behandelt wird und der Prozentsatz der Geschädigten auf-getragen wird. Mit Blau und Altenburger (1922) haben die Forscher nun darauf hingewiesen, daß diese Kurven bei bestimmten Objekten keine gewöhn-lichen S-förmigen Schädigungskurven darstellen, welche die Variabilität des Materials wiedergeben, sondern anderer Art sind. Damit die Strahlenreaktion eintritt, muß das bestrahlte Objekt eine bestimmte Zahl von sog. Treffern er-halten. Diese Treffer sind Absorptionsereignisse. Der charakteristische Verlauf der Dosis-Effekt-Kurven hat nach der Treffertheorie seine Ursache darin, daß die Absorption der strahlenden Energie nach Wahrscheinlichkeitsgesetzen statistisch und diskontinuierlich vor sich geht. Mit fortschreitender Behandlung erhalten immer mehr Einheiten die nötige Zahl von Treffern (oder hits) und zeigen damit eine Strahlenreaktion. Neben den Begriff des Treffers trat die Vorstellung des „Treffbereichs" (target), in dem der Treffer wirken müßte. Die Theorien wurden experimentell durch Holweck und Lacassagne (1931) sowie durch Glocker (1933) an Bohnenkeimlingen und durch Wyckoff (1930) an Bakterien gestützt. Weitere Grundlagen lieferte u. a. Zuppinger (1928), der mit dem Mathematiker Meissner die biologische Variabilität in die mathematische

---

[1] Latarjet 1952, Gray et al. 1953, Gray 1954, Hollaender et al. 1951.
[2] Weitere zusammenfassende Arbeiten: Sommermeyer 1941, 1951, Zimmer 1956, 1958.
[3] Zimmer 1958.

Formulierung der Theorie einbaute. RAJEWSKY (1931) forderte ausdrücklich, daß der mathematisch formalistischen Treffertheorie der physikalisch-biologische Inhalt gegeben werde. In den darauffolgenden Jahren wurde dies immer wieder versucht, aber oft wurden die Experimente so angeordnet, daß sie der Theorie dienen konnten. Nach der Treffertheorie tritt die untersuchte Reaktion bei einer bestimmten Menge aus einer großen Zahl bestrahlter „Einheiten" ein,

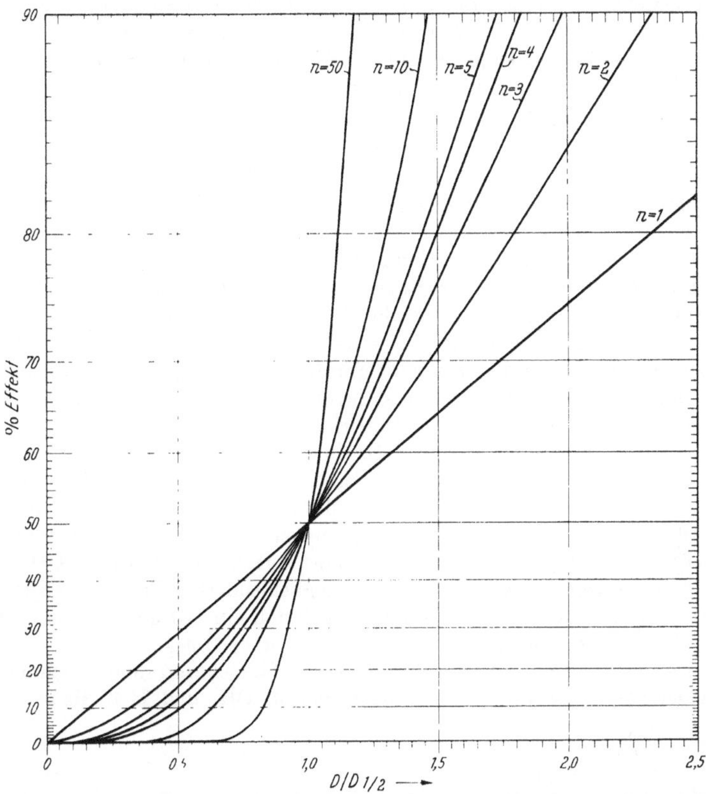

Abb. 53. Einige Trefferkurven im semilogarithmischen Raster. n Trefferzahlen. Wenn $n = 1$, liegt eine reine Exponentialkurve vor, die in diesen Raster zur Geraden wird. Die Mehrtrefferkurven sind nach oben gekrümmt. Ordinate: Effekt. Abszisse: Dosis/Halbwertdosis. (Aus TIMOFÉEFF-RESSOVSKY und K. G. ZIMMER 1947.)

wenn in der Einheit eine zu bestimmende Zahl („Trefferzahl") von „Trefferereignissen" erfolgt. Der Bereich, in dem die „Trefferereignisse" erfolgen müssen, braucht nicht mit der Einheit identisch zu sein, und so kann man jeder Einheit einen oder mehrere Treffbereiche zuordnen. Wird angenommen, daß ein Treffer die Reaktion auslöse, also ein Treffer im Treffbereich wirke, dann ergibt sich folgende vereinfachte Formel:

(Formel für mehrere Treffer und unterteilte Treffbereiche in TIMOFÉEFF-RESSOVSKY und ZIMMER 1947.)

$$n = N_o e^{-D/D_o},$$

wobei n die Zahl derjenigen Organismen darstellt, die eine Dosis (D) überleben, N_o die ursprünglich vorhandene Zahl der bestrahlten Organismen und D_o die Dosis ist, welche gefordert wird, um durchschnittlich einen Treffer pro Organismus zu erzeugen. e bedeutet die Basis des natürlichen Logarithmus (Abb. 53).

Die Theorie fordert, daß zumindest bei Eintreffer-Geschehen die Wirkung unabhängig von der Strahlenqualität verlaufe, daß zumindest eine dünn ionisierende ultraharte Strahlung den gleichen Effekt wie eine dichter ionisierende Strahlung hätte. Sehr dicht ionisierende Strahlen hätten nach den Treffertheorien eine geringere Wirkung, da überflüssige Treffer in den Treffbereich gelangen.

Milieufaktoren können zudem kaum direkte Treffer beeinflussen. Es hat sich allerdings gezeigt, daß der Abbau von festen Polymeren[1] und andere Effekte, die nur durch direkte Strahlenwirkung gedeutet werden können, durch Änderung des Milieus ebenfalls modifiziert werden. Milieuabhängigkeit scheint demnach nicht ein einwandfreies Kriterium für indirekte Wirkung zu sein[2].

2. Indirekte Theorie.

Interessanterweise reagieren viele chemische Substanzen im Modellversuch nicht direkt. In Wasser gelöste Ferrosulfatmoleküle werden so nicht direkt durch die Strahlen geändert, sondern indirekt durch „aktiviertes" Wasser[3]. Die Vermutung liegt deshalb auf der Hand, daß die biochemischen Reaktionen, die sicherlich für den Großteil der strahlenbiologischen Veränderungen verantwortlich sein müssen, in ähnlicher Weise durch Zwischenprodukte des bestrahlten Wassers verändert werden können. Tatsächlich sind die meisten biologischen strahleninduzierten Änderungen und besonders ihre Abhängigkeit von Milieufaktoren durch die indirekte Strahlenwirkung zu erklären.

Da Wasser überall im lebenden Organismus vorhanden ist, sind vermutlich seine Reaktionen auf die ionisierende Strahlung von besonderer Bedeutung.

Weiss (1944) entwickelte eine Theorie der Reaktionen des bestrahlten Wassers und faßte die früheren Anschauungen zusammen. Durch Bestrahlung des Wassers entsteht ein positives Wasser-Ion, das sofort zerfällt und dabei ein OH-Radikal freigibt (a). Durch die Anlagerung des weggeschleuderten Elektrons entsteht ein negatives Wasser-Ion, das wiederum beim Zerfall ein H-Radikal produziert (b). Nach einer anderen Auffassung kann das aus dem Molekül entfernte Elektron wieder in das ionisierte Wassermolekül zurückfallen[4], von dem es stammt und ein angeregtes Wassermolekül erzeugen, das in OH- und H-Radikale zerfällt.

$$
\begin{aligned}
\text{a)}\quad &H_2O \xrightarrow{\text{bestrahlt}} H_2O^+ + e^- \\
&H_2O^+ \text{ zerfällt} \\
&1.\ H_2O^+ \rightarrow H^+ + OH \\
&2.\ H_2O^+ + H_2O \rightarrow H_3O^+ + OH \\
\text{b)}\quad &H_2O + e^- \rightarrow H_2O^- \\
&H_2O^- \rightarrow OH^- + H
\end{aligned}
$$

Durch Elektronentransport innerhalb des Moleküls entstehen ebenfalls freie Radikale (c).

$$
\text{c)}\quad HOH \rightarrow H + OH
$$

Die freien Radikale (H und OH) sind ihrerseits chemisch aktiv, sie vereinigen sich untereinander oder mit anderen Atomen und Molekülen. Folgende Reaktionen können sich abspielen, die wiederum zu chemisch aktiven Sekundär- und Tertiärprodukten führen (d):

$$
\begin{aligned}
\text{d)}\quad &1.\ H + OH \rightarrow H_2O \ (\text{Rückbildung}) \\
&2.\ 2H \rightarrow H_2 \\
&3.\ 2\,OH \rightarrow H_2O_2 \\
&4.\ 2\,OH \rightarrow H_2O + O
\end{aligned}
$$

[1] Alexander und Charlesby 1955, Alexander 1957.
[2] Zimmer et al. 1957, Zimmer 1958.   [3] Risse 1929.   [4] Magee 1953.

Wenn O_2 anwesend ist, können noch andere Kombinationen entstehen (e):

e) $\quad$ $H + O_2 \rightarrow HO_2$ unstabil

1. $2 HO_2 \rightarrow H_2O_2 + O_2$
2. $HO_2 + H \rightarrow H_2O_2$

Nach diesen Überlegungen entstehen OH- und H-Radikale und HO_2- und H_2O_2-Moleküle, sowie eventuelle stabilere Peroxyde, die alle chemisch äußerst aktiv sind und die biologische Schädigung bedingen können. Der biologische direkte Nachweis der Entstehung und Wirkung dieser indirekten Strahlenprodukte fehlt allerdings. Doch bestehen verschiedene Hinweise wie die Beobach-

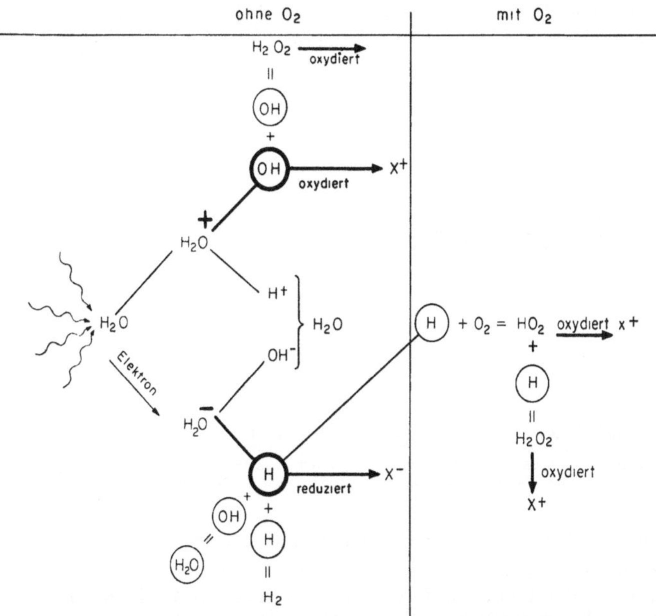

Abb. 54. Darstellung der Entstehung von biologisch aktiven Stoffen nach Bestrahlung von Wasser. Primärvorgang = Ionisation der Wassermoleküle. Zerfall der positiven und negativen Ionen in freie OH- und H-Radikale die oxydierend und reduzierend wirken. Links der Vorgang ohne Anwesenheit von O_2, rechts mit O_2. O_2-Anwesenheit vermehrt H_2O_2-Produktion, indem H-Radikale sich mit O_2 kombinieren können. X Reaktionssystem. (Aus FRITZ-NIGGLI 1958 b)

tung von peroxydähnlichen Substanzen, die sich in der bestrahlten Maus bilden[1]. Hingegen konnten bei Paramäzien mit H_2O_2 keine Mutationen ausgelöst werden[2].

Durch die Annahme dieser Zwischenprodukte lassen sich Milieu-Effekte zum Teil erklären, und ebenso erfährt der Einfluß der Strahlenqualität auf die strahlenbiologische Reaktion eine hinreichende Erklärung.

Im Wasser gelöster Sauerstoff, der fast sämtliche Strahlenreaktionen einschließlich Mutation sensibilisiert (Abb. 54), vermehrt und ermöglicht die Bildung von HO_2 und H_2O_2. Tatsächlich läßt sich im entlüfteten sauerstofffreien Wasser nach Bestrahlung mit relativ dünn ionisierenden Strahlen in Stickstoffatmosphäre kein Wasserstoffsuperoxyd nachweisen, während sich in 6% O_2 und 94% N_2 meßbare Mengen einstellen[3]. Die verschiedenen biologischen Effekte nach Änderung des Sauerstoffgehaltes lassen sich auf diese Weise erklären: Sauerstoffmangel setzt die Zahl der strahleninduzierten H_2O_2-, HO_2-Moleküle und anderer chemisch und biologisch aktiver Verbindungen herab. Der Sauerstoffentzug läßt sich im biologischen System auf verschiedenste Weise erzeugen.

[1] HORGAN und PHILPOT 1955. $\quad$ [2] KIMBALL 1955. $\quad$ [3] EBERT 1955.

Einfluß der Ionisationsdichte.

Die räumliche Anordnung der freien Radikale ist vermutlich abhängig von der linearen Energieübertragung, dem linearen Energieverlust, ein Terminus, den 1952 Zirkle einführte. Nach der Theorie von Lea-Gray bildet sich um den Weg der Strahlen im Gefolge der positiven Ionen eine Säule von OH-Radikalen. Die OH-Radikale liegen um so dichter hintereinander, und die Hülle besitzt einen um so geringeren Durchmesser, je dichter die Strahlen ionisieren (Abb. 55). Diese Hülle ist umgeben von den H-Radikalen, die durch die negativen Ionen gebildet werden. Es ist nun verständlich, daß bei den dicht ionisierenden Strahlen (wie α-Strahlen) eher Reaktionen zwischen den dicht beieinander liegenden OH-Radikalen erfolgen als bei dünn ionisierenden Photonen beispielsweise. OH

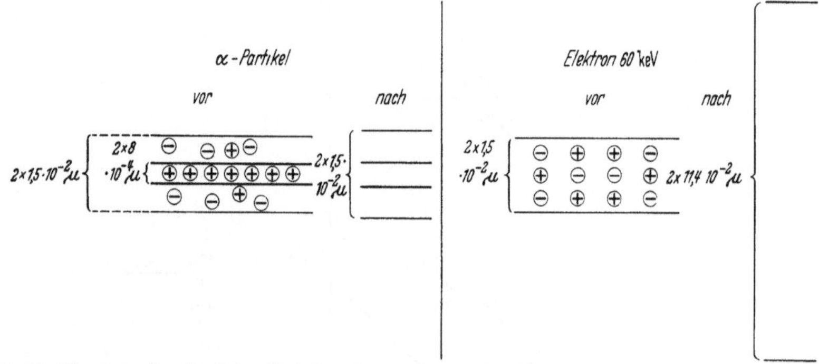

Abb. 55. Diagramm der räumlichen Verteilung der positiven und negativen Ionen im Augenblick ihrer Bildung durch ein α-Partikel und ein 60 keV-Elektron. Rechts die Ausdehnung der Säulen nach der Diffusion, bzw. nach der Zeit, in der 50% der Radikale einen Schock erleiden (α-Partikel = 10^{-9}—10^{-11} sec, 60 keV-Elektron. 2×10^{-6} sec; Maße nach Gray 1955). (Aus Fritz-Niggli 1958b.)

kombiniert leicht mit OH zu H_2O_2. Tatsächlich konnte selbst im sauerstofffreien Wasser nach Einwirkung von α-Strahlen H_2O_2 nachgewiesen werden. Andererseits überwiegen bei den dicht ionisierenden Bestrahlungen die Reaktionen der Radikale unter sich, und gelöster Sauerstoff im Wasser übt keinen nennenswerten Einfluß mehr aus. Es wurde nun tatsächlich nachgewiesen, daß sich im biologischen Versuch mit Neutronen nirgends die große Abhängigkeit vom Sauerstoffgehalt des Milieus findet wie mit der dünn ionisierenden Strahlung.

Vermutlich ist die indirekte Strahlenschädigung in Zelle und Organismus vorwiegend, doch dürften sich ebenfalls direkte Prozesse abspielen. Es wurde etliche Male versucht, direkte Effekte gegen indirekte abzuwägen und die verschiedenen Anteile am biologischen Effekt darzustellen.

3. Diffusionstheorie.

Da vermutlich in den biologischen Objekten indirekte Wirkungen vorherrschen und direkte Strahlenwirkungen untergeordnet auftreten, wurde versucht, beide Ansichten zu vereinigen. Tobias (1952) formulierte eine Diffusionstheorie. Sie basiert darauf, daß die Lebenszeit der ionisierten und angeregten Atome, die durch die Strahlung entstanden sind, sehr kurz sein muß, während die wirklichen effektiven Zwischenprodukte aber mehr oder weniger stabil sind (Abb. 56). Diese Zwischenprodukte wandern durch das Medium, bis sie auf für eine Reaktion geeignete Moleküle stoßen. Wenn eine Dosis von D eV pro cm³ gegeben ist, wobei die Energie pro Ionenpaar $= w$ eV und β die Fraktion der Ionenpaare ist, die ein Zwischenprodukt P erzeugt, dann ist die mittlere Zahl der Radikale $M(D)$, die zur empfindlichen Seite eines Einfangquerschnittes σ diffundieren,

$$M(D) = \frac{D\,\beta\,\sigma\,\varrho}{w}. \qquad \varrho = \text{Konstante.}$$

Wenn ein einzelnes Molekül des Zwischenproduktes P eine Seite inaktivieren kann, wird die Gleichung zur bekannten Eintreffer-Exponential-Funktion,

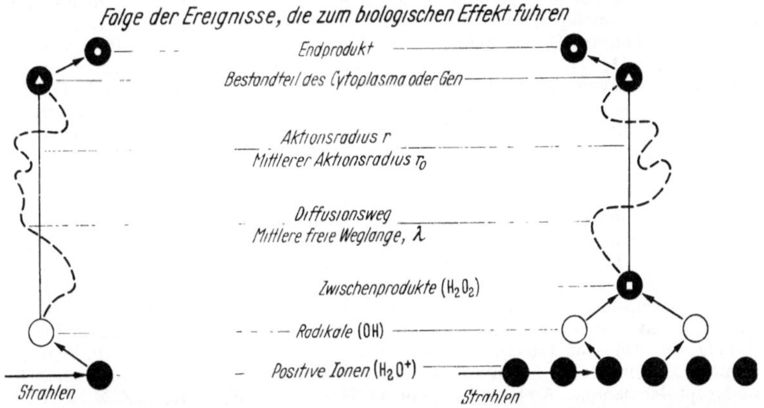

Abb. 56. Graphische Darstellung der Ereignisse im Diffusionsmodell. Linke Seite: Von den ionisierenden Strahlen gebildete positive Ionen zerfallen in Radikale oder andere Ionen. Die für den Strahleneffekt verantwortlichen Radikale diffundieren durch das Zellmedium in einen unregelmäßigen Weg, auf dem die meisten in unschädlichen Reaktionen verpuffen. Zufälligerweise reagieren sie mit einem für den Strahleneffekt wichtigen Molekül. Rechte Seite Mit dicht ionisierenden Strahlen können sich Zwischenprodukte wie H_2O_2 einstellen, die dann wie die Radikale diffundieren. (Nach TOBIAS 1952.)

und ebenso können Mehrtreffer-Kurven abgeleitet werden. In dieser Theorie verliert die Größe des Treffbereiches ihre Bedeutung, da verschiedene Angriffspunkte in der Zelle bestehen können*.

Literatur.

ABRAHAMSON, S.: The effects on rearrangement frequency of different oxygen tensions either during or between fractionated x-ray treatments of Drosophila oocytes. Genetics **41**, 631 (1956). — ABRAHAMSON, S., and I. H. HERSKOWITZ: Induced changes in female germ cells of Drosophila. II. Oviposition rate and egg mortality in relation to intensity and dosage of x-rays applied to oocytes. Genetics **42**, 405—420 (1957). — *Actions chimiques et biologiques des radiations*. Collection dirigée par M. HAISSINSKY. Paris: Masson & Cie. 1955. — *Advances in Radiobiology*. Edit. by G. C. DE HEVESY, A. G. FORSSBERG and J. D. ABBATT. Edinburgh: Oliver & Boyd 1957. — ALBERS-SCHÖNBERG, H. E.: Über eine bisher unbekannte Wirkung der Röntgenstrahlen auf den Organismus der Tiere. Münch. med. Wschr. **50**, 1859—1860 (1903). — ALBERTI, W., u. G. POLITZER: Über den Einfluß der Röntgenstrahlen auf die Zellteilung. Arch. mikr. Anat. **100**, 83—109 (1923). ~ Über den Einfluß der Röntgenstrahlen auf die Zellteilung. II. Mitt. Arch. mikrosk. Anat. **103**, 284—307 (1924). — ALEXANDER, M. L.: Mutation rates at specific autosomal loci in the mature and immature germ cells of Drosophila melanogaster. Genetics **39**, 409—428 (1954). — ALEXANDER, P.: The relative importance of direct and indirect radiochemical processes in radiobiology. Advances in Radiobiology, p. 8—15. edit. by G. C. DE HEVESY, A. G. FORSSBERG and J. D. ABBATT. Edinburgh: Oliver & Boyd 1957. — ALEXANDER, P., Z. M. BACQ, S. F. COUSENS, M. FOX, A. HERVE and J. LAZAR: Mode of action of some substances which protect against the lethal effects of x-rays. Radiat. Res. **2**, 392—415 (1955). — ALEXANDER, P., and A. CHARLESBY: Physico-chemical methods of protection against ionizing radiations. Symp. on Radiobiol. 1954. p. 49—59. edit. Z. M. BACQ and P. ALEXANDER. London: Butterworths Scientific Publ. 1955. — ALLEN, B. M., O. A. SCHJEIDE and L. B. HOCHWALD: Relation of low temperature to X-ray injury of hematopoetic tissue of tadpoles. Proc. Soc. exp. Biol. (N.Y.) **73**, 60—62 (1950). — AMATO. A.: Über die Wirkung der Röntgenstrahlen auf in Karyokinese begriffene Zellen. Z. Röntgenk. **13**, 1—14 (1911). — ANDERSON, E. G.: Induced chromosomal

* Wir danken dem Schweizerischen Nationalfonds zur Förderung der wissenschaftlichen Forschung für die finanzielle Unterstützung, welche unsere strahlenbiologischen Experimente ermöglicht hat.

alterations in maize. Biol. effects radiat. 2, 1297—1310 (1936). — Anderson, L. F.: Effects of centrifugation on x-ray-induced chromatid aberrations in Tradescantia irradiated in air and N_2. Genetics 40, 563 (1955). — Andervont, H. B., and M. B. Shimkin: Tumors in mice injected with colloidal thorium dioxide. J. nat. Cancer Inst. 1, 349—353 (1940). — Andreassen, M.: Haemofili i Danmark. Opera ex Domo Biol. Hered. Human. Univ. Hafniensis 6 (1943). ~ Atomic Medicine, edit. by Ch. F. Behrens, second edit. London: Baillière, Tindall & Cox 1953. — Arnason, T. J., and M. Morrison: A comparison of the effectiveness of radiations of different energies in producing chromosome breaks. Radiat. Res. 2, 91—95 (1955). — Aschenheim, E.: Schädigung einer menschlichen Frucht durch Rontgenstrahlen. Strahlentherapie 11, 789—795 (1920). — Ashwell, G., and J. Hickman: Effect of X-irradiation upon the enzyme system of the mouse spleen. Proc. Soc. exp. Biol. (N.Y.) 80, 407—410 (1952). — Astauroff, B. L.: The experimental production of mutations in the silk worm (Bombyx mori L.). Z. Biol. 2, 116—131 (1933). — Auerbach, C.: Sensitivity of the Drosophila testis to the mutagenic action of X-rays. Z. indukt. Abstamm-. u. Vererb.-Lehre 86, 113—125 (1954). — Auerbach, C., and B. M. Slizynski: Sensitivity of the mouse testis to the mutagenic action of X-rays. Nature (Lond.) 177, 376 (1956).

Back, A.: Sur un type de lésions produites chez Paramaecium caudatum par les rayons X. C. R. Soc. Biol. (Paris) 131, 1103—1106 (1939). — Bacq, Z. M., et P. Alexander: Principes de radiobiologie. Paris: Masson & Cie. 1955a. ~ Radiobiology Symposium 1954. London: Butterworths Scientific Publ. 1955b. — Bacq, Z. M., et A. Herve: Protection chimique contre le rayonnement X. Bull. Acad. roy. Méd. Belg. 17, 13—58 (1952). — Bacq, Z. M., A. Herve et P. Fischer: Rayons X et agents de chélation. Bull. Acad. roy. Méd. Belg. 18, 226—235 (1953). — Bacq, Z. M., A. Herve, J. Lecomte, P. Fischer, J. Blavier, G. Dechamps, H. le Bihan et P. Rayet: Protection contre le rayonnement X par la β-mercaptoéthylamine. Arch. int. Physiol. 59, 442—447 (1951). — Bacq, Z. M., F. Vanderhaeghe, J. Damblon, M. Errera and A. Herve: Effets des rayons X sur acetabularia mediterranea. Exp. Cell Res. 12, 639-648 (1957). — Bagg, H. J.: Disturbances in mammalian development produced by radium emanation. Amer. J. Anat. 30, 133—161 (1922). — Bagg, H. J., and C. C. Little: Hereditary structural defects in the descendants of mice exposed to Roentgen ray irradiation. Amer. J. Anat. 33, 119—145 (1924). — Baker, W. K.: The production of chromosome interchanges in Drosophila virilis. Genetics 34, 167—193 (1949). ~ The oxygen effect and the mutation process. "Mutation" Brookhaven Symposia in Biology No 8, p. 191—200, 1955. — Baker, W. K., and Ch. W. Edington: The induction of translocations and recessive lethals in Drosophila under various oxygen concentrations. Genetics 37, 665—677 (1952). — Baker, W. K., and E. S. v. Halle: The basis of the oxygen effect on x-irradiated Drosophila sperm. Proc. nat. Acad. Sci. (Wash.) 39, 152—161 (1953). ~ The production of dominant lethals in Drosophila by fast neutrons from cyclotron irradiation and nuclear detonations. Science 119, 46—49 (1954). — Baker, W. K., and E. Sgourakis: The effect of oxygen concentration on the rate of x-ray induced mutations in Drosophila. Proc. nat. Acad. Sci. (Wash.) 36, 176—184 (1950). — Bali, T., and J. Furth: Morphological and biological characteristics of x-ray induced transplantable ovarian tumors. Cancer Res. 9, 449—472 (1949). — Bardeen, C. R.: Abnormal development of toad ova fertilized by spermatozoa exposed to the Roentgen rays. J. exp. Zool 4, 1—44 (1907). — Bardeen, C. R., and F. H. Baetjer: The inhibitive action of the Roentgen rays on regeneration in Planarians. J. exp. Zool. 1, 191—195 (1904). — Barron, E. S. G.: The effect of ionizing radiation on some systems of biological importance. Symp. on Radiobiology, p. 216—240, edit. by J. J. Nickson. New York: John Wiley & Sons 1952. ~ The effect of x rays on systems of biological importance. Radiat. Biol. 1, 283—314 (1954). — Barron, E. S. G., Sh. Dickman, J. A. Muntz and Th. P. Singer: Studies on the mechanism of action of ionizing radiations. I. Inhibition of enzymes by x-rays. J. gen. Physiol. 32, 537—552 (1949). — Bateman, A. J.: Mutagenic sensitivity of maturing Drosophila sperm. I. Dominant lethals. J. Genet. 54, 400—410 (1956). — Sensitivity of the mouse testis to the mutagenic action of x-rays. Nature (Lond.) 177, 934 (1956). — Sensitivity of immature mouse sperm to the mutagenic effects of x-rays. Nature (Lond.) 178, 1278—1280 (1956). — Bauer, H. A.: Grundlagen der Atomphysik, 4. Aufl. Wien: Springer 1951. — Becquerel, H.: Sur quelques effets chimiques produits par le rayonnement du radium. C. R. Acad. Sci. (Paris) 133, 709—712 (1901). — Behrens, Ch. F.: Atomic Medicine. London: Baillière, Tindall & Cox 1953. — Bekkum, D. W. van: Phosphorylating activity of mitochondria after total body irradiation. Symp. on Radiobiol. 1954, p. 201—209, edit. Z. M. Bacq and P. Alexander. London: Butterworths Scientific Publ. 1955. — Berg, R. L.: The relative frequency of mutations in different chromosomes of Drosophila melanogaster I. Lethal mutations. Genetics 22, 225—240 (1937). — Bergonié, J., et L. Tribondeau: Action des rayons X sur le testicule du rat blanc. C. R. Soc. Biol. (Paris) 57, 400—402, 592—595 (1904). ~ Action des rayons X sur le testicule. Arch. Elect. méd. 14, 779, 823, 874, 911 (1906). — Betz, H.: Sur le mécanisme d'action protectrice du cyanure de potassium sur la léthalité des souris irradiées. C. R. Soc. Biol. (Paris) 144, 593—595

(1950). — BILTRIS, R.: Tumeurs malignes observées chez le cobaye après introduction de sources radioactives. Bull. Ass. franç. Cancer **22**, 438—468 (1933). — BINHAMMER, R. T., J. C. FINERTY, M. SCHNEIDER and A. W. B. CUNNINGHAM: Tumor induction in rats by single total-body x-irradiation. Radiat. Res. **6**, 339—348 (1957). — BISHOP, CH. J.: Differential x-ray sensitivity of Tradescantia chromosomes during the mitotic cycle. Genetics **35**, 175—187 (1950). — BLAU, M.. u. K. ALTENBURGER: Über einige Wirkungen von Strahlen. II. Z. Physik. **12**, 315—329 (1922). — BLOCH, BR.: Die experimentelle Erzeugung von Röntgen-Carcinomen beim Kaninchen, nebst allgemeinen Bemerkungen über die Genese der experimentellen Carcinome. Schweiz. med. Wschr. **54**, 857—865 (1924). — BLOOM, W., R. E. ZIRKLE and R. B. URETZ: Irradiation of parts of individual cells. III. Effects of chromosomal and extrachromosomal irradiation on chromosome movements. Ann. N.Y. Acad. Sci. **59**, 503—513 (1955). — BOAG, J. W., and A. GLUCKSMANN: Production of cancer in rats by the local application of β-rays and of chemical carcinogens. Progress in Radiobiology. Proc. Fourth inter. Conf. Radiobiol., Cambridge, 14.—17. Aug. 1955. Edinburgh: Oliver and Boyd 1956. — BOOK, J. A.: Fréquence de mutation de la chondrodystrophie et de l'épidermolyse bulleuse dans une population du sud de la Suède. J. Génét. hum. **1**, 24—26 (1952). — BOHN, G.: Influence des rayons du radium sur les animaux en voie de croissance. C. R. Acad. Sci. (Paris) **136**, 1012—1013 (1903). ~ Influence des rayons du radium sur les œufs vierges et fécondés et sur les premiers stades du développement. C. R. Acad. Sci. (Paris) **136**, 1085 à 1086 (1903). — BOND, V. P.. E. P. CRONKITE, C. J. SHELLABARGER, S. W. LIPPINCOTT, J. FURTH and R. A. CONRAD: Mechanism of induction of mammary neoplasms in rats by radiation; relation to dose and ovarian status. Second United Nations Intern. Conf. on the Peaceful Uses of Atomic Energy A/Conf. 16/P/885 USA, June 1958, Geneva. — BONNEVIE, K.: Embryological analysis of gene manifestation in Little and Bagg's abnormal mouse tribe. J. exp. Zool **67**, 443—520 (1934). ~ Pseudencephalie als spontane rezessive Mutation bei der Hausmaus. Skr. norske Vidensk-Akad. Oslo, I. Mat.-nat. Kl. No 9 (1936). Zit. nach GRUNEBERG 1943. — BONNIER, G., and K. G. LUNING: Studies on x-ray mutations in the white and forked loci of Drosophila melanogaster. I. A statistical analysis of mutation frequencies. Hereditas (Lund.) **35**, 163—189 (1949). — BORDIER, H.: Action des rayons x sur les ongles. Essai d'interprétation des effets de ces rayons sur les tissus vivants. Radium **2**, 410 (1905). — BOTTELIER, H. P.: Über den Einfluß äußerer Faktoren auf die Protoplasmastörung in der Avena-Koleoptile. Rec. Trav. bot. néerl. **31**, 474—582 (1934). — BOZEMAN, M. L., and CH. W. METZ: Further studies on sensitivity of chromosomes to irradiation at different meiotic stages in oocytes of sciara. Genetics **34**, 285—314 (1949). — BRANDT, H. V., u. W. DITTRICH: Induzierte Brüche des Ring-Chromosoms X^{C2} von Drosophila melanogaster nach Bestrahlung mit Röntgenstrahlen und schnellen Elektronen. Strahlentherapie **91**, 149—156 (1953). — BRANDT, H. V., u. G. HOHNE: Mutationsauslösung bei der Taufliege Drosophila melanogaster durch schnelle Elektronen eines 6 MeV-Betatrons. Strahlentherapie **90**, 93—99 (1953). — BRECHER, G., and E. P. CRONKITE: Post-radiation parabiosis and survival in rats. Proc. Soc. exp. Biol. (N.Y.) **77**, 292—294 (1951). — BRECHER, G., E. P. CRONKITE and J. H. PEERS: Neoplasms in rats protected against lethal doses of irradiation by parabiosis or para-aminopropriophenone. J. nat. Cancer Inst. **14**, 159—175 (1953). — BRENNEKE, H.: Strahlenschädigung von Mause- und Rattensperma, beobachtet an der Fruhentwicklung der Eier. Strahlentherapie **60**, 214—238 (1937). — BRIGGS, R., E. U. GREEN and T. J. KING: An investigation of the capacity for cleavage and differentiation in Rana pipiens eggs lacking "functional" chromosomes. J. exp. Zool. **116**, 455—500 (1951). — BRIGGS, R., and T. J. KING: Transplantation of living nuclei from blastula cells into enucleated frogs eggs. Proc. nat. Acad. Sci. (Wash.) **38**, 455—463 (1952). — BRUES, A. M.: Biological hazards and toxicity of radioactive isotopes. J. clin. Invest. **28**, 1286—1296 (1949). ~ Carcinogenic effects of radiation. Advanc. biol. med. Phys. **2**, 171—191 (1951). — BRUES, A. M., G. A. SACHER, M. P. FINKEL and H. LISCO: Comparative carcinogenic effects by x-radiation and P^{32}. Cancer Res. **9**, 545 (1949). — BRUMFIELD, R. T.: Effect of colchicine pretreatment on the frequency of chromosomal aberrations induced by x-radiation. Proc. nat. Acad. Sci. (Wash.) **29**, 190—193 (1943). — BRUNST, V. V., D. J. BARNETT and F. H. J. FIGGE: Reaction of tissues of amphibians after local Roentgen irradiation. Amer. J. Roentgenol. **66**, 420—434 (1951). — BRUNST, V. V., u. E. A. SCHEREMETJEWA: Untersuchung des Einflusses von Rontgenstrahlen auf die Regeneration der Extremitaten beim Triton. I. Beobachtungen der Regeneration der Extremitaten beim Triton nach Bestrahlung mit verschiedenen Dosen von Röntgenstrahlen. Wilhelm Roux' Arch. Entwickl.-Mech. Org. **128**, 181—215 (1933). — BÜHLMANN, A., A. LIECHTI u. W. WILBRANDT: Untersuchungen über Strahlenhämolyse. Strahlentherapie **71**, 285—308 (1942). — BUGHER, J. C.: Delayed radiation effects at Hiroshima and Nagasaki. Nucleonics **10**, 18—21 (1952). — BURCKHARD, G.: Über den Einfluß der Röntgenstrahlen auf den tierischen Organismus, insbesondere auf die Gravidität. Volkmanns klin. Vortr. **404** (Gyn. 150), 469—480 (1905). — BUSCHKE, F.: 31 MeV-Röntgentherapie. Einige Überlegungen und Zürcher Frühbeobachtungen. Oncologia (Basel) **6**, 225—260

(1953). — BUSTAD, L. K., L. A. GEORGE jr., S. MARKS, D. E. WARNER, C. M. BARNES, K. E. HERDE and H. A. KORNBERG: Biological effects of I^{131} continuously administered to sheep. Radiat. Res. **6**, 380—413 (1957). — BUTLER, E. G.: The effects of x-radiation on the regeneration of the fore limb of Amblystoma larvae. J. exp. Zool **65**, 271—315 (1933). ~ Studies on limb regeneration in x-rayed Amblystoma larvae. Anat. Rec. **62**, 295—307 (1935). ~ The effects of radium and x-rays on embryonic development. Biol. effects radiat. **1**, 389—410 (1936).

CAHAN, W. G., H. Q. WOODARD, N. L. HIGINBOTHAM, F. W. STEWART and B. L. COLEY: Sarcome arising in irradiated bone. Cancer (Philad.) **1**, 3—29 (1948). — CALDECOTT, R. S.: The effect of x-rays, 2 MeV electrons, thermal neutrons, and fast neutrons on dormant seeds of barley. Ann. N.Y. Acad. Sci. **59**, 514—535 (1955). — CANTI, R. G., and F. G. SPEAR: The effect of gamma irradiation on cell division in tissue culture in vitro. Part II. Proc. roy. Soc. Edinb. B **105**, 93—98 (1929). — CARLSON, J. G.: Effects of x-radiation on grasshopper chromosomes. Cold Spr. Harb. Symp. quant. Biol. **9**, 104—112 (1941). ~ Effects of radiation on mitosis. J. cell. comp. Physiol. **35**, Suppl. 1, 89—102 (1950). ~ Immediate effects on division, morphology, and viability of the cell. Radiat. Biol. **1**, 763—824 (1954). — CARLSON, J. G., and N. G. HARRINGTON: X-ray-induced "Stickiness" of the chromosomes of the chortophaga neuroblast in relation to dose and mitotic stage at treatment. Radiat. Res. **2**, 84—90 (1955). ~ Genetic implications of irradiation in man. Advances in Radiobiology, p. 416—424, edit. by G.C. DE HEVESY, A.G. FORSSBERG and J.D. ABBATT. Edinburgh: Oliver & Boyd 1957. — CARTER, T. C.: Radiation-induced gene mutation in adult female and foetal male mice. Brit. J. Radiol. **31**, 407—411 (1958). — CARTER, T. C., M. F. LYON and R. J. S. PHILIPS: Induction of mutations in mice by chronic gamma irradiation; interim report. Brit. J. Radiol. **29**, 106—108 (1956). — CASPARI, E., and C. STERN: The influence of chronic irradiation with gamma-rays at low dosages on the mutation rate in Drosophila melanogaster. Genetics **33**, 75—95 (1948). — CATCHESIDE, D. G.: Survey of effects of radiation on chromosomes. Brit. J. Radiol. Suppl. **1**, 66—74 (1947). — CATCHESIDE, D. G., D. E. LEA and J. M. THODAY: Typus of chromosome structural change induced by the irradiation of Tradescantia microspores. J. Genet. **47**, 113—136 (1946). — CATSCH, A., R. KOCH u. H. LANGENDORFF: Statistische Untersuchungen zur Absterbeordnung röntgentotalbestrahlter Ratten und Mäuse. Fortschr. Röntgenstr. **84**, 462—472 (1956). — CATSCH, A., u. GH. RADU: Über die Abhängigkeit der röntgeninduzierten Translokationsrate vom Reifezustand der bestrahlten Gameten bei Drosophila melanogaster-♂♂. Naturwiss. **31**, 368—369 (1943a). ~ Die Abhängigkeit der röntgeninduzierten Translokationsrate bei Drosophila melanogaster von der Intensität der angewandten Bestrahlungsdosis. Naturwiss. **31**, 419—420 (1943b). — CHASE, H. B.: Studies on an anophthalmic strain of mice. Genetics **27**, 339—348 (1942). — CLARK, A. M.: Genetic effects of x-rays in relation to dose-rate in Drosophila. Nature (Lond.) **177**, 787 (1956). — COLE, L. J., and M. E. ELLIS: On the nature of the spleen-bone marrow radiation recovery factor. Symp. on Radiobiology 1954, p. 141—147, edit. by Z. M. BACQ and P. ALEXANDER. London: Butterworths Scientific Publ. 1955. — COLE, L. J., M. C. FISHLER, M. E. ELLIS and V. P. BOND: Protection of mice against x-irradiation by spleen homogenates administered after exposure. Proc. Soc. exp. Biol. **80**, 112—117 (1952). — COLE, L. J., P. C. NOWELL and M. E. ELLIS: Incidence of neoplasms and other late lesions in mice protected against lethal x-ray doses by spleen homogenate. J. nat. Cancer Inst. **17**, 435—445 (1956). — CONGER, A. D.: How oxygen causes increase in chromosomal aberration yield. Genetics **40**, 568 (1955). — CONGER, A. D., and L. M. FAIRCHILD: The induction of chromosomal aberrations by oxygen. Genetics **36**, 547—548 (1951). — CONGER, A. D., M. L. RANDOLPH and A. H. JOHNSTON: Chromosomal aberration production by x-rays and by monochromatic 2,5 Mev and 14 Mev neutrons. Genetics **41**, 639 (1956). — COURT BROWN, W. M., and R. DOLL: The incidence of leukaemia among the survivors of the atomic bomb explosions at Hiroshima and Nagasaki. The hazards to man of nuclear and allied radiations. Her Majesty's Stationery Office London 1956a, p. 84—86. ~ Leukaemia and aplastic anaemia in patients treated with x-rays for ankylosing spondylitis. The hazards to man of nuclear and allied radiations. Her Majesty's Stationery Office London 1956b, p. 87—89. ~ The expectation of life and cancer mortality of British radiologists. Second United Nations Inter. Conf. on the Peaceful Uses of Atomic Energy. A/Conf. 15/P/99 United Kingdom June 1958, Geneva. — CRABTREE, H. G., and W. CRAMER: The action of radium on cancer cells. III. Factors determining the susceptibility of cancer cells to gamma radiation. Cancer Res. Fund **11**, 103—117 (1934). — CRONKITE, E. P.: Radiation illness: its pathogenesis and therapy. Atomic Medicine, p. 178—218, edit. by CH. F. BEHRENS. London: Baillière, Tindall & Cox 1953. — CRONKITE, E. P., V. P. BOND, R. A. CONARD, N. R. SHULMAN, R. S. FARR, ST. H. COHN, CH. L. DUNHAM and L. E. BROWNING: Response of human beings accidentally exposed to significant fallout radiation. J. Amer. med. Ass. **159**, 430—434 (1955). — CRONKITE, E. P., and G. BRECHER: Effects of whole body irradiation. Ann. Rev. Med. **3**, 193—214 (1952). — CROUCH, B. G., and R. R. OVERMAN: Chemical protection against X-radiation death in primates: a preliminary report. Science **125**, 1092 (1957). — Crow, E.: The effects of a minimal lethal dose of x-rays upon chick embryos. Kansas Univ. Sci. Bull. **21**, 479—583 (1933). — Crowther, J. A.: Some considerations relative to the action of x-rays on tissue cells. Proc. roy. Soc. B **96**, 207—211 (1924). ~ The action of x-rays on Colpidium colpoda. Proc. roy. Soc. B **100**, 390—404 (1926). ~ An analysis of some observations on the action of x-rays on Drosophila eggs. Brit. J. Radiol. **23**, 292 (1927). — Curtis, W. C.: Effects of x-rays and radium upon regeneration. Biol. effects radiat. **1**, 411—457 (1936).

Daels, F.: Contribution to the experimental provocation of tumours by means of radium. Brit. J. Radiol. **30**, 474—476 (1925). — Dainton, F. S.: Some aspects of radiation chemistry which are relevant to some radiobiological problems. Progr. Radiobiol., p. xix—xli, edit. by J. S. Mitchell, G. E. Holmes and C. L. Smith. Edinburgh: Oliver and Boyd 1956. — Dale, W. M.: The effect of x-rays on enzymes. Biochem. J. **34**, 1367—1373 (1940). ~ The effect of x-rays on the conjugated protein d-amino and oxidase. Biochem. J. **36**, 80—85 (1942). ~ Action of radiation on aqueous solutions: experimental work with enzymes in solution. Brit. J. Radiol. Suppl. **1**, 46 (1947). ~ Some aspects of the biochemical effects of ionizing radiations. Radiobiol. Symp. June 14.—19. 1950, p. 177—188. New York: John Wiley & Sons 1952. ~ Basic radiation biochemistry. Radiat. Biol. **1**, 255—281 (1954). ~ Modern trends in radiation biochemistry. Actions chimiques et biologiques des radiations, 1ère Sér., p. 207—243. Paris: Masson & Cie. 1955. — Dale, W. M., L. H. Gray and W. J. Meredith: The inactivation of an enzyme (carboxypeptidase) by X- and α-radiation. Philos. Trans. R. Soc., A Math. **242**, 33—62 (1949). — D'Amato, F., and A. Gustafsson: Studies on the experimental control of the mutation process. Hereditas (Lund) **34**, 181—192 (1948). — Darlington, C. D.: Chromosome chemistry and gene action. Nature (Lond.) **149**, 66—69 (1942). — Darlington, C. D., and L. F. la Cour: Chromosome breakage and the nucleic acid cycle. J. Genet. **46**, 180—267 (1944). ~ The classification of radiation effects at meiosis. Heredity Suppl. **6**, 41—55 (1952). — Darlington, C. D., and M. B. Upcott: Spontaneous chromosome change. J. Genet. **41**, 297—338 (1941). — De Nobele, et Lams: Action des rayons Roentgen sur l'évolution de la grossesse et le développement du foetus. Bull. Acad. roy. Méd. Belg. **5**, 66—82 (1925). ~ Über die Wirkung der Röntgenstrahlen auf die Schwangerschaft und die Entwicklung des Fötus. Strahlentherapie **25**, 702—707 (1927). — Dessauer, F.: Zu den Bestrahlungsreaktionen kolloider Systeme. Strahlentherapie **94**, 29—44 (1954). — Deufel, J.: Untersuchungen über den Einfluß von Chemikalien und Röntgenstrahlen auf die Mitose von Vicia faba. Chromosoma (Berl.) **4**, 239—272 (1951). — DIN No 6809: Deutsche Normen. Röntgen- und Gammastrahlen in Medizin und Biologie. Regeln für die Dosimetrie. Beuth-Vertrieb Berlin W 15 und Köln, Mai 1958. — Dittrich, W.: Induction of chromosome breaks in the Yoshida sarcoma ascites cells of the rat by x-rays and fat electrons at different oxygen partial pressures. Advances Radiobiology, p. 86—89, edit. by G. C. de Hevesy, A. G. Forssberg and J. D. Abbatt. Edinburgh: Oliver & Boyd 1957. — Dobzhansky, Th.: Induced chromosomal aberrations in animals. Biol. effects radiat. **2**, 1167—1208 (1936). — Doherty, D. G., and W. T. Burnett: Protective effect of S, β-Aminoethylisothiuronium Br H Br and related compounds against x-radiation death in mice. Proc. Soc. exp. Biol. (N.Y.) **89**, 312—314 (1955). — Doniach, I.: The effect of radioactive iodine alone and in combination with methylthiouracil and acetylaminofluorene upon tumour production in the rat's thyroid gland. Brit. J. Cancer **4**, 223—234 (1950). — Doub, H. P., A. Bolliger and F. W. Hartman: Immediate metabolic disturbances following deep roentgen-ray therapy. II. Prevention and treatment of untoward reactions. J. Amer. med. Ass. **85**, 1299—1303 (1925). — Dubois, K. P., K. W. Cochran and J. Doull: Inhibition of citric acid synthesis in vivo by X-irradiation. Proc. Soc. exp. Biol. **76**, 422—427 (1951). — Duggar, B. M.: Biological effects of radiation, vol. I and II. New York: McGraw-Hill Book Comp. 1936. — Dunlap, C. E., J. C. Aub, R. D. Evans and R. S. Harris: Transplantable osteogenic sarcomas in rats by feeding radium. Amer. J. Path. **20**, 1—21 (1944). — Duryee, W. R.: The nature of radiation injury to amphibian cell nuclei. J. nat. Cancer Inst. **10**, 735—795 (1949/50).

Ebert, M.: Hydrogen peroxide production under varying conditions of irradiation. Radiobiol. Symp. p. 30—37, edit. Z. M. Bacq and P. Alexander. London: Butterworths Scientific Publ. 1955. — Ebert, M., and A. Howard: Modification of x-ray sensitivity of bean roots by hydrogen gas. Nature (Lond.) **176**, 828 (1955). — Edington, Ch. W.: The induction of recessive lethals in Drosophila melanogaster by radiations of different ion density. Genetics **41**, 814—821 (1956). — Egli, H.: Die embryonale Sterblichkeit bei Drosophila nach Bestrahlung in Luft, reiner Stickstoff- und reiner Sauerstoffatmosphare. Diss. med. Fakultat Zürich 1956. — Ellinger, F.: Influence of pharmacological agents on effects of irradiation. Radiology **50**, 234—243 (1948). ~ Effect of cell-free aqueous extracts from normal and irradiated spleens on x-ray induced mortality in mice. Radiol. clin. (Basel) **23**, 229 (1954). ~ Medical radiation biology. Springfield: Ch. C. Thomas 1957a. ~ Pharmacological studies on irradiated animals. VI. Protection of guinea pigs against radiation-induced mortality by cell-free mouse spleen extract. Naval Med. Res. Inst. Bethesda, Maryland, Res. Rep. **15**, 779—784 (1957b). —

ELLINGER, F., and J. C. BARNETT: Further studies on the influence of dose fractionation on the lethal x-ray effect produced by total body irradiation in mice. Radiology 54, 90—92 (1950). — ENGLMANN, K.: Strahlentherapie in der Oto-Rhino-Laryngologie. Z. Hals-, Nas.- u. Ohrenheilk. 31, 87—128 (1932). — ERRERA, M.: Action of ionizing radiations on cell constituents. Symp. on Radiobiology 1954, p. 93—103, edit. by Z. M. BACQ and P. ALEXANDER. London: Butterworths Scientific Publ. 1955. — EULER, H. v., and L. HAHN: Influence of Roentgen rays on isolated cell nuclei. Acta radiol. (Stockh.) 27, 269—280 (1946). — EVANS, R. D., R. S. HARRIS and J. W. M. BUNKER: Radium metabolism in rats and the production of osteogenic sarcoma by experimental radium poisoning. Amer. J. Roentgenol. 52, 353—373 (1944). — EVANS, T. C.: The influence of quantity and quality of radiation on the biologic effect. Symp. on Radiobiology, p. 393—413, edit. by J. J. NICKSON. New York: John Wiley & Sons 1952.

FABERGÉ, A. C.: Chromosome aberrations in Tradescantia produced by x-ray treatment at liquid air temperature. Genetics 33, 609 (1948). ~ Relation between the action of cold and of nitrogen in decreasing the frequency of chromosome aberrations. Genetics 35, 663 (1950). — FANO, U.: Principles of radiological physics. Radiat. Biol. 1, 1—144 (1954). — FELLNER, O. O., u. F. NEUMANN: Der Einfluß der Röntgenstrahlen auf die Eierstöcke trächtiger Kaninchen und auf die Trächtigkeit. Z. Heilk. 28, 162—202 (1907). — FINERTY, J. C., R. BINHAMMER and M. SCHNEIDER: Protection of irradiated rats by parabiosis. Tex. Rep. Biol. Med. 10, 496—500 (1952). — FINERTY, J. C., R. T. BINHAMMER, M. SCHNEIDER and A. W. B. CUNNINGHAM: Neoplasms in rats exposed to single-dose total-body X radiation. J. nat. Cancer Inst. 14, 149—157 (1953). — FISCHER, P., W. WILBRANDT u. A. LIECHTI: Untersuchungen über Strahlenhämolyse. 5. Mitt. Weitere Untersuchungen über den Einfluß der Temperatur. Strahlentherapie 74, 533—550 (1943). — FÖRSTERLING, K.: Wachstumsstorungen infolge von Rontgenisierung. Verh. dtsch. Röntgenges. 3, 126—128 (1907). — FORD, C. E., J. L. HAMERTON, D. W. H. BARNES and J. F. LOUTIT: Studies of radiation chimaeras by the use of chromosome markers. Advances in Radiobiology, p. 197 to 203. Edinburgh: Oliver & Boyd 1957. — FRANCK, J.: Physical principles underlying photochemical, radiation-chemical, and radiobiological reactions. Radiat. Biol. 1, 191—253 (1954).— FRANCK, J., and R. PLATZMAN: Physical principles underlying photochemical, radiation-chemical, and radiobiological reactions. Radiat. Biol. 1, 191—253 (1954). — FREY, E.: Strahlenwirkung eines 31-MeV-Betatrons auf Eier von Drosophila melanogaster. Oncologia (Basel) 4, 191—208 (1951/52). — FREYSZ, TH.: Die Wirkung partieller Röntgenbestrahlung auf die Schwanzregeneration von Xenopuslarven. Diss. med. Fakultät Zürich 1955. — FRICKE, H., E. J. HART and H. P. SMITH: Chemical reaction of organic compounds with x-ray activated water. J. chem. Physics 6, 229 (1938). — FRIEBEN: Demonstration eines Canceroids des rechten Handrückens, das sich nach lang dauernder Einwirkung von Rontgenstrahlen entwickelt hat. Fortschr. Rontgenstr. 6, 106 (1902). — FRIEDRICH, O.: Histologische Untersuchung eines intrauterin mit Röntgenstrahlen bestrahlten menschlichen Fótus. Z. Röntgenk. 12, 404—412 (1910). — FRIEDRICH, W., u. H. SCHREIBER: Probleme und Ergebnisse aus Biophysik und Strahlenbiologie. Leipzig: Georg Thieme 1956. — FRIEDRICH-FRESKA, H., u. F. KAUDEWITZ: Versuche mit radioaktivem Phosphor an Amoeba proteus. Zool. Anz. Suppl. 16, 81—86 (1952). — FRIESEN, H.: Artificially induced crossing-over in males of Drosophila melanogaster. Science 78, 513—514 (1933). — FRITZ-NIGGLI, H.: Erste biologische Versuche mit dem 31-MeV-Betatron. Verh. Schweiz. Naturforsch. Ges. Luzern 1951a, S. 154—155. ~ Röntgenmodifikationen nach Bestrahlung mit 31-MeV-Betatronstrahlen und 180-keV-Röntgenstrahlen. Schweiz. med. Wschr. 81, 1218 (1951b). ~ Biologische Analyse der Strahlenschädigung von Drosophila-Eiern durch 180 kV-Röntgenstrahlen und ultraharte 31-MeV-Strahlen. Naturwiss. 39, 485—486 (1952a). ~ Quantitative und qualitative Analyse der Rontgenschädigung im Drosophila-Versuch. Fortschr. Röntgenstr. 76, 218—254 (1952b). ~ Biologische Versuche mit dem 31-MeV-Betatron. Brown Boveri Betatron S. 60—66, 1953. ~ Biologische Versuche mit dem 31-MeV-Betatron. Fortschr. Röntgenstr. 80, 28 —38 (1954). ~ Vergleichende Analyse der Strahlenschädigung von Drosophila-Eiern mit 180 keV und 31 MeV. Fortschr. Röntgenstr. 83, 178—200 (1955a). ~ Hemmung der Enzymaktivität isolierter Mitochondrien durch kleine Röntgendosen. Naturwiss. 42, 585—586 (1955b). ~ Enzymschädigungen durch Röntgenstrahlen. Radiol. clin. (Basel) 25, 258—370 (1956a). ~ Die Wirkung der 31-MeV-Röntgenstrahlen auf die Mitose von Vicia Faba L. im Vergleich zu 180 keV. Oncologia (Basel) 9, 269—279 (1956b). ~ Mitoseaktivität und Phasenhäufigkeit nach Bestrahlung von Vicia faba mit 31-MeV- und 180-keV-Röntgenstrahlen. Naturwiss. 43, 112—113 (1956c). ~ Dominant lethal factors and embryonic mortality after irradiation at 180 keV and 31 MeV. Proc. Intern. Conf. Peaceful Use of Atomic Energy Geneva, 1955 11, 179—183 (1956d). ~ Enzymatische Strahlenschädigung von Lebermitochondrien durch die minimale Röntgendosis von 0,1 r. Naturwiss. 43, 425—426 (1956e). ~ Die experimentellen Grundlagen zur Schätzung der Strahlengefährdung der menschlichen Erbmasse. Fortschr. Röntgenstr. 87,

427—443 (1957a). ~ Schutzwirkung gegen die Enzymschädigung bestrahlter Mitochondrien durch chemische Substanzen. Fortschr. Röntgenstr. 86, 477—486 (1957b). ~ Strahlenschäden und Schutzmaßnahmen bei der medizinischen Anwendung der Radio-Isotope. Strahlentherapie 102, 355—369 (1957c). ~ Abhängigkeit der genetischen Strahlenschädigungen von Milieufaktoren und Strahlenqualität (Schatzung der genetischen Strahlengefährdung des Menschen durch radioaktive Isotope). Bull. schweiz. Akad. med. Wiss. 14, 550—570 (1958a). ~ Die unterschiedliche biologische Wirkung von 30 MeV-Elektronen, 31 MeV-Rontgenstrahlen und 180 keV-Rontgenstrahlen. Betatron- und Telekobalttherapie Inter. Symp. 1.—3. Juli 1957, Universität Heidelberg, S. 113—130. Heidelberg: Springer 1958b. ~ Abhängigkeit der Mutationsentstehung von der Strahlenqualität (30 MeV-Elektronen, 31 MeV-Photonen und 180 keV-Photonen). Naturwiss. 45, 117—118 (1958c). ~ Strahlenchimären und Parabiose. Strahlentherapie 106. 378—390 (1958d). ~ Mögliche Ursachen der verschiedenen Strahlenempfindlichkeit des Erbmaterials in Keimzellen unterschiedlichen Alters. Naturwiss. 45, 557—564 (1958e). ~ Strahlenbiologie. Stuttgart: Georg Thieme 1959a. ~ Die verschiedene Beeinflussung der Mutabilität reifer und unreifer Keimzellen durch Bestrahlung in N_2-, O_2- und CO-Atmosphare. Strahlentherapie 109, 402—411 (1959b). — FURTH, J.: Carcinogenesis by ionizing radiations. Radiat. Biol. 1, 1145—1201 (1954). — FURTH, J., and M. C. BOON: Enhancement of leukemogenic action of methylcholanthrene by pre-irradiation with x-rays. Science 98, 138—139 (1943). ~ Induction of ovarian tumors in mice by x-rays. Cancer Res. 7, 241—245 (1947). — FURTH, J., and J. S. BUTTERWORTH: Neoplastic diseases occuring among mice subjected to general irradiation with x-rays; ovarian tumors and associated lesions. Amer. J. Cancer 28, 66—95 (1936). — Furth, J., and O. B. FURTH: Neoplastic diseases produced in mice by general irradiation with x-rays. I. Incidence and types of neoplasms. Amer. J. Cancer 28, 54—65 (1936). — FURTH, J., and E. LORENZ: Carcinogenesis by ionizing radiations. Radiation Biology 1, 1145—1201 (1954), edit. by A. HOLLAENDER. McGraw-Hill Book Comp., Inc., New York 1954. — FURTH, J., and J. L. TULLIS: Carcinogenesis by radioactive substances. Cancer Res. 16, 5—21 (1956). — FURTH, J., and A. C. UPTON: Vertebrate radiobiology: histopathology and carcinogenesis. Ann. Rev. nuclear Sci. 3, 303—338 (1953).

GÄRTNER, H.: Weitere Untersuchungen über die biologische Wirksamkeit schneller Elektronen und Röntgenstrahlen an Gewebekulturen. Strahlentherapie 86, 217—226 (1952). ~ 500 r schnelle Elektronen und 6 MeV Elektronenschleuder. Strahlentherapie 89, 26 (1952/53). GAGER, CH. ST.: Effects of the rays of radium on plants. Mem. N.Y. Bot. Garden 4 (1908). — GAGER, CH. ST., and A. F. BLAKESLEE: Chromosome and gene mutations in datura following exposure to radium rays. Proc. nat. Acad. Sci. (Wash.) 13, 75—79 (1927). — GENTNER, W., H. MAIER-LEIBNITZ u. W. BOTHE: Atlas typischer Nebelkammerbilder mit Einführung in die Wilsonsche Methode. Berlin: Springer 1940. — GIESE, A. C.: Radiations and cell division. Quart. Rev. Biol. 22, 253—282 (1947). — GILES, N. H.: The effect of fast neutrons on the chromosomes of Tradescantia. Proc. nat. Acad. Sci. (Wash.) 26, 567—573 (1940). ~ Comparative studies of the cytogenetical effects of neutrons and X-rays. Genetics 28, 398—418 (1943). ~ Radiation-induced chromosome aberrations in Tradescantia. Radiat. Biol. 1, 713—761 (1954). — GILES, N. H., and A. V. BEATTY: The effect of x-irradiation in oxygen and in hydrogen at normal and positive pressures on chromosome aberration frequency in Tradescantia microspores. Science 112, 643—645 (1950). — GILES, N. H., A. V. BEATTY and H. P. RILEY: The relationship between the effects of temperature and of oxygen on the frequency of X-ray induced chromsome aberrations in Tradescantia microspores. Genetics 36, 552 (1951). — GILES, N. H., and H. P. RILEY: The effect of oxygen on the frequency of x-ray induced chromosomal rearrangements in Tradescantia microspores. Genetics 35, 640—646 (1949). ~ Studies on the mechanism of the oxygen effect on the radiosensitivity of Tradescantia chromosomes. Proc. nat. Acad. Sci. (Wash.) 36, 337—344 (1950). — GILMAN, P. K., and F. H. BAETJER: Some effects of the Roentgen rays on the development of embryos. Amer. J. Physiol. 10, 222—224 (1904). — GLASS, B.: Differences in mutability during different stages of gametogenesis in Drosophila. „Mutation" Brookhaven Symp. in Biol. No 8, p. 148 to 170, 1955. — GLASS, B., and R. K. RITTERHOFF: Spontaneous mutation rates at specific loci in Drosophila males and females. Science 124, 314—315 (1956). — GLASSER, O., and F. R. MAUTZ: Studies on the effect of Roentgen rays and gamma rays upon the eggs of Drosophila melanogaster. Amer. J. Roentgenol. 29, 815 (1933). — GLASSER, O., E. H. QUIMBY, L. S. TAYLOR and J. L. WEATHERWAX: Physical foundations of radiology. P. B. Holber, Inc., Medical Book Depart. Harper & Brothers, U.S.A. 1952. — GLOCKER, R.: Die physikalischen Grundlagen der Strahlenbiologie. Strahlentherapie 48, 1—14 (1933). ~ Röntgen- und Radiumphysik für Mediziner. Stuttgart: Georg Thieme 1949. ~ Dosimetrie energiereicher Strahlungen. Betatron und Telekobalttherapie, S. 151—155. Herausgeg. von J. BECKER u. K. E. SCHEER. Heidelberg: Springer 1958. — GOLDBERG, R. C., and I. L. CHAIKOFF: On the nature of the hypertrophied pituitary gland induced in the mouse by I^{131} injections, and the mechanism of its development. Endocrinology 48, 1—5 (1951). ~ Induction of thyroid

cancer in the rat by radioactive iodine. Arch. Path. (Chicago) **53**, 22—28 (1952). — GOLDFE-
DER, A., L. COHEN, CH. MILLER and M. SINGER: Agents influencing experimental radiation
injury. Effects of folic acid and Pyridoxine. Proc. Soc. exp. Biol. (N.Y.) **67**, 272—278
(1948). — GOODSPEED, T. H.: Induced chromosomal alterations. Biol. effects radiat. **2**,
1281—1295 (1936). — GORBMAN, A.: Tumorous growths in the pituitary and trachea following
radiotoxic dosages of I^{131}. Proc. Soc. exp. Biol. (N.Y.) **71**, 237—240 (1949). ~ Production and
characteristics of hypophyseal tumors following high dosages of I^{131} in mice. Acta Un. int.
Cancr. **7**, 831—833 (1952). — GRAEWE, H.: Atomphysik. Bonn: Ferdinand Dümmlers 1954. —
GRASNICK, W.: Die Wirkung der Radiumstrahlen auf tierisches Gewebe. Experimentell-histo-
logische Untersuchungen an Geweben von Amphibienlarven. Arch. mikr. Anat. **90**, 1—38
(1918). — GRAY, L. H.: The distribution of the ions resulting from the irradiation of living cells.
Brit. J. Radiol. Suppl. **1**, 7—15 (1947). ~ The initiation and development of cellular damage
by ionizing radiations. The thirty-second Silvanus Thompson memorial lecture. Brit. J. Radiol.
26, 609—618 (1953). ~ Conditions which affect the biologic damage resulting from exposure
to ionizing radiation. Acta radiol. (Stockh.) **41**, 63—83 (1954). ~ Aspects physiques de la
radiobiologie. Actions Chimiques et Biologiques des Radiations p. 1—91. Coll. M. HAIS-
SINSKY. Paris: Masson & Cie 1955. — GRAY, L. H., A. D. CONGER, M. EBERT, S. HORNSEY
and O. C. A. SCOTT: The concentration of oxygen dissolved in tissues at the time of irradiation
as a factor in radiotherapy. Brit. J. Radiol. **26**, 638—648 (1953). — GRÜNEBERG, H.: Congenital hydrocephalus in the mouse, a case of spurious pleiotropism. J. Genet. **45**, 1—21
(1943). ~ Animal genetics and medicine. London: Hamish Hamilton Medical Books 1947. —
GUDERNATSCH, J. F., and H. J. BAGG: Disturbances in the development of mammalian
embryos caused by radium emanation. Proc. Soc. exp. Biol. (N.Y.) **17**, 183—187 (1920). —
GUNTHER, M., and L. S. PENROSE: The genetics of epiloia. J. Genet. **31**, 413—430 (1935). —
GUSKOVA, A. K., and C. D. BAISOGOLOV: Two cases of acute radiation disease in man. Proc.
Intern. Conf. Peaceful Uses Atomic Energy **11**, 35—44 (1956). — GUSTAFSON, G. E., and
S. KOLETSKY: Terramycin in whole body x-radiation. Proc. Soc. exp. Biol. (N.Y.) **78**,
489—490 (1951).

HADORN, E.: Letalfaktoren. Stuttgart: Georg Thieme 1955. — HAHN, O.: Die Nutzbar-
machung der Energie der Atomkerne. Dtsch. Museum (Abh. u. Berichte) **18**, 1—37 (1950).
München: R. Oldenbourg. — HAISSINSKY, M.: Actions chimiques et biologiques des radiations,
1ère sér. Paris: Masson & Cie. 1955. ~ Actions chimiques et biologiques des radiations, 2ème
sér. Paris: Masson & Cie. 1956. — HALBERSTAEDTER, L., u. O. WOLFSBERG: Funktionssteige-
rung und -schadigung von ròntgenbestrahlten tierischen Geweben im Licht der Vitalfarbung.
Z. ges. exp. Med. **32**, 367—377 (1923). — HALDANE, J. B. S.: The rate of spontaneous mutation
of a human gene. J. Genet. **31**, 317—326 (1935). — HANSON, F. B.: The effects of x-rays on
the albino rat. Anat. Rec. **24**, 415 (1934). — HANSON, F. B., and F. HEYS: Duration of the
effects of x-rays on male germ cells in Drosophila melanogaster. Amer. Naturalist **63**, 511—516
(1929). — HANSON, F. B., and E. WINKLEMAN: Visible mutations following radium irradiation in Drosophila melanogaster. J. Hered. **20**, 277—286 (1929). — HAQUE, A.: The
irradiation of meiosis in Tradescantia. Heredity Suppl. **6**, 57—75 (1952). — HARRIS, B. B.:
The effects of aging of x-rayed males upon mutation frequency in Drosophila. J. Hered. **20**,
299—302 (1929). — HASTERLIK, R. J., and L. D. MARINELLI: Physical dosimetry and clinical
observations on four human beeings involved in an accidental critical assembly excursion.
Proc. Intern. Conf. Peaceful Uses Atomic Energy **11**, 25—34 (1956). — HASTINGS, S., H.
BECKTON and B. H. WEDD: Contribution to the study of the effects of radiations on silk-
worms. Arch. Middx Hosp. **27**, 128—153 (1912). — HATCHER, C. H.: The development of
sarcoma in bone subjected to Roentgen or radium irradiation. J. Bone Jt Surg. **27**, 179—195
(1945). — HEILBRUNN, L. V., and D. MAZIA: Biological effects of radiation, p. 625—676,
edit. by B. M. DUGGAR. New York: McGraw Hill 1936. — HELLNER, H.: Experimentelle
Knochensarkome und ihre Beziehungen zu allgemeinen Geschwulstproblemen. Bruns' Beitr.
klin. Chir. **168**, 538—553 (1938). — HEMPELMANN, L. H., and J. G. HOFFMAN: Practical
aspects of radiation injury. Ann. Rev. nuclear Sci. **3**, 369—392 (1953). — HEMPELMANN,
L. H., H. LISCO and J. G. HOFFMAN: Ann. intern. Med. **36**, 279—510 (1952). — HENKE, K.,
u. H. J. POHLEY: Differentielle Zellteilungen und Polyploidie bei der Schuppenbildung der
Mehlmotte Ephestia kühniella Z. Naturforsch. **7b**, 65—79 (1952). — HENRI, V., et
A. MAYER: Actions des radiations du radium sur les colloïdes, l'hémoglobine, les ferments et
les globules rouges. C. R. Acad. Sci. (Paris) **138**, 520—524 (1904). — HENSHAW, P. S., and
I. COHEN: Further studies on the action of roentgen rays on the gametes of Arbacia puctulata.
Amer. J. Roentgenol. **43**, 917—920 (1940). — HENSHAW, P. S., and J. W. HAWKINS: Incidence of leukemia in physicians. J. nat. Cancer Inst. **4**, 339—346 (1944). — HENSHAW, P. S.,
E. F. RILEY and G. E. STAPLETON: The biologic effects of pile radiations. Radiology **49**,
349—360 (1947). — HERSKOWITZ, I. H., and S. ABRAHAMSON: The effect of x-ray intensity
on the rate of sex-linked recessive lethal mutation induced following treatment of Drosophila
oocytes. Drosophila Inf. Serv. No 29, 125 (1955a). ~ The dependence of chromosomal rear-

rangements in oocytes of D. melanogaster upon X-ray delivery rate. Genetics 40, 574—575 (1955b). ~ Induced changes in female germ cells of Drosophila. IV. Dependence of induced crossover-like exchanges in oocytes and oogonia upon x-ray intensity. Genetics 42, 444—453 (1957). — HERSKOWITZ, I. H., H. J. MULLER and J. S. LAUGHLIN: The higher efficiency of ordinary x-rays than of 18 Mev electrons in inducing chromosome changes when applied to Drosophila spermatozoa. Genetics 41, 646—647 (1956). — HERTWIG, G.: Radiumbestrahlung unbefruchteter Froscheier und ihre Entwicklung nach Befruchtung mit normalem Samen. Arch. mikr. Anat. 77, 165—209 (1911). — HERTWIG, O.: Die Radiumkrankheit tierischer Keimzellen. Ein Beitrag zur experimentellen Zeugungs- und Vererbungslehre. Arch. mikr. Anat. 77, 1—164 (1911). — HERTWIG, P.: Durch Radiumbestrahlung hervorgerufene Veränderungen in den Kernteilungsfiguren der Eier von Ascaris megalocephala. Arch. mikr. Anat. 77, 301—312 (1911). ~ Das Verhalten des mit Radium bestrahlten Spermachromatins im Froschei. Ein cytologischer Beweis für die parthenogenetische Entwicklung der Radiumlarven. Arch. mikr. Anat. 81, 173—182 (1913). ~ Partielle Keimesschädigungen durch Radium und Röntgenstrahlen. In Handbuch der Vererbungswissenschaft, Bd. 3, S. 1—48. Berlin: Gebrüder Bornträger 1927. ~ Unterschiede in der Entwicklungsfähigkeit von F1 Mäusen nach Röntgen-Bestrahlung von Spermatogonien, fertigen und unfertigen Spermatozoen. Biol. Zbl. 58, 273—301 (1938). ~ Vererbbare Semisterilität bei Mäusen nach Röntgenbestrahlung, verursacht durch reziproke Chromosomentranslokationen. Z. indukt. Abstamm.- u. Vererb.-Lehre 79, 1—27 (1941). ~ Neue Mutationen und Koppelungsgruppen bei der Hausmaus. Z. indukt. Abstamm.- u. Vererb.-Lehre 80, 220—246 (1942). — HERVE, A., et Z. M. BACQ: Sulfocyanure, tocophérol et rayons x. C. R. Soc. Biol. (Paris) 143, 1158—1159 (1949). — HESSE, O.: Symptomatologie, Pathogenese und Therapie des Rontgenkarzinoms. Zwangl. Abh. med. Elektrol. u. Röntgenk. Heft 10, 1—156 (1911). — HEUSS, K., u. I. WOLF: Untersuchungen uber den Einfluß einer raumlichen Dosisverteilung auf die Überlebenszeit weißer Mause nach Ganzkörperbestrahlung (1200 r). Strahlentherapie 102, 539—542 (1957). — HEVESY, G. C. DE, A. G. FORSSBERG and J. D. ABBATT: Advances in Radiobiology. Edinburgh: Oliver & Boyd 1957. -- HICKS, S. P.: Developmental malformations produced by radiation. Amer. J. Roentgenol. 69, 272—293 (1953). — The effects of ionizing radiation, certain hormones, and radiomimetic drugs on the developing nervous system. J. cell. comp. Physiol. 43, Suppl. 1, 151—178 (1954). — HINE, G. J., and G. L. BROWNELL: Radiation dosimetry, p. 1—932. New York: Academic Press 1956. — HIPPEL, E. V., u. H. PAGENSTECHER: Über den Einfluß des Cholins und der Rontgenstrahlen auf den Ablauf der Graviditat. Münch. med. Wschr. 54. 452—456 (1907). — HOEHN, A.: Die Wirkung der Rontgenstrahlen auf Schwanzregenerate von Xenopuslarven. Oncologia (Basel) 8, 3—19 (1955). — HOHNE, G., H. A. KUNKEL u. R. STRUCKMANN: Die strahleninduzierte Mutationsrate bei Drosophila nach Cysteinapplikation. Naturwiss. 42, 491—492 (1955). — HOHNE, G., u. G. SCHUBERT: Auslosung von Chromosomenmutationen bei Drosophila melanogaster durch schnelle Elektronen und Rontgenstrahlen. Strahlentherapie 94, 64 (1954). — HOHL, K.: Experimentelle Untersuchungen uber Rontgeneffekte und chemische Effekte auf die pflanzliche Mitose. Stuttgart: Georg Thieme 1949. — HOLLAENDER, A.: Radiation Biology. I. High energy radiation. New York: McGraw-Hill Book Comp. 1954. ~ II. Ultraviolet and related radiations. New York: McGraw-Hill Book Comp. 1955. ~ III. Visible and near-visible light. New York: McGraw-Hill Book Comp. 1956. — HOLLAENDER, A., W. K. BAKER and E. H. ANDERSON: Effect of oxygen tension and certain chemicals on the x-ray sensitivity of mutation production and survival. Cold Spr. Harb. Symp. quant. Biol. 16, 315—326 (1951). — HOLLAENDER, A., and C. O. DOUDNEY: Studies on the mechanism of radiation protection and recovery with cysteamine and β-mercaptoethanol. Symp. on Radiobiology 1954. p. 112—115. edit. by Z. M. BACQ and P. ALEXANDER. London: Butterworths Scientific Publ. 1955. — HOLT, M. W., SH. C. SOMMERS and SH. WARREN: Intranuclear changes resulting from exposure to ionizing radiation. Lab. Invest. 2, 408—418 (1953). — HOLTERMANN, C.: Zur Frage der Beeinflussung der Vitalfarbung durch Röntgen- und Radiumstrahlen. Strahlentherapie 17, 362—365 (1924). — HOLTHUSEN, H.: Beiträge zur Biologie der Strahlenwirkung. Untersuchungen an Askarideneiern. Pflugers Arch. ges. Physiol. 187, 1—24 (1921). ~ Blutveranderungen durch Röntgenbestrahlung und deren Sensibilisierung. Strahlentherapie 14, 561—570 (1923). — HOLWECK, F., et A. LACASSAGNE: Essai d'interprétation quantique des diverses lésions produites dans les cellules par les radiations. R. C. Soc. Biol. (Paris) 107, 814—817 (1931). — HORGAN, V. J., and J. ST. L. PHILPOT: The nature of the peroxide-like substances formed in mice by x-rays. Symp. on Radiobiology 1954, p. 26—29, edit. by Z. M. BACQ and P. ALEXANDER. London: Butterworths Scientific Publ. 1955. — HOWLAND, J. W., and ST. I. WARREN: The effects of the atomic bomb irradiation on the Japanese. Biol. and Med. Physics 1, 387 (1948).

JACOBSON, L. O.: The hematologic effects of ionizing radiation. Radiat. Biol. 1, 1029 to 1090 (1954). — JACOBSON, L. O., E. K. MARKS and E. O. GASTON: Observations on the effect of spleen-shielding and the injection of cell suspensions on survival following irradiation.

Symp. on Radiobiol. 1954, p. 122—133, edit. by Z. M. BACQ and P. ALEXANDER. London: Butterworths Scientific Publ. 1955. — JACOBSON, L. O., E. K. MARKS, E. O. GASTON, M. ROBSON and R. E. ZIRKLE: The role of the spleen in radiation injury. Proc. Soc. exp. Biol. (N. Y.) 70, 740—742 (1949). — JACOBSON, L. O., E. K. MARKS, E. L. SIMMONS, CH. W. HAGEN and R. E. ZIRKLE: Effects of total-body X irradiation on rabbits. II. Hematological effects, p. 265—289. Biological effects of external X and gamma radiation. New York: McGraw-Hill Book Comp. 1954. — JACOBSON, L. O., E. L. SIMMONS, E. K. MARKS and J. H. ELDREDGE: Recovery from radiation injury. Science 113, 510—511 (1951). — JAEGER, R. G.: Zur Entwicklung und Bedeutung der Dosiseinheit „Röntgen“. Strahlentherapie 108, 8—16 (1959). — JAGIÉ, N. V., G. SCHWARZ u. L. V. SIEBENROCK: Blutbefunde bei Röntgenologen. Berl. klin. Wschr. 48, 1220—1222 (1911). — JENTZER, A.: Sarcome ostéogénique expérimental développé à distance d'un foyer radifère. Acta Un. int. Concr. 2, 100—104 (1937). — JOB, T. T., G. J. LEIBOLD and H. A. FITZMAURICE: Biological effects of Roentgen rays. Amer. J. Anat. 56, 97—117 (1935). — JONES, A.: Irradiation sarcoma. Brit. J. Radiol. 26, 273—284 (1953). — JÜNGLING, O., u. H. LANGENDORFF: Über die Wirkung verschieden hoher Röntgendosen auf den Kernteilungsablauf bei Vicia faba equina. Strahlentherapie 38, 1—10 (1930). ~ Biologische Ausdosierung von Radiumpraparaten. Strahlentherapie 48, 174 (1933).

KAHN, J. B.: Modification of sensitivity to x-radiation by morphine sulfate. Proc. Soc. exp. Biol. (N.Y.) 78, 486—489 (1951). — KAPLAN, H. S.: Observations on radiation-induced lymphoid tumors. Cancer Res. 7, 141—147 (1947). ~ Comparative susceptibility of the lymphoid tissues of strain C 57 black mice to the induction of lymphoid tumors by irradiation. Cancer Res. 9, 545 (1949). — KAPLAN, R. W.: Über die Häufigkeit phänotypisch abweichender Pflanzen in der F_1-Generation aus verschiedenen gequollenen und bestrahlten Pollen von Antirrhinum majus. Z. indukt. Abstamm.- u. Vererb.-Lehre 77, 568—579 (1939). ~ Chromosomenmutationen als Ursache der Sterilitätseffekte nach Röntgenbestrahlung von Gerstenkörnern. Z. indukt. Abstamm.- u. Vererb.-Lehre 83, 203—219 (1949). ~ Zur Kritik an der Deutung linearer Dosis-Effekt-Kurven in der Strahlenbiologie als Eintrefferfunktionen. Naturwiss. 8, 120 (1951). — KAUFMANN, B. P.: Chromosome aberrations induced in animal cells by ionizing radiations. Radiat. Biol. 1, 627—711 (1954). — KAUFMANN, B. P., H. GAY and H. ROTHBERG: The influence of near infrared radiation on the production by nitrogen mustard of chromosome rearrangements in Drosophila. J. exp. Zool. 111, 415—435 (1949). — KAUFMANN, B. P., and A. HOLLAENDER: Modification of the frequency of chromosomal rearrangements induced by x-rays in Drosophila. II. Use of ultraviolet radiation. Genetics 31, 368—376 (1946). — KAUFMANN, B. P., A. HOLLAENDER and H. GAY: Modification of the frequency of chromosomal rearrangements induced by x-rays in Drosophila. I. Use of near infrared radiation. Genetics 31, 349—367 (1946). — KAUFMANN, B. P., and M. R. McDONALD: The nature of the changes effected in chromosomal materials by the chelating agent EDTA. Proc. nat. Avad. Sci. (Wash.) 43, 262—270 (1957). — KAUFMANN, B. P., and K. WILSON: Modification of the frequency of chromosomal rearrangements induced by X-rays in Drosophila. IV. Posttreatment with near infrared radiation. Genetics 34, 425—436 (1949). — KAVEN, A.: Röntgenmodifikationen bei Mäusen. Z. menschl. Vererb.- u. Konstit.-Lehre 22, 238—246 (1938a). ~ Das Auftreten von Gehirnmißbildungen nach Röntgenbestrahlung von Mäuseembryonen. Z. menschl. Vererb.- u. Konstit.-Lehre 22, 247—257 (1938b). — KEMP, T.: Untersuchungen über das Verhalten der Mitosen in Gewebekulturen mit besonderem Hinblick auf ihre Beeinflussung durch verschiedenartige Einwirkungen (Röntgen- und Radiumstrahlung, Wärme- und Aethereinwirkung). Arch. exp. Zellforsch. 11, 224—225 (1931). — KEPP, KURT: Grundlagen der Strahlentherapie. Historischer Überblick. Stuttgart: Georg Thieme 1952. — KHISHIN, A. F.: The response of the immature testis of Drosophila to the mutagenic action of x-rays. Z. indukt. Abstamm.- u. Vererb.-Lehre 87, 97—112 (1955). — KIMBALL, R. F.: The effects of radiation on protozoa and the eggs of invertebrates other than insects. Radiat. Biol. 2, 285—331 (1955). — KING, E. D.: The effect of low temperature upon the frequency of x-ray induced mutations. Genetics 32, 161—164 (1947). — KING, E. D., and H. A. SCHNEIDERMAN: The effects of carbon dioxide on the frequency of x-ray induced chromosome aberrations in Tradescantia. Proc. nat. Acad. Sci. (Wash.) 38, 809—812 (1952). — KING, E. D., H. A. SCHNEIDERMAN and K. SAX: The effects of carbon monoxide and oxygen on the frequency of x-ray induced chromosome aberrations in Tradescantia. Proc. nat. Acad. Sci. (Wash.) 38, 34—43 (1952). — KING, R. C., J. B. DARROW and N. WEBER KAYE: Studies on different classes of mutations induced by radiation of Drosophila melanogaster females. Genetics 41, 890—900 (1956). — KING, T. J., and R. BRIGGS: Transplantation of living nuclei of late gastrulae into enucleated eggs of rana pipiens. J. Embryol. exp. Morph. 2, 73—80 (1954). — KNAPP, E., u. R. W. KAPLAN: Beeinflussung der Mutationsauslösung und anderer Wirkungen der Röntgenstrahlen bei Antirrhinum majus durch Veränderung des Quellenzustandes des zu bestrahlenden Samens. Z. indukt. Abstamm.- u. Vererb.-Lehre 80, 501—550 (1942). —

KNOWLTON, N. P., and L. H. HEMPELMANN: The effect of x-rays on the mitotic activity of the adrenal gland, Jejunum, lymph node and epidermis of the mouse. J. cell. comp. Physiol. **33**, 73—91 (1949). — KNOWLTON, N. P., L. H. HEMPELMANN and J. G. HOFFMAN: The effects of x-rays on the mitotic activity of mouse epidermis. Science **107**, 625—626 (1948). — KNOWLTON, N. P., E. LEIFER, J. R. HOGNESS, L. H. HEMPELMANN, L. F. BLANEY, D. C. GILL, W. R. OAKES and CH. L. SHAFER: Beta ray burns of human skin. J. Amer. med. Ass. **141**, 239—246 (1949). — KOERNICKE, M.: Über die Wirkung von Röntgenstrahlen auf die Keimung und das Wachstum. Ber. dtsch. bot. Ges. **22**, 148—155 (1904). ~ Weitere Untersuchungen über die Wirkung von Rontgen- und Radiumstrahlen auf die Pflanzen. Ber. dtsch. bot. Ges. **23**, 324—333 (1905a). ~ Über die Wirkung der Rontgen- und Radiumstrahlen auf pflanzliche Gewebe und Zellen. Ber. dtsch. bot. Ges. **23**, 404—415 (1905b). — KOLETSKY, S., F. J. BONTE and H. L. FRIEDELL: Production of malignant tumors in rats with radioactive phosphorus. Cancer Res. **10**, 129—138 (1950). — KOLLER, P. C.: The effects of radiation on pollen grain development, differentiation, and germination. Proc. roy. Soc. Edinb. B **61**, 398—429 (1943). ~ The response of Tradescantia pollen grains to radiation at different dosage-rates. Brit. J. Radiol. **19**, 393—404 (1946). ~ The effect of radiation on the normal and malignant cell in man. Brit. J. Radiol. Suppl. **1**, 84—96 (1947). ~ The cytological effects of irradiation at low intensities. Heredity Suppl. **6**, 5—22 (1952). — KOMAI, T., K. KISHIMOTO and Y. OZAKI: Genetic study of microcephaly based on Japanese material. Amer. J. hum. Genet. **7**, 51—65 (1955). — KONECCI, E. B., W. F. TAYLOR and S. S. WILKS: Protective action of carbon monoxide in mammalian whole-body X-irradiation. Radiat. Res. **3**, 157—165 (1955). — KOSAKA, SH.: Effects of roentgen rays upon the fetus. I. Investigation of the influence and effect of roentgen rays upon the mouse fetus. Jap. J. Obstet. Gynec. **10**, 34—39 (1927). ~ Der Einfluß der Rontgenstrahlen auf die Feten. III. Mitt. Untersuchungen an weißen Ratten. Zbl. ges. Radiol. **6**, 538—539 (1929). ~ IV. Mitt. Untersuchungen an Meerschweinchen. Zbl. ges. Radiol. **6**, 777 (1929). ~ V. Mitt. Zusammenfassende Betrachtung der Resultate der Untersuchungen an allen bisher berichteten Versuchstieren. Zbl. ges. Radiol. **6**, 778 (1929). — KOVÁCS. K.: Zur Biologie der Rontgenstrahlen. Strahlentherapie **26**, 313—328 (1927). — KREBS, C., H. C. RASK-NIELSEN and A. WAGNER: The origin of lymphosarcomatosis and its relation to other forms of leucosis in white mice. Acta radiol. (Stockh.) Suppl. **10**, 1—53 (1930). — KRÖNING, F., u. R. SIGMUND: Die Induktion leukämischer und nicht-leukamischer Tumoren nach Rontgen-Ganzbestrahlung bei Mäusen des C-57-Black-Inzuchtstammes. Strahlentherapie **95**, 574—586 (1954). — KRUMHOLZ, L. A., and J. H. RUST: Osteogenic sarcoma in a muskrat from an area of high environmental radiostrontium. Arch. Path. (Chicago) **57**, 270—278 (1954).

LACASSAGNE, A.: Les cancers produits par les rayonnements électromagnétiques. Actualités scientifiques et industrielles Nr 975. Paris: Hermann & Cie. 1945a. ~ Les cancers produits par les rayonnements corpusculaires. Mécanisme présumable de la cancérisation par les rayons. Actualités Scientifiques et industrielles Nr 981. Paris: Hermann & Cie. 1945b. — LACASSAGNE, A., et H. COUTARD: De l'influence de l'irradiation des ovocytes sur les fécondations et les gestations ultérieures. Gynéc. et Obstét. **7**, 1—25 (1923). — LACASSAGNE, A., J. F. DUPLAN and N. P. BUU-HOI: Some new experiments on protection against wholebody irradiation. J. nat. Cancer Inst. **15**, 915—921 (1955). — LACASSAGNE, A., et F. HOLWECK: Sur la radiosensibilité de la levure saccharomyces ellipsoideus. C. R. Soc. Biol. (Paris) **104**, 1221 (1930). — LACASSAGNE, A., et O. MONOD: Les caryocinèses atypiques provoquées dans les cellules cancéreuses par les rayons X et γ et leur rôle dans la régression des tumeurs malignes irradiées. Arch. franç. Path. géner. exp. **1**, 1—32 (1922). — LACASSAGNE, A., et R. VINZENT: Sarcome provoqué chez des lapins par l'irradiation d'abcès à streptobacillus caviae. C. R. Soc. Biol. (Paris) **100**, 249—251 (1929). — LAMSON, B. G., R. A. MEEK and L. R. BENNETT: Late effects of total-body roentgen irradiation. Arch. Path. (Chicago) **64**, 505—521 (1957). — LANE, G. R.: Interpretation in x-ray chromosome breakage experiments. Heredity Suppl. **6**, 23—34 (1952). ~ Chromosome breakage by diepoxide and by x-rays. Symp. on Radiobiology 1954, p. 265—274. edit. by Z. M. BACQ and P. ALEXANDER. London: Butterworths Scientific Publ. 1955. — LANGENDORFF, H., u. R. KOCH: Untersuchungen über einen biologischen Strahlenschutz. XVIII. Mitt. Die Wirkung zentralerregender Pharmaka auf das bestrahlte Tier. Strahlentherapie **102**, 58—63 (1957). — LANGENDORFF, H., R. KOCH u. U. HAGEN: Untersuchungen über einen biologischen Strahlenschutz. XIII. Mitt. Der Einfluß energiereicher Phosphate und phosphorylierter Vitamine auf die Strahlenempfindlichkeit von Ratte und Maus. Strahlentherapie **99**, 375—382 (1956). — LANGENDORFF, H., R. KOCH u. H. SAUER: Untersuchungen über einen biologischen Strahlenschutz. III. Mitt. Der Einfluß des Milzschutzes von Milz- und Leberimplantationen auf die Überlebensrate rontgenbestrahlter Mause. Strahlentherapie **93**, 274—280 (1954). — LANGENDORFF, H., u. M. LANGENDORFF: Strahlenbiologische Untersuchungen an befruchteten Seeigeleiern. Strahlentherapie **42**, 793—799 (1931). — LANGENDORFF, H., u. K. SOMMERMEYER: Strahlenwirkung auf Drosophilaeier. I. Fundamenta Radiol. **4**, 196—209

(1939). ~ Strahlenwirkung auf Drosophilaeier. II. Strahlentherapie **67**, 110 (1940). — LANGENDORFF, H., R. KOCH u. H. SAUER: Untersuchungen über einen biologischen Strahlenschutz. I. Mitt. Der Einfluß des Desoxycorticosterons und von Nebennieren-rindenextrakten auf den Ablauf der tödlichen Röntgenbestrahlung. Strahlentherapie **93**, 37—43 (1954). ~ II. Mitt. Der Einfluß von Desoxycorticosteron-Kristallimplantaten und Nebennierenimplantationen auf die Überlebensrate röntgenbestrahlter Mäuse. Strahlentherapie **93**, 44—50 (1954). — LASNITZKI, I.: The effect of dose rate variations on mitosis and degeneration in tissue cultures of avian fibroblasts. Brit. J. Radiol. **19**, 250—256 (1946). — LATARJET, R.: Some factors influencing cell radiosensitivity by acting at the level of the primary biochemical action. Symp. on Radiology, p. 241—258, edit. by J. J. NICKSON. New York: John Wiley & Sons 1952. — LAZARUS-BARLOW, W. S.: An attempt at the experimental production of carcinoma by means of radium. Proc. roy. Soc. Med., Sect. Path. **11**, 1—17 (1918). ~ Further attempts at the experimental production of carcinoma by means of radium. Proc. Roy. Soc. Med., Sect. Path. **15**, 7—12 (1922). — LEA, D. E.: Action of radiations on living cells, p. 1—402. Cambridge: University Press 1946 ~ The induction of chromosome structural changes by radiation: Detailed quantitative interpretation. Brit. J. Radiol. Suppl. **1**, 75—83 (1947). — LEFORT, M.: Chimie des radiations des solutions aqueuses. Aspect actuel des résultats expérimentaux. Actions chimiques et biologiques des radiations, 1ère Série, p. 95—204. Paris: Masson & Cie. 1955. — LEHMANN, F., u. P. WELS: Die Wirkung der Röntgenstrahlen auf die Durchlässigkeit der roten Blutkörperchen für Elektrolyte. Pflügers Arch. ges. Physiol. **213**, 628—641 (1926). — LE MAY, M.: Effect of x-radiation upon succinoxidase of rat kidney. Proc. Soc. exp. Biol. **77**, 337—339 (1951). — LENGFELLNER, K.: Über Versuche von Einwirkung der Röntgenstrahlen auf Ovarien und den schwangeren Uterus von Meerschweinchen. Münch. med. Wschr. **53**, 2147—2148 (1906). — LÉVINE, M.: The effects of x-rays on „colchicine tumors" on the root tips of the common onion. Amer. J. Bot. **29**, 13 s (1942). — LEWIS, E. B.: Leukemia and ionizing radiations. Science **125**, 965—972 (1957). — LEWITZSKY, G. A., u. G. A. ARARATIAN: Transformations of chromosomes under the influence of x-rays. Bull. appl. Bot. **27**, 265—303 (1931). — LICK, L., A. KIRSCHBAUM and H. MIXER: Mechanism of induction of ovarian tumors by x-rays. Cancer Res. **9**, 532—536 (1949). — LIMPEROS, G., and W. A. MOSHER: Protection of mice against x-radiation by thiourea. Science **112**, 86—87 (1950). — LISCO, H., and M. P. FINKEL: Observations on lung pathology following the inhalation of radioactive cerium. Fed. Proc. **8**, 360—361 (1949). — LISCO, H., M. P. FINKEL and A. M. BRUES: Carcinogenic properties of radioactive fission products and of plutonium. Radiology **49**, 361—363 (1947). — LITTLE, C. C., and H. J. BAGG: The occurrence of two heritable types of abnormality among the descendants of x-rayed mice. Amer. J. Roentgenol. **10**, 975—989 (1923). ~ The occurrence of four inheritable morphological variations in mice and their possible relation to treatment with x-rays. J. exp. Zool. **41**, 45—91 (1924). — LOISELEUR, J., et G. VELLEY: Immunité conférée par l'hyperglycémie, contre les rayons X administrés à dose léthale. C. R. Acad. Sci. (Paris) **231**, 182—184 (1950). — LOPRIORE, G.: The action of X-rays on the living plant cell. Nuova Rassegna, 1897. Zit. nach E. L. JOHNSON, Effects of x-rays upon green plants. Aus Biological Effects of Radiation, vol. 2, p. 961—981, edit. by B. M. DUGGAR. New York: McGraw-Hill Book Comp. 1936. — LORENZ, E.: Some biologic effects of long continued irradiation. Amer. J. Roentgenol. **63**, 176—185 (1950). — LORENZ, E., CH. CONGDON and D. UPHOFF: Modification of acute irradiation injury in mice and guinea-pigs by bone marrow injections. Radiology **58**, 863—877 (1952). — LORENZ, E., A. B. ESCHENBRENNER, W. E. HESTON and D. UPHOFF: Mammary-tumor incidence in female C3Hb mice following long-continued gamma irradiation. J. nat. Cancer Inst. **11**, 947—961 (1951). — LORENZ, E., W. E. HESTON, M. K. DERINGER and A. B. ESCHENBRENNER: Increase in incidence of lung tumors in strain A mice following long-continued irradiation with gamma rays. J. nat. Cancer Inst. **6**, 349—353 (1946). — LORENZ, E., W. E. HESTON, A. B. ESCHENBRENNER and M. K. DERINGER: Biological studies in the tolerance range. Radiology **49**, 274—285 (1947). — LORENZ, E., L. O. JACOBSON, W. E. HESTON, M. SHIMKIN, A. B. ESCHENBRENNER, M. K. DERINGER, J. DONIGER and R. SCHWEISTHAL: Effects of long-continued total-body gamma irradiation on mice, guinea pigs, and rabbits. III. Effects on life span, weight, blood picture, and carinogenesis and the role of the intensity of radiation. p. 24—148. Biological effects of external x and gamma radiation. New York: McGraw-Hill Book Comp. 1954. — LUCE, M., H. QUASTLER and L. SKAGGS: Biological evaluation of 20 million volt roentgen rays. Amer. J. Roentgenol. **62**, 555 (1949). — LUDFORD, R. J.: Cytological changes after irradiation of malignant growths. Cancer Res. Fund **10**, 125—168 (1932). — LÜDIN, M.: Knochensarkom nach experimenteller Röntgenbestrahlung. Acta radiol. (Stockh.) **15**, 553—556 (1934). — LÜNING, K. G.: X-ray induced dominant lethals. Hereditas (Lund) **38**, 91 (1952). ~ Effect of oxygen on irradiated males and females of Drosophila. Hereditas (Lund) **40**, 295—312 (1954). — LURIA, S. E.: Radiation and viruses. Radiat. Biol. **2**, 333—364 (1955). — LUTHER, W.: Radiosensibilität und Zellteilung. I. Versuche an Froscheiern. Strahlentherapie **62**, 436—449 (1938).

MACHT, S. H., and P. S. LAWRENCE: National survey of congenital malformations resulting from exposure to roentgen radiation. Amer. J. Roentgenol. **73**, 442—466 (1955). — MACMAHON, H. E., A. S. MURPHY and M. J. BATES: Endothelial-cell sarcoma of liver following thorotrast injections. Amer. J. Path. **23**, 585—611 (1947). — MAGEE, J. L.: Radiation chemistry. Ann. Rev. nuclear Sci. **3**, 171—192 (1953). — MAISIN, J., A. DUNJIC, J. VAN LANCKER, G. LAMBERT et L. PASSEAU: A propos de l'influence de la protection hépatique sur la survie des animaux irradiés in toto. Importance de la zone protégée. C. R. Soc. Biol. (Paris) **147**, 1520 (1953). — MAISIN. J., P. MALDAGUE, A. DUNJIC, PHAM-HONG-QUE et H. MAISIN: Effet carcinogénétique chez le rat blanc d'une dose unique de rayons X. Deuxième Conf. Inter. Nations Unies sur l'utilisation de l'énergie atomique à des fins pacifiques. A/Conf. 15/P/110, Belgique. Juin 1958, Genève. — MAISIN, J., F. MEERSEMAN et P. MALDAGUE: Cancers de la mamelle chez le rat, oestrogènes et irradiation totale. Acta Un. int. Cancr. **12**, 661—664 (1956). — MANDART, M., et G. LAMBERT: A propos de la rate chez les rats soumis à une dose léthale de rayons X. J. belge Radiol. **35**, 337—348 (1952). — MANDART, M., G. LAMBERT, H. MAISIN et J. MAISIN: Importance de la protection de la région hépatique chez les rats soumis à une dose mortelle de rayons X. C. R. Soc. Biol. (Paris) **146**, 1647 (1952). — MANGOLD, O., u. TH. PETERS: Über die Wirkung gleicher Rontgendosen auf verschiedene Stadien der Fruhentwicklung von Triton alpestris. Beitr. path. Anat. **116**, 477—516 (1956). — MARCH. H. C.: Leukemia in radiologists. Radiology **43**, 275—278 (1944). ~ Leukemia in radiologists in a 20 year period. Amer. J. med. Sci. **220**, 282—286 (1950). — MARIE, P., J. CLUNET, et G. RAULOT-LAPOINTE: Contribution à l'étude du développement des tumeurs malignes sur les ulcères de roentgen. Bull. Cancer (Paris) **3**, 404—426 (1910). — MARINELLI, L. D.: The measurement of ionizing radiations for biological purposes. Radiat. Biol. **1**, 145—190 (1954). — MARINELLI, L. D., E. H. QUIMBY and G. J. HINE: Dosage determination with radioactive isotopes. II. Practical considerations in therapy and protection. Amer. J. Roentgenol. **59**, 260—281 (1948). — MARINELLI, L. D., and L. S. TAYLOR: The measurement of ionizing radiations for biological purposes. Radiat. Biol. **1**, 145—190 (1954) — MARQUARDT, H.: Die Schädigung des Zellkerns durch Rontgenbestrahlung. Experientia (Basel) **5**, 31—43 (1949). ~ Neuere Auffassungen über einige Probleme aus der Pathologie der Kernteilung. Naturwiss. **37**, 416—424 (1950a). ~ Neuere Auffassungen über einige Probleme aus der Pathologie der Kernteilung. Naturwiss. **37**, 433—438 (1950b). ~ Die Wirkung von Rontgenstrahlen auf die Chiasmafrequenz in der Meiosis von Vicia faba. Chromosoma (Berl.) **4**, 232 (1951). ~ Untersuchungen über die Zuverlässigkeit der genetischen Methode zur Feststellung der Mutationshäufigkeit der Pflanzen. Strahlentherapie **94**, 608—631 (1954). ~ Aktuelle Probleme der Strahlenschädigung von Zellen im Organismus. Atompraxis **2**, 241—249 (1956). — MARSHAK, A.: The effect of x-rays on chromosomes in different stages of meiosis. J. gen Physiol. **19**, 179—198 (1935). — MARTLAND, H. S.: The occurrence of malignancy in radioactive persons. Amer. J. Cancer **15**, 2435—2516 (1931). — MARTLAND, H. S., and R. E. HUMPHRIES: Osteogenic sarcoma in dial painters using luminous paint. Arch. Path. (Chicago) **7**, 406—417 (1929). — MAVOR, J. W.: Studies on the physiological effects of x-rays: 1. On the variation in the lethal dose during metamorphoses in the fruit-fly, Drosophila. Amer. J. Physiol. **55**, 283 (1921). ~ Gynandromorphs form x-rayed mothers. Amer. Naturalist **58**, 525—529 (1924). — MAVOR, J. W., and H. K. SVENSON: An effect of x-rays on the linkage of mendelian characters in the second chromosome of Drosophila melanogaster. Genetics **9**, 70—89 (1924a). ~ A comparison of the effects of x-rays and temperature on linkage and fertility in Drosophila. Genetics **9**, 588—608 (1924b). — MAYNEORD, W. V.: Some applications of nuclear physics to medicine. Brit. J. Radiol. Suppl. **2** (1950). — MICKEY, G. H.: Visible and lethal mutations in Drosophila. Amer. Naturalist **88**, 241—255 (1954). — MIKAELSEN, K.: Cytological effect of chronic gamma irradiation and the protective property of certain chemicals against the radiation induced chromosome aberrations. Symp. on Radiobiology 1954, p. 316—320, edit. by Z. M. BACQ and P. ALEXANDER. London: Butterworths Scientific Publ. 1955. — MITCHELL, J. S., B. E. HOLMES and C. L. SMITH: Progress in Radiobiology. Edinburgh: Oliver & Boyd 1956. — MIWA. M., H. YAMASHITA and K. MORI: The action of ionizing rays on sea-urchin. IV. The effects of alpha rays upon unfertilized eggs. Gann **33**, 323—331 (1939). — MIYAMOTO, S.: Experimentelle Sarkomerzeugung durch Thorotrast. Strahlentherapie **64**, 683—690 (1939). — MIYOSHI, K., and T. KUMATORI: Clinical and hematological observations on the radiation sickness caused by the out-fall at Bikini. Zbl. Radiol. **53**, 218—219 (1957). Zit. Jap. Med. Congr. **2**, 83—86 (1955). — MOHR, O. L.: Mikroskopische Untersuchungen zu Experimenten über den Einfluß der Radiumstrahlen und der Kaltewirkungen auf die Chromatinreifung und das Heterchromosom bei Decticus verruccivorus. Arch. mikr. Anat. **92**, 300—368 (1919). — MOLE, R. H., J. ST. L. PHILPOT and G. R. V. HODGES: Reduction in lethal effect of x-radiation by pretreatment with thiourea or sodium ethane dithiophosphonate. Nature (Lond.) **166**, 515 (1950). — MØLLENBACH. C. J: Medfødte defekter i ojets indre Hinder. Op. ex. domo Biol.

hered. hum. Univ. Hafniensis **15** (1947). — MØRCH, E. T.: Chondrodystrophic dwarfs in Denmark. Op. ex. domo Biol. hered. hum. Univ. Hafniensis **3** (1941). — MORGAN, L. V.: Composites of Drosophila melanogaster. Carnegie Inst. Publ. **399**, 223 (1929). — MORGAN. T. H.: The origin of nine wing mutations in Drosophila. Science **33**, 496—499 (1911). — MOSSIGE, J.: The relative biological efficiency of 31 MeV Betatron x-irradiation and 175 keV x-rays as measured by recessive sex-linked lethals in Drosophila melanogaster. Progress in Radiobiology, p. 137—147. London: Oliver & Boyd 1956. — MOTTRAM, J. C.: Variations in the sensitivity of the cell to radiation in relation to mitosis. Brit. J. Radiol. **8**, 643—651 (1935). — MULLER, H. J.: Artificial transmutation of the gene. Science **66**, 84—87 (1927). ~ The production of mutations by x-rays. Proc. nat. Acad. Sci. (Wash.) **14**, 714—726 (1928). ~ Radiation and genetics. Amer. Naturalist **64**, 220—251 (1930). ~ An analysis of the process of structural change in chromosomes of Drosophila. J. Genet. **40**, 1—66 (1940). ~ The nature of the genetic effects produced by radiation. Radiat. Biol. **1**, 351—473 (1954a). ~ The manner of production of mutations by radiation. Radiat. Biol. **1**, 475—626 (1954b). ~ Characteristics of the far stronger but „spottier“ mutagenicity of fast neutrons as compared with x-rays in Drosophila spermatozoa. Genetics **39**, 985 (1954c). ~ Advances in radiation mutagenesis through studies on Drosophila. Second United Nations Intern. Conf. on the peaceful Uses of Atomic Energy, Geneva. A/Conf. 15/P/893 USA June 1958. — MULLER, H. J., I. H. HERSKOWITZ, S. ABRAHAMSON and I. I. OSTER: A nonlinear relation between x-ray dose and recovered lethal mutations in Drosophila. Genetics **39**, 741—749 (1954). — MULLER, H. J.. J. I. VALENCIA and R. M. VALENCIA: The frequency of spontaneous mutations at individual loci in Drosophila. Rec. Genet. Soc. Amer. **18**, 105—106 (1949). — MUND, W.: Les effets chimiques produits par les rayons ionisants en phase gazeuse. Actions chimiques et biologiques des radiations, p. 1—64. Paris: Masson & Cie. 1956.

NACHTSHEIM, H.: Die Mutabilität menschlicher Gene. Caryologia (Pisa) Suppl. **6**, 139—154 (1954). ~ Haufigkeit und Verbreitung krankhafter Gene in menschlichen Populationen. Münch. med. Wschr. **97**, 157—162 (1955). ~ Atomenergie und Erbgut. Münch. med. Wschr. **99**, 1283—1290 (1957). — NAKASHIMA, Y.: Einige Versuche zum Grundvorgang der biologischen Strahlenwirkung. Strahlentherapie **24**, 1—36 (1927). — NAVILLE, B.: Die Beeinflussung des Borstenmusters der Drosophila melanogaster durch Röntgenstrahlen (180 keV und 31 MeV). Oncologia (Basel) **8**, 55—67 (1955). — NEARY, G. J., R. J. MUNSON and R. H. MOLE: Chronic radiation hazards. London: Pergamon Press 1957. — NEEL, J. V.: The population genetics of two inherited blood dyscrasias in man. Cold Spr. Harb. Symp. quant. Biol. **15**, 141—158 (1950). ~ Some problems in the estimation of spontaneous mutation rates in animals and man. Effect of radiation on human heredity, p. 139—150. Geneva: World Health Organization 1957. — NEEL, J. V., and H. F. FALLS: The rate of mutation of the gene responsible for retinoblastoma in man. Science **114**, 419—422 (1951). — NEEL, J. V., M. KODANI, R. BREWER and R. C. ANDERSON: The incidence of consanguineous matings in Japan with remarks on the estimation of comparative gene frequencies and the expected rate of appearance of induced recessive mutations. Amer. J. hum. Genet. **1**, 156—178 (1949). — NEEL, J. V., W. J. SCHULL, D. J. McDONALD, N. E. MORTON, M. KODANI, K. TAKESHIMA, R. C. ANDERSON, J. WOOD, R. BREWER, S. WRIGHT, J. YAMAZAKI, M. SUZUKI and S. KITAMURA: The effect of exposure to the atomic bombs on pregnancy termination in Hiroshima and Nagasaki: Preliminary report. Science **118**, 537—541 (1953). — NEWCOMBE, H. B.: The action of x-rays on the cell. I. The chromosome variable. J. Genet. **43**, 145—171 (1942a). ~ The action of x-rays on the cell. II. The external variable. J. Genet. **43**, 237—248 (1942b). — NICHOLSON, M. L.: Krebsentstehung nach Verfutterung von 2-Azetylaminofluoren an Ratten mit gleichzeitiger fraktionierter 31-MeV-Bestrahlung sowie Vitamin B_{12}-Behandlung. Strahlentherapie **105**, 1—12 (1958). — NICKSON, J. J.: Symposium on Radiobiology. The basic aspects of radiation effects on living systems. New York: John Wiley & Sons 1952. — NOWELL, P. C., L. J. COLE and M. E. ELLIS: Induction of intestinal carcinoma in the mouse by whole-body fast-neutron irradiation. Cancer Res. **16**, 873—876 (1956).

OPPERMANN, X.: Die Entwicklung von Forelleneiern nach Befruchtung mit radiumbestrahlten Samenfaden. Arch. mikr. Anat. **83**, 141—189 (1913). — OSTER, I. I.: Modification of x-ray mutagenesis in Drosophila. I. Reunion of chromosomes irradiated during spermiogenesis. Genetics **40**, 692—696 (1955). ~ Modification of x-ray mutagenesis in Drosophila. Relative sensitivity of spermatids and mature spermatozoa. Advances in Radiobiology, p. 475—480. Edinburgh: Oliver & Boyd 1957. — OTT, A. H.: Die strahleninduzierte Mutationsrate für rezessiv geschlechtsgebundene Letalfaktoren in Spermatogonien und reifen Spermien von Drosophila melanogaster nach Bestrahlung in Luft und Stickstoff. Strahlentherapie **110**, 57—65 (1959).

PACKARD, CH.: The effect of radium radiations on the rate of cell division. J. exp. Zool. **21**, 199—212 (1916). ~ The measurement of quantitative biological effects of x-rays. J. Cancer Res. **10**, 319—339 (1926). ~ A biological measure of x-ray dosage. J. Cancer Res. **11**, 282 to

292 (1927). — Patt, H. M.: Radiation effects on mammalian systems. Ann. Rev. Physiol. 16, 51—80 (1954). ~ Remarks concerning sulphydryl protection against mammalian radiation injury. Symp. on Radiobiol. 1954, p. 105—109, edit. Z. M. Bacq and P. Alexander. London: Butterworths Scientific Publ. 1955. — Patt, H. M., and A. M. Brues: The pathological physiology of radiation injury in the mammal. I. Physical and biological factors in radiation action. Radiat. Biol. 1, 919—958 (1954). — Patt. H. M., D. E. Smith, E. B. Tyree and R. L. Straube: Further studies on modification of sensitivity to x-rays by cysteine. Proc. Soc. exp. Biol. (N.Y.) 73, 18—21 (1950). — Patt, H. M., E. B. Tyree, R. L. Straube and D. E. Smith: Cysteine protection against x-irradiation. Science 110, 213—214 (1949). — Patterson, J. T.: The effects of x-rays in producing mutations in the somatic cells of Drosophila melanogaster. Science 68, 41—43 (1928). ~ The production of gynandromorphs in Drosophila melanogaster by x-rays. J. exp. Zool 60, 173—211 (1931). — Patterson, J. T., and M. L. Suche: Crossing over induced by x-rays in Drosophila males. Genetics 19, 223—236 (1934). — Payne, F.: A study of the effect of radium upon the eggs of ascaris megalocephala univalens. Arch. Entwickl.-Mech. Org. 36, 287—293 (1913). — Penrose, L. S.: Calculation of the quantitative effects of spontaneous and induced mutation rates in diseases caused by single genes. The hazards to man of nuclear and allied radiations. Her Majesty's Stationery Office London 1956, p. 93. ~ Mutation in man. Effect of radiation on human heredity. W.H.O. Geneva 1957, p. 101—113. — Perthes: Versuche über den Einfluß der Rontgenstrahlen und Radiumstrahlen auf die Zellteilung. Dtsch. med. Wschr. 30, 668—670 (1904). — Pestalozzi. D.: Die Wirkung von Rontgenstrahlen verschiedener Dosis auf das Regenerationsvermogen des Schwanzes von Xenopuslarven. Oncologia (Basel) 6, 161—185 (1953). — Petchenko, B.: De l'influence des rayons du radium sur l'amibe. Ann. Roentgenol. Radiol. 2. 40—50 (1926). — Peters, Th.: Die Entwicklung ungefurchter Molchkeime nach Behandlung mit Röntgenstrahlen in Kombination mit Sauerstoffmangel, Kalte und Blausäure. Strahlentherapie 98, 628—639 (1955). · Petersen, O.: Radiation cancer. Acta radiol. (Stockh.) 42, 221—236 (1954). — Petrov, N.. u. N. Krotkina: Experimentelles Gallenblasen- und Lebercarcinom. Z. Krebsforsch. 38. 249—263 (1932/33). — Philip, U., u. A. Sorsby (1947): Unpubl. Nach Neel u. Falls 1951. — Piatt, J., and A. Raventos: Transplantation of irradiated tissues in embryonic amblystoma. Anat. Rec. 115, 409 (1953). — Plummer, G.: Anomalies occurring in children exposed in utero to the atomic bomb in Hiroshima. Pediatrics 10, 687—693 (1952). — Pochin. E. E., N. B. Myant and B. D. Corbett: Leukaemia following radioiodine treatment of hyperthyroidism. Brit. J. Radiol. 29, 31—35 (1956). — Politzer, G.: Pathologie der Mitose. Protoplasma-Monogr. 7, 1—238 (1934). — Pomper, S., and K. C. Atwood: Radiation studies on fungi. Radiat. Biol. 2, 431—453 (1955). ~ Probleme und Ergebnisse aus Biophysik und Strahlenbiologie, herausgeg. von W. Friedrich u. H. Schreiber. Leipzig: Georg Thieme 1956. ~ Progress in Radiobiology, edit. by J. S. Mitchell, B. E. Holmes and C. L. Smith. Edinburgh: Oliver & Boyd 1956.

Quastler, H.: Modes of acute radiation death. Proc. Intern. Conf. Uses. Atomic Energy 11, 121—124 (1956).

Radiation Biology. Vol. 1: High energy radiation, edit. by A. Hollaender. New York: McGraw-Hill Book Comp. 1954. — *Radiobiology Symposium 1954.* Edit. by Z. M. Bacq and P. Alexander. London: Butterworths Scientific Publ. 1955. — Rajewsky, B.: Physikalische Darstellung des Schädigungsvorganges und ihre experimentelle Prüfung. Zehn Jahre Forschung a. d. physik.-med. Grenzgebiet, S. 202. Leipzig 1931. ~ Bericht über die Schneeberger Untersuchungen. Z. Krebsforsch. 49, 315—340 (1940). ~ Radiation death in mammals. Symp. on Radiobiol. 1954, p. 81—92, edit. Z. M. Bacq and P. Alexander. London: Butterworths Scientific Publ. 1955. ~ Strahlendosis und Strahlenwirkung. Stuttgart: Georg Thieme 1956. — Rajewsky, B.: Wissenschaftliche Grundlagen des Strahlenschutzes. Karlsruhe: B. Braun 1957. — Rajewsky, B.. K. Aurand and I. Wolf: Studies on the time-intensity factor after whole-body x-irradiation. Advances in Radiobiology, p. 267—273. Edinburgh: Oliver & Boyd 1957a. — Rajewsky. B., G. Gerber and H. Pauly: X-ray inactivation of the components of the succinic acid dehydrogenase-cytochrome-cytochrome oxidase-system. Advances in Radiobiology, p. 25—32. Edinburgh: Oliver & Boyd 1957b. ~ Die Beeinflussung der energieliefernden Prozesse der Zelle durch Röntgenstrahlen. Strahlentherapie 102, 517—521 (1957c). — Rajewsky. B., O. Heuse u. K. Aurand: Bestrahlung von weißen Mäusen mit hohen Dosen von Rontgenstrahlen. Strahlentherapie 95, 513—522 (1954). — Rajewsky, B., u. H. Holthusen: Bemerkungen zu den Definitionen der Dosisgrößen und Dosiseinheiten in der neuen Ausgabe des Normalblattes „Rontgen- und Gammastrahlen in Medizin und Biologie, Regeln fur die Dosimetrie" (DIN 6809). Fortschr. Rontgenstr. 88, 121 (1958). — Rajewsky. B., A. Schraub u. G. Kahlau: Experimentelle Geschwulsterzeugung durch Einatmung von Radiumemanation. Naturwiss. 31, 170—171 (1943). — Rajewsky, B., A. Schraub u. E. Schraub: Über die toxische Dosis bei Einatmung von Ra-Emanation. Naturwiss. 30, 489—492 (1942). — Raper, J. R.: Effects of total surface beta irradiation. Radiology 49, 314—324 (1947). — Regaud, Cl., et G. Dubreuil: Perturbations dans le développement des œufs fécondés par des spermatozoïdes roentgenisés chez le lapin. C. R. Soc. Biol. (Paris) **64**, 1014—1016 (1908). — REGEHR, H., T. J. ARNASON and H. E. JOHNS: Induction of mutation by high-energy x-radiation produced by a 23-MeV-Betatron. Nature (Lond.) **166**, 228—229 (1950). — REICHE, K.: Über die Wirkung von 180 keV- und 31 MeV-Röntgenstrahlen auf das Ehrlich-Aszites-Karzinom der weißen Maus. Strahlentherapie **97**, 549—567 (1955). — REVELL, S. H.: A new hypothesis for „chromatid" changes. Symp. on Radiobiol. 1954, p. 243—253, edit. Z. M. BACQ and P. ALEXANDER. London: Butterworths Scientific Publ. 1955. — RICHARDS, A.: Experiments on x-radiation as the cause of permeability changes. Amer. J. Physiol. **36**, 400—417 (1915). — RILEY, H. P.: Preliminary report on the effect of certain chemicals on radiation damage to chromosomes. Genetics **37**, 618—619 (1952). ~ The protective effect of various chemical compounds against damage to chromosomes by gamma radiation. Amer. J. Bot. **42**, 765—769 (1955). — RISSE, O.: Einige Bemerkungen zum Mechanismus chemischer Röntgenreaktionen in wäßrigen Lösungen. Strahlentherapie **34**, 578—581 (1929). — Ross, J. M.: The carcinogenic action of radium in the rabbit: The effect of prolonged irradiation with screened radium. J. Path. Bact. **43**, 267—276 (1936). — ROUSSY, G., et M. GUÉRIN: Le cancer expérimental provoqué par la dioxyde de thorium. Presse méd. **49**, 761—763 (1941). — ROUSSY, G., CH. OBERLING et M. GUÉRIN: Action cancérigène du dioxyde de thorium chez le rat blanc. Bull. Acad. Méd. (Paris) **112**, 809—816 (1934). ~ Histological effects on the embryo following x-irradiation. J. Morph. **85**, 483—501 (1949). — RUGH, R.: Vertebrate radiobiology: Embryology. Ann. Rev. nuclear Sci. **3**, 271—302 (1953). ~ The effect of ionizing radiations on amphibian development. J. cell. comp. Physiol. **43**, Suppl. 1, 39—75 (1954). — RUSSELL, L. B.: X-ray induced developmental abnormalities in the mouse and their use in the analysis of embryological patterns. J. exp. Zool. **114**, 545—601 (1950). — RUSSELL, L. B., and W. L. RUSSELL: The effects of radiation on the preimplantation stages of the mouse embryo. Anat. Rec. **108**, 521 (1950a). ~ Changes in the relative proportions of different axial skeletal types within inbred strains of mice brought about by x-irradiation at critical stages in embryonic development. Genetics **35**, 689 (1950b). ~ Pathways of radiation effects in the mother and the embryo. Cold Spr. Harb. Symp. quant. Biol. **19**, 50—59 (1954). ~ An analysis of the changing radiation response of the developing mouse embryo. J. cell. comp. Physiol. **43**, Suppl. 1, 103—149 (1954). ~ The sensitivity of different stages in oogenesis to the radiation induction of dominant lethals and other changes in the mouse. Progress in Radiobiology. Proc. Fourth inter. Conf. Radiobiol., Cambridge 14.—17. Aug. 1955, p. 187—192. Edinburgh: Oliver & Boyd 1956. — RUSSELL, L. B., and R. J. SPEAR: Relation between dominant lethal incidence and stage in oogenesis irradiated. Radiat. Res. **3**, 342—343 (1955). — RUSSELL, W. L.: The incidence of sterility and partial sterility in the descendants of x-irradiated mice. Genetics **35**, 689—690 (1950). ~ X-ray-induced mutations in mice. Cold Spr. Harb. Symp. quant. Biol. **16**, 327—336 (1951). ~ Genetic effects of radiation in mammals. Radiat. Biol. **1**, 825—859 (1954). ~ Shortening of life in the offspring of male mice exposed to neutron radiation from an atomic bomb. Proc. nat. Acad. Sci. (Wash.) **43**, 324—329 (1957). — RUSSELL, W. L., J. C. KILE and L. B. RUSSELL: Failure of hypoxia to protect against the radiation induction of dominant lethals in mice. Genetics **36**, 574 (1951). — RUSSELL, W. L., and L. B. RUSSELL: Radiation-induced genetic damage in mice. Second United Nations Intern. Conf. on the peaceful Uses of Atomic Energy A/Conf. 15/P/897 U.S.A. June 1958. — RYSER, H., H. AEBI u. A. ZUPPINGER: Veränderung in der Mitochondrienfraktion der Rattenleber nach Total- und Leberfeldbestrahlung (1000 r). Experientia (Basel) **10**, 304 (1954).

SABIN, F. R., C. A. DOAN and C. E. FORKNER: The production of osteogenic sarcomata and the effects on lymph nodes and bone marrow of intravenous injections of radium chloride and mesothorium in rabbits. J. exp. Med. **56**, 267—289 (1932). — SANIDES, F.: Die letale und teratogene Wirkung von Röntgenstrahlen auf ungefurchte Keime und Gastrulen von Triton alpestris in verschiedenartigem Milieu. Biol. Zbl. **75**, 149—177 (1956). — SAX, K.: The time factor in x-ray production of chromosome aberrations. Proc. nat. Acad. Sci. (Wash.) **25**, 225—233 (1939). ~ An analysis of x-ray induced chromosoma aberrations in Tradescantia. Genetics **25**, 41—68 (1940). ~ Types and frequencies of chromosomal aberrations induced by x-rays. Cold Spr. Harb. Symp. quant. Biol. **9**, 93—103 (1941). ~ The effect of centrifuging upon the production of x-ray induced chromosomal aberrations. Proc. nat. Acad. Sci. (Wash.) **29**, 18—21 (1943). ~ Temperature effects on x-ray induced chromosome aberrations. Genetics **32**, 75—78 (1947). — SAX, K., and R. T. BRUMFIELD: The relation between x-ray dosage and the frequency of chromosomal aberrations. Amer. J. Bot. **30**, 564—567 (1943). — SAX, K., and E. V. ENZMANN: The effect of temperature on x-ray induced chromosome aberrations. Proc. nat. Acad. Sci. (Wash.) **25**, 397 (1939). — SAX, K., and C. P. SWANSON: Differential sensitivity of cells to x-rays. Amer. J. Bot. **28**, 52—59 (1941). — SCHAPER, A.: Experimentelle Untersuchungen über den Einfluß der Radiumstrahlen und der Radiumemanation auf embryonale und regenerative Entwicklungsvorgänge. Anat. Anz. **25**, 298—314, 326—337 (1904). — SCHECHTMANN, J., u. W. KLUPFEL: Beitrag zur Wirkung der Röntgenstrahlen auf die biologischen Gewebe. Strahlentherapie **43**, 792 (1932). — SCHERER, E., u. D. RINGLEB: Beobachtungen an den Mitochondrien der Mauseaszites-Tumorzellen unter der Einwirkung von Rontgenstrahlen. Strahlentherapie **90**, 34—40 (1953). — SCHERRER, P.: Atomenergie. Vjschr. naturforsch. Ges. Zurich **101**, 1—42 (1956). — SCHINZ, H. R.: Der Róntgenabort. Strahlentherapie **15**, 146—181 (1923). ~ Grundfragen der Strahlenbiologie. Klin. Wschr. **3**, 2349, 2397 (1924). ~ Zwei Jahre Forschung und Erfahrung mit dem 31-MeV-Betatron am Kantonsspital ın Zurich. Fortschr. Rontgenstr. **80**, 1—28 (1954). ~ Neuere Ergebnisse mit dem Zürcher Betatron. Radiol. Austriaca **10**, 2 (1958). — SCHINZ, H. R., u. H. FRITZ-NIGGLI: Die Wirkung der Rontgenstrahlen und des cancerogenen Stoffes „Styryl" auf die Embryonalentwicklung. Strahlentherapie **90**, 345—352 (1953). — SCHINZ, H. R., H. FRITZ-NIGGLI u. E. FREY: Wırkung ultraharter Strahlung (31-MeV-Betatron) auf die Eier von Drosophıla melanogaster. Experientia (Basel) **8**, 16 (1952). — SCHINZ, H. R., H. FRITZ-NIGGLI u. K. SCHARER: Vıer Jahre Erfahrung mit dem Betatron. Radiol. clin. (Basel) **24**, 317—346 (1955). - - SCHINZ, H. R., u. B. SLOTOPOLSKY: Der Róntgenhoden. Ergebn. med. Strahlenforsch. 1. 444—526 (1925). — SCHINZ. H. R., u. H. WÄFFLER: Zur Absorption von Rontgenstrahlung ım lebenden Gewebe. Fortschr. Röntgenstr. **81**, 804—811 (1954). — SCHINZ, H. R., u. R. WIDEROE: Bemerkungen zu der vorgeschlagenen Definitionsänderung der Róntgeneinheıt Fortschr. Róntgenstr. **89**, 486—490 (1958). — SCHMERMUND, H. J., u. H. L. HEINRICH: Vergleichende Untersuchungen uber die Wirkung von Róntgenstrahlen und schnellen Elektronen eınes 6 MeV-Betatrons auf Wachstums- und Kernteilungsvorgange von Vıcıa fabа equina. Strahlentherapie **86**, 227—240 (1952). — SCHMID, W.: Vergleich der gonetıschen Wırksamkeit der 31-MeV-Betatronstrahlung mit 180 keV-Róntgenstrahlung durch Erzeugung von sichtbaren rezessiven Mutationen und Gynandern bei Drosophila melanogaster. Oncologia (Basel) **11**, 218—243 (1958). — SCHMIDLIN-MÉSZÁROS, J.: Der Zıtronensaurezyklus im Leberhomogenat nach Röntgenbestrahlung. Fortschr. Rontgenstr. **81**, 76—84 (1954). — SCHMIDT, E. A.: Experimentelle und histologische Untersuchungen uber den Einfluß der Rontgenstrahlen auf die vitale Färbbarkeit der Gewebe. Strahlentherapıe **12**, 517—548 (1921). — SCHMIDT, H. E.: Zur Frage der Schwangerschaftsunterbrechung durch Rontgenbestrahlung. Dtsch. med. Wschr. **35**, 1064—1065 (1909). — SCHUBERT, G., H. A. KÚNKEL, L. OVERBECK u. G. UHLMANN: Untersuchungen zur experimentellen Krebsauslosung durch lokale β-Strahleneinwirkung. Strahlentherapie **100**, 335—351 (1956). — SCHURCH, O.: Studien über Pracancerosen mit besonderer Berücksichtigung des experimentellen Rontgencarcinoms. I. Teil. Z. Krebsforsch. **32**, 449—468 (1930). - SCHURCH, O., u. E. UEHLINGER: Experimentelles Knochensarkom nach Radiumbestrahlung beı eınem Kaninchen. Z. Krebsforsch. **33**, 476—484 (1930/31). — SCHULTZ, J.: Radıatıon and the study of mutation in animals. Biol. effects radiat. **2**, 1209—1261 (1936). - SCHWARTZ, D.: The effect of oxygen concentration on x-ray-induced chromosome breakage ın maize. Proc. nat. Acad. Sci. (Wash.) **38**, 490—494 (1952). — SÉBILEAU: Action des rayons x sur la gestation. C. R. Soc. Biol. (Paris) **61**, 637—638 (1906). — SELBIE, F. R.: Tumours ın rats and mice following the injection of thorotrast. Brit. J. exp. Path. **19**, 100—107 (1938). — SEREBROVSKY, A. S., and N. P. DUBININ: X-ray experıments wıth Drosophıla. J. Hered. **21**, 259—265 (1930). — SHELLABARGER, C. J., E. P. CRONKITE, V. P. BOND and S. W. LIPPINCOTT: The occurrence of mammary tumors in the rat after sublethal whole-body irradiation. Radiat. Res. **6**, 501—512 (1957). — SHEPPARD, C. W., and G. E. BEYL: Cation exchange in mammlian erythrocytes; prolytic effect of x-rays on human cells. J. gen. Physiol. **34**, 691—704 (1951). — SIEVERT, R., and A. FORSSBERG: The time factor in the biological action of x-rays. Acta radiol. (Stockh.) **12**, 535—551 (1931). — SIMPSON, C. L., L. H. HEMPELMANN and L. M. FULLER: Neoplasia ın chıldren treated with x-rays in infancy for thymic enlargement. Radiology **64**, 840—845 (1955). — SINGLETON, W. R.: The effect of chronic gamma radiation on endosperm mutatıons in maize. Genetics **39**, 587—603 (1954). — SLIZYNSKI, B. M.: Salivary chromosome studies of lethals in Drosophila melanogaster. Genetics **23**, 283—290 (1938). ~ Partial breakage of salivary gland chromosomes. Genetics **35**, 279—287 (1950). — SNELL, G. D.: X-ray sterilıty in the male house mouse. J. exp. Zool. **65**, 421—441 (1933). ~ The ınduction by X-rays of hereditary changes in mice. Genetics **20**, 545—567 (1935). — SNELL, G. D., and F. B. AMES: Heredıtary changes in the descendants of female mice exposed to Roentgen raуs. Amer. J. Roentgenol. **41**, 248—255 (1939). — SOBELS, F. H.: The possible role of peroxıdes ın radıation and chemical mutagenesis in Drosophila. Advances in Radiobiology, p. 449—456. Edinburgh: Oliver & Boyd 1957. — SOMMERMEYER, K.: Zur statıstischen Analyse der Wirkung harter Strahlen auf biologische Objekte. I. Strahlentherapie **68**, 645—655 (1940). ~ Zur statistischen Analyse der Wirkung harter Strahlen auf biologische Objekte. II. Strahlenlitherapie **69**, 715—727 (1941). ~ Zur statistischen Analyse der Wirkung harter Ntrahlen auf biologische Objekte. III. Über direkte und indirekte Strahlenwirkung. Strahlentherapie **70**, 184—189 (1941). ~ Zur statistischen Analyse der Wirkung harter Strahlen auf biologische Objekte. IV. Über die Treffertheorie der Vielzeller. Strahlentherapie **70**, 522—530 (1941). ~ Ergebnisse und Probleme der Treffertheorie in der Strahlenbiologie. Naturwiss. **38**, 289—298 (1951). ~ Zur Definition der Dosiseinheiten. Fortschr. Ròntgenstr. **88**, 453 (1958). — SPARGO, B., J. R. BLOOMFIELD, D. J. GLOTZER. E. LEITER GORDON and O. NICHOLS: Histological effects of long-continued whole-body gamma-irradiation of mice. J. nat. Cancer Inst. **12**, 615—651 (1951/52). — SPARROW, A. H.: X-ray sensitivity changes in meiotic chromosomes and the nucleid acid cycle. Proc. nat. Acad. Sci. (Wash.) **30**, 147—154 (1944). ~ Radiation sensitivity of cells during mitotic and meiotic cycles with emphasis on possible cytochemical changes. Ann. N.Y. Acad. Sci. **51**, 1508—1540 (1951). — SPARROW, A. H., M. J. MOSES and R. STEELE: Sensitivity of chromosomes to breakage by x-rays and its relationship to the nucleid acid cycle in dividing cells. Cancer Res. **10**, 241—242 (1950). — SPEAR, F. G.: Radiations and living cells. London: Chapman & Hall 1953. — SPEAR, F. G., and L. G. GRIMMETT: The biological response to gamma rays of radium as a function of the intensity of radiation. Brit. J. Radiol. **6**, 387—402 (1933). — SPENCER, W. P., and C. STERN: Experiments to test the validity of the linear R-dose mutation frequency relation in Drosophila at low dosage. Genetics **33**, 43—74 (1948).— STADLER, L. J.: Mutations in barley induced by x-rays and radium. Science **68**, 186—187 (1928). ~ Genetic effects of x-rays in maize. Proc. nat. Acad. Sci. (Wash.) **14**, 69—75 (1929). ~ Induced mutations in plants. Biol. effects of radiat. **2**, 1263—1280 (1936). — STEGER, R.: Embryonale Sterblichkeit der Nachkommen von männlichen Drosophila-Fliegen nach Bestrahlung mit 180 keV und 31 MeV. Oncologia (Basel) **9**, 12—32 (1956). — STEIN, E.: Weitere Mitteilung über die durch Radiumbestrahlung induzierten Gewebe-Entartungen in Antirrhinum (Phytocarcinome) und ihr erbliches Verhalten. (Somatische Induktion und Erblichkeit.) Biol. Zbl. **50**, 129—158 (1930). ~ Erbliche, durch Radiumstrahlung erzeugte Zell- und Gewebe-Entartung beim Löwenmaul (Antirrhinum majus). Naturwiss. **24**, 337—342 (1936). — STEPHENS, F. E., and F. H. TYLER: Studies in disorders of muscle. V. The inheritance of childhood progressive muscular dystrophy in 33 kindreds. Amer. J. hum. Genet. **3**, 111—125 (1951). — STEVENSON, A. C.: Muscular dystrophy in northern Ireland. I. An account of the condition in fifty-one families. Ann. Eugen. (Lond.) **18**, 50—93 (1953/54). ~ Comparisons of mutation rates at single loci in man. Effect of radiation on human heredity, p. 125—137. Geneva: World Health Organization 1957. — STEWART, A., J. W. WEBB, B. D. GILES and D. HEWITT: Malignant disease in childhood and diagnostic irradiation in utero. Lancet **271**, 447 (1956). — STONE, R. G.: The effects of x-rays on regeneration in tubifex. J. Morph. **53**, 389—431 (1932). — STRANDSKOV, H. H.: Effects of x-rays in an inbred strain on guinea-pigs. J. exp. Zool. **63**, 175—202 (1932). — STRANGEWAYS, T. S. P., and F. L. HOPWOOD: The effect of x-rays upon mitotic cell division in tissue cultures in vitro. Proc. roy. Soc. B **100**, 283—293 (1926). — STRANGEWAYS, T. S. P., and H. E. H. OAKLEY: The immediate changes observed in tissue cells after exposure to soft x-rays while growing in vitro. Proc. roy. Soc. B **95**, 373—381 (1924). — STRUGGER, S. P., A. T. KREBS and Z. S. GIERLACH: Investigations into the first effects of roentgen rays on living protoplasm as studied with modern fluorochromes. Amer. J. Roentgenol. **70**, 365—375 (1953). — STUBBE, H.: Genmutation. In Handbuch der Vererbungswissenschaft, Bd. II, F, S. 1—429. Berlin: Gebrüder Borntraeger 1938. — STURTEVANT, A. H.: The claret mutant type of Drosophila simulans: a study of chromosome elimination and of cell-lineage. Z. wiss. Zool. **135**, 323—356 (1929). — SULLIVAN, R. L., and D. S. GROSCH: The radiation tolerance of an adult wasp. Nucleonics **11**, 21—23 (1953). — SUSSMAN, H.: Kerngröße von Leberzellen der Maus nach Ròntgenbestrahlung. Oncologia (Basel) **9**, 373—386 (1956). — SWANSON, C. P.: The effects of ultraviolet and x-ray treatment on the pollen tube chromosomes of Tradescantia. Genetics **27**, 491—503 (1942). ~ X-ray and ultraviolet studies on pollen tube chromosomes. I. The effect of ultraviolet (2537 A) on x-ray induced chromosomal aberration. Genetics **29**, 61—68 (1944). — SWANSON, C. P., and A. HOLLAENDER: The frequency of x-ray-induced chromatid breaks in Tradescantia as modified by near infrared radiation. Proc. nat. Acad. Sci. (Wash.) **32**, 295—302 (1946). — SWANSON, C. P., and A. H. JOHNSTON: Radiation-induced pycnosis of chromosomes and its relation to oxygen tension. Amer. Naturalist **88**, 425—430 (1954).

TAHMISIAN, TH. N.: The effect of x-radiation on the metabolic processes of the resting cell. J. exp. Zool. **112**, 449—463 (1949). — TAYLOR, H. J.: The duplication of chromosomes. Scientific American, June 1958, p. 37—42. — THODAY. J. M., and J. READ: Effect of oxygen on the frequency of chromosome aberrations produced by x-rays. Nature (Lond.) **160**, 608 (1947). — THOMSON, J. F.: Vertebrate radiobiology (lethal actions and associated effects). Ann. Rev. nuclear Sci. **4**, 377—400 (1954). — TIMOFÉEFF-RESSOVSKY, N. W.: Einige Versuche an Drosophila melanogaster über die Art der Wirkung der Röntgenstrahlen auf den Mutationsprozeß. Arch. Entwickl.-Mech. Org. **124**, 654—665 (1931). ~ Zur Frage über einen „direkten" oder „indirekten" Einfluß der Bestrahlung auf den Mutationsvorgang. Biol. Zbl. **57**, 233—248 (1937a). ~ Über Mutationsraten in reifen und unreifen Spermien von Drosophila melanogaster. Biol. Zbl. **57**, 309—315 (1937b). — TIMOFÉEFF-RESSOVSKY, N.W., u. M. DELBRÜCK: Strahlengenetische Versuche über sichtbare Mutationen und die Mutabilität einzelner Gene bei Drosophila melanogaster. Z. indukt. Abstamm.- u. Vererb.-Lehre **71**, 322—334 (1936). — TIMOFÉEFF-RESSOVSKY. N. W., u. K. G. ZIMMER: Strahlengenetische Zeitfaktorversuche an Drosophila melanogaster. Strahlentherapie **53**, 134—138 (1935). ~ Neutronenbestrahlungsversuche zur Mutationsauslosung an Drosophila melanogaster. Naturwiss. **26**, 362—365 (1938). ~ Das Trefferprinzip in der Biologie. Biophysik, Bd. 1. Leipzig: Hirzel 1947. — TING, T. P.. and R. E. ZIRKLE: Nature and cause of hemolysis produced by x-rays. J. cell. comp. Physiol. **16**, 189—195 (1940). — TOBIAS, C. A.: The dependence of some biological effects of radiation on the rate of energy loss. Symp. on Radiobiology. The basic aspects of radiation effects on living systems, p. 357—392, June 14—18. 1950. New York: John Wiley & Sons 1952. — TOUSSEY. S.: In discussion of a paper by E. C. Titus. J. adv. Therapy **23**, 650 (1905). — TREADWELL. A. DE G., W. U. GARDNER and J. H. LAWRENCE: Effect of combining estrogen with lethal doses of roentgen-ray in Swiss mice. Endocrinology **32**. 161—164 (1943). — TUR. J.: Sur les malformations embryonnaires obtenues par l'action du radium sur les œufs de la poule. C. R. Soc. Biol. (Paris) **57**, 236—238 (1904). — TURPIN, R., J. LEJEUNE et M. O. RETHORÉ: Les effets génétiques chez l'homme des radiations ionisantes. Bull. schweiz. Akad. med. Wiss. (Sonderausgabe von Fasc. 5/6) **14**, 571—579 (1958).

UEHLINGER, E. u. O. SCHURCH: Über experimentelle Erzeugung von Sarkomen mit Radium und Mesothorium. Dtsch. Z. Chir. **251**, 12—33 (1939). — ULRICH, H.: The incidence of leukemia in radiologists. New Engl. J. Med. **234**, 45—46 (1946). ~ Röntgenteilbestrahlung von Drosophila-Eiern. Naturwiss. **38**, 121 (1951a). ~ Abtotung von Drosophila-Eiern verschiedenen Alters durch partielle Rontgenbestrahlung. Naturwiss. **38**, 530—531 (1951b). ~ Ein Vergleich der Rontgenstrahlenwirkung auf Kern und Plasma des Drosophila-Eies. Biol. Zbl. **74**, 498—515 (1955). — UPTON, A. C., K. W. CHRISTENBERRY, G. S. MELVILLE, J. FURTH and G. S. HURST: The relative biological effectiveness of neutrons, x-rays and gamma rays on lens opacities; observations on mice, rats, guinea-pigs and rabbits. Radiology **67**, 686 (1956).

VALENCIA, J. I., and H. J. MULLER: The mutational potentialities of some individual loci in Drosophila. Hereditas (Lund) Suppl. 681—683 (1949). — VINTEMBERGER, P.: Sur l'amplitude des variations de la radiosensibilité dans l'œuf de Rana fusca au cours des premières mitoses de segmentation. C. R. Soc. Biol. (Paris) **98**, 536—537 (1928). — VOGEL, F.: Über Genetik und Mutationsrate des Retinoblastoms (Glioma retinae). Z. menschl. Vererb.- u. Konstit.-Lehre **32**, 308—336 (1954). ~ Vergleichende Betrachtungen über die Mutationsrate der geschlechtsgebunden-rezessiven Hamophilieformen in der Schweiz und in Dänemark. Blut **1**, 91—109 (1955).

WALTON, J. N.: On the inheritance of muscular dystrophy. Ann. hum. Genet. **20**, 1—38 (1955). — WANNER, H.: Über Wirkungen der Röntgenstrahlen auf das Plasma vegetativer Pflanzenzellen. Habil.-Schr. Zürich 1945. — WARD, C. L., and M. L. ALEXANDER: Cytological analysis of x-ray-induced mutations at eight specific loci in the third chromosome of Drosophila melanogaster. Genetics **42**, 42—54 (1957). — WARKANY, J., and E. SCHRAFFENBERGER: Congenital malformations induced in rats by roentgen rays. Skeletal changes in the offspring following a single irradiation of the mother. Amer. J. Roentgenol. **57**, 455—463 (1947). — WEISS, J.: Radiochemistry of aqueous solutions. Nature (Lond.) **153**, 748—750 (1944). — WERNER, R., u. A. LICHTENBERG: Über die Wirkung von Cholininjektionen auf die Leukocytenzahl des Kaninchenblutes. Dtsch. med. Wschr. **32**, 22—24 (1906). — WHITE, M. J. D.: The effect of x-rays on the first meiotic division in three species of orthoptera. Proc. roy. Soc. B **124**, 183—196 (1937). — WHITING, A. R.: Androgenesis, a differentiator of cytoplasmic injury induced by x-rays in habrobracon eggs. Biol. Bull. **97**, 210—220 (1949). ~ Androgenesis as evidence for the nature of x-ray-induced injury. Radiat. Res. **2**, 71—78 (1955). — WHITING, P. W.: The production of mutations by x-rays in Habrobracon. Science **68**, 59 (1928). ~ X-rays and parasitic wasps. J. Hered. **20**, 268—276 (1929). — WHITTINGHILL, M.: Crossover variability and induced crossing over. J. cell. comp. Physiol. **45**, Supp. **2**, 189—220 (1955). — WILBUR, K. M., and R. O. RECKNAGEL: The radiosensitivity of eggs of arbacia punctulata in various salt solutions. Biol. Bull. **85**, 193—200 (1943). — WILLIAMS, M.: Observations on the action of x-rays on plant cells. Ann. Bot. **37**, 217—223 (1923). — WILSON, J. G.: Differentiation and the reaction of rat embryos to radiation. J. cell. comp. Physiol. **43**, Suppl. 1, 11—37 (1954). — WILSON, J. G., and J. W. KARR: Effects of irradiation on embryonic development I. X-rays on the 10th day of gestation in the rat. Amer. J. Anat. **88**, 1—33 (1951). — WILSON, M. E., and R. E. STOWELL: Cytological changes following roentgen irradiation of the liver in mice. J. nat. Cancer Inst. **13**, 1123 (1952/53). — *Wissenschaftliche Grundlagen des Strahlenschutzes.* Herausgeg. von B. RAJEWSKY. Karlsruhe: G. Braun 1957. — WOENCKHAUS, E.: Beitrag zur Allgemeinwirkung der Röntgenstrahlen. Naunyn-Schmiedeberg's Arch. exp. Path. Pharmak. **150**, 182—197 (1930). — WOLFF, SH.: Recent studies on chromosome breakage and rejoining. Advances in radiobiology, p. 463—474. Edinburgh: Oliver & Boyd 1957. — WOLFF, SH., and K. C. ATWOOD: Independant x-ray effects on chromosome breakage and reunion. Proc. nat. Acad. Sci.

(Wash.) **40**, 187—192 (1954). — WOLFF, SH., and R. C. v. BORSTEL: The effects of pre- and postirradiation centrifugation on the chromosomes of tradescantia and vicia. Proc. nat. Acad. Sci. (Wash.) **40**, 1138—1141 (1954). — WOLFF, SH., and H. E. LUIPPOLD: Metabolism and chromosome-break rejoining. Science **122**, 231—232 (1955a). ~ The role of oxidative metabolism and ATP production on the rejoining of radiation-induced chromosome breaks. Radiat. Res. **3**, 358 (1955b). ~ The production of two chemically different types of chromosomal breaks ionizing radiations. Proc. nat. Acad. Sci. (Wash.) **42**, 510—514 (1956). — WÜRMLI, H.: Unterschiede in der biologischen Wirkung der Röntgenstrahlen eines 180 keV-Stabilivolt-Apparates und des 31 MeV-Betatrons am Ehrlich-Karzinom der weißen Maus. Oncologia (Basel) **7**, 306—330 (1954). — WYCKOFF, R. W. G.: The killing of certain bacteria by x-rays. J. exp. Med. **52**, 435, 769 (1930).

YAMASHITA, H., K. MORI and M. MIWA: The action of ionizing rays on sea-urchin. II. The effects of roentgen, Gamma and Beta rays upon the fertilized eggs. Gann **33**, 117—121 (1939). — YAMAZAKI, J. N., ST. W. WRIGHT and PH. M. WRIGHT: A study of the outcome of pregnancy in women exposed to the atomic bomb blast in Nagasaki. J. cell. comp. Physiol. **43**, Suppl. 1, 319—328 (1954). — YOST, H. T.: The frequency of x-ray induced chromosome aberrations in tradescantia as modified by near infrared radiation. Genetics **36**, 176—184 (1951).

ZELLE, M. R., and A. HOLLAENDER: Effects of radiation on bacteria. Radiat. Biol. **2**, 365—430 (1955). — ZIMMER, K. G.: Zur biophysikalischen Analyse des Vorgangs der Totung von Drosophilaeiern durch Strahlung. Biol. Zbl. **60**, 287 (1940). ~ Zur Berucksichtigung der „biologischen Variabilität" bei der Treffertheorie der biologischen Strahlenwirkung. Biol. Zbl. **61**, 208—220 (1941). ~ The development of quantum biology during the last decade. Acta radiol. (Stockh.) **46**, 595—602 (1956). ~ Entwicklung und Stand der Hypothesenbildung in der quantitativen Strahlenbiologie. Naturwiss. **45**, 325—327 (1958). — ZIMMER, K. G., L. EHRENBERG u. A. EHRENBERG: Nachweis langlebiger magnetischer Zentren in bestrahlten biologischen Medien und deren Bedeutung für die Strahlenbiologie. Strahlentherapie **103**, 3—15 (1957). — ZIRKLE, E.: Partial-cell irradiation. Advanc. biol. med. Phys. **5**, 103—146 (1957). — ZUPPINGER, A.: Radiobiologische Untersuchungen an Ascariseiern. Strahlentherapie **28**, 639—758 (1928).

Radio-Histologie und Radio-Histopathologie.

Von

Hans U. Zollinger-St. Gallen[*].

Mit 178 Abbildungen.

I. Ionisierende Strahlen und Gewebe[1].

A. Konditionelle Faktoren.

Die Summe der in den vorhergehenden Kapiteln besprochenen Zellveränderungen ist weder identisch mit der Gewebsreaktion auf ionisierende Strahlen, noch ist sie eine Konstante. So lassen sich z. B. Beobachtungen an strahlengeschädigten Zellkulturen von Fibroblasten nicht einfach auf das Bindegewebe der Haut übertragen. Ein bestimmter experimenteller Tumor, welcher in vitro 60000 r zur Zerstörung benötigt, verschwindet in vivo schon nach 4000—5000 r[2]. Ferner variiert die Strahlensensibilität ein und desselben Gewebes in recht weiten Grenzen[3]. Eine wesentliche Rolle spielt das chemische Milieu, welches ein Charakteristikum der einzelnen Gewebsarten darstellt. Dasselbe gilt auch von der momentanen Stoffwechsellage, der Vascularisationsdichte, der Reaktionsfähigkeit und der Entwicklungsreife der Gewebe. Ferner tritt als entscheidender Faktor die unterschiedliche Empfindlichkeit der verschiedenen Zelltypen dazu, welche sich beim Menschen wie 1:100 und mehr verhalten kann[4], und schließlich bestehen auch quantitative wie qualitative Unterschiede zwischen den verschiedenen Arten der ionisierenden Strahlen sowie ihren Anwendungsformen (Ganzbestrahlung, stark lokalisierte Bestrahlung, harte und weiche Strahlen usw.). Das resultierende Schädigungs- und Reaktionsbild kann somit keine konstante Größe sein. Immerhin läßt sich ein regelgerechtes Verhalten in gewissen Grenzen doch festhalten. Vor Besprechung dieses letzteren soll kurz auf die erwähnten zusätzlichen Faktoren eingegangen werden.

1. Die Bedeutung der Bestrahlungsform[5].

Eindeutige Beweise für qualitative Verschiedenheiten der Effekte von Röntgenstrahlen verschiedener *Wellenlänge* konnten bisher nicht erbracht werden. Dagegen ändert sich die Verteilung der im Gewebe erzeugten Ionisationen sehr stark mit der Wellenlänge: Je weicher, d. h. langwelliger die Strahlen sind, desto weniger Tiefenwirkung und damit desto intensivere Verteilung der Ionisation

* Dem Schweizerischen Nationalfonds zur Förderung der wissenschaftlichen Forschung danke ich für die finanzielle Unterstützung, welche die Durchführung der eigenen Tierversuche ermöglichte. — Herrn Professor Dr. E. Uehlinger, Direktor des Pathologischen Instituts der Universität Zürich, möchte ich auch an dieser Stelle für den großzügigen Austausch des Beobachtungsgutes und die kameradschaftliche Zusammenarbeit danken.

[1] Allgemein zusammenfassende Literatur: Lea 1955, Kepp 1952, Lacassagne und Gricouroff 1956, Lubarsch und Wätjen 1928, Bloom 1948, Rajewsky 1956, Cameron 1952, Flaskamp 1930, Regaud und Lacassagne 1927/28, Warren 1942/43, Colwell 1935.
[2] Goldfeder 1942.   [3] Ellinger 1949, Bloom 1948.
[4] Haenisch und Holthusen 1933.   [5] Literatur siehe Schubert 1947, Pizon 1955.

in den oberflächlichen Schichten ist zu erwarten (s. Tabelle M 5 bei RAJEWSKY 1956; Abb. 1). Grundsätzlich ist somit die Wirkung nur von der Gesamtzahl der erzeugten Ionisationen pro Volumeneinheit und nicht von der Wellenlänge abhängig[1]. Die absorbierte Energie, welche der Strahlendosis entspricht, wird in r gemessen. Der Strahleneffekt hängt einerseits von der pro Volumeneinheit absorbierten Energiemenge und andererseits von der Energieverteilung entlang den einzelnen Ionisationsbahnen ab[2]. So ist das von Neutronen erzeugte Ionisationsfeld einige 100mal dichter und dafür auch entsprechend *kürzer* als bei Elektronenwirkung[3]. Die verschiedenen linearen Ionisationsdichten betragen pro μ^2 für

α-Teilchen 3900
Schnelle Neutronen . . . 1100
Röntgen 200 kV 30
Gamma des Radiums . . 15
Schnelle Elektronen . . . 2

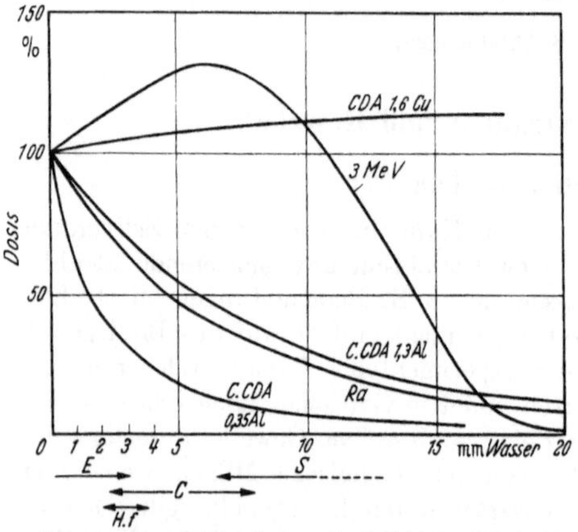

Entsprechend der Ionisationsdichte nimmt auch der Ruhezell-Schaden von sehr großen Werten bei α-Einwirkung in dieser Reihe kontinuierlich ab; bei γ-Strahlen und schnellen Elektronen fehlt er völlig[1]. Unter anderem wegen der Bildung von Rückstoß-Protonen ist der biologische Neutroneneffekt wesentlich stärker als z. B. derjenige der Röntgenstrahlen. So verhalten sich 700 r Neutronen biologisch ungefähr wie 3600 r Röntgen[3]. Nach anderen

Abb. 1. Transmissionskurven bezüglich der Haut für 3 MeV-Elektronen, Radium (Kontakt auf 4 cm² Oberfläche). Kontakttherapie (CDA 0,35 Al und 1,3 Al) und für Röntgentiefentherapie (CDA 1,6 Cu, 100 cm²). *E* Epidermis; *S* Subcutis; *C* Cutis; *Hf* Haarfollikel. (Nach PIZON 1955.)

Autoren sollen die schnellen Neutronen sogar 10—20 rep („röntgen-equivalent-physical") der Röntgen- und γ-Strahlen entsprechen[4]. Der Deuteroneneffekt deckt sich mit dem physikalischen Röntgenäquivalent-Effekt[5].

Die oben kurz zusammengefaßten Feststellungen gelten auch für die radioaktiven Substanzen, wobei allerdings zu berücksichtigen ist, daß dieselben bei intravenöser Verabreichung mehr oder weniger organotrop gespeichert werden und damit zur Bildung intensiver innerer Strahlenquellen Veranlassung geben. Ihre Halbwertzeit ist zudem ganz verschieden, und damit variiert auch die Abgabe von ionisierender Energie (meist in Form von α-Partikeln). Grundsätzlich aber unterstehen auch die durch radioaktive Isotope erzeugten Wirkungen den allgemeinen Gesetzen, wie sie für die Röntgenstrahlen ausgearbeitet wurden. Es bestehen somit keine qualitativen, sondern nur quantitative Unterschiede zwischen den biologischen Effekten der verschiedenen Strahlentypen[6].

Praktisch von großer Bedeutung ist ferner der *Zeitfaktor*. So zeigt schon die Aufteilung einer bestimmten Röntgendosis auf zwei Bestrahlungen eine starke Verringerung des entstehenden Erythems[7]. Die Erythemdosis der Haut beträgt bei 500 r/min 500 r, bei 0,5 r/min dagegen 2500 r[8]: Schwartzschild-Gesetz der unvollständigen Kumulation (s. S. 262). Dieses gilt auch bei fraktionierter Bestrahlung. Vermutlich spielt dabei die Regenerationsfähigkeit des Gewebes eine wichtige Rolle, welche bei starker Verzettelung der Dosis mehr zur Auswirkung

---

[1] GÄRTNER 1955.   [2] FORSBERG 1947.   [3] LAWRENCE 1937.
[4] HAM 1953.   [5] ROSAHN et al. 1952.   [6] GRAY 1946.
[7] REISNER 1938.   [8] HAENISCH und HOLTHUSEN 1930.

kommt. Ferner ist bei diesem Beispiel die bei verminderter Bestrahlungsintensität vermehrte Möglichkeit des Abtransportes von intermediären Stoffwechselprodukten und von Ionisationsprodukten von Bedeutung. Die rein celluläre Strahlenläsion, wie sie z. B. durch Haarbalgschädigung mit Epilation dargestellt wird, zeigt dementsprechend eine weniger deutliche, unvollständige Kumulation; die Epilationsdosis ist bei 0,5 r/min nur knapp doppelt so groß wie bei 500 r/min.

Auf der anderen Seite ergibt die fraktionierte Bestrahlung bei malignen Tumoren die besseren Resultate als die einzeitige. Dabei sind die sichtbaren

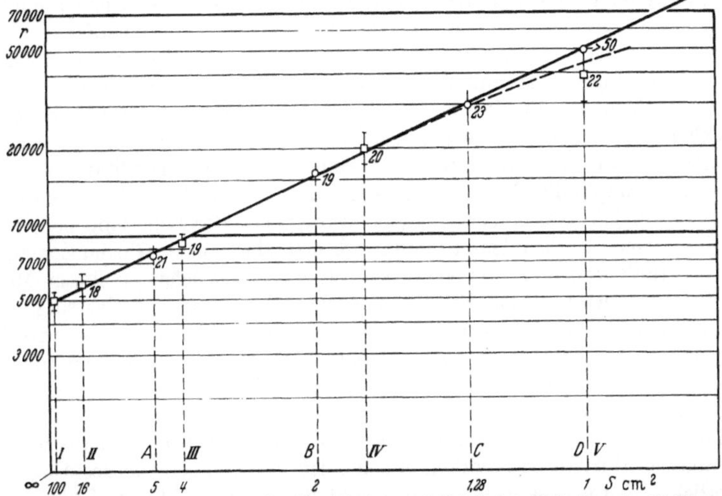

Abb. 2 Die Beziehung zwischen maximaler Hautbelastung und Feldfläche. Tiefentherapie, 18 Sitzungen in 24 Tagen. Ordinate Totale Oberflächendosis in r. Abszisse = Fläche des Bestrahlungsfeldes. (Nach JOYET und HOHL 1955.)

Gewebsläsionen entsprechend dem oben Gesagten (unvollständige Kumulation) zwar geringgradiger, die mitotischen Vorgänge sind jedoch stärker gestört durch Schädigung der Ruhekerne im Sinne einer Letalmutation[1]. Neueste Literaturzusammenstellungen[2] zeigen, daß für die heute so wichtige Frage der zulässigen maximalen Dauerbestrahlung bei Arbeit mit Isotopen weitgehend diese Kernschäden und nicht die groben Gewebs- und Protoplasmaveränderungen entscheidend sind, d. h. der dabei wichtige Kumulationsverlust ist sehr gering und nicht mit demjenigen des Erythems zu vergleichen.

Bis heute nicht abgeklärt ist die Frage, warum das Gewebe nach vorgängiger Bestrahlung eine gewisse Resistenz auf erneute Bestrahlung aufweist[3] (Haut[4], Gesamtbestrahlung[5], Tumoren[6]).

Ein wesentlicher Faktor des strahlenbiologischen Effektes ist schließlich in der Größe des Bestrahlungsfeldes zu erblicken[7] (Abb. 2). So sind bei der Gesamtkörperbestrahlung am Ovar schon mit 600 r Schäden zu erzeugen, welche bei Lokalbestrahlung ein Vielfaches dieser Dosis benötigen[8]. Das Verfahren der Rasterbestrahlung macht ferner von der Beobachtung Gebrauch, daß alternierende Bestrahlung in der Tiefe des Gewebes durch Auswertung der Streustrahlen höhere Wirkungen erzeugt als massive Ganzfeldbestrahlung. Diese

---

[1] VOEGT 1938.   [2] RAJEWSKI 1956.   [3] Literatur s. SCHUBERT 1954.
[4] HOLTHUSEN 1929.   [5] CRONKITE 1949, CRONKITE et al. 1950.   [6] FIRKET 1943 a.
[7] PIZON 1955, JOYET und HOHL 1955.   [8] BLOOM 1948.

Beobachtungen lassen ferner einen Einfluß des bestrahlten Gewebes auf den restlichen Körper vermuten. Eindeutig konnte dies bei Parabiose-Ratten mit Bestrahlung des einen Parabionten [1] sowie an Hand von Mitoseuntersuchungen [2] gezeigt werden.

2. Beziehungen zwischen der Stoffwechsellage und der Strahlenreaktion der Gewebe.

Zahlreiche Beobachtungen untermauern die Annahme einer direkten Proportion zwischen der Stoffwechselaktivität einerseits und der Schwere der Strahlenschäden andererseits in ein und demselben Gewebe [3]. Entscheidend soll dabei neben der Respiration die Glykolyse sein [4]. So ist die Strahlenempfindlichkeit der Gewebe bei Basedow und bei künstlicher Thyroxinzufuhr erhöht [5]. Künstliche Steigerung des Stoffwechsels durch arterielle Hyperämie erhöht die Strahlensensibilität, während Durchblutungsdrosselung sowie venöse Hyperämie [6] und chemische Stoffwechselreduktion durch HCN [7] oder durch Beatmung mit CO_5 oder N^5 [8] die Röntgenempfindlichkeit erheblich herabsetzen. Auch bei allgemeiner Anämie und Kachexie wird verminderte Radiosensibilität beschrieben, während die Empfindlichkeit mit dem Alter zunehmen soll [9]. In Tumoren (Strangperipherie) und in Normalgeweben (Acinusperipherie der Leberläppchen) [10] zeigt sich eine vermehrte Strahlensensibilität der besonders gut ernährten Zonen. Die höhere Strahlenresistenz von Gewebskulturen im Vergleich zu ihrem Muttergewebe in vivo wird auf das Fehlen einer adäquaten Stoffwechselversorgung der explantierten Zellen zurückgeführt [11]. Daß diese Form der induzierten Strahlenresistenz von der Sauerstoffzufuhr abhängt, konnte an Ascariseiern [12] sowie am menschlichen Lungencarcinom [13] gezeigt werden. Auch künstlicher Winterschlaf erhöht die Strahlentoleranz erheblich [14].

Ein weiterer wichtiger konditioneller Faktor, welcher ebenfalls über die Stoffwechsel-Aktivität zu wirken scheint, ist die Temperatur des Gewebes [15]. Künstliche Überwärmung der Haut erhöht die Empfindlichkeit, Unterkühlung reduziert sie [16]. Die Gewebe von Wintertieren sind entsprechend der niedrigeren Körpertemperatur weniger strahlensensibel als diejenigen von Sommertieren [17]. Die Feststellung einer wesentlichen Beeinflussung der Röntgensensibilität durch Hormone [18] erstaunt nicht, ist doch der Stoffwechsel weitgehend abhängig von der hormonalen Steuerung. Auch in Versuchen oft festgestellte Unterschiede der Röntgen-Letalitätsdosis zwischen männlichen und weiblichen Tieren werden auf hormonale Einflüsse zurückgeführt [19].

Die Ursache der Stoffwechsel-Abhängigkeit der Strahlenempfindlichkeit ist nicht abgeklärt [20], auch handelt es sich keineswegs um ein Gesetz ohne Ausnahmen. So sind die stoffwechselmäßig sehr aktiven Zellen der Leber und des Nierenparenchyms relativ strahlenresistent. Man glaubt, die Wirkung der Hypoxie (und des Cysteïns) beruhe auf der Reaktion mit Zwischenprodukten des Wassers [21].

[1] Barnes und Furth 1943.   [2] Peters 1953.
[3] Packard 1930, Ellinger 1949, Henshaw 1932; s. dagegen Patt 1955.
[4] Firket 1935.   [5] Ellinger 1932.
[6] Haenisch und Holthusen 1933, Ferroux und Lacassagne 1926, Windeyer 1954, Firket et al. 1933, Lubarsch und Wätjen 1928.
[7] Bacq 1951, Firket 1935, Lambert 1932, Chèvremont 1933.
[8] Latarjet 1951.   [9] Inglman-Sundberg 1947.
[10] Wilson und Stowell 1953.   [11] Failla 1940.   [12] Holthusen 1921.
[13] Thomlinson und Gray 1955.   [14] Langendorff und Koch 1955.
[15] Packard 1930, Patt und Swift 1948, Patt und Brues 1954, Patt 1955.
[16] Barth und Wachsmann 1948.   [17] Teschendorf 1940, Fitch et al. 1955.
[18] Storck 1948 (Literatur), Cherry und Glücksmann 1954, Halberstaedter und Ickowicz 1947.
[19] Rugh und Wolff 1956.   [20] Langendorff 1955.   [21] Patt 1953.

3. Zusammenhang zwischen Wassergehalt der Gewebe und Strahlenempfindlichkeit.

Schon 1899 zeigte SCHAUDINN, daß die Strahlenempfindlichkeit verschiedener Protozoen ungefähr parallel mit ihrem Wassergehalt verläuft. Auch ödematöses Gewebe (Haut!) ist vermehrt strahlensensibel. Experimentell kann die Radiosensibilität von Sarkomen durch Injektion von Wasser direkt in die Tumoren auf das Doppelte gesteigert werden[1], auch Viren[2] und Pflanzen[3] sind im Wasser viel empfindlicher als im trockenen Zustand. Als Ursache für diese Wirkung der Vermehrung des Gewebswassers kommt neben der Kolloidschwellung der Zellen[4] die vermehrte Bildung von H_2O_2 in überwässerten Geweben unter ionisierter Bestrahlung in Betracht.

4. Der Differenzierungsgrad und die Proliferationstendenz der Gewebe in Beziehung zur quantitativen Strahlenreaktion.

Seit BERGONIÉ und TRIBONDEAU (1906) das Gesetz von der direkten Proportion zwischen der Reproduktionsfähigkeit der Zellen und ihrer ontogenetischen Primitivität einerseits und der Strahlenempfindlichkeit andererseits aufgestellt haben, sind diese Faktoren als entscheidend anerkannt geblieben, wenn auch viele Ausnahmen von der Regel bestehen[5]. Grundsätzlich sind somit die Mausergewebe[6] (Epidermis, Haarbälge, Knochenmark, lymphatisches Gewebe, Darmkrypten, Hoden) besonders strahlensensibel, doch bestehen auch innerhalb dieser Gruppe deutliche Empfindlichkeitsunterschiede, auf welche das Gesetz von BERGONIÉ und TRIBONDEAU zutrifft. So werden in der Haut in erster Linie die Basalzellen, im Hoden die Spermatogonien geschädigt. Auch pathologisch regenerierende Gewebe, welche ja stark proliferieren und Entdifferenzierung der Zellen aufweisen, sind sehr strahlensensibel. Dabei sind die primäre Entdifferenzierung (1. Phase der Regeneration) und die schlußendliche Differenzierung (3. Phase) nicht betroffen, sondern nur das Wachstum der entdifferenzierten Zellen (2. Phase) ist gehemmt[7]. Auch diese Regel hat jedoch keine unbeschränkte Gültigkeit, denn hyperplastisches Knochenmark nach experimenteller Hämolyse ist vermehrt radioresistent[8]. Auch frisch regenerierte Haarfollikel sollen weniger empfindlich sein als normale[9]. Das von PERTHES (1904) aufgestellte Gesetz der besonderen Empfindlichkeit mitotischer Zellen besteht sicher noch zu Recht, erklärt jedoch lange nicht alle Zusammenhänge. Die reifen Lymphocyten z. B. sind sehr strahlensensibel, zeigen aber nur äußerst selten Teilungsfiguren. Eine Erweiterung des Perthesschen Gesetzes legt deshalb das Hauptgewicht auf die Kondensation des Kernchromatins, welche chromosomal (Zellteilung) oder präpyknotisch (Thymocyten, Lymphocyten) bedingt sein kann[10].

Der momentane Differenzierungsgrad einer Zelle ist anscheinend für die Strahlensensibilität weniger entscheidend als die Vermehrungstendenz, was für die große Bedeutung der Teilungsrate in diesem Zusammenhang spricht. In diesem Sinne ist vor allem auch der *temporäre* Charakter der gesteigerten Empfindlichkeit der Gewebe während ihrer Entwicklung zu deuten. So genügen z. B. dreimal 400 r im 3. Lebensmonat, auf die eine Seite der Brusthaut eines Mädchens appliziert, um eine unilaterale Mammahypoplasie hervorzurufen[11]. Die moderne Mißbildungsforschung hat vielfach Einsicht in die entwicklungsaktiven Phasen bestimmter fetaler Organe ermöglicht. Während dieser Zeitspannen sind die betreffenden Organe oder Organanlagen ausgesprochen radiosensibel, so daß

----

[1] FAILLA und SUGIURA 1931.   [2] LEA 1946.   [3] LAMBERT 1932.
[4] HAENISCH und HOLTHUSEN 1930.   [5] WARREN 1949.   [6] REGAUD 1930.
[7] LÜSCHER 1952, 1953.   [8] JACOBSON et al. 1948.   [9] HOLTHUSEN 1929.
[10] DUSTIN 1930.   [11] RUBE 1943 (Literatur).

durch Bestrahlung der Muttertiere je nach Zeitwahl zum voraus bestimmbare Mißbildungen zu erzeugen sind[1]. Gegen eine Überwertung des Differenzierungsgrades bezüglich der Strahlenresistenz spricht auch das Intaktbleiben der Stammzellen in bestrahlten Lymphknoten und Knochenmark[2] sowie im Hoden. Dies erklärt auch die eigenartige Strahlenresistenz einzelner Formen der Reticulumzellsarkome. Schon 1928 haben SCHINZ und SLOTOPOLSKY die starke Abhängigkeit der Strahlensensibilität von der *momentanen* Proliferationstendenz des Gewebes erkannt und folgende grundsätzliche Stufenleiter der Strahlenempfindlichkeit aufgestellt: Aktives Mesenchym > Zelle des Dauergewebes > Reservemauserzellen (ruhende).

Als grobe Faustregel kann das Gesetz von BERGONIÉ und TRIBONDEAU auch auf die Strahlensensibilität der Tumoren angewandt werden.

So benötigte in einem Experiment das klassische, langsam wachsende Mamma-Carcinom des C_3H-Mausstammes zur Zerstörung 24000 r, während ein anderer, viel weniger differenzierter Maustumor (dbr B) nach 12000 r vollständig verschwand[3].

Neben den gesetzmäßigen Abhängigkeiten existieren aber besonders auf dem Gebiet der Tumorsensibilität außerordentlich zahlreiche typenspezifische Sensibilitätsunterschiede (s. S. 262).

Eine eindeutige Erklärung für die hohe Strahlensensibilität proliferierender und undifferenzierter Gewebe kann heute noch nicht gegeben werden. Von größter Bedeutung ist sicher die Tatsache, daß der Ruhekern viel weniger empfindlich ist als ein solcher in der Teilungsphase, besonders in der Prophase. Wesentlich ist ferner der Nucleinsäuregehalt, welcher sich in der Basophilie der Zellen äußert: Undifferenzierte und stark proliferative Gewebe sind ausgesprochen basophil, ebenso die meisten malignen Tumorgewebe, wenn von ihren spezifischen Sekretionsprodukten (Schleim, Keratohyalin, Glykogen, Fett usw.) abgesehen wird. Durch färberische Darstellung kann ferner nachgewiesen werden, daß die Radiosensibilität der Gewebe mit dem Verhältnis von Desoxyribonucleinsäuren zu Ribonucleinsäuren ansteigt[4]. Empirisch und experimentell konnte ferner eine direkte Beeinflussung des intracellulären Nucleinsäurestoffwechsels durch ionisierende Strahlen eindeutig nachgewiesen werden[5], und zwar scheint insbesondere die Bildung der Desoxyribonucleinsäure zu leiden[6]. Das besonders in den Vereinigten Staaten viel angewandte „Grading" der Tumoren, bei welchem die Basophilie und die Mitosezahl eine große Rolle spielen, hat aber doch im Gegensatz zur Empirik weitgehend versagt. Somit müssen noch zahlreiche weitere Faktoren bei der Strahlenempfindlichkeit mitspielen, welche in ihrer grundsätzlichen Bedeutung heute noch nicht erfaßt werden können.

5. Speciesbedingte und individuelle Unterschiede bezüglich der Strahlensensibilität[7].

Seit langem ist die Relativität der experimentell ermittelten Strahlendosen bekannt, weshalb sich die Ergebnisse der Tierversuche in quantitativer Hinsicht nicht auf den Menschen übertragen lassen.

So beträgt die 100%ige Letaldosis in 30 Tagen (LD 100/30) bei Ganzbestrahlung für Meerschweinchen 175[3]—200 r[8], für Mäuse (C_3H) 450—600 r (LAF_1)[8], Ratten 600 r und Kaninchen 800 r[9]. Interessant ist dabei die Identität der Gewebsveränderungen bei gleicher Dosierung in den verschiedenen Species[9]. In jeder Serie ertragen jedoch einzelne Individuen

---

[1] Abb. 7 bei RUSSELL 1950. Weiteres siehe dieses Handbuch VI/1, S. 85 und Symposium on Effects of Radiation and other deleterious agents on embryonic development. J. Cell. a. Comp. Physiol. **43**, 1 (1954).
[2] BLOOM 1948, TULLIS 1949.   [3] GOLDFEDER 1950.   [4] CORNIL und STAHL 1951.
[5] MITCHELL 1946.   [6] KELLEY und PAYNE 1953, KLEIN und FORSSBERG 1954.
[7] Literatur s. BACQ und ALEXANDER 1955, PATT und BRUES 1954, TESCHENDORF 1940.
[8] HENSHAW 1943/44 a.   [9] BLOOM 1948.

wesentlich höhere Dosen, was der Grund für die oft bevorzugte Angabe in DL 50/30 ist (Dosis letalis für 50% der Tiere nach 30 Tagen). Über die Ursache dieser Unterschiede der Species und der Individuen wissen wir nichts Näheres.

B. Radio-Histopathologie.

Die Bestimmung der spezifischen Radiosensibilität und der charakteristischen Strahlenläsionen der verschiedenen Gewebe hat der stark wechselnden Vascularisation Rechnung zu tragen. Aus diesem Grunde können die an Zellkulturen erhobenen Resultate keineswegs auf das Verhalten der entsprechenden Zellen im Gewebsverband übertragen werden. Auch der niedere Differenzierungsgrad der für Zellkulturen verwendbaren Zellen verbietet solche Rückschlüsse. Aus diesen Gründen reagiert auch das straffaserige, gefäßarme Bindegewebe, z. B. der Gelenkbänder, anders als das lockere, stark vascularisierte subcutane Bindegewebe. Berücksichtigt man ferner die in Abschnitt II A besprochenen Variationsfaktoren, so resultiert zwangsläufig eine ganze Skala von Schädigungs- und Reaktionsmöglichkeiten schon dieses einen Gewebes. Im folgenden soll deshalb nur auf die grundsätzlichen Erscheinungen eingegangen werden, wobei die quantitativen Momente weitgehend vernachlässigt werden müssen.

1. Bindegewebe.

Die erste Veränderung nach mäßiger Röntgenbestrahlung besteht in einer Schwellung der Fibrocyten (Abb. 3), welche in der Cutis bei 5000 r schon nach 3 Std festzustellen ist[1]. Hierauf folgt die Verquellung der Kollagenfasern, welche zusätzlich noch durch ein interstitielles Ödem auseinandergedrängt werden. Gleichzeitig findet ein Farbumschlag bei van Gieson-Färbung von Rot zu Gelb-Orange statt[2], der bei postmortaler Bestrahlung fehlt[3]. Von einer fibrinoiden Nekrose[4] kann man jedoch noch nicht sprechen, da die Kerne noch erhalten sind. Parallel dazu wird eine Viscositätsverminderung der Grundsubstanz gefunden[5], welche auf eine Depolymerisation der Makromoleküle (Polysaccharide) zurückgeführt wird[6]. Im lockeren Bindegewebe, z. B. zwischen quergestreiften Muskelfasern, treten oft eigentliche Mucopolysaccharid-Seen mit positiver PAS-Färbung in Erscheinung. Da die zentralen Silberfibrillen in den Kollagenfasern nun deutlich darstellbar werden, kann wie beim rheumatischen Granulom von einer „Demaskierung" der Fasern gesprochen werden[7]. Die „Dichtigkeit" der Bindegewebsbarriere gegenüber Tusche, Diphtherietoxin[8] sowie Rohrzuckerlösung[9] nimmt in dieser Phase stark ab. Bald stellt sich auch eine Kernschwellung, eventuell gefolgt von Pyknose ein. Gelegentlich können vielkernige Fibrocyten bzw. Fibroblasten beobachtet werden. Diese Erscheinung ist gefolgt von Unregelmäßigkeiten der Kernumrisse und Vacuolenbildung. Die vielkernigen Zellen werden als Folge von Amitosen angesprochen[10]. Das Protoplasma dieser Zellen ist ausgesprochen basophil und gelegentlich auch schaumartig beschaffen[11]. Gegen Ende der 2. Woche kann sich eine proliferative Veränderung einstellen, wenn eine starke entzündliche Reaktion vorangegangen ist; um eine direkte Reaktion auf die ionisierenden Strahlen scheint es sich dabei aber nicht zu handeln. In der Folge verschwindet die Großzahl der Fibrocyten, und die Fasern hyalinisieren frühestens am 7. Tag (Ratte 6000 r), so daß die typische, kernarme, kompaktfaserige Röntgennarbe entsteht, welche noch jahrelang bestehenbleibt[10].

---

[1] SNIDER 1948.　　[2] NERLI 1954, SCHOBER 1955.
[3] HAY 1934.　　[4] WINDHOLZ 1947.　　[5] HEINRICHS et al. 1956.
[6] HEINRICHS et al. 1956, NERLI 1954, UPTON und GUDE 1954.　　[7] SCHOBER 1955.
[8] PRODI und MICELLI 1955.　　[9] EDGERLY 1952.
[10] FAHR 1925, MIESCHER 1925 a und b.　　[11] UNNA 1904/05.

Man hat auch schon von „Überdifferenzierung" des Bindegewebes gesprochen[1]. Faserzerfall oder Faservermehrung werden als direkte Strahlenfolgen nicht beobachtet. Sie stellen sich allerdings in der Umgebung von Zerfallsherden anderer Genese oft ein (z. B. in unbestrahlten Tumoren), wobei es sich jedoch um eine sekundäre Läsion und nicht um eine direkte Folge der Strahlenwirkung auf das Bindegewebe handelt. Eine Atrophie des kollagenen Gewebes[2] konnten wir nicht eindeutig feststellen. Allerdings ist die Beurteilung durch die Verbreiterung und die unscharfe Begrenzung der Fasern sehr erschwert. Dagegen ist der regelrechte Faseraufbau z. B. in der chronischen Röntgenhaut durch die Hyalinisierung und Verschmelzung der Fasern völlig gestört.

Die *elastischen Fasern* sind außerordentlich strahlenbeständig[3]. Eine Faservermehrung schon 5—10 min nach Röntgenbestrahlung[4] wird bei korrekter

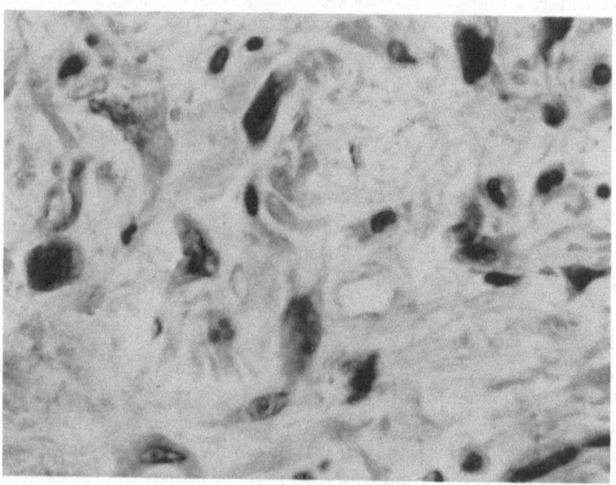

Abb. 3. Typische Vergroßerung der Fibroblasten nach Rontgenbestrahlung. Kerne unregelmaßig geformt. Menschliche Subcutis*. Vergr. 500×.

Färbetechnik nicht gefunden[5]. Dagegen tritt besonders in der bestrahlten Haut eine elastoide Degeneration wie im hohen Alter in Erscheinung[6], wobei die derartig degenerierten Fasern sich mit Toluidinblau dunkelblau-grün anfärben[7]. Bei relativ geringfügigen Strahlennekrosen findet man z. B. in den Gefäßen sowie in der Lunge teilweise eine deutliche Vermehrung der elastischen Fasern[8]. Dabei dürfte es sich um eine sekundäre Proliferation als Reaktion auf die zunehmende Starrheit des umgebenden sklerosierten kollagenfaserigen Gewebes handeln. Nach schweren Strahlenschäden dagegen kann eine deutliche Reduktion der elastischen Fasern auftreten[9].

Während somit das faserbildende reife Bindegewebe als relativ strahlenresistent bezeichnet werden kann, ist das jugendliche Bindegewebe (Fibroblasten) viel sensibler[10] entsprechend dem Gesetz von Bergonié und Tribondeau. Sicher spielt dabei auch die Gefäßläsion (s. diese) eine wesentliche Rolle, denn proliferierende Zellen sind viel empfindlicher auf Anoxie als reife. Dies erklärt auch die stärkere Strahlenschädigung in entzündlich veränderten Geweben.

[1] Jolles 1949.   [2] Unna 1904/05.
[3] Rost 1915, Miescher 1925 u. a.; s. dagegen Kyrle 1925, Schober 1955.
[4] Bierich 1922.   [5] Duschnitz 1924.   [6] Kyrle 1925.
[7] Gillman et al. 1955.   [8] Williams und Cunningham 1951.
[9] Unna 1904/05, Schober 1955, Teloh et al. 1950.   [10] Lushbaugh und Storer 1953.
* Die folgenden Abb. stammen, soweit nicht besonders vermerkt, von menschlichen Geweben.

Sarkomatöse Entartung des bestrahlten Gewebes kommt bei externer Bestrahlung relativ selten vor[1]. Meist handelt es sich um spindel- bis polymorph-

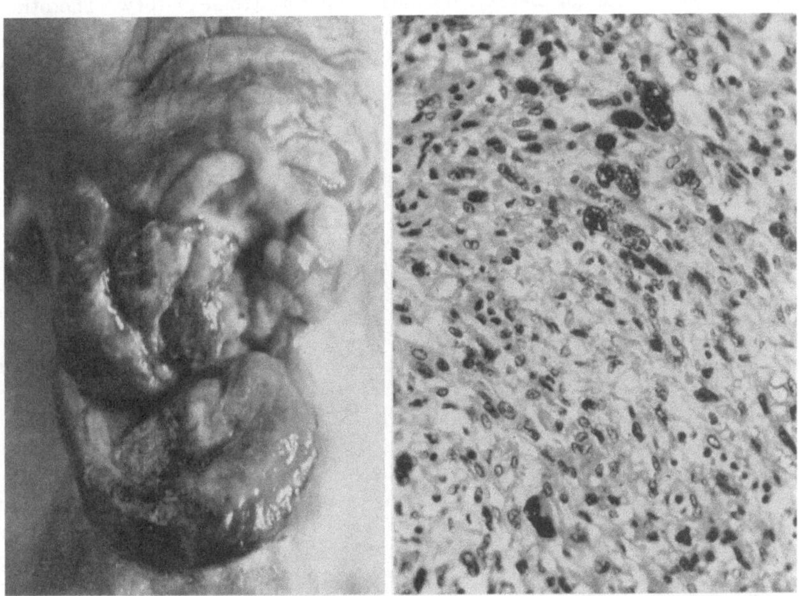

Abb. 4 und 5. Spindel- bis polymorphzelliges Sarkom am Hals einer 76jährigen Frau. 1917 Rontgenbestrahlung wegen Bartwuchs, lange Zeit Rotung und Eiterung in der Mundhohle. 1947 erstmaliges Erscheinen des Tumors 1948 Rezidiv. 1949 Tod an Metastasen. (Publ. von Moos 1952.)

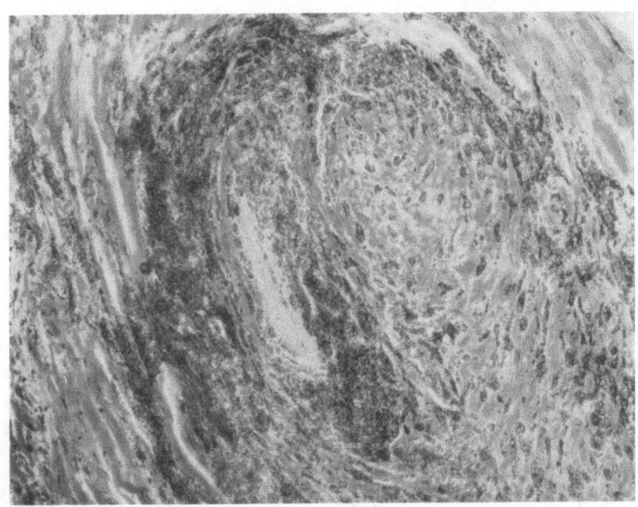

Abb. 6. Typisches Thorotrastgranulom Zentral hyaline Zone, peripher Kranz aus Speicherzellen. Starke Kompression der Gefäße. Vergr. 120×.

zellige Sarkome (Abb. 4 nnd 5). Ein eigener Fall betrifft einen 68jährigen Mann, bei welchem 5 Jahre nach „sehr intensiver Bestrahlung" eines Pflasterzell-Carcinoms des Larynx (Heilung) ein Spindelzell-Sarkom am Hals auftrat.

[1] Pettit et al. 1954 (Literatur.)

Auch nach Ablagerung von radioaktiven Isotopen kommt es zur Ausbildung der für Strahlenschädigung typischen kernarmen Bindegewebsplatte. Besonders deutlich kann dies im Bereich der sog. „Thorotrastome"[1] (bzw. Thorotrast-granulome) nach paravasculärer Injektion von Thorotrast festgestellt werden[2]. Das Thorotrast füllt die großen Phagocyten in Form sehr zahlreicher glänzender

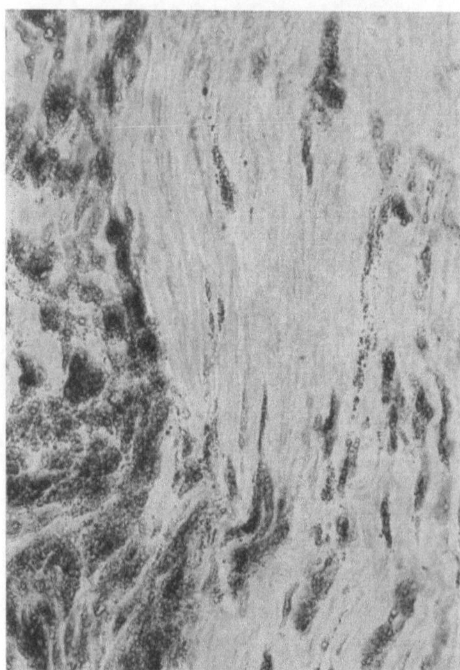

Granula mit rauchgrauer Eigenfarbe aus; Doppelbrechung fehlt (Abb. 6 und 7). In der Bestschen Glykogenfärbung werden die Granula blaßrosa dargestellt. Die narbigen, kugelig geformten Granulome umschließen im Bereich besonders massiver Thorotrastablagerungen kleine Nekrosen. Die Speicherzellen gehen anscheinend kontinuierlich zugrunde, so daß im Gewebe auch freie Thorotrast-körnchen angetroffen werden (Abb. 7). Diese werden dann vermutlich erneut phagocytiert. Dieses kontinuierliche Zugrunde-gehen der Phagocyten und der Gesamtaufbau des Thorotrast-granuloms erinnern an ein Silikoseknötchen, doch sind die Einzelgranulome viel größer als bei diesen letzteren. Gelegentlich zeigt das Bindegewebe auch Proliferationsinseln mit Kern- und Zellatypie, in zwei eigenen Fällen vermißten wir allerdings diese präsarkomatösen Veränderungen[3]. Nach $1^{1}/_{2}$—2 Jahr-

Abb. 7. Speicherzellen mit Thorotrast in Thorotrastgranulom. Plumpe, hyalin degenerierte Bindegewebsfasern fast ohne Kerne. Thorotrastkörnchen zum Teil in plattgedruckten Phagocyten, zum Teil frei in den Gewebsspalten liegend. Vergr. 300×.

zehnten können Sarkome aus den Thorotrast-Ablagerungen hervorgehen[4], wie dies auch experimentell mit Thorotrast sowie mit anderen radioaktiven Substanzen gezeigt werden konnte[5].

2. Fettgewebe.

Als ausdifferenzierter Abkömmling des reticulären Bindegewebes ist das Fettgewebe ausgesprochen strahlenresistent. Nach 7800 r Herddosis beobachteten wir bei Ratten noch keine Fettgewebsveränderungen. Jedoch zeigt die Subcutis nach massiver, wenig gefilterter Bestrahlung oft eine deutliche Sklerose

---

[1] Thorium-X ist ein ausgesprochener α-Strahler, welcher pro Tag bis 6 r (BAUER 1948) ab-geben kann. SCHWAIGER et al. (1949) ermittelten 3,3 r α-Strahlen pro 0,1 g Thorium im Gewebe. Nach GROSKOPFF et al. (1951) entspricht 1 g Thorotrast 1,88 × 10^{-9} g Radium. Noch 10 Jahre nach der Thorotrast-Injektion sollen 54% der ursprünglichen Strahlenmenge pro Tag abgegeben werden. Das Gewebe, welches 1% Thorotrast enthält, gibt im Laufe von 10 Jahren 3000 rep ab (EVANS 1950).
[2] BAUER 1948, BECKER 1955, SCHUMANN 1943, DA SILVA HORTA 1951, FONIO 1947 (Literatur), MORA 1940, LOONEY und COLODZIN 1956.
[3] KARCHER 1949 (Literatur).   [4] SCHEIBE 1955, PLENGE und KRÜCKEMEYER 1954, 1957.
[5] FOULDS 1939, ROUSSY et al. 1935, UEHLINGER 1938.

mit Verarmung an Fettzellen und Verkleinerung der Fettgewebsläppchen, welche von Bindegewebsringen umgeben werden[1]. Auch wird die Fettzelle gelegentlich mehrkernig[2]. Da jedoch analoge Veränderungen im Fettmark bestrahlter Röhrenknochen fehlen, dürfte es sich bei dieser sog. „Röntgenschwiele"[3] eher um eine Reaktion des Bindegewebes als um eine Folge einer direkten Strahlenläsion des Fettgewebes handeln. Nach Ganzkörperbestrahlung wurde ebenfalls eine Atrophie des Fettgewebes gefunden[4]. Histologische Anhaltspunkte für Fettzellschädigung fehlen jedoch auch in dieser Serie, so daß die Atrophie möglicherweise auf hormonalem Wege zustande gekommen war. Im eigenen Untersuchungsgut vermissen wir lipophage Granulome als typische Reaktion auf Fettgewebsnekrosen auch nach massivster Bestrahlung

3. Reticulo-histiocytäres System[5].

Das reticulo-histiocytäre System (RHS)[6] gilt allgemein als sehr röntgenresistent[7]. Auf der anderen Seite ist jedoch die Antikörperbildung nach Totalbestrahlung stark reduziert oder ganz aufgehoben[8]. Die nach Röntgenbestrahlung des Wirtes mögliche heteroplastische Gewebstransplantation[9] ist in erster Linie als Folge dieser Antikörperunterdrückung zu deuten (Weiteres über die Zusammenhänge zwischen Immunbiologie und ionisierenden Strahlen siehe Kapitel II B 10). Es werden zwar durch solche Bestrahlungen auch die Lymphocyten eindeutig geschädigt, doch zeigen Versuche von DIXON et al. (1952) u. a., daß gleichzeitig auch eine Funktionsstörung des RHS vorliegen muß. Tatsächlich lassen sich bei Anwendung einer verfeinerten Technik (Phasenmikroskop, Zellphotometrie, Methylgrünpyronin-Färbung[10]) deutliche Schäden des Reticulums feststellen. Nach kleinen Dosen (78 r, Ratten) wurde auch eine Veränderung des RHS in Milz, Leber und Lymphknoten beobachtet[11], ebenso in der Nähe von Thorotrastablagerungen (s. Kapitel II, 3. und 4., S. 200 u. 205). Die Phagocytose- und Speicherfunktion des RHS nimmt nach Röntgenbestrahlung gegenüber Bakterien[12], Tusche[13] sowie kolloidalen Lösungen[14] ab. In bestrahlten Entzündungs- und Zerfallsherden ist die Histiocytenzahl eindeutig vermindert (s. Kapitel I B 10, S. 170). Vermutlich ist die reticuläre Zelle somit an sich strahlenresistent, doch verliert sie die metamorphotischen Potenzen durch die ionisierenden Einflüsse. Plasmazellen, Histiocyten und lymphoide Zellen können lokal deshalb nicht mehr oder nur in beschränkter Zahl gebildet werden. Dagegen kann geschlossen werden, daß die Adventitiazellen, welche pluripotenten Mesenchymzellen entsprechen, wenig differenziert und damit hochsensibel sind, denn in bestrahlten Geweben fehlen die Adventitiazellen der Capillaren weitgehend.

4. Gewebsmastzellen.

Die nach Ganzbestrahlung auftretenden Petechien sollen nicht nur auf Knochenmarks- und Capillarschaden beruhen, sondern in erster Linie durch

[1] MÜHLMANN und MEYER 1923.   [2] MIESCHER 1925.
[3] Literatur s. FLASKAMP 1930.   [4] LIEBOW et al. 1949.
[5] Siehe auch Kapitel II, 2., 3. und 4., S. 194 ff.   [6] ROHR 1954.
[7] CRONKITE 1948, TULLIS 1949, BRECHER et al. 1948, BARROW und TULLIS 1952, TULLIS et al. 1955, LIEBOW et al. 1949, LAMERTON 1953, BROWN und THORSON 1956, JACOBSON et al. 1950 u. a.
[8] EVANS 1948, CRIEP et al. 1950, CRADDOCK und LAWRENCE 1948; s. dagegen GABRIELI und CUTLER 1954.
[9] MURPHY 1914.   [10] SCHERER 1956.   [11] PAPE 1951.
[12] CHROM 1935.   [13] SUGARBAKER und SUGIURA 1940.
[14] DI LUZIO 1955; s. dagegen GABRIELI und AUSKAPS 1953, TENEFF und STOPPANI 1930, LUBARSCH und WATJEN 1928.

das Austreten heparinähnlicher Substanzen bedingt sein, denn der Heparin-antagonist-Toluidinblau verhindert die Blutungen[1]. Da Heparin aller Wahrscheinlichkeit nach in den Gewebsmastzellen gebildet wird, interessiert ihr Verhalten in bestrahlten Geweben. Man findet meist eine schwere Degeneration der Mastzellen[2]. Nach Totalbestrahlung tritt jedoch später bei Ratten, Mäusen. Goldhamstern und auch beim Menschen eine eindeutige Zunahme der Mastzellen auf[3].

So wird nach Dauerbestrahlung mit 8,8 r während 16 Monate bei Mäusen eine 4,5fache Vermehrung der Mastzellen in Thymus und Milz beobachtet[4].

Die einzelnen Zellen lassen zudem eine Zunahme der Metachromasie sowie Kernpyknose und Kernvacuolen erkennen[5]. Ob es sich bei dieser Mastocytose

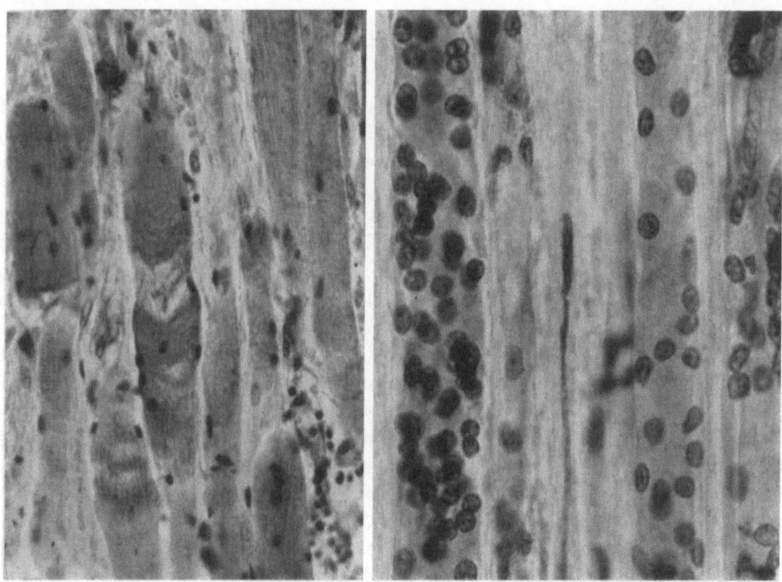

Abb. 8. Schollige Degeneration mit Spontanrissen sowie stellenweisem Verlust der Querstreifung der Muskelfasern nach Röntgenbestrahlung. Vergr. 250×.

Abb. 9. Starke Vermehrung der Sarkolemmkerne in bestrahlter quergestreifter Muskulatur (16000 r vor 4 Jahren). Vergr. 400×.

allerdings um eine direkte Röntgenwirkung handelt, ist sehr fraglich. Es wäre dies eine ganz vereinzelt stehende Ausnahme im biologischen Geschehen (Reizwirkung bei großen Röntgendosen). Möglicherweise spielt die Nebenniere dabei eine Rolle, denn Cortison allein bewirkt ebenfalls eine Mastocytose[6].

Nach massiver Tumorbestrahlung ist die bedeckende Haut dagegen sehr arm an Mastzellen[7], welche ihre heparinoiden Stoffe in die Umgebung ausschütten. Eine vermehrte Metachromasie des Bindegewebes wurde dabei gelegentlich ebenfalls beschrieben[7], von anderer Seite aber bestritten[8].

Da Heparin und Heparinoide das Gelieren des Plasmas und damit die Teilung der Zellen verhindern (Zellkulturen), wurde auch schon erwogen, ob die canceroide

---

[1] ALLEN und JACOBSON 1947, ALLEN et al. 1948, LACASSAGNE 1951 u. a.
[2] EISEN und WILSON 1957.
[3] MURRAY 1948, KELSALL und CRABB 1952, REGAUD und LACASSAGNE 1922, SMITH und LEWIS 1953 u. a.
[4] SPARGO et al. 1951.   [5] MAZZA 1954.
[6] ARVY et al. 1954.   [7] SYLVÉN 1940, UPTON und GUDE 1954.
[8] UPTON und GUDE 1954, PRODI und MICELLI 1955.

und ganz allgemein die antimitotische Wirkung der Röntgenbestrahlung wenigstens teilweise auf der strahlenbedingten Heparinämie beruhen könnte[1]. Diese Theorie hat jedoch, soweit wir sehen, keine Anhänger gefunden.

5. Muskulatur[2].

Über Frühschäden der quergestreiften wie der glatten Muskulatur ist sehr wenig bekannt. Auf ein Stadium der Quellung folgt Verlust der Querstreifung mit hyaliner und scholliger Degeneration (Abb. 8)[3]. Darauf folgen die bekannten Kernstörungen mit Karyorrhexis[4]. Gelegentlich wurden früher nach sehr massiver Röntgenbestrahlung[5] sowie im Tierversuch ausgedehnte Muskelnekrosen mit Einschmelzung beschrieben[6], besonders in der nächsten Nähe von Radiumnadeln[7].

In massiv bestrahlten Weichteilgebieten ist die Spätveränderung der quergestreiften Muskulatur dagegen meist sehr deutlich. Der Großteil der Muskelfasern ist zugrunde gegangen und durch hyaline Bindegewebsschwielen ersetzt worden. Die zurückgebliebenen Muskelfasern sind schmal und arm an Sarkoplasma. Die Sarkolemmkerne dagegen proliferieren stark, und es bilden sich großkernige basophile Zellketten (Abb. 9). Myogene Riesenzellen sind zahlreich, besonders an den

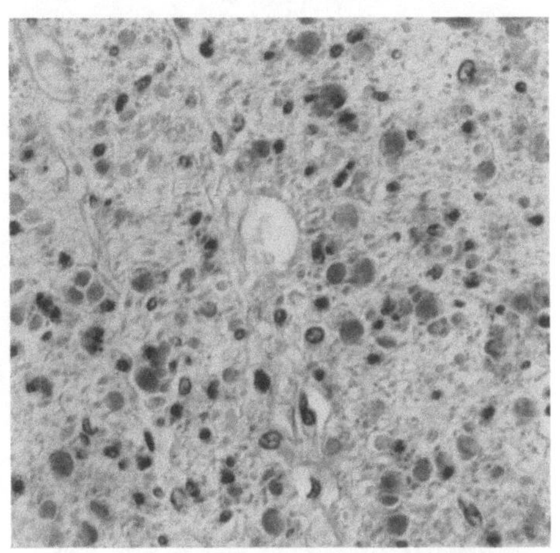

Abb. 10. Scholliger Zerfall der glatten Muskulatur (Ringmuskulatur des Darmes) nach Rontgenbestrahlung. Vergr. 250×.

Enden der Ketten (Sprosse), welche sehr leicht mit Tumorrezidiven verwechselt werden können. Sie bleiben monate-, ja jahrelang bestehen. Diese Kernvermehrung beginnt nach 8000 r bei der Ratte nach 3 Tagen. Ob es sich dabei nur um direkte Strahlenschäden der Muskulatur handelt, ist mehr als fraglich. Bei Probeexcisionen von relativ frisch bestrahlten Gebieten fehlen Muskelveränderungen meist vollständig; die beschriebenen Frühveränderungen sind sicher Ausnahmen. Dabei muß berücksichtigt werden, daß auch die Probeexcision selbst am lebenden Muskel zu direkten Schäden führt. In den Muskeln des Kaninchens wurden nach 20000 r keine direkten Strahlenschäden beobachtet[8]. Die Mehrzahl der Untersucher ist sich jedenfalls über die relative Strahlenresistenz des Muskelgewebes einig[9], was allerdings von anderer Seite bestritten wird[8, 10]. Die beschriebenen Spätveränderungen finden sich vor allem am Hals, in der Zunge und im Beckengebiet, also vor allem in der nächsten Umgebung bestrahlter Carcinome, während selbst bei massiver Bestrahlung von Knochensarkomen in den tiefen Schichten der Extremitätenmuskulatur nur

[1] HEILBRUNN und WILSON 1949.
[2] Literatur WARREN 1943. S. 347, LACASSAGNE und GRICOUROFF 1956, FEDDER und HELLNER 1928.
[3] HAENDLY 1921.   [4] HAENDLY 1929, FAHR 1925, PLATT 1947.   [5] MAXIMOW 1923.
[6] DOMAGK 1928.   [7] DOBROVOLSKAIA-ZARADSKAIA 1924.   [8] WEINER et al. 1955.
[9] SCHUBERT und HOHNE 1954, MEYENBURG 1929, DOMAGK 1928, FLASKAMP 1930, BADE 1939, SNIDER 1946, WARREN 1943.
[10] ENGLMANN 1930, HAENISCH und HOLTHUSEN 1933.

geringe Schäden gefunden werden. Vermutlich sind es deshalb vor allem narbige Veränderungen als Folge der perifokalen Tumorentzündung einerseits und der Bindegewebs-Gefäßschädigung andererseits, welche zu den schweren Spätveränderungen in der bestrahlten Muskulatur führen[1].

Die *glatten Muskelfasern* sind dagegen ziemlich strahlensensibel. Sowohl in den Arrectores pilorum als auch in der Darmwand sind Röntgenveränderungen häufig beobachtet worden[2]. Zuerst schwellen einzelne Fasern und werden ausgesprochen acidophil. Sie nehmen dabei ein scholliges Aussehen an (Abb. 10).

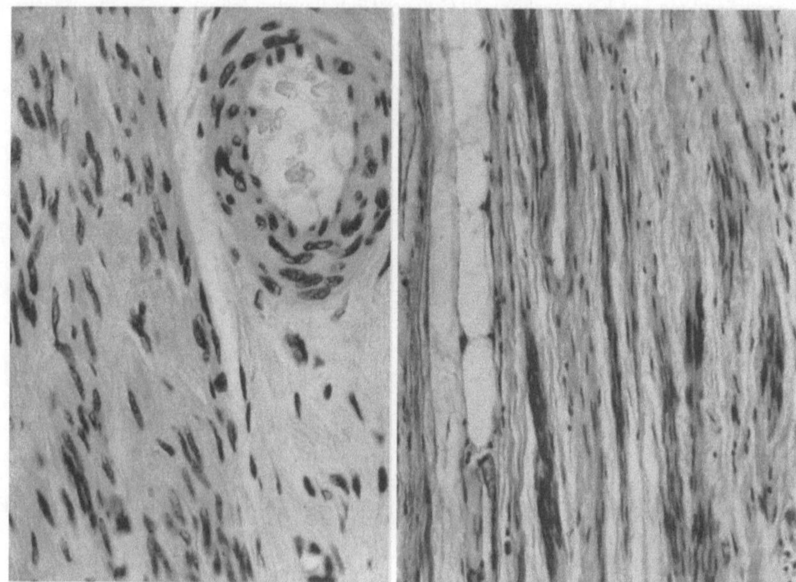

Abb. 11. Kernvergrößerung der glatten Muskulatur in bestrahltem Myometrium und Gefäßwand. Vergr. 250×.

Abb. 12. Bildung vielkerniger Muskelzellen in der glatten Muskulatur des Darmes nach Bestrahlung. Vergr. 180×.

Darauf nehmen die Kerne an Größe zu (Abb. 11) und werden polymorph. Schließlich erscheinen zahlreiche Vacuolen im Sarkoplasma. Diese sehr charakteristische vacuoläre Degeneration[3] ist besonders im Darm (innere Ringschicht) deutlich, weniger in der Gefäßmedia; im Uterus fehlt sie völlig (Abb. 11). In den Spätphasen erscheinen wiederum, aber weniger deutlich als in der quergestreiften Muskulatur, mehrkernige Zellen (Abb. 12). Bezüglich dieser für den bestrahlten Darm besonders typischen Veränderung werden in pathogenetischer Hinsicht die häufig gleichzeitig vorhandenen Ulcerationen verantwortlich gemacht, so daß es sich also um eine indirekte Strahlenschädigung handeln würde[4]. Dies ist jedoch im Hinblick auf das Vorkommen auch bei intakter Schleimhaut wenig wahrscheinlich[5].

Von Tumorbildung in der quergestreiften Muskulatur nach ionisierenden Strahlen ist uns nichts bekannt. Dagegen beobachteten wir ein Leiomyosarkom im Oesophagus nach Bestrahlung eines Oesophagus-Carcinoms (Abb. 13). Da Carcinom und Sarkom örtlich ganz getrennt waren, kann es sich hierbei nicht um ein primäres Carcinosarkom gehandelt haben.

---

[1] Schubert und Höhne 1954.   [2] Warren 1942, S. 749.   [3] Pizon 1955.
[4] Schürch und Uehlinger 1935, Engelstad 1935.   [5] Siehe auch Warren 1942.

6. Knorpel und Knochen[1].

Der *ruhende Knorpel* in Gelenken, Kehlkopf usw. ist als ausgewachsenes bradytrophes, d. h. durch Diffusion ernährtes Gewebe äußerst strahlenresistent.

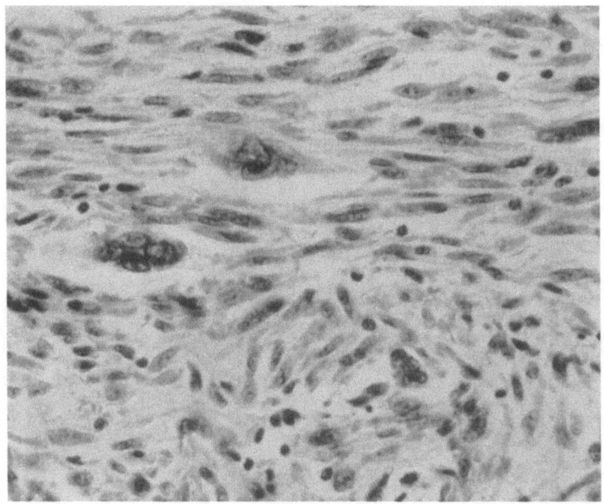

Abb. 13 Leiomyosarkom des Oesophagus 1943 Rontgenbestrahlung eines Oesophaguscarcinoms (16 000 rl, Heilung). 1951 Auftreten eines zweiten Tumors (s diese Abb.) an der Bestrahlungsstelle, dazu myeloische Leukamie 68jahriger Mann. Vergr. 250 ×.

Dies gilt in ganz besonderem Maße für die Grundsubstanz, trifft jedoch auch auf die anscheinend sehr langlebigen, wenig reproduktiven Chondrocyten zu, welche z. B.

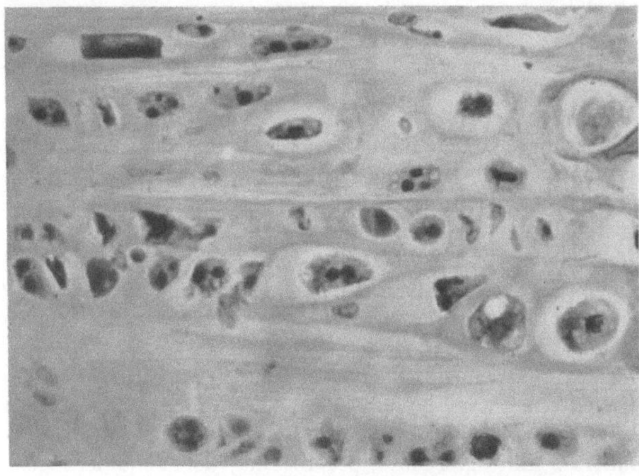

Abb. 14. Kernschwellung, Pyknosen und z. T Verdammern der Kerne sowie Nucleolenvergroßerung im hyalinen Gelenkknorpel 9 Tage nach 5000 rl (Ratte). Vergr. 300 ×.

in der Epiglottis nach 7500 r nur Kernschwellung und -vacuolen erkennen lassen. Die Strahlenresistenz ist besonders bei massiv bestrahlten Mammacarcinomen gefolgt von Lungenfibrose erkennbar, indem die Ringknorpel praktisch stets

[1] Literatur GATES 1943, LACASSAGNE und GRICOUROFF 1956, BLOOM 1948.

intakt bleiben. Am Kehlkopf und an Gelenkknorpeln jugendlicher Individuen dagegen werden relativ häufig schwere Läsionen des Knorpelgerüstes von einfacher Perichondritis bis schwerster Totalnekrose nach Bestrahlung von Kehlkopf-Carcinomen beobachtet. Schon wenige Tage nach 5000 r zeigen die Knorpelzellen teils Pyknose, teils Kernschwellung mit Vacuolenbildung, gelegentlich auch Verdämmern der Kerne (Abb. 14). In der Folge fällt neben den Zellnekrosen die Polymorphie der Zellhöhlen auf (Abb. 15), später können diese Höhlen auch verkalken (Abb. 16). Das Faserwerk des elastischen Knorpels wird unregelmäßig, wobei völlig faserfreie Gebiete mit Kondensationsstreifen und -sternen abwechseln

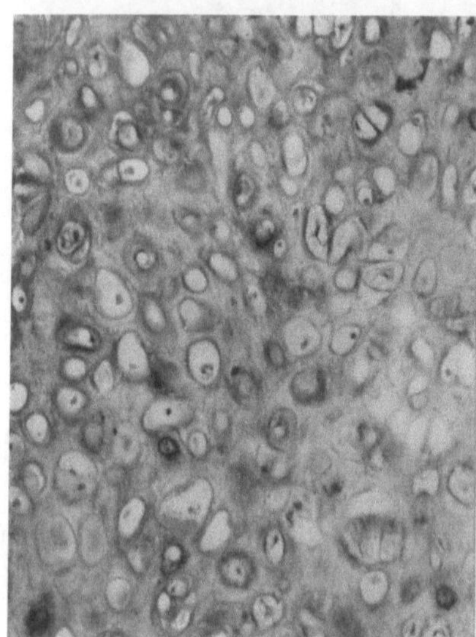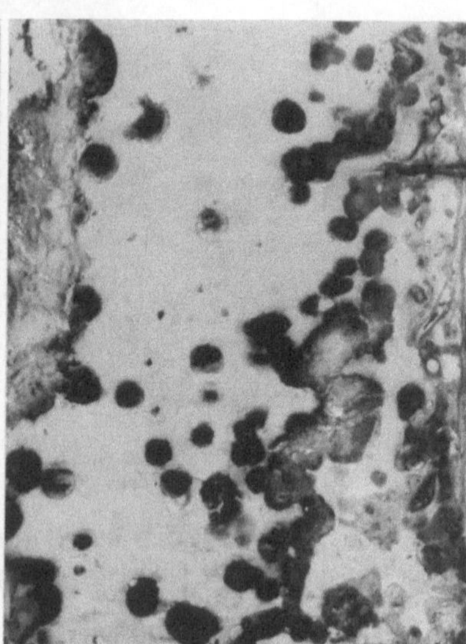

Abb. 15. Beginnende Nekrose der Knorpelzellen in der Epiglottis 7 Tage nach 4000 rl. Vergr. 180×.

Abb. 16. Verkalkung der Zellhohlen im hyalinen Knorpel (Gelenk, Ratte) 12 Tage nach 5000 rl. Vergr. 150×.

(Abb. 17). Allerdings werden diese Veränderungen auch bei nichtbestrahlten Larynx-Carcinomen nicht selten gefunden, jedoch weniger häufig, so daß die Perichondritis eher als Perifokalreaktion zum Tumorkomplex zu rechnen ist, wobei die Strahlenläsion der Gefäße und des Perichondriums unterstützend wirkt (Kombinationsschaden)[1]. Das letztere ist ziemlich strahlensensibel[2]. Primäre Veränderungen der hyalinen Grundsubstanz wurden von Bianchi (1937) mit Hilfe des Polarisationsmikroskops und der Fluorescenz im Sinne einer Desorganisation der Fasern und der Grundsubstanz festgestellt.

Im Gegensatz zum ruhenden Knorpel ist der *proliferierende Knorpel* in bestimmten Chondromen und besonders in der Epiphysenfuge relativ strahlenempfindlich, was sich vor allem in Wachstumsstörungen bestrahlter jugendlicher Knochen äußert[3]. Eine getrennte Besprechung der Veränderungen von proliferierendem Knorpel und von wachsendem Knochen ist deshalb nicht zweckmäßig.

Kleine Dosen (300—350 r)[4] bewirken Wachstumsverzögerung (Abb. 18), große[5] dagegen vollständigen Stillstand. Beim Säugling genügen schon 25%,

---

[1] Zollner 1941.   [2] Windholz 1947.
[3] Récamier 1906, Perthes 1903, 1922 (Weiteres s. Bd. VI/1 Werthemann).
[4] Gratzek et al. 1945, Baunach 1935.   [5] (Über 440 r), Pizon 1955.

beim Kind 50% der HED für eine bedeutsame Schädigung der Epiphysenfugen[1], bei Ratten genügen dafür 80 r[2].

Bei der experimentellen Erforschung der Strahlenschäden in *wachsenden Knochen* wird meist die distale Epiphysenlinie des Rattenfemurs als Testobjekt

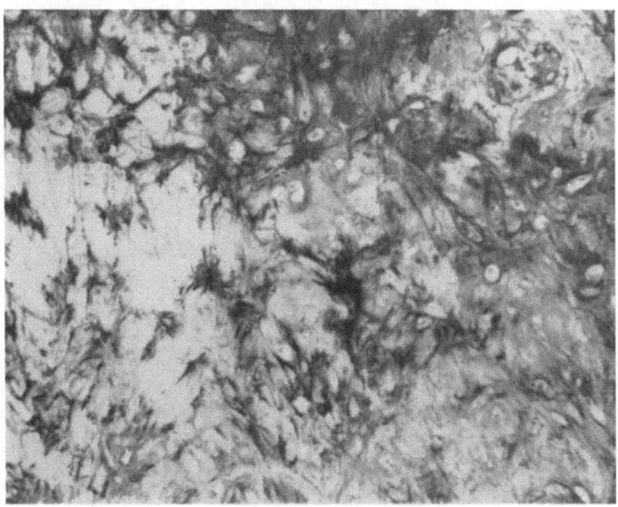

Abb. 17. Elastische Fasern der Epiglottis unregelmäßig, herdförmige Faserausfälle, 2 Monate nach 5600 rl. Elastinfärbung Weigert. Vergr. 320 × .

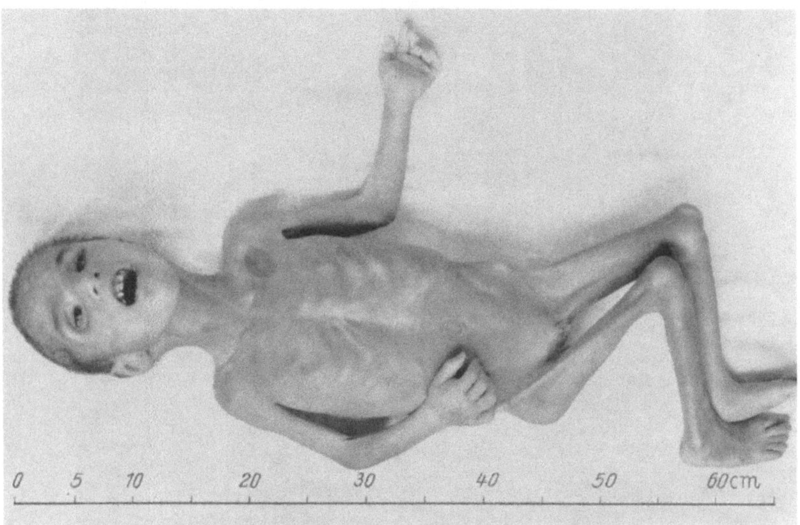

Abb. 18. Zwergwuchs nach Abortversuch durch Röntgenbestrahlung während der Schwangerschaft (keine genauen Angaben erhältlich). 4jähriger Knabe mit Mikrocephalie. (Beobachtung von UEHLINGER.)

verwendet (Abb. 19), da sich hier 75% des Längenwachstums abspielen[3]. Da die meisten radioaktiven Stoffe eine ausgesprochene Knochenaffinität aufweisen[4],

---

[1] FLASKAMP 1928.   [2] MEIER 1951.
[3] BLOOM 1948, GALL et al. 1940, GUNSEL 1953, DAHL 1934.   [4] HELLER 1948.

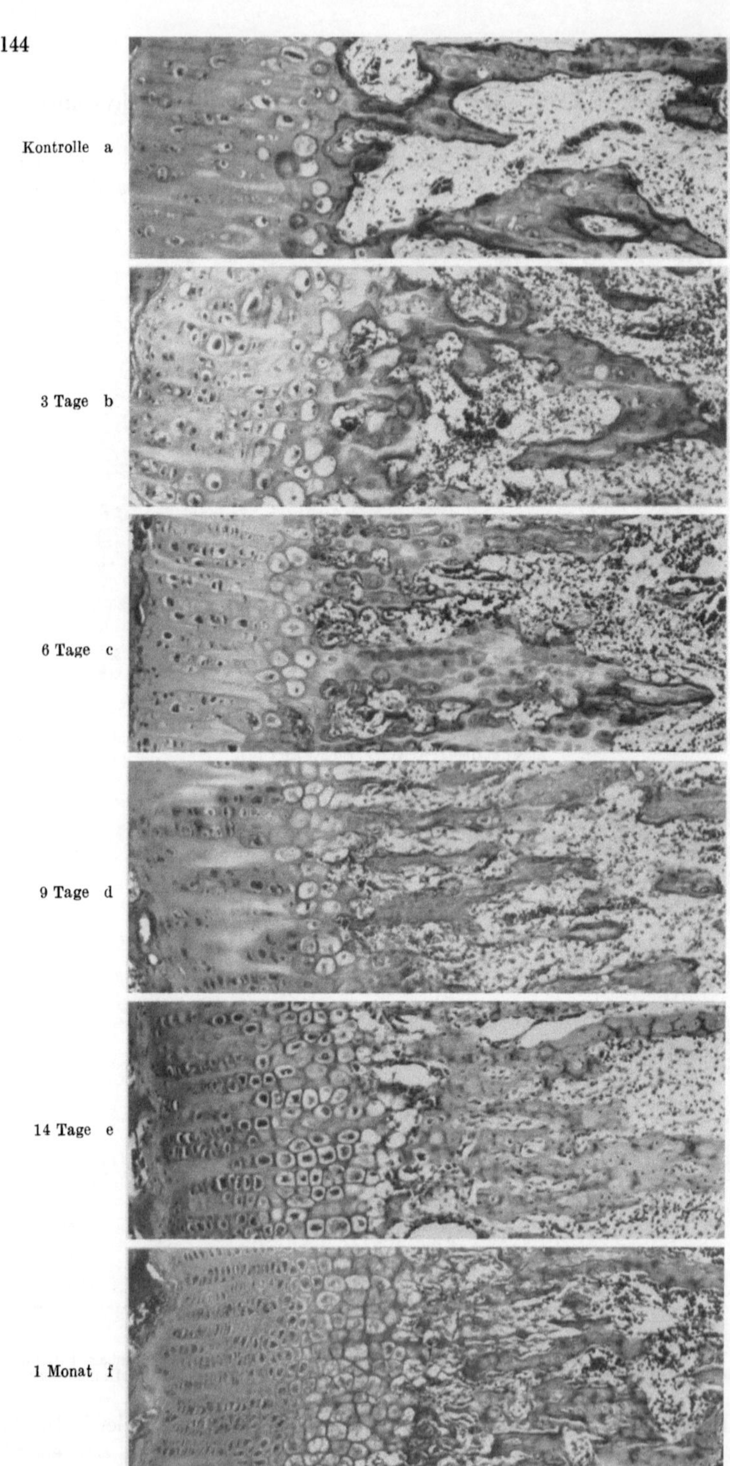

Abb. 19. Veränderung der Epiphysenfuge bei der jungen (80—100 g schweren) Ratte nach 5000 r Herddosis. Erklärung im Text. Vergr. 80×.

sind die damit gewonnenen Resultate unter Berücksichtigung der Dosisfrage und der Zeit ohne weiteres auf die bei externer Bestrahlung beobachteten Veränderungen übertragbar. Besonders ausführliche Untersuchungen wurden mit Hilfe von Strontium 89, Radium, Plutonium[1] und P 32[2] durchgeführt.

Ratten zeigen 3 Tage[3] bis 2 Wochen[4] nach 600 r Röntgen eine Schwellung der Knorpelzellen in der Ossifikationszone (Abb. 23b und 26) mit pathologischen Mitosen und nachfolgendem Zerfall der Chondroblasten (Abb. 20)[5]. In zeitlicher Beziehung weisen die 3 Zonen des Epiphysenknorpels nach 3000 r in folgender Reihenfolge nekrobiotische Schäden auf: 1. Säulenknorpel (Abb. 19b). 2. blasig geschwollene Knorpelzellen (Abb. 19b), 3. ruhender Knorpel (Abb. 22. 19d)[6]. Der pathogenetisch entscheidende Vorgang muß in die Zone der

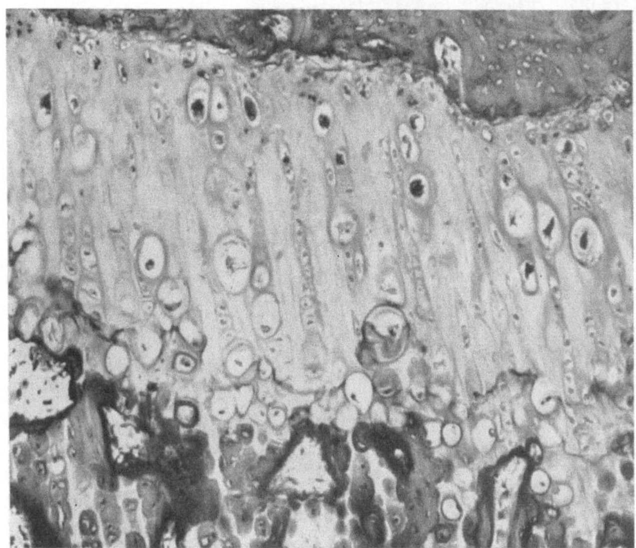

Abb. 20. Zerfall der proliferierenden Knorpelzellen in der Epiphysenfuge 12 Tage nach 5000 r Herddosis (junge Ratte) Vergr. 180×.

blasig geschwollenen Knorpelzellen, knochenwarts angrenzend an die Säulenzone, verlagert werden[6,7]. In der Folge verkürzen sich die Knorpelsäulen und werden unregelmäßig in der Form (Abb. 21). Nach 9—15 Tagen ist die Störung auch im Übersichtsbild durch die völlige Trennung des Knorpels von der metaphysären Spongiosa sehr deutlich erkennbar (Abb. 19e). Eine schmale fibröse Markzone (Scheideplatte) bildet die Verbindung[3]. Sie äußert sich röntgenologisch als helle Zone und besteht histologisch aus lockerem, spindelzelligem Gewebe mit viel flüssiger Zwischensubstanz, welche sich bald in Fasern umwandelt. Der Ersatz dieser Zwischenzone durch neugebildete Spongiosa findet zwischen 3. und $4^1/_2$. Woche nach der Bestrahlung statt. Naturgemäß sind die reparativen Veränderungen bei Anwendung von Isotopen wegen der Dauerbestrahlung wesentlich verzögert, so daß noch 150 Tage nach Strontium 89 eine Scheideplatte bestehen kann[3]. Charakteristisch ist ferner die vermehrte Ablagerung von kollagener Substanz an den Balken, sie reicht bis in den Knorpel hinein (Abb. 23).

Die Osteoblasten sind ebenfalls sehr strahlensensibel[6,8] (Abb. 24). In Versuchen mit 3000 r fanden sich zwar angeblich keine Osteoblastenschäden[7], von anderer Seite wird jedoch nach 600 r ein temporäres Verschwinden dieser Zellen während 2—4 Wochen beschrieben[3], was sich auch eher mit unseren eigenen Beobachtungen deckt. Überlebende Osteoblasten sind oft abnorm geformt, pyknotisch (Abb. 24), auch Riesenzellen kommen vor[9]. Ferner findet eine vermehrte Ablagerung von PAS-positiven Stoffen (Mucopolysaccharide) innerhalb dieser Zellen und des Bindegewebes statt[10]. Das Auftreten nackter, nicht von Osteoblasten

[1] HELLER 1948, BLOOM und BLOOM 1949.   [2] WARREN und DIXON 1949, PLATT 1947.
[3] HELLER 1948.   [4] GALL et al. 1943, GATES 1943.   [5] Trümmerfeld: GUNSEL 1953.
[6] DAHL 1934, GUNSEL 1953.   [7] GALL et al. 1940, LACASSAGNE und GRICOUROFF 1956
[8] LEVY und RUGH 1952.   [9] LEVY und RUGH 1952.   [10] BURSTONE 1952.

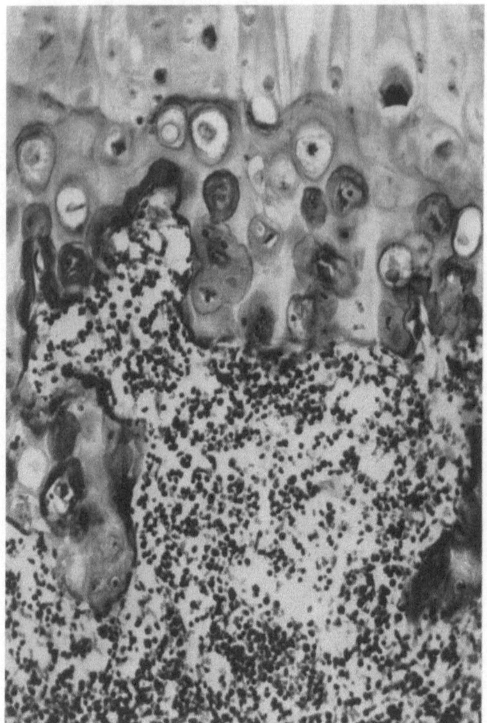

Abb. 21. Sehr starke Verkurzung der Knorpelsaulen und Schwellung der Knorpelzellen 14 Tage nach 3000 r Herddosis bei junger Ratte. Vergr. 180×.

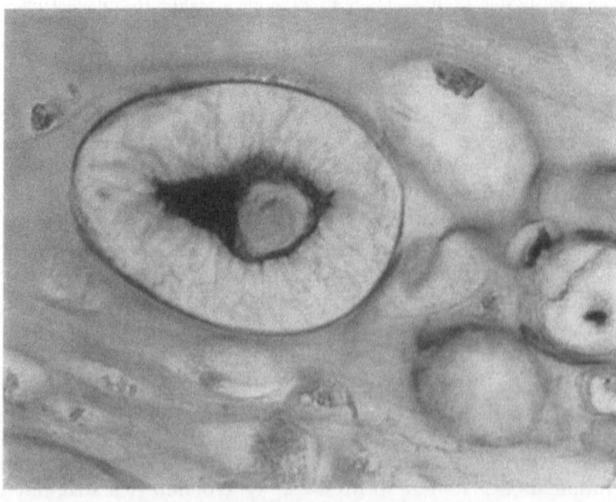

Abb. 22. Schwere Schwellung eines Chondrocyten im Epiphysenknorpel 13 Tage nach 5000 r Herddosis bei der Ratte. Nucleolus stark vergrößert und vacuolär umgewandelt, Kern pyknotisch. Vergr. 900×.

umhüllter Spongiosabalken ist ein ganz typisches Symptom des Röntgen-Frühschadens (Abb. 25), welches aber sehr lange bestehen bleiben kann (Abb. 26). Die Zahl der abgestorbenen Osteoblasten ist jedoch kein Maßstab für den Epiphysenschaden, welcher viel mehr von der zahlenmäßig viel schwerer erfaßbaren Störung des proliferierenden Knorpels abhängt. Auf eine wesentliche funktionelle Lasion der Osteoblasten deutet ferner der Verlust der Metachromasie ihrer Nachbarschaft hin[1].

Vor allem zufolge der erwähnten Knorpelstörungen[2], teilweise aber auch wegen des Ausfalls der Osteoblasten leidet das Knochenwachstum, und es bleiben Knorpelinseln an atypischer Stelle gegen den Schaft zu liegen. An Stelle der geregelten enchondralen Knochenneubildung tritt ein atypischer Vorgang, der besonders nach Radiumwirkung[3] durch irreguläre Bindegewebsneubildung charakterisiert ist. Diese Zone bleibt auch nach Wiederaufnahme des Knochenwachstums bestehen und kann noch nach Monaten in der Metaphyse als röntgenologisch dichtes Querband festgestellt werden[4].

Die Bindegewebsneubildung ist auch zwischen den alten Spongiosabalken ausgeprägt. Ferner wurde ein direktes Übergehen von blasigen Knorpelzellen in Knochen ohne Zwischenstufen beobachtet. Dadurch soll eine kompakte Knochenplatte an Stelle der Spongiosa entstehen[5]. Bei diesen Prozessen handelt es sich jedoch um eine Folge der Dauerstrahlenwirkung nach Isotopenver-

[1] Levy und Rugh 1952.   [2] Gates 1943.   [3] Bloom und Bloom 1949, Heller 1948.
[4] Siehe Abb. 5, 39 bei Heller 1948.
[5] Günsel 1953, Meier 1951, Dahl 1934, 1956, Heller 1948.

abreichung, während die extern bestrahlten Knochen analoge Prozesse nur andeutungsweise erkennen lassen (Strahlenostitis[1]).

Die Knochenresorption durch Osteoklasten scheint dagegen nur wenig gestört zu sein[2,3], so daß schließlich ein leerer Markraum zurückbleiben kann. Beim Huhn wird nach 1000 r sogar eine Vermehrung der Osteoklasten beschrieben[4]. Selbst nach 13800 r wurden noch unveränderte Osteoklasten festgestellt[5].

Der ganze Knochenstörungsprozeß scheint nach einmaliger Bestrahlung bei mittlerer Dosis (600 r) nach etwa 2 Monaten abgeschlossen zu sein. Bei höheren Dosen (3000 r) ist nach 5—6 Monaten eine starke Knorpelregeneration, ausgehend von der Zone des ruhenden Knorpels, erkennbar[6], oder es besteht eine Dauerosteosklerose (Abb. 19f). Das Längenwachstum wird wieder aufgenommen, doch bleibt ein Längendefizit zeitlebens bestehen.

In Abb. 27 sind die verschiedenen Zonen der Schadigung und der Reparation bei langdauernden Versuchen mit Radio-Isotopen erkennbar. Die Zone des Reparationsknochens ist dabei ausgesprochen bruchig, so daß die Tiere hier meist multiple Spontanfrakturen aufweisen, diese verheilen, jedoch stark verzögert.

Die periostale Verknöcherung läßt im Gegensatz zur enchondralen spezifische Veränderungen vermissen. Bei relativ kleinen Dosen kommt es wegen der Strahlenostitis zu einer geringgradig vermehrten Knochenapposition, gelegentlich

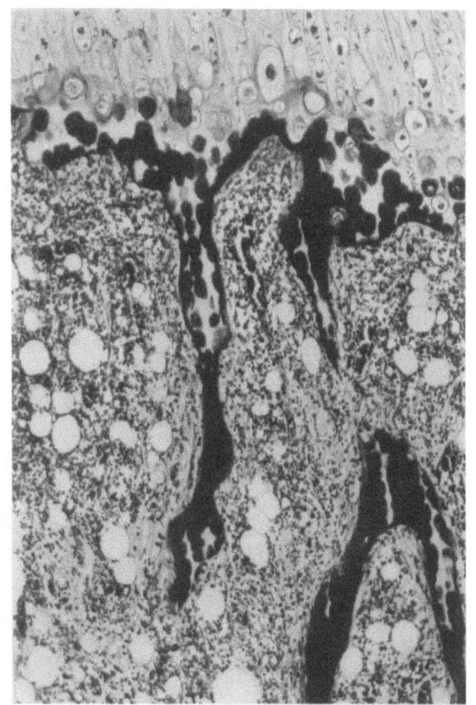

Abb. 23. Vermehrte Ablagerung von kollagener Substanz (van Gieson-Farbung) an den Knorpelsaulen und Fehlen regularer Knochenbalken 1 Monat nach 5000 r Herddosis bei junger Ratte. Vergr. 100×.

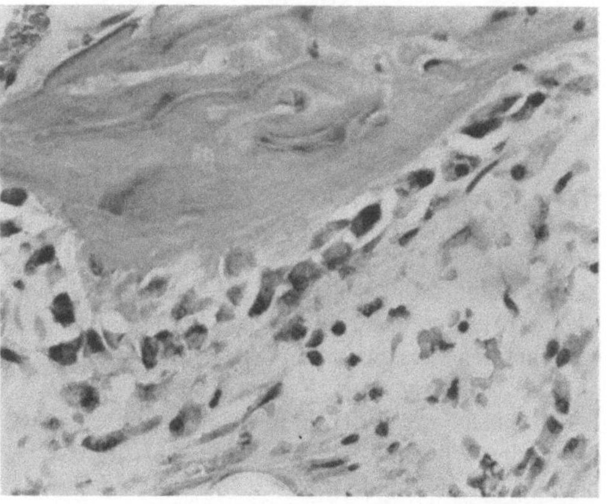

Abb. 24. Pyknosen der Osteoblasten und teilweise Ablosung von der Knochenmatrix. 5000 r Herddosis (junge Ratte, Oberschenkel). Vergr. 180×.

---

[1] EWING 1926. [2] GÜNSEL 1953, MEIER 1951, DAHL 1934, 1956, HELLER 1948.
[3] DAHL 1936, JACOX 1952. [4] HELLER 1948. [5] ZÖLLNER 1941. [6] GÜNSEL 1953.

mit eigentlichen Osteophyten[1]. Bei Entvölkerung des Periostes an Osteoblasten
fehlt dagegen naturgemäß jede Apposition, und das Kambium wird stark hyalini-
siert[2].

Nach Behandlung mit Strontium 89 wird das Knochenwachstum jüngerer
Ratten in der ersten Phase in typischer Weise gestört. Schon nach 10—11 Tagen
beginnt die zweite Phase, d. h. die Wachstumsaufnahme, ausgehend von dem
erwähnten spindelzelligen Gewebe in der epiphysennahen Spongiosazone. Zwischen
dieser Lage und dem Knorpel spielt sich nun das ganze Knochenwachstum ab,

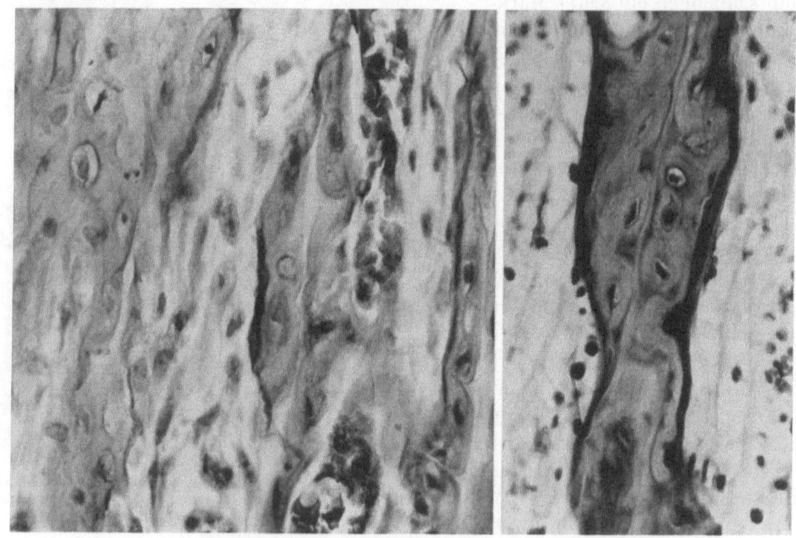

Abb. 25.
Abb. 26

Abb 25. Fehlen der Osteoblasten und Schwellung der Bindegewebszellen des Markes 13 Tage nach 5000 r
Herddosis (junge Ratte). Vergr. 380×.

Abb. 26. Fehlen der Osteoblasten und Ausbildung eines feinen Kalksaumes am Knochenbalken 1 Monat nach
5000 r Herddosis (junge Ratte). Vergr. 380×.

welches bis zum 5. Monat mehrere Millimeter erreicht. Der neugebildete Knochen
erscheint weitgehend normal. In einer dritten Phase (6. Monat) erfolgt ein per-
manenter Wachstumsstop, welcher als Folge eines vorzeitigen Epiphysenschlusses
gedeutet wird[3].

Während früher vielfach an eine Stimulation des Knochenwachstums durch
kleine Röntgendosen geglaubt wurde, haben neuere Untersuchungen keine entsprechenden Tatsachen ergeben, so daß diese Hypothese wieder verlassen wurde[3, 4].

Der *voll ausgereifte Knochen* ist im ganzen sehr strahlenresistent[5]. Bei den
heute meist verwendeten Röhrenspannungen, bei welchen die Massenabsorption
durch den Knochen relativ niedrig ist[6], werden Schäden nur noch ganz vereinzelt
beobachtet. Es handelt sich dabei in erster Linie um ausgesprochene *Spätschäden*,
welche meist erst nach Jahren auftreten (z. B. 8 Jahre nach Bestrahlung, ausgelöst durch Zahnextraktion)[7]. In erster Linie handelt es sich um einen Osteo-
blastenschaden (Abb. 28), welcher zur Osteoporose führt, was besonders bei der
Wirbelsäule relativ häufig festzustellen ist. Makroskopisch ist das Gewebe in
diesen Gebieten auffällig blaßgelb zufolge des Ersatzes des blutbildenden

---

[1] BIANCHI 1943.   [2] EWING 1926.   [3] HELLER 1948.
[4] MEIER 1951.   [5] FLASKAMP 1928.   [6] SCHAAL 1955.
[7] VANDOR und BOROS 1956, H. H. ZOLLINGER 1949.

Knochenmarkes durch Fettmark: die Knochenbalken sind leicht einzudrücken wie bei einer gewöhnlichen Osteoporose. Histologisch besteht eine sog. einfache Knochenatrophie (Abb. 29) mit Verschmalerung der Knochenbalken und Reduktion ihrer Zahl. In anderen Fallen, besonders häufig aber bei Dauerbestrahlung durch osteotope Isotope, kommt es zu einer Osteosklerose[1]; oft erinnert das Knochenbild mit seinen irregulär verstärkten Kittlinien an eine Osteopathia deformans Paget (Abb. 30). Diese Osteosklerose kann auch intra vitam radiologisch erfaßt werden. Sie geht mit Verdickung der Spongiosabalken und totaler Markfibrose einher (Abb. 31). Dasselbe wird nach Strahlenheilung von Knochenmetastasen gefunden, wobei sich die hier herdförmige Knochenneubildung durch vermehrte Verkalkung auszeichnen kann (Abb. 32).

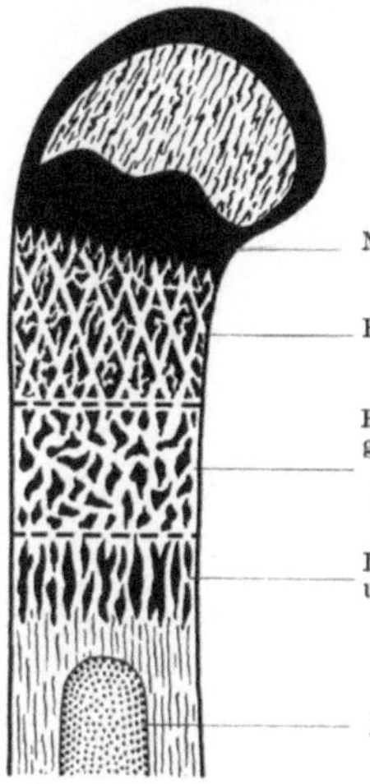

Sehr viel größere Strahlendosen sind zur Herbeiführung von Knochennekrosen notwendig. Entscheidend für das Eintreten solcher schwerer Schäden soll neben der Empfindlichkeit der Osteoblasten oder Osteocyten[2] (und weniger derjenigen der Knochengrundsubstanz[3]) vor allem der Grad der Läsion des ernahrenden Gefäßbindegewebes sein[4]. Schon PERTHES (1922) beobachtete intra

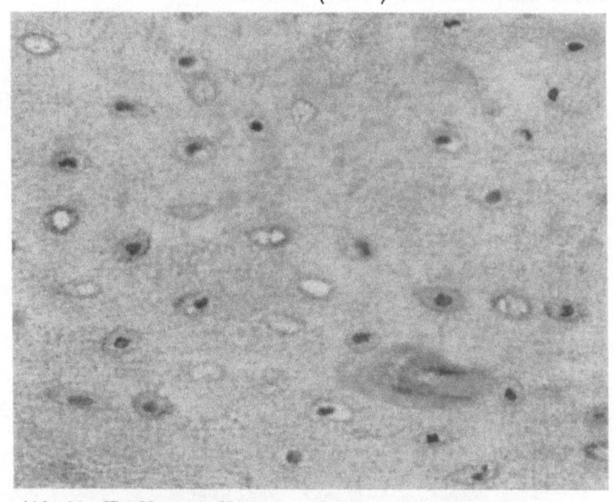

Abb. 27. Rattenfemur (80 Tage altes Tier), 64 Tage nach intravenoser Injektion von 0,03 μc/g Plutonium. (Nach HELLER sowie GALL et al. kombiniert)

operationem eine verminderte Blutung aus bestrahlten Knochen. Die festgestellten Strahlennekrosen werden demnach in erster Linie als anoxämische Erscheinungen gedeutet, welche mit der direkten Strahlenwirkung nicht viel zu tun haben sollen[5]. Diese Formulierung geht jedoch wohl etwas zu weit, da gelegentlich Gefaßschäden völlig vermißt werden[6]. Ferner stellen sich entzündlich reaktive Prozesse an Periost und Endost ein, welche eine Folge des Strahlenschadens, aber auch eine

Abb. 28 Herdformige Nekrose und Pyknose der Osteocyten in der Corticalis des Femurs 44 Tage nach 7840 r Herddosis. Erwachsene Ratte Vergr. 380×.

solche des Tumorzerfalls und einer vorbestehenden oder sekundären Infektion sein können.

Über den zeitlichen Verlauf der Radionekrosen des Knochens sind wir nur unvollkommen orientiert, besser aber über ihre Morphologie[7]. Auffällig sind die

[1] MARSHAK et al. 1956. LOONEY und COLODZIN 1956.   [2] BIANCHI 1943, EWING 1943.
[3] REGAUD 1922.   [4] MACDONGALL et al. 1950, BONFIGLIO 1953, JACOX 1952.
[5] AXHAUSEN 1954   [6] TRUELSEN 1942.   [7] MACDOGALL et al. 1950, BIANCHI 1943, EWING 1943.

ganz ungleiche Verteilung der Läsionen in einem bestrahlten Knochen und die
fließenden Übergänge zu vitalem Gewebe. Diese ausgesprochen herdförmige

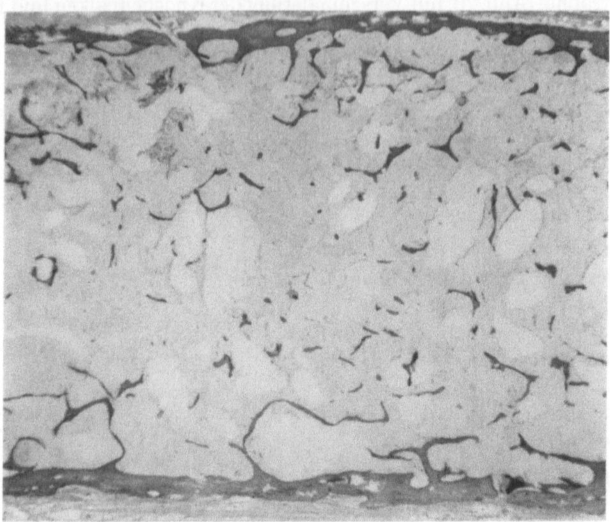

Abb. 29. Schwere Osteoporose und reines Fettmark in Rippe 4 Jahre nach 16000 r (Bronchuscarcinom).
Vergr. 5×.

Verteilung der abgestorbenen Knochenpartien erklärt auch, daß Sequester-
ausstoßung bei Radionekrose fast nie vorkommt, was auch auf die Verminderung

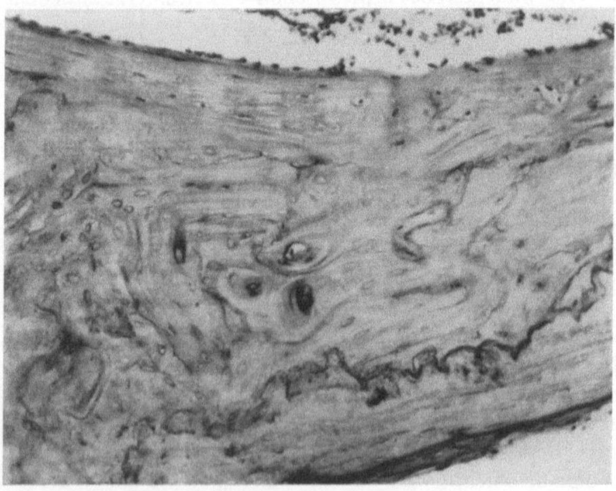

Abb. 30. Paget-artiges Mosaiklinienbild in der Corticalis einer erwachsenen Ratte 4 Wochen nach 7840 r
Herddosis. Vergr. 90×.

des Gefäßbindegewebsapparates zurückzuführen ist. Der letzterwähnte Faktor
erklärt ferner das Fehlen reaktiv entzündlicher Veränderungen, was allerdings
auch bestritten wurde[1]. Oft bleiben die ossären Radionekrosen jahrelang latent,
um dann bei zusätzlichem Zahninfekt plötzlich in Erscheinung zu treten. — Der

---

[1] Bianchi 1943.

Prozeß der Radionekrose scheint mit dem Absterben der Osteocyten zu beginnen. Wir selbst sehen darin in erster Linie einen direkten Strahlenschaden[1], während die übrigen Autoren mehrheitlich eine vasculäre, also anoxische Zellschädigung annehmen (s. oben). Anhaltspunkte für allmähliche Nekrose mit Durchschreiten der Phase der Onkose (Lacunenerweiterung)[2] fehlen. Devitalisiert sind vor allem die weit entfernt von den Haverschen Kanälchen liegenden Osteocyten.

Die toten Knochenbalken werden durch Osteoklasie teilweise abgebaut; die Haverschen Kanäle sind erweitert, das Mark fibrosiert. Später tritt, besonders wenn das Verhältnis von totem zu vitalem Knochen zugunsten des vitalen verschoben ist, eine charakteristische Osteosklerose in Erscheinung[3]. Nach Art der endostalen Verknöcherung lagern sich neue Lamellen außen an die nekrotischen Knochenbalken und innen an die Haverschen Kanälchen an, weniger stark auch subperiostal. Die Schaltlamellen sind in diesem neo-ossären Gewebe besonders deutlich. Analoge Veränderungen wurden bei chronischer Bleivergiftung und Toxikomanien beschrieben[4]. Eigenartige „Breccien" von siebartig durchlöchertem totem Knochen wurden beobachtet[3]; Kittlinien fehlen dabei oft. Ferner treten pathologische Verkalkungen sowohl der sklerosierten vitalen wie der nekrotischen Gewebe in Erscheinung, wie dies auch in den Tierversuchen vermerkt wurde. Dieser Knochen ist trotz der vermehrten Knochensubstanz brüchiger als normal.

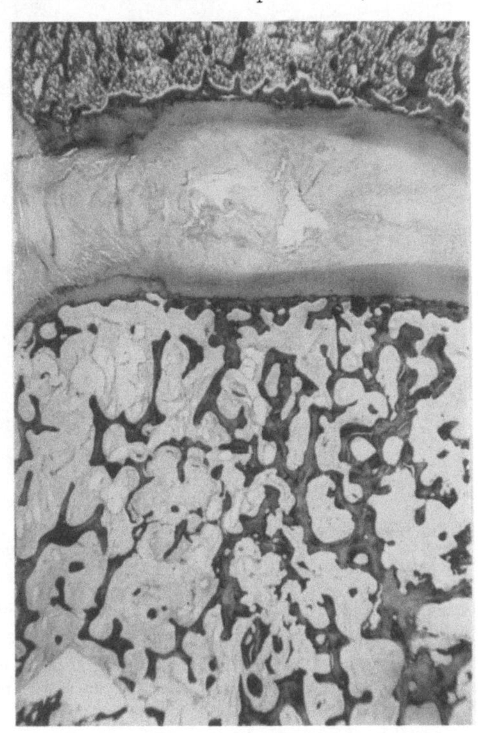

Abb. 31. Osteosklerose eines Wirbelkorpers bei bestrahltem Oesophagus-Carcinom. Vergr. 40×.

Von der Radionekrose wird vor allem der Unterkiefer betroffen[5], und hier sind diese Nekrosen auch relativ häufig.

So fanden sich in einer Serie von 1819 Patienten mit bestrahlter bösartiger Geschwulst der Mundhohle nicht weniger als 235 Radionekrosen des Unterkiefers[6].

Interessant ist die Tatsache, daß auch nach Zuführung von Isotopen mit generalisierter Speicherung in den Knochen bei Radium- und Mesothoriumvergiftung die Kiefer besonders häufig von Osteosklerose und nachfolgenden Nekrosen befallen werden[7]. Ganz geringgradige inaperzepte Entzündungen der Nachbarschaft (Zahnalveolen, Mundschleimhaut) genügen dann zur Auslösung der manifesten Radionekrose der Mandibula. Da die bedeckende Weichteilschicht bei Bestehen eines bösartigen Tumors dieser Gegend meist entzündlich

---

[1] Siehe auch BIRKNER et al. 1956.   [2] Literatur s. MAJNO und ROUILLER 1951.
[3] BIANCHI 1943.   [4] RUTISHAUSER 1941.
[5] SMITHERS 1948, REGAUD 1922, STEIN et al. 1957.   [6] WATSON und SCARBOROUGH 1938.
[7] AUB et al. 1952, VANDOR und BOROS 1956, MARSHAK et al. 1956.

verändert ist und zudem sehr häufig okkulte oder manifeste Peridentalinfekte bestehen, geht die allgemeine Ansicht dahin, daß die erwähnten Kiefernekrosen Kombinationseffekte (Strahlen + Infekt) darstellen [1].

Die nach Beckenbestrahlungen beobachteten und zum Teil doppelseitigen Schenkelhalsfrakturen [2] müssen nicht unbedingt auf Nekrosen beruhen, sondern die oben erwähnte strahlenbedingte Osteoporose kann in diesem für Frakturen besonders anfälligen Gebiet genügenden Anlaß zur Frakturbildung geben. Im

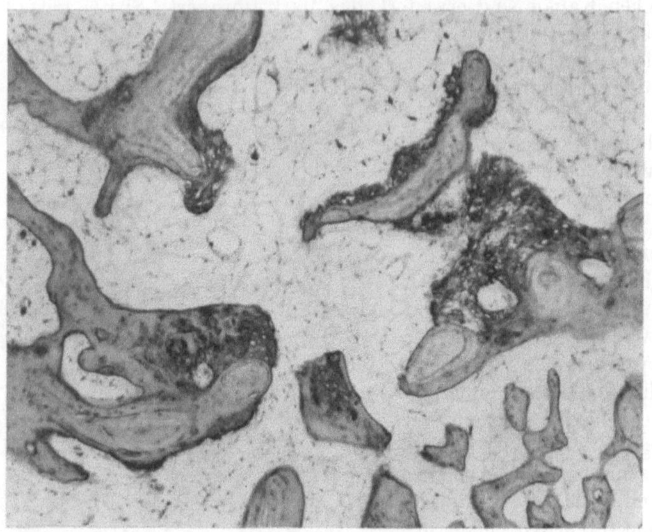

Abb. 32. Herdförmige Apposition von neugebildetem, stark verkalkendem Knochen nach wegbestrahlten Knochenmetastasen. Vergr. 180×.

ganzen scheinen Knochenläsionen nach therapeutischer Beckenbestrahlung jedenfalls häufiger zu sein, als dies gemeinhin angenommen wird.

In einer Serie von 568 bestrahlten Genitalgeschwülsten wurden röntgenologisch in 3,2% schwere Knochenschäden festgestellt [3], und unter 106 intensiven Beckenbestrahlungen wurden 8 Femurhalsfrakturen (davon 4 bilateral) gefunden [4].

Strahlendosen von knapp 4000 r erzeugen in einem primär gesunden Knochen keine wesentlichen Nekrosen, sie genügen aber zur Entwicklung von Spontanfrakturen [5].

An dritter Stelle bezüglich Häufigkeit der Strahlennekrosen stehen Rippen und Clavicula nach Bestrahlung wegen Mamma-Carcinom [6], welche ebenfalls zu Spontanfrakturen Anlaß geben können. Die kritische Herddosis beträgt 4000 r [7]. Im Verhältnis zu der Zahl der massiv bestrahlten Mamma-Carcinome, der Bestrahlungsfälle von thorakalem Lymphogranulom und Oesophaguscarcinom, ist aber das Auftreten schwerer Rippenschäden doch als äußerst seltenes Ereignis zu bezeichnen. In eigenen Untersuchungen fanden wir in derartigen Fällen nur eine deutliche Osteoporose ohne erfaßbare weitere Knochenschäden.

---

[1] Zuppinger 1941, H. H. Zollinger 1949.
[2] Diethelm 1948, Gratzek et al. 1945, Schubert und Höhne 1954, Jacox 1952, Bonfiglio 1953, MacDongall et al. 1950, Truelsen 1942, Stephenson und Cohen 1956.
[3] Gratzek et al. 1945.   [4] Meadows 1954.   [5] Diethelm 1948.
[6] Steller 1940, Friedmann 1943, Schoenheinz 1955, Eggs 1941, Schroder 1955, Braun und Frik 1954, Birkner und Schaaf 1954.
[7] Steingraber 1951.

Im gesamten betrachtet, sind die durch ionisierende Strahlen ausgelösten Knochenveränderungen ungemein komplexer Natur. Die Wertung des Umfanges der primären Strahlenschäden ist durch das sekundäre Mitspielen von Zusatzstörungen (Vascularisation, Infekte, hormonale Allgemeinstörungen usw.) enorm erschwert. Dazu tritt ferner die dynamische Natur des Knochens mit seinem steten Umbau, so daß die Fülle der verschiedenen Bilder morphologischer Spätschäden nicht erstaunen kann.

Osteogene Sarkome nach exogener und endogener Bestrahlung sind keine Seltenheit[1]. Die ersten sicheren Fälle wurden bekanntlich durch MARTLAND

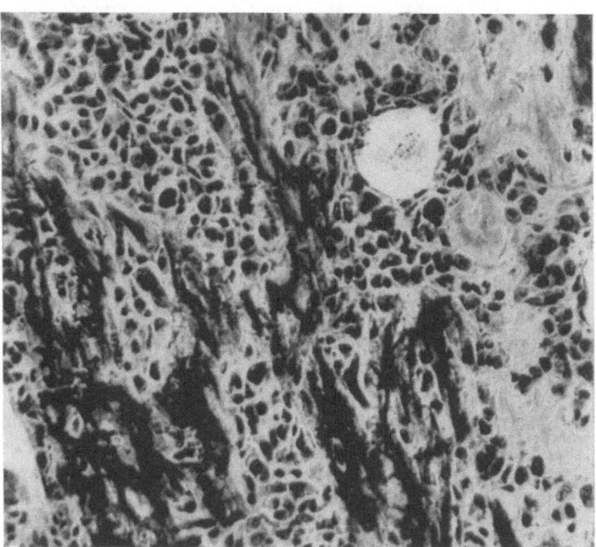

Abb. 33. Osteogenes Siebbein-Carcinom nach Bestrahlung wegen Akromegalie, 48jähriger Mann. Vergr. 300 × .

(1931) sowie MARTLAND und HUMPHRIES (1929) bei Zifferblattmalerinnen beobachtet, wobei eindeutige Radiumwirkung vorlag.

Die Häufigkeit des Sarkom-Vorkommens wurde bei 30 Mesothor- und Radiumvergifteten mit 25% nach 19 und 33% nach 24 Jahren angegeben[2].

Die sarkogene Grenzdosis soll für den Knochen 0,7 g Radium bzw. 1500 r[3] bis 3000 r[4] sein, die Latenzzeit ist groß: 3—30 Jahre[5], meist aber um 25 Jahre[6].

Eine Literaturzusammenstellung von HATCHER (1945) ergab 17 osteogene Sarkome nach Bestrahlung wegen Kniegelenkstuberkulose (Cocarcinogenese?), die Dosen betrugen meist um 8000 r. Ein typischer Fall betraf ferner einen Zahnarzt, welcher mit dem rechten Daumen die Rontgenfilme anzupressen pflegte. 5 Jahre nach Einklemmung entwickelte sich im betreffenden Finger ein osteogenes Sarkom[7]. In einer eigenen Beobachtung (Abb. 33) handelte es sich um einen 48jährigen Mann, bei welchem die Hypophyse wegen einer Akromegalie „vor vielen Jahren im Ausland massiv bestrahlt worden war". Es entwickelte sich im Siebbein ein osteogenes Sarkom.

Zahlreiche Arbeiten behandeln ferner das Problem von der experimentellen Seite. Auch im Versuch gelang die Erzeugung der Knochensarkome vorwiegend durch radioaktive Stoffe[8].

[1] CAHAN et al. 1948, CRUZ et al. 1954, TULLIS 1958.
[2] AUB et al. 1952.   [3] CAHAN et al. 1948.   [4] JONES 1953.
[5] JONES 1953, CAHAN et al. 1948, SKOLNIK et al. 1956, CRUZ et al. 1957.
[6] LOONEY und COLODZIN 1956.   [7] CARROL et al. 1956.
[8] UEHLINGER und SCHÜRCH 1938, ANDERSON et al. 1956, HELLER 1948, KOLETSKY und CHRISTIE 1951, KUZMA und ZANDER 1957.

7. Seröse Häute.

Über akute Strahlenschäden der serösen Häute ist sehr wenig bekannt. Bei Überdosierung[1] wurden besonders früher in den Spätstadien Verwachsungen der Pleura bzw. der Peritonealblätter und der Darmschlingen beobachtet. Es muß somit angenommen werden, daß die Frühveränderungen in einer Radio-degeneration der Mesothelzellen mit sekundärer Fibrinausschwitzung bestehen. Bei lokaler Strahleneinwirkung durch Radium- und Radiogoldeinpflanzung in den Magen wurde eine sehr schwere Serosareaktion beobachtet, doch bestand zugleich eine ausgedehnte subseröse Bindegewebsvermehrung[2]. Nach intra-peritonealer und intrapleuraler Radiogoldinjektion entwickelte sich eine diffuse Verdickung der serösen Häute, jedoch ohne Adhäsionen[3].

Da selbst bei schwerer Strahlenfibrose der Lunge solche Verwachsungen meist fehlen, scheint ein Mesothelschaden entweder nur bei ganz massiver Be-strahlung oder aber infolge Reaktion auf die Schädigung des darunterliegenden Parenchyms in Erscheinung zu treten[4]. — Auch eine akute fibrinöse[5] sowie eine chronische fibröse Perikarditis[6] sind beschrieben worden. Die zahlreichen Fälle mit intaktem Perikard nach massiver lokaler Bestrahlung sprechen allerdings eher gegen einen spezifischen Strahlenschaden in den erwähnten Fällen.

8. Gefäße.

Die besondere Sensibilität der Gefäße, vor allem derjenigen kleinen und kleinsten Kalibers, gegenüber ionisierenden Strahlen ist schon seit Ende des letzten Jahrhunderts bekannt[7]. Sie hat Anlaß zu nicht enden wollenden Dis-kussionen über die Genese der Organveränderungen nach Bestrahlung gegeben, indem von einer großen Zahl von Autoren die funktionelle[8] und die morpho-logische Gefäßläsion als Ursache eines Großteils der Strahlenschäden angesprochen wurde[9]. Im allgemeinen wird der Arteriolenläsion besonderes Augenmerk ge-widmet, doch haben wir Grund zur Annahme, daß die Capillaren mindestens ebenso rasch und schwer erkranken. Allerdings ist es sehr schwer, ja zum Teil unmöglich, bei relativen Spätschäden die ursprünglichen Capillaren überhaupt noch aufzufinden und von den neugebildeten Sprossen zu unterscheiden. Die primäre Beschaffenheit des gefäßumgebenden Gewebes (Hirn, Haut, Lunge usw.) und dessen Strahlenreaktion beeinflussen die Gefäßveränderungen nach Be-strahlung in grundlegender Weise (s. unten). Auch mischen sich Effekte sekun-därer Narbenbildungen und entzündlicher Umgebungsveränderungen fast un-trennbar mit den direkten Strahlenschäden der Gefäße. Es ist deshalb äußerst gewagt und schwierig, die eigentliche Strahlen-Vasculopathie in morphologischer Hinsicht auf einen gemeinsamen Nenner bringen zu wollen. Nur ausgedehnte Vergleiche mit den verschiedenen Gefäßreaktionen in unbestrahltem Gewebe können vor voreiligen Schlüssen schützen, wie sie sich leider in zahlreiche Arbeiten pathologisch-anatomisch weniger geschulter Kliniker und Röntgenologen ein-geschlichen haben.

Das erste Symptom der Gefäß-Schädigung ist physiologischer Art. Es kann eine Abnahme der Capillarresistenz infolge Heparinwirkung[10] vor allen morpho-logischen Veränderungen festgestellt werden[11]. Schon bei sehr geringen Dosen von 3—100 r wird die Capillarpermeabilität erhöht[12].

---

[1] Flaskamp 1930.   [2] Schurch und Uehlinger 1935, Friedman und Warren 1942.
[3] Knisley und Andrews 1953.   [4] Friedman 1942.   [5] Faust 1932.
[6] Tricot et al. 1954.   [7] Gassmann 1898, 1899, 1904.   [8] Ricker 1915.
[9] Lubarsch und Wätjen 1928.   [10] Rieser 1955.   [11] Renfer 1947.
[12] Neumayr und Thurnher 1952, Wish et al. 1952, Rigdon und Curl 1943.

Als erste morphologisch faßbare Veränderung tritt eine allgemeine Capillarerweiterung ein[1]. Möglicherweise beruht sie auf dem Freiwerden von H-Substanzen unter dem Einfluß der ionisierenden Strahlen[2], andere Autoren schuldigen eine Beeinflussung der Gefäß-Nerven[3] oder eine direkte Endothelschädigung durch die Strahlen an[4]. Wir werden bei Besprechung der Hautveränderungen auf diese Vasodilatation zurückzukommen haben. Dann schwellen die Zellen und die Kerne an (Abb. 34),[5] die Kerne stellen sich oft palisadenförmig[6] und runden sich ab. Die Nucleolen sollen gelegentlich verschwinden[7], in unseren Frühbeobachtungen sind sie jedoch eher vergrößert. Die Kernveränderungen treten nach

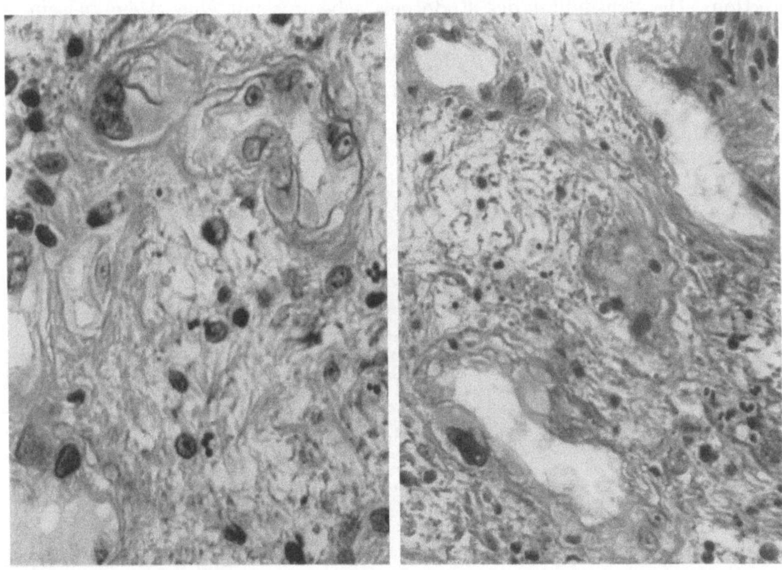

Abb. 34.   Abb 35.

Abb. 34. Endothelschwellung in bestrahltem Granulationsgewebe. Basalmembran noch erhalten. Vergr. 500×

Abb. 35. Verstärkte Endothelschwellung sowie Vergrößerung der Endothelkerne in der Zungenschleimhaut nach Bestrahlung. Viele Endothelkerne fehlen völlig, die Wand zeigt eine starke plasmatische Durchtrankung Vergr. 430×.

2500 r (einmal appliziert) schon innerhalb weniger Stunden auf und bleiben monatelang bestehen. Darauf folgt bei derselben Dosierung innerhalb eines Tages die Bildung von perinuclearen Protoplasmavacuolen; die Kerne werden dadurch zu Nierenform komprimiert. In der Folge kann das Endothel teilweise oder völlig abgelöst werden, so daß die nackte Basalmembran an den Blutstrom grenzt (Abb. 35). Eine völlige Capillarverödung nur durch die Strahlenwirkung (Frühverödung) wird jedoch im Normalgewebe selten beobachtet. Im Capillargebiet mit Endothelproliferation (Embryo, Granulationsgewebe, Hämangiom) dagegen ist die Veränderung fast regelmäßig anzutreffen[8]. In den Glomerula bestrahlter Nieren können noch monatelang innen fast völlig nackte Capillarschlingen gefunden werden.

Später, frühestens nach 3 Tagen, treten regeneratorische Vorgänge in Erscheinung, und es werden mehrkernige Endothelzellen beobachtet[9], welche z. B.

[1] ZOLLINGER 1951a, ELLINGER 1935, ROST 1915.   [2] SPEAR 1953, ELLINGER 1943.
[3] RICKER 1915.   [4] MOSELEY et al. 1952, Literatur siehe BORAK 1940.
[5] LEVY und RUGH 1952, GASSMANN 1904, ELFSKIND 1940, REGAUD und LACASSAGNE 1927, EWING 1926, SNIDER 1946, MAXIMOW 1923.   [6] ELFSKIND 1940, RHOADES 1948.
[7] ELFSKIND 1940.   [8] BORAK 1942.   [9] MIESCHER 1925.

in den bestrahlten Hautgefäßen noch jahrelang bestehen bleiben können. Auch capillarmikroskopisch können regeneratorische Sproßbildungen gesehen werden[1]. Gelegentlich tritt eine dermaßen starke Endothelproliferation auf[2], daß die Gefäße total verschlossen werden[3]. Wahrscheinlich liegt dabei jedoch nicht eine reine Folge der direkten Endothelläsion vor, wie vielfach angenommen wurde[4], sondern eine Reaktion des geschädigten Endothels auf die durch Narbenschrumpfung des umliegenden Stromas bedingte Durchblutungsdrosselung[5]. Für diese Annahme spricht vor allem das Fehlen von Endothelproliferation in bestrahlten Nierenglomerula und Lungenschnitten ohne wesentliche Stromareaktion. Die Sensibilität des Endothels scheint somit eine große zu sein, sie

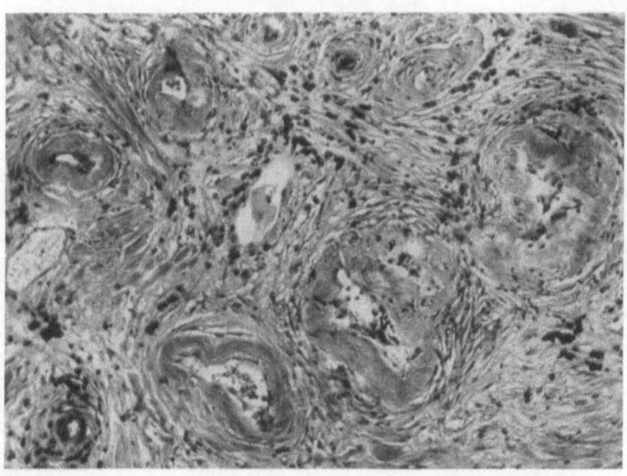

Abb. 36. Gefäßveränderungen in der Subcutis 3 Wochen nach Bestrahlung wegen Oesophagus-Carcinom. Fibrinoide Massen zwischen Media und Endothel. Vergr. 200×.

übertrifft diejenige des Epithels geringgradig[6]. Eigenartig ist allerdings das sehr geringfügige Ausmaß der Endothelveränderungen in Versuchen mit radioaktiven Isotopen, während die Adventitia in diesen Versuchen viel stärker verändert gefunden wurde[7].

Die Endothelinsuffizienz äußert sich gelegentlich in der Ausbildung einer fibrinoiden Sichel zwischen Endothel und Media[8], welche später zu Hyalinisation neigt (Abb. 36). Wir bezeichnen diese Grenzflächenstörung in Anlehnung an SCHÜRMANN und MACMAHON (1933) als Dysorose[9] und trennen sie von der serösen Entzündung[10] ab, denn Exsudation oder Proliferation von cellulären Elementen fehlt in den reinen Fällen vollständig.

In kleinen Arterien tritt in den Spätstadien subendothelial gelegentlich auch eine Ansammlung von Schaumzellen auf (Abb. 37). Diese Elemente werden als morphologischer Ausdruck der erhöhten Endothelproliferation aufgefaßt und den arteriosklerotischen Veränderungen gleichgesetzt[11]. In der Spätphase steht oft die subendotheliale Bindegewebsproliferation im Vordergrund der ganzen Gefäßaffektion, da sie zu hochgradiger Einengung und teilweise zu Verschlüssen führt[12] (Abb. 38a und b).

---

[1] BRAASCH und NICKERSON 1948.　　[2] WOLBACH 1909, RHOADES 1948.
[3] REGAUD und LACASSAGNE 1927, LUSHBAUGH et al. 1953, SPEAR 1953, HAENDLY 1921.
[4] SPEAR 1953.　　[5] LUBARSCH und WATJEN 1928, REGAUD und LACASSAGNE 1927.
[6] MIESCHER 1925, REGAUD und LACASSAGNE 1927.　　[7] RHOADES 1948.
[8] SCHOBER 1955.　　[9] ZOLLINGER 1945, HENZI 1956.　　[10] ROSSLE 1943.
[11] SHEEHAN 1944, 1949, MARTIN et al. 1954.
[12] GASSMANN 1924, WOLBACH 1909.

Die *Basalmembran* der Capillaren erscheint schon wenige Tage nach massiver Bestrahlung verdickt, doch färbt sie sich mit PAS weniger stark als normal.

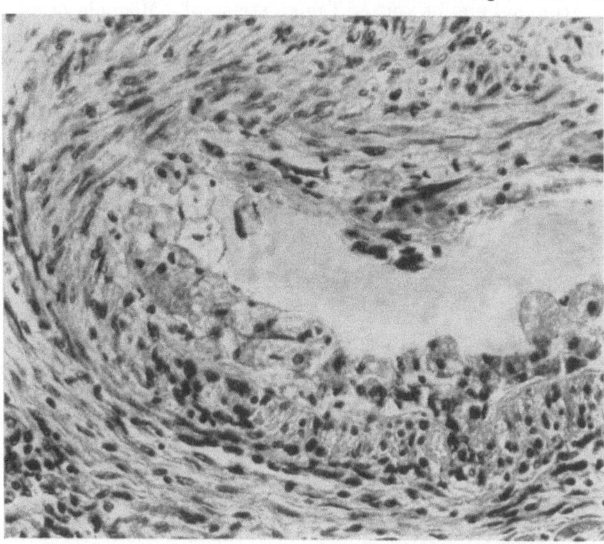

Abb. 37. Röntgenatheromatose in einer Darmwandarterie Multiple Schaumzellen zwischen Gefäßlumen und Media Vergr 200×

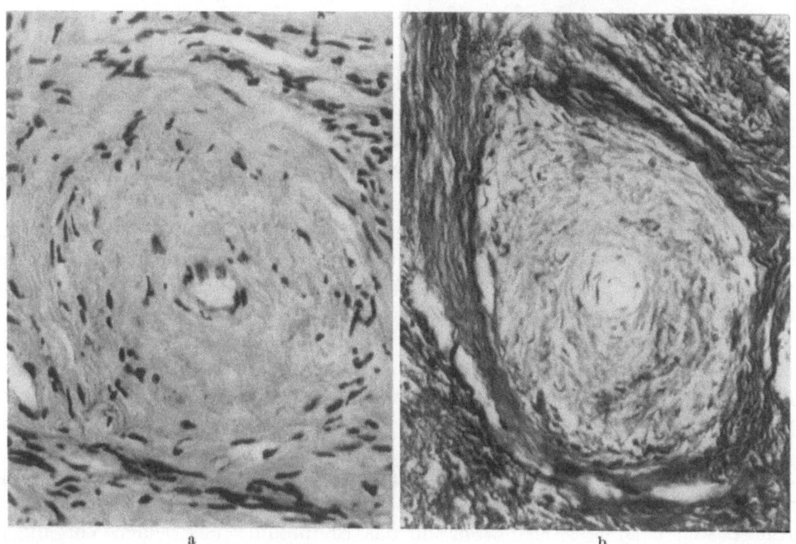

a   b

Abb. 38 a u. b. a Schwere dysorotische Schädigung der Wand einer kleinen Arteriole, Einlagerung von amorphen Massen zwischen Endothel und Media H E Vergr 250×. b Wie Abb 37. Van Gieson-Farbung. Uterusgefaß nach Radium-Bestrahlung.

Diese Veränderung besteht noch nach Monaten. Besonders deutlich ist die Basalmembranläsion in den Glomerula der Nieren zu verfolgen[1] (s. Kapitel Niere). Die Verdickung und „Erstarrung" der Capillarwand erklärt, warum bestrahlte

_____

[1] Zollinger 1951.

Capillaren auf physikalische wie chemische Reize weniger stark dilatatorisch reagieren und lädierbarer sind als normale[1]. Auch die Ansprechbarkeit der Haargefäße auf Arterenol nimmt vom 8. Tag an stets ab[2]. Möglicherweise beruht auch die spätere Neigung zu Teleangiektasiebildung auf den erwähnten Basalmembranläsionen. Von anderer Seite wurde allerdings in der Schrumpfung des umliegenden Stromas die Hauptursache erblickt[3], doch können Capillarerweiterungen auch in freien Nierenglomerula auftreten[4], in welchen der Außendruck nicht vergrößert sein kann. Später kann das Gefäß entweder obliterieren, wobei die Basalmembran völlig verschwindet, oder es kommt zu einer weitgehenden Erholung der Gefäßwand, doch bleiben dauernde Verdickungen der Basalmembran und unscharfe Begrenzung nach außen bestehen.

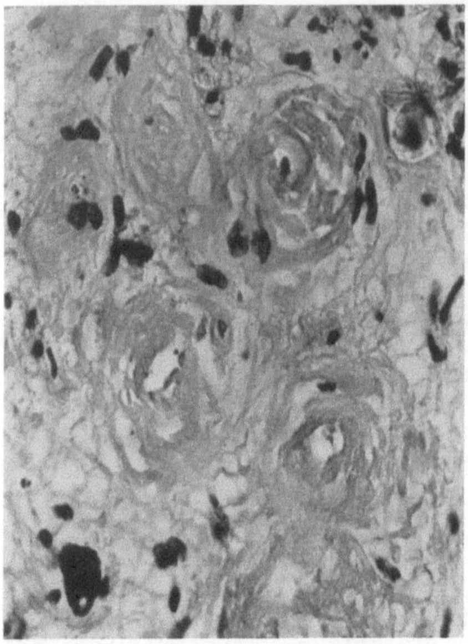

Die *Media* der Arteriolen und Arterien zeigt als erste Veränderung, welche in den Zeitraum des Endotheluntergangs fällt, eine Massenzunahme mit Verwischung der Fasergrenzen[5]. Das kollagene Gewebe der Media und der Adventitia ist in den frühen Phasen verquollen mit verminderter Fuchsinfärbung. Hie und da fehlen jegliche Spuren der kollagenen Zwischensubstanz vollständig, worauf UNNA schon 1904 aufmerksam gemacht hat. Diese Veränderung wird von einzelnen Autoren als das Grundsätzliche der ganzen Gefäßläsion angesprochen[6], was aber mit den oben diskutierten Endothelschäden in Widerspruch steht.

Abb. 39. Arteriolonekrose nach Rontgenbestrahlung. Vergr. 400×.

Totale Medianekrose ist außerordentlich selten[7] (Abb. 39). Sie findet sich vor allem im Gehirn, wo die mittelgroßen und kleinen Arterien eine eigenartige plasmatische Wandverquellung als Frühveränderung aufweisen (Abb. 40)[8]. Sie ist gefolgt von Medianekrose. Man könnte zur Unterscheidung von anderen Strahlen-Gefäßschäden geradezu von einer „plasmatischen Strahlenvasculopathie" sprechen. Im Spätstadium werden diese Massen kompakter und erinnern ganz an die Veränderungen der Arteriosklerose. In einzelnen Fällen wird auch positive Amyloidfärbung beschrieben[9]. Eigenartig ist dabei der oft sehr gute Erhaltungszustand des Endothels dieser Gefäße. Ob die kolloidähnliche Substanz aus den Gefäßlumina nach außen diffundiert[10] oder ob das umgebende degenerierte Hirngewebe zu ihrer Entstehung Veranlassung gibt[11], ist nicht abgeklärt. Am ehesten handelt es sich wohl um das Endprodukt aus beiden Vorgängen.

In anderen Organen haben wir das Vollbild dieses Gefäßschadens nicht nachweisen können, so daß wohl eine gewisse Milieuspezifität bestehen muß. Einzelne Gefäßsektoren sind dagegen auch in anderen Organen gelegentlich nekrotisch

---

[1] DAHL 1937, PETERSEN und HELLMANN 1920.   [2] HEITZ und SCHRADER 1955.
[3] LUBARSCH und WATJEN 1928.   [4] ZOLLINGER 1951.   [5] WOLBACH 1909.
[6] RHOADES 1908 (S. 704).   [7] MAXIMOW 1923.
[8] SCHOLZ 1934, 1949, ZEMAN 1950, 1955.   [9] FOLTZ et al. 1953.
[10] SCHOLZ 1934, 1949.   [11] VAN BOGAERT und HERMANNE 1948.

und zugleich verdickt [1], oder es treten auch hier die für Strahlenschäden typischen Kernveränderungen, wie Schwellung usw., sowie vacuoläre Protoplasmaveränderung in Erscheinung [2] (s. weiteres im Kapitel glatte Muskulatur). Diese Veränderungen sind nach unseren eigenen Untersuchungen besonders in der Haut und im Uterus häufig anzutreffen. Auch Kernanhäufungen, wie sie besonders für die quergestreifte geschädigte Muskulatur typisch sind, werden beobachtet (Abb. 41) [3]. Im allgemeinen aber ist die Gefäßmedia relativ strahlenresistent.

Die Elastica soll nach verschiedenen Autoren degenerieren [4], in eigenen Untersuchungen fehlte diese Veränderung. Die elastischen Fasern sind wohl gelegentlich

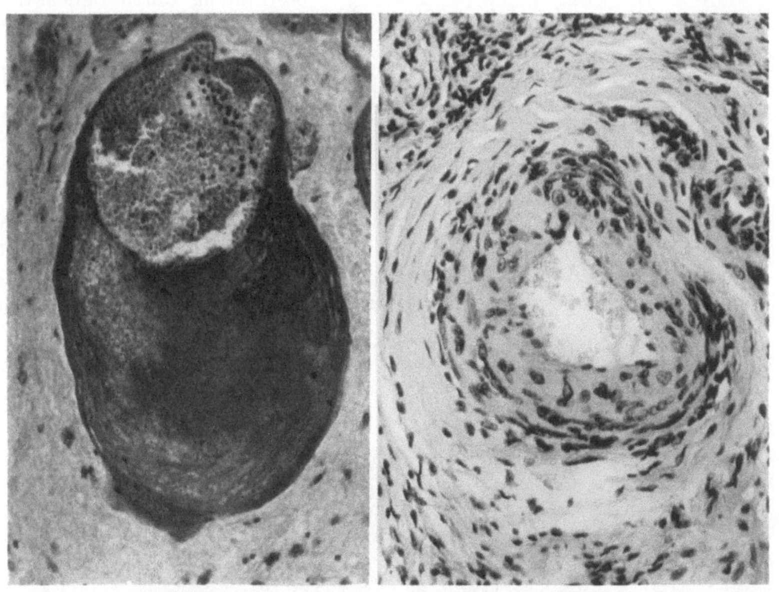

Abb. 40.   Abb. 41.

Abb. 40. Typische plasmatische Durchtränkung einer Gefäßwand im rontgenbestrahlten Hirn. Van Gieson-Farbung (Praparat von Prof. SCHOLZ). Vergr. 160×.

Abb 41. Kernvermehrung in der Media eines Uterusgefäßes nach Radiumbehandlung eines Carcinoms. Vergr. 200×.

etwas geschwollen [5], sie erweisen sich aber im übrigen als auffällig strahlenresistent [6] und oft vermehrt, was vor allem für die Venen gilt. Nur in ganz hochgradig veränderten Arteriolen ist die Zahl der elastischen Fasern in den Spätstadien deutlich reduziert [7].

In den Spatstadien sind die kollagenen Fasern in Media und Adventitia vermehrt und ungemein kompakt. In großen Narbenbezirken kommt es nicht selten zu eigenartig reaktionsarmen, hyalinen Wandnekrosen (Abb. 42), welche sich nur durch das Fehlen einer Verfettung von den Bildern der Arteriolosklerose unterscheiden. Gelegentlich besteht die ganze Media aus einem dichten Kollagenfaserwerk, welches vermutlich die zerfallenen glatten Muskelfasern ersetzt. In diesem Fall ist die Wand meist stark verdickt, das Lumen hochgradig eingeengt (Abb. 38). Eine eigentliche Mediahypertrophie [8] fanden wir jedoch nie. Die beschriebene Wandfibrose wird vor allem in sehr stark sklerosiertem Gewebe beobachtet (Cutis, Mamma usw.). Bei jungen Tieren sind die Veränderungen stärker

[1] RHOADES 1948.   [2] GASSMANN 1904.   [3] MIESCHER 1925.
[4] WOLBACH 1909, LACASSAGNE und GRICOUROFF 1956.   [5] LUSHBAUGH et al. 1953.
[6] GASSMANN 1904, RHOADES 1948.   [7] RHOADES 1908.   [8] HOFFMANN und SCHREUS 1924.

ausgeprägt als bei alten; sie erinnern an ein vorzeitiges Altern[1]. Entzündliche Infiltrate werden in derartig veränderten Gefäßen gelegentlich beschrieben[2],

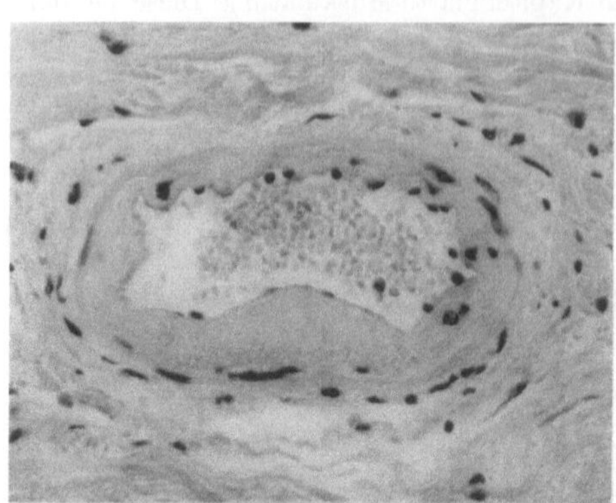

Abb. 42. Reaktionsarme partielle Wandnekrose einer kleinen Arterie in der Haut beim Rontgentechniker. Vergr. 200×.

fehlen aber nach eigener Untersuchung in Gefäßen, welche sich in nicht entzündetem Gewebe befinden. Eine grundsätzlich gleichartige Veränderung der Arterien und Arteriolen wird auch nach intensiver Dauerbestrahlung durch radioaktive Isotope beobachtet. Praktisch wichtig ist dabei vor allem das Thorotrast, welches sich nach forcierter Pyelographie in den Lymphgefäßen entlang der Gefäße im Hilus und im Nierenparenchym ausbreitet und damit als Kurzstrahler (α) vor allem auf die Gefäße einwirkt (s. Kapitel Nieren) (Abb. 43). Auch direkte Gefäßläsion nach Thorotrast-Arteriographie wurde beschrieben, besonders wenn die Gefäße peripher durch

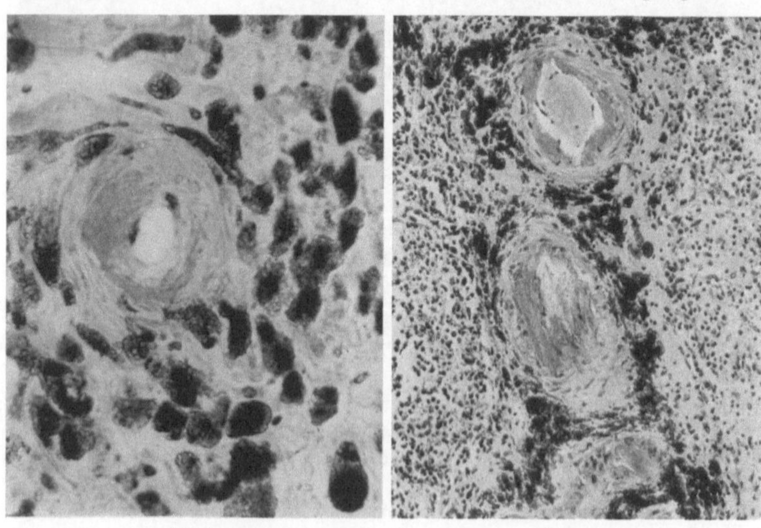

Abb. 43.   Abb. 44.

Abb. 43 Arteriolonekrose bei Thorotrastspeicherung in der Niere. Die Speicherzellen besonders in der Umgebung der Arteriole lokalisiert. Vergr. 400×.

Abb. 44. Thorotrastablagerungen (schwarz wiedergegeben) in der nachsten Nachbarschaft von Arteriolen (Milz). Fibrinoide Ausschwitzung zwischen Endothel und Media. Vergr. 140×.

Thrombangitis Buerger verschlossen waren[3]. Ferner zeigen die Zentralarterien in der Milz, um welche sich die Thorotrastdepots mit Vorliebe ansammeln, oft sehr ausgesprochene Veränderungen im Sinne einer Wandfibrose mit subendothelialer Fibrinoidablagerung (Abb. 44).

[1] Smith und Loewenthal 1950, Haendly 1921.
[2] Lacassagne und Gricouroff 1956.
[3] Stamm 1947, Vögtlin und Minder 1952, Rotter 1951.

Die *Venen* reagieren auf Strahlen grundsätzlich analog wie die Arterien[1], nur ist die Proliferation der elastischen Fasern hier sehr viel ausgeprägter[2], oft sind die Mumien durch Narbengewebe komprimierter Venen nur noch als irreguläre schwarze Bänder im Elastinschnitt erkennbar (Abb. 45). Die Elasticaproliferation dürfte somit in erster Linie eine Anpassungserscheinung an eine narbenbedingte venöse Durchblutungsdrosselung sein. In diese Richtung weist auch die Intimafibrose (Abb. 45). Die Strahlen-Phlebosklerose (Abb. 46) ist im allgemeinen ausgedehnter als die Fibrose der Arterien.

Das Auftreten von *Thrombosen* nach lokaler Strahleneinwirkung ist verschiedentlich beobachtet worden[3], doch ist dieses Vorkommnis im allgemeinen

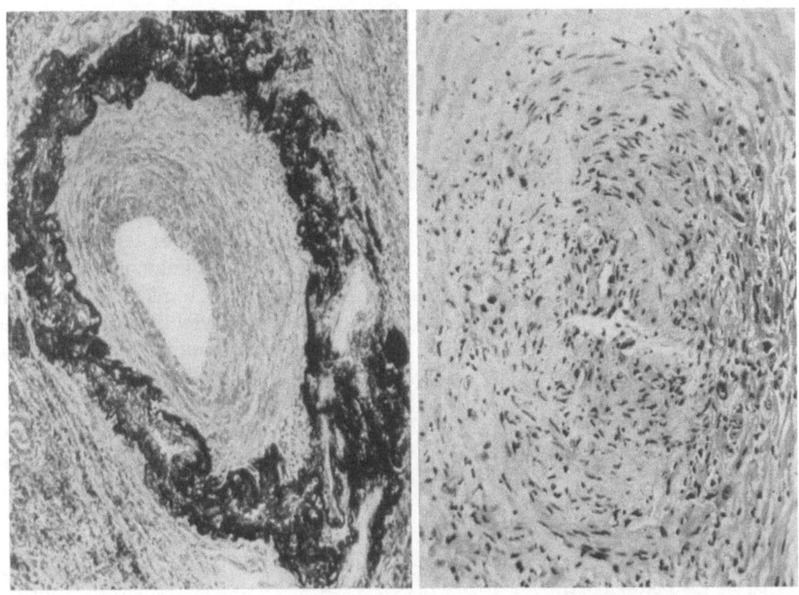

Abb. 45. Abb. 46.

Abb. 45. Vermehrung und Verklumpung der elastischen Fasern sowie Intimafibrose einer Vene bei chronischer Strahlenveränderung der Lunge. Vergr. 100×.

Abb. 46. Röntgen-Phlebosklerose in der Haut. Vergr. 140×.

eher selten, was bei den beschriebenen Endothelläsionen doch verwunderlich ist. Nach 880 r Ganzbestrahlung sinkt die Neigung zu Thrombusbildung zunächst entsprechend der Plättchenverarmung, aber vom 11. Tag an ist die thrombotische Tendenz wesentlich stärker als normal[4]. Thrombosen treten vor allem in der Gegend von Ulcera als Sekundärerkrankung in Magen und Haut sowie bei „Strahlenpneumonie" in Erscheinung. Ferner beobachtet man gelegentlich eine Carotisthrombose nach massiv bestrahltem Larynxcarcinom, auch Aortenthrombose im Bereiche des Strahlenfeldes bei Oesophaguscarcinom kommt vor. In alten Röntgennarben finden sich häufig auch größere Arterienäste durch ein auffällig lockeres Organisationsgewebe verschlossen (Abb. 47).

Faßt man die beschriebenen Spätveränderungen der mittelgroßen Gefäße zusammen, so resultiert im allgemeinen eine „Endarteriitis productiva" (oder

---

[1] RHOADES 1948. [2] WINDHOLZ 1937.
[3] WARREN 1944. KOLODNY 1925, CAMERON 1952, siehe dagegen WILLIAMS und CUNNINGHAM 1951.
[4] BERMAN et al. 1955.

besser: Intimafibrose) mit Ersatz der spezifischen Mediaelemente durch hyalines Bindegewebe. Diese *proliferative Strahlenvasculopathie* ist ausgesprochen progressiv, noch 4 Jahre nach Strahlenschaden werden fortschreitende Veränderungen festgestellt [1].

Die Frühveränderungen der Gefäße müssen als reine und direkte Strahlenwirkungen angesprochen werden, denn nur auf diese Weise lassen sich die weitgehend pathognomonischen Kern- und Protoplasmaveränderungen in einem derartigen quantitativen Ausmaß erklären. Die proliferative Strahlenvasculopathie scheint dagegen nur teilweise strahlenbedingt zu sein [2]. Ganz

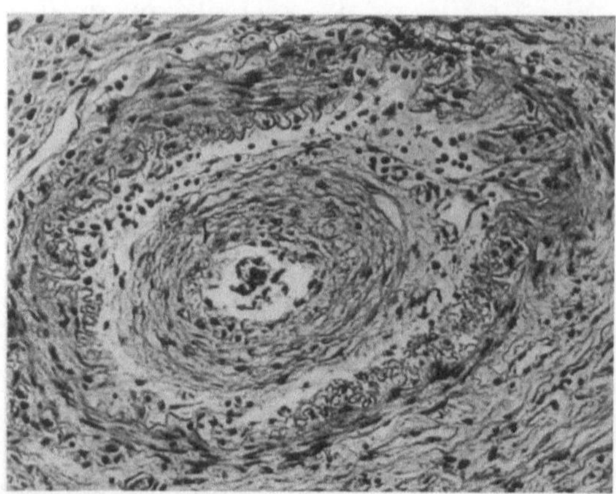

Abb. 47. Subtotaler Arterienverschluß in einer alten Röntgennarbe der Haut. Vergr. 340 ×.

analogen Gefäßprozessen begegnet man auch in zahlreichen nicht bestrahlten Narbengebieten, besonders deutlich in der Nachbarschaft von Tuberkulose oder Carcinom. Auch tritt die Strahlenvasculopathie im entzündeten und tumordurchsetzten Gewebe verstärkt in Erscheinung (Abb. 48). Qualitative Unterschiede — die proliferative Strahlenvasculopathie ist sehr häufig und ausgedehnt — und die stärkere Zerstörung der spezifischen Wandelemente machen eine Kombinationswirkung wahrscheinlich. Das strahlengeschädigte Gefäß ist für zentripetal wirkende Schäden besonders anfällig.

Die *Teleangiektasien* stellen eine hochcharakteristische Spätveränderung der Röntgenhaut

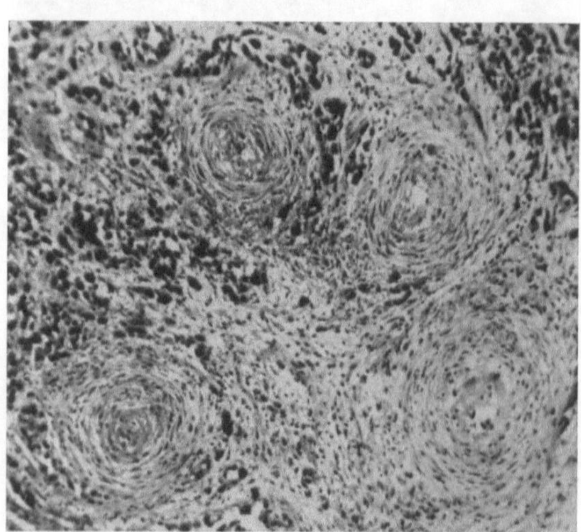

Abb. 48 Wesentlich verstärkte Strahlenvasculopathie bei Kombination von Tumorinfiltration (undifferenziertes Portio-Carcinom), Entzündung und Röntgenbestrahlung. Vergr. 180 ×.

dar. Sie treten meist 1—1½ Jahre nach der Bestrahlung auf und nehmen bis zu 7 Jahre lang an Ausdehnung und Zahl zu [3]. Solche Gefäße sind äußerst dünnwandig und bestehen nur aus Endothel und einer dünnen Bindegewebsmembran, welche noch verquollene, blaßgefärbte Reste der Basalmembran enthält. Muskuläre Elemente fehlen meist vollständig, so daß die ursprüngliche Größenordnung der Gefäße nicht bestimmbar ist. Entsprechende Ektasien

[1] WOLBACH 1909.   [2] LUBARSCH und WÄTJEN 1928.   [3] MIESCHER et al. 1954.

treten nur in Haut und Schleimhäuten und ausschließlich nach schwerem Strahlenschaden mit narbiger Umwandlung des umgebenden Stromas auf. Die Deutung dieser Teleangiektasien als Folge hochgradiger Gefäßkompressionen und alter Thrombosen in benachbarten Gebieten des Gefäßnetzes liegt deshalb nahe[1]. Immerhin darf auch die oben erwähnte Schädigung der Basalmembran und der übrigen Wandelemente nicht übersehen werden. Bei rein hormonaler Wandschädigung im Falle der Flush-Teleangiektasien bei metastasierendem Dünndarmcarcinoid bestehen nämlich keine Narbenbildungen der Cutis; die Basalmembranverquellung ist aber deutlich erkennbar. Sie genügt, um die Elastizitätsabnahme mit sekundärer Capillarerweiterung herbeizuführen[2]. Auf Grund dieser Parallelbeobachtung ist ferner die capilläre Herkunft der Röntgen-Teleangiektasien anzunehmen[3].

Die in bestrahltem Gewebe gefundenen alten Totalverschlüsse von Gefäßen können somit ganz unterschiedlicher Genese sein:

Frühpoliferation des Endothels (kommt nur für Capillaren in Betracht).

Totalnekrose.

Plasmatische Strahlenvasculopathie (bisher nur im Hirn bewiesen).

Proliferative Strahlenvasculopathie.

Alte Thrombosen (besonders bei Venen häufig).

Sekundär echte Endarteriitis (in entzündlichem Gewebe).

Daß tatsächlich zahlreiche Gefäße in bestrahltem Gewebe untergehen — viel mehr als wir in den Schnitten feststellen können — geht aus Injektionspräparaten eindeutig hervor[4]. Die dadurch hervorgerufene Durchblutungsdrosselung kann, besonders wenn noch Infekte dazutreten (Larynx usw.), zu schweren Nekrosen und Arrosion der großen unverschlossenen Gefäße führen.

Über die Strahlenveränderungen der *Lymphgefäße* ist nur wenig bekannt. Dies erstaunt nicht, denn diese außerordentlich dünnwandigen und im fixierten Organ zudem meist kollabierten Gebilde entziehen sich auch im normalen Gewebe weitgehend der Beobachtung. Erst pathologische Veränderungen, vor allem bei diffuser Tumorinfiltration, machen uns auf ihre enorme Zahl aufmerksam. In der akuten Phase der Strahlenschädigung steht neben der Durchlässigkeitsvermehrung und der Stromverlangsamung[5] die Blutanschoppung der Lymphgefäße im Vordergrund, welche eine Folge des Blutaustrittes in die Gewebe darstellt. Von einigen Autoren wird diese Erythrocytenabwanderung als eine wichtige Ursache der akuten Strahlenanämie aufgefaßt[6]. Es wurden ferner Lumenverschlüsse durch Endothelproliferation beschrieben[7], welche wir jedoch im eigenen Beobachtungsgut nicht bestätigen, allerdings auch nicht widerlegen können. Das gelegentlich beobachtete Dauerödem der Röntgenhaut beruht möglicherweise auf solchen Verschlüssen, doch denken wir mehr an eine Kompression der Lymphgefäße durch das umgebende derbe Narbengewebe. Analog den Spätveränderungen der Blutgefäße werden auch Ektasien der Lymphgefäße beschrieben[8].

<h3 align="center">9. Epithelien.</h3>

Die Strahlenschädigungen der verschiedenen Epithelformen variieren quantitativ wie qualitativ in beträchtlichem Ausmaße. Abgesehen von strahlenquantitativen Gründen (besondere Schädigung an der Oberfläche liegender Epithelien) spielen auch solche endogener Natur eine wichtige Rolle, wobei die stark unterschiedliche Form und Geschwindigkeit des physiologischen Epithel-

---

[1] UNNA 1904.   [2] HEGGLIN und ZOLLINGER 1956.
[3] Siehe auch WOLBACH 1909, FREUND und OPPENHEIM 1904.   [4] DAHL 1937.
[5] SCHÖNBAUER 1949.   [6] FURTH 1952, BIGELOW et al. 1951.
[7] GASSMANN 1904.   [8] FRIEDMAN und WARREN 1942.

ersatzes einen entscheidenden Faktor darstellt. In diesem Kapitel sollen vor allem die gut bekannten Veränderungen ausgesprochener Mausergewebe (Epidermis, nichtverhornendes Plattenepithel und Darmschleimhaut) abgehandelt werden, die übrigen Epitheltypen sollen bei Besprechung der Organe Berücksichtigung finden.

Epidermis (s. auch Abbildungen bei Kapitel II/1, S. 179 ff.). Hier müssen die Untersuchungen von Miescher (1924, 1925 a und b, 1928, 1938), obwohl sie 30 Jahre zurückliegen, noch immer als wegweisend bezeichnet werden. Schon 30 min nach einer massiven Bestrahlung hört die proliferative Tätigkeit der Basalzellschicht völlig auf[1], schon vorhandene Mitosen degenerieren, neue werden nicht

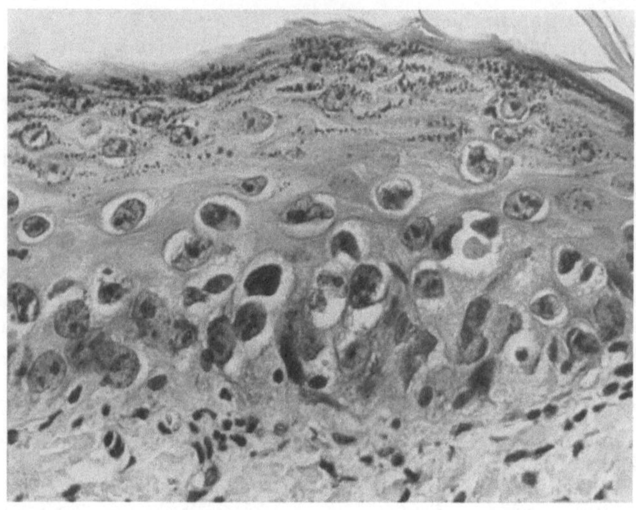

Abb. 49. Allgemeine Schwellung der Kerne, der Zellen und der Nucleolen sowie Kernpolymorphie im Stratum basale der Epidermis 12 Std nach 308 rl. Ratte. Vergr. 200 ×.

gebildet (Abb. 49). Dann setzt gelegentlich eine Verbreiterung der Epidermis auf Grund einer allgemeinen Zellschwellung ein[2], welche nach α-Strahlen schon nach 6 Std beschrieben wurde[3] und 10 min nach schnellen Neutronen auftreten soll[4]. Gleichzeitig erscheinen schwere Kernveränderungen, welche in dieser Phase fast ausschließlich die Basalschicht betreffen. Ein Teil der Kerne ist pyknotisch, die anderen sind geschwollen mit abnorm großen Nucleolen und vergröbertem Chromatinnetz. Vereinzelt werden immer noch Mitosen festgestellt, sie sind jedoch stets pathologisch[5]. Nach massiver α-Bestrahlung und schnellen Neutronen[6] wird dieser Zustand in 24 Std erreicht, nach Röntgenbestrahlung meist etwas später[7]. Nach 2—3 Tagen — immer intensive Strahlenresorption vorausgesetzt — sind auch die übrigen Zellkerne in diesem Sinn verändert, das Protoplasma kann Vacuolen enthalten (Abb. 50). Nach 4—5 Tagen ist die Epidermis normal dick, doch bald macht sich der Ausfall der Regeneration in einer progressiven Atrophie der gesamten Epidermis bemerkbar. Viele Kerne färben sich auch schlecht, einzelne verdämmern vollständig oder zeigen hochgradige Pyknose. Die Zellschwellung verschwindet dann vollständig, und die Zahl der Zellagen nimmt progressiv ab. Eine Hyperkeratose läßt sich gelegentlich feststellen

[1] Lacassagne und Gricouroff 1956.   [2] Miescher 1925, Devik 1951a und b.
[3] Devik 1951a und b.   [4] Nödl 1953.   [5] Miescher 1925.
[6] Nödl 1953.   [7] Devik 1956a und b.

(Abb. 51). Die Zellen der Basalschicht sind vereinzelt 2—5kernig (Abb. 52)[1], was besonders nach 2—3 Wochen deutlich wird. Auch Kernpolymorphie und Kernvacuolen werden häufig vermerkt, so daß geradezu von einer „bowenoiden" Hautveränderung gesprochen werden kann. Bei diesem als typisches Röntgenzeichen angesprochenen Symptom der Mehrkernigkeit soll es sich um die Folge von Amitosen nach wiedererwachter Teilungsfähigkeit handeln[2]. Es folgt nun

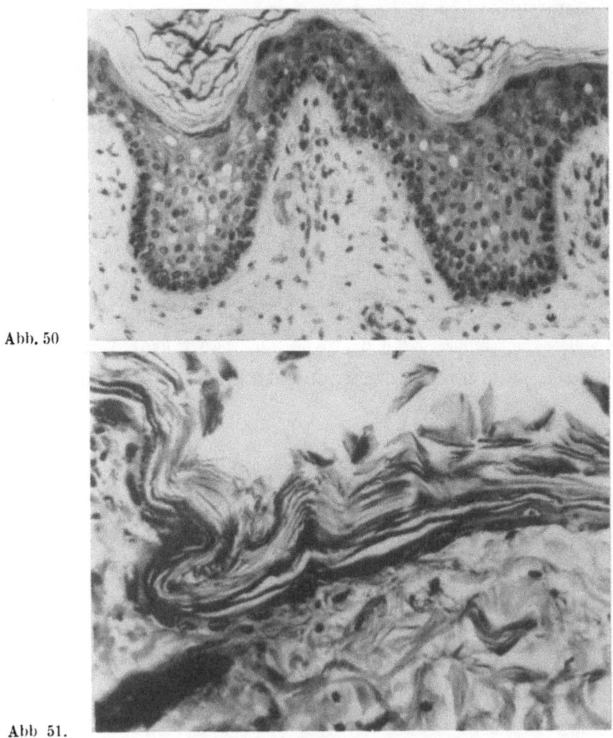

Abb. 50

Abb 51.

Abb 50 Vacuolare Degeneration der Epidermiszellen 3 Tage nach 3000 rl Ratte. Vergr. 100×

Abb. 51. Schwere „Überalterung" der Epidermis mit fast vollständigem Zellverlust und Hyperkeratose 7 Tage nach 6000 rl Ratte. Vergr. 140×.

nach MIESCHER eine erneute Schwellung der Zellen mit ausgesprochener Zellvacuolisierung und zwischenzelligem Ödem; trotzdem nimmt die Dicke der Epidermis weiterhin ab. Auch vollständige Auflösung der Oberhaut kann vorkommen. Bei Einwirkung schneller Neutronen wird diese „hydropische Nekrobiose" schon nach 9 Tagen festgestellt[3]. Diese dritte Welle von MIESCHER tritt im allgemeinen aber erst zwischen der 4. und 6. Woche in Erscheinung, bei massiver Dosis schon nach 2 Wochen. Von diesem Moment an beginnt die Regeneration der Epidermis. und mehrkernige Zellen verschwinden; sie geht entweder von liegengebliebenen. unbeschädigten Basalzellen[4] oder von den Seitenrändern des Bestrahlungsgebietes aus[5]. Eine deutliche Atrophie der Epidermis mit Verlust der Reteleisten bleibt jedoch in der Regel bestehen. In den Spätstadien (chronische Röntgendermatitis) sind die oberen Schichten der

[1] MIESCHER 1925, SCHINZ und SLOTOPOLSKY 1928.   [2] MIESCHER 1925.
[3] NÖDL 1953.   [4] MIESCHER 1925.
[5] LACASSAGNE und GRICOUROFF 1956, FRÉDÉRIC und CHÈVREMONT 1948.

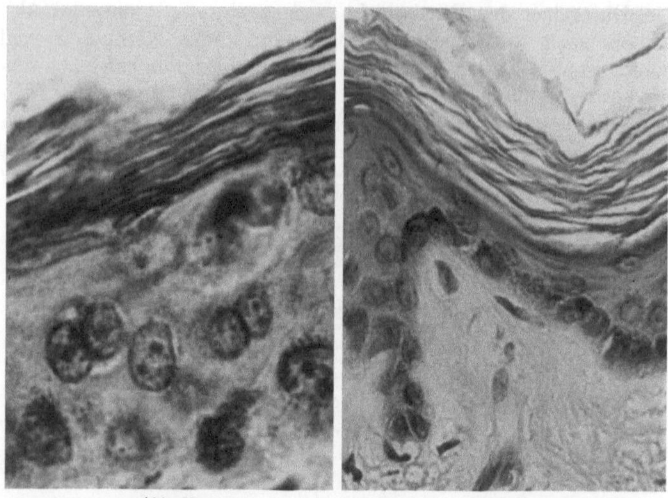

Abb. 52.   Abb. 53.

Abb. 52. Ausbildung mehrkerniger Zellen. $2^1/_3$ Wochen nach 2800 rl. Ratte. Vergr. 400×.

Abb. 53. Typische Pigmentkuppen in den Basalzellen bei chronischer Rontgenatrophie der Haut. Vergr. 200×.

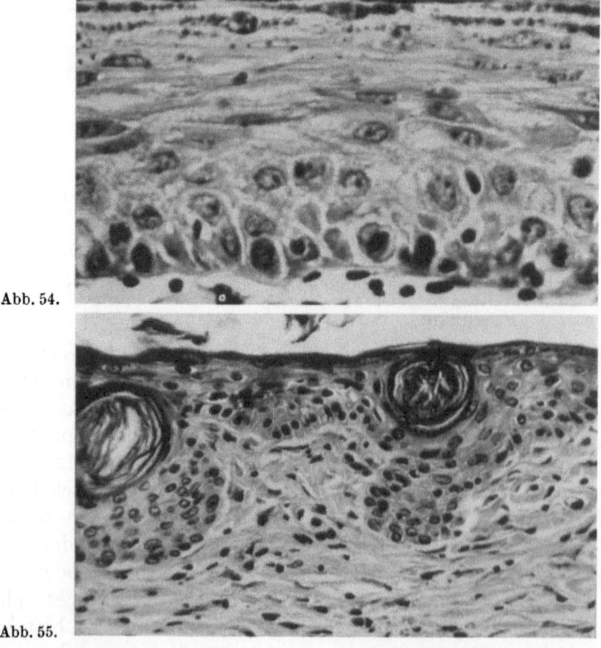

Abb. 54.

Abb. 55.

Abb. 54. Vergroßerung der Stachelzellen in chronischer Rontgendermatitis. Basalschicht zeigt zahlreiche Mitosen und auch Pyknosen. Vergr. 240×.

Abb. 55. Herdformige Hyperkeratose in Form von Hornperleneinschlussen bei chronischer Rontgenhaut. Vergr. 190×.

Epidermis meist verbreitert, insbesondere die Stachelzellen sind vergrößert. Das Stratum basale zeigt in den meisten Fällen Hyperpigmentierung (Abb. 53)[1], welche auf Aktivierung der Oxydation zufolge der Vermehrung des Oxydatgehaltes der Hautfettstoffe zurückgeführt wird[2]. Hyperkeratosen wechseln mit Stellen fehlender Verhornung ab. Hornkugeleinschlüsse werden auch beobachtet (Abb. 55). Bei stärkerer regenerativer Belastung, z. B. am Rande von Ulcera, zeigt sich in Form von Kernpolymorphie, daß die Zellstörung latent weiter besteht (Abb. 56). Auch die herdförmige Hyperplasie sowie präcanceröse Epidermisverdickungen mit sehr starker Kernpolymorphie deuten in diese Richtung (Abb. 83). (Weiteres über die Cancerisierung siehe

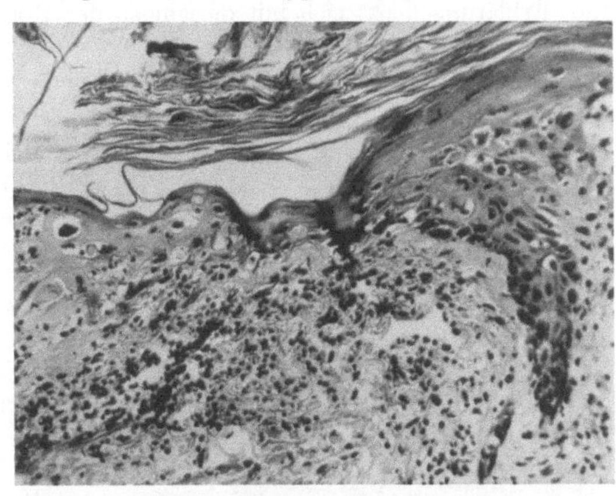

Abb. 56. Rand eines Rontgen-Ulcus der Haut. Starke Zell- und Kernpolymorphie bei Regenerationsbelastung. Vergr. 80×.

S. 194.) Während früher angenommen wurde, die Epidermisveränderung sei nur eine Folge der direkten Strahlenschädigung[3], zeigten spätere experimentelle Untersuchungen die große Bedeutung der Strahlenläsion der Lederhaut. So läßt sich bestrahlte Epidermis, welche lokal absterben würde, auf einen nichtbestrahlten Träger überpflanzen, wonach sie in 32% der Fälle überlebt. Umgekehrt wächst normale Epidermis nach Übertragung auf bestrahltes Corium nicht[4].

Das *Pflasterepithel der Schleimhäute* reagiert qualitativ analog demjenigen der Epidermis. In quantitativer Hinsicht bestehen jedoch starke Unter-

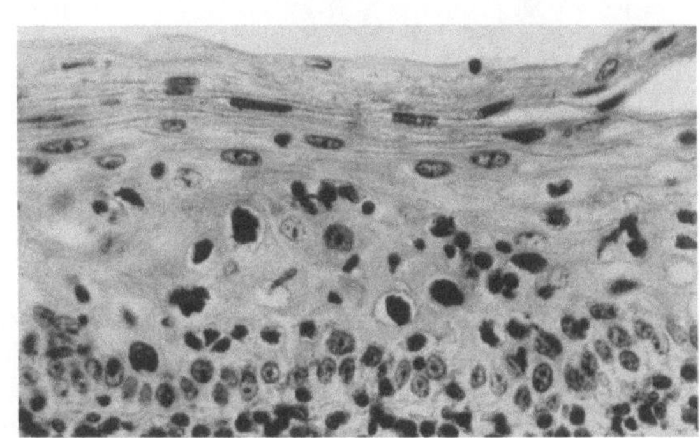

Abb. 57. Starke Kernpolymorphie und Hyperchromatose in Larynxschleimhaut 6 Tage nach 900 r Herddosis. Vergr. 200×.

schiede. Die Toleranzdosis der Haut beträgt zwischen 2500 und 6000 r, diejenige der Vagina 20000 r[5]. Auch hier finden sich in der Frühphase Vacuolen und in der Mittelphase reichlich pathologische Zell- und Kernformen, welche bei der diagnostischen Beurteilung von Biopsien große Schwierigkeiten bereiten können (Abb. 57). Bei sehr massiver Strahlenresorption, z. B. nach Radiumeinlage in den Uterus, sah man früher ausgedehnte Nekrosen des Pflasterepithels der Vagina[6]. Meist aber beschränken sich die heute beobachteten Veränderungen auf die beschriebenen Epithelläsionen, welche auch bei Atombombenopfern in

---

[1] UNNA 1904.   [2] PIZON 1955.
[3] SCHINZ und SLOTOPOLSKY 1928.   [4] UNGAR und WARREN 1937.
[5] FISCHER und SCHÜLLER 1953.   [6] REGAUD und LACASSAGNE 1927.

Zunge, Pharynx, Tonsillen und Oesophagus festgestellt wurden [1], wobei allerdings bakterielle Infekte eine sehr große Rolle zu spielen scheinen. Höchstens im Bereich des Larynx können heute gelegentlich noch schwere erosive Reaktionen im Sinne einer ulcero-membranösen Entzündung beobachtet werden (Abb. 58). Ihre Erklärung deckt sich mit derjenigen der Röntgendermatitis (s. Abschnitt Haut). Meist handelt es sich um Dosen über 5800 r, welche die „Radio-Epithelitis" hervorrufen [2]. Zu einer prosoplastischen Verformung des Schleimhautepithels kommt es im allgemeinen nur selten [3], dagegen werden gelegentlich hyperplastische warzenähnliche Bildungen beobachtet (Abb. 59). Im ganzen stehen somit bei strahlenbedingtem Schaden des Pflasterepithels folgende 3 Punkte im Vordergrund:

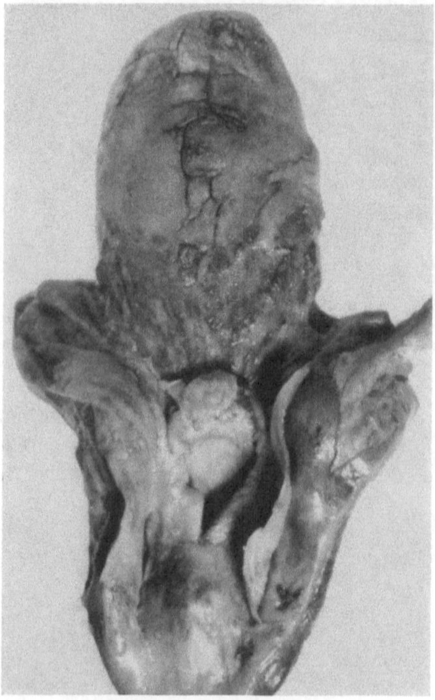

1. Vornehmliche Schädigung der Keimschicht mit temporärem Teilungsverlust.

2. „Überalterung" des Epithels mit Hyperkeratose wegen Teilungsverhinderung der Keimschicht, so daß es zu einer Verminderung der teilenden und der differenzierten ruhenden Zellen und zu konsekutiver Vermehrung der differenzierenden und der degenerierenden (verhornenden) Zellen kommt.

3. Latenter Kernschaden, welcher auch nach Totalregeneration des Epithels noch lange Zeit weiter bestehen kann.

Diese Gesetzmäßigkeit läßt sich in modifizierter Form auch bei der Strahlenreaktion aller anderen Gewebe feststellen.

Abb. 58. Membranöse Radio-Pharyngitis.

Die *Zylinderepithelien* sind meist wesentlich strahlenresistenter als das Pflasterepithel. Bei Thoraxbestrahlung reagiert das Epithel des Oesophagus viel stärker und auch bei kleineren Dosen als das Zylinderepithel der Trachea. Eine Ausnahme macht jedoch das Epithel des Magen-Darmkanals. Wir beschränkten uns im wesentlichen auf die Besprechung des Dickdarmepithels, welches beim Menschen am häufigsten Sitz von Strahlenschäden ist. Aus naheliegenden Gründen stammen die meisten Beobachtungen von Tierversuchen. Sehr instruktive Untersuchungen betreffen allerdings die Magenschleimhaut nach mindestens 1600 r zur Herabsetzung der Hyperacidität. In Serienbiopsien konnte dabei das Verhalten der Schleimhaut über 6 Wochen verfolgt werden [4].

Die morphologischen Veränderungen decken sich in vielem mit denjenigen der Epidermis. Schon 30 min nach Bestrahlung werden Kernschwellung und Mitoseverarmung festgestellt [5]. Bei Methylgrünpyronin-Färbung erscheinen rot gefärbte, also depolymerisierte Desoxyribonucleinsäuren in den Kernen nach 3—6 Std [6]; 4—12 Std nach 700 r Ganzbestrahlung zeigen die Tiere zahlreiche Epithelnekrosen in den Drüsenschläuchen [7].

[1] LIEBOW et al. 1949, BERNIER 1949.   [2] WINDHOLZ 1947.
[3] BORAK 1935, WINDHOLZ 1947.   [4] GOLDGRABER et al. 1954.
[5] FRIEDMAN 1945.   [6] NAGAI et al. 1954.   [7] PIERCE 1948, TULLIS et al. 1955.

Die Kerne enthalten nach 12 Std Vacuolen[1], die Nucleolen vergrößern sich. Der fortschreitende Kernzerfall äußert sich morphologisch im Auftreten von Kernbröckeln. Die Zellen und die Kerne erscheinen im übrigen auffällig blaß, was wohl mit der durch Ultraviolett-Absorptionsmessung bewiesenen Abnahme der Nucleinsäuren erklärt werden kann[2]. Vom

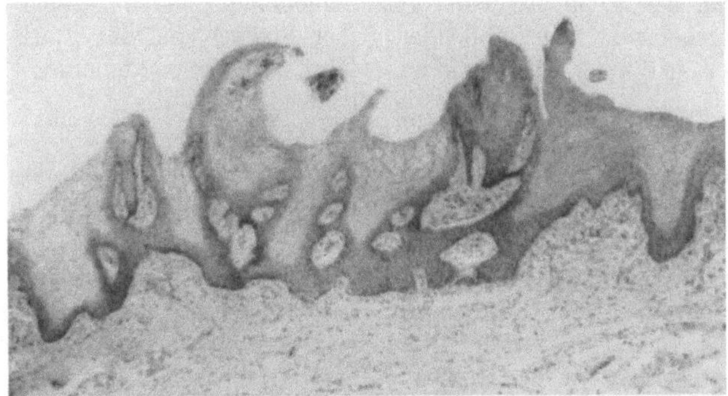

Abb. 59   Warzenähnliche Pflasterepithel-Hyperplasie der Zungenschleimhaut nach Radiumbestrahlung. Vergr. 40×.

2. Tag an sammelt sich reichlich Schleim in den Drüsenschläuchen an. Im Duodenum tritt diese hier heterotope Schleimansammlung besonders deutlich in Erscheinung. Sie ist eine Folge der „Überalterung" der Kryptenzellen in situ[3]. Man spricht deshalb auch von „muci-

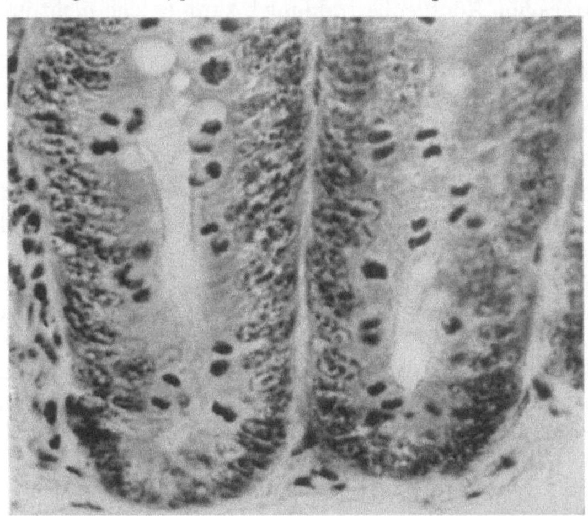

Abb. 60. Massenhafte und z T. pathologische Mitosen in der Dickdarmschleimhaut. 26 Tage nach 800 r (Goldhamster). Vergr. 300×.

nöser Degeneration" der Darmschleimhaut[4]. Dabei handelt es sich um ein typisches Beispiel der durch Mitoseblockierung bedingten Ausdifferenzierung[5]. Die nämliche Veränderung wird auch nach gewissen radiomimetrischen Stoffen (Aminopterin, Melamin) gefunden[6]. Gleichzeitig kommt es oft zu cystischer Ausweitung der Krypten[7]. Die Becherzellen erscheinen stark überladen mit Schleim. enthalten aber gelegentlich auch Vacuolen ohne typische Schleimfärbung (sog. „pseudomucinose Degeneration")[8]. Die schon nach wenigen Stunden völlig verschwundenen Mitosen treten meist nach etwa 1 Woche wieder in Erscheinung. ihr Auftreten ist ausgesprochen dosisabhängig. Oft übersteigt die Mitosezahl nach 4 Wochen

---

[1] Friedman 1942.   [2] Ely und Ross 1948, siehe auch Tillotson und Warren 1953.
[3] Friedman 1945, Pierce 1948.   [4] Friedman 1942, Webber et al. 1951.
[5] Webber et al. 1951.   [6] Friedman et al. 1955.
[7] Friedman und Warren 1942.   [8] Mottram 1923.

die Norm um ein Beträchtliches, was besonders in der Magenschleimhaut deutlich erkennbar ist (Abb. 60). Riesenzellen und mehrkernige Zellen[1] sind sehr viel seltener als in der Epidermis, werden aber wie dort vor allem in der Regenerationsphase vermerkt. (Auf die Ulcusbildung wird bei der Besprechung der betreffenden Organe eingegangen.)

Die Regeneration des Oberflächenepithels beginnt in der Tiefe der Krypten, deren Zellen das Keimepithel der Darmschleimhaut bilden[2]. Nach 3 Wochen ist die Regeneration meist vollendet. Über Spätschäden des Epithels — abgesehen von schweren Fällen mit ausgedehnter Stromaveränderung — auf die unten zurückzukommen ist — ist nichts bekannt.

10. Einwirkung der ionisierenden Strahlen auf Entzündung und Wundheilung.

Entzündung und Wundheilung sind keine grundsätzlich sondern nur phasenverschiedene Vorgänge. Eine gemeinsame Besprechung der Wirkung ionisierender Strahlen auf diese komplexen Vorgänge drängt sich somit auf.

Schon sehr bald nach Entdeckung der Röntgenstrahlen zeigte eine Zufallsbeobachtung von Heidenhain (1927) die Möglichkeit der Entzündungsbeeinflussung durch ionisierende Strahlen. Trotz zahlreicher Untersuchungen ist die klinisch und experimentell eindeutig günstige Wirkung schwacher Strahlendosen auf akute wie chronische Entzündungen in pathogenetischer Hinsicht keineswegs abgeklärt[3]. Bestimmte Infekte werden durch lokale Bestrahlung auch ungünstig beeinflußt. So kann sich im Anschluß an eine Röntgenbestrahlung ein Herpes zoster entwickeln. Da dieses Zusammentreffen etwa 100mal häufiger sein soll als Herpes zoster ohne Röntgenbestrahlung[4], kann es sich nicht um eine zufällige Koinzidenz handeln. Die Latenzzeit betrug bei einer Serie von 46 derartigen Fällen[5] zwischen 3 und 6 Monaten (Maximum 2 Jahre), weshalb an vasculäre oder cutane (Nervenendigungen!) Späteffekte im Sinne von Wegbahnern für diesen Virusinfekt gedacht werden muß.

Bei höheren Dosen und besonders bei der Ganzkörperbestrahlung liegen jedoch ganz andere Verhältnisse vor. So kann die massive Bestrahlung einer lokalen Infektion eine tödliche Phlegmone erzeugen[6]. Ferner heilen Terpentin-Abscesse beim Meerschweinchen normalerweise nach 7 Tagen; wird der Absceß jedoch mit 4500 r bestrahlt, so wird die Heilung um mindestens 10 Tage verzögert[7]. Diese Erkenntnisse sind für die praktische Strahlentherapie der malignen Tumoren von großer Bedeutung, da sie auf die Möglichkeit ungewollter Komplikationen bei infizierten Tumoren und Sekundärinfekten der Nachbarschaft aufmerksam machen. Ganzkörperbestrahlung über 700 r setzt im Tierversuch die Infektresistenz deutlich herab[8]. Wir wissen heute, daß die Dosis letalis bei ganzbestrahlten Tieren durch antibiotische Bakterienbekämpfung oder durch künstliche Leukocytenzufuhr (Knochenmarksinjektion[9]) sehr stark hinaufgetrieben werden kann. Ferner spielt bei der Ganzbestrahlung die Unterdrückung immunisatorischer Vorgänge eine sehr wichtige Rolle.

Eine meßbare Beeinflussung der Erregervirulenz (Pilze, Bakterien, Viren) durch die um 50—150 r liegenden entzündungshemmenden Dosen wird heute im Gegensatz zu früher[10] abgelehnt[11]. Von einer direkt bactericiden Wirkung der Röntgenstrahlen kann in diesem Zusammenhang — selbstverständlich unter Berücksichtigung der gebräuchlichen niedrigen Dosen der Entzündungsbestrahlung — somit nicht gesprochen werden. Verschiedene Autoren teilen allerdings

---

[1] Schürch und Uehlinger 1935, Engelstad 1935.   [2] Brecher et al. 1958.
[3] Dyes 1933, Scherer 1955, weitere Literatur siehe Glauner 1951.   [4] Rübe 1955.
[5] Ellis und Stoll 1949 (Literatur).   [6] Mischtschenko et al. 1935.
[7] Windholz 1947a.   [8] Townsend und Campbell 1949.
[9] Congdon et al. 1955, Fishman und Shechmeister 1955.   [10] Heidenhain 1927.
[11] Glauner 1951, Milani 1932, Borak 1948, Lubarsch und Wätjen 1920.

diese Ansicht nicht[1], andere sprechen von einer indirekten Wirkung auf das RES. Also müssen die eindeutig günstigen Erfolge der Entzündungsbestrahlung auf quantitativ oder qualitativ veränderten Vorgängen im Gefäß-Bindegewebssystem oder der Art der exsudierten Stoffe beruhen.

Wenn im folgenden versucht werden soll, die Wirkung der Entzündungsbestrahlung auf die verschiedenen Komponenten des Entzündungskomplexes zu analysieren, so sind wir uns im klaren darüber, daß die „gedankliche Skelettierung" der Natur Gewalt antut und nur analytischen Wert hat. Auch sind, wie dies ja oft betont wurde[2], die Schwierigkeiten der morphologischen Erfassung der Strahlenwirkung auf Entzündung und Wundheilung unter anderem darin begründet, daß wir allgemeine und lokale Wirkungen einer circumscripten Bestrahlung nicht scharf trennen können[3]. Ferner sind sehr viele Reaktionserscheinungen ausgesprochen dosisabhängig, d. h. niedrige Dosen können oft Effekte hervorrufen, welche denjenigen nach mittleren oder hohen Dosen geradezu entgegengesetzt sind. Schließlich ist erneut auf die ganz unterschiedliche Dosierung der optimalen Entzündungsbestrahlung bei Mensch und Tier aufmerksam zu machen. Während für den Menschen 10—25% der HED am günstigsten sein sollen, betragen die entsprechenden Zahlen für das Meerschweinchen 40 bis 60 und das Kaninchen 80% der HED[4]. Die Entzündungszellen des Kaninchens sind somit relativ sehr strahlenresistent[5].

Die Einflüsse der ionisierenden Strahlen auf die *immunisatorischen Vorgänge* sind auch heute noch nur unvollkommen überblickbar[6]. Eindeutig scheint die Tatsache der Unterdrückung oder mindestens der Drosselung der Antikörperbildung durch vorgängige, relativ hochdosierte Ganzkörperbestrahlung gesichert zu sein[7]. (Mit dieser Methode läßt sich z. B. auch die Entwicklung der Masugi-Nephritis unterdrücken)[8]. Dabei wird eine Blockierung des RES bzw. der starke Lymphocytenzerfall als Ursache angesehen. Bemerkenswert ist die Beobachtung, daß diese Störung ausbleibt, wenn die Antigeninjektion unmittelbar nach der Bestrahlung erfolgt. Daraus wird auf eine Röntgenschädigung von Vorläufern der antikörperproduzierenden Zellen geschlossen[9]. Bei Anwendung schwacher Dosen wurde dagegen bei Ganzbestrahlung über verstärkte Antikörperbildung berichtet[10], was auch bei Lokalbestrahlung der Fall sein soll[11]. Auch bei dieser Versuchsanordnung ist die der Injektion vorausgehende Bestrahlung besonders wirksam und bewährt sich auch bei Diphtherie-Toxin-Injektion. Es wurde deshalb neben der verstärkten Antikörperbildung auch die Ausschüttung protektiver oder antitoxischer Faktoren erwogen[12].

Die Ausbildung von *alterativen Veränderungen* wird bei der frühzeitig, d. h. innerhalb 24—48 Std nach Beginn der Entzündung durchgeführten Bestrahlung völlig unterdrückt oder doch stark reduziert[13]. Dies soll auch für die postoperativen Nekrosen gelten[14], was wir allerdings nicht bestätigen konnten. Zum Teil bei kleinen[15], stets aber bei hohen Dosen (10000 r) dagegen fällt das lange Liegenbleiben nekrotischer Gewebsbestandteile auf, was auf die Strahlenschädigung der Histiocyten und besonders der Polynucleären zurückzuführen ist (s. unten).

---

[1] DOMAGK 1928, PFALZ 1934.   [2] HEIDENHAIN 1927.   [3] MITTERMAIER 1927a und b.

[4] MISCHTSCHENKO et al. 1935.   [5] TOWNSEND und CAMPBELL 1949.

[6] BORAK 1948, MILANI 1932, GLAUNER 1951, SCHERER 1955, TALIAFERRO und TALIAFERRO 1951.

[7] CRADDOCK und LAWRENCE 1948.   [8] KAY 1940.

[9] TALMAGE 1955.   [10] TALIAFERRO und TALIAFERRO 1951.

[11] URBACH und NEKAM 1936, BASS und JAROSCHKA 1928.

[12] BISGARD et al. 1942 (weitere zusammenfassende Übersicht siehe TALIAFERRO und TALIAFERRO 1951.

[13] HEIDENHAIN 1927, KOHLER 1927, PORDES 1929, GLAUNER u. a. 1951.

[14] BUHTZ 1933.   [15] ANGEVINE und TUGGLE 1941.

Den strahlenbedingten *Kreislaufveränderungen* wird von vielen Autoren die
größte Bedeutung bei der Entzündungsbestrahlung beigemessen [1]. In erster Linie
handelt es sich um eine Hyperämie, welche durch Verengerung der Arterien und
Venen mit Dilatation der Capillaren bedingt sein soll. Auf diese Weise soll die
Entzündungsbestrahlung die heilende Wirkung der Wärme mit derjenigen der
Kälte vereinen [2]. Dabei wird erwogen, ob die Endothelschwellung die Gefäß-
verengerung verursachen könnte [3], was allerdings im histologischen Schnitt und
intravital an den Gefäßen des Kaninchenohres [4] nicht bestätigt werden kann.
Viel eher sind hier vasoneurale Einflüsse im Spiel [5].

Der auf S. 154 besprochenen *Permeabilitätsvermehrung der Gefäße*, welche schon
nach 10 r festgestellt werden konnte [6], scheint größte Bedeutung zuzukommen.
Die vermehrte Blaufärbung in röntgenbestrahlten Entzündungsherden nach
intravenöser Injektion von Trypanblau [7] belegt die Durchlässigkeitsvermehrung
eindeutig. Es ist deshalb von vorneherein zu erwarten, daß auch der dritte
Entzündungskomplex, die *exsudativen* Veränderungen, durch die ionisierenden
Strahlen beeinflußt wird. Die Störung der Gefäßabdichtung fördert nicht
nur die Exsudation der humoralen, sondern auch diejenige der corpusculären
Abwehrelemente und erleichtert den Abtransport der entstehenden Schlacken.
In der Frühphase steht dabei der vermehrte Zustrom von Blutflüssigkeit mit
Gewebsödem [8] im Vordergrund. In Versuchen mit Diphtherietoxin wurde fest-
gestellt, daß die bei Kontrolltieren auftretende Absceßbildung durch Röntgenbestrahlung 6 Std nach Injektion des Toxins völlig unterdrückt werden kann [9].
Dabei wird das Ödem beim bestrahlten Tier verstärkt, die Leukocytenansammlung
jedoch stark vermindert gefunden; die Heilung geht viel rascher vor sich.
Hier scheinen vorwiegend humorale Faktoren im Spiel zu sein. Dasselbe gilt
für die Versuche mit der Pirquet-Reaktion, wobei schwache Dosen eine Verstärkung der Reaktion hervorrufen (vasculärer Faktor!), während hohe Dosen
eine Abschwächung bedingen [10].

Die *Fibrinexsudation* ist bei niederen Dosen (10—150 r) vermindert [11], bei
höheren Dosen aber stark vermehrt [12]. Auffällig ist das lange Verbleiben der
Fibrinbänder in hochbestrahltem Gewebe, was wohl mit der Armut an Polynucleären und damit an proteolytischen Fermenten zusammenhängt. Analoge
Verhältnisse werden bei entzündlichen Veränderungen im Verlaufe von Agranulo-
cytosen beobachtet. Die vermehrte Exsudation mit vermindertem Fibrinabbau
hindert bei hohen Dosen die Wundheilung ganz beträchtlich. An Stelle eines
Bindegewebscallus entstehen im Experiment große subcutane Cysten, sog.
„Serome", über welchen die durch Klammern zuerst adaptierten Hautränder
stark zu Dehiszenz neigen (Abb. 61 und 62) [13].

Von vielen Seiten wird der Erfolg der Entzündungsbestrahlung auf die
Strahlenbeeinflussung der *polynucleären Leukocyten* zurückgeführt. Tatsächlich
steht und fällt der Erfolg der akut entzündlichen Abwehrreaktion mit der
Qualität und der Quantität der Polynucleären, was wiederum die heute so
häufige Agranulocytose und Granulocytopenie im Gefolge der Anwendung
chemischer Cancerostatica und Cancerocidica eindrücklich beweisen. Wenn wir
von der Ganzkörperbestrahlung mit Läsion des Knochenmarks und des lymphatischen Apparates hier absehen, so ist in erster Linie eine vermehrte Leuko-

---

[1] Milani 1932, Borak 1948, Tannenberg und Bayer 1933, Glauner 1951, Scherer u. a.
1955.
[2] Borak 1948, Scherer 1955.   [3] Borak 1948.   [4] Mischtschenko et al. 1935.
[5] Scherer 1955.   [6] Neumayr und Thurnher 1951.   [7] Tannenberg und Bayer 1933.
[8] Mittermaier 1927, Maximow 1923.   [9] Mittermaier 1927.
[10] Liebersohn und Schimanko 1927.   [11] Fukase 1929, Pohle et al. 1949.
[12] Lubarsch und Wätjen 1928, Maximow 1923, Ritchie 1933.   [13] Schmid 1959.

cytose des Blutes in der Phase gerade nach der Bestrahlung zu erwähnen[1]. Vermutlich stellt sie eine Folge der „vegetativen Gesamtumschaltung"[2] durch Beeinflussung des sympathico-parasympathischen Gleichgewichtes dar. Bezüglich dieses Fragenkomplexes der funktionellen Strahlentherapie sei auf eine kürzlich erschienene Zusammenfassung von SCHERER (1955) hingewiesen.

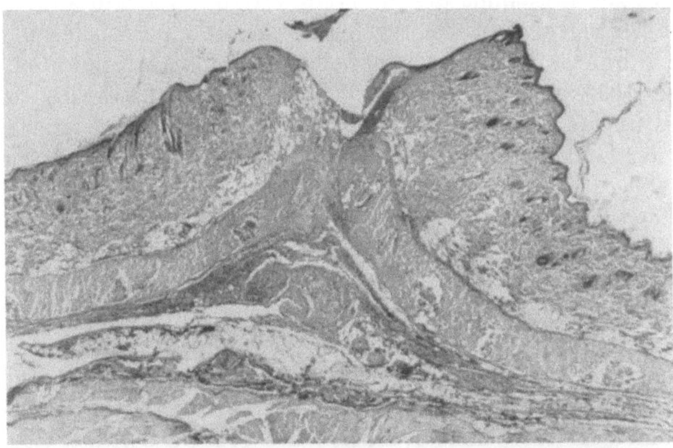

Abb. 61.

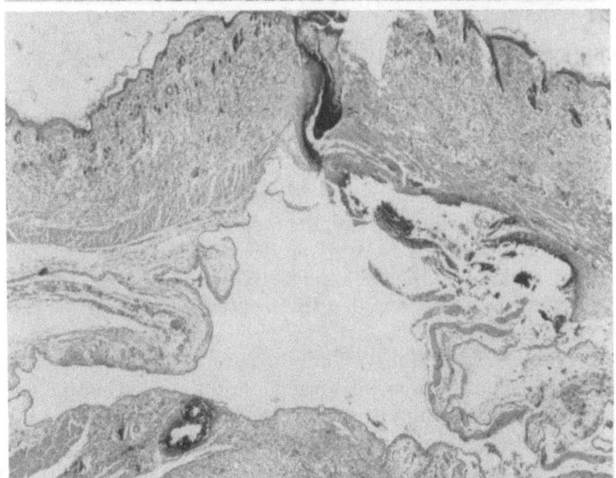

Abb. 62.

Abb. 61. Haut- und Subcutiswunde, 8 Tage alt (Kontrolle, Ratte). Vergr. 10×.

Abb. 62. Wie Abb. 61, jedoch nach Röntgenbestrahlung (10000 rl) 24 Std nach der Operation vollständiges Fehlen der Wundheilung mit Bildung eines „Seroms". Vergr. 10×.

Die genuine Wanderungsfahigkeit der Leukocyten ist nur bei der Ganzkörperbestrahlung vom 2. Tag an reduziert[3], bei der Lokalbestrahlung ist sie unseres Wissens nicht verzögert, doch wandern die Leukocyten früher und rascher aus[4]. Einerseits ist dies als Folge der vermehrten Resorption der Leukotaxine[5] zu betrachten, andererseits wirkt die Frühacidose röntgenbestrahlter Entzündungsgebiete leukocytotaktisch[6]. Bei sehr massiver lokaler Schädigungsbestrahlung von 5000—10000 r konnten wir in den Frühphasen keine Veränderung der Zahl der polynucleären Leukocyten vermerken. In Versuchen von BUHTZ (1933) zeigten die Kontrollentzündungen das Maximum an Leukocyten nach 24 Std, während

---

[1] PFALZ 1934.   [2] HOFF 1950.   [3] SHECHMEISTER und FISHMAN 1955.
[4] BUHTZ 1933, MAXIMOW 1923.   [5] MENKIN 1950.   [6] SCHERER 1955.

die röntgenbestrahlten Tiere diesen Gipfel schon nach 4 Std aufwiesen. Damit ist zugleich der beschleunigte Abfall des Leukocytengehaltes[1] bestrahlter Entzündungen angedeutet, welcher allgemein sowohl in vivo gefunden[2] als auch in vitro bestätigt wurde[3]. Dieser Zerfall spielt sich jedoch schon nach 100 r innerhalb von 6—24 Std ab und wurde deshalb vielfach in Versuchen wegen der längeren Wartezeit bis zur Entnahme des Materials vermißt, weshalb auch gelegentlich, sicher fälschlich, von einer großen Strahlenresistenz der polynucleären Leukocyten gesprochen wurde[4]. Auch die beschriebenen eosinophil gekörnten Fibrocyten von Fukase (1929) stellen sicher eine Fehldeutung dar, da es sich um Artefakte, gebildet aus pseudoeosinophilen Leukocyten (Kaninchen!) gehandelt hat. Eine Reduktion der Leukocytenzahl nach 5 Std liegt somit auch in diesen Versuchen nicht vor.

Der sichergestellte vermehrte Leukocytenzerfall zieht eine vermehrte Abgabe leukocyteneigener Fermente nach sich[5], ein Faktor, welcher in der frühbestrahlten Entzündung die Abwehr so kräftig gestaltet, daß der Infekt leichter und in einem Drittel bis zur Hälfte der Normalzeit überwunden werden kann[2]. In der später bestrahlten akuten Entzündung entwickelt sich wegen der konsekutiven Gewebseinschmelzung ein Absceß (2. Verlaufsform nach Pordes 1929). Dieser 2. Verlaufstyp ist doch als Erfolg der Röntgenbestrahlung zu werten, da die Noxe lokalisiert und dem eröffnendem Eingriff des Chirurgen früher zugänglich gemacht wird[6], wie dies übrigens Heidenhain schon 1927 hervorgehoben hat. Die Entzündung wird somit durch die Röntgenbestrahlung in jedem Fall auf eine kürzere Zeitspanne zusammengedrängt[7].

Eine ganz typische Folge der Entzündungsbestrahlung ist das Absinken der *Lymphocytenzahl* im bestrahlten Bereich[8]. Durch den Zerfall der Lymphocyten werden Antikörper oder ihre Vorstufen frei, welcher Vorgang die Infektbekämpfung unterstützt[8]. Auch die *Plasmazellen* sind wesentlich reduziert, während die Mastzellen zuerst vermindert, später jedoch erhöht sind (S. 137). Besonders deutlich ist diese Verarmung des Gewebes an Lymphocyten und Plasmazellen im Fadengranulom erkennbar (Abb. 65). Aus diesem Beispiel ist auch die höhere Strahlenresistenz der Histiocyten und damit der Fremdkörperriesenzellen ersichtlich.

Über die chemischen Gewebsveränderungen bei bestrahlten Entzündungen ist wenig Sicheres bekannt, was vorwiegend mit den methodischen Schwierigkeiten zusammenhängt. Bekannt ist die initiale Acidose zwischen 6. und 24. Stunde nach Bestrahlung[9], welche von einer länger dauernden Alkalose abgelöst wird. Entsprechend dem vermehrten Leukocytenzerfall sind auch die Werte des Trypsins, der Aminosäuren und des Gesamteiweißes vermehrt[10]. Nach anderen Autoren soll die Störung des Gewebsproteasesystems im Vordergrund stehen[11].

Anlaß zu zahlreichen Meinungsverschiedenheiten hat der Komplex der *proliferativen Gewebsveränderungen* bei bestrahlter Entzündung gegeben, unter welchem Titel auch die Wundheilung teilweise untergebracht werden kann. Die oft angeführte Vermehrung von Phagocyten, Fibroblasten usw. in leicht bestrahltem Entzündungsgewebe wurde als Hinweis auf eine Reiz- oder Stimulationswirkung der Strahlen herangezogen[12]. Beweise für diese Anschauung wurden jedoch keine beigebracht. Grundsätzlich muß auch ganz allgemein eine

---

[1] Lubarsch und Wätjen 1928, Pfalz 1934, Glauner 1951, Scherer 1955, Domagk 1928.
[2] Mischtschenko et al. 1935, Milani 1932.   [3] Pordes 1927.
[4] Borak 1948, Maximow 1923.   [5] Desjardins 1937.
[6] Lubarsch und Wätjen 1928.   [7] Scherer 1955.
[8] Desjardins 1937.   [9] Glauner 1951, Scherer 1955.
[10] Mischtschenko et al. 1935.   [11] Ungar und Damgaard 1954.
[12] Mittermaier 1927b, Milani 1932, Freund 1937, Hoffmann et al. 1949.

direkte Stimulation irgendwelcher Gewebe durch ionisierende Strahlen heute abgelehnt werden. Andererseits aber ist eine indirekte Anregung zur Vermehrung auf dem Umweg über Leukocytenzerfallsprodukte für schwache Dosen sehr wohl möglich[1]. In den Transplantationsversuchen von HOFFMANN et al. (1949) ist auch die Möglichkeit einer Abwehrreduktion des bestrahlten Wirtsgewebes gegenüber den Transplantaten zu berücksichtigen. Ferner spielt bei den Makrophagen und Histiocyten die verzögerte Weiterentwicklung[2] eine Rolle, so daß die Zellen gewissermaßen in Reserveform stehenbleiben, sich ansammeln und nicht in den Kampf eingreifen, also auch nicht zerstört werden können. Im übrigen mögen auch bei diesem Fragenkomplex die schon mehrfach angeführten p_H-Verschiebungen eine Rolle spielen.

Im übrigen ist die vermehrte Proliferation der erwähnten Zellen morphologisch keineswegs unbestritten[3]. Zahlreiche Autoren beobachteten überhaupt keine Proliferation, sondern nur Schadenbildung, doch arbeiteten sie meist mit relativ sehr hohen Dosen, so daß diese Beobachtungen nicht ohne weiteres auf die Entzündungsbestrahlung übertragen werden können. An sich würde die Annahme einer allgemein vermehrten Zellproliferation in röntgenbestrahltem Entzündungsgewebe auch den praktischen Erfahrungen der Röntgentherapie widersprechen.

Sicher festzustehen scheint jedoch die vermehrte Leistungssteigerung[4] der Phagocyten in bestrahltem Gewebe[5], welche auch in vitro bestätigt wurde[6]. Auch wird in erster Linie an einen Zusammenhang mit den frei werdenden Leukocytenfermenten gedacht[7]. Nach Ganzbestrahlung wird die Phagocytentätigkeit während 2 (350 r, Mäuse) bzw. 4 Wochen (450 r) stark gehemmt[8].

Die morphologischen Veränderungen der Histiocyten und Fibroblasten in bestrahltem Entzündungsgewebe decken sich in qualitativer Hinsicht mit den in den betreffenden Kapiteln beschriebenen. Quantitativ sind sie jedoch sehr viel ausgeprägter. Dies überrascht nicht, handelt es sich doch um jugendliche, also proliferierende Zellen, welche nach BERGONIÉ und TRIBONDEAU (1906) besonders strahlensensibel sein müssen[9]. Nie findet man sonst in Normalgeweben nach Röntgenbestrahlung dermaßen zahlreiche pathologische Mitosen wie in bestrahlten Entzündungsherden. Auch die Zellschwellung und die Bildung von Monsterzellen (Abb. 63, 64) ist besonders ausgeprägt[10]. Dabei ist diese pathologische Proliferation nach unserer Beobachtung viel ausgeprägter, wenn die Bestrahlung 48 Std nach dem Proliferationsreiz (Operation) erfolgt ist als bei vorgängiger Bestrahlung. Auch die Epitheloidzellen der Tuberkel sind übrigens durch eine gegenüber normalen Fibroblasten stark erhöhte Röntgensensibilität ausgezeichnet. Sie gehen, wie dies oben erwähnt wurde, sehr rasch in kollagenbildende Fibrocyten über, wodurch der Tuberkel eine dichte, gefäßlose Hülle erhält[11]. Für die Isolierung der Tuberkelbacillen ist dies ein Vorteil, für die chemische und antibiotische Therapie dagegen ein Nachteil. Da diese Veränderung des röntgenbestrahlten Tuberkels einer Form des Normalverlaufs entspricht, ist die exakte Bestimmung der Röntgenwirkung auf die Tuberkulose am Einzelfall fast undurchführbar. Nur die große Serie zeigt ihre Vorteile[9]. Im Tuberkel wie im Fremdkörpergranulom fällt nach Röntgenbestrahlung der vermehrte Kern-

---

[1] GLAUNER 1951.   [2] MAXIMOW 1923.
[3] POHLE et al. 1949, LUBARSCH und WÄTJEN 1928, LUSHBAUGH und STORER 1953a, DOMAGK 1928, MAXIMOW 1923, RITCHIE 1933.
[4] PFALZ 1934.
[5] MISCHTSCHENKO et al. 1935, FISHMAN und SHECHMEISTER 1955, DESJARDINS 1937.
[6] ROSSELET 1943.   [7] MISCHTSCHENKO et al. 1935, GLAUNER 1951.
[8] DONALDSON et al. 1956.   [9] LUBARSCH und WÄTJEN 1928.
[10] LUSHBAUGH und STORER 1953b.   [11] DESJARDINS 1937.

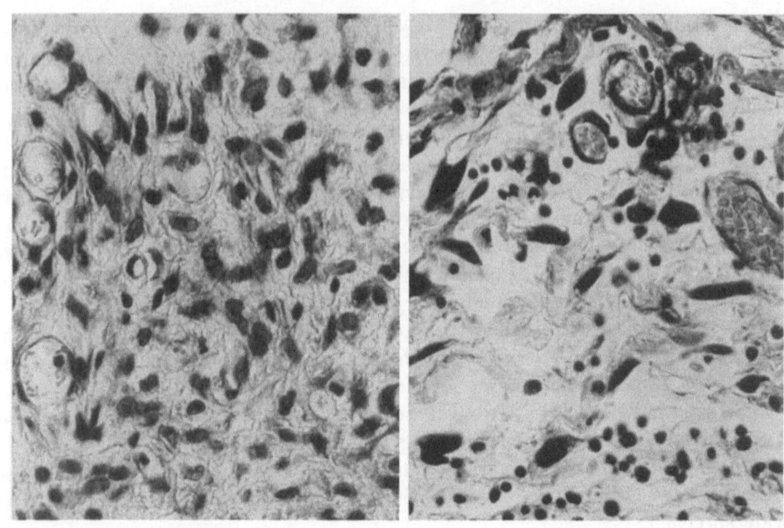

Abb. 63.   Abb. 64.

Abb. 63. Organisationsgewebe in operativer Hautwunde 10 Tage alt (Kontrolle, Ratte). Vergr. 300×.

Abb. 64. Wie Abb. 63, jedoch 9 Tage nach Bestrahlung 10000 rl. Fast völliges Fehlen der Faserbildung, außerordentlich spärliche Zellen, starke Schwellung der Fibroblasten, welche große, hyperchromatische Kerne aufweisen. Vergr. 250×.

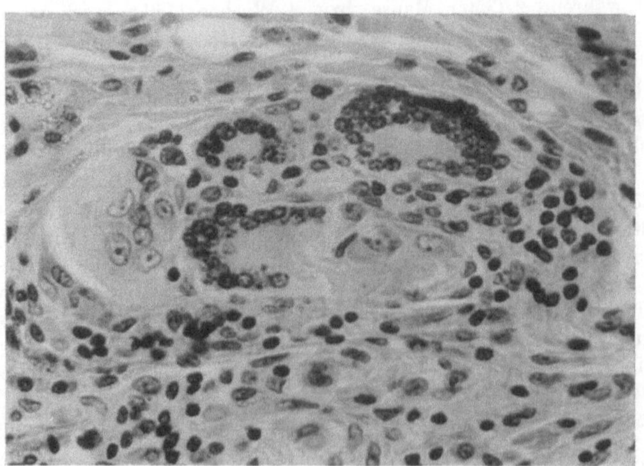

Abb. 65. Fremdkörper-Granulom mit sehr vielkernigen Riesenzellen.   5 Monate nach Operation und 6000 rl. Ratte. Vergr. 400×.

gehalt der Riesenzellen auf (Abb. 65). Bei diesem Phänomen handelt es sich allem Anschein nach um einen Parallelvorgang zur Riesenzellbildung in bestrahlten Tumoren (Teilungshemmung!).

Die *Faserbildung* der Fibrocyten wird verschieden beurteilt. Den Mitteilungen über Verlust oder starke Reduktion der Kollagenbildung[1] stehen Angaben über vermehrtes Kollagen[2] gegenüber. In eigenen Versuchen[3] mit allerdings sehr hohen Dosen sahen wir eine viel frühzeitiger einsetzende Ausreifung der Fibroblasten

---

[1] POHLE et al. 1949, MAXIMOW 1923.
[2] LUBARSCH und WÄTJEN 1928, DESJARDINS 1937.   [3] SCHMID 1959.

mit Kollagenbildung. Die Zahl der Fibroblasten ist jedoch enorm reduziert (Abb. 66 und 67). Vermutlich liegt hier eine Folge des Eingreifens der ionisierenden Strahlen in den Teilungsmechanismus mit frühzeitiger Gewebsalterung vor, also eine erzwungene Ausreifung des Granulationsgewebes. Wir werden beim Kapitel der Tumorbestrahlung auf diese Frage zurückzukommen haben. Ferner ist die viel ungünstigere Wundheilung nach schwerer Bestrahlung mit primärer Serombildung (s. oben) sicher in diesem Zusammenhang von wesentlicher Bedeutung. Derartige Defekte können nur durch lange dauernde Bindegewebswucherung überbrückt werden.

Die *Gefäßproliferation* ist in bestrahlten Entzündungs- und Wundheilungsgebieten stark gehemmt[1], das Gefäßnetz entsprechend viel lichter[2]. Das Endothel

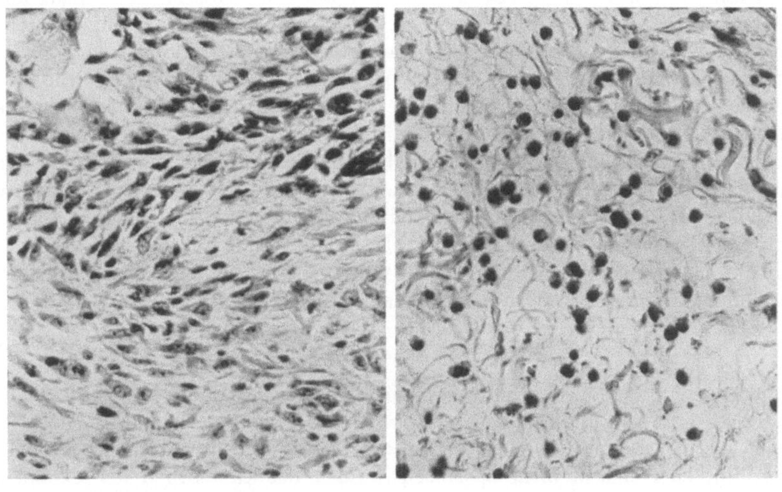

Abb. 66.   Abb. 67.

Abb. 66. Starke Fibroblastenproliferation in Operationswunde, 4 Tage alt, Ratte (Kontrolle). Vergr. 200×.

Abb. 67. Wie Abb. 66, jedoch 3 Tage nach 10000 rl: Fehlen der Fibroblastenbildung starkes Ödem, sparlich Phagocyten. Vergr. 350×.

neugebildeter Capillaren und Capillarsprosse läßt analog dem Verhalten der Fibroblasten und Histiocyten die Strahlenveränderungen sehr viel deutlicher erkennen, als dies bei normalen Capillaren der Fall ist[3]. Die Reduktion der Bindegewebs- und Gefäßproliferation durch kleine Röntgendosen ist möglicherweise die Ursache für das gute Ansprechen einzelner Fälle von Glomerulonephritis chronica (von 32 Fällen 4 sehr gut und 17 gut auf 5—7mal 50 r[4]).

Eine weitere Beobachtung betrifft die Veränderung der Faserresistenz nach röntgenbestrahlten Operationswunden. Nach 500 r wurde von den einen Autoren eine deutliche Abnahme der Faserresistenz zwischen dem 6. und 11. Tag beobachtet[5], während nach 300 r wiederum eine Vermehrung der Faserstärke und bei höheren Dosen eine Abnahme gefunden wurde[6]. Dabei scheinen weniger chemische Veränderungen der schon gebildeten Fasern als eine Verminderung der Faserbildung, bzw. eine Verlangsamung der Proliferation der Fasermutterzellen ursächlich für die Abnahme der Gewebsresistenz in Betracht zu kommen. Schließlich ist auch die Möglichkeit zu erwähnen, daß durch die ionisierenden Strahlen eine Drosselung der Organfunktion (radiogene Ruhigstellung) bewirkt

<hr>

[1] LUBARSCH und WATJEN 1928, TAKAHASKI 1930.   [2] MERWIN und HILL 1955.
[3] RITCHIE 1933 (Literatur).   [4] BRAUN und MOELLER 1955.
[5] RAVENTOS 1954.   [6] DOBBS 1939.

wird, welche die Heilung der Entzündung begünstigt. Versuche an der experimentellen Pankreatitis ergaben allerdings die Unwirksamkeit hoher Dosen, wie
sie für die Organausschaltung benötigt werden, während kleine Dosen die Funktion
unbeeinflußt lassen, aber die Überlebenszeit der Tiere wesentlich verbessern[1].

Die *Wundheilung*[2] wurde schon mehrfach gestreift. Das Gesagte läßt zum
vornherein erwarten, daß große Dosen die Wundheilung verzögern. Haberland
(1923) zeigte dies am Beispiel der Transplantation wohl als erster. Spätere
experimentelle Untersuchungen haben diese Beobachtung vollinhaltlich bestätigt, wobei Dosen über 500 r verzögernd wirken[3]. Es scheint keine Rolle zu
spielen, ob die Bestrahlung vor oder nach der Operation durchgeführt wurde.
Allerdings ist die Vermehrung und die Vergrößerung der Fibroblasten mit
bizarren Kernformen in vorbestrahlten Operationswunden sehr viel weniger ausgeprägt als in nachbestrahlten (eigene Beobachtungen). Dies ist ohne weiteres
verständlich, da im zweiten Fall schon proliferierende Fibroblasten von den
Strahlen getroffen werden, während im ersten Fall die Proliferation als solche weitgehend unterdrückt wird. Vorbestrahlte Gewebe müssen an sich noch keinerlei
morphologische Veränderungen zeigen. Erst der einsetzende Regenerations- bzw.
Proliferationsreiz läßt die latenten Strahlenschäden sichtbar zutage treten, wie
dies auch Politzer (1952) bei der Linsenregeneration des Auges zeigen konnte.

Kleine Dosen (10—50 r) sollen den Heilungsverlauf beschleunigen[4]. Daraus
darf aber wiederum nicht auf eine direkt stimulierende Wirkung der Strahlen
auf die Zellen geschlossen werden. Die Wundheilung gehorcht eben als Sonder-
form der Entzündung auch den Reaktionsgesetzen derselben.

11. Spezifität der Gewebsveränderungen nach ionisierender Bestrahlung.

Während das klinische Bild des Röntgenschadens z. B. der Haut weitgehend
spezifisch ist[5], sind die histologischen Symptome der Strahlenwirkung (Monsterzellen, vermehrte Ausdifferenzierung, proliferative Vasculitis, Teilungsstörungen
usw.) für sich einzeln nicht spezifisch[6]. Auch das Gesamtbild der Strahlenschädigung ist nicht absolut pathognomisch[7]. Eine absolute Spezifität ist in
der Medizin ganz allgemein etwas äußerst Seltenes. So erzeugen Stoffe wie
Urethan, Melamin, Aminopterin usw. den Röntgenstörungen ganz analoge
Mitoseveränderungen mit all ihren Folgen; man spricht deshalb auch von radiomimetischen Stoffen[8]. Immerhin bestehen in der Sensibilität der Mitosephasen
gegenüber radiomimetischen Stoffen und gegenüber Röntgenstrahlen deutliche
Unterschiede[9], doch lassen sich dieselben im histologischen Routineschnitt
meist nicht erfassen. Nach Hohl u. a. (1948) sollen die Chromosomenbrüche
strahlen-spezifisch sein, allerdings ist auch dieses Symptom im Routineschnitt
nicht verwendbar. Trotzdem kann der erfahrene Pathologe in Biopsien mit
weitgehender Sicherheit Strahlenschäden erkennen[10]. Die Verhältnisse sind ver-
gleichbar (wenn auch wesentlich komplizierter) mit denjenigen bei Tuberkulose.
Auch bei dieser Erkrankung ist die Epitheloidzellbildung keineswegs beweisend,
höchstens richtungweisend, während das Tuberkelknötchen als solches in der
überwiegenden Mehrzahl der Fälle eine sichere Diagnose doch erlaubt.

---

[1] Dannegger und Pöschl 1955 (Literatur).   [2] Schmid 1959 (Literatur).
[3] Nickson et al. 1953, Lawrence et al. 1953, Pohle et al. 1931, 1949, Zollinger 1956,
Nathanson 1934 u. a.
[4] Pohle et al. 1949, Nathanson 1934.   [5] Miescher 1938.   [6] Warren et al. 1952.
[7] Warren 1944, Webber et al. 1951, Koletzky und Christie 1951, Cameron 1952, Holthusen 1921, 1949, Voegt 1938, Bloom 1948, Heilbrunn und Mazia 1936.
[8] Weiteres über die chemischen und biologischen Eigenschaften dieser Gruppe siehe bei
Bacq und Alexander 1955, Dustin 1948, Bacq et al. 1947, Butler et al. 1951.
[9] Friedman et al. 1955, Koller und Casarini 1952.   [10] Ellinger 1949.

II. Die strahlenbedingten Organveränderungen.

Es kann nicht die Aufgabe einer Allgemeinen Pathologie sein, die unter einen gemeinsamen ätiologischen Gesichtspunkt gefaßten speziellen Organveränderungen in Einzelheiten zu behandeln. Im Falle der Effekte ionisierender Strahlen jedoch kann auf ein Eingehen auf die spezielle Pathologie nicht verzichtet werden. Ganz abgesehen davon, daß damit dem Leser die Möglichkeit einer Synthese der Gesamtveränderungen aus den in den vorhergehenden Kapiteln zusammengetragenen Einzelbausteinen gegeben wird, gibt es zahlreiche Veränderungskomplexe, welche nur im Zusammenhang mit dem Organ zu beschreiben und gelegentlich auch nur so zu erklären sind.

1. Hautveränderungen durch ionisierende Strahlen [1].

Einleitend muß auf die außerordentliche Erschwerung einer zusammenfassenden Beschreibung durch die quantitative und zeitliche Abhängigkeit der Veränderung von der Art und der Dosis der gewählten Strahlen aufmerksam gemacht werden. Naturgemäß befassen sich die Untersuchungen der Kliniker vorwiegend mit therapeutischen Anwendungen, diejenigen der Pathologen und der frühesten Untersucher überhaupt mit den Folgen von eigentlichen Röntgenverbrennungen, d. h. schweren Überdosierungen. Diese Feststellung diene zur Entlastung des Verfassers, wenn oft ungleiche Beobachtungen unter einen Hut gebracht werden müssen

Vorweggenommen sei die Feststellung, daß zwischen den Effekten der verschiedenen Strahlen (α, β, γ), schnellen und langsamen Neutronen, schnellen Elektronen, Röntgen keine grundsätzlichen histologischen Unterschiede bestehen [2].

Die sogenannten akuten Röntgenschäden.

Unter den akuten Röntgenschäden versteht man die nach einmaliger bzw. auf kurze Zeitspanne verteilter massiver Gesamtdosis auftretenden Hautschäden. Die Veränderungen können in akute Schäden und Spätschäden unterteilt werden. Im Gegensatz zu dieser Gruppe steht die sog. chronische Röntgendermatitis, welche sich als Berufskrankheit bei Röntgenärzten, -schwestern und -technikern früher wegen der Unterschätzung des Summationseffektes häufig beobachten ließ.

Seit HOLZKNECHT (1927) werden die akuten Röntgenschäden in 4 Schweregrade eingeteilt [3].

1. Früherythem. Nach Tagen auftretend, Haarausfall, nach 2—3 Wochen beendigt, totale Abheilung. Verschwinden der Mastzellen in der Cutis [4].

2. Grad. Entzündliches Späterythem (Dermatitis erythematosa): Auftreten nach 5—7 Wochen mit wochenlangem Bestand, anschließend Schuppung. Temporäre Epilation. Epidermisregeneration ohne Narben, bei 2780 r nach 75 Tagen beim Kaninchen normalisiert [5].

3. Grad. Dermatitis bullosa: 1 Woche nach Bestrahlung starkes Erythem mit Hautschwellung und Übergang in Blasenbildung. Starke Exsudation, monatelange Dauer. Übergang in teilweise pigmentierte Narben mit Teleangiektasien.

---

[1] Literatur s. SCHINZ und SLOTOPOLSKY 1928, MIESCHER 1925, FLASKAMP 1930, WARREN 1935, S. 340.
[2] SNIDER 1948, NODL 1953, DEVIK 1951a und b, LUSHBAUGH et al. 1953.
[3] SCHUBERT und HOHNE 1954, LUSHBAUGH et al. 1953.
[4] PETTERSSON 1954.   [5] CHRISTENSEN et al. 1952.

4. Grad. Dermatitis gangraenosa: Nach wenigen Tagen Erythem, rascher Übergang in Ulcera (6.—8. Woche). Narbige Abheilung erst nach Monaten bis Jahren. Neue Ulcusbildung spontan oder nach leichten Traumata.

Der 3. und 4. Grad werden heute nur noch nach Fehldosierungen usw. beobachtet.

Das *Röntgenerythem*. Diese äußerst wichtige Hautläsion hat über ein halbes Jahrhundert im Vordergrund des Interesses gestanden. Lange Zeit bildete die HED (Hauterythemdosis) *die* Dosierungsgröße des Röntgentherapeuten. Sie entspricht ungefähr 550—600 r in einmaliger Applikation. Bis 60% der HED ergaben meist reversible, über 100% liegende Werte dagegen irreversible Schäden[1]. Heute ist diese rein biologische und sehr variable Größe durch die physikalisch definierte Größe des r (Röntgeneinheit) ersetzt. Es überrascht ferner nicht, daß das Röntgenerythem früher bei therapeutischen Bestrahlungen viel wichtiger war als heute, da damals mit enorm weichen Strahlen gearbeitet wurde, wodurch die Absorption und damit die Schädigung vor allem in den oberen Schichten des Körpers, also in der Haut, lagen. Heute schützen höhere Voltage, Filterwahl, fraktionierte Bestrahlung und Drehbestrahlung die Haut weitgehend.

Der grundsätzliche Unterschied zwischen dem Röntgenerythem und anderen Erythemen ist in der Latenzzeit des Röntgenerythems, in seinem wellenförmigen Ablauf und in seinem Schwellenwert-Charakter zu erblicken. MIESCHER (1924) gelang als erstem die Trennung der 3 Wellen: Früherythem vom 1.—4., zweite Welle vom 8.—22. und stärkste dritte Welle vom 24.—51. Tage. Bei hoher Dosis können die zweite und die dritte Welle zusammenfallen. Bei sehr schwacher Dosis dagegen kann die zweite Welle ausbleiben, weshalb früher meist nur 2 Wellen unterschieden wurden[2]. Gelegentlich wird um den 60. Tag noch eine vierte Rötung beobachtet.

Die Erzeugung des Röntgenerythems (dritte Welle) hängt von sehr zahlreichen variablen Faktoren ab[3]. So spielt die Menge der absorbierten Strahlen eine entscheidende Rolle, wobei die in Luft gemessene Röntgendosis natürlich ganz unterschiedlich sein kann, je nach der Wellenlänge[4]. Ferner ist die Zeitspanne, während welcher bestrahlt wird, wichtig. Fraktionierte Bestrahlung wird wesentlich besser ertragen als einmalige. Weiter ist die Größe des bestrahlten Feldes umgekehrt proportional der ertragenen Strahlendosis[5]. So erträgt die Haut (Toleranzdosis) bei starker Fraktionierung im großen Feld 6000 r, im kleinen Feld sogar bis 15000, ja 20000 r[6]. Schließlich spielt die individuelle Empfindlichkeit eine wichtige Rolle[7]. Die reine Oberflächenbestrahlung durch α- oder β-Strahlen[8] stellt insofern etwas Besonderes dar, als diese Strahlen nur 39 bzw. 1300 μ in die Tiefe reichen. Die dabei beobachteten Epidermisveränderungen sind jedoch denjenigen bei Röntgenbestrahlungen völlig analog, dasselbe gilt für intracutane Poloniumverpflanzung mit α-Strahlenwirkung[9].

Als Ursache des Röntgenerythems werden mehrheitlich die den Erythemwellen ungefähr parallel verlaufenden Veränderungen der Epidermis und der Cutis angesprochen[10]. Das weitgehende Fehlen des Erythems bei reiner Oberflächenbestrahlung mit α-Strahlen[11] läßt die Bedeutung der Cutisveränderungen als ungleich wichtiger in der Genese des Erythems auffassen, denn Epidermisveränderungen sind nach α-Bestrahlung sehr ausgeprägt, und trotzdem kommt es

---

[1] FLASKAMP 1928.   [2] FLASKAMP 1930, ELLINGER 1935, WARREN 1935, S. 340.
[3] WARREN 1935, S. 340.   [4] Literatur bei SCHUBERT und HÖHNE 1954.
[5] ELLINGER 1935, JOYET und HOHL 1955.   [6] SCHUBERT und HOHNE 1954.
[7] WARREN 1935, S. 340.   [8] DEVIK 1951a und b, SNIDER 1948.
[9] KREYBERG und DEVIK 1951.
[10] MIESCHER 1925, HAENISCH und HOLTHUSEN 1933.   [11] DEVIK 1951b.

nicht zum Erythem. Vereinzelt werden sogar die Cutisläsion (Ödem) als primär, die Epithelveränderungen als sekundär aufgefaßt [1].

Das Erythem der ersten Welle soll durch frei werdende H-Substanzen bei Zellzerfall bedingt sein [2], gegen welche Annahme allerdings das Fehlen schwerwiegender Zelläsionen in dieser Phase spricht. Insbesondere das rasche Verschwinden des Früherythems wäre durch diese These nicht geklärt. Man muß

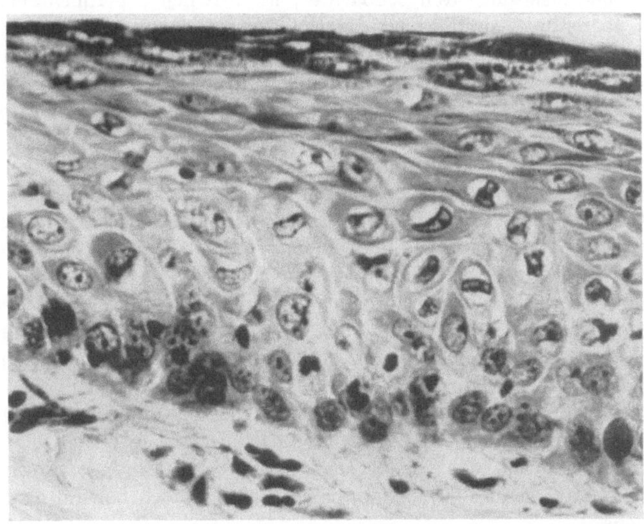

Abb. 68. Hydropische Schwellung der Epidermiszellen und beginnende Regeneration an der Basis. 46 Tage nach 15000 rl. Ratte. Vergr. 400×.

sicher auch an eine direkte neurale Gefäßreaktion denken. Eine zuverlässige Erklärung der Pathogenese des Röntgenerythems kann jedenfalls heute noch nicht gegeben werden [3]

Die histologischen Hautveränderungen während der 3 Erythemwellen sind im Bereich des 1. und 2. Grades die folgenden [4]:

1. Früherythem. Außer der besonders subpapillar beobachteten Vasodilatation finden sich nur spärliche Lymphocyten und vereinzelte polynucleäre Leukocyten um Capillaren und teilweise auch um Schweißdrüsen angeordnet. Es besteht ferner ein Ödem der Cutis, besonders in den oberen Lagen. Die Zellen der epidermalen Basalschicht und diejenigen der Haarfollikel weisen geschwollene Kerne, Kernpyknose und Zellschwellung auf. Die Mitosen nehmen in diesen Geweben an Zahl schon stark ab.

2. Mittel-Erythem. Jetzt steht die Vielgestaltigkeit der Epidermiszellen und -kerne im Vordergrund. Vielkernige Zellen sollen besonders charakteristisch, ja fast pathognomonisch sein und durch Amitose entstehen [5]. Die Epidermis wird wesentlich dünner als vorher. Die Endothelzellen der Capillaren sind vergrößert, ebenso bei höherer Dosierung auch die Fibroblasten [6], welche sich gelegentlich in Schaumzellen umwandeln [7]. Nach eigenen Erfahrungen sind diese Schaumzellen jedoch äußerst selten und treten eigentlich nur bei Fettgewebszerfall auf.

---

[1] SNIDER 1948. [2] SPEAR 1953. [3] LACASSAGNE und GRICOUROFF 1956.
[4] Literatur s. SCHOLTZ 1902. ROST 1915, FLASKAMP 1930, MIESCHER 1924, 1925. 1928, GANS 1925 u. a.
[5] MIESCHER 1925, BLOCH 1925, LACASSAGNE und MONOD 1922.
[6] ROST 1925. [7] UNNA 1904/05.

Die polynucleären Leukocyten sind jetzt verschwunden, dagegen bestehen perivasculäre Infiltrate aus Lymphocyten, Plasmazellen und auffällig zahlreichen großen Histiocyten. Epithelmitosen sind äußerst selten, meist handelt es sich um pathologische Formen.

3. Spät- (Haupt-) Erythem. Die Polymorphie in der Epidermis hat nun ihr Maximum erreicht. Die Mehrkernigkeit soll sehr ausgesprochen sein. Wir selbst haben sie allerdings nur selten beobachtet, in einzelnen experimentellen Serien fehlte sie überhaupt. Häufig sind die Epidermiszellen hydropisch geschwollen (Abb. 68). Die Kerne sind vergrößert und hyperchromatisch, stellenweise treten Regenerationsinseln auf mit normalen Mitosen[1]. Langsam beginnt jetzt die oft beobachtete Hypertrophie der Epidermis. Die Regeneration soll dabei von wenig geschädigten, strahlenfesten Ruhezellen ausgehen[1]. Die Endothel- und Bindegewebszellen sind oft immer noch mehrkernig. Mikroblutungen zufolge Capillarschäden sind häufig[2] und führen zur Ausbildung hämosiderinhaltiger Phagocyten. Bei epidermociden Dosen stellen sich nach etwa 2 Wochen zwischen der stark verdünnten Epidermis und der entzündlich veränderten Cutis Blasen ein. Nach 3 Wochen, bei sehr hoher Dosis auch schon wesentlich früher, blättern die letzten verformten Pflasterepithelien ab, und das Vollbild der *exsudativen Radiodermatitis* ist erreicht. Dabei sind die entzündlichen Veränderungen der Cutis viel ausgeprägter als dies oben bei schwachen Dosen beschrieben wurde, sie stehen jetzt im Vordergrund des Bildes.

Bei sehr schwerer Schädigung entwickelt sich das akute *Röntgengeschwür* (Radionekrose), meist nach rund 2 Monaten. Klinisch ist es wegen seiner Torpidität gefürchtet. Eine ganz saubere Trennung von der exsudativen Radiodermatitis ist naturgemäß unmöglich, handelt es sich doch nur um quantitative Unterschiede.

Oft aber entwickelt sich das Ulcus trotz vorübergehender Epithelisierung. Zuerst treten eine dichte entzündliche Infiltration mit polynucleären Leukocyten sowie ein Ödem der Papillarkörper und der übrigen oberen Cutis in Erscheinung. Rasch zerfällt dann die schwer geschädigte Epidermis (Abb. 56, S. 167) und wird durch einen Fibrin-Detritusschorf ersetzt. Darunter folgt ein plumpbalkiges Stroma mit starker Hyalinisation und meist erhaltener Elastinfärbung (s. unten). Als ausgesprochen charakteristisch muß das Fehlen einer demarkierenden Granulationsgewebszone zwischen Nekrose und erhaltener Subcutis bezeichnet werden (Abb. 69 und 70). Die nämliche Beobachtung haben wir auf S. 170 bei der Wundheilung in bestrahlten Bezirken beschrieben, so daß bezüglich weiterer Einzelheiten darauf verwiesen werden kann. In genetischer Hinsicht wurde den Gefäßveränderungen für die Ulcusentstehung große Bedeutung zugeschrieben[3] (Abb. 70), während von anderer Seite die Epithel-, die Cutis- und die Gefäßveränderungen, wenigstens beim akuten Röntgenulcus, als Simultanerscheinung aufgefaßt wurden[4]. In der akuten Röntgenhaut fallen die zum Teil kollabierten (Ödemfolge?), zum Teil durch Endothelschwellung verengten Capillaren auf. Sie müssen zum mindesten als wesentlich unterstützender Faktor bei der Ulcusgenese betrachtet werden. Im ganzen herrscht heute die Ansicht vor, daß das akute Röntgenulcus eine extreme Form der exsudativen Röntgendermatitis darstellt, während das Spätulcus als Sondererscheinung der chronischen Röntgendermatitis gewertet werden muß. Die histologische Unterscheidung zwischen diesen beiden Geschwürsformen basiert somit auf den für die entsprechenden allgemeinen Hautveränderungen geltenden Regeln.

---

[1] Miescher 1925.   [2] Spear 1953.
[3] Gassmann 1904, Lacassagne und Gricouroff 1956, Gans 1925 u. a.
[4] Regaud und Lacassagne 1927, 1928, Schinz und Slotopolsky 1928.

Eine charakteristische, insbesondere der ersten Welle folgende Veränderung der Haut ist die Verstärkung der normalen *Pigmentierung*. Allerdings ist ein vorausgehendes Erythem dazu nicht unbedingt erforderlich[1]. Meist tritt die Pigmentierung nach etwa 3 Wochen in Erscheinung[2]. Die Stärke der Hautbräunung hängt weitgehend von individuellen Faktoren und der Hauttopographie ab[3]. Die Melaninvermehrung bleibt wochen- bis jahrelang bestehen. Das Pigment liegt teils intracellulär in Form von Kappen, welche dem Kern aufsitzen und gegen die Hautoberfläche gerichtet sind (Abb. 53, S. 166), teils liegt es auch

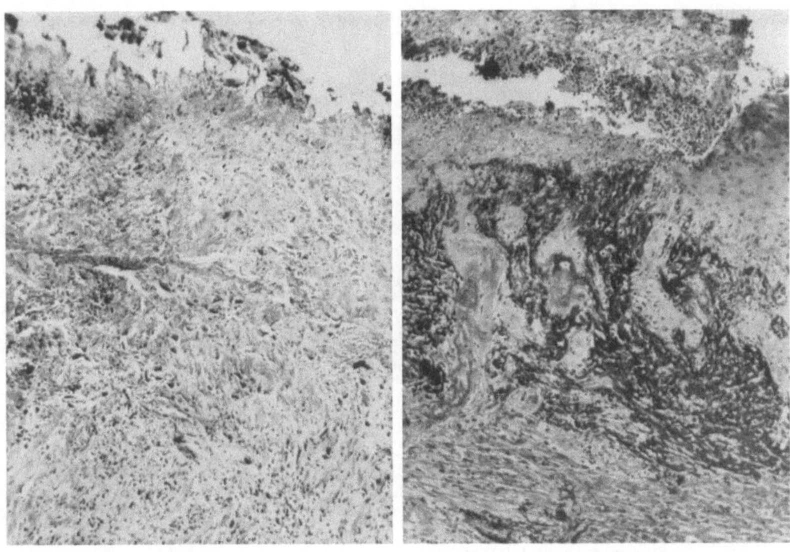

Abb. 69   Abb. 70.

Abb 69. Typisches Röntgen-Ulcus mit geringgradiger entzündlicher Reaktion und stark vergrößerten Fibroblasten am Grund Vergr 80×.

Abb 70. Beginnendes Röntgen-Ulcus 2¹⁄₂ Monate nach 4300 r Elastinfarbung Starke elastoide Degeneration der Cutis, fibrinoide Nekrose kleiner Arteriolen, fast keine entzündliche Reaktion Die nekrotische Oberflachenschicht wird wegen Fehlen von polynuclearen Leukocyten nur sehr langsam aufgelost. Vergr 90×.

intercellulär. Einzelne röntgengeschädigte Bezirke sind jedoch wieder auffällig pigmentfrei. Diese herdförmige Anordnung der Veränderungen ist ein Charakteristikum für samtliche Strahlenschäden. Die Pigmentierung wird als relativ irreversibler Zustand aufgefaßt[4]. welcher weitgehend dosisabhängig ist[5].

Die *Epilation* stellt ein weiteres Charakteristikum der Wirkung ionisierender Strahlen auf die Haut dar. welches übrigens schon 1896 bekannt war[6]. Die Haarbalgzellen sind in Analogie zu den Basalzellen der Epidermis als ausgesprochene Mauserzellen hochstrahlensensibel. Schon eine einmalige Herddosis von 300 bis 350 r unterdrückt die Zellvermehrung in den Follikeln. Die ersten Veranderungen des Epithels. welche denjenigen der Epidermis analog sind, werden schon nach einigen Stunden beobachtet[7]. Die Haare lösen sich in der Folge von den Papillen, und nach etwa 3 Wochen ist die Epilation vollständig (Abb. 71 und 72). Bei höheren Dosen ist dieser Intervall verkürzt, so daß z. B. bei Atombombenopfern aus dem Zeitpunkt des Auftretens der Epilation weitgehend auf die Schwere des Allgemeinschadens geschlossen werden kann. Die Regeneration setzt nach

[1] MIESCHER 1928.   [2] ELLINGER 1935.   [3] LACASSAGNE und GRICOUROFF 1956.
[4] FLASKAMP 1930.   [5] ALLEN 1954.   [6] DANIEL 1896.   [7] SCHOLTZ 1902.

schwachen Dosen (400—500 r) nach 1—2 Monaten wieder ein. Sie nimmt von überlebenden Zellen des Haarbalges oder der Papille ihren Ausgangspunkt analog den Verhältnissen der Epidermis[1]. Eine Farbveränderung der regenerierten Haare wird beim Menschen nur selten beobachtet (Nachdunkeln), beim Tier dagegen erscheinen oft weiße Haarregenerate. Dosen über 700 r erzeugen meist Dauerepilation[2]. Bei temporärer Epilation handelt es sich in erster Linie um einen Schaden der epidermalen Elemente, welche den Haarschaft an der Follikelbasis verankern[3], während die Inaktivierung der Zellen der Haarpapille oft irreversibel ist[4]. Nach den Untersuchungen von Liebow et al. (1949) steht die Differenzierungshemmung der Trichohyalinlage, also der inneren Haarscheide.

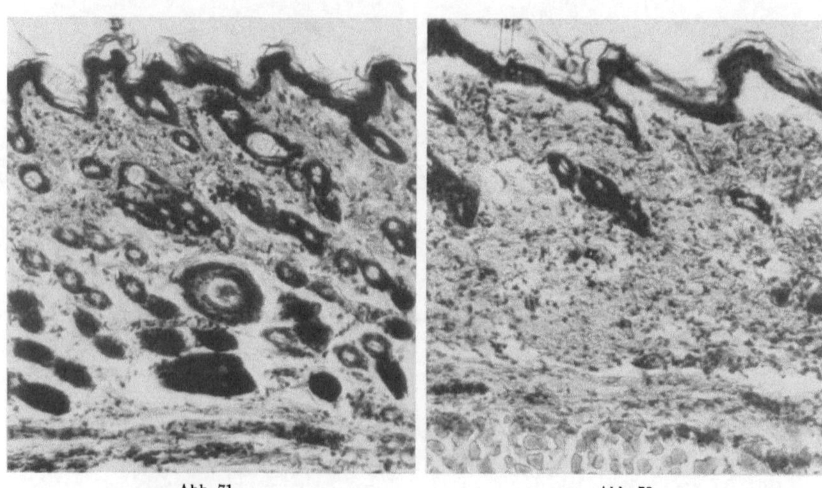

Abb. 71.   Abb. 72.

Abb. 71. Kontroll-Ratte: Haut mit Haarbalgen (Oberschenkel). Vergr. 8×.

Abb. 72. Ratte. Haut 12 Tage nach 2000 rl. Haarbalge fast vollständig verschwunden. Vergr. 18×.

im Vordergrund des Geschehens. An Stelle des Haares findet sich nach Bestrahlung ein Epithelstrang, welcher keine Unterscheidung zwischen innerer und äußerer Haarscheide mehr zuläßt. Die Basalmembran, welche die äußere Haarscheide als Glashaut umgibt, erscheint enorm verdickt. Zugleich verschwinden die Capillaren der Haarpapille, und oft wird dieselbe von den Zellagen der Matrix durch einen Spalt getrennt. Das Haar verliert damit seinen basalen Halt und läßt sich leicht ausziehen. Es zeigt insofern eine typische Deformation, als die untere intracutane Hälfte wegen des Fehlens von Keratohyalinapposition abnorm schlank erscheint. Reste von Haarschäften können noch jahrelang bestehenbleiben. Die Epithelatypien bleiben hier ebenfalls lange erkennbar, und die rudimentären Bälge bleiben von entzündlichen Infiltraten umgeben (Abb. 73). Die Tatsache, daß der unbestrahlte Partner eines parabiotischen Rattenpaares ebenfalls Epilation aufweist[5], deutet auf die Möglichkeit einer indirekten Follikelschädigung durch Stoffwechselschlacken hin.

Die Haarbälge der Lanugohaare sind weniger sensibel als diejenigen der übrigen Haare. Unter diesen letzteren sinkt die Röntgensensibilität in folgender Reihe: Skalp > Axilla > Bart > Pubes > Augenbrauen. Diese unterschiedliche Sensibilität hängt mit der Parallelität zwischen Wachstumsintensität und Strahlenempfindlichkeit zusammen. Tierversuche zeigen[6], daß eine schwache

<hr>

[1] Miescher 1925. [2] Warren 1935, S. 340. [3] Montagna und Chase 1956.
[4] Geary 1952. [5] Van Dyke und Huber 1949. [6] Gricouroff 1938.

Röntgenbestrahlung des Kaninchens im Intervall zwischen den physiologischen Haarungsperioden im Herbst und im Frühjahr keine direkte Epilation erzeugt, sie schädigt jedoch die Haarbalgzellen potentiell, denn der nächste Haarwechsel unterbleibt und Spätepilation stellt sich im Zeitpunkt der nächsten Haarung ein. Bei derselben Dosis, zur Zeit des Haarwechsels appliziert, erfolgt die Epilation dagegen sofort.

Unsere Kenntnisse über die Veränderungen der *Schweiß- und Talgdrüsen* gehen vor allem auf die Untersuchungen von ROST (1915) und MIESCHER (1923, 1928) zurück. Die Schweißdrüsen sollen ebenso strahlenempfindlich sein wie die Haarfollikel[1], während die Ausführungsgänge relativ unempfindlich sind. In den ersten Tagen nach der Bestrahlung steht die Zellschwellung der Drüsen im Vordergrund, welche sie abnorm deutlich von den umgebenden Korbzellen unterscheiden läßt. Spater wird die Basalmembran hyalin verdickt, und schließlich verschwinden die Drüsen im narbig verbreiterten Bindegewebe vollkommen. Die regenerative Kapazität der Schweißdrüsen ist derjenigen der Haarfollikel weit unterlegen. Neben einer direkten Strahlenwirkung auf das Drüsenepithel muß auch an einen indirekten Schaden auf dem Umweg über die Lasion des dichten periglandulären Capillarsystems gedacht werden[2]

Die *Talgdrüsen* verhalten sich in der Frühphase der Strahlenschädigung den Schweißdrusen weitgehend analog. Bei Regeneration hinken sie funktionell weit hinter den Haarfollikeln her, was die Trockenheit des regenerierten Haares erklart. Ob die Talgdrüsen wesentlich strahlenresistenter sind als die Schweißdrüsen[3] wird in Frage gezogen[4]. BORAK (1937) konnte mit 1200 r die Talgdrüsen in 2—4 Wochen völlig zum Verschwinden bringen, während für die Zerstörung der Schweißdrüsen nach 3—4 Monaten 2500 r benötigt wurden[5]. Eigene Untersuchungen bei chronischer Röntgenhaut bestätigen diese Auffassung.

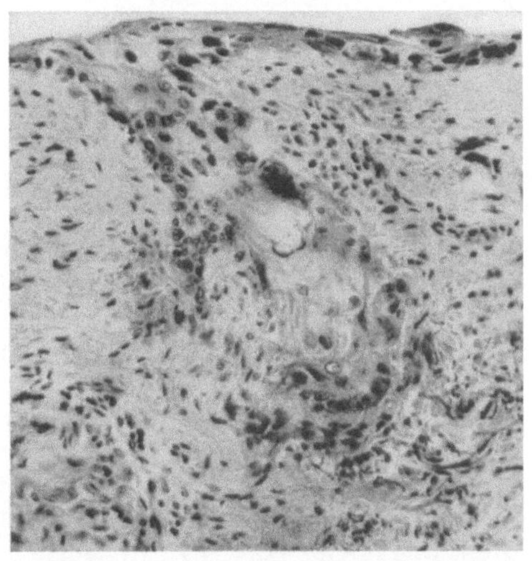

Abb. 73. Atypische Haarbalg-Zellen. Der Balg selbst völlig rudimentar, schwere Atrophie der Epidermis. Chronische Rontgen-Haut. Vergr. 150×.

Im ganzen zeigt sich somit, daß die Strahlenveränderungen der Haut die Auffassung von BERGONIÉ und TRIBONDEAU weitgehend bestätigen[6]. Sensibel sind die Keimschicht der Epidermis, der Haarpapillen und der entsprechenden Anhangsdrüsen sowie die potentiellen Phagocyten in der Gefäßadventitia. Als hochresistent müssen die kernlosen Hautgebilde: Haare, verhornte Pflasterzellen, elastische und kollagene Fasern bezeichnet werden.

Die Röntgen-Spätveränderungen der Haut (sekundär chronische Röntgen-Dermatitis).

Während in der akuten Phase der Röntgen-Dermatitis die Veränderungen an Epidermis und Stratum papillare der Cutis im Vordergrund stehen, übernimmt

---

[1] FLASKAMP 1930.   [2] ROST 1915.
[3] ROST 1915, FAHR 1925.   [4] LACASSAGNE und GRICOUROFF 1956.
[5] Siehe auch TELOH et al. 1940.   [6] SCHINZ und SLOTOPOLSKY 1928.

in den Spätphasen die Cutis die Führerrolle. Wohl finden sich noch Epithelveränderungen wie Glättung (Verlust der Reteleisten), Atrophie oder Acanthose mit Hyper- oder Parakeratose[1], und auch die epithelialen Anhänge zeigen

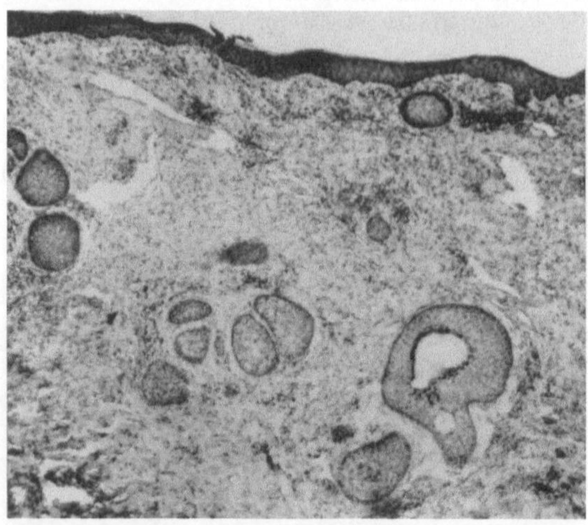

Dauerschäden, doch überwiegt quantitativ und vermutlich auch pathogenetisch die hochgradige Faserverdickung der Epidermis. Gelegentlich findet man auch „versprengte" Epithelinseln in der Tiefe der Cutis (Abb. 74). Dabei handelt es sich höchst wahrscheinlich um atypisch regenerierte Teile von Haarbälgen und Talgdrüsen[2]. Diese Veränderungen der Epidermis sind für sich allein keineswegs spezifisch, sie können auch in banalen Hautnarben nach langdauernder Eiterung auftreten.

Abb. 74. Chronische Rontgen-Dermatitis. Sogenannte versprengte Epithelinseln in der Tiefe, Atrophie der Epidermis, Verlust der Reteleisten, Sklerose und chronische Entzundung der Cutis. Vergr. 90 ×.

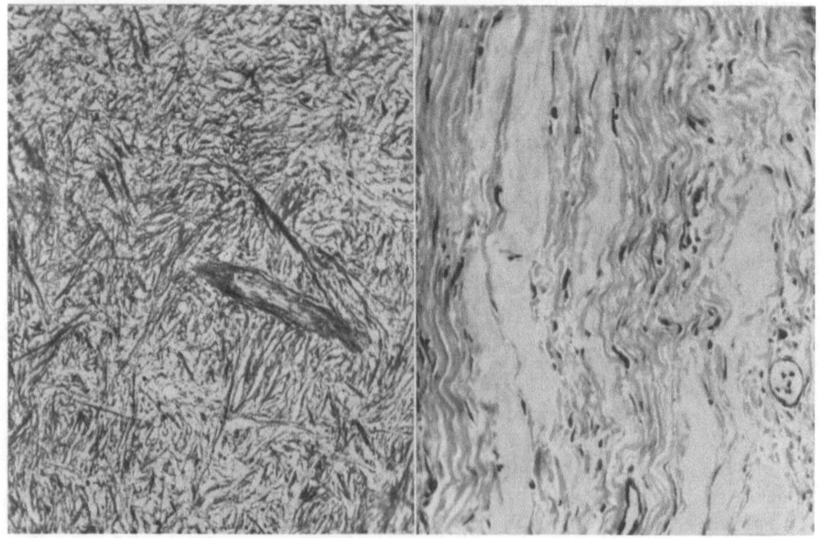

Abb. 75.   Abb. 76.

Abb. 75. Ödem bei chronischer Rontgen-Dermatitis. Van Gieson-Farbung. Vergr. 30 ×.
Abb. 76. Myxoide Verquellung einzelner Bindegewebsfasern bei chronischer Rontgen-Dermatitis. (Toluidinblau-Farbung). Vergr. 50 ×.

Die Cutisveränderung geht mit Kernverarmung einher, und die Fasern verschmelzen vielfach, so daß die ganze Cutis als hyaline, äußerst kernarme Platte imponiert. Zum Teil wird diese homogene Platte im Hämalaun-Eosinschnitt allerdings nur vorgetäuscht, die van Gieson-Färbung zeigt, daß zwischen den

1 Teloh et al. 1950, Frédéric 1949.   2 Snider 1948.

Fasern ein starkes Ödem besteht (Abb. 75). Gelegentlich beobachtet man zwischen den verbreiterten hyalinen Fasern einzelne Fasern oder Fasergruppen mit eigenartiger myxoider Verquellung und Verbreiterung (Abb. 76). Ferner läßt sich ein dichtes Netzwerk von Silberfibrillen nachweisen(Abb.77). Grundsätzliche Unterschiede zwischen diesen Stromaveränderungen und den durch banale Defektbildung erzeugten Narben bestehen keine. Die von UNNA (1904/05) als bedeutsam beschriebenen färberischen Faserabwandlungen sind zum Teil unspezifischer Natur (elastoide Degeneration), zum Teil entsprechen sie aber doch Strahlenschäden. Im ganzen darf von einer überstürzten Alterung der Stromazellen und ihrer Faserprodukte gesprochen werden. wobei das in

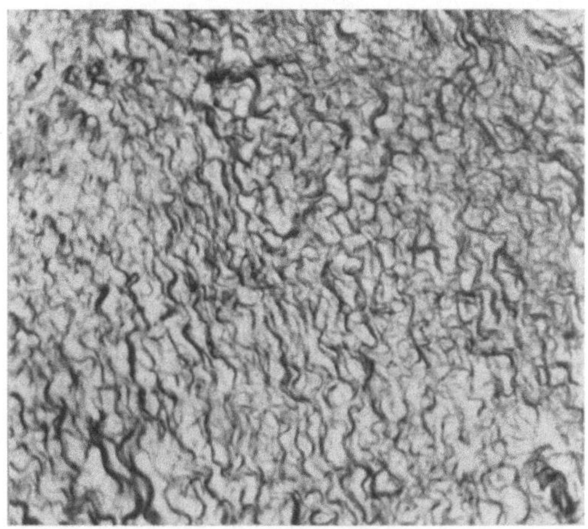

Abb. 77. Scheinbar vermehrte Silberfibrillen in der Rontgen-Cutis (Demaskierung der Kollagenfasern). Vergr. 100×.

der akuten Phase aufgetretene. langanhaltende Ödem bezüglich der Sklerosierung sicher mitspielt (Analogie zur chronischen Elephantiasis).

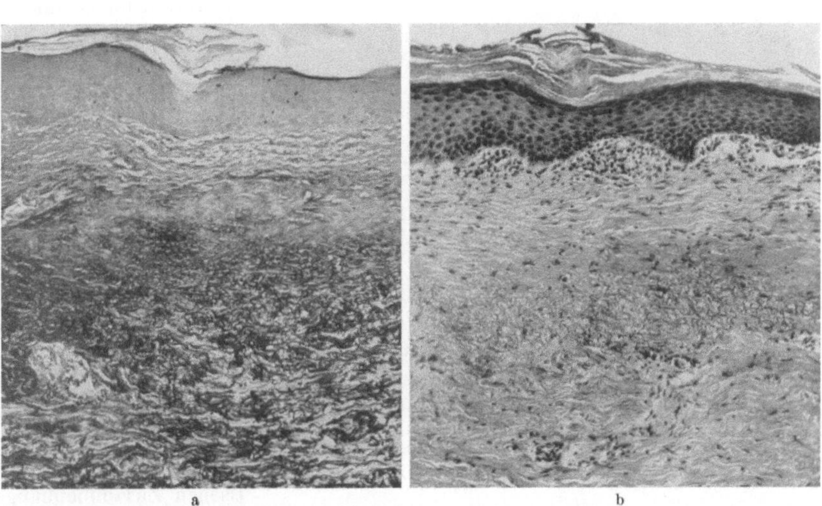

a   b

Abb. 78 a u. b. Elastoide Degeneration der Rontgenhaut a) links bei Elastin- und b) rechts bei Hamalaun-Eosin-Farbung. Vergr. 100×.

Die gelegentlich beobachtete, äußerst dichte, gewellte und plumpe Anordnung von Fasern mit positiver Weigertscher Elastinfärbung (Abb. 78a) erinnert ebenfalls weitgehend an die elastoide Degeneration der senilen Haut und damit an die erwähnte vorzeitige Alterung. Die Cutis, insbesondere das Stratum papillare, werden bei HE-Färbung in ganz charakteristischer Weise blaß-grau-violett angefärbt (Abb. 78b). Es soll sich dabei nicht um eine Veränderung der präexistierenden Elastinfasern handeln, sondern um ein pathologisches Endprodukt der Bindegewebsmutterzellen nach Zugrundegehen des Kollagens[1]. Die eigentlichen elastischen Fasern der Haut sind jedoch, wie dies schon auf S. 134 betont wurde, auffällig strahlenresistent (Abbildung 79)[2].

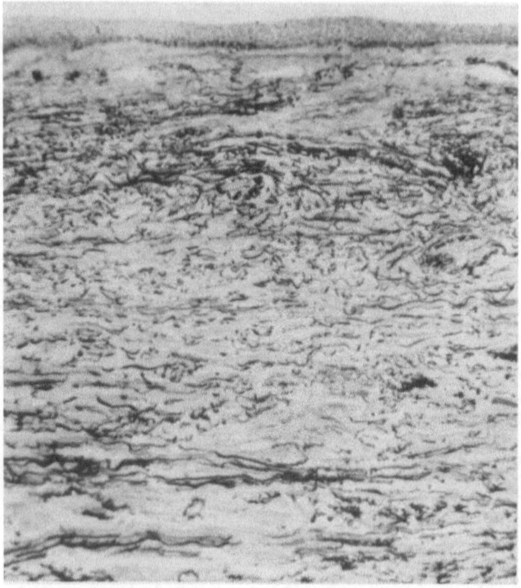

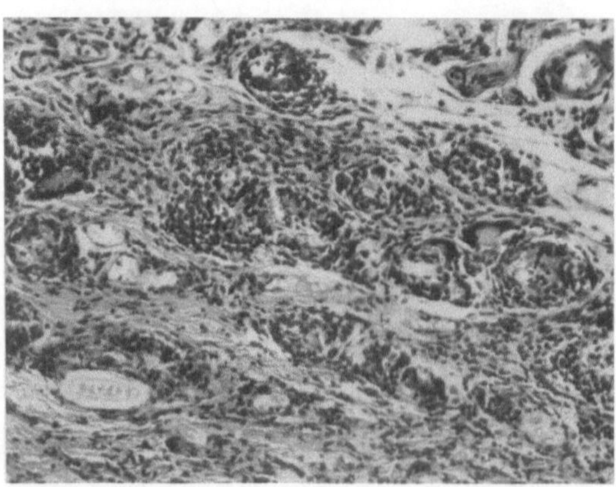

Abb. 79. Die echten elastischen Fasern sind in der Rontgenhaut noch vollstandig erhalten. Epidermis atrophisch. Vergr. 100×.

Als typische Folge der Radiumapplikation wurden tuberkuloide Granulome in Cutis und Subcutis beschrieben[3]. Weitere analoge Beobachtungen konnten wir jedoch weder in der Literatur finden noch selbst am menschlichen Untersuchungsgut erheben. Dagegen beobachteten wir einmal bei einer Ratte analoge Knötchen (Abb. 80). Dabei handelt es sich jedoch um eigenartige lipophage Granulome. In der erwähnten Serie von Larsson (1949) kommt neben der direkten Fettgewebszerstörung mit sekundärer Bildung lipophager Granulome nach Radiumspickung auch die Möglichkeit von postoperativen Talkgranulomen in Frage, denn es werden doppelbrechende Kristalle beschrieben.

Im Vordergrund des Interesses stehen seit Gassmanns (1898/99 und 1924) Untersuchungen die Gefäßveränderungen der Cutis. Ihre Morphologie wurde bereits auf S. 154 dargestellt, hier interessieren nur noch die genetischen Zusammenhänge.

Abb. 80. Tuberkuloide Granulome in der Haut. Ratte, 9 Tage nach 5000 rl. Vergr. 120×.

Daß die Gefäße, insbesondere ihr Endothel, eine deutliche Strahlensensibilität aufweisen, steht heute außer Frage. Schon die für Röntgenspätschäden typischen und im Laufe der Jahre meist zunehmenden Teleangiektasien[4], welche in Haut und Schleimhäuten auftreten, beweisen dies. Nachdem bekannt ist, daß die verminderte Capillarresistenz nach Röntgenbestrahlung bis 5 Jahre andauern kann, läßt sich leicht verstehen, daß die Capillarwände durch die vermehrt durchtretenden Plasmabestandteile in Mitleidenschaft gezogen werden[5].

---

[1] Kyrle 1925.   [2] Siehe dagegen Kyrle 1925.
[3] Larsson 1949.   [4] Miescher et al. 1954.   [5] Eppinger 1949.

Man könnte von einer Dysorose[1] sprechen. Ob aber nur die strahlenbedingte Endothel- und Medialäsion zur Erklärung der Gefäß-Schäden genügt[2], ist doch recht fraglich. Die in der akuten Phase oft beobachtete Aufsplitterung der Gefäßwände durch entzündliche Infiltrate darf besonders bei den großen Hautgefäßen sicher nicht außer acht gelassen werden. entzündliche Infiltrate lassen sich ja sehr lange nachweisen[3] (Abb. 73, 74, 81). Sie bestehen aus Lymphocyten und vereinzelten Plasmazellen sowie Histiocyten. Im Vergleichsmaterial. z. B. tuberkulösen Lungennarben. alten Absceßwänden usw., fanden sich jedoch analoge. als Endarteriitis bzw. Panphlebitis obliterans bezeichnete Gefäßveränderungen. — Auffällig ist oft der hohe Gehalt der Cutis an Mastzellen[4] ganz im Gegensatz zur akuten Röntgendermatitis.

Die ausgesprochene Capillarverarmung der Cutis beruht teilweise auf Obliteration vorbestehender Capillaren. Sicher spielt aber auch die strahlenbedingte Unterdruckung der Regenerationspotenz nach Abklingen der akuten Dermatitis eine wesentliche Rolle. Es geht dies vor allem aus den experimentellen Untersuchungen mit ganz oberflächlich wirkenden α-Strahlen hervor[5]. denn in diesem Fall bleibt die Proliferationsmöglichkeit erhalten. und trotz Narbenbildung der Cutis ist die capilläre Vascularisation in den Spätphasen allgemein gut.

Früher wurde diesen Gefäßverschlüssen die Hauptschuld an der

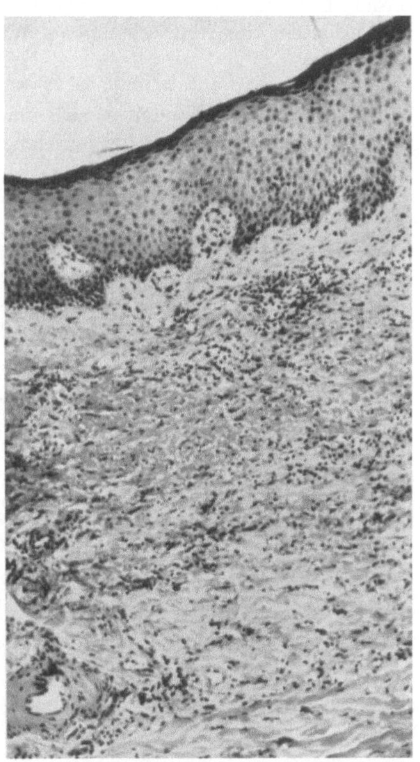

Abb 81. Entzündliche Infiltrate, hyaline Gefaß- und Stromaverquellung bei chronischer Rontgen-Dermatitis. Vergr. 100 ×.

Lädierbarkeit der Haut bei chronischer Röntgendermatitis zugeschoben[6]. Diese Annahme kann jedoch nur durch allgemeine mikroskopische Aspekte belegt werden, eindeutige Beweise fehlen.

Für die Entstehung der Spätulcera nach leichtesten Traumata kommt die erwähnte Epithelminderwertigkeit als ernsthaft zu nehmender Hauptfaktor in Betracht. Bei der schlechten Heilung dagegen kann die Bedeutung der Vascularisationsbeschränkung nicht bestritten werden. Zusätzlich muß aber auch an die Dauerschäden des gesamten Bindegewebsapparates gedacht werden[7], welche eine genügende Proliferation im Sinne einer Abwehr unmöglich machen. Die Erschwerung jeglicher Diffusion in der hyalinisierten. kompakten Cutis spielt sicher ebenfalls eine bedeutsame Rolle. Es kann somit nicht ein Element

[1] ZOLLINGER 1945.   [2] FAHR 1925, SPEAR 1953.
[3] GANS 1925, MIESCHER 1925.   [4] GANS 1925.   [5] LUSHBAUGH et al. 1953.
[6] GASSMANN 1898/99, 1904. GANS 1925. REGAUD und LACASSAGNE 1927, PETERSEN und HELLMANN 1920. RENFER 1947 u. a.
[7] FAHR 1925, PETERSEN und HELLMANN 1920, TELOH et al. 1950, MIESCHER 1925b.

allein die Ursache der Lädierbarkeit und der schlechten Heilungstendenz der Spätveränderung nach akuter Röntgendermatitis darstellen, sondern der Gesamtkomplex der Organveränderungen, welcher auch als solcher spezifisch für die Röntgenveränderung ist, bedingt diese typische Spätlädierbarkeit. Daß alle diese Faktoren bei komplizierenden entzündlichen Prozessen noch potenziert werden, liegt auf der Hand. Bezüglich der Pigmentierung der Röntgenhaut und des Verhaltens der Hautanhänge sei auf das oben Gesagte verwiesen.

Die primär chronische Röntgendermatitis.

Definitionsgemäß handelt es sich um einen Spätschaden ohne akute vorangehende Röntgendermatitis bei jahrelanger Einwirkung kleinster Röntgendosen.

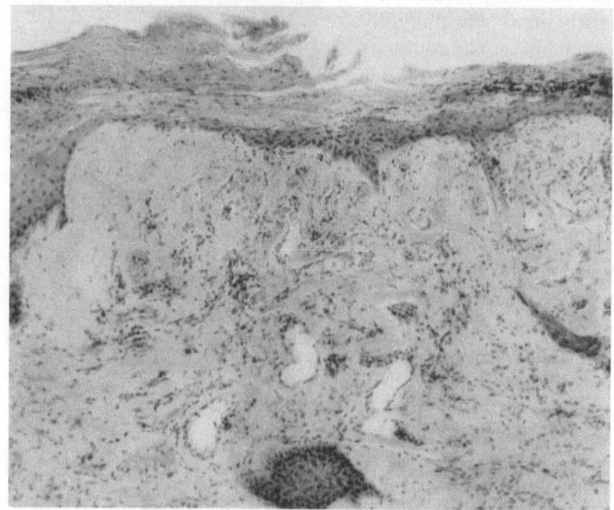

Abb. 82. Primar chronische Rontgen-Dermatitis bei Rontgenarzt. Epidermis zum Teil verdickt und hyperkeratotisch, zum Teil atrophisch. Deutliche Teleangiektasien, perivasculare Infiltrate, Hyalinisation der Cutis. Vergr. 100×.

Nach den grundlegenden Untersuchungen von Unna (1904/05), welche im ganzen noch heute in der großen Linie gelten, unterscheidet sich diese Form des Röntgenspätschadens von den durch therapeutische Bestrahlungen verursachten Spätveränderungen in einigen Punkten grundsätzlich. Hier sollen nur diese abweichenden Elemente Erwähnung finden.

An bevorzugten Stellen (Hände, Finger) wird die Haut starr und brüchig, und es bilden sich Rhagaden. Hyperpigmentierung wechselt fleckförmig mit Depigmentierung. Die Epidermis ist durch Vermehrung der Hornschichten verdickt (Abb. 82). Oft sind die Reteleisten verlängert (Abb. 83), an anderen Stellen fehlen sie vollständig (Abb. 82), und die Epidermis ist im ganzen verdünnt. Das Besondere liegt aber eindeutig in den hyperplastischen Veränderungen[1], welche histologisch abrupt in neoplastische übergehen können (Abb. 83). Die Pathogenese dieser Epithelhyperplasie ist nicht bekannt; man denkt unter anderem an das Freiwerden wachstumsanregender Substanzen aus den geschädigten Zellen[2] oder an eine heredocelluläre Läsion[1].

Die Atypie ist am besten am Verlust der typischen Epidermisschichtung zu erkennen. Neben der Kern- und Zellpolymorphie sowie Atypie besteht eine

---

[1] Schinz und Slotopolsky 1928.   [2] Frédéric 1949.

starke Verschiebung der Kernplasmarelation zugunsten der Kerne. Zudem ist
das Plasma stark basophil. die Nucleolen sind plump, und es werden häufig
pathologische Mitosen in allen Schichten der Epidermis beobachtet. Diese stark
an Morbus Bowen erinnernde Veränderung wird so lange als Präcancerose bezeichnet, als sie noch keine wesentliche Tendenz zu Tiefenwachstum aufweist.
Bei genügend langer Zeitdauer jedoch geht sie fast stets in das Vollbild des
Pflasterzellcarcinoms über (Weiteres s. S. 194).

Neben diesen Epithelveränderungen soll das Fehlen von obliterierenden
Gefäßveränderungen als typisch für die primär chronische Röntgendermatitis

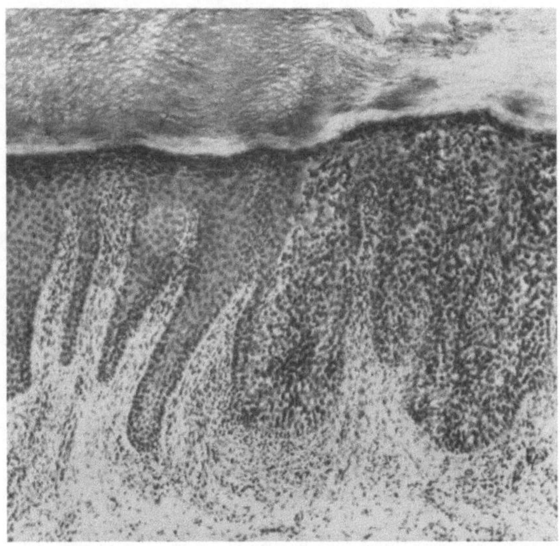

Abb. 83. Links typische primär chronische Röntgendermatitis mit Hyperkeratose und Acanthose. Rechts
Übergang in Carcinom mit Verlust der Schichtung. Vergr. 100 ×. 68jähriger Röntgenarzt.

anzusprechen sein[1]. In eigenen Präparaten konnten wir uns jedoch von einem
grundsätzlichen histologischen Unterschied zwischen der primär chronischen
Röntgendermatitis und den Spätstadien der akuten Form — abgesehen von den
Epithelveränderungen - - nicht überzeugen. Wohl fallen in der primär chronischen
Röntgendermatitis die oft an ein Haemangioma cavernosum erinnernden Teleangiektasien auf, über welchen sich nicht selten ein Röntgenspätulcus einstellen
kann (Abb. 82). Man darf daraus nicht auf eine besonders gute Durchblutung
schließen, es sei nur an die Unterschenkelvaricen als Vergleich erinnert.

Das Röntgen-Spätulcus.

Bei primärer und sekundär-chronischer Röntgendermatitis stellen sich nach
leichtesten Traumata Ulcera ein. So kann eine kleine Biopsie Anlaß zur Entwicklung eines großen, ganz torpid verlaufenden Ulcus geben[2]. Eine grundsätzliche histologische Unterscheidung dieser Defektform vom akuten Strahlenulcus
ist schlechterdings nicht möglich. Wie beim akuten Ulcus fehlt eine produktive
Abwehrentzündung am Nekroserand vollständig (Abb. 84), während die Exsudation von Zellen, Fibrin und Flüssigkeit kaum gestört ist. Der Abbau des
nekrotischen Gewebes wird fast ausschließlich fermentativ durchgeführt, während
die Histiocytenreaktion abortiv verläuft und die Organisation lange vollständig

[1] Unna 1904/05, Gans u. a. 1925.   [2] Miescher 1928.

fehlt (Abb. 84). Die Ursache der Spätulcusbildung kann in einer „Speicherung des latenten Schadens" erblickt werden, wobei vor allem die Elemente der Cutis wegen ihrer Teilungsträgheit so lange keine manifesten Schäden aufweisen, als

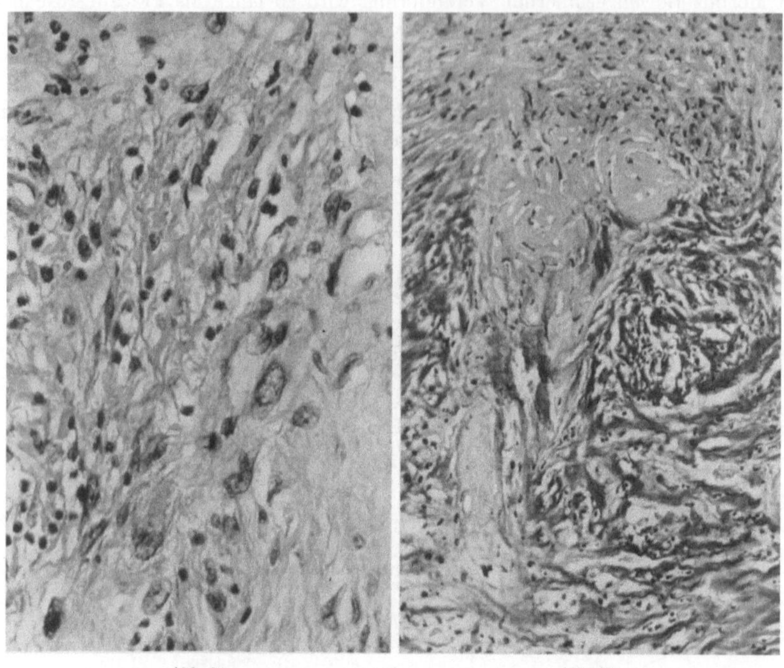

Abb. 84.   Abb. 85.

Abb. 84 u. 85. Ausschnitte aus dem Grund eines Rontgen-Spatulcus. Abb. 84 zeigt, daß Entzundungszellen sehr spärlich sind, die Fibroblasten lassen starke Zell- und Kernschwellung erkennen. (Vergr. 200×.) Abb. 85 stellt die starke hyaline Verquellung des Bindegewebes und die fibrinoide Nekrose von kleinen Gefäßchen dar. Vergr. 100×.

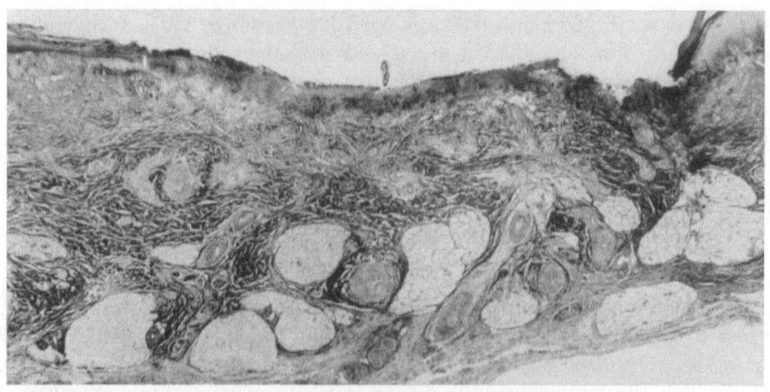

Abb. 86. Chronisches Rontgen-Spätulcus. Ausgedehnte Sklerose des subcutanen Fettgewebes, zahlreiche Gefäße mit hochgradig verdickter Wandung und zum Teil vollstandigem Lumenverschluß. Vergr. 9×.

von ihnen keine vermehrte Proliferation verlangt wird. Sowie dies aber ändert, z. B. nach Trauma oder Infekt, tritt der Schaden manifest zutage. Der Vergleich mit den Haarbalgschäden bei saisonmäßig das Haarkleid wechselnden Kaninchen (s. S. 184) drängt sich geradezu auf. Allerdings spielen Gefäß-

obliteration und -drosselung durch das Narbengewebe der Cutis (Abb. 85), welche
bis weit in die Subcutis reichen können (Abb. 86), zweifellos auch eine wichtige
Rolle bei der Pathogenese des Röntgenspätulcus. Auf diesen Punkt sind wir

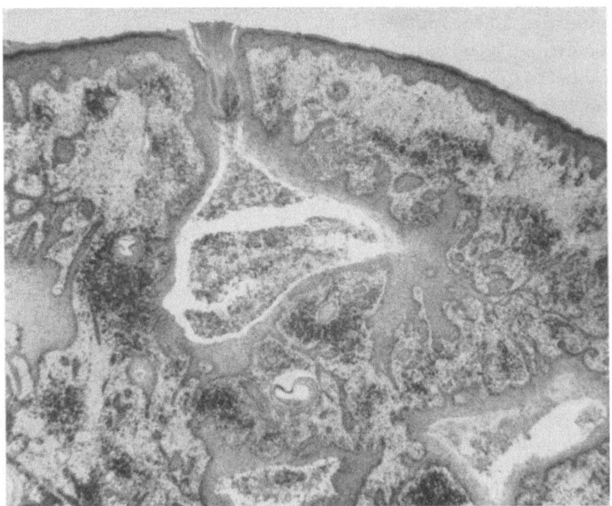

Abb. 87. Rontgen-Carcinom, entstanden 34 Jahre nach Epilationsbestrahlung am Kinn. Vergr. 15×.

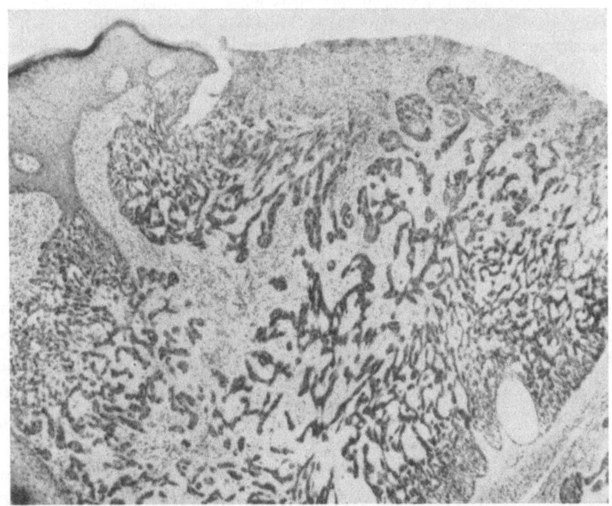

Abb. 88. Basaliom im Labium maius 8 Jahre nach Rontgenbestrahlung wegen Portio-Carcinom (geheilt).
36jahrige Frau. Vergr. 30×.

schon verschiedentlich gestoßen. Immer kamen wir zur Annahme einer Kombinationswirkung: Gefäße, Bindegewebe und Epithel. Daneben müssen selbstverständlich auch die Allgemeinfaktoren wie Unterernährung, Herz- und Stoff-
wechselkrankheiten, Senilität, Infekte usw. berücksichtigt werden, welche die
normale Gewebsregeneration und die Infektabwehr beeinflussen können.

Im folgenden soll noch die von HOLFELDER (1937) vorgeschlagene Normierung (leicht vereinfacht) der Hautschäden durch ionisierende Strahlen in der Reihenfolge des Schweregrades angeführt werden:

1. Pigmentverschiebungen der Haut.
2. Teleangiektasien.
3. Atrophie der Cutis ohne Subcutisschwund.
4. Atrophie der Cutis mit Subcutisschwund.
5. Ulcera cutis mit Neigung zu Heilung.
6. Ulcera cutis ohne Neigung zu Heilung.
7. Hyperkeratose der atrophischen Haut.
8. Carcinombildung.

Carcinome in bestrahlter Haut[1].

Die oben erwähnten hyperplastischen Epidermisveränderungen im Rahmen der primären und sekundären chronischen Röntgendermatitis der Haut leiten ohne scharfe Grenze über zur Carcinombildung. Viel häufiger entwickelt sich das Malignom in der unverletzten Epidermis als aus dem Röntgenulcus[2]. Die Häufigkeit der carcinomatösen Entartung bei der Röntgen-Dermatitis ist vermutlich höher, als allgemein angegeben wird.

Schon 1911 fand HESSE in der Literatur 54 derartige Fälle aufgeführt, wobei naturgemäß lange nicht alle Beobachtungen publiziert werden. Ferner zeigten 19% der Patienten mit chronischer Röntgen-Dermatitis innerhalb von 5 Jahren (!) Carcinomentwicklung[3]. Nach therapeutischer Bestrahlung sind Carcinome dagegen viel seltener als bei der primär chronischen Röntgenveränderung der Röntgenärzte und -schwestern[3]. Von 135 Ärzten, welche im Laufe von 20 Jahren an der Mayo-Klinik wegen Röntgenschäden behandelt wurden, wiesen 39 Hautcarcinome auf[4]. Auch bei Nichtfachradiologen sind Carcinome nicht selten (Frakturreposition usw.)[5]. Die Latenz kann außerordentlich lange sein. In einer Beobachtung entwickelte sich ein Pflasterzellcarcinom der Brusthaut, nachdem hier während 15 Jahre eine Radiumkompresse getragen worden war[6]. Morphologisch handelte es sich wie bei den betreffenden experimentellen Hautcarcinomen[7] in der Regel um hochdifferenzierte Pflasterzellcarcinome (Abb. 87), welche sich durch ihre Strahlenresistenz auszeichnen. In seltenen Fällen können sich in den bestrahlten Bezirken auch Basaliome entwickeln[8], wie dies auch nach β-Strahlen (P^{32}) bei Ratten beobachtet wurde[9]. In drei eigenen Fällen handelte es sich stets um eine atypische Basaliomlokalisation: 1. 36jährige Frau, Basaliom des Labium maius nach Röntgenbestrahlung wegen Portiocarcinom vor 8 Jahren (Abb. 88). 2. 55jährige Frau, Basaliom der Analgegend nach intensiver Röntgenbestrahlung wegen Pruritus vor 30 Jahren. 3. 73jährige Frau, Basaliom der Unterlippe nach Röntgenepilation vor etwa 35 Jahren.

2. Hämatopoetische Organe[10].

Die ausgesprochene Strahlensensibilität des lymphatischen Apparates und der hämatopoetischen Organe ist seit den grundlegenden Untersuchungen von HEINEKE (1903, 1905) bekannt. Heute steht sie als therapeutisches Problem nach Ganzbestrahlung (Atombombe) neben dem Keimschaden im Rampenlicht des Interesses. Der als Maßstab in früheren Zeiten verwendeten Toleranzdosis der Haut bei Lokalbestrahlung entspricht bei Allgemeinbestrahlung diejenige Dosis, bei welcher Knochenmarksschäden zu finden sind.

Unter den Faktoren, welche den Grad des Markschadens bestimmen, spielt der Vorzustand eine große Rolle. Jugendliche sowie leukopenische, anämische und zum Teil auch kachektische Patienten sind empirisch wesentlich empfindlicher. Vermutlich ist dabei die primäre Markaktivität, also die Zellteilungsquote und die Durchblutung, von Bedeutung. Allerdings steht diese Feststellung in

---

[1] Literatur s. PETERSEN 1954, TULLIS 1958.   [2] SCHINZ und SLOTOPOLSKY 1928.
[3] MONTGOMERY 1946.   [4] LEDDY 1941.   [5] RITVO et al. 1956, TOTTEN et al. 1957.
[6] KÖRBLER 1954.   [7] BLOCH 1924, SCHÜRCH 1931.
[8] ANDERSON und ANDERSON 1951 (Literatur), TOTTEN et al. 1957.
[9] HENSHAW et al. 1945.   [10] Literatur s. CRONKITE 1948, DUNLAP 1942.

ungeklärtem Widerspruch zu den experimentellen Beobachtungen, denn nach
künstlich erzeugter Erythroblastenproliferation durch Phenylhydrazin ist das
Mark viel strahlenresistenter[1]. Der relativ rasch ablaufende Teilungscyclus der
Matrixzellen des Knochenmarks erklärt auch die Tatsache der umgekehrten
Proportion zwischen Dauer der Strahleneinwirkung und Grad des Markschadens[2]:
500 r in einer Minute appliziert, haben denselben Markeffekt wie 900 r in 50 min
oder 1400 r in 8 Std. Die Voltage der Strahlen scheint dagegen keine wesentliche
Rolle zu spielen[3]. — Eine weitere Erschwerung der Beurteilung liegt in der Tatsache begründet, daß eine ausschließliche Knochenmarksbestrahlung nicht möglich
ist und die mitgeschädigten Organe Zellzerfallsprodukte abgeben, welche ihrerseits
wiederum das Knochenmark beeinflussen können[4]. Eindeutige Beweise für solche
indirekten Einflüsse wurden allerdings bis heute noch nicht erbracht[5]. Trotz
dieser Einschränkungen kann der Markschaden im allgemeinen als ungefähr
proportional der absorbierten Strahlendosis gelten.

Eine lokalisierte Markatrophie mit Ersatz des blutbildenden Gewebes durch
Fettgewebe findet sich im Knochen im Bereich massiv bestrahlter Carcinom-
gebiete (Rippen, Wirbelsäule) regelmäßig (Abb. 31, S. 151). Für das genaue
Studium des Schädigungsablaufes genügt das menschliche histologische Beobachtungsgut jedoch nicht, so daß einerseits auf die Veränderungen des strömenden
Blutes und andererseits auf das Tierexperiment zurückgegriffen werden muß.
Dabei spiegelt das Blutbild die Markveränderungen wegen der ganz unterschiedlich langen Überlebensdauer der verschiedenen Blutzellen naturgemäß nur relativ
zuverlässig wieder. Ferner ist auch an eine zusätzliche Schädigung bereits zir-
kulierender Elemente im Moment der Bestrahlung zu denken. Für die Leukocyten scheint dieser Mechanismus praktisch keine Rolle zu spielen, während bei
den Erythrocyten eine leichte Schädigung angenommen werden muß[6], die aber
in gar keinem Verhältnis zum Poieseschaden steht[7]. Als Zeichen der Schädigungen
des zirkulierenden Blutes kann die bei Ratten unmittelbar nach der Bestrahlung
(3000—6000 r) auftretende Methämoglobinämie aufgefaßt werden[8].

Das Blutbild des Menschen[9] zeigt nach einmaliger Ganzbestrahlung mit
50—100 r die ersten eindeutigen Veränderungen im Sinne einer Lymphopenie,
nach 100—200 r auch einer vorübergehenden Leuko- und Thrombopenie. Diese
Störungen erreichen nach 400—600 r einen solchen Grad, daß weniger als 50%
der betroffenen Patienten überleben. Gleichzeitig erfährt die Erythropoese eine
Arretierung, und die Thrombocyten sind stark vermindert. Die Reticulocyten
verschwinden vollständig aus dem Blut[10]. Auch im Tierversuch hört bei diesen
Dosen die Erythropoese schlagartig auf, setzt aber nach 7—24 Tagen wieder ein[11].
Bei Dauerbestrahlung genügen 0,1 r täglich, um beim Menschen eine gering-
gradige Leukopenie hervorzurufen[12], während Werte von 1—10 r eindeutige
Schäden hervorrufen. Dazu gehören auch die von DICKIE und HEMPELMANN
(1947) beschriebenen Neutralrotkörperchen in den zirkulierenden Lymphknoten.
Die kurzfristig der Leuko- und Lymphopenie gelegentlich vorangehende leichte
Zunahme der Leukocyten[13] wurde früher als Zeichen einer Stimulation des
myelopoetischen Muttergewebes aufgefaßt, während sie heute mehrheitlich
als Reaktion auf anderweitige Strahlenschäden (Entzündungszeichen usw.)

---

[1] JACOBSON et al. 1948, s. auch CRONKITE 1949b.   [2] HOLTHUSEN 1933.
[3] LINGLEY et al. 1940.   [4] DEN HOED et al. 1938.
[5] LAWRENCE et al. 1948, CRONKITE 1948.
[6] LINDEMANN 1951, BUCHSBAUM und ZIRKLE 1949.
[7] Literatur s. LACASSAGNE und GRICOUROFF 1956, DUNLAP 1942.
[8] DOWBEN und WALKER 1955.   [9] Literatur s. RAJEWSKY 1956, DUNLAP 1942.
[10] ROSENTHAL 1955, BRECHER et al. 1948.   [11] FURTH et al. 1954.
[12] MOSHMAN 1951.   [13] CRONKITE 1949a.

gedeutet wird[1]. Eine wesentliche Beeinflussung der Erythrocytenzahl kann in kurzfristigen Versuchen, wenn keine Blutungen eintreten, nicht festgestellt werden. Dies überrascht nicht, da ja die Erythrocyten eine Lebensdauer von rund 4 Monaten haben und den Blutstrom normalerweise nachweislich nicht verlassen. Bei längerer Dauer der Beobachtung treten jedoch schwere Anämien auf, wie sie auch nach Atombombenexplosionen in Nagasaki und Hiroshima beobachtet wurden[2]. Interessanterweise betrug die Latenzzeit dabei 4—7 Jahre. Ein analoger Verlauf kann auch gelegentlich beim Röntgenpersonal[3] oder nach Behandlung mit Isotopen[4] auftreten. Interessant ist übrigens auch in diesem Zusammenhang die Beobachtung eines ganz bedeutenden Einflusses des Markbettes auf die Schädigungsintensität. Werden Markkulturen mit 8000—10000 r bestrahlt, so wachsen sie bei Überimpfung immer noch, während aus einem in vivo mit 600 r bestrahlten Knochenmark keine Kultur mehr angelegt werden kann[5].

Die Störung der 3 Hauptfunktionen des Markes: Erythropoese, Leukopoese und Thrombopoese erklärt zwanglos die schweren peripheren Sekundärveränderungen des Ganzbestrahlten, welche einer Panmyelopathie mit vermehrter Capillarschädigung entsprechen. Bei der letzterwähnten Veränderung spielen möglicherweise Heparinkörper eine Rolle[6].

Am Knochenmark sind die Strahlenveränderungen vor allem im Tierversuch studiert worden. Dabei dürfen aber die speciesbedingten, oft recht großen Unterschiede nicht übersehen werden. Die Strahlensensibilität des Knochenmarks zeigt folgende steigende Reihe: Kaninchen < Ratte < Maus < Huhn < Mensch[7]. Ferner besteht eine Abhängigkeit der Strahlenschäden vom momentanen Zustand der Gewebsdurchblutung (s. oben). Das normalerweise hochgradig durchblutete Knochenmark der Ratte und der Maus im Femurschaft wird deshalb viel stärker geschädigt als das Fettmark des menschlichen Röhrenknochens. Vielleicht kann mit diesem Faktor der verschiedenen Durchblutung auch die Tatsache erklärt werden, daß im Tierversuch die Metaphysen schwerere Markschäden mit stärker verzögerter Regeneration aufweisen als die Diaphysen[8]. Die Bedeutung der Durchblutung des Markes geht ferner aus den Versuchen in vitro von Gregori (1939) u. a. hervor, bei welchen eine sehr hohe Strahlenresistenz festgestellt wurde.

Nachdem die Markläsion ungefähr proprotional der absorbierten Strahlenmenge zu verlaufen scheint[9], erübrigt sich eine ausführliche Besprechung der Veränderungsformen bei den einzelnen Dosen. Bei den folgenden Untersuchungen wurde die für den Menschen als Letaldosis bekannte Strahlenmenge von 600 r angewandt.

Bei mittelstarker Bestrahlung eines Knochens können beim Goldhamster schon nach 30 min leichte Schäden in Form von Mitosestop, Veränderung der Erythroblasten usw. beobachtet werden. Nach 3—4 Std ist die Läsion schon sehr deutlich. Man findet nekrotische Zellen der erythropoetischen Reihe mit Detritus. Einige Autoren beschreiben ferner eine Erweiterung der Sinus mit Exsudation, Hämorrhagien und Ödem, welche sich in drei verschiedenen Schüben: kurz nach Beendigung der Bestrahlung, nach 6 und 18 Std einstellen sollen[10]. Zwischen den Fasern des Reticulums erscheint eine leicht basophile, feinstgranuläre Grundsubstanz (sog. gelatinöse Markveränderung), welche in der Folge an Menge noch beträchtlich zunimmt und die durch Zellausfall entstehenden Lücken ausfüllt[11]. Gelegentlich kann in der Folge (14.—64. Stunde) eine erneute Mitosetätigkeit beobachtet werden[12], wobei aber die große Zahl an pathologischen Formen auffällt. Der Abfall der Erythroblastenzahl

---

[1] Literatur s. Dunlap 1942.   [2] Lange et al. 1955.   [3] Wegelin 1930.
[4] (Au198) Schoolman und Schwartz 1956.   [5] Gregori 1939.
[6] Siehe Kapitel Mastzellen S. 137.   [7] Jacobson et al. 1949a.
[8] M. A. Bloom: in W. Bloom 1948, S. 162.   [9] Rajewsky 1956.
[10] Cronkite 1949b, M. A. Bloom: in W. Bloom 1948, S. 162, Fliedner et al. 1955, Barrow und Tullis 1952.
[11] Barrow und Tullis 1952, M. A. Bloom 1948.   [12] Barrow und Tullis 1952.

hat nach 24 Std sein Maximum erreicht[1], während die Normoblasten langsam bis zum 3. Tag abnehmen[2]. Die Myelocyten zeigen nach 8 Std zuerst die gewohnten Strahlenveränderungen mit Zellvergrößerung, bizarren Formen, Zellschwellung usw. Nach 16 Std nehmen sie beim Schwein (700 r) progressiv an Zahl ab[3], um am 7. Tag ihr Minimum zu erreichen. Nach 32 Std wird das Bild durch die reifen Elemente der Granulocytenreihe völlig beherrscht,

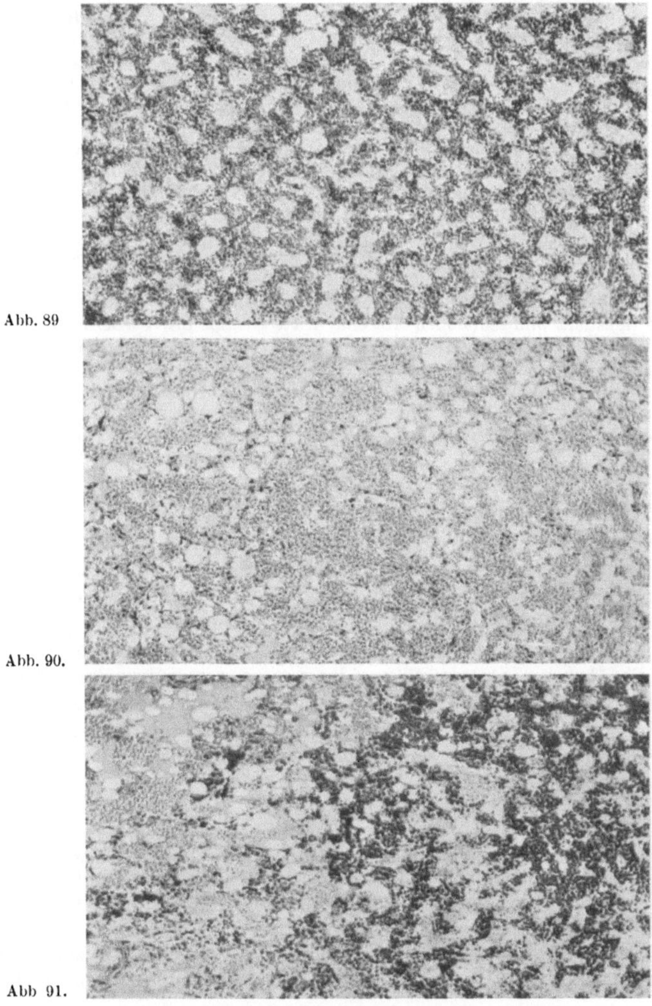

Abb. 89

Abb. 90.

Abb 91.

Abb. 89. Normales Knochenmark (Femur) von Goldhamster.

Abb. 90. Femurmark, 7 Tage nach 800 r, fast völlig entvolkert, sehr starker Blutgehalt. Goldhamster.

Abb. 91. Herdformige Regenerationsinseln, 12 Tage nach 800 r, Femurmark, Goldhamster. Vergr. 70×.

während die unreifen Frühformen weitgehend verschwunden sind. Die Megakaryocyten erscheinen bei diesen Dosen erst nach 24 Std[4] bzw. nach 48 Std[2] verändert, während sie bei stärkerer Dosis (2000 r, Kaninchen) schon nach 3 Std schwere Schäden aufweisen sollen, was die Früh-Thrombopenie erklart[5]. Diese wiederum scheint neben der Heparinämie[6] für die Blutungsneigung teilweise verantwortlich zu sein[7]. Die Plasmazellen vermehren sich

[1] LACASSAGNE und LAVÉDAN 1924.   [2] BARROW und TULLIS 1952.   [3] TULLIS et al. 1955.
[4] M. A. BLOOM: in W. BLOOM 1948, S. 162.   [5] BETZ und LECOMTE 1950.
[6] ALLEN et al. 1947.   [7] HOLDEN et al. 1949, ROSENTHAL 1955.

während der ersten 45 Std beträchtlich, vermutlich stellen sie Alterungsformen anderer Zellelemente dar[1]. 2—3 Tage nach der Bestrahlung (800 r) bietet sich somit folgendes Knochenmarksbild: ausgesprochene Zellarmut, völliges Fehlen der Erythropoese, degenerierte Megakaryocyten, starke Phagocytose von Zelldetritus, weite, blutreiche Sinus und gelatinöse Durchtränkung des Markes. Nach 7 Tagen: vollig leeres, blutreiches Mark ohne wesentlichen Detritus (Abb. 89 und 90).

Die Regeneration läßt sich besonders an parabiotischen Ratten gut verfolgen, wobei nur der eine Partner bestrahlt wird[2]. Sie setzt deutlich erkennbar nach 10—14 Tagen ein[3], doch können die ersten Anzeichen für Neubildung von Myeloblasten aus Reticulumzellen[4] schon nach $3^1/_2$ Tagen beobachtet werden. Wie die Schädigung, so geht auch die Regeneration der erythropoetischen Zellen derjenigen des leukopoetischen Systems voran[5]. Die Regeneration soll dabei von den Sinuswandzellen ausgehen[6], sie beginnt mit der roten Reihe, während die Leukopoese etwas nachhinkt. In den Metaphysen ist die Regeneration am stärksten erkennbar. Neben erythropoetischen findet man hier auch myelopoetische Herde[7] Die so entstehenden Herde konfluieren allmählich (Abb. 91), und nach 18 Tagen ist das Mark wieder zu etwa 75% funktionstüchtig. Nach 4 Wochen ist das Mark meist abnorm zellreich im Sinne einer kompensatorischen myeloiden Hyperplasie[8]. Diese Hyperplasie verschwindet im Laufe von Monaten wieder. — Die Regenerationskraft des Markes ist individuell außerordentlich verschieden und kann selbst nach 2000—2500 r noch vollständig sein[9]. Gelegentlich werden nur reticuläre Wucherungserscheinungen im Sinne einer abortiven Regeneration festgestellt, und schließlich laßt eine dritte Gruppe das Wiederingangkommen der Marktätigkeit überhaupt vermissen[10]. In diesem Fall verschwindet die gelatinöse Grundsubstanz allmählich und wird durch reines Fettmark ersetzt. Dieses vollig aplastische Knochenmark wird im Bereich von Carcinom-Bestrahlungen relativ häufig beobachtet. Makroskopisch erscheint z. B. die Wirbelsaule im Bestrahlungsbereich bei Oesophagus-Carcinom blaßgelblich. In diesen Fällen muß der Strahlenschaden als irreparabel bezeichnet werden.

Über die Empfindlichkeit der verschiedenen Zelltypen bzw. Entwicklungsphasen besteht keine Einigkeit. Jedenfalls ist die von HEINEKE (1907) angegebene Unempfindlichkeit der Erythroblasten nicht von allen Seiten bestätigt worden[11]. In groß angelegten Versuchen wurde vielmehr folgende Sensibilitätsabstufung gefunden: Erythroblasten > Myelocyten > Megakaryocyten[12]. Allerdings haften dem Tierversuch, besonders wenn er mit radioaktiven Isotopen durchgeführt wird, große Mängel an: 1. Hängt viel von der Markaffinität der betreffenden Isotopen ab, 2. führt diese Art der Bestrahlung zu einer komplizierenden fibrösen Ostitis. Eine Markfibrose wird beim Menschen nach unkomplizierter externer Markbestrahlung nicht beobachtet, wohl aber nach enteraler Radiumresorption[13].

Die Tätigkeit der Phagocyten scheint bei den angegebenen Dosen noch nicht wesentlich beeinflußt zu sein[14].

Die ersten Anzeichen von Phagocytose der zerfallenden Zellen durch reticuläre Elemente wird nach 8—12 Std erkennbar[15]. Nach 24 Std ist besonders die Erythrocytophagie durch Sinus-Endothelien sehr deutlich. Vom 4. Tag an enthalten die Phagocyten reichlich Zelldetritus[16]. Die nach chronischer Strahlenschädigung typische Hämosiderose des Knochenmarks wird allerdings von WEGELIN (1930) als Ausdruck einer Reduktion der Funktion phagocytärer Elemente gedeutet.

Auch die sessilen Reticulumzellen (s. Kapitel Bindegewebe) sind anscheinend recht strahlenresistent[17], was an sich überrascht, da sie undifferenzierter sein

---

[1] BARROW und TULLIS 1952, SCHLUMBERGER und VAZQUEZ 1954, LIEBOW et al. 1949.

[2] BINHAMMER et al. 1955.

[3] M. A. BLOOM 1948, SCHLUMBERGER und VAZQUEZ 1954, LIEBOW et al. 1949. (PIRINGER-KUCHINKA und PAPE 1958: schon nach 24 Std erhebliche Reaktion!)

[4] BARROW und TULLIS 1953.   [5] FURTH und UPTON 1953.

[6] FLIEDNER et al. 1955, BARROW und TULLIS 1952.

[7] M. A. BLOOM: in W. BLOOM 1948 und JACOBSON et al. 1948.

[8] HENSHAW et al. 1945, TULLIS 1949a und b.

[9] DENSTAD 1943.   [10] LIEBOW et al. 1949.   [11] LINGLEY et al. 1940.

[12] M. A. BLOOM: in W. BLOOM 1948.   [13] MARTLAND 1931.   [14] BRECHER et al. 1948.

[15] BARROW und TULLIS 1952, M. A. BLOOM 1948.

[16] BINHAMMER et al. 1955, HEINEKE 1905.

[17] M. A. BLOOM 1948, W. BLOOM 1947, LIEBOW 1949, DENSTAD 1943.

sollen als die Stammzellen der Myelo- und Erythrocyten. Sie wandeln sich rasch in Phagocyten um (s. oben) und zeigen später Übergang in Plasmazellen[1], eventuell auch in Mastzellen[2]. Über Hyperplasie des reticulären Zellapparates wird verschiedentlich berichtet[3], doch handelt es sich dabei mehrheitlich um die Folge chronischer Strahleneinwirkung durch Isotope[4].

Während der Großteil der beschriebenen Veränderungen eine direkte Folge der resorbierten Strahlen zu sein scheint, darf doch die Möglichkeit indirekter Wirkungen nicht ausgeschlossen werden. So zeigen in Versuchen mit Teilbestrahlung[5] auch die nichtbestrahlten Knochenmarksabschnitte analoge cytologische Veränderungen wie die bestrahlten. Der Unterschied ist einerseits in der Quantität, andererseits in der Tatsache der viel rascheren Regeneration der nichtbestrahlten Bezirke zu erblicken. Von großer Bedeutung ist ferner folgende Beobachtung:

Wenn bei der totalbestrahlten Ratte (500 r) der eine Unterschenkel durch eine Bleihülle geschützt wird, so ist zwar die Schädigung des nichtbestrahlten Knochenmarks gleich intensiv, doch erfolgt die Regeneration früher und besser, so daß die Überlebensquote beträchtlich ansteigt[6]. Ganz gleichlautende Ergebnisse wurden bei totalbestrahlten Tieren nach Injektion von normalem Knochenmark erzielt[7]. Sogar mit Knochenmark anderer Species (Ratte) kann eine erhebliche Überlebenssteigerung der bestrahlten Empfänger (Maus) erzielt werden[8], wobei dann nach 70 Tagen 100% Ratten-Erythrocyten im Blut der Maus festgestellt wurden. Das Transplantat kann in diesen Versuchen bis 147 Tage überleben[9].

Möglicherweise unterdrückt die Ganzbestrahlung dabei die Bildung von Immunkörpern gegen die injizierten Markzellen, so daß dieselben „angehen". Die günstige Wirkung von unbestrahltem auf das strahlengeschädigte Knochenmark wird auf eine im ersteren enthaltene chemische Substanz zurückgeführt, welche die Regeneration stimulieren[10] und damit demjenigen der normalen Milz analog sein soll[11]. Diese Versuche sind insbesondere im Hinblick auf therapeutische Maßnahmen bei Atombomben-Opfern ungemein interessant und erfolgversprechend.

Die außerordentlich gefahrlichen Folgen der Dauerbestrahlung des Knochenmarks treten praktisch vor allem nach diagnostischen Thorotrastinjektionen zutage. Nach Hepatolienographie wie nach Arteriographie wird das Thorotrast vor allem im RHS gespeichert, also in Milz, Leber und Knochenmark. Dabei wandert das Thorotrast anscheinend noch lange Zeit aus Milz und Leber in das Knochenmark aus[12]. wo es als graues und stark glänzendes Körnchenpigment in Phagocyten gespeichert wird (Abb. 92). In der Folge vermehren und vergrößern sich die in nächster Nähe des Depots (α-Strahler!) liegenden Reticulumzellen (Abb. 92). Als Folge wurde eine ausgesprochene Hypo- und Dysproteinämie beschrieben[13]. Die myeloischen Zellen zeigen das beschriebene Bild des Strahlenschadens mit Kernatypie usw.[14]. Schließlich kann nach 7—10 Jahren eine klassische Panmyelopathie mit schwerer hämorrhagischer Diathese (eigene Beobachtung) das Leben beendigen[15]. Nicht in den Rahmen der Strahlenläsion scheint dagegen eine Beobachtung von tödlicher Panmyelopathie 16 Tage nach Thorotrast-Anwendung zu gehören, da die in dieser Zeitspanne abgegebene Strahlendosis unmöglich genügen kann[16].

---

[1] LIEBOW et al. 1949.   [2] ROSENTHAL et al. 1951.   [3] ROSENTHAL 1955.
[4] ROTTER 1951.   [5] BETZ und LECOMTE 1950, DENSTAD 1943 u. a.
[6] HARTWEG 1954.   [7] LINDSLEY et al. 1955, CONGDON et al. 1952.
[8] MAKINODAN 1956.   [9] LINDSLEY et al. 1955.   [10] CONGDON et al. 1952.
[11] HARTWEG 1954.   [12] ROTTER 1951.
[13] OBIDITSCH-MAYER und OBIDITSCH 1953.   [14] SCHMIDT et al. 1950.
[15] MOESCHLIN et al. 1953, Literatur SCHMIDT et al. 1950, MATTHES 1954, LAMBIN 1931, INGELRANS, PATOIR und CHOANI 1938, SPIER et al. 1947.
[16] HAMPERL 1956.

Schließlich bleibt noch zu erwähnen, daß eine cancerogene Wirkung ionisierender Strahlen am Beispiel der *myeloischen Leukämie*[1] nicht nur im Tierversuch[2], sondern auch beim Menschen besonders klar bewiesen werden kann. Empirisch wurde statistisch eindeutig ein stark vermehrtes Leukämievorkommen bei überlebenden Atombombenopfern[3], nach Röntgenbehandlung der Spondylose[4], und bei Kindern nach diagnostischer Bestrahlung in utero[5] gefunden. Besonders die letztgenannte Beobachtung läßt wegen der relativ sehr niedrigen Strahlendosen für die Zukunft noch manche Überraschung erwarten[6]. Andererseits zeigen die Tierversuche mit Strahlenschutz der Milz[7] eine sehr viel kleinere

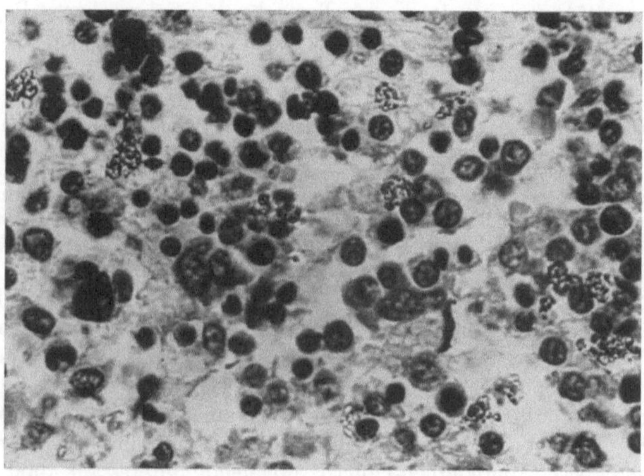

Abb. 92. Thorotrast-Ablagerung im Knochenmark. Zahlreiche vergroßerte und zum Teil atypische Reticulumzellen, Thrombopenie mit tödlicher Blutung. 74jahrige Frau. (Publ. von MOESCHLIN et al. 1953.) Vergr. 450×.

Leukämierate, so daß auch wieder Hoffnungen auf eine prophylaktische Behandlung gerechtfertigt erscheinen. Nach Thorotrastspeicherung kann es ebenfalls zur myeloischen Leukämie kommen[8]. Ebenso wurde nach intravenöser Thorium-X-Behandlung das Auftreten einer Paramyeloblastenleukämie beobachtet[9]. Kürzlich wurde bei einem 50jährigen Röntgentechniker eine generalisierte Reticulo-Sarkomatose beschrieben[10]. Der Vollständigkeit halber sei noch erwähnt, daß auch andere Isotope Leukämie hervorrufen können. Praktisch wichtig ist dieses Ereignis bei I^{131}-Behandlung von Schilddrüsenaffektionen[11].

3. Lymphatischer Apparat und Thymus[12].

Das lymphatische Gewebe wird von allen Autoren als das strahlensensibelste angesehen; grundsätzliche Unterschiede zwischen den Lymphknoten und den lymphoiden Gewebsinseln in Milz, Darm, Tonsillen, Thymus usw. sind nicht bekannt.

[1] Literatur s. DUNLAP 1942, TULLIS 1958.
[2] FURTH und UPTON 1954, FURTH und FURTH 1936, FURTH 1956, UPTON et al. 1956.
[3] FOLLEY et al. 1952, LANGE et al. 1954 u. a.   [4] VAN SWAAY 1958.
[5] STEWART et al. 1956.   [6] Vgl. Tab. F 4 bei RAJEWSKY 1956.
[7] COLE et al. 1956, Literatur, JACOBSON et al. 1949b.   [8] GREBE 1954.
[9] STÜTTGEN und POCHE 1956.   [10] TOWBIN et al. 1957.
[11] BLOM et al. 1955, FARRAN und GREENE 1956.
[12] Literatur s. MICHELS 1935, DE BRUYN 1948, DUNLAP 1942, TULLIS et al. 1955, LACASSAGNE und GRICOUROFF 1956.

Nach Röntgenbestrahlung mit 800 r zeigen Goldhamster, Meerschweinchen, Ratten und Kaninchen folgende, schon 1905 von Heineke beschriebene Veränderungen: 30 min nach der Bestrahlung läßt sich eine beginnende Nekrobiose der Lymphoblasten und Lymphocyten in den Flemmingschen Zentren erkennen. Die Mitosen verschwinden rasch. Meist durchschwärmen Neutrophile bald in betrachtlicher Zahl das geschädigte Gewebe[1]. Anschließend folgt eine Phase der ausgesprochenen Pyknose besonders in den Follikelzentren (Maximum nach 6 Std). Einzelne pyknotische Lymphocyten erscheinen auch im Blut und werden in den Alveolarepithelien der Lungen abgefangen[2].

Nach 14—24 Std kann eine deutliche Karyolyse festgestellt werden (Abb. 93). Der Zell- und Kerndetritus wird von Phagocyten aufgenommen. Er findet sich vorwiegend in

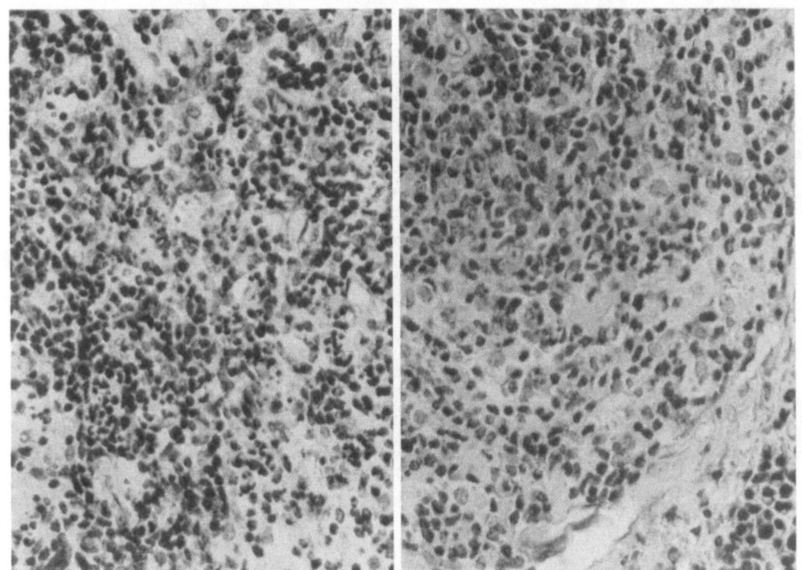

Abb. 93. Abb. 94.

Abb. 93. Starker Lymphocytenzerfall (tingible Korperchen = Kernfragmente) 14 Std nach 800 r, Goldhamster. Vergr. 200 ×.

Abb. 94. Schwere Atrophie des lymphatischen Gewebes und relative Vermehrung der Reticulumzellen sowie der Phagocyten in den Sinus. 3 Tage nach 800 r, Goldhamster. Vergr. 200×.

den Follikeln, aber zum Teil auch in geringer Menge in den Marksträngen, Russelsche Körperchen konnten wir nicht finden[3]. Vielfach findet man große Phagocytenschwärme in den Sinus (Abb. 94). Am 2. Tag ist der Detritus schon größtenteils verschwunden, und die Lymphknoten beginnen einen leeren Eindruck zu machen (vgl. Abb. 97 mit 95). Die zuerst mit Zelldetritus beladenen Phagocyten der Follikelzentren treten nun als epitheloide Elemente[4] besonders deutlich in Erscheinung (Abb. 98). Ähnliche Zellen, jedoch mit wesentlich schlankerem spindeligem Körper, finden sich im lymphatischen Grundgewebe[5]. Das Maximum der Zellverarmung wird nach 3—4 Tagen erreicht, gleichzeitig konnen auch Blutungen auftreten. Sie kompensieren zusammen mit einem leichten Ödem den Zellverlust weitgehend, so daß die makroskopische Verkleinerung des Organs nur unbedeutende Grade erreicht[6] (s. dagegen Abb. 97). Die Sinus sind sehr weit und enthalten zum Teil Spuren von Fibrin[7]. Jetzt beginnen wieder Mitosen in Erscheinung zu treten. Sie werden in der Folge sogar sehr reichlich. Vielfach jedoch scheinen sie pyknotisch oder pathologisch. Zellentvolkerung und Regeneration überschneiden sich bei diesen Dosen stark.

Nach 3—5 Tagen beginnt die Regeneration (36—48 Std)[8]. In erster Linie erscheinen in der Rinde mittelgroße Lymphocyten mit vielen Teilungsfiguren. Einzelne eisenhaltige

[1] Michels 1935, de Bruyn 1948. [2] Trowell 1952.
[3] Siehe dagegen Michels 1935. [4] Heineke 1905. [5] Henshaw et al. 1945.
[6] Brecher et al. 1948. [7] Schlumberger und Vazquez 1954.
[8] Furth und Upton 1954.

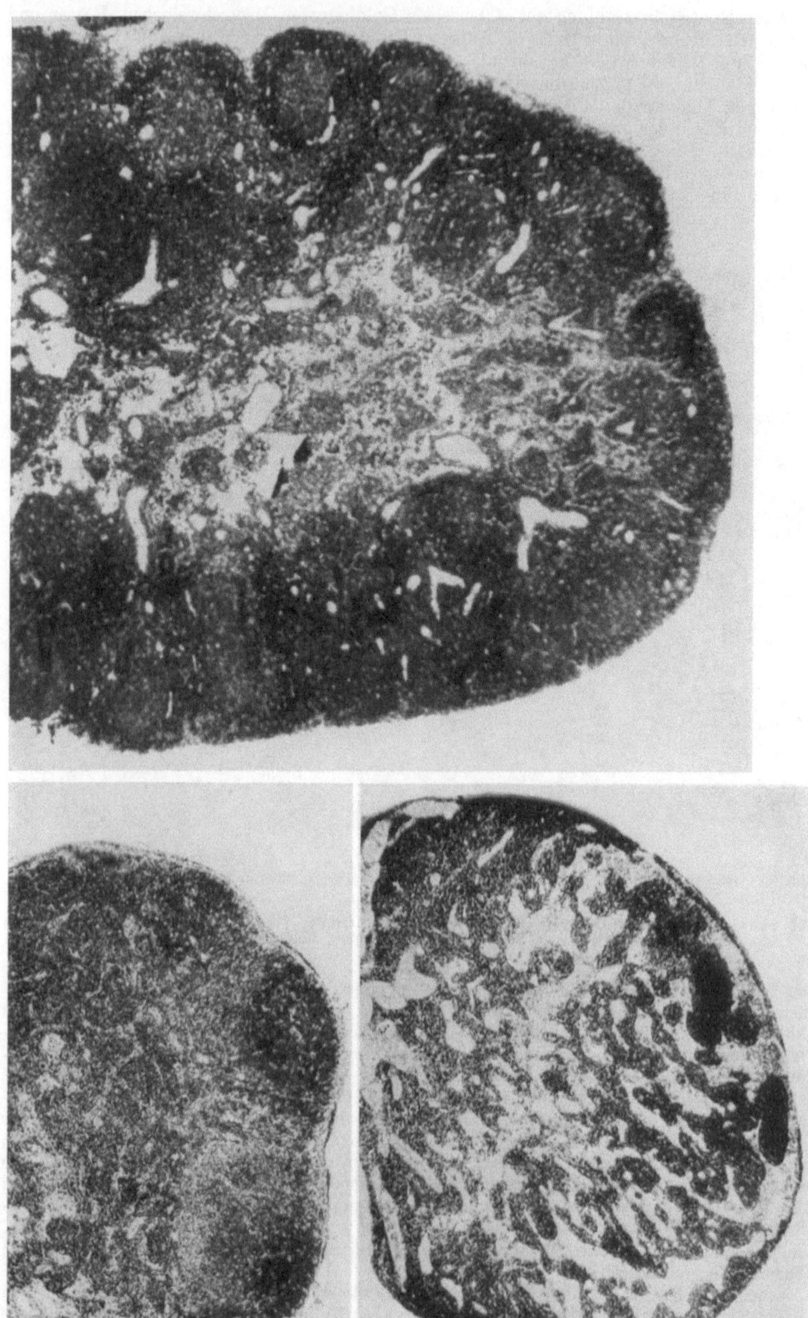

Abb. 95 (oben). Normaler Lymphknoten. Goldhamster.

Abb. 96 (links unten). Beginnende Regeneration des lymphatischen Gewebes, 26 Tage nach 800 r.

Abb. 97 (rechts unten). Deutliche Atrophie und kompensatorische Erweiterung der Sinus, 3 Tage nach 800 r.
(Alle 3 Abb. Vergr. 20×.)

Phagocyten werden häufig beobachtet[1]. Die erwähnten epitheloiden Follikelzellen verschwinden wieder um den 8. Tag herum, und zu gleicher Zeit setzt eine progredient zunehmende Plasmazellinfiltration ein (Abb. 99), welche sich nach 4 Wochen noch deutlich erkennen läßt. Einzelne bizarre Elemente (Reticulumzellen?) werden bis 6 Monate nach der Bestrahlung gefunden[2]. Die Vermehrung der Lymphocyten ist nach unseren Befunden eine absolute[3]. Es handelt sich dabei vermutlich um eine Pseudostimulation, d. h. um den Versuch der Kompensation des strahlenbedingten Zellverlustes[4]. Zugleich erscheinen auch die abgeschilferten Sinusendothelien deutlich vermehrt.

Die Regeneration der Lymphfollikel setzt etwa nach 3 Wochen ein[5] (Abb. 96). Die interstitielle Spindelzellvermehrung bleibt mehrere Wochen erkennbar, die Zellen nehmen

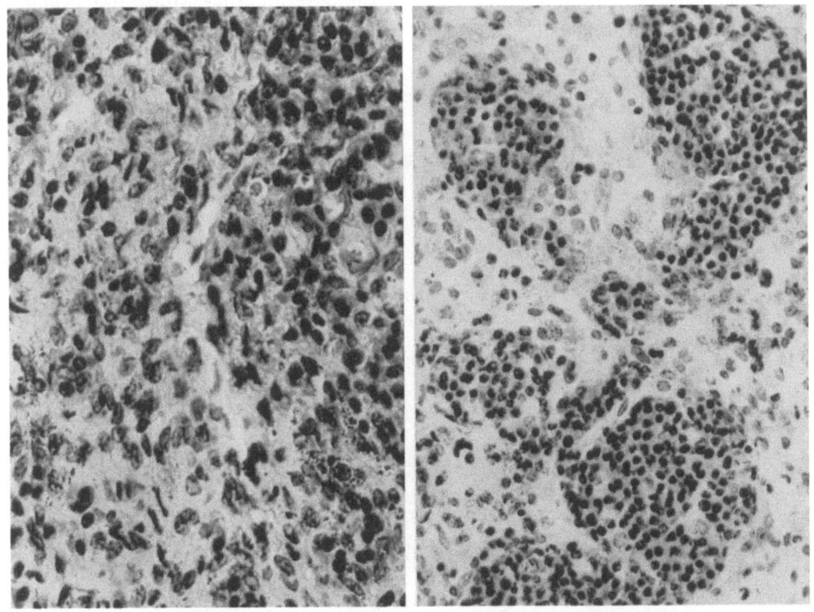

<table>
<tr><td align="center">Abb. 98.</td><td align="center">Abb. 99.</td></tr>
</table>

Abb. 98. Lymphknoten. Goldhamster. 2 Tage nach 800 r. Reichlich Zell- und Kerndetritus in den scheinbar vermehrten Phagocyten. Beginnende Bildung epitheloider Elemente. Vergr. 300×.

Abb. 99. Lymphknoten, Hamster, 12 Tage nach 800 r. Ausgedehnte Plasmazellinfiltration, fast vollständiges Fehlen des ymphatischen Gewebes. Reticulumzellen mäßig vermehrt. Vergr. 200×.

dann allmählich an Zahl ab. Nur nach sehr hohen Dosen bilden diese Zellen schlußendlich ein dichtes Netzwerk anstelle des lymphatischen Gewebes. Eine vollständige und dauernde Ausschaltung des lymphatischen Apparates allein durch externe Bestrahlung ist unmöglich, da andere lebenswichtige Organe dabei wesentlich mit geschädigt werden[6]. Im allgemeinen geht die Schädigungsintensität (Indicator: phagocytierter Zelldetritus) parallel der resorbierten Strahlenmenge, ebenso das Zeitintervall bis zum Einsetzen der Regeneration[5]. 24 Std nach 30300 r sind die Lymphknoten mit Detritus überschwemmt, nur ganz vereinzelte größere Lymphknoten überleben. Die niedrigste Dosis, mit welcher histologisch eindeutig erkennbare Schäden zu erzielen sind, soll 25[7] bzw. 50 r[5] betragen. Allerdings wird über geringgradige Lymphocytendegeneration in der Milz der Ratte und der Maus schon nach 5 r Ganzbestrahlung berichtet[8]. In eigenen Versuchen konnten am Schnittpräparat unter 50 r bei keiner Tierart eindeutige Lymphocytenveränderungen festgestellt werden.

Unter den verschiedenen Lymphocytentypen sollen die kleinen Lymphocyten die sensibelsten sein, obschon sie keine Teilungsaktivität aufweisen, degenerative

[1] KOLETSKY und CHRISTIE 1950.   [2] SCHLUMBERGER und VAZQUEZ 1954.
[3] Siehe dagegen BARROW und TULLIS 1951.   [4] KNOWLTON und HEMPELMANN 1949.
[5] DE BRUYN 1948.   [6] HUGHES und JOB 1937.   [7] PIZON 1955.
[8] POHLE und BUNTING 1936. LANGENDORFF und SAURBORN 1943.

Veränderungen können in diesen Zellen jedoch im Schnitt nicht festgestellt werden[1]. Sie gehorchen somit anscheinend einem Alles-oder-Nichts-Gesetz. Insbesondere sind die oben erwähnten Neutralrotgranula in den Gewebsphagocyten im Gegensatz zu denjenigen des Blutes nicht nachzuweisen[2]. Dagegen zeigen bestrahlte Lymphocyten in Lymphknotenaufschwemmungen eine eigenartige Lobulierung mit Bildung acidophiler Vacuolen[3].

Mit dieser Technik konnte auch eine durch Wasseraufnahme bedingte Kernschwellung und schließlich Kernruptur beobachtet werden[4]. Derselbe Autor hat auch die rasche Abtötung der Thymus- und Milzlymphknoten in vitro (5000 r, 3 Std) festgestellt.

Gelegentlich wurde auch eine schwere Lymphknotenverödung und -Sklerose nach Dauerbestrahlung mit *Thorotrast* beschrieben (s. Kapitel Bindegewebe)[5].

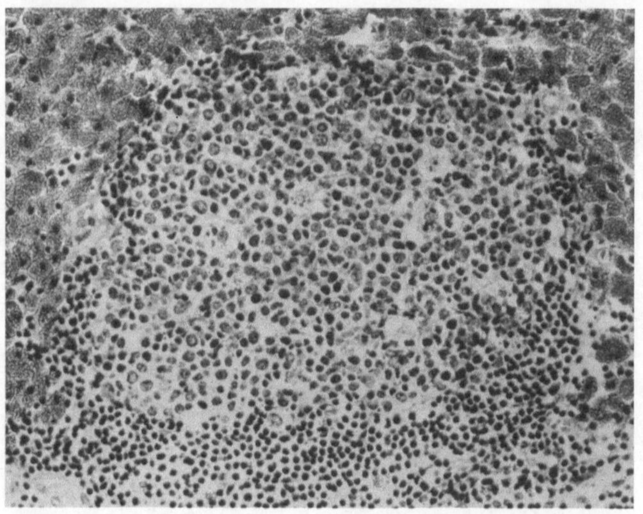

Abb. 100.   Thorotrast-Speicherung in Lymphknoten (peripherer Halbkreis oben, rechts und links).   Starke Hyperplasie eines Follikelzentrums. 70jähriger Mann. Vergr. 120×.

In einer eigenen Beobachtung waren die Flemmingschen Follikelzentren dagegen trotz des hohen Alters der Patientin ausgesprochen groß. Mikroskopisch fiel ferner vor allem die Vergrößerung der follikulären Reticulumzellen auf (Abb. 100). Das ganze Bild entspricht demjenigen eines von außen bestrahlten Lymphfollikels im Stadium der Reparation.

Die oben erwähnte Tatsache des Parallelverlaufens zwischen histologischen Veränderungen und Strahlendosis, welche auch hämatologisch bestätigt werden kann[6], läßt vor allem einen direkten Röntgeneffekt ohne wesentliches Mitspielen des Sekundäreffektes als Ursache der Schädigung annehmen. Im selben Sinne müssen auch die fast gleichlautenden Befunde an in vitro bestrahltem lymphatischem Gewebe gedeutet werden[7] (Abb. 101). Anhaltspunkte für indirekte Wirkungen auf abgedeckte Lymphknoten[8] konnten nicht beigebracht werden[9]. Eine Plasmazellvermehrung stellt sich in den benachbarten, aber nicht bestrahlten Lymphknoten nur ein, wenn die bestrahlten Knoten teilweise nekrotisch sind[10].

---

[1] TROWELL 1952, TULLIS 1949.   [2] DICKIE und HEMPELMANN 1947.
[3] SCHREK und OTT 1952, SCHREK 1957.   [4] SCHREK 1947, 1948.
[5] ZIFFREN und SIDNEY 1940, SCHUSTER 1949.   [6] PRICE 1951.
[7] PATT 1955.   [8] HALBERSTAEDTER und ICKOWICZ 1947.
[9] DE BRUYN 1948.   [10] MARSHALL 1956, TROWELL 1952.

Sichere *Strahlentumoren* des lymphatischen Apparates sind uns beim Menschen nicht bekannt geworden, dagegen treten sie besonders bei jungen Mäusen nach Ganzbestrahlung in einem relativ hohen Prozentsatz in Erscheinung[1].

Die Veränderungen der *Thymusdrüse* nach Einwirkung ionisierender Strahlen ist grundsätzlich gleich derjenigen der Lymphknoten[2]. Bei diesem Organ ist allerdings ein starker Gewichtsverlust feststellbar, welcher vor allem auf die Nekrose der corticalen Lymphocyten zurückzuführen ist.

Nach Applikation der Dosis DL 50/30 (Kaninchen 800 r, Ratte 600 r) können folgende Veränderungen beobachtet werden[2]:

1. Destruktion der Lymphknoten: 1—8 Std. Vor allem in der Peripherie der Drüsen-läppchen, also in der Zone der jungen Lymphknoten bzw. Thymocyten.

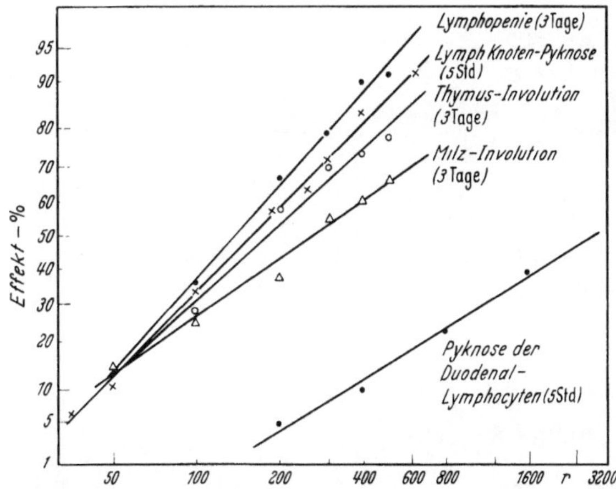

Abb. 101. Vergleichende Röntgeneffekte am lymphatischen Apparat in vivo. (Nach PATT 1955.)

2. Resorption des Detritus: 8 Std bis 2 Tage.
3. Inaktivitätsphase: 2.—9. Tag, mit Bindegewebsvermehrung.
4. Regenerationsphase: 10. Tag bis 4. Woche.

Karyorrhexis und Phagocytose sollen im Gegensatz zu den Lymphocyten hier nicht auftreten[3], was allerdings nach eigenen Beobachtungen nicht zuzutreffen scheint. Das Thymusepithel selbst überlebt hohe Strahlendosen. Der Gesamtgewichtsverlust der Thymusdrüse nach intensiver Bestrahlung beträgt am 5. Tag $4/_5$ und am 12.—15. Tag bis $19/_{20}$[4]. Da das Organ leicht zu finden und bei jungen Tieren relativ groß ist, wurde es vielfach für die Untersuchung der Beziehungen zwischen Stoffwechselaktivität und Röntgensensibilität herangezogen[5]. Die Regeneration benötigt nach schwerer Schädigung ungefähr 1 Monat[2].

4. Milz.

Grundsätzlich verhält sich die Milz gegenüber dem Einfluß ionisierender Strahlen gleichartig wie die Lymphknoten[6]. Die Schädigung betrifft vor allem die Follikel, während die rote Pulpa vorwiegend sekundäre proliferative Veränderungen aufweist. Bei der Auswertung von Tierversuchen ist bei vielen Species die gelegentlich vorkommende Myelopoese in der roten Pulpa zu berücksichtigen! Die von HEINEKE (1903) beschriebenen Veränderungen wurden bei den folgenden Untersuchungen grundsätzlich wieder bestätigt.

Die cytologischen Veränderungen der Lymphocyten lassen sich vor allem im Phasenmikroskop gut nachweisen[7]: Chromatin- und Kernwandverklumpung, Nucleolenschwellung,

[1] KAPLAN 1948, 1947 (Literatur).   [2] MURRAY 1948.   [3] VOGEL und BALLIN 1955.
[4] LACASSAGNE und GRICOUROFF 1956.   [5] Siehe CHÈVREMONT 1935, 1937.
[6] BAILLIF 1953.   [7] SCHERER und WICHMANN 1954, SCHERER 1956.

Kern- und Plasmavacuolen mit Mitochondrienabnahme. In den Follikelzentren finden sich schon 2—3 Std nach Bestrahlung Nekrosen[1]. Das Gewicht der mit 800 r bestrahlten Hamstermilz sinkt innerhalb von 24 Std auf $^1/_3$—$^1/_5$, ja bei der Maus sogar auf $^1/_7$[2] und bleibt etwa 4—6 Tage auf diesem Wert, um dann langsam wieder anzusteigen. (Bestehen vor der Bestrahlung pathologische Prozesse in der Milz wie myeloische Leukämie, Leukopenie usw., so ist der Gewebsschwund noch viel eindrücklicher[3].) In dieser Phase fehlen Lymphfollikel vollständig, und auch die rote Pulpa verliert die Großzahl ihrer Lymphocyten (Abb. 102) und ihre myelopoetischen Herde (Abb. 102) erlauben eine gute Übersicht über die Zellveränderungen. Die Reticulumzellen der roten Pulpa weisen schon am 1. Tag eine geringgradige Schwellung auf[2] und sind am Ende der 1. Woche epitheloid geschwollen (Abb. 103).

Viel ausgesprochener als in den Lymphocyten ist die ausgedehnte Erythrocytophagie in der roten Pulpa der Milz. Sie beginnt nach 8 Std[4] und fuhrt zu der für Bestrahlungsfälle ganz allgemein typischen Hämosiderose (Abb. 104). Diese Erscheinung ist als Ausdruck der

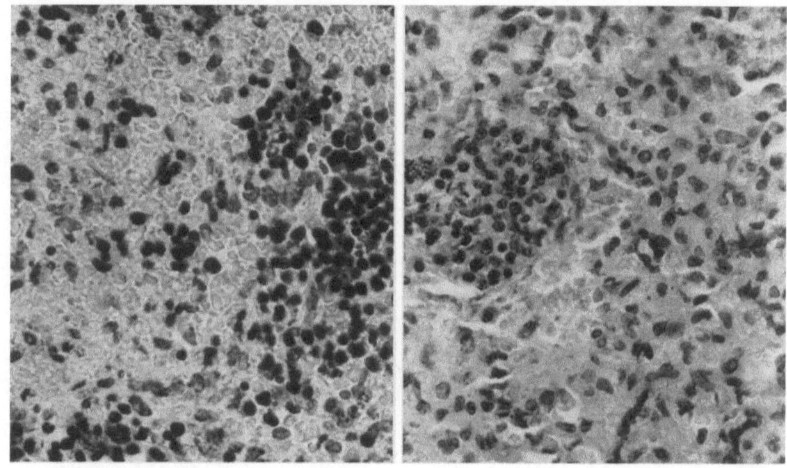

<table>
<tr><td style="text-align:center">Abb. 102.</td><td style="text-align:center">Abb. 103.</td></tr>
</table>

Abb. 102. Fast vollstandige Atrophie des lymphatischen Gewebes der Milz und kompensatorısche Blutuberfullung. Hamster, 2 Std nach 800 r. Vergr. 250×.

Abb. 103. Epitheloidzellahnliche Schwellung der Reticulumzellen und hochgradige Atrophie des lymphatischen Gewebes 7 Tage nach 800 r, Hamster. Vergr. 250×.

erhaltenen Funktion der Reticulumzellen zu werten, welche die extrasplenisch geschädigten Erythrocyten abbauen. Auch kolloidales Gold wird bei Kontrolltieren nicht schneller phagocytiert als bei stark bestrahlten Versuchstieren[5]. Immerhin konnen auch in den Reticulumzellen phasenmikroskopisch feinere Kern- und Plasmaschäden in der Frühphase beobachtet werden[6]. Die umgekehrte Deutung der Hämosiderose als Ausdruck einer Funktionsschädigung der Reticulumzellen[7] ist heute allgemein verlassen worden. Plasmazellen treten in der Regel vermehrt in Erscheinung[8], das Bindegewebe dagegen nimmt absolut kaum zu. Die Sinus sind meist etwas erweitert und blutreich (Abb. 102), was im Gegensatz zu den Verhältnissen bei Leber und Nieren steht[9].

Vom Ende der 1. Woche an können die ersten Zeichen einer Regeneration des lymphatischen Gewebes erkannt werden. Vorerst beschränken sie sich auf ganz kleine perivasculäre oder peritrabeculäre Proliferationsherde. Am Ende der 2. Woche ist die Regeneration schon voll im Gang, das vorher reticuläre, „leere" Gewebe erscheint nun hyperaktiv (Abb. 105). Eine solche Hyperfunktion kann auch als Dauerzustand experimentell durch tägliche kleinste Röntgendosis (total 78 r) während eines Jahres erzeugt werden[10]. Das Gewicht der Milz nimmt wieder stark zu. Follikelbildung kann am Ende der 2. Woche wieder beobachtet werden, bei der Ratte schon nach 8 Tagen[11]. Beim Affen dagegen soll die Regeneration

[1] LUTHER und LORENZ 1947.   [2] YAOI et al. 1955.   [3] DOMAGK 1928.
[4] BARROW und TULLIS 1951.   [5] BARROW et al. 1951.
[6] SCHERER und WICHMANN 1954.   [7] WEGELIN 1930.
[8] YAOI et al. 1955, BARROW und TULLIS 1951.
[9] KOLODNY 1925.   [10] PAPE 1951.   [11] BINHAMMER et al. 1955.

der Follikel erst 180 Tage nach 500 r beginnen[1] und erst nach 300 Tagen beendet sein. Es bestehen somit beträchtliche Species-Unterschiede. Die regenerierenden Follikel sind längere Zeit hypertrophisch, um dann schließlich normale Größe anzunehmen. Die Regeneration wird auch nach subletaler Dosis (DL 98/30) z. B. bei Ratten beobachtet, wenn die Überlebensdauer des Tieres durch vorgangige Parabiose künstlich erhoht wird[2]. Bei letalen Dosen dagegen soll sie (wegen Nebenniereninsuffizienz) ausbleiben[3].

In den Spätphasen (Monate bis Jahre) kommen nur nach sehr massiver Strahlenschädigung Follikelfibrose und Strahlenvasculopathie in den Lymphknoten vor[4]. Eine ausgedehnte Fibrose, wie sie bei Thorotrastspeicherung der

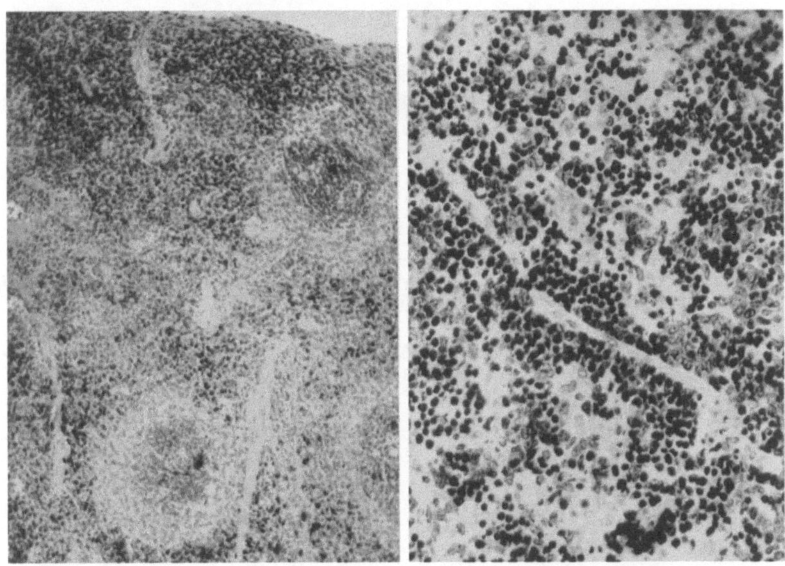

Abb. 104.   Abb. 105.

Abb. 104. Schwere Hämosiderose der Milz. Hamster. 4 Wochen nach 800 r auf rechtem Oberbauch. Vergr. 50×. (Berliner-Blau-Färbung.)

Abb. 105. Deutliche Regeneration des lymphatischen und des reticulären Gewebes, allmahliches Verschwinden der epitheloiden Zellen in der Milz, 18 Tage nach 800 rl. Hamster. Vergr. 200×.

Milz gesehen wird (s. unten), kann nach externer Bestrahlung nicht beobachtet werden. Bei schwächeren Dosen sind die verschiedenen Phasen verkürzt und weniger ausgeprägt, bei stärkeren sind sie verlängert und verstärkt.

Bei Anwendung von osteoaffinen Isotopen (Y^{91}, Sr^{89}, Ba^{140}, Radium, Plutonium usw.) sind die Veränderungen grundsätzlich gleichartig wie bei der externen Bestrahlung, jedoch bedingt die starke Knochenmarkszerstörung eine hochgradige heterotope myeloische Metaplasie der Milz[5].

Die ausgesprochenste Strahlenfibrose der Milz wird bei *Thorotrastspeicherung* beobachtet[6]. Die Thorotrastspeicherung ist heute keine Seltenheit mehr. Unter rund 16000 Autopsien fanden wir 12 Speicherungsfälle in Milz und Leber (dazu 4mal in der Niere, und zwei Thoratrastgranulome). Das Thoratrast wird hauptsächlich im RHS von Milz, Leber und Knochenmark gespeichert, weshalb es früher zur Hepato-Lienographie verwendet wurde. Auch nach Arteriographie wird das Bild der schweren Thorotrastose in Milz und Leber beobachtet. Im Röntgenbild erscheint die Milz fast metalldicht (Abb. 106 b), eine feine Milzscheibe

---

[1] SCHLUMBERGER und VAZQUEZ 1954.   [2] BINHAMMER et al. 1955.
[3] BETZ 1950.   [4] DOMAGK 1928, POHLE und BUNTING 1936.
[5] MURRAY 1948.   [6] Literatur s. FRUHLING, GROS et al. 1956.

schwärzt den Röntgenfilm in 1—2 Wochen hochgradig (Abb. 106 c). Das Organ schrumpft stark[1], Trabekel und Kapsel werden plump[2]. Die Schnittfläche

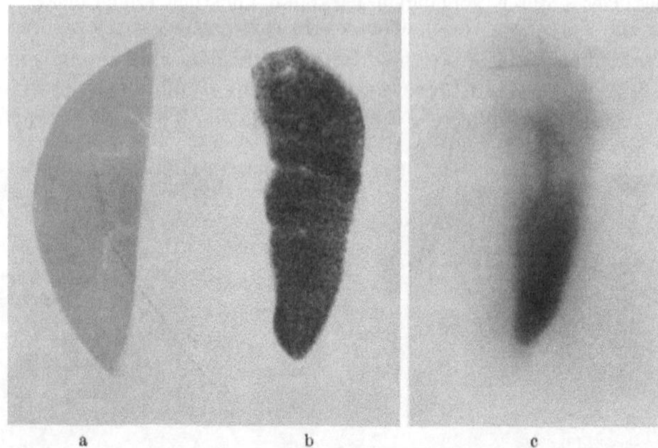

a   b   c

Abb. 106 a—c. Thorotrast-Milz (b) neben normaler Milzscheibe (a) (Rontgenbild); c Autoradiographie: Dunne Milzscheibe lag 12 Tage auf papiereingepacktem Rontgenfilm. Verklein. 2:1.

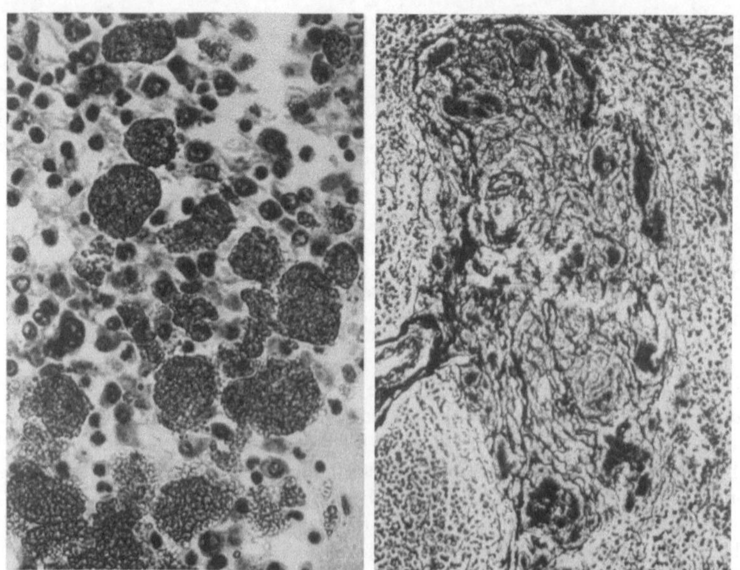

Abb. 107.   Abb. 108.

Abb. 107. Thorotrast-Speicherung in der Milz: Große, mit Thorotrast-Kornchen beladene Phagocyten, daneben einzelne vergroßerte Reticulumzellen mit hyperchromatischem, ebenfalls vergroßertem Kern. Vergr. 350×.

Abb. 108. Perivasculäre Proliferation der Silberfibrillen im Bereiche eines Thorotrast-Herdes in der Milz. (Silberfarbung.) Vergr. 80×.

erscheint übersät mit feinsten weißen, prominenten Knötchen. Zuerst ist das Thorotrast diffus in der Pulpa verteilt, um sich dann nach 3 Monaten langsam um die Zentralarterien und die Trabekel anzuordnen[3]. Auch in den Follikeln

[1] NIELSEN 1956: 50 g, DA SILVA HORTA 1951, 1953: 11 g.
[2] BRUNNER 1955.   [3] DA SILVA HORTA 1951.

lassen sich die großen, mit kristallinen Körnchen prall gefüllten Phagocyten nachweisen[1]. Im weiteren Verlauf kommt es oft zu einer Proliferation und Vergrößerung der Reticulumzellen[2], wie dies auch beim Knochenmark beschrieben wurde. Die weiße Pulpa, welche zuerst eine Hypertrophie erkennen läßt, erschöpft sich bald und wird schwer atrophisch[3]. Die Kerne sind hyperchromatisch und ebenfalls vergrößert (Abb. 107). Auch die Silberfasern sind im Bereich der Thoratrastdepots stark vermehrt (Abb. 108). Plasmazellen treten in der Umgebung der Thoratrastdepots in ziemlicher Zahl in Erscheinung[4]. Gelegentlich wurden auch kleine subcapsuläre Nekrosen beschrieben. Das Schlußresultat dieser „Dystrophia lenta[5]" ist eine Milzfibrose[6].

Auch in diesem Organ kann die allerdings recht langsame, d. h. wenig intensive Dauerbestrahlung durch Thoratrast (s. Kapitel Bindegewebe) zur Cancerisierung führen. So wurde beim Menschen[7] wie beim Tier[8] eine Hämangioendotheliomatose beschrieben. Ob allerdings das von BUDIN und GERSHON-COHEN (1956) beschriebene Coloncarcinom, welches in nächster Nähe einer Thorotrastmilz aufgetreten war, ebenfalls als Strahlentumor angesprochen werden kann, scheint doch sehr fraglich wegen der geringen Tiefenwirkung der α-Strahlung. Grundsätzlich allerdings können anscheinend auch Carcinome durch Thorotrast hervorgerufen werden, wie dies die Beobachtung bilateraler Lungencarcinome in Thorotrastdepots zeigt[9].

Nicht abgeklärt ist die Bedeutung des Milzschadens für die Regeneration der übrigen Organe bei Totalbestrahlung. Milzabschirmung oder Injektion von Milzbrei nach der Bestrahlung vermindern die Letalität stark. Man nimmt heute einen hormonalen Faktor an[10].

5. Gonaden.

Hoden[11].

Im Jahre 1903 beobachtete ALBERS-SCHÖNBERG, daß bestrahlte Kaninchen wohl kopulieren, jedoch bleibt eine Fekundation aus; er fand zugleich eine ausgesprochene Azoospermie. Die hohe Strahlensensibilität der Gonaden wurde 1906 durch REGAUD und BLANC festgestellt. Seither stellen die Hoden ein sehr häufig verwendetes Objekt zur Erforschung der Strahlenwirkung dar. Eindeutig zutreffende Angaben über die zeitliche Entwicklung der Strahlenveränderungen sind gerade bei diesem Organ schwierig zu machen. Unterschiede der Species, der Dosis und der Verzettelung derselben erklären die Tatsache sowie das starke Divergieren zwischen den Schilderungen der verschiedenen Autoren. Immerhin kann in großen Zügen der an sich charakteristische Verlauf wie folgt dargestellt werden (Abb. 109):

Nach mittleren Dosen (400—800 r) wird eine Degeneration der Spermatogonien schon nach wenigen Stunden beobachtet (Abb. 110). Obgleich die Spermien in dieser Phase mobil sind und makroskopisch unverändert erscheinen, sind sie doch funktionell minderwertig. Werden in den ersten 2 Wochen nach der Bestrahlung normale Weibchen durch solche Tiere gedeckt, so entstehen ausgesprochene Kleinwürfe, da viele Embryonen im Uterus zugrunde gehen[12]. Nach ganz kleinen Dosen (60 r) wird nur eine temporäre Hemmung der Spermiogenese ohne Degeneration beschrieben[13]. In den folgenden Tagen fehlen die Spermatogonien, und die Abkömmlinge verschwinden in der Reihenfolge ihrer Differenzierung, bis zuletzt auch die reifen Spermien fehlen (Abb. 111—114).

---

[1] SCHUSTER 1949, BRUNNER 1955.

[2] BRUNNER 1955, s. dagegen SCHUSTER 1949. [3] BAILLIF 1953.

[4] OBIDITSCH-MAYER und OBIDITSCH 1953. [5] BRUNNER 1955, SCHUSTER 1949.

[6] LUBARSCH und WATJEN 1928, LOONEY und COLODZIN 1956. [7] LÜDIN 1953.

[8] GUIMARAES et al. 1955. [9] ABRAHAMSON et al. 1950. [10] JACOBSON 1952.

[11] Literatur s. SCHINZ und SLOTOPOLSKY 1925, WARREN 1943, HELLER 1948, ESCHENBRENNER und MILLER 1950. FOGG und COWING, v. WATTENWYL und JOËL 1941—1944.

[12] SNELL 1941. [13] SCHINZ und SLOTOPOLSKY 1925.

Es bietet sich somit das charakteristische Bild der *Nachschubsinsuffizienz*, wobei in der Entwicklung begriffene Elemente noch ausdifferenzieren, d. h. daß die karyokinetische Reifeteilung nicht gestört ist, jedoch werden keine neuen Generationen mehr gebildet. Die Abfallkurven sind gradlinig und um so steiler, je höher die Dosis ist[1]. Die in den übrigen Kapiteln erwähnten Zerfallserscheinungen sind in den Hoden auffällig wenig ausgeprägt, nur Riesenzellen finden sich nach 3—4 Tagen in ziemlicher Zahl (bezüglich der cytologischen Einzelheiten s. BARRATT und ARNOLD 1911, 1912). Bei sehr hohen Dosen (25 000 bis 30 000) ist schon nach 36 Std die vollständige Depopularisation des Hodens erreicht[2].

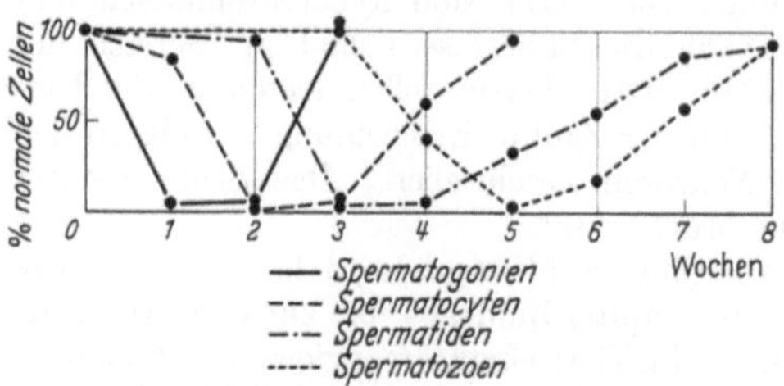

Abb. 109. Kurvenmäßig dargestellter Verlauf der cytologischen Hodenveranderungen bei der Maus nach 400 r Totalbestrahlung. (Nach ESCHENBRENNER und MILLER 1950.)

Nach 4—5 Wochen fehlt jede Spermiogenese. Das Gewicht der Hoden ist nach 3 Wochen auf die Hälfte des normalen gesunken und sinkt in der Folge weiter parallel zur Strahlendosis[3].

Die interstitiellen Zellen sind hochgradig strahlenresistent. Früher wurde sogar eine Hypertrophie der Leydigschen Zwischendrüse beschrieben[4], doch wird

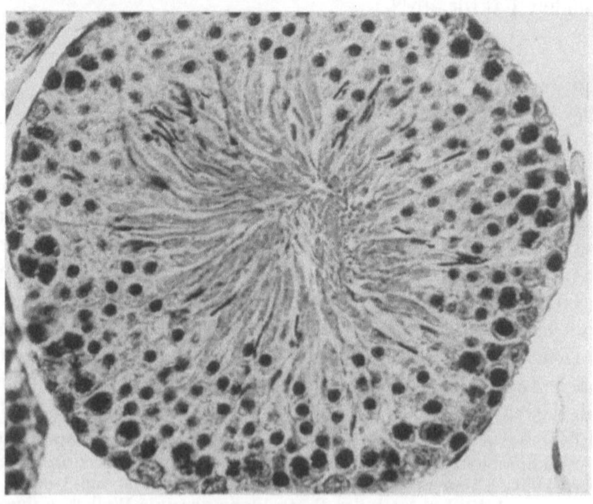

Abb. 110. Hamsterhoden, 2 Std nach 800 rl· Ausgedehnte Pyknosen der Spermatogonien. Vergr. 330×

heute allgemein angenommen, daß es sich nur um eine scheinbare (relative) Zunahme dieser Zellen bei allgemeiner Organatrophie handelt[5]. Die schon von ALBERS-SCHÖNBERG (1903) beobachtete Diskrepanz zwischen Verlust der Fruchtbarkeit und Erhaltenbleiben der hormonalen Hodenfunktion findet hier ihre Erklärung. Die Sertoli-Zellen sind, wie die Untersuchungen an Atombombenopfern zeigen, weniger strahlenresistent[6].

[1] FOGG und COWING 1952.   [2] HENSHAW 1943, 1944.
[3] KOHN und KALLMAN 1954.   [4] REGAUD und LACASSAGNE 1927.
[5] SCHINZ und SLOTOPOLSKY 1925, ESCHENBRENNER und MILLER 1946.
[6] LIEBOW et al. 1949.

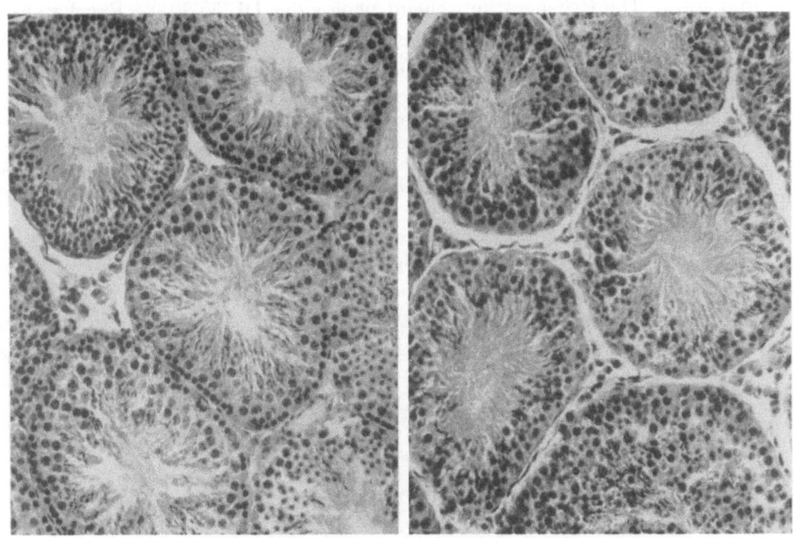

Abb. 111.   Abb. 112.

Abb 111 Normaler Hamsterhoden.

Abb. 112. Hamsterhoden, 7 Tage nach 800 r. Deutliche Zellverarmung der Tubuli seminiferi und Abnahme der Spermiocytenzahl. Vergr. 150×.

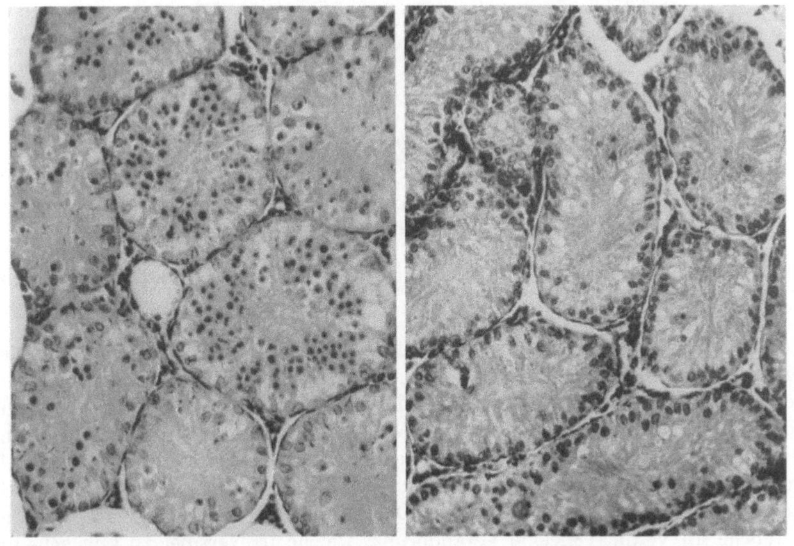

Abb. 113   Abb. 114.

Abb. 113. Hamsterhoden 12 Tage nach 800 r Fast nur noch Sertoli-Zellen erhalten, die ubrigen Zellen mit starken Pyknosen. Spermien vollstandig verschwunden. Vergr. 150×.

Abb. 114. Hamsterhoden, 14 Tage nach 800 r: Nur noch Sertoli-Zellen vorhanden, Tubuli stark kollabiert. Vergr. 150×.

Anschließend an die vollständige Depopularisation setzt eine starke Regeneration ein, wobei sowohl in zeitlicher als auch in quantitativer Hinsicht sehr starke individuelle Unterschiede bestehen, sogar von Tubulus zu Tubulus wechselt

14*

das Bild stark. Die Regeneration scheint nach einer DL 50/30 die Regel zu sein, die kritische Dosis beträgt 1500 r[1], nach anderen[2] 500—600 r. Die Dauer des Restitutionsvorganges (temporäre Sterilisation) kann sehr lange sein.

In einem Fall wurde ein 34jähriger Mann von 390 r und 26,4 r getroffen[3]. Nach 1 Monat wurden keine beweglichen Spermien gefunden, nach 2 Jahren 40—70% lebende Spermien. Nach 10 Monaten bestand eine schwere Hodenatrophie mit Basalmembranverdickung, und nach 20 Monaten war die Regeneration noch sehr gering. Nach 4 Jahren zeugte der Betreffende ein normales Kind. Ähnlich, allerdings weniger verzögert, verlief die Regeneration bei einem anderen Atombombenarbeiter[4].

Eine absolut scharfe Grenze zwischen der temporären (reversiblen) und der permanenten (irreversiblen) Röntgensterilisation (Abb. 115) besteht somit nicht. Die günstigste Dosis für die temporäre Sterilisierung beträgt 250 r[5].

Über die Ausgangszelle der Regeneration konnte bisher keine Einigkeit erzielt werden[6]. Vieles deutet auf die Sertolizellen hin, welche sich zu Beginn der

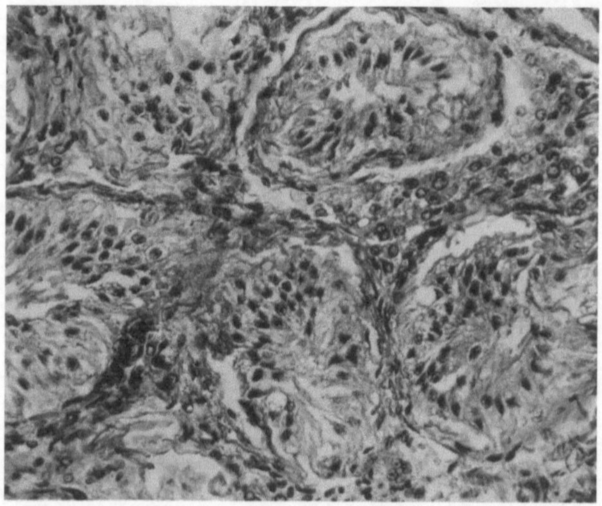

Abb. 115. Irreversible Hodenatrophie 6 Jahre nach intensiver Hodenbestrahlung wegen Seminom der Gegenseite. Nur noch Sertoli-Zellen vorhanden, Basalmembranen mäßig stark verdickt. Vergr. 150×.

Repopularisation abrunden[7]. Diese entdifferenzierten Sertoli-Zellen (Präspermatogonien) sollen sich in der folgenden progressiven Phase sowohl in typische Sertoli-Zellen, als auch in Spermatogonien umwandeln können. Wenn auch die Sertoli-Zellen bei der Bestrahlung zerstört werden, ist eine Repopularisation unmöglich[8]. Diese Betrachtungsweise ist jedoch nicht unwidersprochen geblieben[9], wobei flache, zwischen Sertoli-Zellen und der Basalmembran gelegene Zellen als Regenerationspol angesehen wurden. Die Basalmembran ist ungefähr von der 6. Woche an verdickt[10], eine Veränderung, welche irreversibel zu sein scheint.

Dauerbestrahlungen mit 8,8 r pro Tag führen nach 2 Monaten zu Verkleinerung der Hoden mit Degeneration des Tubulusepithels und der Sertoli-Zellen[11], nach 8 Monaten zu

---

[1] v. Wattenwyl und Joel 1942/43, Fogg und Cowing 1952.   [2] Ellinger 1935.
[3] Oakes und Lushbaugh 1952.   [4] Robinson und Engle 1949.
[5] Ellinger 1935.   [6] Momigliano und Eisenberg 1944.
[7] Schinz und Slotopolsky 1925, v. Wattenwyl und Joel 1944.
[8] Heller 1948, Ellinger 1935.   [9] Regaud und Ferroux 1929, 1930.
[10] Liebow und Warren 1947.   [11] Spargo et al. 1951.

völliger Verödung der Tubuli[1]. Nach 16 Monaten sinkt das Hodengewicht auf $^1/_5$ des ursprünglichen[2]. Schon eine tägliche Menge von 1,0 r erzeugt beim Hund nach 1—2 Jahren eine deutliche Hodenatrophie[3]. Andere Autoren allerdings verneinen morphologische Effekte bei derartig niedrigen Dosen[4]. Nach täglicher Vorbestrahlung mit $^1/_4$ r während 100 Tage löst die einmalig applizierte Erfolgsdosis von 300—600 r viel geringgradigere Schäden aus als beim Kontrolltier ohne Vorbestrahlung[5], so daß eine gewisse erworbene Resistenz angenommen werden muß.

Eindeutig steht somit die enorme Strahlensensibilität der Spermatogonien fest. Nach neuesten Untersuchungen können Spermatogonien vom Typ A (eigentliche Stammzellen) und solche vom Typ B unterschieden werden[6]. Die A-Zellen (Präspermatogonien) variieren bezügliche ihrer Strahlensensibilität beträchtlich, je nach der mitotischen Aktivität und dem Entwicklungsgrad, in welchem sie von den Strahlen getroffen werden[7]. Es scheinen sich somit normalerweise rhythmische Abläufe abzuspielen, was den unterschiedlichen Schädigungsgrad der einzelnen Tubuli einerseits und die besonders intensive Wirkung verzettelter Dosen[8] andererseits erklärt. Grundsätzlich interessant ist die Tatsache, daß die eigentlichen Stammzellen. also ganz undifferenzierte Elemente, entgegen dem Gesetz von TRIBONDEAU und BERGONIÉ (1906) die am wenigsten sensiblen Zellen darstellen[9].

Die Erhöhung der Mißbildungsquote bei Nachkommen von Röntgenärzten und -technikern gegenüber der Norm[10] beweist, daß selbst kleinste, aber häufig wiederholte Strahlendosen zu Hodenschädigung führen können. — Daß nicht nur der Reifegrad einer Zelle über deren Strahlenempfindlichkeit entscheidet, sondern auch ihre Teilungsaktivität, geht ferner aus der Tatsache der relativen Strahlenunempfindlichkeit des unreifen kindlichen Hodens hervor[11]. — Spezifisch für Strahlenschädigung sind die beschriebenen Veränderungen im Hoden auch wieder nicht, da mit Atophanyl usw.[12] analoge Bilder erzeugt werden können.

Ovarien[13].

Die Ovarien sind etwas strahlenresistenter als die Hoden. Zur Sterilisation des Ovars wird ungefähr das Doppelte der Azoospermie-Dosis benötigt[14], bei der Zwitterdrüse der Wegschnecke sogar das Vierfache[15]. Bei der Beurteilung der Strahlenwirkung sind die Veränderungen der Follikel zu trennen von denjenigen der Corpora lutea und der interstitiellen Drüse. Die bei Hodenbestrahlung beobachtete Diskrepanz zwischen der Potentia generandi und coeundi ist beim weiblichen Tier nicht bekannt. Das Darniederliegen jeglicher Sexualfunktion nach Bestrahlung dauert z. B. beim Kaninchen nach 1000 r mehrere Monate, während welcher Zeit das Ovarialgewicht auf $^1/_4$ der Norm sinkt[16].

Die sensibelsten Elemente sind die reifen Follikel (Abb. 116)[17], wobei die einen Autoren[18] die Oocyten. die anderen[19] die Granulosazellen als sensibler bezeichnen. Schon nach 3 mc/g wurden in diesen Zellen deutliche Läsionen festgestellt[20]. Je

---

[1] SPARGO et al. 1951, HELLER 1948.   [2] LORENZ et al. 1947
[3] BARNETT 1949, zit. nach RAJEWSKY 1956.   [4] SPARGO et al. 1951.
[5] TRAUTMANN et al. 1953.   [6] ROOSEN-RUNGE und GIESEL 1950.
[7] OAKBERG 1955.   [8] REGAUD und FERROUX 1929, 1930.
[9] HENSHAW 1943, 1944.   [10] MACHT und LAWRENCE 1955.
[11] ELLINGER 1949, SCHLUMBERGER und VAZQUEZ 1954, SHAVER 1953.
[12] Literatur MERKEL und FALCAO 1955.
[13] Zusammenfassende Literatur: DESAIVE 1940, WARREN 1943, LACASSAGNE und GRICOUROFF 1956, BLOOM 1948.
[14] CLARK 1936.   [15] SCHINZ und COCCHI 1944.
[16] LACASSAGNE und GRICOUROFF 1956.   [17] HALBERSTAEDTER 1905, REIFFERSCHEID 1910.
[18] NÜRNBERGER 1923, ELLINGER 1935, REGAUD und LACASSAGNE 1927.
[19] VAN ECK und FREUD 1949.   [20] ODEBLAD 1952.

reifer der Follikel, desto empfindlicher ist er[1]. Nur ein Teil der sehr zahlreichen Primordialfollikel wird durch die Strahlen geschädigt (Frage der temporären Aktivität ?).

Schon 1 Std nach 333—666 r sind die Granulosazellen des Maus-Ovars pyknotisch und karyorrhektisch, während die Oocyten erst nach 6 Std minimal verändert sind[2]. Die Theca interna soll nur geringgradige Schäden aufweisen[3]. Bei stärkeren Dosen verschwinden auch die Oocyten nach 3—4 Tagen, nachdem sie vorher Chromatinverklumpung und Mitochondrienschäden[4] usw. gezeigt haben[5], doch können alle Phasen der Veränderung noch längere Zeit nebeneinander verlaufen. Erst nach 1 Woche (1200 r) ist die Großzahl der Primordialfollikel verschwunden. In den etwas mehr entwickelten Follikeln ist die Degeneration entsprechend verzögert, auch ist hier die Läsion des Follikelepithels

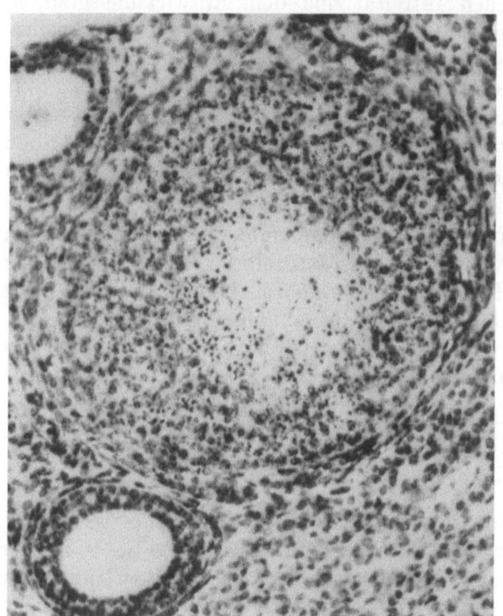

verglichen mit denjenigen der Oocyten sehr viel rascher auftretend und auch ausgeprägter. Dasselbe gilt in verstärktem Maße für die reifen Follikel. In den Lumina der größeren Follikel sammelt sich mäßig reichlich Detritus (Abb. 116). Das Verschwinden der geschädigten Oocyten dauert jedoch hier noch länger. Dabei ist es sehr fraglich, ob die Oocyten in reifen Follikeln wirklich viel strahlenresistenter sind[6], oder ob nur ihre sekundären Resorptionsveränderungen zufolge der stärkeren Läsion des Follikelepithels verzögert sind. Nach 3 Wochen ist das stark verkleinerte Ovar histologisch fast „leer“, nur einzelne Primordialfollikel sind erhalten geblieben. Sie bleiben die nächsten 3—5 Monate unverändert, bis sie dann wieder die normale Entwicklung durchzumachen beginnen.

Bei kleinen Dosen (Mäuse 333—666 r) ist der Verlauf folgender:

Abb. 116. Hamsterovar, 10 Tage nach 800 r: Ausgedehnte Zellpyknose in reifen Follikeln. Vergr. 180 ×.

Nach 3 Tagen finden sich noch deutliche Primordialfollikel, welche jedoch nicht in Sekundärfollikel übergehen; nach 3 Wochen sind die Primordialfollikel sehr klein und spärlich; nach 7 Wochen finden sich nur noch ganz vereinzelte Primärfollikel, viele sind anovulär[7]. Daraus geht ein deutlicher, allerdings erst in späteren Verhältnissen erkennbarer Schaden der Primordialoocyten hervor. — Bei Kaninchen sind Dosen von 2000—2500 r nötig, um eine totale Kastration zu erzielen, was jedoch ohne operative Vorverlagerung der Ovarien wegen der gleichzeitigen letalen Darmläsion praktisch nicht durchzuführen ist.

Andererseits genügen beim Menschen 320—350 r zur totalen und 170 r zur temporären Sterilisation während 1—3 Jahre[8].

Die interstitiellen Drüsenzellen sind ganz wesentlich strahlenresistenter als die Follikel, so daß eine reine Desovulation des Ovars ohne wesentlichen Schaden der übrigen Organgewebe zu erzielen sein soll[9].

---

[1] REGAUD und LACASSAGNE 1927, ELLINGER 1935, CUTLER et al. 1938, LACASSAGNE und GRICOUROFF 1956.
[2] GRICOUROFF 1930, VAN ECK und FREUD 1949.   [3] REGAUD und LACASSAGNE 1927.
[4] NÜRNBERGER 1923.   [5] KOLETSKY und CHRISTIE 1950.
[6] ELLINGER 1935, WARREN und DIXON 1948, REGAUD und LACASSAGNE 1927.
[7] VAN ECK und FREUD 1949.   [8] ELLINGER 1935, PIZON 1955.   [9] WINTZ 1927.

So sind die interstitiellen Zellen nach 2 Wochen (1200 r) morphologisch gut erhalten, während die Follikel verschwunden sind. Die interstitielle Drüse springt deshalb — wie die Leydig-Zellen im Hoden—deutlicher in die Augen[1], eine absolute Vermehrung besteht jedoch nicht. Das Gewicht der Ovarien nimmt in der Folge weiter ab, und vom 2. Monat an setzt eine deutliche nummerische Atrophie auch der interstitiellen Zellen mit starker Fibrose ein. Die Veränderungen entsprechen dann der physiologischen Altersinvolution bis zum völligen Verschwinden der interstitiellen Drusenzellen.

Diese Veränderung wird allerdings nicht als Folge einer direkten Strahlenläsion angesprochen, sondern als Ausdruck der Nachschubinsuffizienz wegen der totalen Follikelzerstörung[2]. Erst nach längerer Zeit bilden sich neue interstitielle Drüsenzellen aus dem Ovarialstrom[3].

Die Corpora lutea, welche von der Bestrahlung betroffen werden, lassen keine Veränderungen erkennen. Auch ihre Entwicklung aus Graafschen Follikeln wird meist nicht unterdrückt, jedoch degenerieren diese nach Strahleneinfluß entstandenen Corpora lutea frühzeitig. Eine weitere Neubildung aus den zur Bestrahlungszeit unreifen Follikeln kann jedoch, wie aus dem oben Gesagten hervorgeht, nicht erfolgen.

Vor der Geschlechtsreife sind die Primordialfollikel relativ recht strahlenresistent[4], sie sind jedoch etwas empfindlicher als die unreifen Hoden[5]. Auch sind wir über die zu erwartenden Spätschäden nach solchen Frühbestrahlungen noch ganz ungenügend informiert.

Die Speciesunterschiede sind recht beträchtlich. In absteigender Reihenfolge verhalten sich die bekanntesten Tiere wie folgt: Maus > Kaninchen > Ratten[1], was die zum Teil etwas abweichenden Resultate der verschiedenen Forscher erklärt.

Die ausgezeichnete Zusammenstellung von RAJEWSKY (1956) läßt die Wirkungen der Dauerbestrahlungen mit kleinsten Dosen deutlich erkennen. So rufen tägliche Bestrahlungen mit 1,1 r über 6—18 Monate bei der Maus schon die erwähnte scheinbare Vermehrung der Zwischenzellen hervor. Auch Anomalien des Keimepithels und zahlenmäßige Reduktion der Primärfollikel wurden beschrieben[6]. Ob die nach Ganzbestrahlung[7] von jungen Mäusen auftretenden Ovarialtumoren als direkte Strahlenfolge zu werten sind oder auf hormonalen Einflüssen beruhen, ist noch nicht abgeklärt. Auch bei Dauerbestrahlung nach Thorotrastspeicherung soll Sterilität vorkommen[8].

Im Hinblick auf die außerordentlich lange Regenerationsdauer des Ovars stellte sich naturgemäß schon seit jeher die Frage, ob nicht auch die Oocyten Strahlenschäden aufweisen, welche erst bei späteren Teilungen, also nach der Befruchtung, zutage treten können. Die Erfahrungen der letzten Jahrzehnte zeigen, daß dies tatsächlich der Fall ist[9].

6. Respirationstrakt[10].

Die Lunge galt allgemein als sehr wenig strahlensensibles Organ. Zudem sind die Veränderungen im Gegensatz zu den meisten übrigen Organen durch Sekundärinfektion stark überdeckt und kompliziert. Es wurden aber doch eindeutige Strahlenschäden, besonders in der Frühzeit der Röntgentherapie nach Bestrahlung

---

[1] BLOOM 1948.

[2] REGAUD und LACASSAGNE 1927. WARREN und DIXON 1948, LACASSAGNE und GRICOUROFF 1956.

[3] KOLETSKY und CHRISTIE 1950.

[4] REGAUD und LACASSAGNE 1927, WARREN und DIXON 1949.

[5] SCHLUMBERGER und VAZQUEZ 1954.   [6] FURTH und BUTTERWORTH 1936. DERINGER 1947, SPARGO et al. 1951, COLE et al. 1956.

[8] BIRKNER 1949.   [9] Siehe RUSSELL 1954, WARREN 1943, S. 349.

[10] Literatur ENGELSTAD 1934. WHITFIELD et al. 1956, COTTIER 1956.

von Bronchus-, Oesophagus- und Mamma-Carcinomen gesehen[1]. 5,4% der Fälle von Röntgenfibrose der Lunge wurden bei bestrahltem Mammacarcinom, 20,4% bei Oesophaguscarcinomen beobachtet[2]. Heute sind diese Veränderungen eher selten geworden, doch zeigen auch neueste Arbeiten, daß sie keineswegs verschwunden sind[3]. Eigenartig ist dabei die sehr ungleiche Empfindlichkeit der einzelnen Individuen. Vermutlich spielt auch der momentane Zustand der Lunge im Moment der Bestrahlung (Pneumonie usw.) eine wesentliche Rolle[4]. So wurde eine Strahleninduration der Lunge schon nach 2500 r Herddosis beobachtet[5], während in anderen Fällen 5000 r und mehr ohne Schädigung ertragen

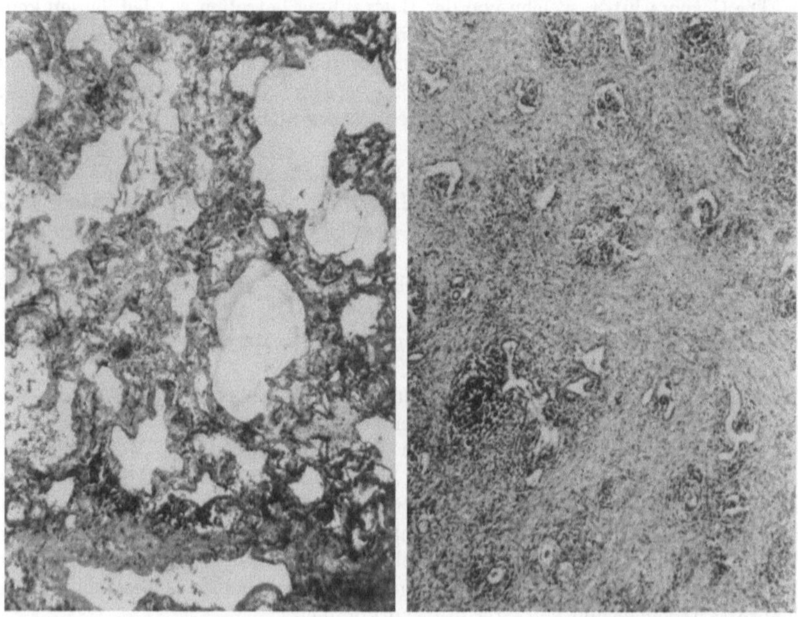

Abb. 117.   Abb. 118.

Abb. 117. Beginnende Rontgeninduration der Lunge: Verdickung der Septen, teilweise Einengung der Alveolen, zum Teil kompensatorisches Emphysem. Vergr. 70×.

Abb. 118. Stark fortgeschrittene Rontgeninduration der Lunge, pseudoadenomatose Umwandlung der hochgradig eingeengten Alveolen, schwere Verbreiterung und lockere entzundliche Infiltration der Alveolarsepten. Vergr. 70×.

wurden[6]. Die entscheidende Bedeutung der Gesamtdosis für die Lungen[7] kann somit heute nicht mehr anerkannt werden. Sicher ist die große Einzeldosis besonders gefährlich.

Eine ganz seltene Form der Pneumonie fand sich bei einem 35jährigen Chemiker, welcher 2 Jahre lang in einem technischen Betrieb viel Radiumemanation eingeatmet hatte[8].

Grundsätzlich unterscheidet sich die auf diese Weise durch γ-Strahlung hervorgerufene Schädigung nicht von der durch Röntgenstrahlen bedingten. Man kann im übrigen die radioaktiven Stoffe auch physikalisch in der Lunge noch nachweisen[9].

---

[1] Wintz 1922, Groover et al. 1923.   [2] Engelstad 1940.
[3] Whitfield et al. 1956, Cottier 1956.   [4] Voegt 1938, Bauer 1939, Ewing 1940.
[5] Pizon 1955: 400 r(?).   [6] Whitfield et al. 1956.
[7] Lüdin und Werthemann 1930, Engelstad 1934.
[8] Belt 1931.   [9] Muth und Roth 1949.

Bezüglich der Frühveränderungen der strahlengeschädigten Lunge sind wir ausschließlich auf experimentelle Untersuchungen angewiesen[1].

Die Frühreaktion beginnt nach Stunden und dauert etwa 2 Tage. Dabei finden sich außer Hyperamie und Ödem sowie Leukocytenauswanderung eine vermehrte Schleim-

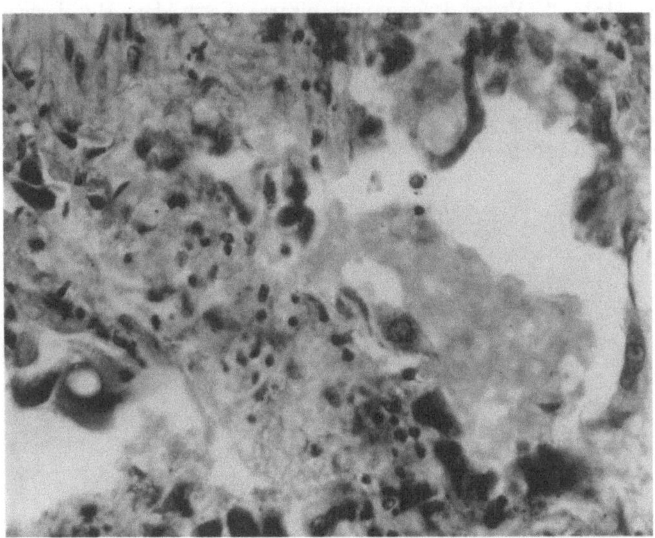

Abb 119. Schwellung und bizarre Formen der Alveolarepithelien bei Rontgeninduration der Lunge. Vergr. 850 ×.

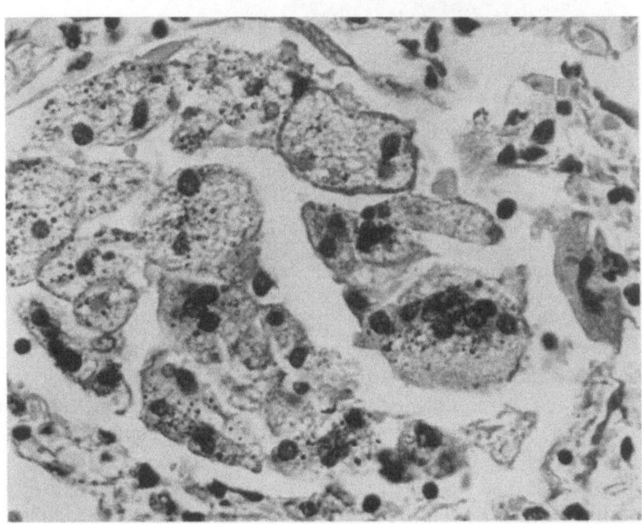

Abb. 120. Vielkernige Alveolarphagocyten bei Rontgeninduration der Lunge mit Schleimstauung. Vergr. 500 ×.

produktion und eine deutliche Degeneration der Lymphfollikel. Darauf folgen 2—3 Wochen Latenzstadium. In einer von der 3. Woche bis zum Ende des 2. Monates dauernden Phase der Hauptreaktion stehen die Degeneration des Alveolarepithels und die reaktive Entzündung im Vordergrund. Allmählich setzt dann die Regeneration ein mit Riesenzellbildung der Alveolarzellen (Einzelheiten s. unten).

[1] ENGELSTAD 1934/35, LÜDIN und WERTHEMANN 1930, WARREN und GATES 1940.

Im ganzen scheinen die experimentellen Lungenläsionen denjenigen beim Menschen weitgehend zu entsprechen[1].

Das typische Bild der strahlengeschädigten Lunge ist durch folgende vier Hauptveränderungen charakterisiert: 1. Verdickung der Interalveolarsepten (Abb. 117, 118). 2. Vergrößerung und bizarre Form der Alveolarwandzellen (Abb. 119, 120). 3. Veränderungen des elastischen Fasernetzes und 4. Röntgenveränderung der Gefäße. Diese Veränderungen sind beim Menschen entsprechend dem Strahlenkegel meist sehr diffus über einen Lappen oder mindestens einen Teil desselben verteilt (Abb. 121), während im Tierversuch ausgesprochen herdförmige Veränderungen mit Atelektasen beschrieben wurden[2].

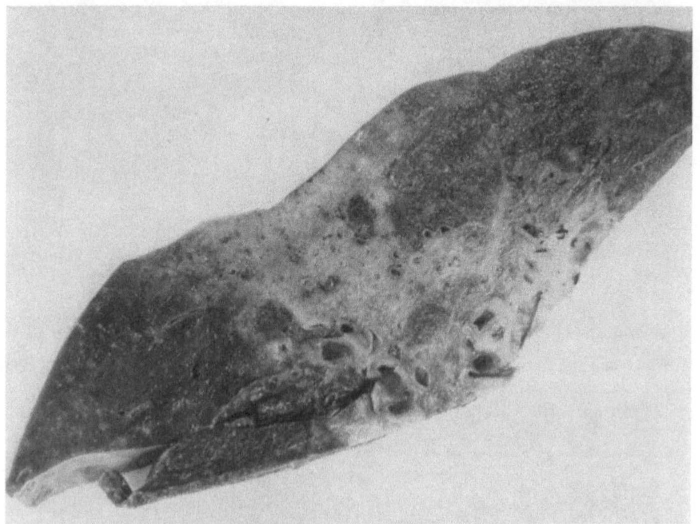

Abb. 121. Sektorformige Rontgeninduration und Schrumpfung des Lungenparenchyms bei bestrahltem Oesophaguscarcinom.

Die dabei in den Vordergrund der Pathogenese gestellten Verschlüsse von Bronchien und Bronchiolen treten beim Menschen stark in den Hintergrund. Dafür überwiegen beim Menschen die interstitiellen und alveolären entzündlichen Prozesse (Abb. 122), wie sie in den früheren experimentellen Arbeiten ebenfalls beschrieben wurden[3]. Es handelt sich dabei jedoch sicher um eine indirekte Strahlenfolge, welche sich auf der Basis der Epithelentblößung der Alveolen ausbilden kann und durch die Sekretstauung in den Bronchien und Bronchiolen unterstützt wird. Eine eigentliche xanthomatöse Pneumonie wird häufig beobachtet, sie kann als Ausdruck der Schleimretention gelten[4]. Der Ausdruck „Röntgenpneumonie" ist demnach sicher nicht angebracht und sollte in Zukunft durch „Strahlenfibrose" oder „Röntgeninduration" ersetzt werden[5].

Als nahezu pathognomonisch — ein absolut beweisendes Bild für die Strahlenfibrose der Lunge existiert jedoch nicht — müssen die bizarr geformten und oft mehrkernigen Alveolarzellen gelten (Abb. 119, 120)[6], welche nach einigen Wochen bis Monaten auftreten. Die Alveolarzellen können auch übermäßig (autonom)[3]

[1] Warren 1942.   [2] Cottier 1956.
[3] Ludin und Werthemann 1930.   [4] Zollinger 1951d.   [5] Henzi 1956.
[6] Warren und Gates 1940, Whitfield et al. 1954, Wild 1938.

proliferieren und schließlich in seltenen Fällen zu papillären oder adenomatösen Bildungen (Abb. 123)[1] und selbst zu malignen Tumoren Anlaß geben[2].

Die Gefäßläsion äußert sich in den Frühfällen vor allem funktionell, indem ein eiweißreiches Ödem die Alveolen auffüllt und die Interstitien auseinanderdrängt. Die beiden besonders capillarreichen Organe, Lungen und Nieren, zeigen somit ein ganz analoges Verhalten, welches auf eine membranotrope Strahlenwirkung hinweist. Man kann von einer „dysorotischen" Läsion[3] oder einer „serösen Entzündung" im Sinne von RÖSSLE (1943) sprechen, welche ohne wesentliche Zellexsudation schließlich in Fibrose übergeht. Diese ist besonders

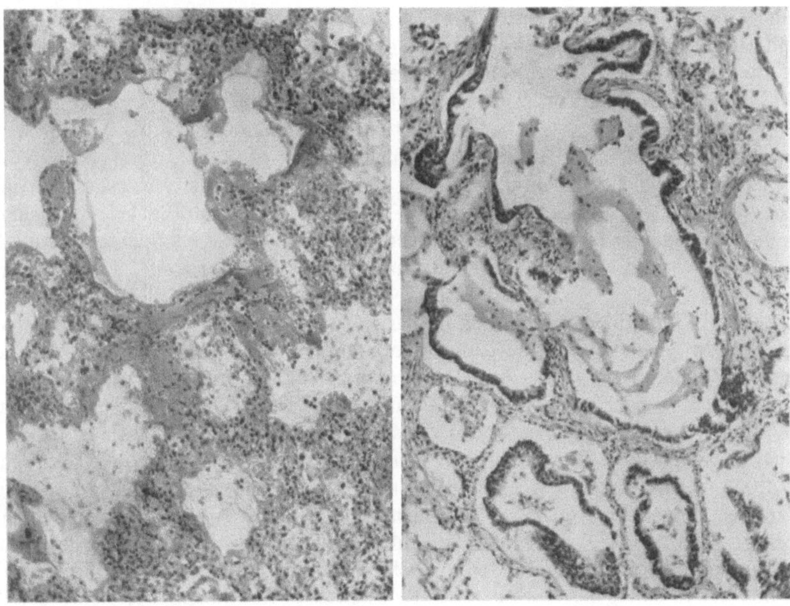

Abb. 122   Abb. 123.

Abb. 122. Akute Rontgenschadigung der Lunge mit hyalinen Auskleidungsmembranen der Alveolen, partielles Emphysem. Vergr. 70×.

Abb. 123 Papillar-adenomatose Umwandlung des Alveolarepithels bei chronischer Rontgeninduration der Lunge. Vergr. 70×.

peribronchial und perivasculär ausgeprägt. Das intraalveoläre Exsudat wird durch forcierte Atmung an die Alveolarwand gepreßt, und durch sekundären Flüssigkeitsverlust entstehen hyaline Membranen und Bänder (Abb. 122)[4]. Denselben Vorgang kennen wir beim anoxisch geschädigten Neugeborenen[5].

In späteren Phasen sind die hyalinen Bänder selten, die Alveolen sind jetzt leer, meist stark eingeengt, zum Teil aber kompensatorisch erweitert (Abb. 117). Eine Organisation von intraalveolärem Exsudat findet ohne Superinfektion wahrscheinlich uberhaupt nicht statt.

Die Alveolärwände und das übrige Interstitium werden in ein sehr gefäßreiches Fasergewebe umgewandelt, welches massenhaft gewellte, oft fragmentierte[6] und unterschiedlich breite elastische Fasern enthält. Die Fasern sind gegenüber

[1] GRANZOW 1932. RHOADES 1948. ENGELSTAD 1934.
[2] JACOBSON 1940.   [3] ZOLLINGER 1945. HENZI 1956.
[4] WHITFIELD et al. 1954 und 1956. HENZI 1956. SCHAIRER und KROMBACH 1939, ENGELSTAD 1934, STONE et al. 1956. WARREN 1942, BELT 1931.
[5] REUTTER 1954.   [6] VOEGT 1938.

der Norm eindeutig vermehrt[1], nur selten werden die Fasern als unverändert geschildert[2]. Dieselben Veränderungen finden sich auch in den Venen, etwas weniger ausgesprochen in den Arterien und Arteriolen.

Die Bronchiolen sind in den Spätphasen häufig erweitert[3] und mit gestautem Sekret gefüllt; gelegentlich findet man auch Pflasterzellmetaplasie. Sie zeigen regelmäßig Degeneration der glatten Muskelfasern gefolgt von Fibrose. Auffällig ist jedoch, wie selten Erweiterungen der eigentlichen Bronchien beschrieben werden. So wies nur einer von 21 Fällen von Whitfield et al. (1956) Bronchiektasen auf. Eine ausführliche Besprechung der Gefäß- und Knorpelveränderungen erübrigt sich unter Hinweis auf die entsprechenden Kapitel. Ergänzend sei noch nachgetragen, daß die Gefäßveränderungen in der Strahlenlunge stark betont sind. Ferner ist das häufige Vorkommen organisierter Thromben erwähnenswert[4]. In kausaler Hinsicht sind Capillarschäden beim Zustandekommen der Röntgenstrahlenlunge in den Vordergrund zu stellen, während die Veränderungen der großen Gefäße sich erst relativ spät entwickeln und höchstens als Nebenfaktor für die Gesamtläsion in Betracht kommen[5].

Die chronische Strahlenveränderung der Lunge belastet, vorausgesetzt daß größere Parenchymbezirke befallen sind, den kleinen Kreislauf in beträchtlichem Maße, so daß Todesfälle durch Rechtsversagen und Anoxie beobachtet wurden[6]. Aus diesem Grund wurde sogar schon zur Lobektomie geschritten[7]. Insbesondere wird die radiogene Strahlenfibrose in radiumverarbeitenden Betrieben beobachtet[8]. In den meisten übrigen Fällen jedoch kann der pulmonal-radiogene Schaden in seiner Bedeutung nur unvollkommen abgeschätzt werden, da das primäre Leiden (Lymphangiosis carcinomatosa pulmonum oder sekundär entzündliche Veränderungen) fast stets mitspielt und gleichermaßen zur Verkleinerung des Atemraumes und Drosselung der Durchblutung führt.

Bei Dauerbestrahlung können im Tierversuch[9] wie beim Menschen Carcinome resultieren. Während uns eindeutig durch exogene Strahleneinflüsse hervorgerufene Lungentumoren beim Menschen nicht bekannt sind, bietet der Schneeberger und der Joachimsthaler Lungenkrebs schon längere Zeit geradezu das Schulbeispiel für die Cancerogenese durch ionisierende Strahlen[10]. Experimentell konnte der cancerogene Faktor in der Radiumemanation nachgewiesen werden[11]. Allerdings ist eigenartig, daß in diesen Bergwerksbetrieben Lungenfibrose im Gegensatz zur Radiumindustrie kaum vorkommt, während umgekehrt in der letzterwähnten die Lungentumoren sehr selten sind. Möglicherweise spielen in den genannten Bergwerken die vielfach vorhandenen Arsen- und Kobaltbeimischungen eine cocarcinogenetische Rolle[11].

Über ein möglicherweise durch Thorotrastdepots bedingtes Bronchuscarcinom wurde kürzlich berichtet[12].

7. Nieren[13].

Die Nieren galten seit jeher als ausgesprochen radioresistente Organe[14]. Zwar war schon in den 20er Jahren eine experimentelle Untersuchungswelle zu diesem

---

[1] Bergmann und Graham 1951, Voegt 1938, Whitfield et al. 1956.
[2] Wild 1938.   [3] Cottier 1956, Voegt 1938.
[4] Stone et al. 1956, Engelstad 1934, 1937, Cottier 1956, Schairer und Krombach 1939.
[5] Roujeau und Sors 1956.   [6] Whitfield et al. 1954.
[7] Bergmann und Graham 1951.   [8] Kahlau 1954 (Literatur).
[9] Spargo et al. 1951, Lorenz et al. 1946, Lüdin und Werthemann 1930, Kuschner 1958.
[10] Döhnert 1938, Lorenz 1944, Kahlau 1954, Tullis 1958.
[11] Kahlau 1549.   [12] Nielsen und Kracht 1958 (Literatur).
[13] Literatur Horn 1937, Warren 1942, Domagk 1928, Grossman 1955, Zollinger 1951a, Zuelzer et al. 1950
[14] Siehe dagegen Hartmann 1926.

Thema aufgetreten, doch flaute das Interesse dann ab, da scheinbar entsprechende Veränderungen beim Menschen nicht vorkamen. Die Erfolge der modernen Röntgentherapie haben jedoch eine Änderung der Stellungnahme erzwungen, da massiv bestrahlte Abdominaltumoren durch die Therapie geheilt wurden und damit zugleich den Spätveränderungen der Nierenläsion die Möglichkeit zur Entwicklung geboten wurde. Nun zeigte sich, daß die Niere doch durch massive Dosen auf ganz charakteristische Weise geschädigt wird, wobei der außerordentlich protrahierte Verlauf typisch ist. Meist handelt es sich um Fälle von bestrahlten Adenomyosarkomen der Nieren bei Kindern, so daß eine interkurrente arteriosklerotische Gefäßveränderung zum vorneherein ausgeschlossen werden kann. Neuerdings ist die Niere wegen der freiliegenden Glomerulumschlingen als besonders günstiges Objekt zum Studium der Capillarläsion erkannt worden[1].

In Urämie ausgegangene Fälle von Strahlenschaden der Niere wurden verschiedentlich mitgeteilt[2]. Praktisch alle diese Patienten wiesen eine langsam zunehmende Hypertonie auf. In 2 Fällen[3] konnten die Kranken, nachdem sie durch die Röntgentherapie von einem (fraglichen) Lymphoma malignum Hodgkin der Milz bzw. von Seminommetastasen geheilt worden waren, durch Entfernung der mitbestrahlten Niere auch noch von ihrer röntgenbedingten Hypertonie befreit werden. Auch bei einem $1^1/_2$jährigen Knaben konnte die durch Bestrahlung eines Neuroblastoma sympathicum hervorgerufene Hypertonie von 150/100 durch Entfernung der Röntgenschrumpfniere geheilt werden[4]. Die Angabe, daß die Hypertonie bei längerem Überleben als 6 Monate spontan wieder verschwinde[5], hat sich nicht bestätigt. Die Zeitspanne zwischen Bestrahlung und Tod liegt im allgemeinen zwischen 4 und 8[6] Monaten. Bei geringgradiger Schädigung ist der Verlauf über Jahre und Jahrzehnte progressiv. Die Strahlendosis schwankt zwischen 2000[7] und 6850 r[8]. Als kritische Dosis wird 2000—2300 r angegeben[9]. Von 50 Patienten, welche wegen Seminom über 2000 r erhalten hatten, zeigten 22 klinisch Nierenschäden[10]. Nach anderen Angaben an ähnlichem Beobachtungsgut hatten alle Patienten mit feststellbaren Nierenschäden über 2300 r erhalten[11]. Die aus früheren Jahren mit unexakter Strahlendosierung stammenden Angaben von Schrumpfniere nach 1200 r[12] bzw. 1000—2000 r[13] scheinen überholt. Jedenfalls konnte mit derartigen Dosen (240% HED) die versuchte Inaktivierung einer Niere bei Ureterfistel usw. nicht erzielt werden[14]. Auch nach 600 r fehlen jegliche Nierenveränderungen[15]. Dasselbe gilt von den überlebenden Opfern der Atombombenexplosionen[16], welche ja höchstens Strahlendosen von um 800 r erhalten haben konnten. Eigenartig sind allerdings die nach Totalbestrahlung von Mäusen mit 500—1400 r beobachteten glomerulären Nephrosklerosen[17]. Es wäre zu erwägen, ob nicht die Allgemeinschädigung des Körpers zu einer die glomeruläre Strahlenläsion wesentlich verstärkenden unspezifischen Glomerulonephrose geführt habe. LAMSON u. Mitarb. (1958) führen die erwähnten Nierenveränderungen nach Ganzbestrahlung nicht auf die direkte Strahlenwirkung, sondern auf die durch sie ausgelöste Hypertonie

---

[1] ZOLLINGER 1951a.
[2] GROSSMAN 1955. SMITH und WILLIAMS 1955, RITTER und SCOTT 1949, DAVEY et al. 1952, ZUELZER et al. 1950, LUXTON 1953, RUSSELL 1953, C. WILSON et al. 1958, BECK 1958.
[3] DEAN und ABELS 1944, LEVITT und ORAM 1956.   [4] COGAN und RITTER 1958.
[5] LUXTON 1953.   [6] Bis 24, RUSSELL 1953.
[7] GROSSMAN 1955.   [8] ZUELZER et al. 1950, Fall 3.   [9] IMPIOMBATO 1935.
[10] PATERSON 1952.   [11] KUNKLER et al. 1952.   [12] DOMAGK 1928.
[13] PAGE 1936.   [14] NAVRATIL 1933.   [15] FELS 1935.   [16] TULLIS 1949.
[17] FURTH et al. 1954, BENNETT et al. 1953, COLE et al. 1956, LAMSON et al. 1956, LAMSON et al. 1957.

zurück. Über das gehäufte Auftreten von multiplen papillaren Cystodenomen bei derartigen ganzbestrahlten Tieren berichtete kürzlich BERDJIS[1]. — Einnierige Tiere[2] und Kinder[3] sind sicher empfindlicher, die Schäden sind schwerer (Empfindlichkeitssteigerung der vermehrt durchbluteten kompensatorisch hypertrophischen Niere!).

Über die Natur der Veränderung der strahlengeschädigten Niere herrschte große Unsicherheit, vor allem wegen einer Mitteilung von Glomerulonephritis

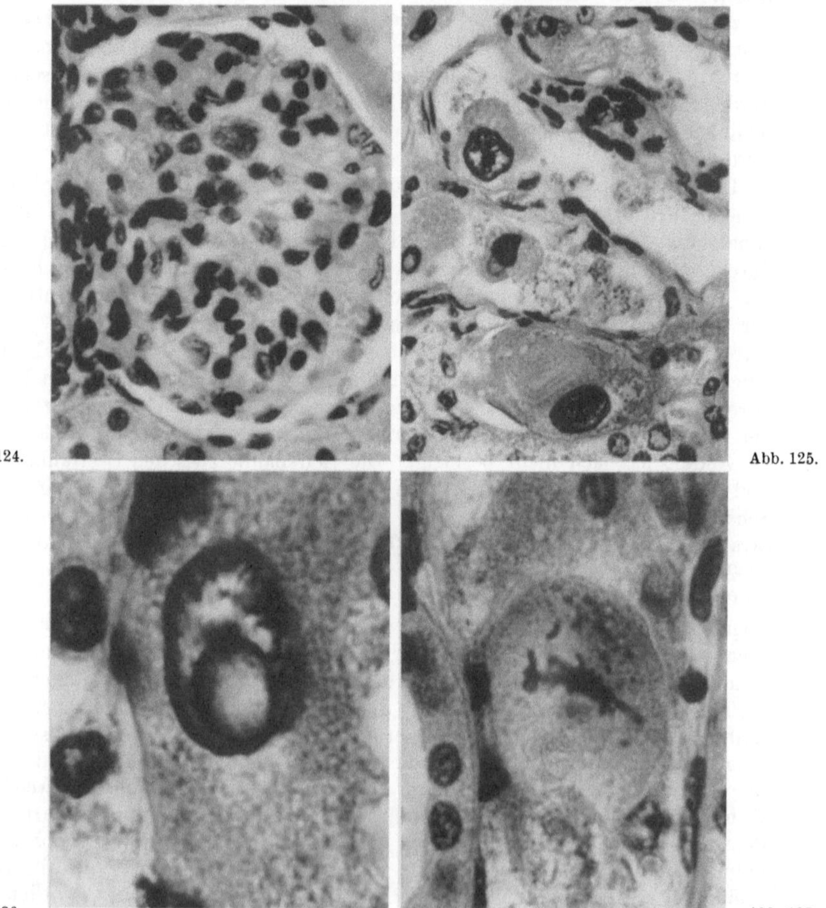

Abb. 124.

Abb. 125.

Abb. 126.

Abb. 127.

Abb. 124. Zellschwellung im Glomerulum, 4 Tage nach 6000 r Herddosis (Niere subcutan vorgelagert). Ratte. Vergr. 500×.

Abb. 125. Schwere Schwellung der Zellen in den Henleschen Schleifen. Kernvergrößerung. Hyperchromasie. 3 Wochen nach 6000 r Herddosis. Ratte. Vergr. 500×.

Abb. 126. Großer, stark lichtbrechender Einschlußkörper im Kern einer Hauptstuckzelle. Rattenniere, 2 Monate nach 11000 r Herddosis. Vergr. 900×.

Abb. 127. Pathologische Mitose in stark vergroßerter Tubuluszelle (ubriges wie Abb. 126).

6 Monate nach Bestrahlung wegen Mesenteriallymphknoten-Tuberkulose bei einem 9jährigen Mädchen[4]. Einige Autoren sprachen deshalb von einer Strahlen-Glomerulonephritis[5]. Besonders die experimentellen Arbeiten haben hier jedoch Klarheit geschafft.

[1] BERDJIS 1959.   [2] ZOLLINGER 1951a.   [3] ZUELZER et al. 1950.   [4] DOMAGK 1928.
[5] ADAMS et al. 1933, ALLEN 1955, ZUELZER et al. 1950, LUXTON 1953.

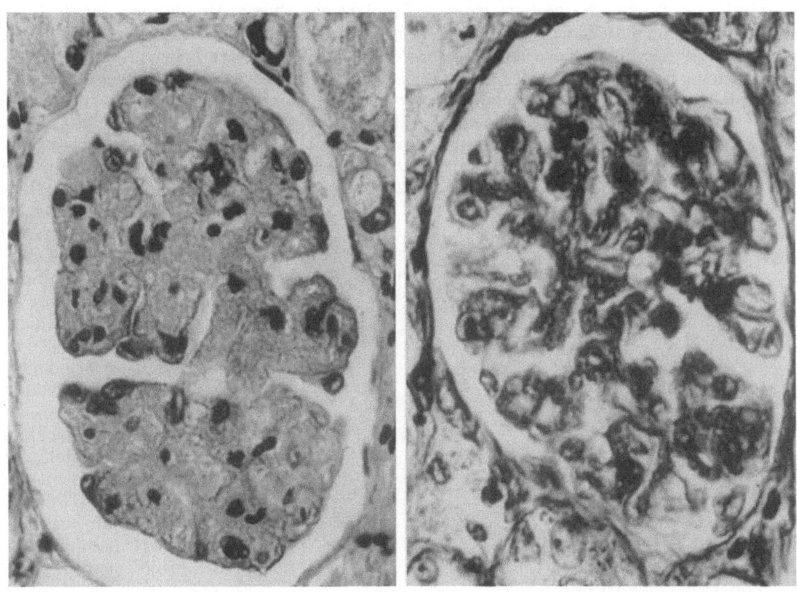

Abb. 128.   Abb. 129.

Abb. 128. Typische Glomerulumveränderung 4½ Monate nach 2000 r, Ratte. Schlingen kernarm, verquollen, blutleer.

Abb. 129 wie Abb. 128 Glomerulummembran sehr stark verquollen und verdickt. PAS-Farbung. Vergr. 500×.

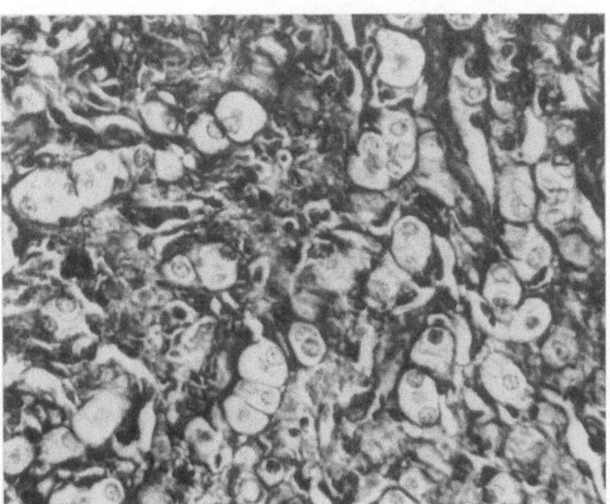

Abb. 130. Zwischenstucksprosse in Rattenniere 4 Monate nach 6000 r. Vergr. 50×. PAS-Farbung.

Nach 3000 r läßt sich bei der Ratte folgender Ablauf der Veränderungen beobachten[1]:

Zuerst erscheinen nach etwa 8 Std hyaline Tropfen in den Hauptstücken. Zugleich beginnt eine granuläre Umwandlung der Mitochondrien in diesem Tubulusabschnitt. Beide Veränderungen haben sekundaren Charakter[2], d. h. sie sind der Ausdruck einer Albuminurie, die auch als erstes Zeichen für eine Nierenschädigung durch Röntgenstrahlen 1904 durch

---

[1] ZOLLINGER 1951 a.   [2] ZOLLINGER 1950.

BÄRMANN und LINSER festgestellt wurde. Die Ursache dieser Albuminurie, nämlich der glomeruläre Schlingenschaden, wird aber erst nach 2—3 Tagen auch morphologisch erfaßbar im Sinne einer Verdickung der Basalmembran und Schwellung der Zellen (Abb. 124)[1]. Die Mitochondrien normalisieren sich dann rasch wieder, während die Membranverdickung der Glomerula langsam zunimmt und auch die intertubulären Membranen erfaßt. Nach 2 Wochen beginnen Kernveränderungen (Pyknosen) der distalen Tubuli, vor allem der distalen Schenkel der Henleschen Schleifen. Im weiteren Verlauf kommt es zu herdförmigen Nekrosen des Epithels dieser Abschnitte, gefolgt von atypischer Regeneration mit bizarren Riesenzellen (Abb. 125) und besonders großen Einschlußkörperchen (Abb. 126)[2]. Auch pathologische Mitosen sind 1 Monat nach der Bestrahlung häufig (Abb. 127). Etwa nach 3 Wochen beginnt eine ziemlich diffuse Fibrose des Interstitiums, welche in der Umgebung der stark geschädigten Tubuli (Mark-Rindengrenze) ödematös ist und perivasculär lympho-plasmocytäre Infiltrate aufweist. Die Hauptstücke erkranken später als die distalen Tubuli[3] und weniger stark. Nach $2^1/_2$—5 Monaten steht die Schrumpfung des Organs im Vordergrund. Das Gewicht sinkt bis auf 15% des ursprünglichen[4]. Die glomerulären Veränderungen sind nun ausgesprochen schwer, jedoch sind starke Unterschiede von einem Glomerulum zum anderen vorhanden. Die Läsion besteht in Schlingenkollaps einerseits (Abb. 128) und Membranverdickung (Abbildung 129) mit Übergang in Verödung sowie Kernveränderung andererseits, und zwar auch bei relativ gut erhaltenen Arteriolen. Eine gleichartige Glomerulumveränderung ist bei keiner anderen Schädigungsart bekannt. Sie scheint somit weitgehend pathognomonisch zu sein. Gelegentlich können Mittelstücksprosse beobachtet werden (Abb. 130), welche möglicherweise für die Reninausschwemmung verantwortlich sind. Die für die Röntgenwirkung typische plumpfaserige Fibrose des Interstitiums[5] hat nun auch die Rinde ergriffen, und die Hauptstückläsion ist jetzt ebenfalls ausgesprochen. Die bestrahlten einnierigen Tiere sterben meist nach $2^1/_2$ Monaten an Urämie (Abb. 131), bevor sich schwere hypertone Gefäß-Schäden entwickeln können.

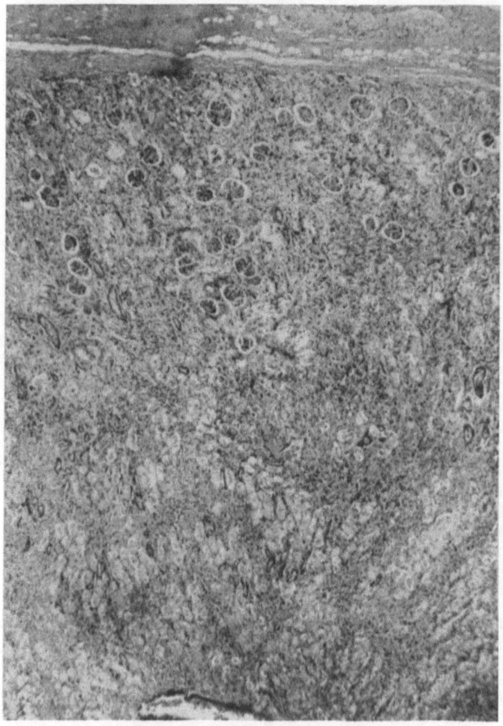

Abb. 131. Röntgenschrumpfniere der Ratte, $4^1/_2$ Monate nach 2000 r. Glomerula noch gut erkennbar, Interstitium stark verbreitert, Tubuli schwer atrophisch. Vergr. 20×.

Grundsätzlich stehen diese Feststellungen in guter Übereinstimmung mit den bisher bekannten Veränderungen, die an menschlichen strahlengeschädigten Nieren beobachtet wurden. Allerdings muß auf eine Fehlermöglichkeit aufmerksam gemacht werden: Bestehen in den Nieren ausgedehnte leukämische Infiltrate oder andere Tumoren, so sind die interstitielle Fibrose und auch der Tubulusschaden nach Röntgenbestrahlung sehr viel schwerwiegender als bei primär gesunden Tieren. Auch genügen viel kleinere Strahlendosen zur Erzeugung des Vollbildes der Strahlenschädigung. Die Resultante ist eine interstitielle Schrumpfniere mit relativ gut erhaltenen Glomerula (Abb. 132).

---

[1] HARTMANN et al. 1926.   [2] ZOLLINGER 1951c.   [3] Siehe dagegen WARREN 1942.
[4] Siehe auch DOMAGK 1928.   [5] C. WILSON et al. 1958.

In pathogenetischer Hinsicht muß — wenigstens bei der Ratte und beim Menschen — die Glomerulumveränderung in den Vordergrund gestellt werden. Andere Autoren[1] messen allerdings dem Tubulusschaden größere Bedeutung zu. In kürzlich durchgeführten Versuchen waren wir außerordentlich erstaunt, feststellen zu müssen, daß das Kaninchen eine gänzlich andersartige Nierenschädigung nach direkter Bestrahlung aufweist, als wir sie bei der Ratte oben beschrieben haben. Die glomerulären Schäden sind nämlich bei dieser Tierart — die Versuchsanordnung war im übrigen bis auf Einzelheiten gleichartig — nur minimal oder sie fehlen sogar vollkommen.

Dagegen sind die Tubuli ganz ungemein schwer geschädigt mit höchstgradiger Atrophie und diffuser Stromaverbreiterung in den Endphasen[2] (Abbildung 132a). — Von einer nephrotischen Schrumpfniere[3] kann jedoch bei derartig schweren Glomerulumveränderungen sicher nicht gesprochen werden, man müßte dann schon von einer glomerulonephrotischen Schrumpfniere sprechen. Der Glomerulumschaden ist wegen der Verödung der Capillaren für die renale Hypertonie[4] verantwortlich, welche auch klinisch fast regelmäßig beobachtet wird und z. B. bei einem 14 Monate alten Kind durch Hirnschaden zum Tod geführt hat[5]; gelegentlich wird aber diese auch vermißt[6]. Im Tierversuch konnten wir beim Kaninchen [im Unterschied zu den Verhältnissen bei der Ratte

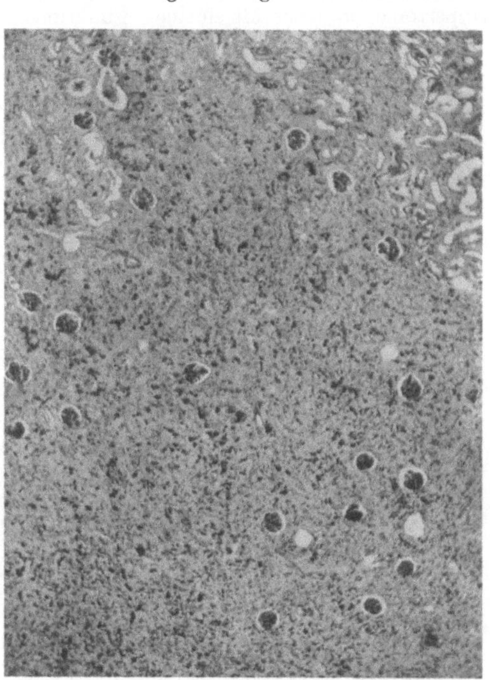

Abb. 132. Rontgenschrumpfniere bei 4jahrigem Madchen, bestrahlte myeloische Leukamie mit sicheren Nierenmetastasen. Glomerula gut erhalten, Tubuli fast vollstandig atrophisch. Vergr. 20×.

(s. o.)] keine Hypertonie durch Nierenbestrahlung erzeugen[7]. Es läßt diese Beobachtung für den Zusammenhang mit den morphologischen Befunden mindestens zwei Schlüsse zu: Entweder ist die fehlende Durchblutungsdrosselung am Ausbleiben der Hypertonie schuld, oder aber die beim Kaninchen besonders schwere tubuläre Schädigung verhindert die Reninbildung, welche ja von vielen Autoren in die Mittelstücke verlegt wird. — Bei allen Tieren fehlen jedenfalls Anhaltspunkte für die Annahme einer durch direkte Arteriolenschädigung hervorgerufenen Hypertonie[7]. Wenn Gefäßläsionen, besonders beim Menschen, gefunden werden, so sind sie entweder unbedeutend (leichte Strahlenfibrose) oder als Hypertoniefolge zu werten (Arteriolosklerose, Arteriolonekrose, geringgradige Arteriosklerose). Die beobachteten Glomerulumveränderungen sind als nichtentzündliche Folge einer direkten Strahlenläsion der Capillaren zu werten („Dysorose", s. Kapitel Lungen).

[1] HAENISCH und HOLTHUSEN 1933, WARREN 1942, BOLLIGER und LAIDLEY 1930.
[2] BIANCHI 1960.   [3] HAENISCH und HOLTHUSEN 1933.
[4] ZOLLINGER 1951b, C. WILSON et al. 1958, BECK 1958, LEVITT 1957 u. a.
[5] GROSSMAN 1955.   [6] SMITH und WILLIAMS 1955.   [7] HARTMANN 1939.

Auch DOMAGK (1928) hat in seinen experimentellen Untersuchungen im Gegensatz zu seiner oben erwähnten Autopsie keine entzündlichen Glomerulumveränderungen finden können.

Diesen Glomerulumveränderungen stehen die tubulären gegenüber, welche als ausgesprochener Sekundäreffekt zu bezeichnen sind[1]. Die intertubulären Capillaren bleiben nach den meisten Untersuchern fast vollständig unverändert, was allerdings von einzelnen Beobachtern bestritten wird[2].

Die funktionellen Folgen bestehen, abgesehen von der schon behandelten Hypertonie, in einer allgemeinen Funktionsabnahme, welche 2 Monate nach

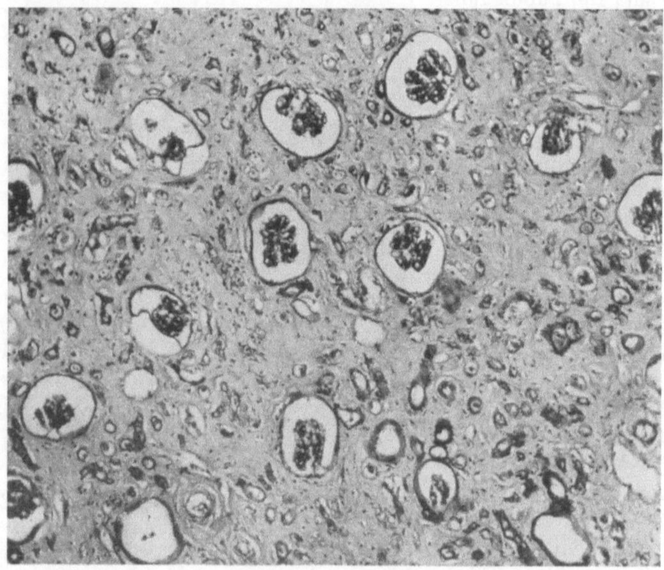

Abb. 132a. Rontgenschrumpfniere beim Kaninchen. 5000 rl. 3 Monate. Glomerula relativ intakt, Tubuli schwerst atrophisch. Starke Sklerose des Interstitiums. PAS, Vergr. 70×.

3000 r zu einer Reduktion um 50% führen kann. Die sekretorische Funktion des Tubulusepithels verhält sich umgekehrt proportional zur Epithelläsion, dasselbe gilt für die Nierendurchblutung und die Inulinausscheidung bezüglich der glomerulären Schäden[3]. Da vor allem die distalen Tubuli geschädigt sind, erklärt sich die starke renale Osteopathie bei Strahlen-Niere[4] in Analogie mit der menschlichen chronischen interstitiellen Nephritis ohne weiteres.

Über die Beeinflussung der Niere durch die Internbestrahlung nach Injektion von radioaktiven Isotopen bestehen nur wenig Untersuchungen. Autoradiographien zeigen zwar eine auffällige Anhäufung der Isotopen in den Nieren, doch wurden dabei keine morphologischen Veränderungen festgestellt[5]. Eine Beobachtung aus früherer Zeit[6] über Strahlen-Nephritis nach intravenöser Injektion von Radiumemanation beim Hund kann wohl nicht als Beweis für einen reinen Strahlenschaden angesprochen werden. Dagegen kommt in der praktischen Medizin eine Dauerbestrahlung der Niere (Abb. 132b) nach mißglückter retrograder Thorotrast-Pyelographie vor. Ist der Injektionsdruck zu hoch[7] oder besteht

[1] ZOLLINGER 1951b, C. WILSON et al. 1958, BECK 1958, LEVITT 1957 u. a.
[2] RUSSEL 1953, DEAN und ABELS 1944 sowie BRECHER und BOND 1956.
[3] MENDELSOHN und CACERES 1953, DEAN und ABELS 1944.   [4] ZOLLINGER 1951a.
[5] BLOOM 1948.   [6] ADAMS et al. 1933.   [7] ESCHBACH 1943.

eine Läsion der Kelchnischen (Hydronephrose)[1], so dringt das Thorotrast in die subpelvinen und vor allem in die perivasculär liegenden Gewebsspalten[2]. Es wird

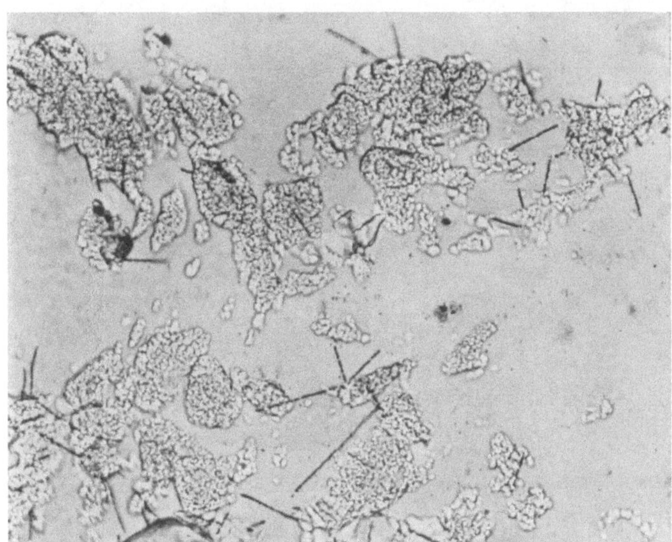

Abb. 132 b. Auto-Radiographie von Thorotrastablagerungen. Thorotrast-Schrumpfniere bei 46jährigem Mann. Vor 24 Jahren retrogrades Pyelogramm Die Bahnen der α-Partikel lassen sich als schwarze Striche erkennen (die Abbildung verdanke ich der Liebenswurdigkeit von Herrn Prof. WERTHEMANN, Basel). Ungefärbt, Vergr. 400×.

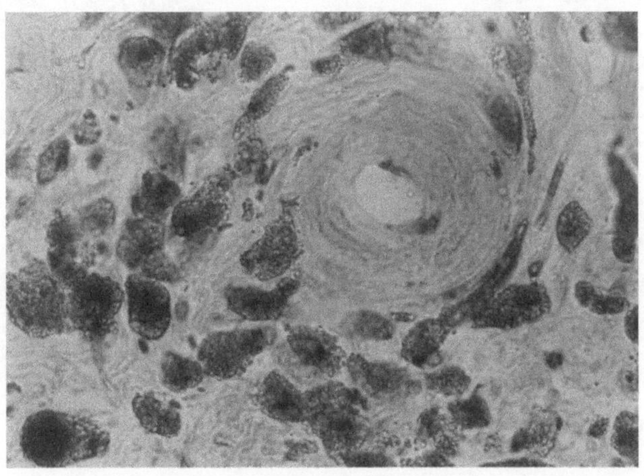

Abb. 133. Perivasculare Thorotrast-Speicherung in Phagocyten, subpelvines Gewebe der Niere. Arteriolen-Schadigung. Vergr. 400×.

von Phagocyten aufgenommen (Abb. 133) und verursacht die im Kapitel Bindegewebe beschriebene Narbenplatte. Auch die durchziehenden Gefäße werden durch die Dauerbestrahlung in Mitleidenschaft gezogen (Abb. 133)[3]. In einzelnen

---

[1] ZOLLINGER 1949, 1957, VOGTLIN und MINDER 1952, RUHL 1932, SCHAFFHAUSER 1945.
[2] WALTHARD 1947, FRUHLING et al. 1956, WERTHEMANN 1959.
[3] VÖGTLIN und MINDER 1952, BOEMKE 1956, FRÜHLING, BLUM et al. 1956, ZOLLINGER 1957.

15*

Fällen dringt das Thorotrast radiär bis zur Nierenkapsel vor und verursacht streifenförmige Nierennarben (Abb. 134), in deren Bereich die Glomerula das

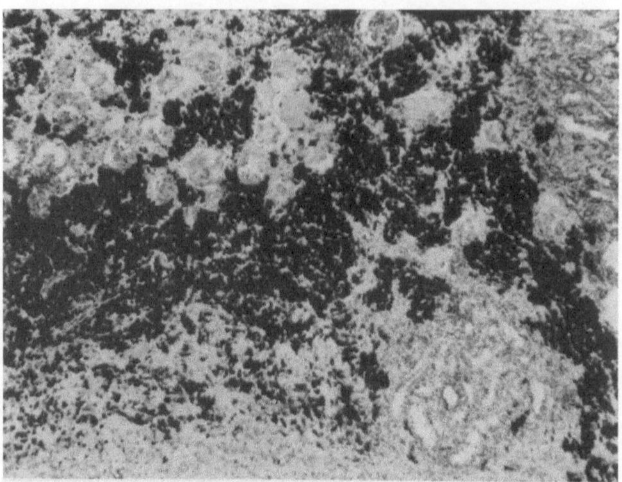

Abb. 134. Thorotrastnarbe in der Niere nach forcierter retrograder Pyelographie. Vergr. 30×.

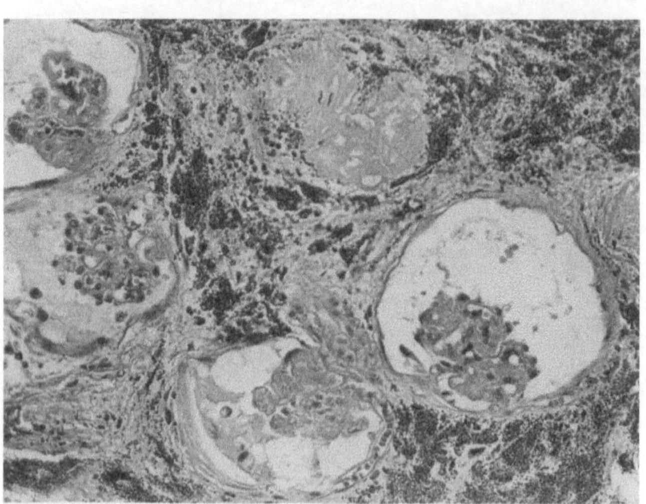

Abb. 135. Stärkere Vergroßerung von Abb. 134. Thorotrast-Ablagerung in der Nierenrinde mit typischer Glomerulum-Veränderung. Vergr. 350×.

oben beschriebene Bild der Strahlenhyalinisation aufweisen (Abb. 135). Die Nieren können auch vollständig veröden[1]. (Analoge Glomerulumveränderungen wurden experimentell auch mit P^{32} erzeugt[2].)

In vier eigenen Beobachtungen mußte zweimal wegen starkem Lendenschmerz die Nephrektomie vorgenommen werden. Eine weitere 28jährige Patientin wurde wegen Lumbalschmerz und Hypertonie einseitig nephrektomiert. Der Blutdruck sank nach der Operation auf leicht supranormale Werte, stieg jedoch später an, da die verbliebene Niere ebenfalls

[1] Vögtlin und Minder 1952, Lurz 1951.
[2] Platt 1947; s. dagegen Grad und Stevens 1950.

Thorotrastablagerung aufwies[1]. Eine letzte Beobachtung betraf ein Spindelzellsarkom[2], welches sich in nachster Nähe eines massiven Thorotrastdepots 16 Jahre nach Pyelographie bei schwerer Hydronephrose ausgebildet hatte (Abb. 136, 137). Der Patient starb später an Metastasen[3]. Weiter wurde ein Pflasterzellcarcinom des Nierenbeckens beschrieben, welches sich möglicherweise auf der Grundlage einer Thorotrastspeicherung entwickelt hatte[4]. Ob jedoch die Entwicklung eines hypernephroiden Nieren-Carcinoms[5,6] (und eines Pankreas-Carcinoms)[7] in nächster Nahe von retroperitonealen Lymphknoten mit schwerer Thorotrast-speicherung als Thorotrastfolge zu werten ist[9], erscheint fraglich[7].

Der Vollständigkeit halber muß noch ein indirekter Nierenschaden erwähnt werden, welcher nach Ganzkörperbestrahlung bei myeloischer Leukämie auf-

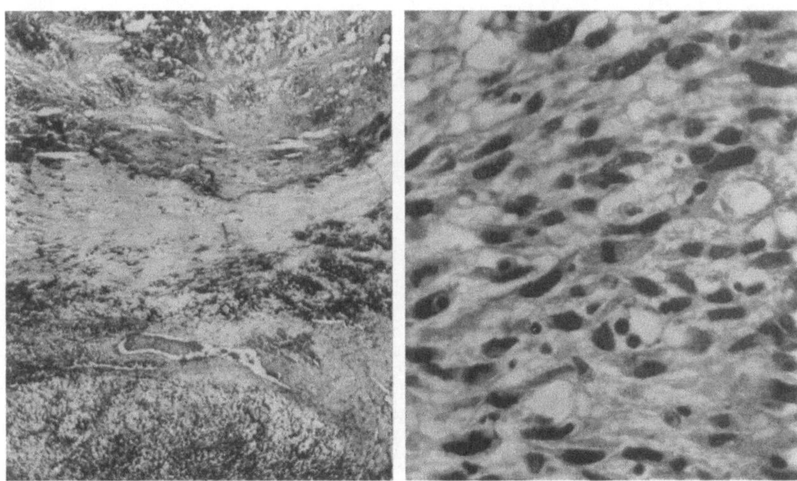

Abb. 136.   Abb. 137.

Abb. 136. Spindelzellsarkom (unten) in nachster Nachbarschaft zu ausgedehnter Thorotrast-Ablagerung und Narbenbildung (Mitte und oben) in der Niere nach retrograder Pyelographie vor 16 Jahren bei schwerer Hydronephrose. Vergr. 40×.

Abb. 137. Spindelzellsarkom bei starkerer Vergroßerung (vgl. Abb. 136). Vergr. 200×.

treten kann: Die Verlegung der Tubuli oder der Ureteren durch zahlreiche Harnsäurekristalle[8]. — Schließlich soll noch erwähnt werden, daß durch tempo-räre Anpressung von Strontium 90 gegen den Ureter experimentell eine Hydro-nephrose erzeugt werden konnte[9].

8. Harnblase.

Vor allem bei Bestrahlung der weiblichen Genitalcarcinome[10] und des Rectum-carcinoms wird die Harnblase stets mehr oder weniger stark mitbestrahlt. Ferner können sich Strahlenschäden nach intravesicaler Applikation von Radiokobalt (Co^{60}) und ähnlichen Stoffen einstellen. Experimentell konnten oberflächliche Epithelschäden schon mit 1200 r erzeugt werden[11], die Reparation nimmt wegen der dauernden Urininfiltration etwa 3 Monate in Anspruch. Im allgemeinen wird von der Blase eine Dosis von 8400 rl (400 kV) ertragen, wenn dieselbe verzettelt appliziert wird[12]. Wenn bis 30500 r als Toleranzdosis angegeben werden[13], so

[1] ZOLLINGER 1957.   [2] ZOLLINGER 1949.   [3] BRUNNER 1955.   [4] BOEMKE 1956.
[5] NIELSEN und KRACHT 1958.   [6] WUKETICH und MARK 1957.
[7] Literatur über Thorotrast-Tumoren s. WUKETICH und MARK 1957.
[8] LEAR und OPPENHEIMER 1950.   [9] GUZE und O'SHEA 1958.
[10] WATSON et al. 1947.   [11] HUEPER et al. 1942.
[12] WARREN 1942.   [13] WILDBOLZ und PORETTI 1955.

handelt es sich dabei um Co[60], welches in einem Gummiballon in die Blase gebracht wird. Schon eine dünne Trennschicht zwischen Gummiblase und Harnblasenepithel genügt jedoch bei diesem ausgesprochenen Oberflächenstrahler, um die Herddosis stark zu reduzieren. Noch ausgesprochener sind diese Verhältnisse beim kolloidalen Gold[1].

Die leichte Strahlenreaktion besteht in einer banalen Oberflächencystitis. Bei stärkerem Schaden entwickeln sich chronische Ulcera und zum Teil sehr tiefreichende Nekrosen, welche zu tödlicher Blutung führen können. Das umgebende Gewebe zeigt die für die Cystitis an sich schon typischen Riesen-Fibro-

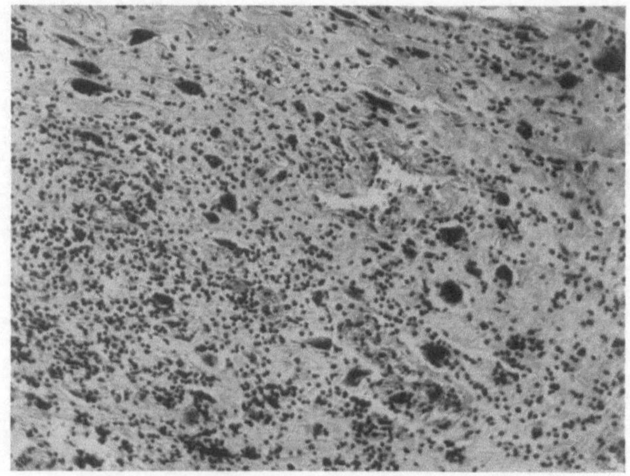

Abb. 138. Cystitis bei Radiokobalt-Behandlung. Relativ geringgradige entzündliche Infiltration und vermehrte Riesenphagocyten. Vergr. 100×.

blasten in stark vermehrter Zahl (Abb. 138). Das derbfaserige Bindegewebe kann zu schwerer Ureterstenose und Hydronephrose führen[2]. Ob dagegen radiogene vesico-vaginale Fisteln ohne Zusammenhang mit lokalem Tumorzerfall vorkommen, ist sehr fraglich.

9. Leber[3].

Trotz ihrer hohen Stoffwechselaktivität ist die Leber ein außerordentlich strahlenresistentes Organ. Zudem sind ihre Reaktionen auf Strahleneinwirkung weitgehend unspezifisch. Angaben über Lebernekrosen bei relativ niedriger Röntgendosierung[4] haben sich nicht bestätigen lassen und sind wohl vorwiegend auf strahlenunabhängige Faktoren zurückzuführen. Die Abdeckung der übrigen Organe ist naturgemäß schwierig, und die Veränderungen der Leber bei Totalbestrahlung sind sicher vorwiegend sekundärer Natur. Dagegen eignet sich das Lebergewebe für die Untersuchungen der strahlengeschädigten Zellorganellen (Mitochondrien, Kerne, Nucleolen usw.) besonders gut.

Nach Einwirkung von Herddosen zwischen 25 und 1000 r wird ein leichtes Ödem und vermehrte Durchblutung als einzige Veränderung vermerkt[5]. Selbst nach 3000 r stellen sich — immer bezüglich des Gewebes und nicht der Einzelzellen — nur leichte transitorische Kreislaufstörungen ein. Nach hohen Dosen (5250 r[6], 5000 r[7], 6000 r[8]) sollen kleine Lebernekrosen hervorgerufen werden, welche nach 6 Wochen in Fibrose übergehen. Eigene Ver-

[1] Au[198]: Mackay 1956.   [2] Über erfolgreich operierte derartige Falle s. Murphy 1955.
[3] Literatur Friedman 1942, Rhoades 1948, Ariel 1951, Scherer 1956.
[4] Friedman 1942, Matsuda 1956.   [5] Ariel 1951, Rhoades 1948.
[6] Bolliger und Inglis 1933.   [7] Jacquez und Karnofsky 1950.   [8] Domagk 1927.

suche mit 7000 r ließen jedoch bei angemessenem Hautschutz keine Lebernekrosen feststellen. Extrem hohe Dosen von 30000—50000 r[1] erzeugen dagegen nach 2 Tagen ungeordnete Nekrosen, welche während 7 Tagen an Ausdehnung und Zahl noch zunehmen. Sicher handelt es sich dabei um indirekte Strahlenschäden, welche ein Ausdruck der schon bei kleinen Dosen beobachteten Zirkulations- bzw. Gefäßstörungen darstellen. Selbst nach Einwirkung von 42000 r durch intravenöse Injektion von 40 $\mu c/g$ Körpergewicht Au^{198}, welches zu 90% in der Leber gespeichert wird, verbleiben genügend ungeschädigte Zellen zur Gewährleistung einer guten Regeneration[2]. Das Maximum der Nekrose findet sich dabei nach 3 Wochen,

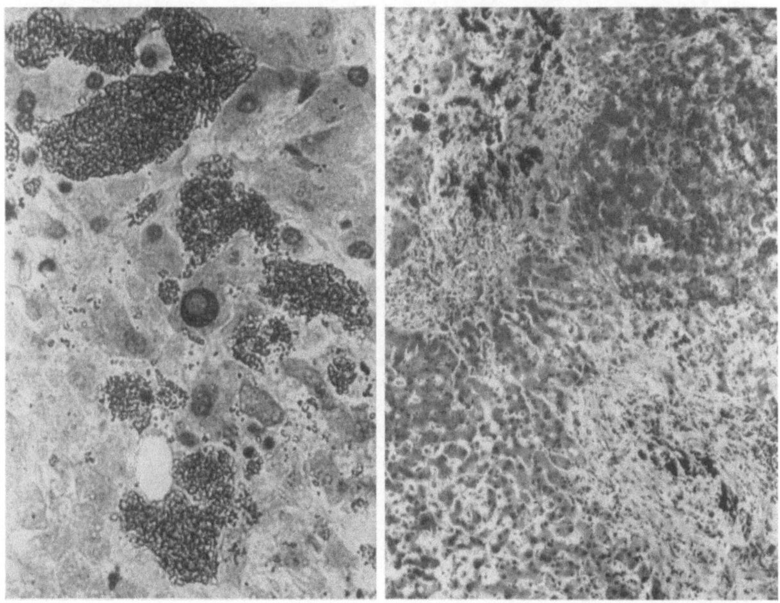

Abb. 139.   Abb. 140.

Abb. 139. Thorotrast-Ablagerung in Phagocyten der Leber nach Arteriographie. Massenhaft glanzende Thorotrast-Kornchen gespeichert in Kupfferschen Sternzellen. Die Leberzellkerne vereinzelt vergroßert mit ebenfalls vergroßerten Nucleolen. Vergr. 350×.

Abb. 140. Periportale Lebercirrhose nach Thorotrast-Arteriographie, ausgedehnte Thorotrast-Depots (schwarz wiedergegeben) in den Glissonschen Scheiden. Vergr. 120×.

nach 6 Monaten gefolgt von cirrhotischen Veranderungen[3]. Die Läppchenperipherie ist empfindlicher als die zentroacinaren Partien[4], was im Hinblick auf ihre bessere Durchblutung leicht verständlich ist.

Als funktionelle Strahlenschäden sind Störungen des Fett- und des Glykogengehaltes anzusprechen, jedoch besteht bezüglich dieser Veränderungen keineswegs Einigkeit.

So soll das Lebergewicht der Maus 5 min nach 12000 r wegen Fettverlust stark abnehmen[4], während eine Dauerbestrahlung (45× täglich 50 r) eine starke Leberverfettung hervorrufen soll[5]. Der Glykogengehalt fallt nach den einen Autoren stark ab[6], nach anderen jedoch steigt er an[7].

Auch dieses Problem ist vermutlich durch die Mitbestrahlung anderer Organe, gefolgt von einer allgemeinen Reaktion, kompliziert.

Die Kernveränderungen beschränken sich vor allem auf eine allgemeine Vergrößerung[8] mit Verschiebung der Kerngrößen-Klassen[9] sowie Vergrößerung[10]

[1] ARIEL 1951, RHOADES 1948.   [2] KOLETSKY und GUSTAFSON 1952.
[3] HAREL et al. 1955.   [4] WILSON und STOWELL 1953.   [5] CHEVALIER et al. 1953.
[6] LEVY und RUGH 1953, DOMAGK 1928.   [7] KAY und ENTENMAN 1956, FRIEDMAN 1942.
[8] RHOADES 1948. HAREL et al. 1955, WILSON und STOWELL 1953, SUSSMAN 1956.
[9] SCHERER 1956.   [10] WILSON und STOWELL 1953, WARREN et al. 1952.

und vacuolärer Veränderung der Nucleolen[1]. Die oft schon nach wenigen Stunden auftretenden Kernvacuolen werden als spezifische Strahlenschäden angesprochen[2]. Weiter wurde auch über das Verschwinden der Mitosen 4 Std nach 1000 r[3]

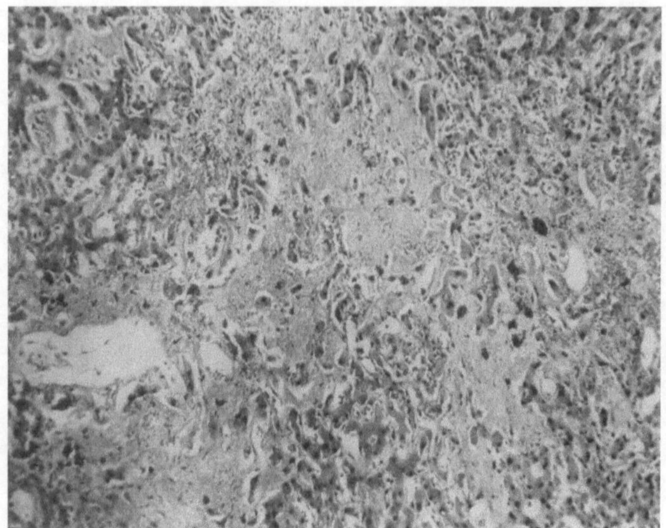

Abb. 141. Leberdystrophie bei schwerer Thorotrastspeicherung. Vergr. 120×.

sowie über ein temporäres Absinken der Desoxyribonucleinsäuren nach 1 Tag mit nachfolgender absoluter Vermehrung am 7. Tag[4] berichtet.

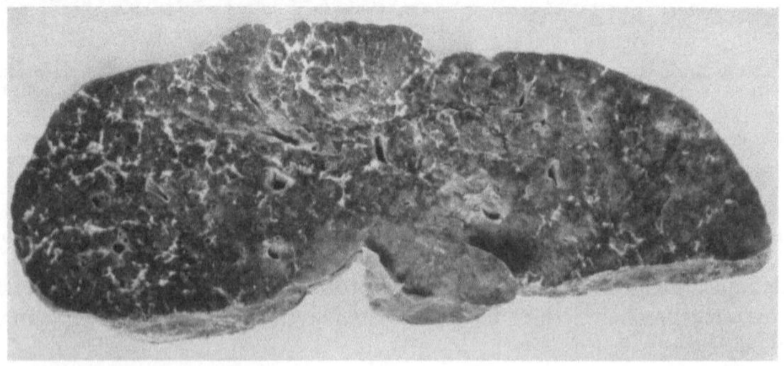

Abb. 142. Thorotrast-Lebercirrhose (vgl. Abb. 140). Die Thorotrastablagerungen als feine weiße Streifen erkennbar.

Bei relativ kleinen Dosen (1000 r) findet sich im elektronenoptischen Bild ein „Verdämmern" und eine vacuoläre Degeneration der Mitochondrien. Auch die Kern- und Zellmembranen lassen bei dieser Technik Mikrovacuolen erkennen[5]. Allerdings sind diese Mitochondrienveränderungen kaum als spezifisch aufzufassen[6], denn gleichartige Veränderungen können im Phasenmikroskop bei jeder trüben Schwellung nachgewiesen werden[7]. Daß aber auch sehr kleine

[1] Scherer 1956.   [2] Warren et al. 1951.   [3] Matsuda 1956.   [4] Romanini 1951.
[5] Glauser 1956.   [6] MacCardle und Congdon 1955.   [7] Zollinger 1948.

Dosen eine zum mindesten funktionelle Leberstörung hervorrufen können, zeigen Versuche mit 500 r Leberbestrahlung und proteinarmer Diät, womit in 53% der Fälle eine Lebercirrhose erzielt werden konnte[1].

Im Gegensatz zu den äußerst geringfügigen Leberveränderungen bei direkter Strahleneinwirkung stehen die schweren Schäden, welche sich nach parenteraler Einverleibung von hepatotropen Isotopen einstellen[2]. Der Prototyp dafür ist der *Thorotrast*schaden[3], worauf ROUSSY et al. schon 1934, also 4 Jahre nach Erscheinung des Thorotrastes auf dem Markt, aufmerksam gemacht haben. Das Thorotrast wird vorerst in den Kupfferschen Zellen gespeichert und wandert dann allmählich in die Glissonschen Scheiden ab, wo es weitgehend liegenbleibt[4]. Die Strahlenveränderung ruft bei hohem Thorotrast-Gehalt oft Nekrosen hervor[5], oder die Leberzellen zeigen Pyknose, Kernvergroßerung (Abb. 139) und -anaplasie usw.[6], wie sie für Strahlenläsion typisch sind. Das RHS und das Endothel proliferieren wie in Milz, Lymphknoten und Knochenmark[7]. Die Läppchenperipherie geht langsam zugrunde, die Gitterfasern kollagenisieren, und es entwickelt sich eine periportale Lebercirrhose (Abb. 140)[8]. In 2 von 12 eigenen Beobachtungen führte diese Thorotrast-Cirrhose zum Tod. Oft aber ist die Cirrhose auch ungeordnet und erinnert an das Spätbild nach Leberdystrophie (Abbildung 141)[9], so daß von „Dystrophia lenta" gesprochen wurde[10]. Das

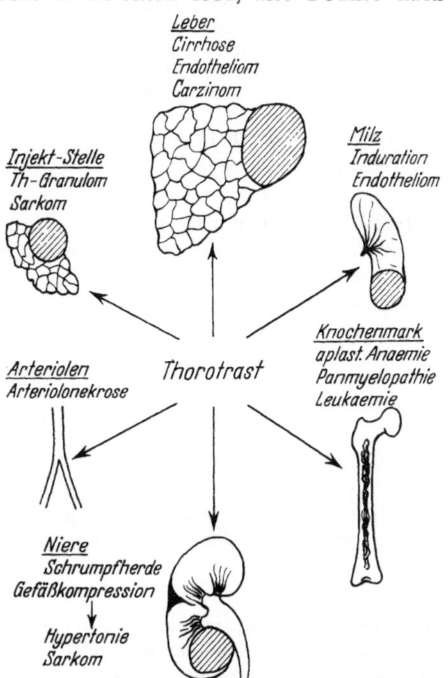

Abb. 143. Schematische Darstellung der schon beobachteten Thorotrast-Schäden.

makroskopische Bild entspricht einer etwas unregelmäßigen periportalen Cirrhose mit weißer Netzzeichnung (Abb. 142).

Auf Grund der Epithelläsion können sich in solchen Lebern Carcinome[11], Hepatome[12] und Cholangiome[13] entwickeln. Recht typisch scheinen Hämangioendotheliome für die Thorotrast-Wirkung in der Leber wie in der Milz zu sein[14], wie dies im Tierversuch festgestellt wurde[15].

[1] WHITE et al. 1955.   [2] SCHUBERT et al. 1956.

[3] Allgemeine Literatur s. FRUHLING, GROS et al. 1955.

[4] DA SILVA HORTA 1951.   [5] ZEITLHOFER und SPEISER 1954, SPIER et al. 1947.

[6] SCHUSTER 1949, GUIMARAES et al. 1955.   [7] GROSKOPFF et al. 1951.

[8] FONTAINE und GROS 1954. GROSKOPFF et al. 1951, ROTTER 1951, LYSHOLM 1946; s. dagegen CASSEL et al. 1951.

[9] NIELSEN 1956.   [10] BRUNNER 1955, SCHUSTER 1949.

[11] MATTHES 1954. Literatur HEITMANN 1954, ROBERTS und CARLSON 1956, GROSSIARD et al. 1956, JUSTIN-BESANÇON et al. 1958, GARDNER und OGILVIE 1959, WERTHEMANN 1959.

[12] NAEGELI und LAUCHE 1936. GUIMARAES et al. 1955.   [13] HAREL et al. 1955: Au^{198}.

[14] LÜDIN 1953, DA SILVA HORTA 1951, 1956, FRÜHLING et al. 1955, TESLUK und NORDIN 1955.

[15] GUIMARAES et al. 1955, GUIMARAES und LAMERTON 1956, ZEITLHOFER und SPEISER 1954 (allgemeine Literatur uber carcinogenetische Wirkung des Thorotrast s. FURTH und LORENZ 1954, WUKETICH und MARK 1957).

Das Thorotrast stellt somit ein außerordentlich gefährliches Diagnostikum dar (Abb. 143), vor welchem nicht genug gewarnt werden kann[1].

10. Herz[2].

Das Herz ist noch wesentlich strahlenresistenter als die Leber.

Nach 7500 r konnten beim Tier keine histologischen Veränderungen nachgewiesen werden[3]. Auch nach 5000 r Totalbestrahlung zeigt das Meerschweinchen keine histologischen Myokardschäden; die nach diesen Dosen feststellbaren EKG-Störungen sind schwer, jedoch reversibel[4]. Bei einem Patienten wurde nach 600—800 r ein Pulsabfall und ein reversibler EKG-Schaden beschrieben[5], doch ist es äußerst fraglich, ob hier ein Strahlenschaden vorlag, da auch ein unspezifischer Eiweißzerfall das Herz gleichsinnig schädigt[6]. Dasselbe gilt von weiteren Fällen beim Menschen, in welchen nach therapeutischer Mediastinalbestrahlung scholliger Zerfall der Herzmuskelfasern beschrieben wurde[7].

Daß allerdings sehr intensive Bestrahlung eine Muskelschädigung erzeugen kann, ist zugegeben und übrigens auch zu erwarten. Die ersten diesbezüglichen experimentellen Untersuchungen von WERTHEMANN (1930) zeigten dies eindeutig. Die Veränderungen sind histologisch unspezifisch und bestehen in einer Degeneration der Muskelfasern mit Kernschwund und sekundärer Entzündung, welche in feinfleckige Fibrose übergeht. Diese Feststellungen wurden kürzlich bestätigt und mit entsprechenden EKG-Befunden verglichen[8]. Bei täglicher Applikation von 1000 r werden 40000 r vom Herzen ohne weiteres ertragen.

11. Gastro-Intestinaltrakt[9].

Diese Organe sind ziemlich strahlensensibel und setzen den experimentellen Untersuchungen an den Organen im Bereich der Bauchhöhle bestimmte Grenzen. Praktisch waren die Strahlenschäden des Gastro-Intestinaltraktes in früheren Jahrzehnten von beträchtlicher Bedeutung, wie dies aus der älteren Literatur[10] hervorgeht.

Die Epithelveränderungen wurden schon auf S. 163 abgehandelt. Hier sei nur noch beigefügt, daß das Epithel des Dünndarmes empfindlicher ist als dasjenige des Dickdarmes; der Magen ist am strahlenresistentesten. Im Magen selbst bestehen noch beträchtliche Unterschiede bezüglich der Strahlensensibilität zwischen den verschiedenen topographischen Regionen. In steigender Empfindlichkeit verhalten sie sich wie folgt: Oberflächenepithel, Pylorusdrüsen, Belegzellen, Hauptzellen, Halszellen der Fundusdrüsen.

Akute diffuse Epithelschäden sind im Magen infolge von Röntgenbestrahlungen jedoch selten[11]. Dagegen können chronische Strahlenschäden des Magens beträchtliche funktionelle Störungen hervorrufen. Es wurden auch schon Röntgenstrahlen zur Behandlung der Hyperacidität verwendet[12].

Im Vordergrund des Interesses steht jedoch nicht die Epithelläsion als solche, sondern die Ulcusbildung, wie sie experimentell, vor allem im Magen[13] (Abb. 144) und im Darm[14], studiert wurde. Auch beim Menschen konnten entsprechende Fälle schon beobachtet werden[15].

---

[1] UEHLINGER 1942, BAUER 1948.   [2] Literatur WARREN 1942.
[3] LEACH und SUGIURA 1942.   [4] STEFANOW 1948.
[5] CRAWFORD et al. 1952.   [6] BARTSCH und WOCHNER 1937.
[7] SCHWEIZER 1924, GRAEVE 1953, WARREN 1942.   [8] GÜNSEL 1948.
[9] Siehe FRIEDMAN 1942, PIERCE 1948, BUHTZ 1939, SENN und LUNDSGAARD-HANSEN 1956.
[10] FRIEDMAN 1942, DOMAGK 1928, FLASKAMP 1928.
[11] TODD 1938, CATHIE 1938.   [12] MIESCHER 1923, DESJARDINS 1931.
[13] SCHÜRCH und UEHLINGER 1935, ENGELSTAD 1935, BETZ 1946, 1947, BRECHER et al. 1958.
[14] FRIEDMAN 1942, 1955, FRIEDMAN und WARREN 1942.
[15] Literatur BUHTZ 1939, FRIEDMAN 1942.

Unter 168 Patienten, welche wegen Hodentumoren abdominal bestrahlt worden waren, zeigten 14 Röntgenulcera des Magens, 27 eine anacide Röntgengastritis und 27 Colonstrikturen, davon 3 mit Perforation[1]. Die kleinste Dosis, welche zur Erzeugung eines Magenulcus genügt, betrug in dieser Serie 2424 r, meist lag sie aber uber 4500 r. Am häufigsten wurden Strahlenschäden von pathologisch-anatomischer Seite bei bestrahlten weiblichen Genitalcarcinomen beobachtet, bei welchen diese Komplikation in 5—10% der Fälle auftreten soll[2]. Ein ganz seltener Fall betraf eine Ulcusbildung in der nächsten Nachbarschaft von ausgedehnten Thorotrastansammlungen, welche zu typischer Strahlenvasculopathie geführt hatten[3].

Bei der Ulcusbildung wurden folgende Stadien der Schädigung unterschieden[4]:
1. Erythem und Teleangiektasie. 2. Oberflächliche Ulcera. 3. Striktur und

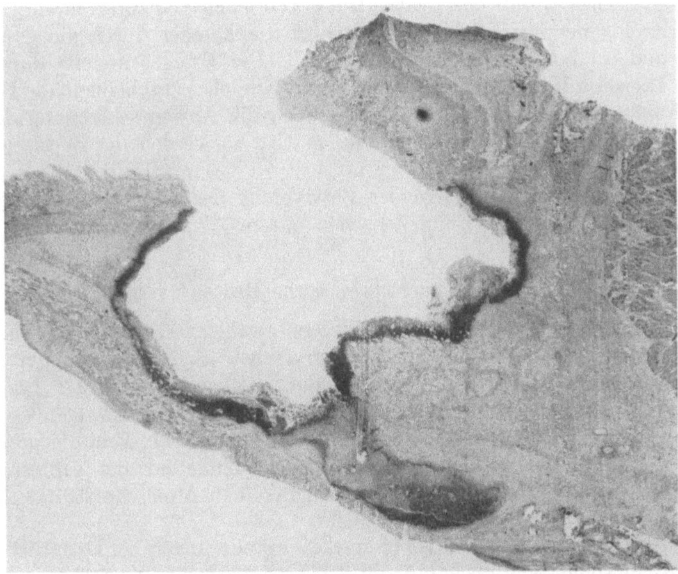

Abb 144. Perforiertes Ulcus duodeni beim Kaninchen nach lokaler Radium-Applikation. (Nach Schürch und Uehlinger 1935.) Vergr. 14 ×.

Ulceration. 4. Perforation in das umgebende Gewebe. Die Strahlenveränderungen scheinen sich in entzündlichem oder carcinomatös infiltriertem Gewebe sehr viel häufiger und stärker auszubilden (Summationseffekt) als in Normalgewebe[5].

Über den zeitlichen Verlauf der Ulcusbildung und der übrigen Veränderungen beim Menschen fehlen nahere Angaben.

Beim Kaninchen (4000 r fraktioniert, 10 × 15 cm Feld) treten nach 1 Woche Schleimhauterosionen im Dünndarm auf. In der 2. Woche findet sich Regeneration im Dünndarm und Ulcusbildung im Dickdarm. In der 3. und der 4. Woche folgt Regeneration im Dickdarm, nach 2 Monaten bestehen aber immer noch Ulcera im Colon.

Das Strahlenulcus des Magen-Darmtraktes entspricht histologisch cum grano salis demjenigen der Haut. Auch im Verdauungskanal ist beim Strahlenulcus die Reaktion des Gewebes am Ulcusgrund weniger ausgesprochen, die Plasmazellen überwiegen. Das Bindegewebe zeigt starke Hyalinisation und die Gefäßveränderungen weisen die im Kapitel Gefäße beschriebenen Besonderheiten auf.

[1] Brick 1955.   [2] Craig und Buie 1944, Nicolov 1953.
[3] Hackenthal 1955/56.   [4] Sherman 1954.   [5] Friedman 1942.

Über die Ursache der Ulcusbildung bzw. das Chronischwerden bestehen hauptsächlich 3 Theorien:

1. Das Ulcus wird als direkte Strahlenfolge (Epithelschaden) angesprochen[1].

2. Das Ulcus ist vorwiegend vasculär bedingt (Röntgenschäden der Gefäße)[2]. Betz (1947) denkt an eine Gefäßkompression durch ein perivasculäres Ödem.

3. Es entsteht wohl ein strahlenbedingter oberflächlicher Epitheldefekt, jedoch ist die eigentliche Ulcusbildung eine Folge des zusätzlichen Infektes und der Reizung durch den Darminhalt[3]. Durch Ausschaltung des betreffenden Darmstückes (Colostomie) kann die Ulcusbildung unterdrückt werden[4].

Die 3. Hypothese hat heute wohl die meisten Anhänger; sie ist besonders im Hinblick auf die Totalbestrahlung wichtig. Zahlreiche experimentelle Untersuchungen zeigten, daß der relativ frühe Tod nach Ganzbestrahlung in erster Linie durch eine Sepsis bedingt ist, wobei die Erreger durch die geschädigte Darmwand in den Blutkreislauf eintreten[5]. Die Erreger können dabei schon nach 3 Tagen im Epithel nachgewiesen werden, welches anscheinend die Fähigkeit zur Abwehr verloren hat[6]. Wenn dazu noch die Abwehrschädigung des RHS in Milz und Leber durch die Bestrahlung tritt, so werden der Sepsis natürlich Tür und Tor geöffnet.

Tumorbildung nach ionisierender Bestrahlung des Darmes wurde vereinzelt bei Mäusen beobachtet[7], beim Menschen unseres Wissens jedoch nie.

12. Innersekretorische Drüsen[8].

Die *Nebennieren* sind anscheinend äußerst strahlenresistent. Selbst nach sehr intensiver Direktbestrahlung mit Radium fehlen, abgesehen von der Nekrose der am stärksten bestrahlten Partie, jegliche Zellveränderungen[9]. Die in den Zwanzigerjahren mitgeteilten pathologischen Befunde nach Röntgenbestrahlung der Nebennieren haben sich in der Zwischenzeit meist als Fehlinterpretationen erwiesen. Daran waren neben Speciesverschiedenheiten die jahreszeitlichen Schwankungen (Tierversuche!), Besonderheiten von Alter, Gravidität, Infekten usw. schuld.

Dagegen zeigen die Nebennieren starke Veränderungen bei Ganzbestrahlung. Ihr Gewicht steigt sehr rasch (45 min)[10] bis auf 220% des Normalen an[11]. Nach anderen Untersuchern allerdings bleibt das Nebennierengewicht während 2 bis 3 Wochen auf der Norm, um dann erst steil abzufallen[12]. Dabei sinkt der Lipoidgehalt sehr ausgesprochen. Klinisch findet sich eine mehrere Tage andauernde Glykosurie. Ferner ist beim Menschen die 17-Ketosteroid-Ausscheidung nach 100 r auf die Nebenniere erhöht[10]. Vermutlich handelt es sich dabei um funktionelle Anpassungserscheinungen der Nebenniere. Nach Selye (1946) soll ein typisches Adaptationssyndrom vorliegen. Eine echte Stimulation durch direkte Strahleneinwirkung auf die Nebenniere scheint äußerst fraglich.

Während heute die therapeutische Röntgenbestrahlung der *Hypophyse* in ihren Resultaten unbestritten ist, können diesen funktionellen Veränderungen nur ganz magere histologische Befunde zur Seite gestellt werden[13]. Jedenfalls

---

[1] Schürch und Uehlinger 1935, 1946.
[2] Fischer 1922, Kolodny 1925, Senn und Lundsgaard-Hansen 1956.
[3] Engelstad 1935, Chrom 1935, Friedman 1955.　　[4] Friedman 1955.
[5] Lawrence und Tennant 1937, Bradner et al. 1955, Baxter et al. 1954.
[6] Congdon et al. 1955.　　[7] Nowell et al. 1956.
[8] Literatur Warren 1942, S. 313, Lacassagne und Gricouroff 1956.
[9] Lacassagne und Samssonow 1923.　　[10] Thoyer-Rozat 1954.
[11] Binhammer et al. 1955.　　[12] Schlumberger und Vazquez 1954.
[13] Warren 1942, Kotscher et al. 1954.

muß die Hypophyse unter die strahlenresistenten Organe eingereiht werden. Die therapeutischen Erfolge sind möglicherweise auch nicht eine Folge der Hypophysenläsion, sondern eine solche einer selektiven Schädigung der supraoptischen und der paraventriculären Hirnkerne[1]. Jedenfalls wurde in einem Fall nach 20000 r fraktionierter Bestrahlung keine morphologische Hypophysenveränderung festgestellt[2]. Als einzige Strahlenveränderung der Hypophyse konnten wir in einem Fall eine vacuoläre Zellschwellung mit vereinzelten Pyknosen und Nekrosen beobachten (Abb. 145). Ferner läßt sich morphologisch eine Strahlenschädigung an der durch oestrogene Substanzen stimulierten Hypophyse feststellen, denn die

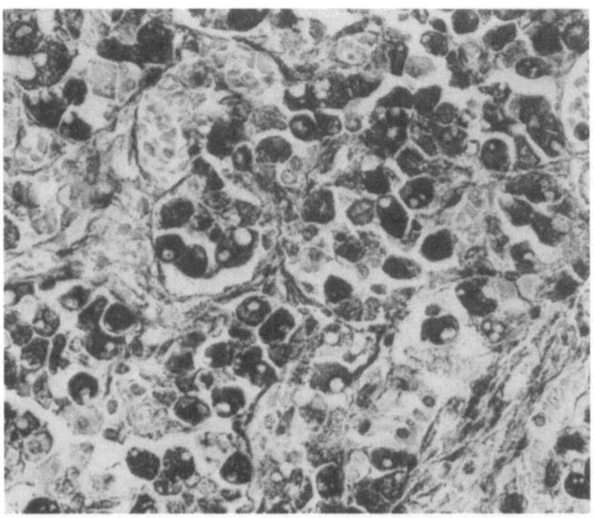

Abb. 145. Vacuolare Schwellung und teilweiser Granulaverlust sowie vereinzelte Pyknosen und Nekrosen in der Hypophyse. 10jähriger Knabe. 2700 r am Herd vor 2¹/₂ Monaten. Vergr. 20 ×.

oestrogenbedingte Hypophysenvergrößerung bleibt nach 3000 r aus, und Kernschäden sowie pathologische Mitosen werden erkennbar. Dabei scheinen vor allem die eosinophilen Zellen geschädigt[3].

Wie die übrigen inkretorischen Organe ist auch die *Thyreoidea* im Erwachsenenalter ziemlich strahlenresistent[4]. Selbst nach 20 mc I^{131} (= 31000 rep) sind keine histologischen Veränderungen feststellbar[5]. Da die Schilddrüse jedoch im Feld intensivster therapeutischer Strahleneinwirkung liegen kann (hohes Oesophaguscarcinom, Larynxcarcinom, Lymphogranulom am Hals usw.), so liegen doch einzelne Befunde mit Strahlenveränderungen vor. Dasselbe gilt vom thyreotropen I^{131} (s.[6]).

Nach externer Bestrahlung stellt sich meist eine Degeneration und Nekrose des Follikelepithels ein. Die Kolloidmassen ergießen sich in das Stroma und erzeugen Granulome. Die Gefäße zeigen typische Röntgenveränderungen mit ausgesprochener Neigung zu Thrombose. Schließlich entsteht eine ausgedehnte Induration der Thyreoidea mit geringen Anzeichen für Regeneration des Parenchyms (Abb. 146). Nach eigenen Erfahrungen kann nur aus den mesenchymalen

---

[1] ARNOLD 1954.   [2] FRIEDMAN 1940.
[3] KOTSCHER und VOELKEL 1953, KOTSCHER et al. 1954.
[4] WARREN 1942, S. 315 (altere Literatur).   [5] FREEDBERGE et al. 1952.
[6] FURTH und UPTON 1953. LINDSAY et al. 1954.

Veränderungen mit einiger Sicherheit auf die radiogene Organschädigung geschlossen werden, während Epithelatypien usw. fehlen können[1]. Experimentell ist wie bei der Hypophyse der funktionelle Schaden viel leichter zu erfassen als der morphologische[2]. So unterbleibt die Schilddrüsenvergrößerung nach Thiouracil, wenn das Organ bestrahlt wird[3].

Nach sehr hohen Dosen (875 mc = 33 000 rep.) zeigt die Rattenschilddrüse nach 12 Std Vacuolisation und Schwellung des Epithels. Nach 24 Std stellt man Kernpyknose, entzündliche Exsudation und nach 48 Std Gefäßstörungen fest. Eine Epithelregeneration findet später nicht mehr statt nach dieser Dosis. Die totale Radiothyreoidektomie ist somit bei der Ratte ohne Schädigung anderer Organe möglich. Ob die nach 1500 r Totalbestrahlung beobachtete Fibrose der Thyreoidea[4] eine reine Strahlenfolge darstellt, scheint sehr fraglich.

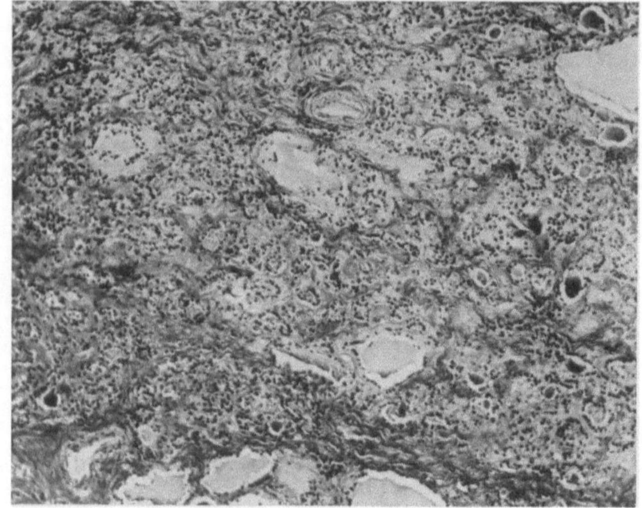

Abb. 146. Schwere Strahleninduration und Parenchymatrophie der Schilddruse. Vergr. 70×.

Die therapeutische Radiothyreoidektomie bei Hyperthyreose wird meist mit 7—10 mc I[131] durchgeführt[5]. Überdosierung führt dabei zum Myxödem[6]. Systematische histologische Untersuchungen ergaben ungefähr denselben Ablauf der Veränderungen wie bei der Ratte[7], auch Epithelhyperplasie wurde in der Spätphase beschrieben.

Von anderer Seite wird hauptsächlich die begleitende Thyreoiditis hervorgehoben und als charakteristisch für die radiojodbehandelte Schilddrüse bezeichnet[8]. Die Thyreoiditis soll nach Strahleneinwirkung sehr viel diffuser sein als die spontane Form. Die chronische Strahlenthyreoiditis entspricht weitgehend dem Bild der Struma lymphomatosa Hashimoto, nur treten die lymphatischen Gewebsinseln und die Epithelläsionen etwas in den Hintergrund. Die Narbe ist ausgesprochen perifollikulär angeordnet, was allerdings nur für I[131], nicht aber für externe Bestrahlung gilt[9]. Die nach I[131] beobachtete Zellatypie mit sekundären Proliferationen zeigt, daß analoge Chromosomenschäden wie bei der Haut usw. anzunehmen sind, also müssen auch radiogene Krebse erwartet werden[10]. Tatsächlich wurden nach Halslymphknotenbestrahlung[11] bzw. nach den früher

[1] Siehe dagegen LINDSAY et al. 1954.   [2] HURSH et al. 1951.
[3] MALOOF et al. 1952.   [4] RUGH et al. 1953.   [5] VANNOTTI 1956.
[6] ZARA 1956.   [7] FREEDBERG et al. 1952, LINDSAY et al. 1954.
[8] HELLWIG und WILKINSON 1956, MARKS et al. 1957.
[9] MILLER et al. 1955.   [10] LINDSAY et al. 1954.   [11] KINDLER 1943.

häufigen Bestrahlungen bei Kindern wegen Thymushyperplasie[1] bösartige Schilddrüsen-Geschwülste beobachtet. Bei der anscheinend viel empfindlicheren kindlichen Schilddrüse genügen dazu schon 200—600 r![2]

13. Übrige Drüsen.

Die Strahlenempfindlichkeit der Speichel-, Schleim- und Schweißdrüsen sowie der Mamma hält sich in mittleren Grenzen. Wesentliche neue Gesichtspunkte ergeben sich bei der Organbetrachtung gegenüber den besprochenen Gewebsveränderungen kaum. In der Frühphase lassen sich spärliche radiogene Epithelschäden nachweisen[3]. Das Epithel der Acini ist bei der Spätveränderung oft

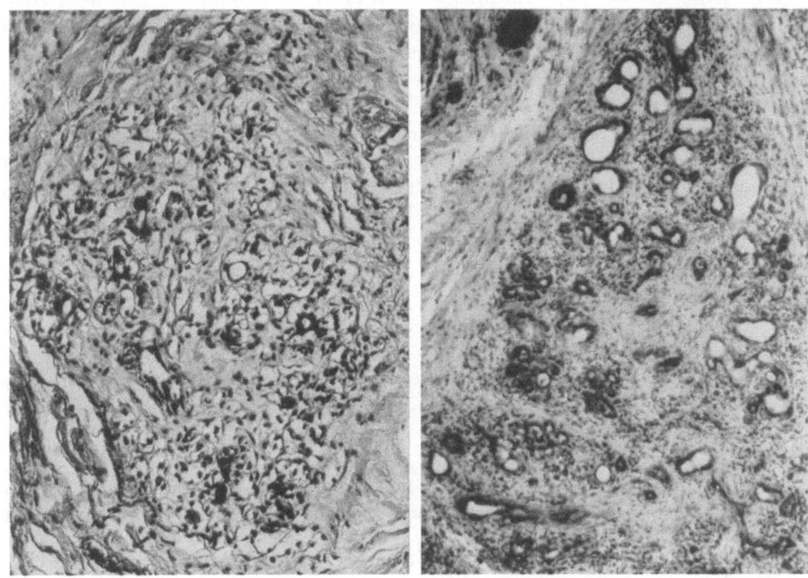

Abb. 147.   Abb. 148.

Abb. 147. Rontgenatrophie eines Drusenlappchens der Mamma Die Acini fast vollständig verschwunden. Ausfuhrungsgange noch erhalten. Vergr. 100×.

Abb. 148. Speicheldrusen-Atrophie und -Induration nach bestrahltem Mundboden-Carcinom. Ausfuhrungsgange stark erweitert. Epithel abgeflacht. Stroma verbreitert und entzundlich infiltriert. Acini fast vollständig verschwunden. Vergr. 80×.

hochgradig atrophisch, viele Acini sind vollkommen ausgefallen und werden von plumpfaserigem Bindegewebe und spärlich lympho-plasmocytären Infiltraten ersetzt (Abb. 147). Die Ausführungsgänge weisen ein sehr niedriges Epithel auf und erscheinen deshalb weit (Abb. 148). Im Pankreas wird zudem Inselatrophie nach 1000 r und Inselneubildung nach 500 r beschrieben[4]. Eigenartig und histologisch unabgeklärt ist die gelegentlich beobachtete akute Parotitis, welche einige Stunden nach direkter Röntgenbestrahlung oder auch nach Injektion I[131] auftreten kann[5]. Ferner ist die ausgesprochene Röntgensensibilität der unterentwickelten Mamma zu erwähnen. Es sind mehrere Fälle von einseitiger Hypoplasie bekannt, welche sich nach Röntgenbestrahlung im Kindesalter, z. B. wegen

---

[1] SIMPSON et al. 1955, SIMPSON und HEMPELMANN 1957.
[2] G. M. WILSON et al. 1958, DOMACK 1957, TULLIS 1958.
[3] HERMANN 1937, ENGLISH 1955.   [4] SEINO 1937.
[5] BERGONIÉ und SPÉDER 1911. RIGLER und SCALON 1955.

Hämangiom (1200 r), eingestellt hatte[1]. — Bei einer 43jährigen Frau wurde 17 Jahre nach Mammographie mit Thoratrast ein Carcinom der Mamma festgestellt[2].

14. Nervensystem[3].

Das Zentralnervensystem gilt sicher noch immer zu Recht als relativ wenig strahlenempfindliches Gewebe. Das will nicht heißen, daß es auch während seiner Entwicklung unempfindlich sei und Strahlenschäden am erwachsenen Gehirn nicht vorkommen könnten. Im Gegenteil, beim ganz jungen Tier können schwerste Gewebsschäden und Entwicklungsstörungen durch ionisierende Strahlen hervorgerufen werden, wie experimentelle[4] und gelegentlich auch empirische Befunde zeigen[5] (Abb. 18, S. 143). Es mehren sich auch die Beobachtungen über Hirnnekrosen nach relativ niedrigen Röntgendosen meist bei harter Bestrahlung von Hautcarcinomen. Zeman (1950) gibt eine Toleranzdosis von 5300—6000 r an, doch muß sie heute sicher tiefer angesetzt werden. Schwere Strahlenschäden des Gehirns wurden nach 5000 r bzw. 3573 r[6], 4500—7500 r[7], ja schon nach 2750 r[8] und 2500r[4] beobachtet[9]. Die nach Retroperitonealbestrahlung (Hodentumoren) bzw. Halsmarkbestrahlung beobachtete Myomalacie beruht anscheinend stets auf Werten über 5000 r[10] bzw. 3000 r[11]. Die Latenzzeit schwankt beim Menschen in beträchtlichem Rahmen. Meist handelt es sich um einige Jahre[12]. Beim Kind kann sie bis auf 3 Monate absinken[13].

Nicht abgeklärt ist die Frage, ob die bei Mensch und Tier beobachteten Gehirnschäden nach Bestrahlung eine Folge der gesetzten Parenchymschädigung oder eine solche der Gefäßveränderungen[14] seien. Dabei ist vor allem die Diskrepanz zwischen vielen Tierversuchen mit fehlenden Gefäßveränderungen und Beobachtungen am Menschen mit schwersten Läsionen der mittelgroßen und der kleinen Blutgefäße schwierig zu erklären. Auch bestehen ausgesprochene Species-Unterschiede:

Affen zeigen schon nach 1800 r energiereicher Röntgenstrahlen schwere Schäden[15], und bei Ratten und Mäusen zerstören 1200 r das Hirngewebe auch schon weitgehend[16], während beim Meerschweinchen 7500 r notwendig sind, um eine Pyknose der Granularzellschicht hervorzurufen[17].

Eine direkte Übertragung der im Tierversuch erhaltenen quantitativen Befunde auf den Menschen ist wohl nicht angängig. Wir benötigen jedoch den Tierversuch wegen der qualitativen Veränderungen, welche im menschlichen Beobachtungsgut nicht in ihren Frühphasen untersucht werden können.

Extrem hohe Dosen (50000 r) rufen schon nach Stunden den cerebralen Tod der Tiere hervor[18]. Eine eigentliche Strahlennekrose der Hirnsubstanz wurde in Versuchen verschiedentlich hervorgerufen. Sie scheint am freigelegten Gehirn bei etwa 5000 r zu beginnen, ohne daß noch Gefäßveränderungen sichtbar sind[19].

---

[1] Literatur Rübe 1954.   [2] Brody und Cullen 1957.
[3] Literatur Warren 1943, S. 127, Zeman 1955, Lacassagne und Gricouroff 1956, Scholz 1934.
[4] Rugh und Wolff 1956, Töndury 1956, Hicks 1950, Wilson und Karr 1951, Wilson et al. 1952.
[5] Van Bogaert und Hermanne 1948, van Bogaert und Radermecher 1955, Sauerbrei 1948, Murphy 1947.
[6] Malamud et al. 1954.   [7] Arnold, Bailey und Harvey 1954.   [8] Buggar et al. 1954.
[9] Foltz et al. 1953.   [10] Greenfield und Stark 1948.
[11] Boden 1948, 1950, Hicks 1953, Sebek et al. 1959.   [12] Fall Kalbfleisch 1947, 13 Jahre.
[13] Van Bogaert und Hermanne 1948.   [14] Hicks 1953, Scholz 1934.
[15] Arnold, Bailey und Harvey 1954.   [16] Hicks und Montgomery 1952.
[17] Alvord und Brace 1957. Weitere experimentelle Arbeiten: Krogh und Bergeder 1957, Schummelfeder 1957.
[18] Hicks et al. 1956.   [19] Guillaume et al. 1952.

Auch nach 20000 r sollen die Gefäße noch intakt sein[1], während das Parenchym schwer nekrotisch wird. Mit dem 23 mev-Betatron, welches einen schmalen Kegel mit äußerst dichter Ionisation produziert, können besonders im Hirnstamm (Hypothalamus) mit 1500—3000 r funktionelle Veränderungen (EEG) und kleine Nekroseherde erzeugt werden; letztere treten jedoch erst nach Monaten auf. Nekrose benötigt 7000 r aus der erwähnten Quelle (= 4200 r 200 kV Röntgenstrahlen); dabei gehen die Glia und die Neurone zugrunde[2]. Das absolute Fehlen einer Neuronophagie soll dabei fast spezifisch für die Strahlenschädigung sein. Dasselbe gilt für die typische Spätreaktion: Gliaproliferation mit Entwicklung zahlreicher monströser, mehrkerniger Gliazellen. Die proliferierenden

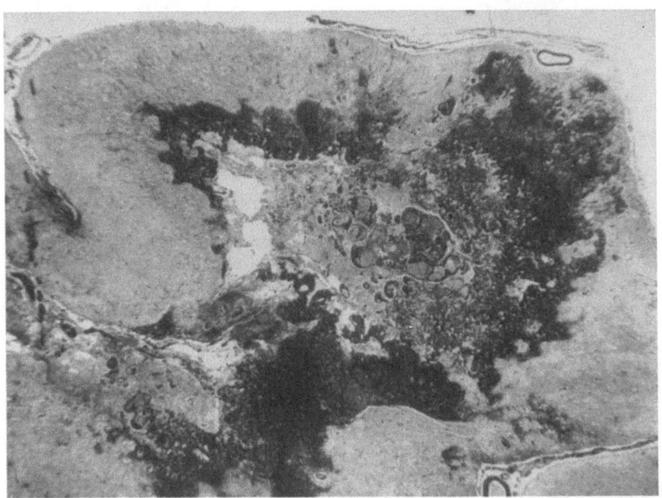

Abb. 149. Ausgedehnte, vorwiegend subcorticale Hirnnekrose nach lokaler Bestrahlung. Methylblaufarbung. (Präparat von Prof. SCHOLZ.) Vergr. 4×.

Astrocyten[17] degenerieren später häufig. Fettkörnchenzellen sind sehr spärlich[3]. Bei kleinen Dosen (4 HED) wurde nach 4—6 Wochen eine Frühreaktion in Form herdförmiger lympho-plasmocytärer Infiltrate und Mikrogliaproliferation beobachtet[4]. Eine ausgesprochene Demyelinisation der weißen Substanz wurde 14 bis 22 Monate nach 820 rep schnellen Neutronen bei Affen beobachtet[5], die Achsenzylinder und die Glia degenerieren in diesen Versuchen erst final.

Gefäßveränderungen vom oben beschriebenen Typ (Kapitel Gefäße) wurden gelegentlich auch bei Tieren beschrieben[6], doch soll bei dieser Art der Strahleneinwirkung die Gefäßempfindlichkeit wesentlich geringer sein als diejenige des Hirnparenchyms[7], was allerdings nach dem im Kapitel Gefäße Gesagten überrascht. Als typisch für die Spätschädigungen des Gehirns nach Röntgenbestrahlung wird die plasmatische Durchtränkung und Wandnekrose der Arteriolen und der kleinen Arterien bezeichnet[4] (Abb. 152, S. 242).

Beim Menschen handelte es sich bisher stets um Spätfälle. Im Vordergrund steht dabei die Nekrose, welche infarktähnliche Umrisse aufweisen kann[8] und

[1] HICKS et al. 1956. [2] ARNOLD, BAILEY und HARVEY 1954, ARNOLD und BAILEY 1954.
[3] GLOBUS et al. 1952. [4] SCHOLZ 1934. [5] VOGEL und PICKERING 1956.
[6] SCHOLZ 1934, BRANDENBURG und MAURER 1954, DUGGER et al. 1954, LYMAN et al. 1933, HICKS 1953.
[7] ARNOLD, BAILEY und LAUGHLIN 1954. [8] SCHOLZ 1934, MARKIEWICZ 1933.

vorwiegend die weiße Substanz betrifft (Abb. 149, 150)[1]. Neben dem fast vollständigen Fehlen reparativer Vorgänge treten nun, wie im Tierversuch, die Ge-

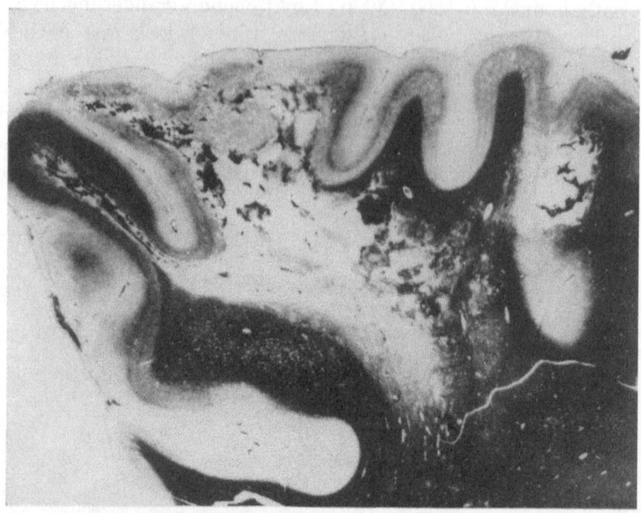

Abb. 150. Markscheidenfarbung bei vorwiegend subcorticaler Hirnnekrose nach Bestrahlung. (Publ. Markiewitz 1933, Präparat von Prof. Scholz.)

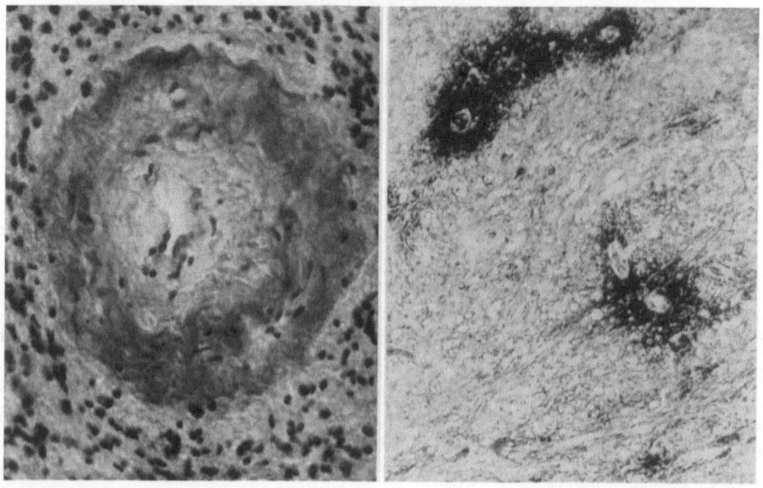

Abb. 151.   Abb. 152.

Abb. 151. Typische Perisklerose einer kleinen Arteriole in bestrahltem Hirnbezirk. Die Adventitia hochgradig verbreitert und kollagenisiert (van Gieson-rot). Vergr. 200×.

Abb. 152. Plasmatische Verquellung der Gefäßwände und Eindringen der plasmatischen Massen in das umgebende Hirngewebe beim Hund. (Präparat von Prof. Scholz.) Vergr. 70×.

websnekrosen in den Vordergrund. Zum Teil sind diese letzteren sicher sekundärvasculärer Natur: Perisklerose[2] (Abb. 151), zum Teil findet man eine Intimafibrose. Ganz typisch ist jedoch die von Scholz (1934) erstmals beschriebene

[1] Dugger et al. 1943, Melka 1958.   [2] Zollinger 1943.

plasmatische Durchtränkung der Arteriolen, welche im Kapitel Gefäße ausführlich beschrieben wurde (Abb. 40, S. 159). Daß es sich dabei tatsächlich um einen Austritt von Plasmabestandteilen handeln muß, kann an der Durchtränkung des umliegenden Parenchyms festgestellt werden (Abb. 152). Möglicherweise hängt auch die von verschiedenen Autoren[1] beschriebene homogene Verquellung der nekrotischen Hirnsubstanz mit teils positiver, teils negativer[2] Kongorotfärbung (Paramyloid) mit dieser Imbibition zusammen. LÖWENBERG und BASSETT (1950) deuten allerdings diese Veränderung als Folge des Gliazerfalles.

Die Mehrzahl der Autoren ist heute der Ansicht, daß die Gefäßveränderungen die Ursache der Hirnschäden seien und eine direkte Röntgenschädigung darstellen. Dies ist bezüglich der typischen *Spätschäden* sicher wichtig[3]. Die oben erwähnten Frühnekrosen nach massivster Rontgenbestrahlung im Tierversuch sind dagegen nach ihrer Art und Topographie als gefäßunabhängige, direkte Folgen der ionisierenden Strahlen aufzufassen. Die von RICKER (1915) entwickelte Theorie der neurogen-vasculären Beeinflussung der peripheren Strombahn läßt sich ohne Gewaltanwendung nicht auch auf diese Schadentypen anwenden.

Was schließlich die Empfindlichkeit der einzelnen Hirnelemente anbelangt, so besteht keine Einigkeit der Autoren. Während die Astrocyten von der einen Seite[4] als besonders empfindlich angesprochen werden, sollen sie nach anderen[5] ausgesprochen resistent sein. Sicher sind die Neuroblasten des unentwickelten Hirns sehr röntgensensibel[6]. Andererseits sind die Markfasern und die Achsenzylinder strahlenresistent[7]. — Die gelegentlich beobachtete Zerstörung des Terminalreticulums wird als indirekter Strahlenschaden zufolge funktionellen Ausfalls des Erfolgsorgans (Gefäße!) gedeutet[8].

15. Auge[9].

Bei diesem Organ interessiert in erster Linie die durch ionisierende Strahlen hervorgerufene Kataraktbildung. Während früher nur relativ hohe Dosen als kataraktogen angesprochen wurden[10], wissen wir heute, daß Katarakte schon durch 500 r Röntgen- oder Gammastrahlen, 500 rep[11] und sogar durch 10—20 rep schnelle Neutronen hervorgerufen werden können[12]. Bei Physikern, welche mit dem Zyklotron oder anderen Atomspaltungsprozessen arbeiteten, trat Strahlenkatarakt in Erscheinung, ebenso bei $^1/_6$ der untersuchten Atombombenopfer[13]. Kinder sollen besonders empfindlich sein. Beim Kaninchen entstehen nach 200—800 r Totalbestrahlung ebenfalls Katarakte[14]. (Ganz ähnliche Katarakte werden auch nach Kurzwellen-Therapie und durch die etwas kürzeren Wellen bei Gießern[15] beobachtet.) Der Zeitpunkt bis zum Auftreten der ersten Trübungen im Spaltlampenbild hängt stark von der Dosis und dem Alter des Betroffenen ab. Je größer die Dosis und je jünger das Individuum ist, desto früher[16] setzen die Veränderungen ein. Nach kleinen Dosen (500 r Röntgen) kann eine Latenzzeit von mehreren Jahren verstreichen, so daß die ursprüngliche Strahleneinwirkung unter Umständen schon in Vergessenheit geraten ist[17]. Zwei Wochen nach 2000 r setzen die ersten histologisch erfaßbaren Schäden am besonders empfindlichen

---

[1] Literatur ZEMAN 1955.   [2] VAN BOGAERT und HERMANNE 1948.
[3] ZEMAN 1955, WARREN 1942.   [4] CAMPBELL und NOVICK 1949.
[5] ARNOLD und BAILEY 1954.   [6] TÒNDURY 1956.
[7] HICKS und MONTGOMERY 1952, SCHOLZ 1949, REYNOLDS 1946.   [8] JOHN 1947.
[9] Literatur HAM 1953. SZILY 1937, WARREN 1943, S. 304, FURTH und UPTON 1933, TULLIS 1958.
[10] RADOS und SCHINZ 1922.   [11] McDONALD et al. 1955.   [12] HAM 1953.
[13] KANDORI und MASUDA 1956.   [14] POPPE 1957.   [15] COGAN 1950.
[16] COGAN und DONALDSON 1951, McDONALD et al. 1955.   [17] BEHRENS 1949.

Linsenepithel ein[1]: Kernfragmentation, Zell- und Kernschwellung usw.[2]. Dann wandern die Epithelzellen der Äquatorialregion gegen den hinteren Linsenpol, wodurch die seitliche Faserbildung wegfällt und dafür am hinteren Pol reichlich Fasern im Überschuß entstehen, wodurch eine Kapselverdickung hervorgerufen wird[3]. Diese Wanderung geht langsam vor sich, was die lange Latenzzeit des Röntgenkataraktes erklären soll[4]. In erster Linie aber ist die Trübung eine Folge der Verquellung der Linsenfasern und der subepithelialen Vacuolen- und Bläschenbildung, wobei die allgemeine Zellverarmung des Linsenepithels mitspielen soll[5]. Besonders bei jungen Salamanderlarven läßt sich dieser Vorgang deutlich verfolgen: Die Linsenkapsel zeigt eine oder mehrere Berstungen, und die verquollene Fasermasse tritt in die Vorderkammer aus[6]. Die Trübung ist somit eine Folge eindeutig feststellbarer Zell- und Intercellularsubstanzveränderungen. Sie setzt am hinteren Pol subkapsulär ein und ist ziemlich scharf auf den bestrahlten Linsensektor beschränkt[7]. Die ungewöhnlich hohe Strahlensensibilität der jugendlichen Linse wird durch die Tatsache erklärt, daß im Jugendalter die Linsenepithelzellen sehr proliferativ sind.

Die Cornea stellt ein sehr beliebtes Objekt für die Verfolgung der Zellveränderungen nach Beeinflussung durch ionisierende Strahlen dar. Alberti und Politzer (1924) entdeckten am diesem Objekt den Primär- und den Sekundäreffekt nach Bestrahlung. — Weiter stellt das embryonale Auge ein sehr geeignetes Testorgan für die radiogene Mißbildungsauslösung dar[8]. Wie beim Zentralnervensystem schon besprochen wurde, ist auch das Auge während der intrauterinen Entwicklung äußerst strahlenempfindlich. Nach 100 r zeigen 50% der intrauterin bestrahlten Ratten Anophthalmie, Mikrophthalmie usw.[9].

III. Strahlen und Krebs.
Der cancericide Effekt ionisierender Strahlen.
1. Einleitung.

Über ein halbes Jahrhundert ist seit der ersten Verwendung ionisierender Strahlen zur Carcinombekämpfung verflossen. Enorme Fortschritte wurden teils empirisch, teils auf experimentellem Wege erzielt. Als neue Form wurde die Therapie mit künstlichen radioaktiven Isotopen entwickelt[10]. Trotzdem gelang der Wissenschaft die Abklärung der dabei wesentlichen pathogenetischen Vorgänge nur unvollkommen. Die Erklärung ist wohl in erster Linie in der engen Verknüpfung dieses Problems mit den weit offen stehenden Fragen der Grundvorgänge des Zell- und Gewebslebens ganz allgemein zu erblicken. Ganz sicher steht heute, daß es sich um einen sehr komplexen Prozeß handelt, wobei neben der direkten Tumorbeeinflussung die Umgebungsreaktion und in nicht unbeträchtlichem Maße auch Vorgänge im Gesamtkörper zu berücksichtigen sind. Erschwerend bei der praktischen Beurteilung bestrahlter Gewebe ist ferner die von Fall zu Fall ändernde Verzettelungsart der Strahlendosis und die Problematik der effektiv absorbierten Strahlenmenge im Herd (Herddosis). Trotz all dieser Schwächen unseres Wissens lohnt sich eine Übersicht über das bisher Bekannte sicherlich, auch wenn es sich nur um eine Art Sprungbrettbildung für die zukünftige Forschung handeln sollte.

---

[1] Poppe 1957.   [2] Sallmann 1952.   [3] Cogan et al. 1952.
[4] Ham 1953.   [5] Politzer 1956, Lobeck 1937, Szily 1937.
[6] Politzer 1956.   [7] Alter und Leinfelder 1953.
[8] Literatur Werthemann 1955, Rugh und Wolff 1955.
[9] Wilson und Karr 1951.   [10] Literatur Müller 1953.

2. Die Morphologie bestrahlter Tumoren.

a) Die Parenchymveränderung.

Die direkte Zelldestruktion (kaustischer Effekt[1] oder Cytolyse[2]), analog der Frühveränderung sehr strahlensensibler Gewebe (z. B. Lymphknoten, Hoden usw.), läßt sich bei menschlichen Tumoren nur selten erkennen (Abb. 153). Die

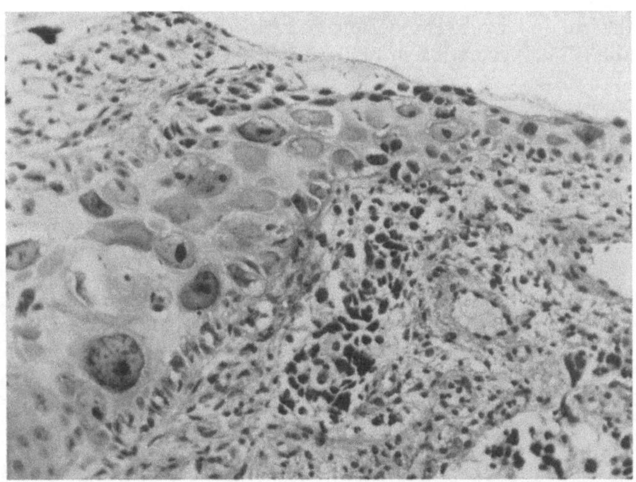

Abb. 153. Undifferenziertes Pflasterzell-Carcinom der Mundschleimhaut $2^{1}/_{2}$ Tage nach 1848 rl: Schwerer kaustischer Effekt, vollständige Pyknose der Tumorzellkerne (Strang zwischen Pfeilen). Das normale Mundepithel links zeigt deutliche Kern-, Zell- und Nucleolenschwellung. Vergr. 150×.

moderne Strahlentherapie arbeitet auch nicht mit den für diese Effekte notwendigen hohen Einzeldosen. Am deutlichsten ist der Frühtod beim lympho-

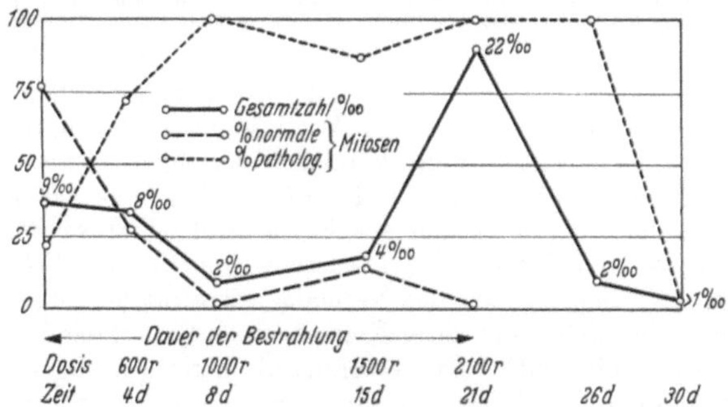

Abb. 154. Kurvenmäßiger Verlauf von typischen und atypischen Mitosen sowie der Mitosegesamtzahl in Beziehung zu Dosis und Zeit. (Nach ENGLMANN 1938.)

epithelialen Carcinom der oberen Luftwege zu verfolgen. Schon nach wenigen Stunden sind die Kerne pyknotisch; die Zellen zeigen rasch einsetzende Nekrose.

Bei weniger röntgensensiblen Tumoren ist eines der ersten Zeichen der Röntgenveränderung der Abfall der Mitosengesamtzahl[3] (Abb. 154), wobei die noch übrigbleibenden Mitosen durchwegs pathologisch sind. Das Maximum des Abfalls wird 30 min nach 1000 r erreicht[4]. Entscheidend bei der Beurteilung soll

---

[1] LACASSAGNE und GRICOUROFF 1956.   [2] MITCHELL 1946.
[3] ENGLMANN 1938.   [4] LASNITZKI 1948.

dabei einzig die Telophase sein[1]. Die Größe und die Polymorphie der Chromosomen fällt ganz besonders auf (Abb. 156). Der weitere Verlauf der Mitosekurve mit dem Sekundäreffektgipfel[2] geht aus Abb. 154 hervor. Das mitosefreie Intervall ist ganz verschieden je nach Tumor- und Bestrahlungsart[3]. In dieser Zeitphase ist die Strahlensensibilität gegenüber erneuter Röntgenbestrahlung stark herabgesetzt, während sie in der Zeit des erneuten Mitoseanstieges naturgemäß wieder zunimmt[4].

Ebenfalls zu den Frühveränderungen kann die Vacuolenbildung gerechnet werden (Abb. 156)[5]. Sie wird in erster Linie im Protoplasma beobachtet und

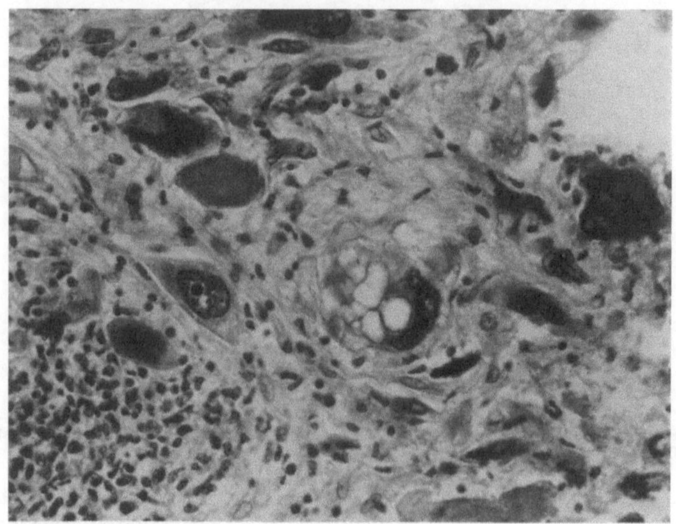

Abb. 155. Bestrahltes Oesophagus-Carcinom. Protoplasma-Vacuolen, Vergroßerung der Kerne und der Zellen. Nucleolenvergroßerung. Dissoziation der Zellen, beginnende bizarre Formen. Vergr. 200×.

soll schon nach 5 min nach dem Bestrahlungsabschluß auftreten können[6]; die Vacuolen bleiben monatelang nach der Bestrahlung bestehen (Abb. 156) und lassen sich besonders im Phasenmikroskop leicht verfolgen[7]. Etwas später treten auch Kernvacuolen auf (Abb. 156). Gelegentlich kann eine Ausstoßung dieser Kernvacuolen unter Zugrundegehen des Kerns beobachtet werden[8].

Schon nach wenigen Tagen stellt sich ferner eine deutliche Zellvergrößerung ein, wie sie bei der Besprechung des Normalgewebes oft hervorgehoben wurde. Die Durchmesser der Zellen und ihrer Kerne können bis auf das Vier- und Mehrfache anwachsen (Abb. 158)[9]. An der Hefezelle konnte nachgewiesen werden, daß diese Zellschwellung auf einer gleichmäßigen Vermehrung der Protoplasma- und Kernbestandteile beruht und nicht nur auf einer Wasserzunahme[10]. Quantitativ geht die Zellvergrößerung der verminderten Wachstumsintensität der Zellen parallel[11].

Zu den Kernveränderungen gehört ferner eine starke Vergrößerung der Nucleolen[12] (Abb. 158). Weitere Veränderungen betreffen vor allem das Protoplasma.

---

[1] LUTHER 1942/43.   [2] HELMKE 1948, GLÜCKSMANN 1945/46.
[3] HAMPERL und SCHWARZ 1927, REICHE 1954.
[4] JÜNGLING und LANGENDORFF 1939, Literatur.   [5] ZEITZ und FENDEL 1953.
[6] WARREN 1945.   [7] HOFMANN 1954.   [8] WOLF 1940.   [9] ENGLMANN 1933.
[10] BRACE 1950.   [11] KLEIN und FORSSBERG 1954.   [12] SCHERER et al. 1953.

Sie bestehen in degenerativen Prozessen, wie Verfettung, Glykogenspeicherung und Bildung von Amyloidtropfen[1]. Ferner treten grobe acidophile Einschluß-

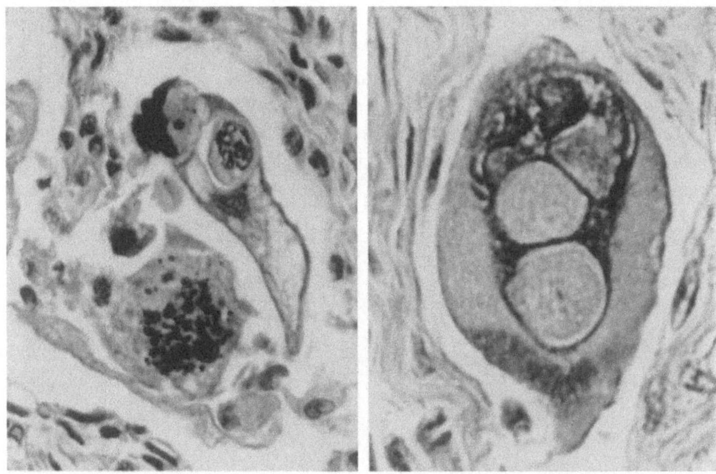

Abb 156   Abb. 157.

Abb. 156. Pathologische Mitosen mit außerordentlich zahlreichen und vergrößerten Chromosomen. Pflasterzell-Carcinom der Lippe, 3 Tage nach 2800 rl. Vergr. 500×.

Abb. 157. Ausgedehnte Kern-Vacuolen und Zellvergrößerung. Bestrahltes Oesophagus-Carcinom. Vergr. 700×.

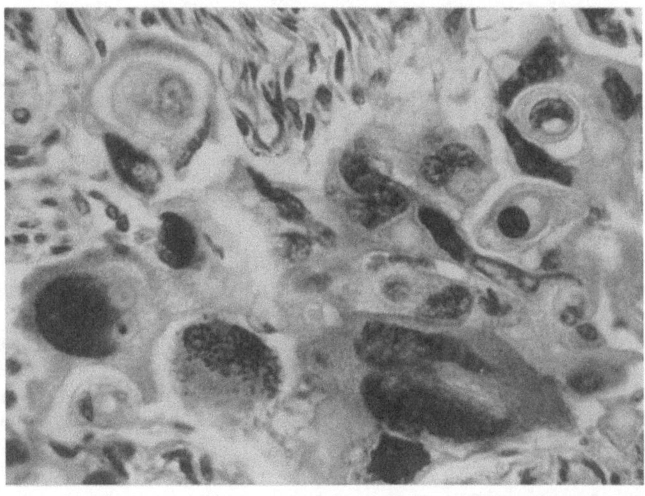

Abb. 158. Bestrahltes Pflasterzell-Carcinom des Oesophagus Starke Verformung und Schwellung der Zellen und der Kerne, rechts „Vogelaugen" erkennbar, links eine pathologische Mitose und in der Mitte eine mehrkernige Riesenzelle Vergr. 500×.

körper im Protoplasma in Erscheinung[2] (Abb. 157). Die Zellschädigung äußert sich auch in bläschenförmiger Schwellung der Mitochondrien[3], also einer trüben Schwellung, die jedoch keineswegs einen strahlenspezifischen Vorgang darstellt[4]. Eine besondere Strahlenanfälligkeit der Mitochondrien[5] konnten wir jedoch

---

[1] ENGLMANN 1938.　　[2] ZOLLINGER 1951c.　　[3] ENGLMANN 1938, LUDFORD 1932.
[4] ZOLLINGER 1948.　　[5] DEL BUONO 1940.

weder in Tumoren noch im Normalgewebe feststellen[1]. Der Golgi-Apparat wird plump und fragmentiert[2].

Parallel zu diesen Vorgängen nehmen die Tumorstränge eine ganz unregelmäßige, zackige Form an. Die Kerne zeigen eine starke Verklumpung sowie Verdichtung des Chromatinnetzes. Gleichzeitig treten zufolge Endomitosebildung mit Polyploidie[3] mehrkernige Riesentumorzellen auf. Ferner werden die Zellen ungemein vielgestaltig (Abb. 155, 158),[4] so daß das Gesamtbild der Tumorstränge ein äußerst unruhiges wird. Dazu kommt eine Verminderung der Kohäsion der Tumorzellen untereinander, wodurch die Stränge oft ganz zerrissen und in ihre Einzelelemente aufgelöst erscheinen. Die Umrandung und vielleicht auch die

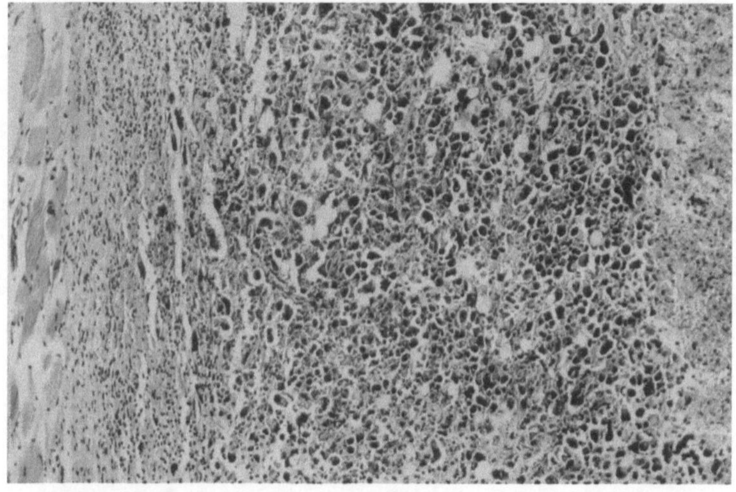

Abb. 159. Bestrahltes, solid wachsendes Ehrlich-Carcinom der Maus, 5 Tage nach 6000 r Herddosis. Rechts nekrotische Tumorperipherie. Darauf folgt ein breiter Mantel, bestehend aus außerordentlich polymorphen, stark vergroßerten Tumorzellen, welche aus dem Verband herausgelost zu sein scheinen; links Tumorbett mit geringgradiger Entzundung. Vergr. 60×.

Phagocytose von nekrotischen Tumorzellen durch noch lebende Zellen gibt Anlaß zu „Vogelaugenbildungen" (Abb. 158)[5]. Noch nach vielen Monaten können diese Formabweichungen bestrahlter Tumoren festgestellt werden[6].

Die große Zahl von völlig pyknotischen Kernen und von kernlosen Zell-Leichen zeigt, daß es sich bei diesem Veränderungskomplex um den Ausdruck einer schweren Zellschädigung handelt, welche heute meist als Letalmutation[6] betrachtet wird. Eine noch normale mitotische Vermehrung solcher Zellen scheint kaum mehr möglich zu sein. Wenn bei einem bestrahlten Ehrlich-Carcinom der Maus die Randzone um das nekrotische Zentrum nur noch aus solchen bizarren Riesenzellen besteht (Abb. 159, 160), so kann mit Sicherheit eine totale Strahlensterilisation des Tumors erwartet werden. Gleichartige Riesenzellen lassen sich übrigens auch in der bestrahlten Zellkultur von HeLa-Zellen (undifferenziertes Pflasterzellcarcinom) erkennen[7].

Die Mehrzahl der Autoren nimmt an, daß es sich auch bei diesen eigenartigen Riesenzellen um eine Folge von Letalmutationen[8] oder von chemischen Ver-

---

[1] Siehe auch Warren 1942.   [2] Fogg und Warren 1937.
[3] Rothlin und Undritz 1946, Mitchell 1946, Koller 1949.
[4] Berger 1954.   [5] Prym 1924.   [6] Englmann 1938.
[7] Puck und Marcus 1956.   [8] Englmann 1938, Melnick und Bachem 1937.

änderungen handelt, welche den Mitoseablauf früher oder später — einzelne mitotische Teilungen kommen immer noch vor — durch Chromosomenschäden[1] so grundlegend stören, daß die Zelle sozusagen „im Kindbett" stirbt. Es kommt dadurch zu einer langsam gegen die Strangperipherie wandernden Überalterung der Zellen. welche allmählich zu einem Absterben an der Peripherie führt. Die dadurch hervorgerufene reaktive Entzündung frißt dann die Stränge gewissermaßen seitlich an (Abb. 161).

Die chemischen Veränderungen sind an sich eindeutig, jedoch schwer zu interpretieren. Schon wenige Stunden nach 600 r depolymerisieren die Desoxyribonucleinsäuren[2] und nehmen mengenmäßig ab[3]. Parallel dazu verläuft ein Ribonucleinsäurenzuwachs[4]. Sicher handelt es sich im großen ganzen um eine schwere Hemmung des intercellulären Eiweiß - Stoffwechsels[5]. In diese Richtung deuten auch die Einschlußkörper, welche bei zahlreichen Prozessen mit der Hemmung der Eiweiß-Synthese[6] in den Zellen auftreten.

In der Regel sind die beschriebenen Vorgänge in der Peripherie größerer Tumorzellstränge deutlicher zu erkennen als im Strangzentrum, doch wird auch das umgekehrte Verhalten nicht selten angetroffen. Im

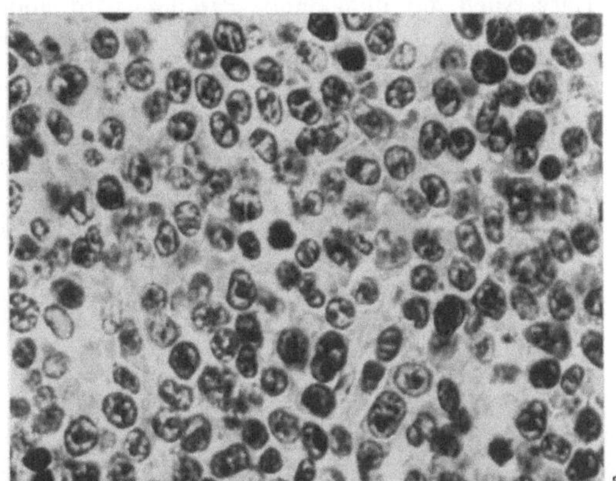

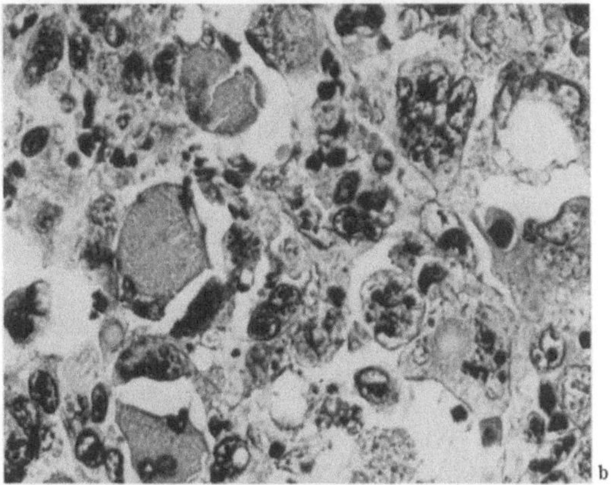

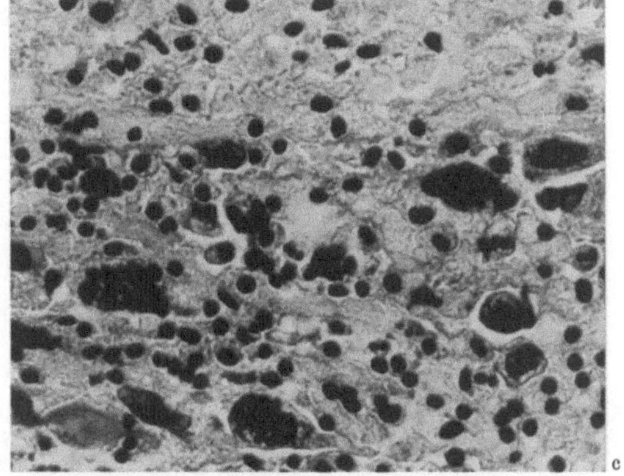

Abb. 160a—c. a Solid wachsendes Ehrlich-Carcinom der Maus ohne Rontgenbestrahlung. b Starke Zellvergroßerung mit Kernschwellung 3 Tage nach 6000 r. c Ausgesprochene Kernpyknosen und teilweise Zellzerfall, 7 Tage nach 8000 r. Vergr. 400×.

[1] KOLLER 1947, Literatur.
[2] NAGAI et al. 1954.
[3] MIURA 1955, MITCHELL 1946, BURSTONE 1953, KLEIN und FORSSBERG 1954.
[4] KLEIN und FORSSBERG 1954. KOLLER 1947, NAGAI et al. 1954.
[5] BRUES 1952, ENGLMANN 1938, KOLLER 1949, MITCHELL 1946.   [6] ZOLLINGER 1951 c.

Tierversuch mit dem Shope-Papillom wird eindeutig die Peripherie der Stränge durch Röntgenbestrahlung zuerst geschädigt[1], ebenso beim menschlichen Pflaster-

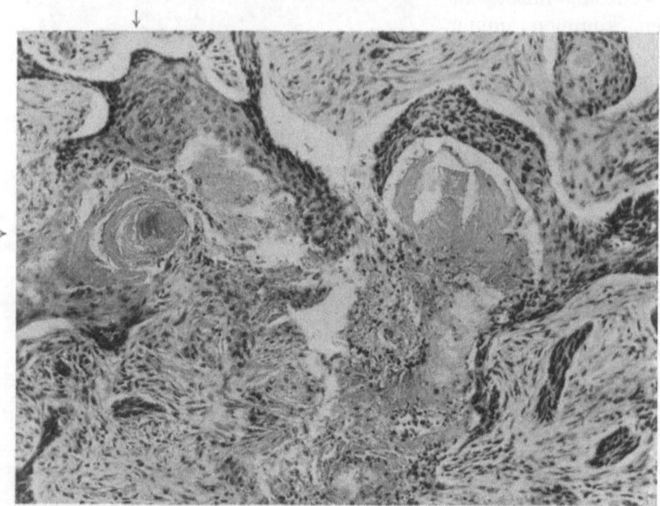

Abb. 161. Bestrahltes Basaliom (12 Tage nach 3200 r): Vermehrte Ausdifferenzierung der Zellen im Sinne eines Pflasterepithels mit Zellvergroßerung und Bildung vermehrter Hornkugeln (Pfeile). Unten ist das Epithel an der Strangperipherie schon vollständig nekrotisch, das entzundliche Gewebe invadiert die Tumorstränge. Vergr. 80×.

zellcarcinom[2] (Abb. 162). Es hängt dies vermutlich einerseits mit der schlechten Durchblutung und dementsprechend reduzierten Stoffwechselaktivität in den

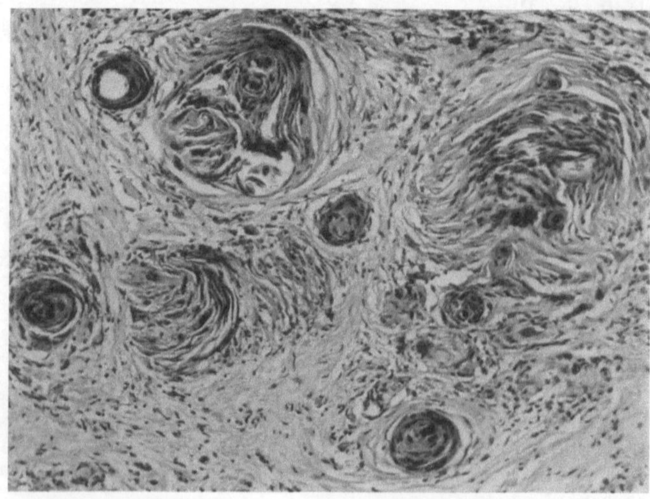

Abb. 162. Bestrahltes verhornendes Pflasterzell-Carcinom der Zunge 3 Wochen nach 7000 rl. Strangperipherie vollstandig abgestorben, Hornlamellen noch erkennbar. Das Stroma sehr stark sklerosiert. Vergr. 80×.

Strangzentren ab, und anderseits sind die weniger stark differenzierten proliferativen Basalzellen an sich sensibler. Gelegentlich allerdings werden besonders in

---

[1] Friedewald und Anderson 1943.   [2] Berger 1954.

den Spätstadien vermehrte zentrale Nekrosen festgestellt[1] (Abb. 161). Wir deuten dies als Folge der Gefäßläsionen, wobei die besonders schlecht ernährten Strangzentren zuerst unter der Anoxie leiden. Dieser Vorgang muß als zwar röntgenverstärkt jedoch für den Normaltumor schon typisch angesprochen werden.

Die lebenden Zellen werden in der Folge immer mehr voneinander isoliert und die nekrotischen Zell- und Tumorbezirke fallen schließlich der Resorption anheim. Neben den massiven Tumorstrangnekrosen, welche von den Spontannekrosen nicht zu unterscheiden sind, sind die herdförmigen Zellzerfallsinseln, welche zu einer spitzenmusterähnlichen Struktur der Stränge führen[2], strahlen-

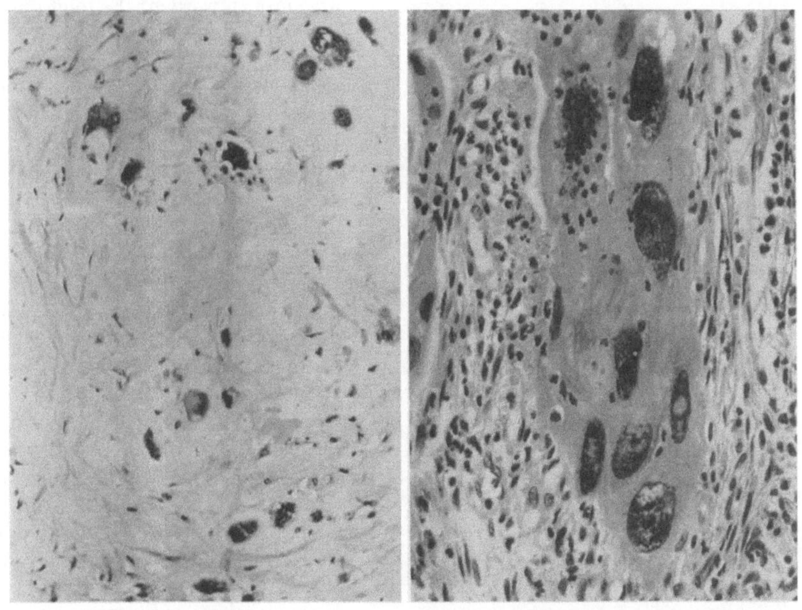

Abb. 163.Abb. 164.

Abb. 163. Subtotale Sterilisation eines Mamma-Carcinoms (Vorbestrahlung vor der Operation) 2000 rl vor 20 Tagen. Nur noch einzelne, schwer geschädigte Tumorzellen im hochgradig hyalinisierten Stroma erkennbar. Vergr. 200×.

Abb 164. Bestrahltes Pflasterzell-Carcinom. Der Tumorzellstrang zeigt hochgradige Zell- und Kernvergrößerung und beginnenden Kernzerfall mit Leukocyteninvasion Vergr. 200×

spezifisch. Teilweise können die Nekrosen auch dystrophisch verkalken[3]. Bei nicht kompakt wachsenden Carcinomen (Mamma usw.) bleiben schließlich nur noch einzelne hochgradig geschädigte Tumorzellen zurück (Abb. 163), nach deren Absterben das Gewebe als sterilisiert bezeichnet werden kann (Abb. 165c).

b) Die Stromaveränderungen.

Neben den bisher verfolgten Veränderungen des tumoreigenen Gewebes dürfen jedoch auch die Stromaveränderungen nicht außer acht gelassen werden[4]. Grundsätzlich weichen sie nicht von den in den Kapiteln Bindegewebe, Gefäße und Entzündung geschilderten Prozessen ab. Ganz sicher ist festgestellt, daß die Stromaveränderungen denjenigen des Parenchyms, wenigstens in der ersten

---

[1] BAUMANN-SCHENKER 1937.   [2] PROPST 1957.
[3] ENGLMANN 1938, WILLIAMS und CUNNINGHAM 1951, MELNICK und BACHEM 1937.
[4] Literatur s. STÄHLI 1939.

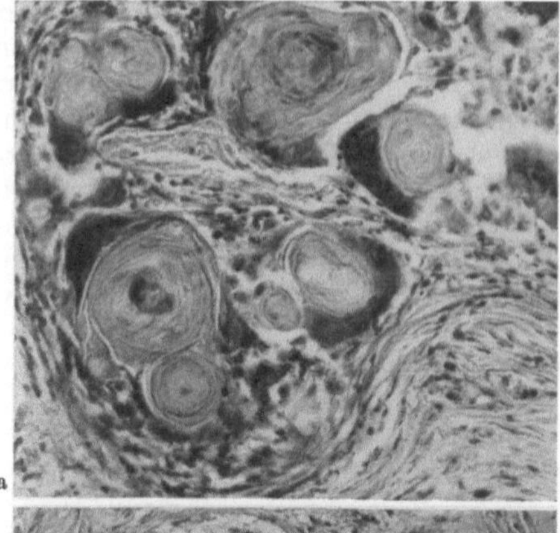

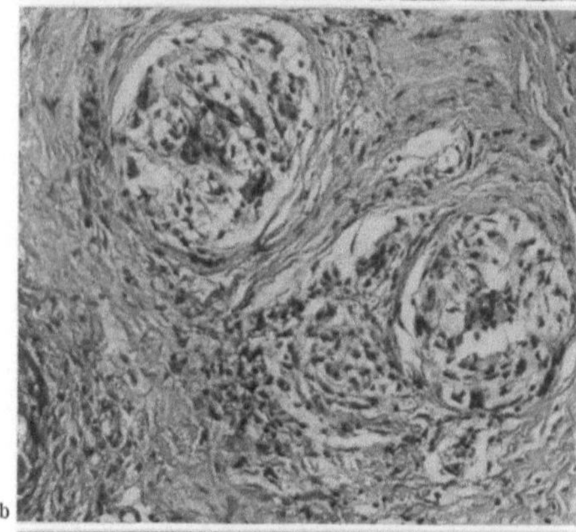

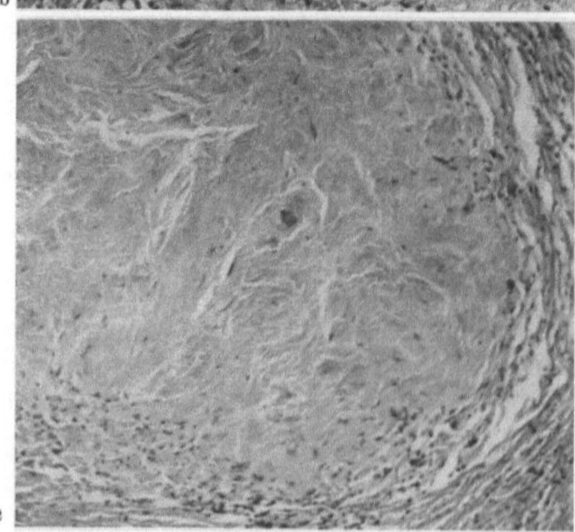

Abb. 165 a—c. a Riesenzellbildung um die Hornkugeln bei bestrahltem Pflasterzell-Carcinom. b Tumorzellstränge vollständig verschwunden, nur noch rundliche Fremdkorpergranulome vorhanden. c Rundliche hyaline Narbe bei rontgensterilisiertem Pflasterzell-Carcinom. Vergr. 100×.

Phase, nachfolgen[1]. Die jeden malignen Tumor begleitende perifokale lymphoplasmocelluläre Entzündung flaut in den ersten Tagen nach der Bestrahlung — wenn nicht eine kaustische Wirkung auf den Tumor erzeugt wurde — stark ab, um dann von ganz wechselnd zahlreichen polynucleären Leukocyten abgelöst zu werden. Es folgt darauf eine sog. „biopositive Phase"[2], auch „erosive" Reaktion[3] genannt, mit Bindegewebsproliferation, wobei sich vereinzelt Phagocyten in Fibroblasten umwandeln sollen[4]. Auch Lymphocyten erscheinen wieder in großer Zahl; kleine Dosen sollen ihre Zahl noch vermehren und die Tumorabwehr durch den Körper aktivieren[5]. Als Ursache für diesen neuen Entzündungsschub müssen die strahlenbedingten Gewebsalterationen und vor allem das kontinuierliche Absterben der Tumorzellen ins Auge gefaßt werden. „Agonale" Tumorzellen werden von Leukocyten invadiert und abgebaut (Abb. 164)[6]. Liegen bei bestrahlten hochdifferenzierten verhornenden Pflasterzellcarcinomen nach Absterben der vitalen Zellen ganze Hornwirbel frei im Stroma, so werden sie von einem typischen Fremdkörpergranulationsgewebe mit vielen Riesenzellen umhüllt (Abb. 165a) und schließlich abgebaut (Abbildung 165b). Nach Abschluß der erfolgreichen therapeutischen Tumorbestrahlung geben nur noch einzelne hyaline Narben (Abb. 165c) Kenntnis vom zerstörten Parasitenleben.

Die Form dieser Narbe ist frühestens 1 Monat nach Bestrahlung durch die Kernarmut einerseits und die enorme Dichte, Plumpheit und Hyalinisation der Fasern andererseits charakterisiert (Abb. 165c)[7].

[1] PRYM 1924, 1926, DÖDERLEIN 1923, ASCHOFF 1913, DOMAGK 1928, HAMPERL und SCHWARZ 1927.
[2] WINDHOLZ 1947a, SCHOBER 1955.   [3] NÖDL 1955.   [4] CRAMER 1932.
[5] MURPHY und NAKAHARA 1920.   [6] ENGLMANN 1938.
[7] WARREN 1947, RÜHL 1954, WILLIAMS und CUNNINGHAM 1951.

Ihre Ausdehnung beschränkt sich in der Regel auf denjenigen Bezirk, der vom ursprünglichen Tumor und seiner Begleitentzündung eingenommen worden war (Abb. 166). Sie verdankt ihre Entstehung somit nicht der Röntgenwirkung auf das Gewebe ganz allgemein, sondern sie ist das Resultat von Strahlenwirkung, Tumorzerfall und perifokaler Entzündung[1]. Wie schon bei den Organen mehrfach beschrieben wurde, leiden die eventuell noch vorhandenen Parenchymbestandteile im Bereich einer solchen Narbe wegen der erschwerten Diffusion und der reduzierten Blutzufuhr naturgemäß sehr empfindlich. Dazu kommt noch die Durchblutungsdrosselung auf Grund der typischen Röntgenläsion der Gefäße. Im günstigsten Fall (vom Tumorwirt aus betrachtet) wird somit „das Tumorbett zum Tumorsarg". Ist noch Tumorgewebe zurückgeblieben, so wird dasselbe infolge der Ernährungsverschlechterung und der kompakten Natur der Narbe gezwungen, seine Wachstumsweise anzupassen. Ursprünglich breitsträngig wachsende Tumoren lösen sich in Einzelteile oder schmale Stränge auf[2]. Besonders typisch ist diese Formumwandlung bei den bestrahlten Basaliomen. Die ursprünglich filigranartig geformten, breiten Stränge werden schmäler und zackiger (Abb. 167), die Zellen (zufolge Ernährungserschwerung?) polymorpher, weshalb die Differentialdiagnose gegenüber dem undifferenzierten Pflasterzellcarcinom ohne Kenntnis der Röntgenanamnese fast unmöglich sein kann (Abb. 168)[3]. Beweisend für vorhergehende Bestrahlung ist jedoch diese Dissoziation keineswegs, der Unterschied zur unbestrahlten Geschwulst ist nur ein quantitativer[4]. — Der Tumor wird durch das Stroma zwar aufgesplittert, doch besteht keine Einigkeit über die Frage, ob die

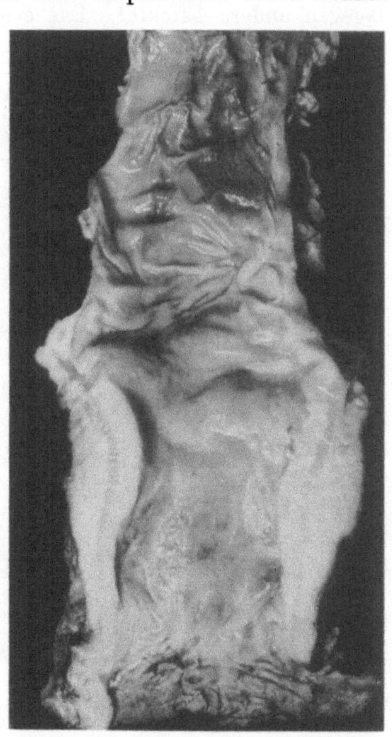

Abb. 166. Ausgedehnte Narbe nach bestrahltem Rectum-Carcinom, Tumor geheilt. Die Narbe entspricht nicht dem Bestrahlungs-, sondern dem ehemaligen Tumorbereich.

Tumorzellen durch diesen Vorgang auch abgetötet werden. Zahlreiche Beobachtungen sprechen gegen diese Annahme[5], während andererseits jedoch an einer Verschlechterung der allgemeinen Lebensbedingungen der Tumorzellen in diesem hyalinen, gefäßarmen Stroma nicht gezweifelt werden kann[6].

3. Zur Frage der Spezifität der Veränderungen bestrahlter Tumoren.

Seitdem die Strahlenveränderungen der Tumoren histologisch untersucht werden, kommen die Untersucher immer wieder zum selben Schluß[7]: Die einzelnen Veränderungen sind keineswegs spezifisch, ihr Gesamtkomplex läßt jedoch mit

---

[1] KOLLER und SMITHERS 1946. LUBARSCH und WÄTJEN 1928, DEVIK et al. 1950, SEULBERGER et al. 1929, HAMPERL 1956.
[2] CRAMER 1932.   [3] HARTMANN 1957.   [4] SCHOBER 1955.
[5] RUTISHAUSER und MAJNO 1947. LUBARSCH und WATJEN 1928.
[6] OUGHTERSON et al. 1940, JOLLES und KOLLER 1955.
[7] PRYM 1926, LUBARSCH und WATJEN 1928, ENGLMANN 1938, RUTISHAUSER und MAJNO 1947 u. a.

großer Wahrscheinlichkeit die Diagnose eines Röntgeneffektes stellen. Dies überrascht nicht, sind doch auch die übrigen Gewebsveränderungen (s. vorhergehende Kapitel) nur in ihrer Gesamtheit charakteristisch für die Wirkung ionisierender Strahlen. Dies gilt vor allem für die Stromaläsionen, weniger für die eigenartige Bizarrheit des bestrahlten Tumors. Allerdings können auch Kreislaufbehinderung, Infekte und sicher noch andere bis heute nicht durchschaubare Einflüsse ein ähnliches Bild erzeugen.

Die heute im wachsenden Gebrauch stehenden radiomimetischen Stoffe haben dagegen andere Effekte[1]. Das erwähnte bizarre Tumorbild tritt dabei nach

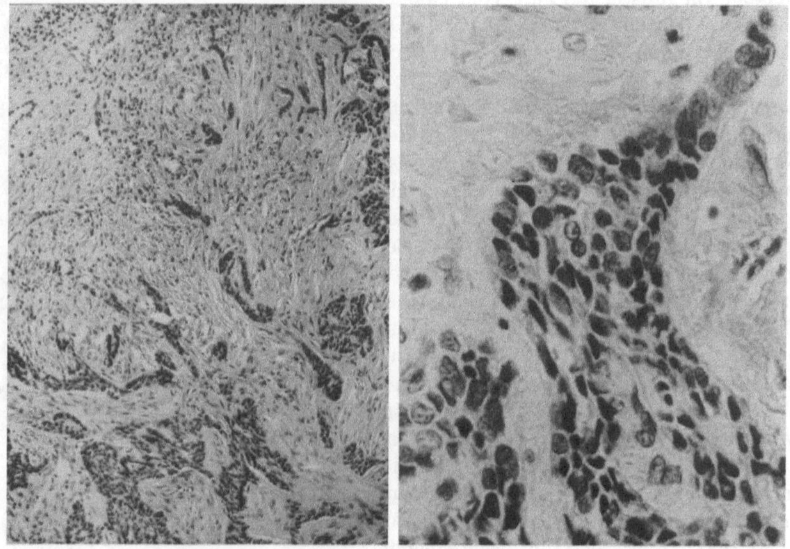

Abb. 167.   Abb. 168.

Abb. 167. Ungenügend bestrahltes Basaliom. Die Tumorzellstrange werden schmal und zackig begrenzt, das Stroma ist hochgradig sklerosiert. Vergr. 70×.

Abb. 168. Ungenügend bestrahltes Basaliom. Starke Zellkernvergroßerung und Polymorphie. Fast nicht von undifferenziertem Pflasterzellcarcinom zu unterscheiden! Vergr. 300×.

unseren Beobachtungen nicht in Erscheinung. Ferner ist die Stromareaktion eine viel geringgradigere; die für die Röntgenspätveränderung typischen hyalinen Narben treten nicht oder doch viel weniger deutlich in Erscheinung. Was die direkte Parenchymwirkung z. B. durch NH_2 anbetrifft so ist sie gegenüber der Röntgenveränderung stark verzögert[2].

4. Die Ausdifferenzierung bestrahlter Tumoren[3].

Jeder praktisch tätige Pathologe hat wohl nach Vergleich zahlreicher Tumoren vor und nach Bestrahlung den Eindruck einer verstärkten Ausdifferenzierung nach massiver Einwirkung ionisierender Strahlen. Läßt sich dieser Eindruck aber auch belegen? Die Vielgestalt maligner Tumoren, die starken Unterschiede zwischen verschiedenen Entnahmeorten des Primärtumors und zwischen ihm und seinen Metastasen lassen diese Frage auch heute, 50 Jahre nachdem DOMINICI und BARCAT (1907) die Ausdifferenzierungslehre geschaffen haben, nicht ein-

---

[1] LACASSAGNE 1950.   [2] KOLLER und CASARINI 1952.   [3] Literatur ANDERSEN 1949.

deutig beantworten. Die gegen ein röntgenbedingtes Ausdifferenzieren votierenden Autoren erblicken in der vermehrten Hornbildung des Pflasterzellcarcinoms und ähnlichen Veränderungen nicht das Resultat einer Ausdifferenzierung, sondern einer Degeneration[1], einer Fehldeutung eingeschlossener Epidermiszapfen[2] oder einer selektiven Auswahl der hochdifferenzierten Zellen durch Abtötung der sensiblen, weniger differenzierten Elemente[3]. Auf der anderen Seite aber spricht schon die Überlegung für eine vermehrte Gewebsausreifung des Tumors nach nicht cancericider Röntgenbestrahlung, handelt es sich doch um eine Teilungsverhinderung. Teilung und Differenzierung sind jedoch entgegengesetzte Phänomene[4]. Die Zellvergrößerung zeigt, daß diese Überlegung richtig

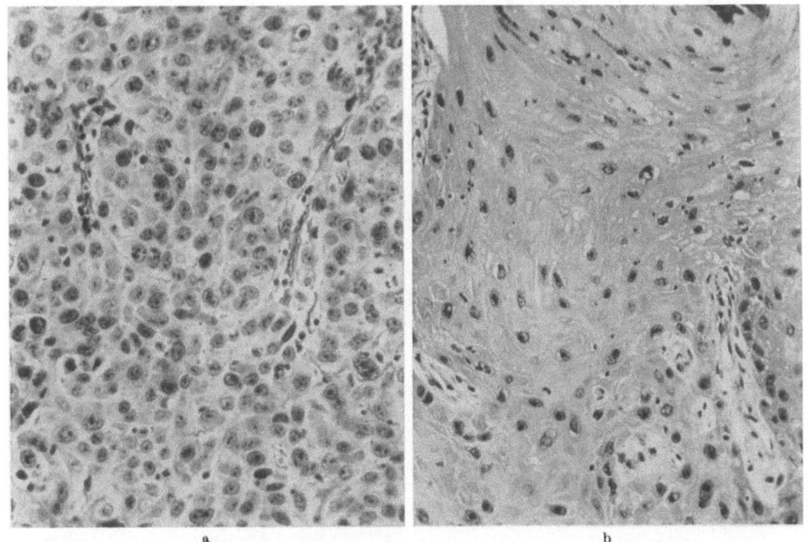

a   b

Abb. 169a u. b. Wenig differenziertes Pflasterzellcarcinom der Lippe. a Vor Bestrahlung. b 2¹/₂ Wochen nach 3129 rl. Deutliche Ausdifferenzierung und Verschiebung der Kernplasmarelation zugunsten des Plasmas nach der Bestrahlung. Vergr. 150×.

ist. Ferner ist bekannt, daß beim unreifen Coelenteraten nach Bestrahlung die Proliferation stark vermindert, die Differenzierung jedoch kaum gestört ist[5]. Auch das allgemeine Zellwachstum wird durch ionisierende Strahlen ungleich stärker beeinträchtigt als die Differenzierung[6]. Die Zahl der differenzierten Zellen steigt nach Bestrahlung stark an (von 17 auf 49,8%)[7]. Empirisch spricht auch vieles für die Ausdifferenzierung nach Röntgenbestrahlung. Am deutlichsten läßt sich dies an Pflasterzellcarcinomen zeigen, wobei die undifferenzierten in verhornende Carcinome übergehen können (Abb. 169)[8], ebenso konnte eine starke Zunahme der Verhornung in den Strangzentren des bestrahlten Shope-Papilloms beobachtet werden[9]. Auch beim Basaliom treten nach Bestrahlung oftmals zentrale Hornperlen in stark gehäufter Zahl auf (Abb. 161)[10]. Im Spieglerschen Tumor kommt es zu vermehrter epidermaler Hyalinbildung[11].

[1] APOLANT 1904, WARREN und DIXON 1949, BLOOM und JACOBSON 1948.
[2] ANDERSEN 1949. [3] GLÜCKSMANN 1941. [4] DUSTIN 1930.
[5] LÜSCHER 1945. [6] POLITZER 1952, LUTHER 1939. [7] MITRA und DE 1954.
[8] PRYM 1924, HALL und FRIEDMAN 1948 u. a. [9] FRIEDWALD und ANDERSON 1943.
[10] NÖDL 1955, HARTMANN 1957, HAMPERL und SCHWARZ 1927. [11] GRAUL 1954.

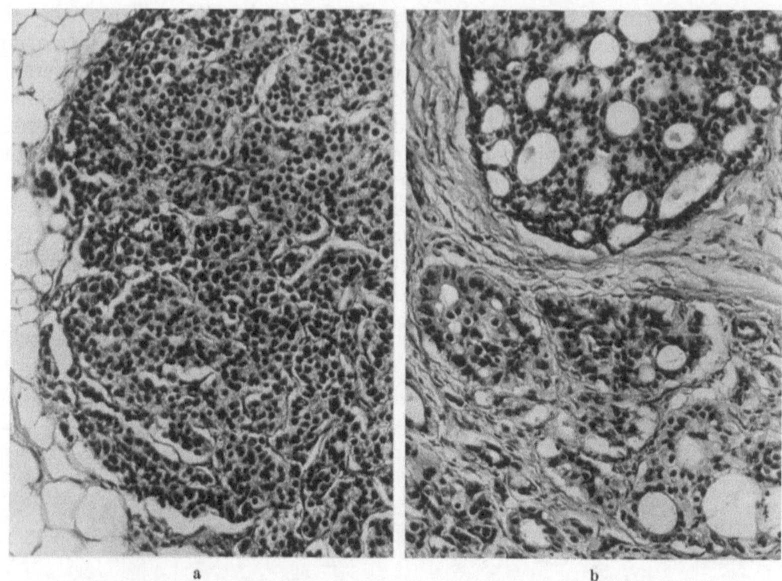

a   b

Abb. 170a u. b. a Solid wachsendes Rectum-Carcinom. b Dasselbe Carcinom nach 6200 rl.
Deutliche Ausdifferenzierung und Bildung von Drüsenschläuchen. Vergr. 130×.

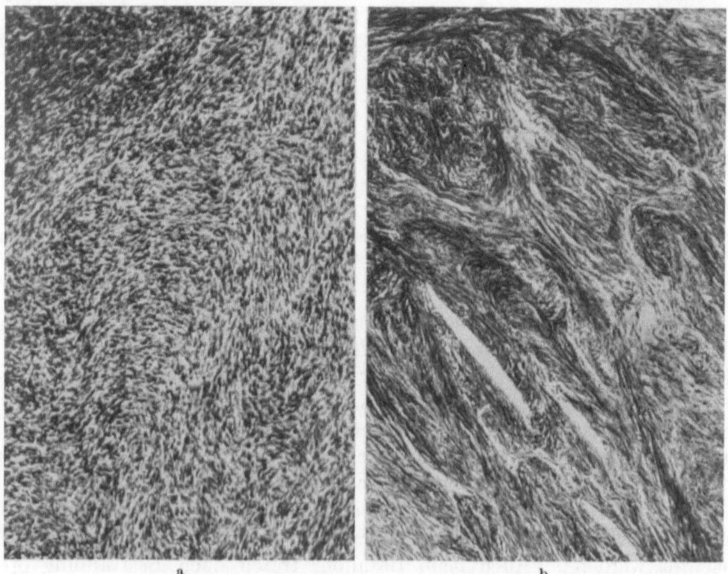

a   b

Abb. 171. a u. b. a Spindelzellsarkom vor der Bestrahlung. b Nach der Bestrahlung (van Gieson-Färbung):
Ausgedehnte Kollagenfaserbildung nach Bestrahlung. Vergr. 80×.

Rey Andersen (1949) will nur die Parakeratose und die eigentliche Verhornung als echte Differenzierungsvorgänge anerkennen, jedoch muß diesbezüglich
sicherlich auch der Bildung von Drüsenschläuchen (Abb. 170), von Becher-

zellen[1] und der Kollagenfaserbildung in primär faserarmen Spindelzellsarkomen (Abb. 171)[2] Beweiskraft zugesprochen werden. Andere zellreiche Spindelzellsar-

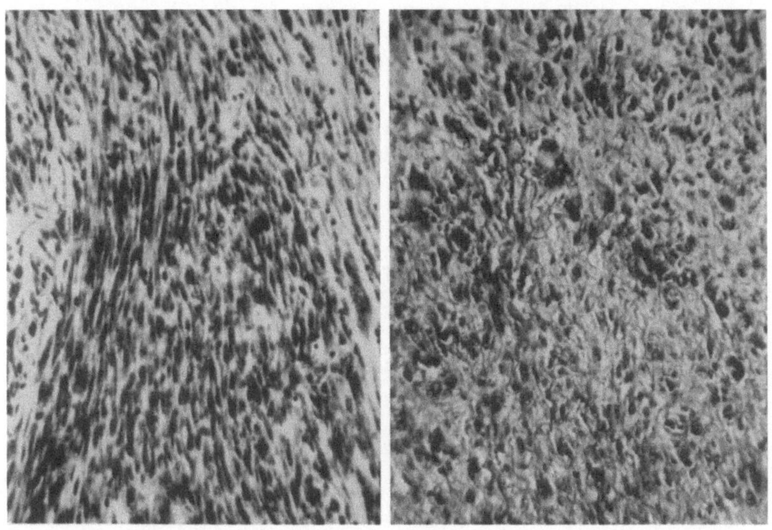

Abb. 172. Links Spindelzellsarkom vor der Bestrahlung. Rechts reticulare Ausdifferenzierung nach der Bestrahlung Vergr 140 ×

kome bieten nach der Bestrahlung mehr das Bild reticulärer Tumoren (Abb. 172). Auch Tumorzellen im Ascites differenzieren nach ionisierenden Strahlen (Au^{198})

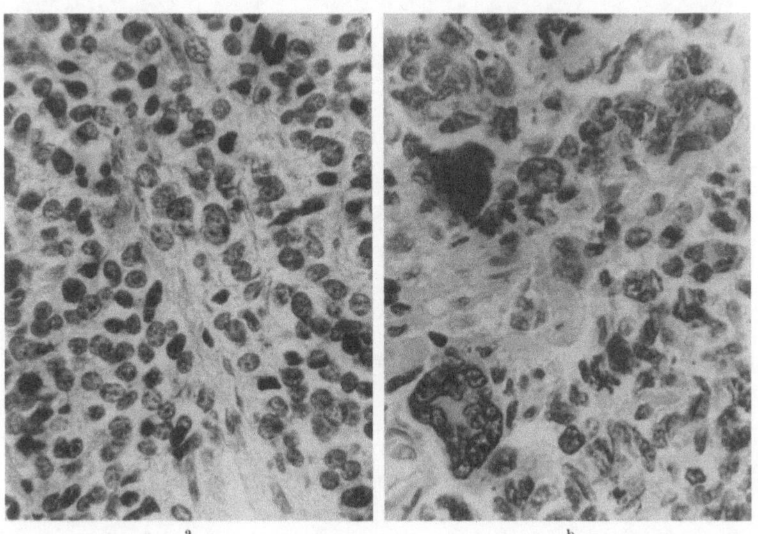

Abb. 173a u b. Choriales Carcinom des Hodens, 28jähriger Mann. a Vor der Bestrahlung: ganz undifferenziert. b Nach der Bestrahlung Ausbildung syncytialer Riesenzellen. Vergr. 400 ×.

weiter aus und lassen nun die Diagnose eines primären Reticulosarkoms stellen. Die Abb. 173 und 174 zeigen weitere Beispiele für die Ausdifferenzierung eines

[1] BAUMANN-SCHENKER 1937 [2] CLUNET 1910, PRYM 1924.

Tumors unter Röntgenbestrahlung. Im Lymphoma malignum Hodgkin (sog. Lymphogranulom) verschiebt sich das histologische Bild nach Bestrahlung ge-

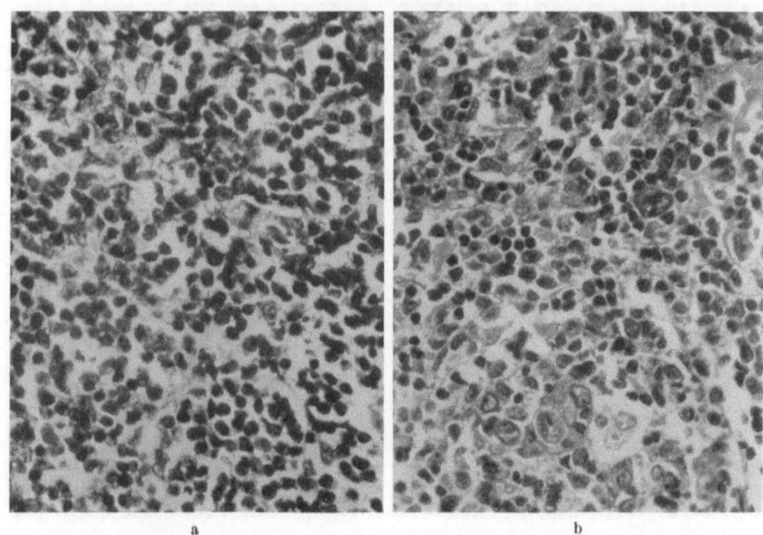

Abb. 174a u. b. Lymphosarkom a) vor, b) nach der Bestrahlung mit deutlicher Ausdifferenzierung gegen die reticuläre Zellform (vgl. auch OBERNDORFER 1914). Vergr. 250×.

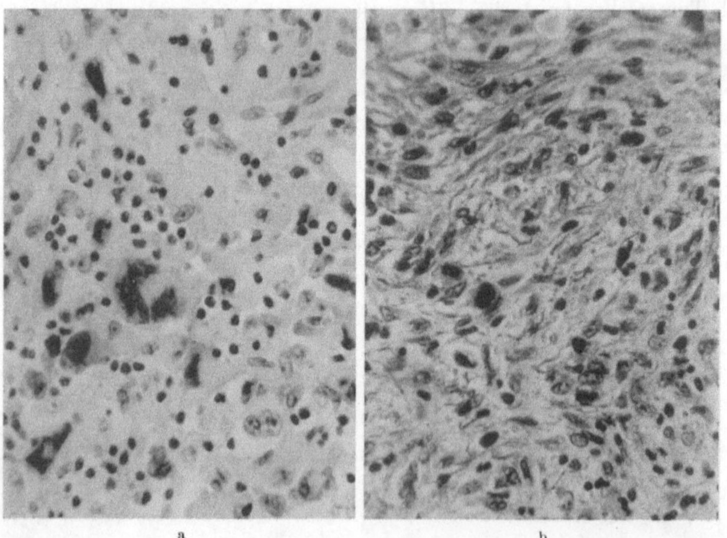

Abb. 175a u. b. Lymphoma malignum Hodgkin. a Vor der Rontgenbestrahlung. b Nach Rontgenbestrahlung zeigt jetzt Vermehrung der Fasern bei gleichzeitiger Verminderung der Zellen. Vergr. 250×.

wissermaßen wie bei einer künstlichen Alterung (Ausreifung) gegen die Seite der Faserbildung unter starker Abnahme der spezifischen Zellelemente (Abb. 175)[1].

---

[1] Fox und FARLEY 1923.

Diese Beispiele beweisen grundsätzlich, daß die Tumorbeeinflussung durch ionisierende Strahlen zu einer vermehrten Ausdifferenzierung führen kann. Ob die Tumoren dabei weniger bösartig werden[1], ist wieder eine andere Frage (s. unten). Dementsprechend neigt die Mehrzahl der Autoren heute zur Bejahung der eingangs gestellten Frage[2]

5. Die Beeinflussung der Tumordignität und der Metastasierung.

Da der bestrahlte Tumor seine Histostruktur sehr stark ändert und normale Gewebe durch ionisierende Strahlen cancerisiert werden können, ist es an sich denkbar, daß ein Tumor auch seine Dignität ändern könnte, also entsprechend

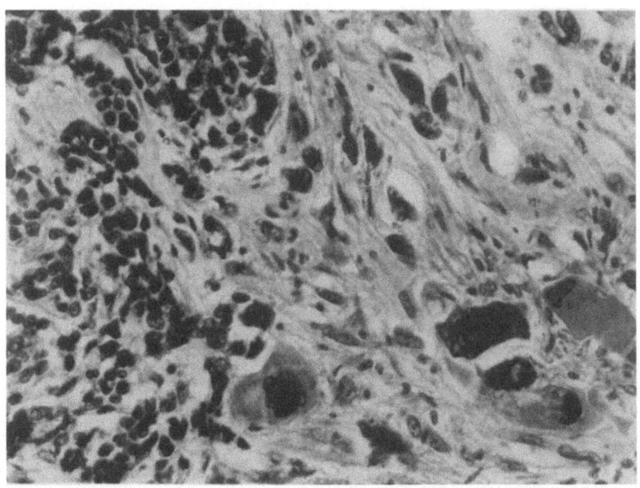

Abb. 176. Rezidiv eines bestrahlten Pflasterzell-Carcinoms des Oesophagus. Das Rezidiv geht von den undifferenzierten Zellen (links im Bild) aus, während die rontgengeschadigten bizarren, vergrößerten Tumorzellen mit dem Rezidiv anscheinend nichts zu tun haben. Vergr. 350×.

dem Differenzierungsgrad relativ benigner würde[1]. Vielfach ist die Heteromorphie nicht der Ausdruck einer Charakteränderung des Tumors, sondern einer Anpassung an die strahlenveränderte Umgebung (s. oben). Eine grundsätzliche Dignitätsänderung der Tumoren scheint jedoch nicht einzutreten[3], denn das Rezidiv geht von den überlebenden, undifferenzierten Zellen aus[4], welche in den meisten Fällen anläßlich ihrer Teilung wieder völlig entdifferenzieren (Abb. 176). Auch die Tierversuche sprechen gegen eine Dignitätsveränderung bei Rezidiven bestrahlter Tumoren[5]. Werden spontane Mammatumoren bei C_3H-Mäusen nach jeder Transplantation bestrahlt, so daß Tumorrezidive nur bei 10% der Tiere auftreten, so läßt sich auch nach 25 Passagen keine Änderung des biologischen Verhaltens des Tumors feststellen[6]. Auch wäre ein häufiges Vorkommen einer grundsätzlichen Änderung des Tumortyps durch Bestrahlung doch eher überraschend, denn lebensfähige Mutationen sind nach MULLER (1950) ein äußerst seltenes Ereignis.

[1] ASCHOFF et al. 1913.
[2] GLUCKSMANN 1954 (Literatur), LASNITZKI 1945, WOOD 1949, MITCHELL 1946, HAMPERL 1956, WINDHOLZ 1947 (a), BEUTNAGEL und NIKOLOWSKI 1953, FRIEDMAN und DRUTZ 1958.
[3] WILLIAMS und CUNNINGHAM 1951.   [4] ENGLMANN 1938.
[5] SNELLMAN 1935. BAGG 1938 u. a.   [6] ZOLLINGER, unveröffentlicht.

Grundsätzlich aber ist eine Metamorphose im Sinne der Entwicklung einer neuen, maligneren Zellrasse eines an sich wenig oder nicht malignen Tumors zum mindesten möglich. Eine solche Mutation[1] kann naturgemäß ebenso in einem pathologischen Gewebe (Tumor) wie im Normalgewebe auftreten, sie ist jedoch bei relativ leicht letal geschädigtem Tumorgewebe ungleich seltener zu erwarten. Außer einer Beobachtung von bestrahltem benignem Riesenzelltumor, welcher 5 Monate nach Röntgentherapie in ein Spindelzellsarkom überging[2], sind uns nur noch vereinzelte analoge Fälle bekannt[3].

Die bekannte Feststellung, daß Rezidive nach Bestrahlung strahlenresistenter sein können[4], muß nicht im Sinne einer grundsätzlichen Charakteränderung des Tumors aufgefaßt werden. Die oben erwähnte Sklerosierung des Tumorstromas

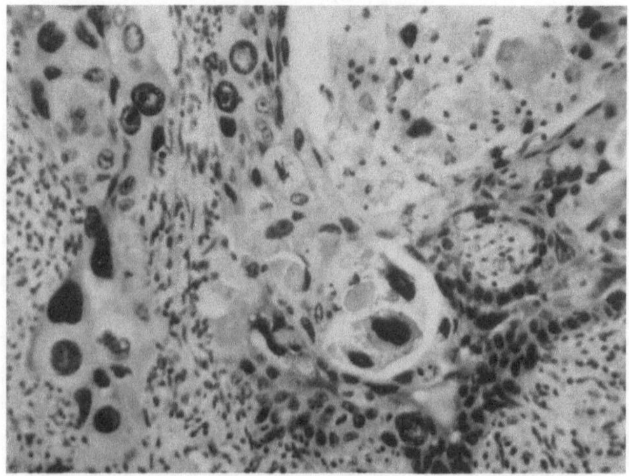

Abb. 177. Lymphknoten-Metastase (nicht bestrahlt) eines bestrahlten Pflasterzell-Carcinoms· Dieselben Zell-
und Kernveränderungen wie im bestrahlten Bereich erkennbar. Vergr. 250×.

mit ausgesprochener Durchblutungsabnahme erklärt dieses Verhalten auch, denn schlecht durchblutete Gewebe sind stets strahlenresistenter als gut ernährte (s. oben). Zudem kommt die wichtige Stromareaktion zufolge der Hyalinisation in diesen Fällen nicht mehr zur vollen Entwicklung.

Bezüglich einer eventuell vermehrten Metastasierungstendenz ergibt die Empirik beim Menschen ein völlig negatives Resultat[5]; im Tierversuch dagegen wurde eine Zunahme der Metastasierungshäufigkeit um 30% nach Röntgenbestrahlung beobachtet[6]. In Versuchen mit C_{57} black-Mäusen[7] traten nach Röntgenbestrahlung in 43,5% der Fälle Lungenmetastasen auf gegenüber 9,6% bei nicht bestrahlten Kontrollen. Diese Versuche wiegen jedoch wesentlich weniger schwer als die negativen empirischen Resultate, denn die beim Menschen meist doch sehr viel ausgedehntere Feldgröße mit entsprechend viel ausgedehnterer, kräftigerer Stromareaktion sowie das relativ viel kleinere bestrahlte Körpervolumen können diese Unterschiede ebenfalls erklären.

Interessant ist schließlich noch die Beobachtung, daß die oben beschriebenen bizarr geformten Zellen in Metastasen bestrahlter Carcinome ebenso selten gefunden werden (Abb. 177) wie die Metastasierung von künstlich ausdifferenzierten Tumorpartien[8].

[1] SCHUBERT 1954.   [2] UEHLINGER und SCHÜRCH 1944.   [3] CAHAN et al. 1948.
[4] WINDHOLZ 1947a.   [5] BADE 1940.   [6] KREBS 1929.
[7] KAPLAN 1949, KAPLAN und MURPHY 1949.   [8] BEUTNAGEL und NIKOLOWSKI 1953.

6. Direkte und indirekte cancericide Wirkungen ionisierender Strahlen.

Maligne wie benigne Tumoren rufen reaktive Veränderungen des sog. Tumorbettes hervor, allerdings in ganz wechselndem Ausmaß. Bei langsam wachsenden benignen Tumoren ist dieser Vorgang oft auf eine Stromasklerose beschränkt, während maligne und semimaligne[1] Tumoren stets von einer entzündlichen Veränderung begleitet werden, welche teleologisch als Abwehrreaktion gedeutet wird. Es stellt sich damit die Frage, ob unter dem Einfluß der Strahlentherapie diese Umgebungsreaktion in einem Maße verstärkt wird, daß sie als wirkungsvoller Faktor bei der Tumorzerstörung angesprochen werden muß (sog. indirekter Effekt) oder ob ausschließlich die direkte radiogene Parenchymläsion des Tumors in Rechnung zu stellen ist.

Die Mehrzahl der Untersucher neigt dazu, die indirekten Strahleneffekte am Tumorbett zum mindesten als sehr bedeutsam einzuschätzen[2]. Eine eigentlich cancericide Wirkung der reinen entzündlichen Reaktion, also die zahlenmäßig entscheidende Zerstörung von vitalen Tumorzellen direkt durch die Entzündung, kann allerdings nicht bewiesen werden. Immerhin ist bei Tierversuchen[3] festgestellt worden, daß die „Immunität" gegen vorbestrahlte Transplantate parallel mit der lymphocytären Infiltration verläuft, so daß ein Zusammenhang — wenn er heute auch noch nicht eindeutig zu fassen ist — doch zu bestehen scheint. Ob diese entzündliche Reaktion durch die Röntgenbestrahlung allein, also ohne radiogenen Tumorzerfall, in wesentlichem Maße gefördert wird[4], erscheint sehr fraglich.

Als weitere, das Tumorwachstum beeinträchtigende Strahlenveränderung des Tumorbettes muß die Gefäßläsion (s. dort) in Erwägung gezogen werden. Die oben besprochene Lumeneinengung (akut: Thrombose durch Endothelläsion; chronisch: Intimafibrose usw.) vermindert die Ernährung des Tumors hochgradig. Es[5] ist deshalb verständlich, wenn Tumoren in gefäßarmen Gebieten relativ röntgenresistenter sind[6]. Weiter oben wurde schon mehrfach auf die Zusammenhänge zur Erklärung der Röntgenresistenz von Tumorrezidiven nach vorgängiger Bestrahlung hingewiesen. In der radiogenen Gefäßläsion aber den einzigen oder auch nur den entscheidenden Faktor der Strahlentherapie erblicken zu wollen[7], geht entschieden zu weit. Experimentelle Tumoren zeigen jedenfalls den gleichen Primäreffekt, ob sie in der Zellkultur oder in ihrem natürlichen Wirt bestrahlt werden. Bei hohen Dosen allerdings zerfällt der Tumor im natürlichen Wirt vom 2. Tag an rascher als in der Kultur. Bei Dosen um 200 r, welche die Gefäße nicht schädigen, treten Unterschiede zwischen dem Verhalten des Wirtes und der Kultur des Wirt-Tumors nicht in Erscheinung[8]. Der Gefäßeffekt ist somit nicht eine conditio sine qua non bei der Strahlentherapie maligner Tumoren, er spielt aber praktisch sicher in wesentlichem Maße mit[9].

Als letzte, aber nicht minder wichtige Komponente des Tumorbettes ist der Bindegewebsapparat zu erwähnen. Es ist an sich einleuchtend, wenn angeführt wird, die Strahlensklerose des Bindegewebes umgebe den Resttumor wie eine Barriere[10]. Vitale Tumorzellen durchbrechen dieselbe jedoch, wie dies besonders beim bestrahlten Mammacarcinom beobachtet werden kann[11]. Jedenfalls kann von einer eigentlichen Tumorvernichtung durch das vermehrte Bindegewebe

---

[1] ZOLLINGER 1946.
[2] Siehe dagegen HALLEY und MELNICK 1940, ARGYRIS und CHASE 1956.
[3] MARINELLI und BRUES 1953.   [4] SEULBERGER et al. 1929.
[5] WARREN 1947, EWING 1932, LUDFORD 1932, DESJARDINS 1932.
[6] CRAMER 1932.   [7] PULLINGER 1932.   [8] LASNITZKI 1945 und 1947.
[9] PRYM 1926.   [10] WARREN 1947, DEVIK et al. 1950.
[11] Siehe auch RÜHL 1954, WILLIAMS und CUNNINGHAM 1951.

nach Bestrahlung nicht gesprochen werden[1]. Auch für die Annahme einer entscheidenden Bedeutung der Histiocyten-Stimulation durch die Bestrahlung — ganz abgesehen von den grundsätzlichen Bedenken gegen die stimulatorische Wirkung cancericider Strahlendosen — fehlen die morphologischen Grundlagen[2]. Andererseits kann nicht bestritten werden, daß die Gefäßdrosselung und die Obliteration der feinen Gewebsspalten und damit die Hemmung von Ernährung und Ausbreitung des Tumors durch die Strahlensklerose des Stromas sicher mitwirkt.

Die Situation ist somit heute noch unabgeklärt. Vieles spricht für eine wesentliche Bedeutung der Stromareaktion für den Erfolg oder Mißerfolg therapeutischer Bestrahlungen[3], welche Faktoren dabei entscheidend sind (Entzündung, Gefäße, Bindegewebe usw.), konnte jedoch in keiner Weise entschieden werden. Der Wahrheit am nächsten bringt uns wohl die Vermutung, daß das *Stroma als Einheit* die Cancericidie der ionisierenden Strahlen unterstütze. Dabei spielt möglicherweise der stärkere Kumulationsverlust des Stromas gegenüber demjenigen des Tumorparenchyms bei verzettelten Strahlendosen eine entscheidende Rolle[4]: Nach dem Schwartzschildschen Gesetz folgt die Kumulationswirkung von verzettelten Bestrahlungen der Formel: $I \times Z^n = K$, wobei I die Intensität, Z die Zeit und K die Kumulation der Strahlenwirkung bedeutet. Der Exponent n ist dabei eine Gewebskonstante, welche kleiner als 1 ist. Die kumulative Wirkung ist damit kleiner als die Summation der Dosen. Für das Stroma soll n kleiner sein als für das Parenchym.

Als weiterer indirekter Effekt käme das Freiwerden von Abbauprodukten in den sensiblen Tumorpartien in Betracht, welche den restlichen Tumor schädigen könnten. Auch wurden hormonale Einflüsse und die Einwirkung von Spaltprodukten des Gewebswassers erwogen[5], ohne daß aber beweisende Tatsachen beigebracht werden konnten[6].

7. Strahlensensibilität und Strahlenprognose maligner Tumoren.

Zu Beginn der Röntgenaera herrschte die Meinung vor, die Röntgensensibilität und somit die Curabilität der Tumoren könne nach dem Gesetz von Bergonié und Tribondeau relativ sicher vorausgesagt werden. Die Erfahrungen der folgenden Jahrzehnte widerlegten diese Annahme gründlich, so daß Prym (1926) resigniert eine Voraussage der Strahlenwirkung nach dem histologischen Bild überhaupt ablehnte. Das Problem erwies sich als außerordentlich komplexer Natur. Die Lücken unserer Kenntnisse über die grundsätzliche Strahlenwirkung sind noch immer so groß, daß nur eine auf Millionen von Beobachtungen beruhende Empirik die heutigen Erfolge der Strahlentherapie erreichen ließ.

An allgemeinen Faktoren, welche die Strahlenbeeinflußbarkeit eines gegebenen Tumors bestimmen, ist zu erwähnen[7]:

1. Strahlensensibilität des Muttergewebes: Strahlensensible Muttergewebe führen meist auch zu strahlensensiblen Tumoren[8].

2. Die Größe des Tumors: Je größer der Tumor, desto schlechter die Vascularisation und damit um so schlechter auch die Sensibilität.

3. Topographie des Tumors: Ganz unterschiedliche Sensibilität histologisch übereinstimmender Tumoren mit verschiedenem Sitz wurde festgestellt[9] (Frage des Tumorbettes, der Erreichbarkeit für die Strahlen usw.).

---

[1] Siehe dagegen Fränkel 1921.   [2] Siehe dagegen Kok und Vorländer 1923.
[3] Spear 1953, Warren 1947, Goldie et al. 1952, Lasnitzki 1947, Holthusen 1933, Kok 1924, Cramer 1932, Koller und Smithers 1940.
[4] Melnick und Bachem 1937.   [5] Hevesy 1945.   [6] Henshaw und Meyer 1943.
[7] Siehe auch Ellinger 1949, Scarff und Andrews 1956, Gricouroff 1956.
[8] Borak 1932.   [9] Hamperl 1956.

4. Differenzierungsgrad und Anaplasie des Tumors: Je höher differenziert, desto weniger strahlensensibel ist der Tumor, da der Stoffwechsel weniger intensiv und die Zahl der Mitosen geringer ist, oder anders formuliert: Je höher der Nucleinsäuregehalt, je größer die Proportion Thymonucleinsäuren/Ribonucleinsäuren, desto sensibler ist ein Tumor[1].

5. Alter des Patienten: Je älter der Patient, desto schlechter soll die Sensibilität ein und desselben Tumors sein. Vermutlich handelt es sich dabei um eine Frage der noch völlig unabgeklärten humoralen Abwehr des Tumors durch den Gesamtorganismus. So zeigt im Tierversuch z. B. das Mammacarcinom der C_3H-Mäuse eine DL 50 (bezüglich cancericider Wirkung) bei 5700 r lokal. Erhalten die Tiere vorher 3×100 r Ganzkörperbestrahlung, so sind 7900 r zur DL 50 notwendig. Dies weist ebenfalls auf das Mitspielen des Gesamtkörpers bei der Tumorabwehr hin[2]. Sehr wahrscheinlich spielt dabei das RHS eine wichtige Rolle. Wird dasselbe durch Vitalfarbstoffe oder, wie in den erwähnten Versuchen, durch Totalbestrahlung blockiert, so nimmt die Zahl der Metastasen stark zu[3]. Im selben Sinne sprechen auch die zahlreichen Transplantationsversuche[4]. So können bei ganz jungen Ratten nach 150 r Ganzkörperbestrahlung sogar gelegentlich menschliche Carcinome zum Angehen gebracht werden[5].

6. Infektion des Tumors setzt seine Sensibilität herab[6].

7. Vorbestrahlte Tumoren sind weniger strahlensensibel (s. oben).

8. Je weniger Bindegewebsstroma ein Carcinom hat, desto sensibler ist es[7].

9. Genetische Konstitution des Wirtes: Isotope und isomorphe Tumoren unterscheiden sich bezüglich ihrer Sensibilität bei verschiedenen Tierstämmen (Mäuse) außerordentlich stark[8].

10. Ferner spielen die im Kapitel II A erwähnten Faktoren, wie allgemeine Ernährung, Anämie, hormonale Einflüsse usw., eine bedeutsame Rolle.

So wichtig die Kenntnis dieser allgemeinen Regeln für die praktische Beurteilung ist, immer handelt es sich doch nur um grobe Faustregeln mit zahlreichen Ausnahmen. Kein Wunder, daß deshalb vielfach ein anderer Ausweg gesucht wurde. In den USA hat das sog. „Grading", wobei Grad der Anaplasie, mitotische Teilungsrate usw. formelmäßig festgehalten und diagnostisch verwertet werden, zahlreiche Anhänger. In Europa hat diese mechanistische Form der Beurteilung mehr Ablehnung gefunden, da ihr völliges Ausschalten der Empirik als Rückschritt bezeichnet werden muß[9]. Noch weniger zuverlässig ist der reine Mitoseindex, der auch schon zur Sensibilitäts-Gradierung vorgeschlagen wurde[10]. Der Unbekannten sind eben noch zu viele, als daß die Kunst der histologischen Beurteilung durch die Mathematik derselben ersetzt werden könnte!

Die Röntgensensibilität der verschiedenen Tumorgruppen — die Behandlung der einzelnen Tumorformen geht über den Rahmen dieser Übersicht hinaus — wird in absteigender Reihe von LACASSAGNE und GRICOUROFF (1956) wie folgt angegeben:

1. Lymphatische und myeloische Tumoren.
2. Carcinome der Keimepithelien.
3. Tumoren der Haar- und Talgdrüsen.
4. Pflasterzellcarcinome der Schleimhäute.

---

[1] CORNIL und STAHL 1951.   [2] COHEN und COHEN 1953.
[3] FOULDS 1932.   [4] Literatur siehe ROUSSY und GUÉRIN 1947.
[5] HERBUT und KRAEMER 1956.   [6] WARREN 1944.
[7] HOLTHUSEN 1933, STAHLI 1939. NODL 1952—1955; s. dagegen JOLLES und KOLLER 1950.
[8] GOLDFEDER 1947, GOLDFEDER und CAMERON 1948.
[9] Siehe auch LACASSAGNE und GRICOUROFF 1956.   [10] DUSTIN 1930.

5. Pflasterzellcarcinome der Haut.

6. Carcinome.

7. Zylinderzellcarcinome der Schleimhäute.

8. Sarkome des Stützgewebes.

9. Drüsencarcinome, übrige.

10. Melanome.

Warren (1947) unterteilt in 3 große Gruppen:

1. Radiosensible: Verschwinden nach 2500 r, keine Schädigung des Normalgewebes: Lymphosarkome, Ewing-Sarkom, Plasmocytom.

2. Radioresponsive: Verschwinden nach weniger als 5000 r, wenig Schaden am Normalgewebe: Basaliom, Cervixcarcinom, einige Schilddrüsencarcinome.

3. Radioresistente: Benötigen über 5000 r, starker Schaden des Normalgewebes: Melanom, Rectumcarcinom, Mamma-Carcinom.

Die Kombination dieser empirischen mit den vorgenannten Regeln läßt in der Mehrzahl der Fälle die Strahlensensibilität weitgehend voraussagen. Bei einzelnen Organen allerdings versagt die Prognostik vollständig, z. B. bei der Mamma[1], während verschiedene Carcinom-Typen ganz unterschiedlich auf Röntgentherapie ansprechen, ohne daß ein Zusammenhang zwischen Morphologie und Sensibilität bis heute bekannt wäre.

Eine weitere Methode zur Ermittlung der Strahlensensibilität wurde von Glücksmann (1941, 1945, 1946, 1948), Glücksmann und Spear (1945) am Cervixcarcinom ausgearbeitet und auch auf andere Tumoren ausgedehnt: Nach der Bestrahlung werden täglich kleine Biopsien durchgeführt. An den äußersten, meist schmalen und stark proliferativen Ausläufern des Tumors werden die verschiedenen Zelltypen ausgezählt, wobei 4 Gruppen unterschieden werden:

A. *Lebensfähige Zellen:*   1. ruhende Zellen (klein, dunkel, wenig Protoplasma);

2. mitotische Zellen.

B. *Nichtlebensfähige Zellen:* 3. ausdifferenzierte Zellen (protoplasmareich, blasses Protoplasma usw.);

4. degenerative Zellen (bizarre Formen, Pyknosen, Kernauflösung usw.).

Die kurvenmäßige Darstellung der Verschiebungen der prozentualen Verhältnisse der 4 Zelltypen (Abb. 178) zeigt grundsätzliche Unterschiede zwischen denjenigen Carcinomen, welche durch die Bestrahlung geheilt werden, und den resistenten Fällen. Wichtig ist dabei der kontinuierliche Abfall der Ruhezellzahl und der entsprechende Anstieg der degenerativen Zellen. Allerdings müssen dabei die hormonalen Verhältnisse berücksichtigt werden, denn unter Oestrogen-Einfluß erfolgen Regeneration und Rezidive vermehrt[1].

Die Methode hat allerdings den Nachteil, daß Serien-Biopsien nur in Ausnahmefällen durchgeführt werden können. Auch sind die Akten über deren Zuverlässigkeit noch nicht abgeschlossen. Nach Wood (1949) sollen 75% der auf Grund dieser Methode erhaltenen prognostischen Angaben zutreffen. Andere Autoren allerdings sprechen sich gänzlich gegen diese Form der Beurteilung aus[2], so daß ein abschließendes Urteil noch verfrüht wäre. Dasselbe gilt auch für die „erosive Reaktion" des Stromas bei bestrahlten Basaliomen[3] und die an Maustumoren festgestellten Zusammenhänge zwischen starker Entzündung mit Makrophagentätigkeit und guter Röntgensensibilität[4].

---

[1] Glücksmann 1954, Cherry und Glücksmann 1954.
[2] Berger 1954, Limburg et al. 1952, Andersen 1949, 1950.
[3] Nödl 1952.   [4] Cramer 1932.

Eine ähnliche, aber fast nur auf die Uteruscarcinome anwendbare Methode besteht in einer analogen Beurteilung der Vaginalabstriche[1]. Dabei wird jedoch nicht direkt die Reaktion des Tumors auf die Bestrahlung bestimmt, sondern die individuelle Ansprechbarkeit des Vaginalepithels auf die Einflüsse ionisierender Strahlen. Zeigt der Vaginalabstrich viele degenerative Vaginalepithelien mit roten Granula und Vermehrung der Plasmadichte, so soll durch Röntgentherapie in 66% Heilung bewirkt werden gegenüber 18% bei Fehlen der genannten Zeichen. Eine weitere Möglichkeit besteht in der Durchmesser-Bestimmung der Vaginalepithelien im Abstrich nach Probebestrahlung: Steigt der Durchmesser von normal durchschnittlich 48 μ auf durchschnittlich 80 μ, so ist gute Röntgensensibilität des Individuums (!) zu erwarten, während Durchmesser von durchschnittlich 64 μ eine schlechte Prognose erwarten lassen.

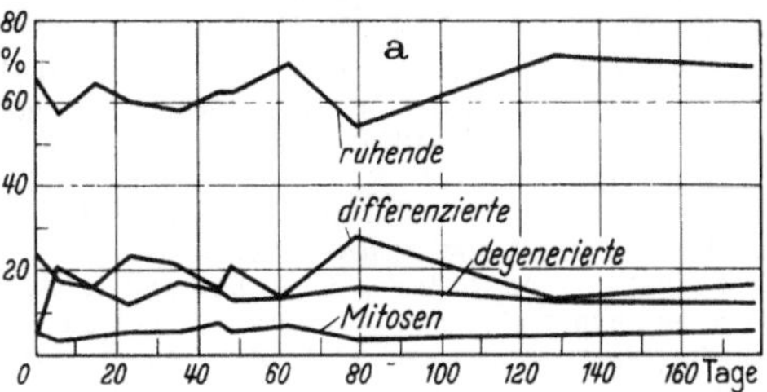

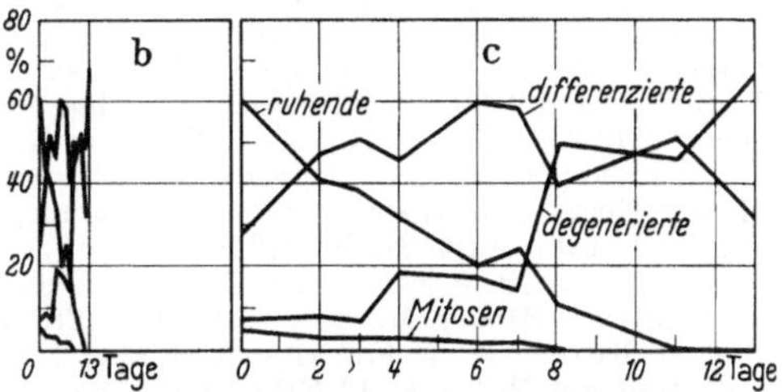

Abb. 178a—c. Kurvenmäßig dargestellte Wandlung der vier verschiedenen Zelltypen (s. Text) in Serienbiopsien von Cervix-Carcinomen nach Bestrahlung. a Ungunstige Prognose bei fehlendem Abfall der Ruhezellen und fehlendem Anstieg der degenerierten Zellen. Tod nach 7 Monaten. b Gunstige Prognose (derselbe Maßstab wie a). Nach 6 Jahren symptomfrei. c Kurve wie b, jedoch horizontal 6× vergroßert. (Nach GLUCKSMANN und SPEAR 1945.)

Nach dem oben Gesagten erscheint es möglich, daß die Allgemeinfaktoren, welche beim Ansprechen eines Tumors auf Strahlentherapie mitspielen, in der Reaktion des Vaginalepithels erfaßt werden können, inwieweit jedoch eine direkte Übertragung auf den Gesamtkomplex der Strahlensensibilität erlaubt ist, bleibt noch abzuwarten.

Literatur.

ABBOTT, J. D., and A. J. LEA: The incidence of leukaemia in ankylosing spondylitis treated with X rays. Lancet 1956 II, 1317. — ABRAHAMSON, L., M. H. O'CONNOR and M. L. ABRAHAMSON: Bilateral alveolar lung carcinoma, associated with injection of thorotrast. Irish J. med. Sci. 6, 229 (1950). — ADAMS, L. G., W. C. EGLOFF and G. P. O'HARE: Experimental chronic nephritis produced by radiation. Arch. Path. (Chicago) 15, 465 (1933). — ALBERS-SCHÖNBERG, H. E.: Über eine bisher unbekannte Wirkung der Röntgenstrahlen auf den Organismus der Tiere. Munch. med. Wschr. 1903, 1859. — ALBERTI, W., u. G. POLITZER: Über den Einfluß der Rontgenstrahlen auf die Zellteilung. Arch. mikr. Anat. 100, 83 (1924). — ALLEN, A. C.: The skin. A clinicopathologic treatise. St. Louis: C. V. Mosby 1954. ~ The clinicopathological meaning of the nephrotic syndrome. Amer. J. Med. 18, 277 (1955). — ALLEN, J. G., and L. O. JACOBSON: Hyperheparinemia: Cause of the hemorrhagic syndrome associated with total body exposure to ionizing radiation. Science 105, 388 (1947). — ALLEN, J. G., M. SANDERSON, M. MILHAM, A. KIRSCHON and L. O. JACOBSON: Heparinemia (?). — J. exp. Med. 87, 71 (1948). — ALTER, A. J., and P. J. LEINFELDER: Roentgen-ray cataract. Arch. Ophthal. (Chicago) 49, 257 (1953). — ALVORD, E. C., and K. C. BRACE: X-ray induced pyknosis of cerebellar granule cells in guinea pigs and its suppression by barbiturate anesthesia. J. exp. Neurol Neuropath. 16, 3 (1957). — ANDERSEN, REY S.: Investigation into differentiation and other morphological changes in malignant tumours following therapeutic irradiation with x-rays and radium. Kopenhagen: Munksgaard 1949. ~ Differentiation and irradiation. Acta radiol. (Stockh.) 33, 57 (1950). —

---

[1] CRAMER 1953, NIELSEN 1952, GRAHAM und GRAHAM 1953, GRAHAM und GOLDIE 1955.

ANDERSON, N. P., and H. E. ANDERSON: Development of basal cell epithelioma as a consequence of radiodermatitis. Arch. Derm. Syph. (Chicago) **63**, 586 (1951). — ANDERSON, W. A., G. E. ZANDER and J. F. KUZMA: Cancerogenic effects of Ca^{45} and Sr^{89} on bones of CF^1 mice. Arch. Path. (Chicago) **62**, 262 (1956). — ANGEVINE, J. M., and A. TUGGLE: The effect of roentgen therapy upon infections produced in the skin of rabbits. Amer. J. Roentgenol. **46**, 96 (1941). — APOLANT, H.: Über die Rückbildung der Mausekarcinome unter dem Einfluß der Radiumstrahlen. Dtsch. med. Wschr. **1904**, 1126. — ARGYRIS, I. S., and H. B. CHASE: Is the parenchyma or the stroma of an organ the primary target of x-irradiation? Exp. Cell. Res. **11**, 646 (1956). — ARIEL, I. M.: The effect of single massive doses of roentgen radiation upon the liver. Radiology **57**, 561 (1951). — ARNOLD, A.: Effects of X-radiation on hypothalamus. J. clin. Endocrin. **41**, 859 (1954). — ARNOLD, A., and P. BAILEY: Alteration in the glial-cells following irradiation of the brain in primates. Arch. Path. (Chicago) **57**, 383 (1954). — ARNOLD, A., P. BAILEY and R. A. HARVEY: Intolerance of primate brain stem and hypothalamus to conventional and higher energy radiations. Neurology (Minneap.) **4**, 575 (1954). — ARNOLD, A., P. BAILEY and J. S. LAUGHLIN: Intolerance of the primate brain stem to conventional and higher energy radiations. Neurology (Minneap.) **4**, 165 (1954). — ARVY, L., J. A. BOIFFARD et M. GABE: Actions des rayons X sur les labrocytes chez la souris et le rat albinos. Rev. Hémat. **9**, 454 (1954). — ASCHOFF, L.: Die Röntgen- und Radiumstrahlen als Krankheitsursache. In KREHL-MARCHANDS Handbuch der allgemeinen Pathologie, Bd. I, S. 170. Leipzig: S. Hirzel 1908. — ASCHOFF, L., KÖNIG u. GAUSS: Zur Frage der Beeinflußbarkeit tiefliegender Krebse durch strahlende Energie. Münch. med. Wschr. **1913**, 337, 413. — AUB, J. C., R. D. EVANS, R. D. HEMPELMANN and H. S. MARTLAND: The late effects of internally deposited radioactive materials in man. Medicine (Baltimore) **31**, 221 (1952). — AXHAUSEN, G.: Die Ernährungsunterbrechungen am Knochen. Erg. allg. Path. path. Anat. **37**, 207 (1954).

BACQ, Z. M.: L'action indirecte du rayonnement x et ultraviolet. Experientia (Basel) **7**, 11 (1951). — BACQ, Z. M., et P. ALEXANDER: Principes de radiologie. Paris: Masson & Cie. 1955. — BACQ, Z. M., J. FIRKET et A. HERVE: Les dérivés de l'yperite en thérapeutique. Bull. Acad. roy. Méd. Belg. **12**, 295 (1947). — BADE, H.: Laßt sich ein Einfluß von Röntgenbestrahlungen, die die Toleranzgrenze der Haut nicht überschreiten, auf die quergestreifte Muskulatur nachweisen? Strahlentherapie **65**, 455 (1939). ~ Die allgemeinen und mittelbaren Wirkungen der Röntgenstrahlen in ihrer Bedeutung für die Behandlung bösartiger Geschwülste. Strahlentherapie **67**, 353 (1940). — BARMANN, G., u. P. LINSER: Über die lokale und allgemeine Wirkung der Röntgenstrahlen. Münch. med. Wschr. **1904**, 996. — BAGG, H. J.: Effect of roentgen rays on tumors in animals treated by prolonged continuous exposure of entire body. Amer. J. Roentgenol. **40**, 418 (1938). — BAILLIF, R. N.: Splenic reactions to colloidal thorium dioxide in the rat. Amer. J. Anat. **92**, 55 (1953). — BARNES, W. A., and O. B. FURTH: Studies on indirect effect of roentgen rays in single and parabiotic mice. Amer. J. Roentgenol. **49**, 662 (1943). — BARRATT, J. O., and G. ARNOLD: Cell changes in the testis due to x-rays. Arch. Zellforsch. **7**, 263 (1911/12). — BARROW, J., u. J. L. TULLIS: Sequence of cellular responses to injury in mice exposed to 1000 r total body x-radiation. Arch. Path. (Chicago) **52**, 391 (1952). — BARROW, J., J. L. TULLIS and F. W. CHAMBERS: Effect of x-radiation and antihistamine drugs on the reticulo-endothelial system measured with colloidal radiogold. Amer. J. Physiol. **164**, 822 (1951). — BARTH, G., u. F. WACHSMANN: Über den Einfluß der Temperatur auf die Hautreaktion bei Röntgenbestrahlungen. Strahlentherapie **77**, 87 (1948). — BARTSCH, H., u. G. WOCHNER: Herzgefäßschädigungen bei protrahiert bestrahlten malignen Tumoren. Klin. Wschr. **1937**, 743. — BASS, F., u. K. JAROSCHKA: Resistenzsteigerung gegen Streptococcensepsis durch Röntgenstrahlen im Tierversuch. Strahlentherapie **28**, 568 (1928). — BAUER, K. H.: Thorotrast. Chirurg **19**, 387 (1948). — BAUER, R.: Zur Kenntnis der Strahlenschädigung der menschlichen Lunge. Strahlentherapie **64**, 249 (1939). — BAUMANN-SCHENKER, R.: Über Strahlenveränderungen bei malignen Tumoren (Pflasterzell-Ca, Adenocarcinom und Basaliom). Z. Krebsforsch. **45**, 178 (1937). — BAUNACH, A.: Über den Einfluß von Dosis und Rythmus auf den Grad der Wachstumsschädigung des Knochenwachstums bei Röntgenstrahlungen. Strahlentherapie **54**, 52 (1935). — BAXTER, H., G. C. MacMILLAN, J. A. DRUMMOND, R. G. RANDALL and K. K. KAPUR: Histological changes in tissues of swine following various combinations of total body x-radiation, a flash-burn, and adjuvant antibiotic therapy. Plast. reconstr. Surg. **13**, 400 (1954). — BECK, J. S.: Acute radiation nephritis in childhood. Brit. med. J. **1958 II**, 489. — BECKER, W.: Über zwei Falle ausgedehnter Thorotrastspeicherung mit Spätschädigung nach Arteriographie. Medizinische **1955**, 1800. — BEHRENS, CH.: Cumulative effects and permissible dosage limits of ionizing radiations. In BEHRENS, Atomic Medicine. New York: Nelson 1949. — BELT, T. H.: Über tödliche Lungenfibrose bei gewerblicher Radiumschädigung. Frankfurt. Z. Path. **42**, 170 (1931). — BENNETT, L. R., S. M. CHASTAIN, J. S. FLINT, R. A. HANSEN and A. E. LEWIS: Late effects of roentgen irradiation. I. Studies on rats irradiated under anoxic anoxia. Radiology **61**, 411 (1953). — BERDJIS, CH. C.: Irradiation and kidney tumors. Histopathogenesis of kidney tumors in irradiated mice.

Oncologia (Basel) **12**, 193 (1959). — BERGER, J.: Der zytologische Abstrich nach Röntgen- und Radiumbestrahlung. Oncologia (Basel) **7**, 127 (1954). — BERGMANN, M., and E. A. GRAHAM: Pneumonectomy for severe irradiation damage of the lung. J. thorac. Surg. **22**, 549 (1951). — BERGONIÉ, J., et E. SPÉDER: Sur quelques formes de réactions précoces après des irradiations Röntgen. Arch. Eléct. méd. **19**, 241 (1911). — BERGONIÉ, J., et L. TRIBONDEAU: Interprétation de quelques résultats de la radiothérapie et essai de fixation d'une technique rationelle. C. R. Soc. Biol. (Paris) **143**, 983 (1906). — BERMAN, H. J., G. P. FULTON, B. R. LUTZ and D. L. PIERCE: Susceptibility to thrombosis in normal young, aging, cortisone treated, heparinized and x-irradiated hamsters as tested by topical application of thrombin. Blood **10**, 831 (1955). — BERNIER, J. L.: The effects of atomic radiation on the oral and pharyngeal mucosa. J. Amer. dent. Ass. **39**, 647 (1949). — BETZ, H.: Contribution à l'étude de l'ulcère gastrique. I. Sur la production d'ulcères gastriques par irradiation abdominale chez le lapin. Rev. belge Sci. méd. **17**, 121 (1946); **18**, 143 (1947). ~ L'effect général des irradiations et les possibilités de régénération hématopoïétique. C. R. Soc. Biol. (Paris) **144**, 1438 (1950). — BETZ, H., et J. LECOMTE: Réactions hématopoïétiques à la suite d'irradiations à distance chez le lapin. C. R. Soc. Biol. (Paris) **144**, 303 (1950). — BEUTNAGEL, J., u. W. NIKOLOWSKI: Röntgenstrahlenwirkung und Tumordifferenzierung. Strahlentherapie **90**, 284 (1953). — BIANCHI, C.: Su alcune modificazioni ottiche della cartilagine irradiata in vivo e in vitro. Radiol. e Fis. med. **4**, 81 (1937). — BIANCHI, L.: In Bearbeitung. — BIANCHI, M.: Les lésions maxillaires et dentaires consécutives à l'action des rayons x et des substances radioactives. Inaug.-Diss. Genf 1943. — BIERICH, R.: Über die Beteiligung des Bindegewebes bei der experimentellen Krebsbildung. Virchows Arch. path. Anat. **239**, 1 (1922). — BIGELOW, R. R., J. FURTH, M. C. WOODS and R. H. STOREY: Endothelial damage by x-rays disclosed by lymphfistula studies. Proc. Soc. exp. Biol. (N.Y.) **76**, 734 (1951). — BINHAMMER, R. T., G. METZ, M. SCHNEIDER and J. C. FINERTY: Histopathologic changes in irradiated rats protected by parabiosis. Arch. Pats. (Chicago) **59**, 594 (1955). — BIRKNER, R.: Die Spätschäden des Thorotrasts, beurteilt nach dem ältesten bisher bekannten Thorotrastschadenfalles. Strahlentherapie **78**, 587 (1949). — BIRKNER, R., J. FREY u. K.-H. ÜBERSCHÀR: Frühveränderungen am Knochen erwachsener Meerschweinchen nach Rontgenbestrahlung. Strahlentherapie **100**, 574 (1956). — BIRKNER, R., u. J. SCHAAF: Neun Fälle von Strahlenschadigungen der knorpelig-knochernen Brustwand. Strahlentherapie **93**, 454 (1954). — BISGARD, J. D., H. B. HUNT, O. A. NEELY and P. SCOTT: Experimental studies of the action of x-ray therapy upon infection. Radiology **39**, 691 (1942). — BLOCH, B.: Die experimentelle Erzeugung von Rontgen-Carcinomen beim Kaninchen, nebst allgemeinen Bemerkungen über die Genese der experimentellen Carcinome. Schweiz. med. Wschr. **54**, 857 (1924). — BLOM, P. S., A. QUERIDO and C. H. LEEKSMA: Acute leukemia following x-ray and radioiodine treatment of thyroid carcinoma. Brit. J. Radiol. **28**, 165 (1955). — BLOOM, M. A., and W. BLOOM: Late effects of radium and plutonium on bone. Arch. Path. (Chicago) **47**, 494 (1949). — BLOOM, W.: Histopathology of irradiation from external and internal sources. New York: McGraw-Hill Comp. 1948. ~ Histological changes following radiation exposures. Radiology **49**, 344 (1947). — BLOOM, W., and L. O. JACOBSON: Some hematologic effects of irradiation. Blood **3**, 586 (1948). — BODEN, G.: Radiation myelitis of cervical spinal cord. Brit. J. Radiol. **21**, 464 (1948). ~ Radiation myelitis of brain stem. J. Fac. Radiol. (Lond.) **2**, 79 (1950). — BOEMKE, F.: Thorotrastschàden der Nieren. Zbl. allg. path. Anat. **95**, 464 (1956). — BOGAERT, L. VAN et J. HERMANNE: Aspects cliniques et pathologiques des radionécroses cérébrales chez l'homme. Ann. Méd. **49**, 14 (1948). — BOGAERT, L. VAN, et M. A. RADERMECHER: Une dysgénésie cérébelleuse chez un enfant du radium. Rev. neurol. **93**, 65 (1955). — BOLLIGER, A., and K. INGLIS: Experimental liver disease produced by x-ray irradiation on the exposed organ. J. Path. Bact. **36**, 19 (1933). — BOLLIGER, A., and J. W. LAIDLEY: Experimental renal disease produced by x-rays: histological changes in the kidney exposed to a measured amount of unfiltered rays of medium wave length. Med. J. Austr. **17**, 136 (1930). — BONFIGLIO, M.: The pathology of fracture of femoral neck following irradiation. Amer. J. Roentgenol. **70**, 449 (1953). — BORAK, J.: Die Beziehungen zwischen der Strahlenempfindlichkeit maligner Tumoren und ihrer Muttergewebe. Strahlentherapie **44**, 601 (1932). ~ Über radiogene Hyperkeratosen der Schleimhaut. Virchows Arch. path. Anat. **294**, 305 (1935). ~ Über das strahlenbiologische Verhalten der Hautdrüsen. Wien. klin. Wschr. **1937**, 632. ~ Radiation effects on blood vessels. Radiology **38**, 481, 607 (1942). ~ Theorien uber die Wirksamkeit der Rontgenstrahlen bei entzündlichen Erkrankungen. Strahlentherapie **77**, 171 (1948). — BRAASCH, N. K., and M. J. NICKERSON: A study of the hands of radiologists. Radiology **51**, 719 (1948). — BRACE, K. C.: Effects of x-rays on size of yeast cells. Proc. Soc. exp. Biol. (N.Y.) **74**, 751 (1950). — BRADNER, W. T., S. E. BERNSTEIN and R. E. CARTHY: Comparison of bacteria isolated from blood, tissues and feces of x-irradiated mice. Proc. Soc. exp. Biol. (N.Y.) **89**, 107 (1955). — BRANDENBURG, W., u. H. J. MAURER: Zur Entstehung der Hirngewebsschadigung durch Röntgenstrahlen. Strahlentherapie **95**, 432 (1954). BRAUN, H., u. W. FRIK: Rippenschädigung nach Röntgenbestrahlung. Strahlentherapie **94**, 234 (1954). — Braun, H., u. J. Moeller: Zur Behandlung doppelseitiger Nierenerkrankungen mit Röntgenstrahlen. Strahlentherapie **96**, 408 (1955). — Brecher, G., and V. P. Bond: Rôle of vascular injury in late radiation lesions. Amer. J. Path. **32**, 622 (1956). — Brecher, G., E. P. Cronkite, R. A. Conard and W. W. Smith: Gastric lesions in expochemials following single exposition to ionising radiation. Amer. J. Path. **34**, 105 (1958). — Brecher, G., E. P. Cronkite and W. W. Smith: Gastric lesions in exper. animals following single exposures to ionizing radiations. Amer. J. Path. **34**, 105 (1958). — Brecher, G., K. M. Endikott, H. Gump and H. P. Brawner: Effects of x.ray on lymphoid and hematopoietic tissue of albino mice. Blood **3**, 1259 (1948). — Brick, I. B.: Effects of million volt irradiation on the gastrointestinal tract Arch. intern. Med. **96**, 26 (1955). — Brody, H., and M. Cullen: Carcinoma of the breast seventeen years after mammography with thorotrast. Surgery **42**, 600 (1957. — Brown, D. V., and Th. A. Thorson: Reticulum-cell sarcoma of rats. Apparent inhibition by x irradiation. J. nat. Cancer Inst. **16**, 1197 (1956). — Brown, W. M., and J. D. Abbott: The incidence of leukaemia in ankylosing spondylitis treated with x rays. Lancet **1955** I, 1283. — Brues, A. M.: Nuclear changes following irradiation of tumors. Amer. J. Path. **28**, 547 (1952). — Brunner, H. E.: Spätschäden nach ¦diagnostischer Thorotrastanwendung. Schweiz. Z. Path. **18**, 170 (1955). — Bruyn, P. P. de: Lymphnode and intestinal lymphatic tissue. In Bloom, Histopathology of irradiation, S. 348. 1948. ~ The effect of x-rays on the lymphatic nodule, with reference to the dose and relative sensitivities of different species. Anat. Rec. **101**, 373 (1948). — Buchsbaum, R., and R. E. Zirkle: Schrinking and swelling after alpha-irradiation of various parts of large erythrocytes. Proc. Soc. exp. Biol. (N.Y.) **72**, 27 (1949). — Budin, E., and J. Gershon-Cohen: The danger of cancer from thorotrast as a diagnostic medium. Amer. J. Roentgenol. **75**, 1188 (1956). — Buhtz, H.: Beiträge zur pathologischen Physiologie der Entzündung. 10. Über die Beeinflussung der traumatischen Entzündung durch Röntgenstrahlen. Frankfurt. Z. Path. **44**, 57 (1933). ~ Über Schädigung des Darmes bei Röntgenbestrahlung. Strahlentherapie **69**, 291 (1939). — Buono, P. del: Die Wirkung der Röntgenstrahlen auf die Zelle. Strahlentherapie **67**, 83 (1940). — Burstone, M. S.: A histochemical study of irradiated bone. Amer. J. Path. **28**, 1133 (1952). ~ Nuclear changes in response to continuous irradiation. Arch. Path. (Chicago) **55**, 55 (1953). ~ A histochemical study of nuclear changes in response to irradiation and its relationship to nuclear staining. Oral Surg. **6**, 1051 (1953). — Butler, J. A., L. Gilbert, D. W. James and W. C. Ross: Degradation of desoxyribonucleic acid by a "nitrogen mustard". Nature (Lond.) **1951** (II), 985.

Cahan, W. G., H. Q. Woodard, N. L. Higinbotham, F. W. Stewart and B. L. Coley: Sarcoma arising in irradiated bone. Cancer (Philad.) **1**, 3 (1948). — Cameron, G. R.: Pathology of the cell. Edinburgh: Oliver & Boyd 1952. — Campbell, B., and R. Novick: Effects of beta rays on central nervous system. Proc. Soc. exp. Biol. (N.Y.) **72**, 34 (1949). — Carroll, R. E., J. T. Godwin and W. L. Watson- Osteogenic sarcoma of phalanx after chronic roentgen-ray irradiation. Cancer (Philad.) **9**, 753 (1956). — Caspari, W.: Physiologie der Röntgen- und Radiumstrahlen. In Bethe-Bergmann: Handbuch der normalen und pathologischen Physiologie, Bd. 17, S. 343. Berlin: Springer 1926. — Caspersson, T. O.: Cell growth and cell function. New York: Norton 1950. — Cassel, Ch., J. M. Ruffin, R. J. Reeves and L. D. Stoddard: Late effects of thorium dioxide in man. Arch. intern. Med. **88**, 42 (1951). — Cathie, I. A.: Ulceration of the small intestine following irradiation of the pelvis. Amer. J. Roentgenol. **39**, 895 (1938). — Cherry, C. P., and A. Glücksmann: The influence of systemic factors on the reaction to radium treatment of the normal and malignant epithelium of the uterine cervix. Cancer (Philad.) **7**, 504 (1954). — Chevallier, A., C. Burg et H. Spehler: Sur la production de stéatose hépatique par le rayonnement x chez le rat. C. R. Soc. Biol. (Paris) **147**, 497 (1953). — Chèvremont, M.: Recherches sur le rôle du métabolisme tissulaire dans la radiosensibilité du thymus de cobaye. Arch. Biol. (Liège) **46**, 507 (1935). — Christensen, W. R., S. C. Sommers and Ch. K. Spalding: Effect of soft roentgen rays on the rabbit skin. Amer. J. Roentgenol. **68**, 801 (1952). — Chrom, S. A.: Studies on the effect of roentgen rays upon the intestinal epithelium and upon the reticuloendothelial cells of the liver and spleen. Acta radiol (Stockh.) **16**, 641 (1935). — Clark, G. L.: A survey of the biological effects of x-radiation. Radiology **26**, 295 (1936). — Clunet: Recherches expérimentales sur les tumeurs malignes. Paris: Steinheil 1910. — Cogan, D. G.: Lesions of the eye from radiant energy. J. Amer. med. Ass. **142**, 145 (1950). — Cogan, D. G., and D. D. Donaldson: Experimental radiation cataracts. I. Cataracts in the rabbit following single x-ray exposure. Arch. Ophthal. (Chicago) **34**, 508 (1951). — Cogan, D. G., D. D. Donaldson and A. B. Reese: Clinical and pathological characteristics of radiation cataracts. Arch. Ophthal. (Chicago) **46**, 55 (1952). — Cogan, S. H., and I. I. Ritter: Radiation nephritis. A clinicopathologic correlation of three surviving cases. Amer. J. Med. **34**, 530 (1958). — Cohen, A., and L. Cohen: Radiobiology of the C_3H mouse mammary carcinoma: The effect of body dose on the radiocurability of the tumour treated in situ. Brit. J. Cancer 7, 452 (1933). — COLE, L. J., P. C. NOWELL and M. E. ELLIS: Incidence of neoplasms and other lesions in mice protected against lethal x-ray doses by spleen homogenate. J. nat. Cancer Inst. 17, 435 (1956). — COLWELL, H. A.: The method of action of radium and x-rays on living tissues. London: Oxford University Press 1935. — CONGDON, CH. C., D. UPHOFF and E. LORENZ: Modification of acute irradiation injury in mice and guinea pigs by injection of bone marrow. J. nat. Cancer Inst. 13, 73 (1952). — CONGDON, CH. C., F. P. WILLIAMS, R. T. HABERMAN and E. LORENZ: The histopathology of bacterial infection in irradiated mice. J. nat. Cancer Inst. 15, 855 (1955). — CORNIL, L., et A. STAHL: Essai d'interprétation histochimique de la radiosensibilité des tissues normaux et néoplastiques. Rôle des acides nucléiques. Presse méd. 1951, 45, 993. — COTTIER, H.: Über die unterschiedliche Schadigung des Lungengewebes durch therapeutische Rontgenbestrahlung. Strahlentherapie 100, 385 (1956). — CRADDOCK, C. S., and J. S. LAWRENCE: The effect of roentgen irradiation on antibody formation in rabbits. J. Immunol. 60, 241 (1948). — CRAIG, M. S., and L. A. BUIE: Factitial (irradiation) proctitis. Surgery 25, 472 (1944). — CRAMER, W.: Experimental observations on the therapeutic action of radium. Rep. Imerial Cancer Res. Fund 10, 81 (1932). — CRAMER, W., u. K. LEHMACHER: Die zytologischen Veranderungen im Scheidenabstrich nach intravitaler Rontgenbestrahlung und ihre Bedeutung fur eine individuelle Behandlung. Strahlentherapie 92, 123 (1953). — CRAWFORD, E. M., A. D. FRENCH and R. O. KORNELSEN: An inquiery into the effects of x-radiation upon the heart from multiple thoracic beams. J. Canad. Ass. Radiol. 3, 36 (1952). — CRIEP, L. H., L. D. MAYER and S. G. COHEN: Effect of x-ray radiation on hypersensitiveness. J. Allergy 21, 373 (1950). — CRONKITE, E. P.: The hematology of ionizing radiation. In BEHRENS, Atomic Medicine, S. 103. 1948. ~ Ionizing radiation injury. J. Amer. med. Ass. 139, 366 (1949a). ~ A critical analysis of the syndroms of acute total body radiation illness, its rôle in atomic warfare, and its influence on future practice of military medicine. Milit. Surg. 104, 7 (1949b). — CRONKITE, E. P., C. R. SIPE, D. C. ELTZHOLTZ, W. H. CHAPMAN and F. W. CHAMBERS: Increased tolerance of mice to lethal x-radiation as a result of previous sublethal exposures. Proc. Soc. exp. Biol. (N.Y.) 73, 184 (1950). — CRUZ, M., B. L. COLEY and F. W. STEWART: Postradiation bone sarcoma. Cancer 10, 72 (1957). — CUTLER, M., F. BUSCHKE and S. T. COUTRIL: Cancer. Its diagnosis and treatment. Philadelphia: W. B. Saunders Company 1938.

DAHL, B.: Effects des rayons x sur les os longs en dévelopment. J. Radiol. Électrol. 18, 131 (1934). ~ Die Strahlenbehandlung der osteogenen Sarkome und die Reaktion des Knochengewebes auf die Rontgenbestrahlung. Strahlentherapie 54, 35 (1935). ~ La théorie de l'ostéoclasie et le comportement des ostéoclastes vis à vis du bleu trypan et vis à vis de l'irradiation aux rayons x. Acta path. microbiol. scand. 26, 234 (1936). ~ Neue Demonstration der verringerten Reaktionsfahigkeit der Gewebe nach Röntgenbestrahlung. Strahlentherapie 58, 482 (1937). ~ Wie entwickelt sich das nekrotische Rontgengeschwür? Strahlentherapie 59, 552 (1937). — DAILEY, M. E., S. LINDSAY and E. R. MILLER: Histologic lesions in thyroid glands of patients receiving radioiodine for hyperthyroidism. J. Clin. Endocr. 13, 1513 (1953). — DANIEL, J.: Depilatory action of the x-rays. Med. Res. 49, 595 (1896). — DANNEGGER, M., u. M. POSCHL: Rontgenbestrahlung des Pankreas (Versuche an weißen Ratten). Strahlentherapie 98, 355 (1955). — DAVEY, P. W., J. D. HAMILTON and H. D. STEELE: Altération du rein par les radiations. Canad. med. Ass. J. 67, 648 (1952). — DAVID, O.: Untersuchungen uber den Einfluß von Rontgenstrahlen auf Kapillaren. Strahlentherapie 23, 366 (1926). — DEAN, A. L., and J. C. ABELS: Study of the newer renal function tests of an unusual case of hypertension following irradiation of one kidney and the relief of the patient by nephrectomy. J. Urol. (Baltimore) 52, 497 (1944). — DEAN, A. L., and D. P. SLAUGHTER: Bladder injury subsequent to irradiation of uterus. J. Urol. (Baltimore) 46, 917 (1941). — DENSTAD, T.: The radiosensitivity of the bone marrow. Acta radiol. (Stockh.) Suppl. 52 (1945). — DERINGER, M. K.: Biological studies in the tolerance range. Radiology 49, 274 (1947). — DESAIVE, P.: Contribution radio-biologique à l'étude de l'ovaire. Arch. Biol. (Liège) 51, 1 (1940). — DESJARDINS, A. U.: Causes of cell death in irradiated tissue. Amer. J. Roentgenol. 28, 398 (1932). ~ Action of roentgen rays and radium on the gastrointestinal tract. Amer. J. Roentgenol. 26, Suppl. (1931). ~ The action of roentgen rays or radium on inflammatory processes. Radiology 29, 436 (1937). — DEVIK, F.: The tolerance of epidermal cells of mice to heavy doses of external alpha-irradiation. Acta path. microbiol. scand. Suppl. 91, 45 (1951). ~ Histological and cytological changes produced by alphaparticles in the skin of mice. Acta radiol. 35, 149 (1951). — DEVIK, F., L. A. ELSON, P. C. KOLLER and L. F. LAMERTON: The influence of diet on the Walker rat carcinoma 256, and its response to x-radiation. Cytological and histological investigations. Brit. J. Cancer 4, 298 (1950). — DICKIE, A., and L. H. HEMPELMANN: Morphologic changes in lymphocytes of persons exposed to ionizing radiation. J. Lab. clin. Med. 32, 1045 (1947). — DIETHELM, L.: Ein weiterer Fall von doppelseitiger Spontanfraktur des Schenkelhalses nach Rontgenbestrahlung wegen Uteruscarcinom. Strahlentherapie 77, 107 (1948). — DIXON, F. J.

J. C. Roberts and W. O. Weigle: Direct and indirect effects of x-radiation on antibody-producing cells. J. exp. Med. 105, 417 (1957). — Dixon, F. J., D. W. Talmage and P. H. Maurer: Radiosensitive and radioresistant phases in the antibody response. J. Immunol. 68, 693 (1952). — Dobbs, W. G.: Statistical study of the effect of roentgen rays on wound healing. Amer. J. Roentgenol. 41, 625 (1939). — Dobrovolskaia-Zavadskaia, N.: Modifications des fibres striées sous l'influence d'irradiations prolongées au moyen de foyers radifères introduits dans les muscles. J. Radiol Électrol. 8, 49 (1924). — Döderlein: Die Therapie der gynäkologischen Krebse mit radioaktiven Substanzen. Strahlentherapie 15, 767 (1923). — Döhnert, R. H.: Experimentelle Untersuchungen zur Frage des Schneeberger Lungenkrebses. Z. Krebsforsch. 47, 209 (1938). — Domack, I.: Sensitivity of the weanling rat thyroid to radiation. Brit. J. Cancer 11, 253 (1957). — Domagk, G.: Gewebsveränderungen nach Röntgenbestrahlungen. Ergebn. inn. Med. Kinderheilk. 33, 1 (1928). — Dominici, H., et Barcat: Des modifications histologiques déterminées par le rayonnement du radium. Arch. Élect. méd. 15, 835 (1907). — Donaldson, D. M., S. Marcus, K. K. Gyi and E. H. Perkins: The influence of immunization and total body x-irradiation on intracellular digestion by peritoneal phagocytes. J. Immunol. 76, 192 (1956). — Dowben, R. M., and J. K. Walker: Methemoglobinemia induced by x-irradiation. Proc. Soc. exp. Biol. (N.Y.) 90, 398 (1955). — Dugger, G. S., J. G. Stratford and J. Bouchard: Necrosis of brain following roentgen irradiation. Amer. J. Roentgenol. 72, 953 (1954). — Dunlap, Ch. E.: Effects of radiation on the blood and the hemopoietic tissues, including the spleen, the thymus and the lymph nodes. Arch. Path. (Chicago) 34, 562 (1942). — Duschnitz, L.: Rontgenstrahlen und Haut. Virchows Arch. path. Anat. 252, 665 (1924). — Dustin, A. P.: Les réactions cytologiques et histologiques déclenchées dans les tumeurs malignes par les radiations. Cancer (Philad.) 7, 41 (1930). ~ Note sur le mécanisme d'action des poisons radiomimétiques. C. R. Soc. Biol. (Paris) 142, 1433 (1948). — Dyes, O.: Grundlagen der Behandlung entzundlicher Krankheiten durch Rontgenbestrahlung. Strahlentherapie 47, 160 (1933). — Dyke, D. C. van, and R. L. Huber: Epilation in the non-irradiated member of parabiotically united rats. Proc. Soc. exp. Biol. (N.Y.) 72, 266 (1949).

Eck, G. J. van, and J. Freud: Structure and function of mouse ovaries after x-raying. Pharmacodynamie 78, 49 (1949). — Edgerly, R. H.: Effect of x-irradiation on connective tissue ground substance in mice. Amer. J. Physiol. 171, 668 (1952). — Eggs, E.: Osteoradionekrose der Rippen nach Röntgenbestrahlung des Mammakarzinoms. Strahlentherapie 70, 315 (1941). — Eisen, V. D., and C. W. Wilson: The effect of beta-irradiation on skin histamine and vascular responses in the rat. J. Physiol. (Lond.) 136, 122 (1957). — Elfskind, L.: Veränderungen des Gefäßepithels nach Röntgenbestrahlung. Acta path. microbiol. scand. 17, 481 (1940). — Ellinger, F.: Untersuchungen über die Hautwirkungen von Röntgenstrahlen am Kaninchen. I. Die Wirkungen einer mittelstarken Strahlung und ihre Beeinflussung durch Thyroxin. Strahlentherapie 42, 358 (1932). ~ Die biologischen Grundlagen der Strahlenbehandlung. Strahlentherapie (Sonderbd.) 20 (1935). ~ The problem of recovery from radiation effects. Radiology 40, 62 (1943). ~ Protective action of desoxycorticosterone acetate against x-ray-induced liver changes. Science 104, 502 (1946). ~ Fundamental biology of ionizing radiations. In Behrens, Atomic Medicine, p. 73. 1949. — Ellis, F., and B. Stoll: Herpes zoster after irradiation. Brit. med. J. 1949 II, 1323. — Ely, J. O., and M. H. Ross: Nucleic acid content in intestines of rats after neutron radiation. Cancer Res. 8, 607 (1948). — Emmrich u. Domagk: Über experimentelle Schrumpfnieren. Verh. dtsch. path. Ges. 20, 418 (1925). — Engelstad, R. B.: Über Magengeschwure nach Röntgenbestrahlung. Strahlentherapie 53, 139 (1935). ~ Über die Reaktion der Lungen auf Rontgenbestrahlung. Strahlentherapie 52, 299 (1935). ~ Die Strahlenreaktion in den Lungen beim Menschen. Acta radiol. (Stockh.) 18, 32 (1937). ~ Pulmonary lesions after roentgen and radium irradiation. Amer. J. Roentgenol. 43, 676 (1940). — English, J. A.: Morphologic effects of irradiation on the salivary glands of rats. J. dent. Res. 34, 4 (1955). — Englmann, K.: Diskussionsbemerkung Fortschr. Röntgenstr. 48, 97 (1933). ~ Die mikroskopischen Veranderungen an der Tumorzelle und den gesunden Geweben des Menschen nach Strahlenbehandlung. In H. Holfelder, Die Röntgen-Tiefentherapie. Leipzig: Georg Thieme 1938. — Eppinger, H.: Die Permeabilitatspathologie. Wien: Springer 1949. — Eschbach, H.: Renale Kontrastmitteldepots nach pyelorenalem Reflux. Z. Urol. 37, 288 (1943). — Eschenbrenner, A. B., and E. Miller: Quantitative histologic analysis of the effect of x radiation on the interstitial tissue of the testes of mice. J. nat. Cancer Inst. 6, 343 (1946). ~ Effect of roentgen rays of the testis. Arch. Path. (Chicago) 50, 736 (1950). — Evans, R. D.: Quantitative aspects of chronic radium and mesothorium poisoning and their relation to the establishment of maximum permissible doses. 6. Internat. Radiolog. Kongr. 1950, S. 8. — Evans, R. W.: The antibody response in cases of radiation lymphopenia and in the reticuloses. J. Path. Bact. 60, 123 (1948). — Ewing, J.: Tissue reactions to radiations. Amer. J. Roentgenol. 15, 93 (1926). ~ Radiation osteitis. Acta radiol. (Stockh.) 6, 399 (1926). ~ Diskussionsbemerkung. Amer. J. Path. 16, 659 (1940).

Fahr, Th.: Die Haut unter dem Einfluß der Röntgenstrahlen. Virchows Arch. path. Anat. 254, 277 (1925). — Failla, G.: Some aspects of the biological action of ionizing radiations. Amer. J. Roentgenol. **44**, 649 (1940). — FAILLA, G., and K. SUGIURA: Exper. results supporting the "fluidflow" theory of the biological action of ionizing radiations. Science **89**, 438 (1939). — FARRAN, H. E., and R. GREENE: Acute myeloid leukaemia after radio-active-iodine therapy. Lancet **1956** I, 782. — FAUST, H.: Nachgewiesene schwere Schädigung des Pericards nach Rontgentiefenbestrahlung der Präcordialgegend. Strahlentherapie **43**, 749 (1932). — FEDDER, L., u. H. HELLNER: Die Veränderungen der quergestreiften Mus-kulatur nach Rontgenbestrahlungen im Tierexperiment. Strahlentherapie **30**, 682 (1928). — FEDERLEIN, K., u. H. SCIOR: Spatschaden und Tumorentwicklung nach Thorotrastinjektion. Frankfurt. Z. Path. **68**, 225 (1957). — FELS, E.: Ergebnisse experimenteller Eierstocks- und Nierenbestrahlung bei der weißen Ratte. Strahlentherapie **54**, 279 (1935). — FERROUX, R., J. JOLLY et A. LACASSAGNE: Modification de la radiosensibilité de l'ovaire chez la lapine par ligature temporaire des vaisseaux pendant l'irradiation. C. R. Soc. Biol. (Paris) **95**, 646 (1926). — FIRKET, J.: Facteurs de la radiosensibilité de tissus. Bull. Acad. roy. Méd. Belg. **1935**, 66. ~ Notions d'anatomo-pathologie humaine. Paris: Masson & Cie. 1943. — FIRKET, J., et M. CHÈVREMONT: Nouvelles recherches sur les variations de la radiosensibilité du thymus au cours de l'ischémie. C. R. Soc. Biol. (Paris) **117**, 225 (1937). — FIRKET, J., J. LAMBERT and M. CHÈVREMONT: Recherches sur le métabolisme des cellules cancéreuses latentes et le rôle des métabolismes de respiration et de fermentation dans la radiosensibilité. Cancer (Philad.) **10**, fasc. 4 (1933). — FISCHER, B.: Über Bestrahlungsnekrosen des Darmes. Strahlentherapie **13**, 333 (1922). — FISHMAN, M., and I. L. SHECHMEISTER: The effect of ionizing radiation on phagocytosis and the bactericidal power of the blood. II. The effect of radiation on ingestion and digestion of bacteria. J. exp. Med. **101**, 275 (1955). — FITCH, F. W., J. DOULL and R. W. WISSLER: Histopathology of the irradiated hibernating ground squirrel. Arch. Path. (Chicago) **60**, 644 (1955). — FLASKAMP, W.: Über Rontgenschäden und Schäden durch radioaktive Substanzen. Strahlentherapie (Sonderbd.) **12**, 1 (1930). — FLIEDNER, M. TH., S. SANDKÜHLER u. R. STODTMEISTER: Die Knochenmarkstruktur bei Ratten nach Bestrahlung mit schnellen Elektronen. Z. Zellforsch. **43**, 195 (1955). — FOGG, L. C., and R. F. COWING: The changes in cell morphology and histochemistry of the testis following irradiation and their relation to other induced testicular changes. II. Comparison of effects of doses of 1400 r and 5050 r with 300 r. Cancer Res. **11**, 81 (1951). ~ Effect of direct x-irradiation on mammalian testicles. Exp. Cell. Res **3**, 19 (1951). — FOGG, L. C. and S. WARREN: A comparison of the cytoplasmic changes induced in the Walker rat car-cinoma 256 by different types and dosages of radion. Amer. J. Cancer **31**, 567, 578 (1937). — FOLLEY, J. H., W. BORGES and T. YAMAWAKI: Incidence of leukemia in survivors of the atomic bomb in Hiroshima and Nagasaki. Amer. J. Med. **13**, 311 (1952). — FOLTZ, E. L., J. B. HOLYOKE and H. L. HEYE: Brain necrosis following x-ray therapy. J. Neurosurg. **10**, 423 (1953). — FONIO, A.: Über Schadigungen des Thorotrastes als Kontrastmittel. Helv. chir. Acta **14**, 3 (1947). — FONTAINE, R., et CH. M. GROS: Contribution à l'étude des dangers de la thorotrastartériographie à l'occasion d'un cas de cirrhose hépatique tardive. Presse méd. **1954**, 970. — FORSSBERG, A.: Mechanism of the action of x-rays on enzyme in watersolution. Nature (Lond.) **159**, 308 (1947). — FOULDS, L.: Effect of vital staining on distribution of the Brown-Pearce rabbit tumour Rep. Imper. Cancer Res. Fund. 1932, S. 21. ~ Thorotrast. Amer. J. Cancer **35**, 363 (1939). FOX, H., and D. L. FARLEY: Effect of x-ray upon histology of nodes in some cases of lymphadenopathy found by adenectomy during treatment. J. Radiol. **4**, 261 (1923). — FRANKEL, M.: Die Rontgenstrahlenreizdosen in der Medizin und bei der Karzinombekampfung. Berl. klin. Wschr. **1921**, Nr 26, 698. — FRÉDÉRIC, J.: Etude histologique et histochimique de la peau de cobaye traitée par les rayons x. Arch. Biol. (Liège) **60**, 79 (1949). — FRÉDÉRIC, J., et M. CHÈVREMONT: Etude histologique et histo-chimique de la peau de cobaye traitée par les rayons x. C. R. Soc. Biol. (Paris) **142**, 850 (1948). — FREEDBERG, A. S., G S. KURLAND and H. L. BLUMGART: The pathologic effects of I^{131} on the normal thyroid gland of man. J. clin. Endocr. **12**, 1315 (1952). — FREUND, L.: Zur Rontgentherapie entzundlicher Krankheiten. Strahlentherapie **60**, 19 (1937). — FREUND, L., u. OPPENHEIM: Über bleibende Hautveranderungen nach Rontgenbestrahlungen. Wien. klin. Wschr. **1904**, Nr 12, 333. — FRIED, C.: Die artificielle Pneumonie und ihre Bestrahlung. Strahlentherapie **58**, 430 (1937). — FRIEDEWALD, W. F., and R. S. ANDERSON: The effects of roentgen rays on cell-virus associations. J. exp. Med. **78**, 285 (1943). — FRIEDMAN, M.: Diskussionsbemerkung. Radiology **35**, 480 (1940). — FRIEDMAN, N. B.: Effects of radiation on the gastrointestinal tract. including the salivary glands, the liver and the pancreas. Arch. Path. (Chicago) **34**, 749 (1942). ~ Cellular dynamics in the intestinal mucosa: The effect of irradiation on epithelial maturation and migration. J. exp. Med. **81**, 553 (1945). ~ Patho-genesis of intestinal ulcers following irradiation. Effects of colostomy and adhesions. Arch. Path. (Chicago) **59**, 2 (1955). FRIEDMAN, N. B., and E. DRUTZ: The effects of chemo-therapy and irradiation therapy on the differentiation of exper. tumors. Cancer (Philad.) **11**, 1060 (1958). — FRIEDMAN, N. B., J. A. SARGENT and E. DRUTZ: Certain effects of irradiation and chemotherapy on cellular division and differentiation. Cancer Res. **15**, 479 (1955). — FRIEDMAN, N. B., and S. WARREN: Evolution of exper. radiation ulcers of the intestine. Arch. Path. (Chicago) **33**, 326 (1942). — Friedmann, A. B.: Spontaneous rib fractures following irradiation for cancer of the breast. Amer. J. Roentgenol. **50**, 797 (1943). — Fritz-Niggli: Strahlenbiologie. Stuttgart: Georg Thieme 1959. — Frühling, L., E. Blum, C.-A. Lutz et A. Batzenschlager: Thorotrastose de la voie excrétrice du rein. J. Urol. méd. chir. **62**, 358 (1956). — Frühling, L., Ch.-M. Gros et A. Batzenschlager: Sarcome endothelial angioplastique généralisé chez un malade ayant subi 12 ans auparavant une injection intra-artérielle et para-artérielle de thorotrast. Bull. Ass. franç. Cancer **42**, 559 (1955). — Fukase, S.: Über die Beeinflussung der traumatischen Entzündung durch Röntgenstrahlen. Virchows Arch. path. Anat. **273**, 794 (1929). — Furth, J.: Diskussionsbemerkung. J. cell. comp. Physiol. **40**, Suppl. 2, 113 (1952). — Furth, J., and J. S. Butterworth: Neoplastic diseases occurring among mice subjected to general irradiation with x-rays. II. Ovarian tumors and associated lesions. Amer. J. Cancer **28**, 66 (1936). — Furth, J., and O. B. Furth: Neoplastic diseases produced in mice by general irradiation with x-rays. Amer. J. Cancer **28**, 54 (1936). — Furth, J., and E. Lorenz: Carcinogenesis by ionizing radiations. In A. Hollaender, Radiation Biology, vol. I/2, p. 1157. New York: McGraw Hill Book Comp. 1954. — Furth, J., and A. C. Upton: Vertebrate radiobiology: histo-pathology and carcinogenesis. Ann. Rev. Nuclear Sci. **3**, 303 (1953). ~ Induction of neukaemia by ionizing irradiation. Ciba Found. Sympos. on Leukaemia Res., p. 146. London: Churchill 1954. — Furth, J., A. C. Upton, K. W. Christenberry, W. H. Benedict and J. Moshman: Some late effects in mice of ionizing radiation from an exper. nuclear detonation. Radiology **63**, 562 (1954).

Gabriel, G.: Die Beeinflussung von Tierorganen durch Róntgenbestrahlung. Strahlentherapie **22**, 107 (1926). — Gabrieli, E. R., and A. A. Auskaps: Effect of whole body x-radiation on reticuloendothelial system as demonstrated by use of radioactive chromium phosphate. Yale J. Biol. Med. **26**, 159 (1953). — Gabrieli, E. R., and J. L. Cutler: Beta irradiation effects on reticulo-endothelial system following intravenous injection of radioactive chromium phosphate. Proc. Soc. exp. Biol. (N.Y.) **87**, 661 (1954). — Gärtner, H.: Die biologische Wirksamkeit schneller Elektronen und ultraharter Rontgenstrahlen im Vergleich zu Röntgenstrahlen üblicher Härte. Strahlentherapie **96**, 201, 378 (1955). — Gardner, D. L., and R. F. Ogilvie: The late results of thorotrast: two cases of neoplastic disease following contrast angiopraphy. J. Path. Bact. **78**, 133 (1959). — Gall, E. A., J. R. Lingley and J. A. Hilcken: Comparatice exper. studies of 200 kilovolt and 1000 kilovolt roentgen rays. I. The biological effects on the epiphysis of the albino rat. Amer. J. Path. **16**, 605 (1940). — Gans, O.: Histologie der Hautkrankheiten, Bd. I, S. 198. Berlin: Springer 1925. — Gassmann, A.: Zur Histologie der Róntgenulcera. Fortschr. Rontgenstr. **2**, 197 (1898/99). ~ Histologische Befunde bei Röntgenulcus am Kaninchen. Arch. Derm. Syph. (Berl.) **70**, 97 (1904). — Gates, O.: Effects (of radiation) on bone, cartilage and teeth. Arch. Path. (Chicago) **35**, 323 (1943). — Geary, J. R.: Effect of roentgen rays during various phases of the hair cycle of the albino rat. Amer. J. Anat. **91**, 51 (1952). — Gillman, T., J. Penn, D. Bronks and M. Roux: Abnormal elastic fibers. Arch. Path. (Chicago) **59**, 733 (1955). — Glauner, R.: Die Entzündungs-Bestrahlung. Stuttgart: Georg Thieme 1951. — Glauser, O.: Elektronenmikroskopische Untersuchungen an Rattenlebern nach Rontgenbestrahlungen. Schweiz. Z. Path. **19**, 150 (1956). — Globus, J. H., S. C. Wang and H. I. Maibach: Radon implantation in the medulla oblongata of the dog: effects on the degree and extent of cellular reactions. J. Neuropath. exp. Neurol. **11**, 429 (1952). — Glucksmann, A.: Preliminary observations on the quantitative examination of human biopsy material taken from irradiated carcinomata. Brit. J. Radiol. **14**, 187 (1941). ~ Cell counts in serial biopsies of carcinomata. Recent advanc. clin. path. **1945/46**, 338. ~ Quantitative histological analysis of radiation-effects in human carcinomata. Brit. med. Bull. **4**, 26 (1946). ~ The relation of radiosensitivity and radiocurability to the histology of tumour tissue. Brit. J. Radiol. **21**, 559 (1948). ~ Biological levels of the radiosensitivity of somatic cells. Brit. J. Radiol. **27**, 660 (1954). — Glucksmann, A., and F. G. Spear: The qualitative and quantitative histological examination of biopsy material from patient treated by radiation for carcinoma of the cervix uteri. Brit. J. Radiol. **18**, 313 (1945). — Goldberg, R. C., I. L. Chaikoff, S. Lindsay and D. D. Feller: Histopathological changes induced in the normal thyroid and other tissues of the rat by internal radiation with various doses of radioactive iodine. Endocrinology **46**, 72 (1950). — Goldfeder, A.: Further studies on the relation between radiation effects, cell viability and induced resistance to malignant growth. Radiology **49**, 724 (1947); **54**, 93 (1950). — Goldfeder, A., and G. Cameron: Growth in tissue culture of analogous mouse mamary carcinoms and their response to radiation. Cancer Res. **8**, 465 (1948). — Goldgraber, M. B., C. E. Rubin, W. L. Palm, R. L. Dobson and B. W. Massey: The early gastric response to irradiation, a serial biopsy study. Gastroenterology **27**, 1 (1954). — Goldie, H., H. D. West, B. R. Jeffries and Ch. H. Butler: Intrapleurally injected colloidal Au[198] and growth and implantation of free tumor cells in pleural exsudate. Proc. Soc. exp. Biol. (N.Y.) **80**, 327 (1952). —

GRAD, B., and C. R. STEVENS: Histological changes produced by a single large injection of radioactive phosphorus (P³²) in albino rats and in C₃H mice. Cancer Res. 10, 289 (1950). — GRAEVE, K.: Rhythmusstörungen des Herzens durch therapeutische Röntgenbestrahlung. Strahlenther. 92, 444 (1953). — GRAHAM, R. M., and J. B. GRAHAM: A cellular index to sensitivity to ionizing radiation. The sensitization response. Cancer (Philad.) 6, 215 (1953). — GRAHAM, R. M., and K. R. GOLDIE: Prognosis in irradiated cancer of the cervix by measurement of cell size in the vaginal smear. Cancer (Philad.) 8, 71 (1955). — GRANZOW, J.: Zur Frage der Radiumwirkung auf lebenswichtige Organe (Herz, Lungen, Leber), auf Bau und Funktion des weiblichen Genitale sowie auf die Nachkommenschaft. Arch. Gynäk. 151, 612 (1932). — GRATZEK, F. R., E. G. HOLMSTROM and L. G. RIGLER: Post-irradiation bone changes. Amer. J. Roentgenol. 53, 62 (1945). — GRAUL, E. H.: Strahlenbiologische und strahlentherapeutische Untersuchungen an Spieglerschen Zylindromen. Strahlentherapie 93, 549 (1954). — GRAY, L. H.: Comparative studies of the biological effects of x-rays, neutrons and other ionizing radiations. Brit. med. Bull. 4, 11 (1946). — GREBE, G. F.: Beitrag zur Frage der Thorotrastspatschadigung. Eine myeloische Leukämie nach diagnostischer Thorotrastapplikation. Strahlentherapie 94, 311 (1954). — GREENFIELD, M. M., and F. M. STARK: Postirradiation neuropathy. Amer. J. Roentgenol. 60, 617 (1948). — GREGORI, A.: Wirkung von Röntgenstrahlen auf das Knochenmark „in vivo" und „in vitro". Strahlentherapie 65, 163 (1939). — GRICOUROFF, G.: Action des rayons x sur l'ovaire à la période d'ovogénèse. Arch. int. Radium (Paris) 2, 1 (1930). ~ Relation entre la mue et la radiosensibilité du pelage chez le lapin. C. R. Soc. Biol. (Paris) 128, 496 (1938). ~ Sur la radiorésistance des cancers. Presse méd. 1956, 137. — GROOVER, TH. A., A. C. CHRISTIE and E. A. MERRITT: Intrathoracic changes following roentgen treatment of breast carcinoma. Amer. J. Roentgenol. 10, 471 (1923). — GROSKOPFF, K. W., F. BOLCK u. H. J. BÜHL: Thorotrastschädigungen. Fortschr. Röntgenstr. 75, 34 (1951). — GROSSIARD, A., J. C. ROUCAYROL, B. DUPERRAT, P. C. CECCALDI and L. MEEUS: Adénocancer du foie avec cirrhose, vingt et un ans après une artériographic au thorotrast. Bull. Soc. méd. Hôp. Paris 72, 49 (1956). — GROSSMAN, B. J.: Radiation nephritis. J. Pediat. 47, 424 (1955). — GÜNSEL, E.: Über Veränderungen am rontgenbestrahlten Froschherzen. Strahlentherapie 77, 179 (1948). ~ Die Strahlenschäden am wachsenden Knochen. Strahlentherapie 91, 595 (1953). — GUILLAUME, J., I. BERTRAND, P. L. GÉRARD et J. PECKER: La radionécrose cérébrale expér. provoquée par radiothérapie de contact. Presse méd. 1952, 242. — GUIMARAES, J. P., and L. F. LAMERTON: Further observations on the late effects of thorotrast administration. Brit. J. Cancer 10, 527 (1956). — GUIMARAES, J. P., L. F. LAMERTON and W. R. CHRISTENSEN: The late effects of thorotrast administration. A review and an exper. study. Brit. J. Cancer 9, 253 (1955). — GUZE, L. B., and W. O'SHEA: Exper. hydronephrosis produced by beta irradiation of the ureter. J. Urol. (Baltimore) 79, 801 (1958).

HAAGENSEN, C. D.: Occupational neoplastic disease. Amer. J. Cancer 15, 641 (1931). — HABERLAND, H. F.: Epithelisierungsversuche mit Rontgenstrahlen. Klin. Wschr. 1923, 2, 353. — HACKENTHAL, P.: Beitrag zu den morphologischen Veranderungen durch Thorotrastablagerungen. Zbl. allg. Path. path. Anat. 94, 352 (1955/56). — HAENDLY, P.: Pathologisch-anatomische Ergebnisse der Strahlenbehandlung. Strahlentherapie 12, 1 (1921). — HAENISCH, G. F., u. H. HOLTHUSEN: Einfuhrung in die Rontgenologie. Leipzig: Georg Thieme 1933. — HALBERSTAEDTER, L.: Die Einwirkung der Rontgenstrahlen auf die Ovarien. Ber. klin. Wschr. 1905, 64. — HALBERSTAEDTER, L., and M. ICKOWICZ: The effects of x-rays on the lymphatic organs of normal and adrenalectmized rats. Radiol. clin. (Basel) 16, 240 (1947). — HALL, J. W., and M. FRIEDMAN: Histologic changes in squamous cell carcinoma of the mouth and oropharynx produced by fractionated roentgen irradiation. Radiology 50, 318 (1948). — HALLEY, E. P., and P. J. MELNICK: Pre-operative irradiation in carcinoma of the breast. Radiology 35, 430 (1940). — HAM, W. T.: Radiation cataract. Arch. Ophthal. (Chicago) 50, 618 (1953). — HAMPERL, H.: Akute und chronische tödliche Strahlenschädigung beim Mensch (2 Falle). Virchows Arch. path. Anat. 298, 376 (1937). ~ Die Morphologie der Tumoren. In BUCHNER, LETTERER, ROULET: Handbuch der allgemeinen Pathologie, Bd. 6/III, S. 91. Berlin: Springer 1956. — HAMPERL, H., u. G. SCHWARZ: Zur genaueren Kenntnis der Rontgenwirkung auf Krebsgeschwulste. Über einen rontgenbestrahlten Basalzellkrebs der Haut. Strahlentherapie 24, 607 (1927). — HAREL, J., M. GUÉRIN, M. TUBIANA et J. ABBATUCCI: Effects sur le parenchyme hépatique du rat des injections intrapéritonéales d'or colloidal radioactif (Au¹⁹⁸). Obtention de cholangiomes. Bull. Ass. franç. Cancer 42, 441 (1955). — HARTMANN, F. W.: Hypertension and kidney lesions produced by x-ray. Amer. J. Path. 15, 623 (1939). — HARTMANN, F. W., A. BOLLIGER and H. P. DOUB: Exper. nephritis produced by irradiation. Amer. J. med. Sci. 172, 487 (1926). — HARTMANN, H.: Das Basaliom, seine Spielformen, diagnostische Abgrenzung und Dignität. Virchows Arch. path. Anat. 330, 577, (1957) — HARTWEG, H.: Die Wirkung geschutzten homologen Knochenmarks auf die Regeneration des hämatopoetischen Systems nach Strahleninsult. Strahlentherapie 95, 594 (1954). — HATCHER, C. H.: The development of sarcoma in bone subjected to roentgen or radium irradiation. J. Bone Surg. 27, 179 (1945). — Hay, E.: Einwirkung der Rontgenstrahlen auf Autolyse und Proteolyse des Nackenbandes vom Rind. Strahlentherapie 49, 678 (1934). — Hegglin, R., u. H. U. Zollinger: Klinisch-pathologisch-anatomische Demonstrationen (Mitralstenose, Libman-Sacks-Syndrom und metastasierendes Dünndarmkarzinoid). Cardiologia (Basel) 28, 151 (1956). — Heidenhain, L.: Röntgenbestrahlung und Entzündung. Strahlentherapie 24, 37 (1927). — Heilbrunn, L. V., and D. Mazia: The action of radiations on living protoplasm. In Duggar, Biological effects of radiation, vol. I, p. 625. New York: MacGraw-Hill Book Comp. 1936. — Heilbrunn, L. V., and W. L. Wilson: The effect of heparin on cell division. Proc. Soc. exp. Biol. (N.Y.) 70, 179 (1949). — Heineke, H.: Über die Einwirkung der Röntgenstrahlen auf Tiere. Münch. med. Wschr. 1903, 2090. ~ Experimentelle Untersuchungen über die Einwirkung der Röntgenstrahlen auf innere Organe. Mitt. Grenzgeb. Med. Chir. 14, 21 (1905). ~ Die biologische Wirkung der Röntgen- und Radiumstrahlen. In H. Meyer, Lehrbuch der Strahlentherapie, Bd. 1. Berlin u. Wien: Urban & Schwarzenberg 1925. — Heinrichs, O., K. A. Hubner u. W. Windemuth: Der Einfluß von Radium, Kobalt^{60} und Röntgenstrahlen auf die Viscositat der Hyaluronsäure. Klin. Wschr. 1956, 678. — Heitmann, W.: Carcinom des Gallenganges und der Leber nach Thorotrastinjektion. Chirurg 25, 223 (1954). — Heitz, H.-J., u. W. Schrader: Über den Nachweis funktioneller Gefäßstörungen nach Röntgenbestrahlung am isoliert durchströmten Kaninchenohr. Strahlentherapie 97, 395 (1955). — Heller, M.: Bone. In Bloom, Histopathology of irradiation, p. 70. 1948. ~ The testis. In Bloom: Histopathology of irradiation, p. 550. 1948. — Hellwig, C. A., and P. N. Wilkinson: Exper. production of thyroiditis. Arch. Path. (Chicago) 62, 22 (1956). — Helmke, R.: Über den Mitoserythmus bei Karzinomen der menschlichen Haut unter dem Einfluß der Chaoulschen Nahbestrahlung. Strahlentherapie 77, 259 (1948). — Henshaw, P. S.: Exper. roentgen injury. I. Effects on the tissues and blood of C$_3$H mice produced with single small whole-body exposures. J. nat. Cancer Inst. 4, 477 (1943/44a). ~ III. Tissue and cellular changes brought about with single massive doses of radiation. J. nat. Cancer Inst. 4, 503 (1943/44b). — Henshaw, P. S., and L. H. Meyer: Influence of irradiation-killed cells on tumor growth. J. nat. Cancer Inst. 4, 305 (1943). — Henshaw, P. S., E. F. Riley and G. E. Stapleton: Biologic effects of pile radiations. Radiology 49, 349 (1947). — Henshaw, P. S., R. S. Snider and E. F. Riley: Aberrant tissue developments in rats exposed to beta-rays: The late effects of P^{32} beta rays Radiology 52, 401 (1949). — Henshaw, P. S., J. W. Thompson and H. L. Meyer: Exper. roentgen injury. V. Effects on hematopoetic reserves and regenerative capacity. J. nat. Cancer Inst. 5, 233 (1945). — Henzi, H.: Zur pathologischen Anatomie der Lungenveranderungen nach hohen Dosen von Röntgenstrahlen. Strahlentherapie 100, 275 (1956). — Herbut, P. A., and W. H. Kraemer: Heterologous transplantation of human tumors. Cancer Res. 16, 408 (1956). — Hermann, H. H.: Zu den Röntgenschädigungen der Parotis. Strahlentherapie 58, 220 (1937). — Hesse, O.: Das Röntgencarcinom. Fortschr. Röntgenstr. 17, 82 (1911). — Hevesy, G.: On the effect of roentgen rays on cellular division. Rev. mod. Physics 17, 102 (1945). — Hicks, S. P.: Acute necrosis and malformation of developing mamalian brain caused by x-ray. Proc. Soc. exp. Biol. (N.Y.) 75, 485 (1950). ~ Effects of ionizing radiation on the adult and embryonic nervous system. In Res. Publ. Ass. for Res. in nervous and mentol disease, vol. 32, p. 439. Baltimore: Williams & Wilkins Company 1953. — Hicks, S. P., and P. O'B. Montgomery: Effects of acute radiation on the adult mammalian central nervous system. Proc. Soc. exp. Biol. (N.Y.) 80, 15 (1952). — Hicks, S. P., K. A. Wright, K. E. Leigh, B. L. Brown and Ch. E. de Harport: Time- intensity factors in radiation response. I. The acute effects of megavolt electrons (Cathode rays) and high and low energy x-rays. Arch. Path. (Chicago) 61, 226 (1956). — Hoed, D. den, B. Levie and M. Straub: Serious injury of the blood in consequence of teleroentgentherapy of the whole body. Acta Radiol. (Stockh.) 19, 151 (1938). — Hoehn, A.: Die Wirkung der Röntgenstrahlen auf Schwanzregenerate von Xenopuslarven. Oncologia (Basel) 8, 273 (1955). — Hoff, F.: Klinische Physiologie und Pathologie. Stuttgart: Georg Thieme 1950. — Hoffmann, E., u. H. Th. Schreus: Über eine teilweise sklerodermieartige Spätschädigung nach Röntgenbestrahlungen und den Erfolg der Sympathectomie. Strahlentherapie 16, 381 (1924). — Hoffmann, R. L., S. H. Wollman and W. Andrus: Effect of x-rays on the migration of cells from adult tissue explants. Proc. Soc. exp. Biol. (N.Y.) 70, 38 (1949). — Hofmann, D.: Phasenkontrastuntersuchungen über Strahlenwirkung und Strahlenschutzwirkung im Tumorascites der Maus. Strahlentherapie 95, 209 (1954). — Hohl, K.: Vergleichende Untersuchungen über die Beeinflussung der Mitose durch Röntgenstrahlen und chemische Stoffe. Radiol. clin. (Basel) 17, 302 (1948). — Holden, W. D., J. W. Cole, A. F. Portmann and J. P. Storaasli: Hypothromboplastinemia following total body irradiation. Proc. Soc. exp. Biol. (N.Y.) 70, 553 (1949). — Holfelder, H.: Über die Normierung von Röntgen- und Radiumschäden im Verhältnis zur Art und Anzeigestellung der Röntgenstrahlen- oder Radiumstrahleneinwirkung. Strahlentherapie 60, 66 (1937). — Holthusen, H.: Beiträge zur Biologie der Strahlenwirkung. Untersuchungen an Ascarideneiern. Pflugers Arch. ges.

Physiol. **187**, 1 (1921). ~ Abhangigkeit der Rontgenstrahlenempfindlichkeit vom Zellalter? Beobachtungen bei der Epilation. Strahlentherapie **31**, 5 (1929). ~ In HAENISCH-HOLTHUSEN: Einfuhrung in die Rontgenologie. Leipzig: Georg Thieme 1933. ~ Einfuhrung in die Rontgenologie. Stuttgart: Georg Thieme 1949. — HOLZKNECHT, G.: Vom Wesen der Rontgenwirkung. Strahlentherapie **24**, 247 (1927). — HORN, H.: The experimental nephropathies. Arch. Path. (Chicago) **23**, 71 (1937). — HUEPER, W. C.: Occupational tumors and allied diseases. Sprinfield: Ch. C. Thomas 1942. — HUEPER, W. C., V. C. FISCHER, J. DE CARVAJAL and R. T. MARVIN: The pathology of exper. roentgencystitis in dogs. J. Urol. (Baltimore) **47**, 156 (1942). — HUGHES, C. W., and T. T. JOB: An attempt to involute completely all the lymphatic tissue in the albino rat by x-rays. Radiology **29**, 194 (1937). — HUNT, H. B., and H. D. BREIT: Physiology and general management of chronic ulceration occurring after irradiation. Amer. J. Roentgenol. **59**, 9 (1948). — HURSH, J. B., P. A. VALKENBURG and J. B. MOHNEY: Effect of the roentgen radiation on the thyroid function in rats. Radiology **57**, 411 (1951).

IMPIOMBATO, G.: La radiosensibilità del tessuto renale. Radiol. med. (Torino) **22**, 487 (1935). — INGELRANS, P., H. PATOIR et P. CHOANI: Critique de l'artériographie pour artérite sénile des membres inférieurs. J. Chir. (Paris) **52**, 627 (1938). — INGLMAN-SUNDBERG, A.: Rectal injuries following radium treatment of cancer of the cervix unteri. Acta radiol. (Stockh.) Suppl. **64** (1947). — ISELIN: Über Wachstumsschadigung junger Tiere durch Rontgenstrahlen. Fortschr. Rontgenstr. **19**, 473 (1912/13).

JACOBSEN, V. C.: The deleterious effects of deep roentgen irradiation on the lung structure. and function. Amer. J. Roentgenol. **44**, 235 (1940). — JACOBSON, L. O.: Evidence for a humoral factor concerned in recovery form radiation injury: A review. Cancer Res. **12**, 315 (1952). — JACOBSON, L. O., E. K. MARKS, E. O. GASTON and M. H. BLOCK: Studies on radiosensitivity of cells. Science **107**, 248 (1948). — JACOBSON, L. O., E. K. MARKS, E. O. GASTON, M. ROBSON and R. E. ZIRKLE: The rôle of the spleen in radiation injury. Proc. Soc. exp. Biol. (N.Y.) **70**, 740 (1949a). — JACOBSON L. O., E. K. MARKS and E. LORENZ: The hematological effects of ionizing radiations. Radiology **52**, 371 (1949b). — JACOBSON, L. O., M. J. ROBSON and E. K. MARKS: The effect of x radiation on antibody formation. Proc. Soc. exp. Biol. (N.Y.) **75**, 145 (1950). — JACOX, H. W.: Radiation effects on bone. Radiology **59**, 744 (1952). — JACQUEZ, J. A., and D. A. KARNOFSKY: The toxicity and pathological effects of roentgen rays in the chicken. Amer. J. Roentgenol. **64**, 289 (1950). — JOEL, C. A., u. H. v. WATTENWYL: Zur Frage der Degeneration des Samenepithels nach Rontgenbestrahlung. Z. mikr.-anat. Forsch. **50**, 121 (1941). — JOHN, F.: Rontgenspatschaden der Haut und nervoses Terminalreticulum. Strahlentherapie **76**, 271 (1947). — JOLLES, B.: The study of connective tissue reaction to radiation. Brit. J. Cancer **3**, 27 (1949). — JOLLES, B., and P. C. KOLLER: The role of connective tissue in the radiation reaction of tumours. Brit. J. Cancer **4**, 77 (1950). — JONES, A.: Irradiation sarcoma. Brit. J. Radiol. **26**, 273 (1953). — JOYET, G., u. K. HOHL: Die biologische Hautreaktion in der Tiefentherapie als Funktion der Feldgroße. Fortschr. Rontgenstr. **82**, 387 (1955). — JUNGLING, O., u. H. LANGENDORFF: Kann der Mitoserhythmus Bedeutung gewinnen für die Dosierung beim Krebs? Quantitative Untersuchungen uber das Verhalten der Mitosen bei bestrahlten Krebsen. Strahlentherapie **69**, 181 (1939). — JUSTIN-BESANÇON, L., H. PÉQUIGNOT, A. RUBENS-DUVAL et J. DORMONT: Cancer primitif du foie et radiations ionisantes. Arch. d'Anat. path. **8**, 204 (1958).

KAHLAU, G.: Experimentelle Erzeugung von Lungentumoren durch Ra-Emanation. Verh. dtsch. path. Ges. **32**, 379 (1925). ~ Der Lungenkrebs. Ergebn. allg. Path. path. Anat. **37**, 258 (1954). — KALBFLEISCH, H. H.: Spatveranderungen im menschlichen Gehirn nach intensiver Rontgenbestrahlung des Kopfes. Strahlentherapie **76**, 584 (1947). — KANDORI, F., and Y. MASUDA: Statistical observations of atom-bomb cataracts. Amer. J. Ophthal. **42**, 212 (1956). — KAPLAN, H. S.: Observations on radiation-induced lymphoid tumours of mice. Cancer Res. **7**, 141 (1947). ~ Influence of age in susceptibility of mice to the development of lymphoid tumors after irradiation. J. nat. Cancer Inst. **9**, 55 (1948). — KAPLAN, H. S., and E. D. MURPHY: The effect of local roentgen irradiation on the biological behavior of transplantable mouse carcinoma. J. nat. Cancer Inst. **9**, 407 (1949). — KARCHER, H.: Über Thorotrastschaden. Langenbecks Arch. klin. Chir. **261**, 459 (1949). — KARLIN, M. I., u. B. N. MOGILNITZKY: Zur Frage der Wirkung der Rontgenstrahlen auf die Lunge und das Herz der Tiere. Frankfurt. Z. Path. **43** (1932). — KAUFMANN, B. P., M. R. McDONALD and M. H. BERNSTEIN: Cytochemical studies of changes induced in cellular materials by ionizing radiations. Ann. N. Y. Acad. Sci. **59**, 553 (1955). — KAY, C. F.: The mechanism by which exper. nephritis is produced in rabbitis injected with nephrotoxic duck serum. J. exp. Med. **72**, 559 (1940). — KAY, R. E., and C. ENTENMAN: Hyperglycemia and increased liver glycogen in rats after x-irradiation. Proc. Soc. exp. Biol. (N.Y.) **91**, 142 (1956). — KELLEY, L., and A. PAYNE: Effect of irradiation of DNA. Fed. Proc. **12**, 76 (1953). — KELSALL, M. A., and E. D. CRABB: Increased mast cells in the thymus of x-irradiated hamsters. Science **115**,

123 (1952). — Kepp, K.: Grundlagen der Strahlentherapie. Stuttgart: Georg Thieme 1952. — Kindler, K.: Beitrag zur Frage der Entstehung des Röntgenkrebses in den inneren Organen. Z. Krebsforsch. **54**, 153 (1943). — Klein, G., and A. Forssberg: Studies on the effect of x-rays on the biochemistry and cellular composition of ascites tumors. Exp. Cell. Res **6**, 211 (1954). — Knisley, R. M., and G. A. Andrews: Pathological changes following intracavitary therapy with colloidal Au^{198}. Cancer (Philad.) **6**, 303 (1953). — Knowlton, N. P., and L. H. Hempelmann: The effect of x-rays on the mitotic activity of the adrenal gland, jejunum, lymph nodes and epidermis of the mouse. J. cell. comp. Physiol. **33**, 73 (1949). — Knowlton, N. P., E. Leifer, J. R. Hogness, L. H. Hempelmann, L. F. Blaney, D. C. Gill, W. R. Oakes and Ch. L. Shafer: Beta ray burns of human skin. J. Amer. med. Ass. **141**, 239 (1949). — Körbler, J.: Eine schwere Schädigung durch eine Radiumkompresse. Radiol. clin. (Basel) **23**, 277 (1954). — Koga, Y.: Über die Wechselbeziehungen zwischen den Veränderungen des Farbstoffspeicherungsvermögens des RES, der Hämobactericidie und des Mineralstoffgehaltes der Gewebe bei bestrahlten Kaninchen. Strahlentherapie **47**, 201 (1933). — Kohler, A.: Die Behandlung der akut-eitrigen Entzündungen durch Röntgenstrahlen. Dtsch. Z. Chir. **203/04**, 539 (1927). — Kohn, H. I., and R. F. Kallman: Testes weight loss as a quantitative measure of x-ray injury in the mouse, hamster and rat. J. Radiol. **27**, 586 (1954). — Kok, F.: Biologische Versuche über die Wirkung der Bestrahlung auf das Karzinom. IV. Teil. Strahlentherapie 18, 90 (1924). — Kok, F., u. K. Vorländer: Biologische Versuche über die Wirkung der Bestrahlung auf das Carcinom. II. Teil. Strahlentherapie 15, 561 (1923). — Koletsky, S., and J. H. Christie: Biologic effects of radioactive phosphorus poisoning in rats. Amer. J. Path. **27**, 175 (1951). — Koletsky, S., and G. Gustafson: Liver damage in rats from radioactive colloidal gold. Lab. Invest. **1**, 312 (1952). Koller, P. C.: The effect of radiation on the normal and maligne cell in man. Brit. J. Radiol. Suppl. **1**, 84 (1947). ~ The behavior of tumour cells under normal and exper. conditions. In: Acidi nucleici, proteine e differenziamento normale e patologico. Turin: Rosenberg u. Sellier 1949. — Koller, P. C., and A. Casarini: Comparison of cytological effects induced by x-rays and nitrogen mustard. Brit. J. Cancer **6**, 173 (1952). — Koller, P. C., and D. W. Smithers: Cytological analysis of the response of malignant tumours to irradiation as an approch to a biological basis for dosage in radiotherapy. Brit. J. Radiol. **19**, 89 (1946). — Kolodny, A.: Tissue changes after exper. deep roentgen irradiation. Amer. J. Path. **1**, 285 (1925). — Kotscher, E., u. O. Voelkel: Veränderungen der normalen und durch Hexöstrol stimulierten Rattenhypophyse nach Röntgenbestrahlung mit steigender Dosis. Wien. klin. Wschr. **1953**, 384. — Kotscher, E., O. Voelkel u. F. Wachter: Über die Strahlenempfindlichkeit der morphologisch und funktionell durch östrogene Stoffe veränderten Hypophyse. Radiol. Austriaca **7**, 175 (1954). — Krebs, C.: Effect of roentgen irradiation on the interrelation between malignant tumors and their hosts. Acta radiol. (Stockh.) Suppl. **8**, 1 (1929). Kreyberg, L., and F. Devik: Observations on the skin reaction to the subcutaneous application of metallic polonium in mice. Acta radiol. (Stockh.) **35**, 356 (1951). — Krogh, E. V., and H.-D. Bergeder: Experimental irradiation domage of the cerebellum demonstrated by Einarson's hallocyanin-chromalum staining method. III⁰ Congr. internat. de neuropath., Bruxelles 1957, S. 287. — Kunkler, P. B., R. F. Farr and R. W. Luxton: Limit of renal tolerance to x-rays: investigation into renal damag occurring following treatment of tumors of testis by abdominal bath. Brit. J. Radiol. **25**, 190 (1952). — Kuschner, M.: Radiation induced bronchogenic carcinoma in rats. Amer. J. Path. **34**, 554 (1958). — Kuzma, J. F., and G. Zander: Cancerogenic effects of Ca^{45} and Sr^{89} in rats. Arch. Path. (Chicago) **63**, 198 (1957). — Kyrle, J.: Vorlesungen über Histo-Biologie der menschlichen Haut und ihrer Erkrankungen. Wien: Springer 1925.

Lacassagne, A.: Über die histologischen Veränderungen an infektiösen Papillomen des Kaninchens bei der Abheilung nach Röntgenstrahlen. Strahlentherapie **60**, 290 (1937). ~ Les cancers produits par les rayonnements corpusculaires. Actualités sci. industr. **1945**, 981. ~ Sur la différence des lésions histologiques produites dans la peau de la souris par les radiations ultraviolettes et par les radiations roentgen. Acta radiol. (Stockh.) **28**, 461 (1947). ~ Advances in radiobiology between 1937—1950. Nucleonics **7**, 62 (1950). ~ Die Fortschritte der Strahlenbiologie von 1937—1950. Strahlentherapie **84**, 481 (1951). — Lacassagne, A., et G. Gricouroff: Action des radiations ionisantes sur l'organisme. Paris: Masson & Cie. 1956. — Lacassagne, A., et J. Lavedan: Les modifications histologiques du sang consécutives aux irradiations expér. Paris méd. **14**, 97 (1924). — Lacassagne, A., et O. Monod: Les caryocinèses atypiques provoquées dans les cellules cancéreuses par les rayons x et gamma et leur rôle dans la régression des tumeurs malignes irradiées. Arch. franç. path. gén. et exp. **1**, 1 (1922). — Lacassagne, A., et N. Samssonow: De l'effet de la destruction totale ou partielle des capsules surrénales par le rayonnement caustique de foyers radioactifs. C. R. Soc. Biol. (Paris) **89**, 72 (1923). — Lambert, J.: Modifications de radiosensibilité des grains avant leur développement morphologique. Cancer Paris **9**, (1932). — Lambin, P.: Influence du dioxyde de thorium colloidal (Thorotrast) sur le formule sanguine. C. R. Soc. Biol. (Paris) **108**, 264 (1931). — LAMERTON, L. F.: The biological effects of radiation. In: H. SCHWIEGK: Radioaktive Isotope in Physiologie, Diagnostik und Therapie. Berlin: Springer 1953. — LAMSON, B. G., M. S. BILLINGS, L. H. EWELL and L. R. BENNETT: Late effects of total-body roentgen irradiation. IV. Hypertension and nephrosclerosis in female Wistar rats surviving 1000 r hypoxic total body irradiation. Arch. Path. (Chicago) **66**, 322 (1958). — LAMSON, B. G., R. A. MEEK and L. R. BENNETT: Late effects of total body roentgen irradiation. II. The influence of fractionated and single radiation doses on the incidence of tumors, nephrosclerosis and adrenal vacuolation in rats. Atomic energy proj. UCLA 370, 1956, S. 1. ~ Late effects of total body roentgen irradiation. Arch. Path. (Chicago) **64**, 505 (1957). — LANGE, R. D., W. C. MOLONEY and T. YAMAWAKI: Leukämie bei Überlebenden von Atom-Bombardierungen. Blood **9**, 574 (1954). — LANGE, R. D., S. W. WRIGHT, M. TOMONAGA, H. KURASAKI, S. MATSUOKE and H. MATSUNAGA: Refractory anemia occurring in survivors of the atomic bombing in Nagasaki. Blood **10**, 312 (1955). — LANGEN-DORFF, H.: Über Grundreaktionen bei der biologischen Strahlenwirkung. Strahlentherapie (Sonderbd.) **29** (1953). — LANGENDORFF, H., u. R. KOCH: Strahlenschaden und Narkose. Arzneimittel-Forsch. **5**, 677 (1955). — LANGENDORFF, H., u. G. SAURBORN: Biologische Reaktion nach wiederholter Verabreichung kleiner Rontgenstrahlendosen. II. Beobachtungen am Milzgewebe der weißen Maus. Strahlentherapie **73**, 91 (1943). — LARSSON, L.-G.: Tubercle-like structures in late irradiation injuries of the skin. Acta radiol (Stockh.) **31**, 17 (1949). — LASNITZKI, I.: Effect of x-rays on cells cultivated in vitro; recovery factor. Brit. J. Radiol. **16**, 61 (1943). ~ A quantitative analysis of the effect of gamma radiation on malignant cells in vitro and in vivo. Brit. J. Radiol. **18**, 214 (1945). ~ A quantitative analysis of the direct and indirect action of x radiation on malignant cells. Brit. J. Radiol. **20**, 240 (1947). ~ The effect of beta rays on cells cultivated in vitro. Brit. J. Radiol. **21**, 265 (1948). — LATARJET, R.: The basic aspects of radiation effects in living systems. In: J. J. NICKSON: Symposium on radiobiology. New York. Wiles 1951. — LAWRENCE, E. O.: The biological action of neutron rays. Radiology **29**, 313 (1937). — LAWRENCE, J. H., and R. TENNANT: The comparative effects of neutron and x-rays on the whole body. J. exp. Med. **66**, 667 (1937). — LAWRENCE, J. S., W. N. VALENTINE and A. H. DOWDY: The effect of radiation on hemopoesis. Blood **3**, 593 (1948). — LAWRENCE, W., J. J. NICKSON and L. M. WARSHAW: Roentgen rays and wound healing. Surgery **38**, 376 (1953). — LEA, E. D.: The inactivation of viruses by radiations. Brit. J. Radiol. **19**, 205 (1946). ~ Actions of radiations on living cells. Cambridge: University Press 1955. — LEACH, J. E., and K. SUGIURA: Late effect of high voltage roentgen rays on the heart of adult rats. Amer. J. Roentgenol. **48**, 81 (1942). — LEAR, H., and G. D. OPPENHEIMER: Anuria following radiation therapy in leukemia. J. Amer. med. Ass. **143**, 806 (1950). — LEDDY, E. T.: Roentgenologic risks sustained by the physician not trained in roentgenology. Med. Clin. N. Amer. **25**, 1011 (1941). — LEVITT, W. M.: Radiation nephritis. Brit. J. Urol. **29**, 381 (1957). — LEVITT, W. M., and S. ORAM: Irradiation-induced malignant hypertension cureo by nephrectomy. Brit. med. J. **1956 II**, 910. — LEVY, B. M., and R. RUGH: The effect of total body roentgen irradiation on the long bones of hamsters. Amer. J. Roentgenol. **67**, 974 (1952). ~ Hepatic glycogen in acute radiation death. Proc. Soc. exp. Biol. (N.Y.) **82**, 223 (1953). — LIEBERSOHN, J. G., u. I. I. SCHIMANKO: Die Verwandlung der Pirquetreaktion unter dem Einfluß verschiedener Dosen der Röntgen-strahlen. Strahlentherapie **24**, 343 (1927). — LIEBOW, A. A., and S. WARREN: Injuries produced by the atomic bomb. Amer. J. Path. **23**, 888 (1947). — LIEBOW, A. A., S. WARREN and E. DE COURSEY: Pathology of atomic bomb casualties. Amer. J. Path. **25**, 853 (1949). — LIMBURG, H., J. H. NAPP u. U. WILBRAND: Die prognostische Beurteilung des Kollum-karzinoms nach Strahlenbehandlung durch Probeentnahme und Scheidenabstriche. Geburtsh. u. Frauenheilk. **12**, 723 (1952). — LINDEMANN, B.: Die Rontgenhämolyse, ein Beitrag zur biologischen Wirkung ionisierender Strahlen. Fortschr. Röntgenstr. **75**, 523 (1951). — LINDSAY, S., M. E. DAILEY and M. D. JONES: Histologic effects of various types of ionizing radiation on normal and hyperplastic human thyroid glands. J. clin. Endocr. **14**, 1179 (1954). — LINDSLEY, D. L., T. T. ODELL and F. G. TAUSCHE: Implantation of functional erythropoetic elements following total body irradiation. Proc. Soc. exp. Biol. (N.Y.) **90**, 512 (1955). — LINGLEY, J. R., E. A. GALL and J. A. HILCKEN: Comparative exper. studies of 200 kilovolt and 1000 kilovolt roentgen rays. II. The biological effects on the bone marrow of the rat. Amer. J. Path. **10**, 845 (1940). — LINSER, P.: Beitrag zur Histologie der Röntgen-wirkung auf die normale menschliche Haut. Fortschr. Röntgenstr. **8**, 97 (1905). — LOBECK, E.: Schädigung (des Auges) durch Rontgen- und Radiumstrahlen. In HENKE u. LUBARSCH, Handbuch der speziellen pathologischen Anatomie und Histologie, Bd. 11/3, S. 507. Berlin: Springer 1937. — LÖWENBERG, K., and R. C. BASSETT: Amyloid degeneration of the human brain following x-ray therapy. J. Neuropath. exp. Neurol. **9**, 93 (1950). — LOONEY, W. B., and M. COLODZIN: Late follow-up studies after internal deposition of radioactive materials. J. Amer. med. Ass. **160**, 1 (1956). — LORENZ, E.: Radioactivity and lung cancer: a critical review of lung cancer in the mines of Schneeberg and Joachimsthal. J. nat. Cancer Inst.

5, 1 (1944). — Lorenz, E., C. C. Congdon and D. Uphoff: Prevention of irradiation-induced lymphoid tumors in mice by spleen protection. J. nat. Cancer Inst. 14, 291 (1953). — Lorenz, E., W. E. Heston, M. K. Beringer and A. B. Eschenbrenner: Increase in incidence of lung tumors in mice following long-continued irradiation with gamma rays. J. nat. Cancer Inst. 6, 349 (1946). — Lorenz, E., W. E. Heston and A. B. Eschenbrenner: Biological studies in the tolerance range. Radiology 49, 274 (1947). — Lubarsch, O., u. J. Wätjen: Allgemeine und spezielle Histologie der Strahlenwirkung. In Lazarus' Handbuch der gesamten Strahlenheilkunde, Bd. I, S. 304. München: J. F. Bergmann 1928. — Ludford. R. J.: Cytological changes after irradiation of malignant growth. 10. Sci. Report Imp. Cancer Res. Fund, S. 125. London 1932. — Lüdin, M.: Hàmangio-Endotheliomatose von Leber und Milz bei Thorotrastspeicherung. Schweiz. Z. Path. 16, 987 (1953). — Lüdin, M., u. A. Werthemann: Lungenveränderungen nach experimenteller Róntgenbestrahlung. Strahlentherapie 38, 684 (1930). — Lüscher, M.: Die Ursachen der tierischen Regeneration. Experientia (Basel) 8, 81 (1952). ~ Die Regeneration in der Zoologie. In Büchner-Letterer-Roulet, Handbuch der allgemeinen Pathologie, Bd. VI/1, S. 411. Berlin-Göttingen-Heidelberg: Springer 1955. — Lurz, H.: Ein Beitrag zur Frage der chronischen Thorotrast-schäden. Chirurg 22, 365 (1951). — Lushbaugh, C. C., and J. B. Storer: Exper. acute radiodermatitis following beta irradiation. II. The inhibition of fibroplasia. Cancer (Philad.) 6, 678 (1953a). III. The changes in water, fat and protein content. Cancer (Philad.) 6, 683 (1953b). — Lushbaugh, C. C., J. B. Storer and D. B. Hale: Exper. acute radiodermatitis following beta irradiation. I. Its pathogenesis and repair. Cancer (Philad.) 6, 671 (1953). — Luther, W.: Die Strahlenwirkung auf Amphibienhaut vor und nach der Metamorphose. Naturwiss. 27, 712 (1939). ~ Untersuchungen über die Wirkung von einzeitigen Róntgenbestrahlungen auf ein Impfkarzinom der Ratte. Strahlentherapie 72, 679 (1942/43). — Luther, W., u. W. Lorenz: Über die histologischen Veränderungen der Mäusemilz nach Róntgenbestrahlung und Urethanbehandlung. Strahlentherapie 77, 27 (1947). — Luxton, R. W.: Radiation nephritis. Quart. J. Med. 22, 215 (1953). — Luzio, N. R. di: Effect of x-irradiation and choline on the RES of the rat. Amer. J. Physiol. 181, 595 (1955). — Lyman, R. S., P. S. Kupalov and W. Scholz: Effect of roentgen rays on the central nervous system. Arch. Neurol. Psychiat. (Chicago) 29, 56 (1933). — Lysholm, E.: Radiobiological circulation measurements. Radiol. clin. (Basel) 15, 143 (1946).

MacCardle, R. C., and Ch. C. Congdon: Mitochondrial changes in hepatic cells of x-irradiated mice. Amer. J. Path. 31, 725 (1955). — MacDongall, I. T., A. Gibson and T. H. Williams: Irradiation necrosis of the head of the femur. Arch. Surg. (Chicago) 61, 325 (1950). — Macht, S. H., and P. S. Lawrence: National survey of congenital malformations resulting from exposure to roentgen irradiation. Amer. J. Roentgenol. 73, 442 (1955). — Mackay, N. R.: Tolerance of the bladder to intracavitary irradiation. J. Urol. (Baltimore) 76, 396 (1956). — MacMahon, H. E., A. S. Murphy and M. J. Bates: Endothelial-cell sarcoma of liver following thorotrast injections. Amer. J. Path. 23, 585 (1947). — Majno, G., u. Ch. Rouiller: Die alkalische Phosphatase in der Biologie des Knochengewebes. Virchows Arch. path. Anat. 321, 1 (1951). — Makinodan, T.: Circulating rat cells in letally irradiated mice protected with rat bone marrow. Proc. Soc. exp. Biol. (N.Y.) 92, 174 (1956). — Malamud, N., E. B. Boldry, W. K. Welch and E. J. Fadell: Necrosis of brain and spinal cord following x-ray therapy. J. Neurosurg. 11, 353 (1954). — Maloof, F., B. M. Dobyns and A. L. Vickery: The effects of various doses of radioactive iodine on the function and structure of the thyroid of the rat. Endocrinology 50, 612 (1952). — March, H. C.: Leukemia in radiologists. Radiology 43, 275 (1944). — Marinelli, L. D., and A. M. Brues: Radiation and cancer. In Homburger und Fishman, The physiopathology of Cancer. New York: Haeber 1953. — Markiewicz, T.: Über Spatschädigungen des Gehirns durch Röntgenstrahlen. Z. ges. Neurol. Psychiat. 152, 548 (1935). — Marks, S., N. L. Dockum and L. K. Bustad: Histopathology of the thyroid gland of sheep in prolonged administration of I^{131}. Amer. J. Path. 33, 219 (1957). — Marshak, R. H., R. A. Newburger and J. Eliasoph: Skeletal lesions following internally administred radium. J. Amer. med. Ass. 160, 41 (1956). — Marshall, A. H.: Reactions in lymph nodes draining x-irradiated and carcinogen treated tissue. Brit. J. Cancer 10, 307 (1956). — Martin, J.-F, J. Feroldi et F. Cabanne: L'endartérite lipidique postradiumthérapique des épithéliomes du col et du corps de l'uterus. Bull. Cancer (Paris) 41, 95 (1954). — Martland, H. S.: The occurrance of malignancy in radioactive persons. Amer. J. Cancer 15, 435 (1931). — Martland, H. S.. and R. E. Humphries: Osteogenic sarcoma in dial painters using luminous paint. Arch. Path. (Chicago) 7, 406 (1929). — Matsuda, H.: Histochemical studies of irradiated liver. Med. J. Osaka Univ. 6, 853 (1956). — Matthes, Th.: Thorotrastschäden und Krebsgefahr. Arch. Geschwulstforsch. 6, 162 (1954). — Maximow, A. A.: Studies on the changes produced by roentgen rays in inflamed connective tissue. J. exp. Med. 37, 319 (1923). — Mazza, A.: Osservazioni sulle mastcellule del ratto dopo irradiazione Roentgen Radioter. Radiobiol. e Fis. med., Ser. III 9, 3 (1954). — McDonald, J. E., W. F. Hughes and V. G. Peiffer: Beta radiation cataracts. Arch. Ophthal. (Chicago) **53**, 248 (1955). — MEADOWS, CH. T.: Fracture of femoral neck following pelvic irradiation. Amer. Surg. **20**, 1209 (1954). — MEIER, A.: Einwirkung der Radiumstrahlen auf den wachsenden menschlichen Knochen. Strahlentherapie **84**, 587 (1951). — MELKA, A.: Róntgenspátschäden bei nachbestrahlten operierten Hirntumoren. Inaug.-Diss. Zúrich 1958. — MELNICK, P. J., and A. BACHEM: The tissue factor in the radiation of malignant tumors. Arch. Path. (Chicago) **23**, 757 (1937). — MENDELSOHN, M. L., and E. CACERES: Effect of x-ray to the kidney and the renal function of the dog. Amer. J. Physiol. **173**, 351 (1951). — MENKIN, V.: Newer concepts of inflammation. Springfield: Ch. C. Thomas 1950. — MERKEL, H., and J. FALCAO: Hodenschädigung durch Atophanyl beim Versuchstier. Frankfurt. Z. Path. **66**, 68 (1955). — MERWIN, R. M., and E. L. HILL: Effect of local roentgen irradiation on the formation of new capillaries after injury. J. nat. Cancer. Inst. **15**, 1031 (1955). — MEYENBURG, H. v.: Die quergestreifte Muskulatur. In HENKE-LUBARSCH' Handbuch der speziellen pathologischen Anatomie und Histologie Bd. 9/1. Berlin: Springer 1929. — MICHELS, N. A.: Susceptibility of the omentum of rabbits to a single erythema dose (400 r) of roentgen rays. Amer. J. Anat. **52**, 333 (1935). — MIESCHER, G.: Über den Einfluß der Röntgenstrahlen auf die Sekretion des Magens. Strahlentherapie **15**, 252 (1923). ~ Das Röntgenerythem. Strahlentherapie **16**, 333 (1924). ~ Die Histologie der akuten Röntgendermatitis (Rontgenerythem) mit besonderer Berucksichtigung der Teilungsvorgänge. Arch. Derm. Syph. (Berl.) **148**, 540 (1925a). ~ Zur Klinik und Pathogenese der Röntgenspàtschädigungen der Haut. Schweiz. med. Wschr. **55**, 1111 (1925b). ~ Röntgenbiologie der gesunden und kranken Haut. Arch. Derm. Syph. (Berl.) **155**, 43 (1928). ~ Vergleichende Untersuchungen zur Frage der Spezifität der Rontgenwirkung. Strahlentherapie **61** (1938). — MIESCHER, G., J. PLÜSS u. B. WEDER: Die Rontgenteleangiektasie als Spàtsymptom. Strahlentherapie **94**, 223 (1954). — MILANI, E.: Die Radiotherapie der entzundlichen Affektionen. Strahlentherapie **43**, 401 (1932). — MILLER, E. A., S. LINDSAY and M. E. DAILEY: Studies with radioiodine. V. Validity of histological determination of I^{131} radiation damage in the thyroid gland. Radiology **65**, 384 (1955). — MISCHTSCHENKO, J. P., M. M. FOMENKO, F. F. FESZENKO, S. N. LEDANOW u. A. W. MARGATSCHOW: Experimentelle Begründung der Róntgentherapie akuter entzündlicher Prozesse. Strahlentherapie **52**, 464 (1935). — MITCHELL, J. S.: Disturbance of nucleic acid metabolism produced by therapeutic doses of x and gamma radiation. Brit. J. exp. Path. **23**, 285, 296, 309 (1942). ~ Exper. radiotherapeutics. Schweiz. med. Wschr. **76**, 883, (1946). — MITRA, S., and P. K. DE: Differentiation and radiation effects on cancer cells. Brit. J. Cancer **8**, 107 (1954). — MITTERMAIER, R.: Experimentelle Untersuchungen zur Entzündungsbestrahlung. Dtsch. Z. Chir. **203/04**, 556 (1927a). ~ Über Fernwirkung bei der Entzündungsbestrahlung. Dtsch. Z. Chir. **205**, 197 (1927b). — MIURA, T.: The action of x-rays upon the Ehrlich carcinoma transplanted to the chick embryo. Med. J. Osaka Univ. **6**, 505 (1955). — MOESCHLIN, S., H. R. MARTI u. W. GERMANN: Totliche Panmyelopathie durch Thorotrast. Schweiz. med. Wschr. **1953**, 1061. — MOMIGLIANO, E., and J. M. EISENBERG: Regenerative processes induced by gonadotropic hormones in irradiated testes of the rat. Radiology **42**, 273 (1944). - MONTAGNA, W., and H. B. CHASE: Histology and cytochemistry of human skin. X. X-irradiation of the scalp. Amer. J. Anat. **99**, 415 (1956). — MONTGOMERY, H.: Pathologic histology of radiodermatitis. In MACKEE u. CIPOLLARO, X-rays and radium in the treatment of diseases of the skin. Philadelphia: Lea and Febiger 1946. — Moos, F. v.: Hautsarkom nach Róntgenbestrahlung. Schweiz. med. Wschr. **82**, 179 (1952). — MORA, J. M.: Granulomatous tumors following intramammary injection of colloidal thorium dioxide. J. Amer. med. Ass. **115**, 363 (1940). — MORGAN, A. D., W. H. JAYNE and D. MARRACK: Primary liver cell carcinoma 24 years after intravenous injection of thorotrast. J. clin. Path. **11**, 7 (1958). — MOSELEY, R. D., C. C. LUSHBAUGH and D. B. HALE: A study of vascular reaction: rabbit ear chamber technique. Amer. J. Path. **28**, 568 (1952). — MOSHMAN, J. J.: Hematological effects of chronic low-level irradiation. J. appl. Physiol. **4**, 145 (1951). — MOTTRAM, J. C.: Some effects of exposure to radiation upon the alimentary canal. Proc. roy. Soc. Med. **16**, 41 (1923). — MÜHLMANN, E., u. O. MEYER: Beitrage zur Rontgenschadigung tiefliegender Gewebe. Strahlentherapie **15**, 48 (1923). — MÜLLER, J. H.: Interne Tumortherapie mit künstlichen radioaktiven Isotopen. In H. SCHWIEGK, Kunstliche radioaktive Isotope in Physiologie, Diagnostik und Therapie, S. 744. Berlin: Springer 1953. — MULLER, H. J.: Some present problems in the genetic effects of radiation. J. cell. comp. Physiol. **35**, Suppl. 1, 9 (1950). — MURPHY, D. P.: Congenital malformations. Lippincott. Philadelphia 1947. — MURPHY, J. B.: Heteroplastic tissue grafting effected through roentgen ray lymphoid destruction. J. Amer. med. Ass. **62**, 1459 (1914). — MURPHY, J. B., and W. NAKAHARA: Studies on x-ray effects; small doses of x-ray of low penetration on lymphoid tissue of mice. J. exp. Med. **3**, 113 (1920). — MURPHY, J. J.: Late complications of pelvic irradiation. J. Urol (Baltimore) **74**, 780 (1955). — MURRAY, R. G.: The thymus. In BLOOM, Histopathology of irradiation, p. 446. New York: MacGraw-Hill 1948. ~ The spleen, p. 446. New York: MacGraw-Hill 1948. — MUTH, H., u. H. H. ROTH: Untersuchungen zum Problem der Radiumvergiftung. Strahlentherapie **80**, 271 (1949).

Naegeli, Th., u. A. Lauche: Befunde an Leber und Milz eines über zwei Jahre beobachteten mit Thorium-Dioxyd gespritzten Hundes. Klin. Wschr. 1932, 2029. — Nagai, S., H. Matsuda, K. Akita and T. Kasue: Earlier morphologic changes of tissue cells caused by x-ray irradiation. Studies with methyl green pyronin. Med. J. Osaka Univ. 5, 749 (1954). Nathanson, I. T.: Effect of the gamma-ray of radium on wound healing. Surg. Gynec. Obstet. 59, 62 (1934). — Navratil, E.: Zur Frage der Nierenausschaltung durch Röntgenstrahlen. Strahlentherapie 47, 348 (1933). — Nerli, A.: Alle trazioni morfologiche delle strutture intercellulari connettivali per azione dei raggi x. Radioter. Radiobiol. Fis. med., Ser. III 9, 298 (1954). — Neumayr, A., u. B. Thurnher: Über den Einfluß lokaler Röntgenbestrahlung auf die Permeabilität menschlicher Kapillaren. Strahlentherapie 84, 297 (1951). ~ Zur indirekten Wirkung der Röntgenstrahlen auf die Kapillaren des Menschen. Strahlentherapie 86, 207 (1951). — Nickson, J. J., W. Lawrence, J. Rachwalsky and E. Tyree: Roentgen rays and wound healing. II. Fractionated irradiation. Exper. study. Surgery 14, 859 (1953). — Nicolov, N.: Über die Strahlenbehandlung der Knochenkarzinome in der Zeit von 1931 bis 1946. Strahlentherapie 91, 161 (1953). — Nielsen, A. M.: Cytological changes in vaginal smears in radiation and roentgen irradiation of uterine carcinoma and their prognostic significance. Acta raiol. (Stockh.) 37, 479 (1952). — Nielsen, G.: Thorotrastspätschäden. Zbl. allg. Path. path. Anat. 95, 159 (1956). — Nielsen, H., u. J. Kracht: Zur Cancerogenese nach diagnostischer Thorotrastanwendung. Frankfurt. Z. Path. 68, 661 (1958). — Nödl, F.: Die Bedeutung des Mesenchyms für die Wuchsform und die Strahlenempfindlichkeit des Basalioms. II. Zur Histo-Morphologie der strahlenempfindlichen Basaliome. Strahlentherapie 88, 217 (1952). ~ Über Gewebsveränderungen der menschlichen Haut nach Einwirkung schneller Elektronen. Strahlentherapie 92, 576 (1953). ~ Die erosive Reaktion als Leitsymptom bei Strahlenbehandlung der Hautkrebse. Strahlentherapie 98, 79 (1955). — Nowell, P. C., L. J. Cole and M. E. Ellis: Induction of intestinal carcinoma in the mouse by whole-body fast-neutron irradiation. Cancer Res. 16, 873 (1956). — Nürnberger, L.: Histologische Untersuchungen über die Einwirkung der Röntgenstrahlen auf das Zellprotoplasma. Virchows Arch. path. Anat. 246, 239 (1923).

Oakberg, E. F.: Sensitivity and time of degeneration of spermatogonic cells irradiated in various stages of maturation in the mouse. Radiat. Res. 2, 369 (1955). — Oakes, W. R., and C. C. Lushbaugh: Course of testicular injury following accidental exposure to nuclear radiations. Radiology 59, 737 (1952). — Oberndorfer, S.: Über histologische Veränderungen bei mit radioaktiven Substanzen bestrahlten Tumoren. Verh. dtsch. path. Ges. 17, 295 (1914). — Obiditsch-Mayer, I., u. R. Obiditsch: Morphologische und funktionelle Veränderungen des RES bei Thorotrastschaden. Verh. dtsch. path. Ges. 37, 244 (1953). — Odeblad, E.: Studies on the effects on the ovarian follicles in the mouse of internal irradiation with P^{32} with special reference to the quantitative evaluation. Acta radiol. (Stockh.) 38, 375 (1952). — Ord, M. G., and L. A. Stocken: Biochemical aspects of the radiation syndrome. Physiol. Rev. 33, 356 (1953). — Oughterson, A. W., T. Tannaut and E. A. Lawrence: Tumor response and stroma reaction following x-ray of transplantable tumor in inbred strains of mice. Yale J. Biol. Med. 12, 419 (1940).

Packard, C.: The relation between division rate and the sensitivity of cells. J. Cancer Res. 14, 359 (1930). — Page, I. H.: Production of nephritis in dogs by roentgen rays. Amer. J. med. Sci. 191, 251 (1936). — Pape, R.: Biologische Effekte von einem Jahr lang wiederholten kleinsten Röntgen Dosen. Strahlentherapie 84, 245 (1951). — Paterson, R.: Renal damage from radiation during treatment of seminoma testis. J. Fac. Radiol. (Lond.) 3, 270 (1952). — Patt, H. M.: Radiation effects on mammalian systems. Ann. Rev. Physiol. 16, 51 (1954). ~ Factors in the radiosensitivity of mammalian cells. Ann. N.Y. Acad. Sci. 59, 649 (1955). — Patt, H. M., and A. M. Brues: The pathological physiology of radiation injury in the mammal. I Physical and biological factors in radiation action. In Hollaender, Radiation biology, 2 p. 919. New York: MacGraw-Hill 1954 — Patt, H. M., and M. N. Swift: Influence of temperature on the response of frogs to x-irradiation Amer. J. Physiol. 155, 388 (1948). — Perthes, G.: Über den Einfluß der Röntgenstrahlen auf epitheliale Gewebe, insbesondere das Carcinom. Langenbecks Arch. klin. Chir. 71, 955 (1903). ~ Versuche über den Einfluß der Röntgenstrahlen und Radiumstrahlen auf die Zellteilung. Dtsch. med. Wschr. 1904, 632. ~ Die biologischen Wirkungen der Röntgenstrahlen. Strahlentherapie 14, 738 (1922). — Peters, K.: Stoffwechselbeziehungen zwischen bestrahltem und unbestrahltem Gewebe in ihrem Einfluß auf die Mitosehäufigkeit in vitro. Z. Zellforsch. 39, 203 (1953). — Petersen, O.: Radiation cancer: Report of 21 cases. Acta radiol. (Stockh.) 42, 221 (1954). — Petersen, O. H., u. J. Hellmann: Über die Röntgenschädigungen der Haut und ihre Ursachen. Strahlentherapie 11, 475 (1920). — Pettersson, T.: The effect of x-ray total-body irradiation on the mast cell count in the skin. Acta path. microbiol. scand. Suppl. 102 (1954). — Pettit, V. D., J. T. Chamness and L. V. Ackerman: Fibromatosis and fibrosarcoma following irradiation therapy. Cancer (Philad.) 7, 149 (1954). — Pfalz, G. J.: Über Wesen und Wert der Röntgenschwachbestrahlung bei puerperaler

Mastitis. Tierexperimentelle Studien immunbiologischer, hämatologischer und histologischer Strahlenwirkungen. Strahlentherapie **49**, 357 (1934). — PIERCE, M.: The gastrointestinal tract. In BLOOM, Histopathology of Irradiation, p. 502. New York: MacGraw-Hill 1948. — PIRINGER-KUCHINKA, A., u. R. PAPE: Zum zeitlichen Ablauf von Regenerationsvorgängen am lympho- und hämatopoetischen Gewebe nach örtlichem Strahlenschaden. Wien. klin. Wschr. **70**, 303 (1958). — PIZON, P.: Risques et dangers des radiations. Presse méd. **1955**, 1092, 1158. — PLATT, W. R.: Effects of radioactive P^{32} on normal tissues. Arch. Path. (Chicago) **43**, 1 (1947). — PLENGE, K., u. K. KRÜCKEMEYER: Metastasierung eines am Ort der Thorotrastinjektion entstandenen Sarkoms. Zbl. Path. **96**, 84 (1957). — POHLE, E. A., u. C. H. BUNTING: Histologische Untersuchungen an der Rattenmilz nach abgestuften Röntgenstrahlendosen. Strahlentherapie **57**, 121 (1936). — POHLE, E. A., G. RITCHIE and W. W. MOIR: Studies of the effects of roentgen rays on healing of wounds. III. Histological changes in skin wounds in rats following postoperative irradiation with very small and moderate doses. Radiology **52**, 707 (1949). — POHLE, E. A., G. RITCHIE and C. S. WRIGHT: Studies of the effect of roentgen rays on the healing of wounds. Behavior of skin wounds in rats under pre- or postoperative irradiation. Radiology **16**, 445 (1931). — POLITZER, G.: Röntgenstrahlen und Regeneration. Radiol. Austriaca **5**, 147 (1952). ~ Experimentelle Untersuchungen zur Entstehung des Röntgenkataraktes. Arch. Ophthal. (Chicago) **157**, 459 (1956). — POPPE, E.: Exper. investigations of the effects of roentgen rays on the eye. Skr. Norske Videnskaps-Akadd. Oslo **1942**. ~ Exper. investigations on cataract formation following wholebody roentgen irradiation. Acta radiol. (Stockh.) **47**, 138 (1957). — PORDES, F.: Über Röntgenbehandlung entzündlicher Erkrankungen. Allgemeines und Spezielles. Strahlentherapie **24**, 73 (1927). ~ Die Verlaufsanderung akuter Entzündungen nach Rontgenbestrahlung. Strahlentherapie **33**, 147 (1929). — PREZNA, A. P., W. W. AYRES and W. C. MULRY: Late effects of thorotrast in tissues. Radiology **60**, 573 (1953). — PRICE, C. H.: Observations upon the lymphopenia of x-ray irradiation. Brit. J. Radiol. **24**, 556 (1951). — PRODI, G., and R. MICELLI: Diffusion of fluids in skin after exposure to x-irradiation. Proc. Soc. exp. Biol. (N.Y.) **88**, 472 (1955). — PROPST, A.: Morphologische Befunde nach Bewegungsbestrahlung des Oesophaguskarzinoms. Strahlentherapie **103**, 224 (1957). — PRYM, P.: Die therapeutischen Röntgenbestrahlungen vom pathologisch-anatomischen Standpunkt. In P. KRAUSES Handbuch der Röntgentherapie. Leipzig: Klinkhardt 1924. ~ Histologische Veränderungen nach therapeutischen Röntgenbestrahlungen beim Karzinom. Strahlentherapie **21**, 319 (1926). — PUCK, T. T., and P. I. MARCUS: Action of x-rays on mammalian cells. J. exp. Med. **103**, 653 (1956). — PUHL, H.: Zur Verwendung kolloidaler Kontrastmittel bei der retrograden Pyelographie. Strahlentherapie **59**, 1970 (1932). — PULLINGER, B. D.: Causes of cell death in irradiated human tissue. J. Path. Bact. **35**, 527 (1932).

RADOS, R., u. H. R. SCHINZ: Tierexperimentelle Untersuchungen über die Röntgenempfindlichkeit der einzelnen Teile des Auges. Albrecht v. Graefes Arch. Ophthal. **110**, 354 (1922). — RAJEWSKY, B.: Strahlendosis und Strahlenwirkung, 2. Aufl. Stuttgart: Georg Thieme 1956. — RAVENTOS, A.: Wound healing and mortality after total body exposure to ionizing radiations. Proc. Soc. exp. Biol. (N.Y.) **87**, 165 (1954). — RÉCAMIER, D.: Actions des rayons x sur le développement des os. Arch. Élect. méd. **14**, 163 (1906). — REGAUD, CL.: Sur la sensibilité du tissu osseux normal vis-à-vis des radiations x et gamma et sur le mécanisme de l'ostéo-radio-nécrose. C. R. Soc. Biol. (Paris) **87**, 629 (1922). — REGAUD, CL., et J. BLANC: Actions des rayons x sur les diverses générations de la lignée spermatique. C. R. Soc. Biol. (Paris) **41**, 163 (1906). — REGAUD, CL., u. R. FERROUX: Über den Einfluß des „Zeitfaktors" auf die Sterilisation des normalen und des neoplastischen Zellwachstums durch Radiotherapie. Strahlentherapie **31**, 495 (1929). ~ Sur la diversité des réactions des tissus traités par les rayons x, en rapport avec le facteur temps, et sur la relativité de la dosimétrie biologique dans la roentgenthérapie des tumeurs malignes. Z. Krebsforsch. **32**, 10 (1930). — REGAUD, CL., et A. LACASSAGNE: A propos des mastocytes des épithéliomas. Importance de la fixation pour coloration des granulations des mastocytes. C. R. Soc. Biol. (Paris) **87**, 1084 (1922). ~ Effets histophysiologiques des rayons de roentgen et de Bequerell-Curie sur les tissus adultes normaux des animaux supérieurs. Arch. Inst. Radium (Paris) **1**, 1 (1927). ~ Die histo-physiologische Wirkung der Rontgen- und Radiumstrahlen auf die erwachsenen, normalen Gewebe der Säugetiere. In P. LAZARUS' Handbuch der gesamten Strahlenheilkunde, Bd. I, S. 258. München: J. F. Bergmann 1928. — REICHE, K.: Über die Wirkung von 180 kV- und 31 MeV-Röntgenstrahlen auf das Ehrlich-Asciteskarzinom der Maus. Strahlentherapie **97**, 549 (1955). — REIFFERSCHEID, K.: Histologische Untersuchungen über die Beeinflussung menschlicher und tierischer Ovarien durch Röntgenstrahlen. Z. Röntgenk u. Radiumforsch. **12**, 233 (1910). — REISNER: Das Hauterythem als Gradmesser für die Belastungsmöglichkeit. In HOLFELDER: Die Röntgentiefentherapie. Leipzig: Georg Thieme 1938. — RENFER, H. R.: Über die Beziehungen zwischen Kapillarresistenz und Hautschädigungen durch Röntgenstrahlen. Inaug.-Diss. Zürich 1947. — REUTTER, F.: Über hyaline Membranen und Atelektasen der Neugeborenen-Lunge. Gynaecologia (Basel) **137**,

367 (1954). — REYNOLDS, L.: Newer investigations of radiation effects and their clinical applications. Amer. J. Roentgenol. **55**, 135 (1946). — RHOADES, R. P.: The vascular system. Structures acessory to the gastrointestinal tract. The lung. In BLOOM, Histopathology of irradiation. New York: McGraw-Hill 1948. — RIBBERT, H.: Heilungsvorgänge im Karzinom nebst einer Anregung zu seiner Behandlung. Dtsch. med. Wschr. **1916**, 278. — RICKER, G.: Mesothorium und Gefäßnervensystem nach Beobachtungen am Kaninchenohr. Strahlentherapie **5**, 679 (1915). — RIESER, P.: Effect of roentgen irradiation and other types of injurious agents on capillaries. Proc. Soc. exp. Biol. (N.Y.) **89**, 39 (1955). — RIGDON, R. H., and H. CURL: Effect of roentgen irradiation on capillary permeability and inflammation in the skin of the rabbit. Amer. J. Roentgenol. **49**, 250 (1943). — RIGLER, R. G., and P. W. SCALON: Radiation parotitis from radioactive iodine therapy. Proc. Mayo Clin. **30**, 149 (1955). — RITCHIE, G.: Effect of roentgen irradiation on the healing of wounds. Arch. Path. (Chicago) **16**, 839 (1933). — RITTER, J. A., and E. S. SCOTT: Embryoma of contralateral kidney ten years following nephrectomy for Wilm's tumor J. Pediat. **34**, 753 (1949). — RITVO, M., G. J. D'ANGIO and I. E. RHODES: Radiation hazards to nonradiologists participating in x-ray examinaion. J. Amer. med. Ass. **160**, 4 (1956). — ROBERTS, J. C., and K. E. CARLSON: Hepatic duct carcinoma seventeen years after injection of thorium dioxide. Arch. Path. (Chicago) **62**, 1 (1956). — ROBINSON, J. N., and E. T. ENGLE: Effect of neutron radiation on the human testis. J. Urol. (Baltimore) **61**, 781 (1949). — RÖSSLE, R.: Über die serösen Entzündungen der Organe. Virchows Arch. path. Anat. **311**, 252 (1943). — ROHR, K.: Das reticulo-histiocytäre System und seine Erkrankungen vom klinischen Standpunkt. Verh. dtsch. path. Ges. **37**, 127 (1954). — ROMANINI, A.: Variazioni dell'acido desossiribonucleinici delle cellule epatiche dopo irradiazione roentgen. II. Boll. Soc. ital. Biol. sper. **28**, 1096 (1952). — ROOSEN-RUNGE, E. C., and L. O. GIESEL: Quantitative studies on spermatogenesis in the rat. Amer. J. Anat. **87**, 1 (1950). — ROSAHN, P. D., C. A. TOBIAS and J. H. LAWRENCE: Effects on the mouse of a single whole-body exposure to 190 mev. deuterons. Amer. J. Path. **28**, 37 (1952). — ROSENTHAL, R. L.: Relationship among hematopoiesis, blood coagulation, hemorrhage and mortality in the guinea pig after total body x-irradiation. Blood **10**, 510 (1955). — ROSENTHAL, R. L., B. I. PICKERING and L. GOLDSCHMIDT: A semi-quantitative study of bone marrow in rats following total body x-irradiation. Blood **6**, 600 (1951). — ROSSELET, A.: La róntgentherapie des affections inflammatoires non spécifiques. Radiol. clin. (Basel) **12**, 96 (1943). — ROST, G. A.: Exper. Untersuchungen über die biologische Wirkung von Röntgenstrahlen verschiedener Qualität auf die Haut von Mensch und Tier. Strahlentherapie **6**, 269 (1915). — ROTHLIN, R., u. E. UNDRITZ: Zur Megacaryocytenbildung durch Polyploidie. Arch. Klaus-Stift. Vererb.-Forsch. **21**, 283 (1946). — ROTTER, W.: Über Gewebsschäden durch Thorotrast, unter besonderer Berücksichtigung der Gefäßveränderungen und aplastischer Knochenmarksreaktion. Beitr. path. Anat. **111**, 144 (1951). — ROUJEAU, J., et CH. SORS: Effets de la radiothérapie sur le parenchyme pulmonaire. Arch. Anat. path. A **32**, 201 P (1956). — ROUSSY, G., et M. GUÉRIN: Influence de l'irradiation générale par rayons x sur la réussite des greffes de sarcomes chez le rat. Bull. Acad. Méd. (Paris) **9**, 151 (1947). — ROUSSY, G., M. GUÉRIN et CH. OBERLING: Action carcinogénétique du dioxyde de thorium chez le rat blanc. Bull. Acad. Méd. (Paris) **112**, 908 (1934). — ROUSSY, G., CH. OBERLING et M. GUÉRIN: L'action cancérigène du dioxide de Thorium colloïdal et l'influence de ce corps sur les tumeurs greffées du rat blanc. 4. Leeuwenhoek-Vereeniging 1935, S. 114. — RÜBE, W.: Hypoplasia mammae unilateralis durch Radiumbestrahlung eines Hämangioms. Strahlentherapie **94**, 561 (1954). ~ Herpes zoster nach Röntgenbestrahlung. Strahlentherapie **97**, 297 (1955). — RÜHL, R.: Die morphologischen Veränderungen der vorbestrahlten Mammacarcinome. Langenbecks Arch. klin. Chir. **279**, 124 (1954). — RUGH, R., B. LEVY and L. SAPADIN: Cellular changes accompaning acute and subacute x-irradiation death of the hamster. II. The endocrines. J. cell. comp. Physiol. **41**, 359 (1953). — RUGH, R., and J. WOLFF: Resilience of the fetal eye following radiation insult. Proc. Soc. exp. Biol. Med. **89**, 248 (1955). ~ Relation of gonad hormones to x-irradiation sensitivity in mice. Proc. Soc. exp. Biol. Med. **92**, 408 (1956). ~ Neurological corollaries of neo-natal death following x-radiation of the mouse fetus on gestation day 13,5. Milit. Med. **118**, 543 (1956). — RUSSELL, H.: Renal sclerosis, „postradiation nephritis" following upon irradiation of the upper abdomen. Edinburgh Med. J. **60**, 474 (1953). — RUSSELL, L. B.: x-ray induced development abnormalities in the mouse and their use in the analysis of embryonic patterns. J. exper. Zool. **114**, 545 (1950). — RUSSELL, W. L.: Genetic effects of radiation in mammals. In A. HOLLAENDER, Radiation Biology, Bd. I/2, S. 825. New York: McGraw-Hill 1954. — RUTISHAUSER, E.: Blei-Osteosklerose. Schweiz. med. Wschr. **1941**, 189. — RUTISHAUSER, E., u. G. MAJNO: L'irradiation préopérative des carcinomes du sein. Constatations anatomo-pathologiques. Schweiz. med. Wschr. **74**, 935 (1947).

SALLMANN, L. v.: The effects of radiation on the cytology of the eye. J. cell. comp. Physiol. **40**, Suppl. **2**, 217 (1952). — SALOMON: Über sclerodermieartige Hautveränderung nach Rontgenbestrahlung. Arch. Derm. Syph. (Berl.) **60**, 263 (1902). — SAUERBREI, H. U.: Beitrag zur Frage der Fruchtschadigung durch Rontgenstrahlen. Dtsch. med. Rdsch. **2**, 295 (1948). — SCARFF, R. W., and P. S. ANDREWS: The influence of histological structure on the radiosensitivity of tumours: a symposium. I. The histological aspects of tumour sensitivity. Brit. J. Radiol. **29**, 478 (1956). — SCHAAL, A.: Welche Vorteile bringt in der Tiefentherapie die Erhohung der Rohrenspannung von 200 kV auf 250 kV? Strahlentherapie **98**, 332 (1955). — SCHAFFHAUSER, F.: Thorotrastschaden durch das retrograde Pyelogramm. Helv. chir. Acta **12**, 366 (1943). — SCHAIRER, E., u. E. KROMBACH: Rontgenstrahlenschadigung der Lunge mit todlichem Ausgang. Strahlentherapie **69**, 267 (1939). — SCHAUDINN, F.: Über den Einfluß der Rontgenstrahlen auf Protozoen. Pflügers Arch. ges. Physiol. **77**, 29 (1899). — SCHEIBE, G.: Malignes intraperitoneales Thorotrastom beim Mensch. Zbl. Chir. **80**, 588 (1955). — SCHERER, E.: Biologische Grundlagen und neuere Ergebnisse der Entzündungsbestrahlung und funktionellen Röntgentherapie. Strahlentherapie **97**, 349 (1955). ~ Cytologische und karyometrische Untersuchungen uber die Strahlenwirkung auf Leber und Milz bei Anwendung von Total- und Teilbestrahlung. Strahlentherapie **100**, 56 (1956). ~ Untersuchungen an der Milz. Strahlentherapie **100**, 211 (1956). — SCHERER, E., D. RINGLEB u. L. E. VENTZKE: Über den Einfluß des Rontgenstrahlen auf den Nucleolar-Apparat der Zellen. Strahlentherapie **90**, 41 (1953). — SCHERER, E., u. K. O. WICHMANN: Beobachtungen über den Ablauf der Strahlenreaktion im Milzgewebe der Maus nach Anwendung der Phasenkontrastmikroskopie. Strahlentherapie **95**, 195 (1954). — SCHINZ, H. R., u. U. COCCHI: Die Strahlensensibilitat des Hodens im Vergleich zum Eierstock, dargestellt an der Zwitterdrüse von Arion empiricorum Fér. Radiol. clin. (Basel) **13**, 301 (1944). — SCHINZ, H. R., u. B. SLOTOPOLSKY: Der Rontgenhoden. Ergebn. med. Strahlenforsch. **1**, 443 (1925). ~ Strahlenbiologie der gesunden Haut. Ergebn. med. Strahlenforsch. **3**, 583 (1928). — SCHLUMBERGER, H., and J. J. VAZQUEZ: Pathologie of total body irradiation in the monkey. Amer. J. Path. **30**, 1013 (1954). — SCHMID, R.: Experimentelle Untersuchungen über die Einwirkung von Rontgen-Vor- und -Nachbestrahlung auf die Wundheilung. Strahlentherapie 1959 (im Druck). — SCHMIDT, W., A. SCHULTE u. H. LAPP: Klinischer und pathologisch-anatomischer Beitrag zur Frage der Schädigung durch Thorotrast. Strahlentherapie **81**, 93 (1950). — SCHOBER, R.: Mesenchymale Gewebsreaktionen am vorbestrahlten Mamma-Carcinom. Strahlentherapie **98**, 366 (1955). — SCHÖNBAUER, L.: Experimentelle Untersuchungen uber den Einfluß der Rontgenstrahlen auf die Lymphwege. Wien. med. Wschr. **1949**, 835. — SCHOENHEINZ, W.: Spontanfraktur der Klavicula nach Rontgenbestrahlung. Strahlentherapie **97**, 287 (1955). — SCHOLTZ, W.: Über den Einfluß der Röntgenstrahlen auf die Haut in gesundem und krankem Zustande. Arch. Derm. Syph. (Berl.) **59**, 87, 241, 421 (1902). — SCHOLZ, W.: Experimentelle Untersuchungen über die Einwirkung von Rontgenstrahlen auf das reife Gehirn. Z. ges. Neurol. Psychiat. **150**, 765 (1934). ~ Histologische und topische Veranderungen und Vulnerabilitätsverhaltnisse im menschlichen Gehirn bei Sauerstoffmangel, Ödem und plasmatischen Infiltrationen. Arch. Psychiat. Nervenkr. **181**, 621 (1949). — SCHOOLMAN, H. M., and ST. O. SCHWARTZ: Aplastic anemia secondary to intravenous therapy with radiogold. J. Amer. med. Ass. **160**, 461 (1956). — SCHREK, R.: Studies in vitro on cellular physiology. Radiology **46**, 395 (1946). ~ Dark-field observations on lymphocytes. Exposed to x-rays and other injurious agents. Proc. Soc. exp Biol. (N.Y.) **64**, 381 (1947). ~ Cytologic changes in thymic glands exposed in vivo to x-rays. Amer. J. Path. **14**, 1055 (1948). ~ Dual morphological reactions of rabbit lymphocytes to x-rays. Arch. Path. (Chicago) **63**, 252 (1957). — SCHREK, R., and J. N. OTT: Study of the death of irradiated and nonirradiated cells by time-lapse cinematography. Arch. Path. (Chicago) **53**, 363 (1952). — SCHRÖDER, G.: Strahlenschaden an Rippen nach Rontgen-Tiefentherapie bei Mamma-Carcinom. Strahlentherapie **96**, 469 (1955). — SCHUBERT, G.: Kernphysik und Medizin. Göttingen: Muster-Schmidt 1947. ~ Die Strahlenresistenz in Biologie und Medizin. Z. Krebsforsch. **60**, 216 (1954). — SCHUBERT, G., u. G. HOHNE: Strahlenschädigungen. In MOHR-STAEHELIN, Handbuch der inneren Medizin, 4. Aufl., Bd. 6/II, S. 195. Berlin: Springer 1954. — SCHUBERT, G., H. A. KÜNKEL, L. OVERBECK u. G. UHLMANN: Untersuchungen zur experimentellen Krebsauslösung durch lokale Beta-Strahleneinwirkung. Strahlentherapie **100**, 335 (1956). — SCHÜRCH, O.: Studien uber Pracancerosen mit besonderer Berucksichtigung des experimentellen Rontgencarcinoms. Z. Krebsforsch. **33**, 1 (1931). — SCHÜRCH, O., u. E. UEHLINGER: Strahlenveranderungen an abdominellen Organen. Dtsch. Z. Chir. **245**, 261 (1935). — SCHÜRMANN, P., u. H. E. MACMAHON: Die maligne Nephrosklerose, zugleich ein Beitrag zur Frage der Bedeutung der Blutgewebsschranke. Virchows Arch. path. Anat. **291**, 47 (1933). — SCHUMANN, H. D.: Paraarterielle Thorotrastwirkungen. Chirurg **15**, 199 (1943). — SCHUMMEL-FEDER, N.: Fluoreszensmikroskopische und cytochemische Untersuchungen uber Frühschäden am Kleinhirn der Maus nach Rontgenbestrahlung. III° Congr. internat. der neuropath., Bruxelles 1957, S. 295. — SCHUSTER, W.: Radiodystrophie der Leber nach diagnostischer Thorotrastanwendung. Inaug.-Diss. Zurich 1949 — SCHWAIGER, M., H. MAIER-LEIBNITZ u. K. SCHMEISER:

Messungen an Thorotrast im Gewebe. Klin. Wschr. 1949, 311. — Schweizer, E.: Über spezifische Röntgenschädigungen des Herzmuskels. Strahlentherapie 18, 812 (1924). — Sebek, A.: Über Spätveränderungen am Rückenmark nach der wegen eines Larynxcarcinoms vorgenommenen Strahlentherapie. Strahlentherapie 108, 567 (1959). — Seino, J.: Veränderungen des Pankreas nach Röntgenbestrahlung. Strahlentherapie 58, 449 (1937). — Selye, H.: The general adaptation syndrome and the diseases of adaptation. J. clin. Endocr. 6, 117 (1946). — Senn, A., u. P. Lundsgaard-Hansen: Diagnose und Therapie der Bestrahlungsschäden am Gastrointestinaltract. Schweiz. med. Wschr. 1956, 1015. — Seulberger, P.. W. Schmidt u. F. Kröning: Röntgenbiologische Untersuchungen an Carcinomen. I. Cytologische Studien an oberflächlichen und tiefgreifenden menschlichen Carcinomen. Strahlentherapie 31, 467 (1929). — Shaver, S. L.: X-irradiation injury and repair in the germinal epithelium of male rats. II. Injury and repair in immature rats. Amer. J. Anat. 52, 433 (1953). — Shechmeister, I. L., and M. Fishman: The effect of ionizing radiation on the bactericidal power of the blood. I. The effect of radiation on migration of leucocytes. J. exp. Med. 101, 259 (1955). — Sheehan, J. F.: Foam cell plaques in the intima of irradiated small arteries. Arch. Path. (Chicago) 37, 297 (1944). — Amer. J. clin. Path. 19, 30 (1949). — Sherman, L. F.: A reevaluation of the factitial proctitis problem. Amer. J. Surg. 88, 773 (1954). — Silva Horta, J. da: Reacçao dos tecidos ao torotraste. Gaz. méd. port. 4, 665 (1951). ~ Lebersarkom einer Frau 3 Jahre und 2 Monate nach Thorotrastinjektion. Chirurg 24, 218 (1953). ~ Late lesions in man caused by colloidal Thorium dioxide (Thorotrast). Arch. Path. (Chicago) 62, 403 (1956). — Simpson, C. L., and L. H. Hempelmann: The association of tumors and roentgenary treatment of the thorax in infancy. Cancer (Philad. (Philad.) 10, 42 (1957). — Simpson, C. L., L. H. Hempelmann and L. M. Fuller: Neoplasia in children treated with x-rays in infancy for thymic enlargement. Radiology 64, 840 (1955). — Skolnik, E. M., E. J. Fornatto and J. Heydemann: Osteogenic sarcoma of the skull following irradiation. Ann. Otol. (St. Louis) 65, 915 (1956). — Smith, Ch., and L. A. Loewenthal: A study of elastic arteries in irradiated mice of different ages. Proc. Soc. exp. Biol. (N.Y.) 75, 859 (1950). — Smith, D. E., and Y. S. Lewis: Effects of total-body x-irradiation on the tissue mast cell. Proc. Soc. exp. Biol. 82, 208 (1953). — Smith, W. G., and A. Williams: Irradiation nephritis. Lancet 1955 I, 175. — Smithers, D. W.: Bone changes following irradiation. In Mc Laven, Modern trends in diagnostic radiology. London: Butterwort & Co. 1948. — Snell. G.D.: Induction by roentgen-rays of heredity changes in mice. Radiology 30, 189 (1941). — Snellman, B.: Attempt to develop reduced radio-sensitivity in Jensen rat sarcoma by means of roentgen irradiation. Acta radiol. 16, 545 (1935). — Snider, R. S.: Histopathological studies on mice following external bata ray treatment. U.S.Atomic Energy Comm. MDDC-583, 1946. ~ The skin. In Bloom, Histopathology of irradiation. New York: McGraw-Hill 1948. — Spargo, B., J. R. Bloomfield, D. J. Glotzer, E. Leiter and O. Nichols: Histologic effects of long-continued whole-body gamma irradiation of mice. J. nat. Cancer Inst. 12, 615 (1951). — Spear, F. G.: Radiations and living cells. London: Chapman & Hall 1953. Spier, J., L. E. Cluff and W. D. Urry: Aplastic anemia following administration of thorotrast. J. Lab. clin. Med. 32, 147 (1947). — Stähli, G.: Über Beziehungen zwischen Stromabefund und Strahlenbeeinflußbarkeit maligner Tumoren, mit besonderer Berücksichtigung der differenzierten Pflasterepithel-Carcinome der oberen Luft- und Speisewege. Z. Krebsforsch. 50, 99 (1940). — Stamm, O.: Morphologische und funktionelle Schädigungen im Bereich der Extremitäten als Folgen vorausgegangener Arteriographie mit Thorotrast. Helv. med. Acta 14, 490 (1947). — Stefanow, E.: Das Verhalten des EKG beim Meerschweinchen. Strahlentherapie 77, 113 (1948). — Stein, M., L. W. Brady and A. Raventos: The effects of radiation on extraction-wound healing in the rat. Cancer (Philad.) 10, 1167 (1957). — Steingräber, M.: Über Strahlenschäden an den Rippen bei Vorbestrahlung des Brustkrebses. Zbl. Chir. 76, 1305 (1951). — Steller, K.: Ein Fall von Osteoradionekrose mehrerer Rippen bei Strahlenschädigung der Haut. Strahlentherapie 71, 694 (1942). — Stephenson, W. H., and B. Cohen: Post-irradiation fractures of the neck of the femur. J. Bone Jt Surg. B 38, 830 (1956). — Stewart, A., J. Webb, D. Giles and D. Hewitt: Malignant disease in childhood and diagnostic irradiation in utero. Lancet 1956 II, 447. — Stone, D. J., M. J. Schwartz and R. A. Green: Fatal pulmonary insufficiency due to radiation effect upon the lung. Amer. J. Med. 21, 211 (1956). — Stone, R. S.: Neutronentherapie und spezifische Ionisation. Strahlentherapie 79, 479 (1949). — Storck, H.: Strahlenheilkunde. Dermatologie 97, 350 (1948). — Stüttgen, G., u. R. Poche: Zur Bedeutung ionisierender Strahlen für den Verlauf einer Hämoblastose. Hautarzt 7, 171 (1956). — Sugarbaker, E. D., and K. Sugiura: The effect of roentgen irradiation on the lymphatic transport of india ink. Amer. J. Roentgenol. 44, 756 (1940). — Sussman, H.: Kerngröße von Leberzellen der Maus nach Röntgenbestrahlung. Oncologia (Basel) 9, 373 (1956). — Swaay, H. van: Spätfolgen von Röntgenbestrahlung bei rheumatischen Krankheiten. Z. Rheumaforsch. 17, 129 (1958). — Sylvén, B.: Studies on liberation of sulphuric acides from granules of mast cells in subcutaneous tissue after exposure to roentgen and gamma rays. Acta radiol. (Stockh.) **21**, 206 (1940). — SYVERTON, J. T., P. A. HARVEY, G. P. BERRY and S. L. WARREN: The roentgen radiation of papilloma virus (Shope). I. The effect of x-rays upon papillomas on domestic rabbits. J. exp. Med. **73**, 243 (1941). — SZILY, A. v.: Star durch Röntgen- und Radiumschädigung. In HENKE u. LUBARSCH, Handbuch der speziellen Pathologie, Bd. 11/3, S. 249. Berlin: Springer 1937.

TAKAHASKI, T.: The action of radium upon the formation of blood capillaries and connective tissue. Brit. med. J. **1930** I, 439. — TALIAFERRO, W. H., and L. G. TALIAFERRO: Effect of x-rays on immunity: a review. J. Immunol. **66**, 181 (1951). — TALMAGE, D. W.: Effect of ionizing radiation on resistance and infection. Ann. Rev. Microbiol. **9**, 335 (1955). — TANNENBERG, J., u. L. BAYER: Der Heilungsvorgang von entzündlichen Veränderungen unter dem Einfluß von Rontgenstrahlen. Strahlentherapie **47**, 408 (1933). — TELOH, H. A., M. L. MASON and M. C. WHEELOCK: Histopathologic study of radiation injuries of skin. Surg., Gynec. Obstet. **90**, 335 (1950). — TENEFF, S., and F. STOPPANI: L'influenca delle irradiazione sulle linfoghiandole e sulla circolazione linfatica. Radiol. med. (Torino) **22**, 768 (1935). — TESCHENDORF, H. J.: Über Röntgenstrahlenreaktionen am Kaninchenohr unter besonderer Berucksichtigung von Intensitätsänderungen. Strahlentherapie **68**, 304 (1940). — TESLUK, H., and W. A. NORDIN: Hemangioendothelioma of liver following thorium dioxide administration. Arch. Path. (Chicago) **60**, 493 (1955). — THOMLINSON, R. H., and L. H. GRAY: The histological structure of some human lung cancers and the possible implications for radiotherapy. Brit. J. Cancer **9**, 539 (1955). — THOYER-ROZAT, J. LAFARGNE, GILBERT-DREYFUS, J. SCHILLER et E. A. TYAN: Étude expér. de la radiothérapie stimulante des cortico-surrénales. J. Radiol. Électrol. **35**, 169 (1954). — TILLOTSON, F. W., and S. WARREN: Nucleoprotein changes in the gastrointestinal tract following total-body roentgen irradiation. Radiology **61**, 249 (1953). — TISCHER, H., u. E. SCHILLER: Histologische und cytologische Studien an der intravaginal bestrahlten Scheidenwand. Strahlentherapie **89**, 456 (1953). — TODD, T. F.: Rectal ulceration following irradiation treatment of carcinoma of the cervix uteri. Surg. Gynec. Obstet. **67**, 617 (1938). — TÓNDURY, G.: Die kritischen Phasen in der Embryonalentwicklung und ihre Storung durch chemische Faktoren und Viren. Vjschr. naturforsch. Ges. Zurich **101**, 93 (1956). — TORGERSEN, O.: Histological studies on the normal and the irradiated suprarenal gland in rabbits. Skr. Norske Videnskaps-Akadd. Oslo **1940**. — TOTTEN, R. S., P. G. TANTYPAS, S. M. DUPERTINS, J. C. GAISFORD and W. L. WHITE: Preexisting roentgen ray dermatitis in patients with skin cancer. Cancer (Philad.) **10**, 1024 (1957). — TOWBIN, A., M. KENNEY and H. WEINRAUCH: Generalized essential reticulosis resulting from exposure to radiation Cancer (Philad.) **10**, 385 (1957). — TOWNSEND, W. A., and B. CAMPBELL: The effects of roentgen rays on the inflammatory cells of the mouse and rabbit. Blood **4**, 1346 (1949). — TRAUTMANN, J., J. G. FREY u. J. SCHAAF: Experimentelle Untersuchungen uber die Wirkung kleinster Röntgendosen auf das Keimepithel des Rattenhodens. Strahlentherapie **91**, 602 (1953). — TRICOT, R., J. BAILLET et G. HELMCKE: La péricardite constrictive postradiothérapique (à propos d'un cas personnel). Arch. Mal. Coeur **47**, 922 (1954). — TROWELL, O. A.: The sensitivity of lymphocytes to ionizing radiation. J. Path. Bact. **64**, 687 (1952). — TRUELSEN, F.: Injury of bones by roentgen treatment of cancer of uterine cervix. Acta radiol. (Stockh.) **23**, 581 (1942). — TULLIS, J. L.: Delayed effects of ionizing radiations in man. Arch. Path. (Chicago) **66**, 403 (1958). ~ The response of tissue to total body irradiation. Amer. J. Path. **25**, 889 (1949a). ~ The pathologic anatomy of total body irradiation. In BEHRENS, Atomic Medicine. New York: Nelson 1949b. ~ Radioresistant cells in certain radiosensitive tissues of swine exposed to atomic bomb radiation. Arch. Path. (Chicago) **48**, 171 (1949c). — TULLIS. J. L., B. G. LAMSON and S. C. MADDEN: Pathology of swine exposed to total-body gamma radiation from atomic bomb source. Amer. J. Path. **31**, 41 (1955).

UEHLINGER, E.: Experimentelle Geschwulsterzeugung mit radioaktiven Substanzen. Schweiz. Z. Path. **1**. 444 (1938). ~ Die experimentelle Geschwulsterzeugung durch radioaktive Substanzen. Radiol. clin. (Basel) **11**. 53 (1942). — UEHLINGER, E., u. O. SCHÜRCH: Über die experimentelle Erzeugung von Sarkomen mit Radium und Mesothorium. Dtsch. Z. Chir. **251**, 12 (1938). ~ Zur Strahlenbehandlung der Riesenzellgeschwülste der langen Röhrenknochen. Schweiz. med. Wschr. **1944**, 109. — UNGAR, G., and E. DAMGAARD: Inhibition of inflammatory response in beta-irradiated skin. Proc. Soc. exp. Biol. (N.Y.) **87**, 383 (1954). — UNGAR, J., and S. WARREN: Skin grafting as a method of determining the biologic effect of radiation. Arch. Path. (Chicago) **23**. 299 (1937). — UNNA, P. G.: Die chronische Röntgendermatitis der Radiologen. Fortschr. Rontgenstr. **8**, 67 (1904/05). — UPTON, A. C., and W. D. GUDE: Physiologic and histochemical changes in connective tissue of rat induced by total body irradiation. Arch. Path. (Chicago) **58**, 258 (1954). — UPTON, A. C., G. S. MELVILLE, M. SLATER, F. P. CONTE and J. FURTH: Leukemia induction in mice by fast neutron irradiation. Proc. Soc. exp. Biol. (N.Y.) **92**, 436 (1956). — URBACH, E., u. L. NEKAM: Experimentelle Studien uber die Beeinflussung der Allergielage durch Reizung und Blockade des reticulo-histiocytären Systems. Zugleich ein Beitrag zur Wirkung der Rontgenstrahlen auf das RH-System. Klin. Wschr. **1936**, 1069.

VANDOR, F., u. S. BOROS: Über die Radionekrose der Mandibula. Acta med. (Budapest) **10**, 147 (1956). — VANNOTTI, A.: Traitment de l'hyperthyréose par l'iode radioactif. Méd. et Hyg. (Genève) **14**, 119 (1956). — VOEGT, H.: Röntgenschädigung der Lungen beim Menschen. Virchows Arch. path. Anat. **302**, 468 (1938). — VÖGTLIN, J., u. W. MINDER: Über Thorotrastschaden nach Bronchographie, retrograder Pyelographie, Salpingographie und Arteriographie. Radiol. clin. (Basel) **21**, 96 (1952). — VOGEL, F. S., and J. C. BALLIN: Morphological changes in thymus of rats following whole-body exposure to massive doses of radiation. Proc. Soc. exp. Biol. (N.Y.) **90**, 419 (1955). — VOGEL, F. S., and J. E. PICKERING: Demyelinization induced in the brains of monkeys by means of fast neutrons. J. exp. Med. **104**, 435 (1956).

WALTHARD, H.: Über Thorotrastschäden. Ref. Chirurg 17/18, 522 (1947). — WARREN, S.: Effect of radiation on normal cells. Arch. Path. (Chicago) **34** (1942). Zellen: 446, Respirat. Organe: 917; Herz und Gefaße: 1070; Urogenital-Organe: 1079. Arch. Path. (Chicago) **35** (1943). Gonaden: 121; Nervensystem: 127; Sinnesorgane 304; Endocrine Organe: 313; Haut: 340; Muskeln usw.: 347; Embryo: 349. ~ The histopathology of radiation lesions. Physiol. Rev. **24**, 225 (1944). ~ The physiological effects of radiant energy. Ann. Rev. Physiol. **7**, 61 (1945). ~ Mechanism of radiation effects against malignant tumors. J. Amer. med. Ass. **133**, 462 (1947). — WARREN, S., and F. J. DIXON: Effects of continuous radiation on chick embryos. Radiologie **52**, 714, 869 (1949). — WARREN, S., and F. J. GATES: Effects of continuous radiation on chicken embryos. Radiology **52**, 714, 869 (1949). ~ Radiation Pneumonitis: Exper. and pathological observation. Arch. Path. (Chicago) **30**, 440 (1950). — WARREN, S., M. W. HOLT and S. C. SOMMERS: Some early nuclear effects of ionizing radiation. Proc. Soc. exp. Biol. (N.Y.) **76**, 288 (1951). ~ Some cytologic and histochemical studies of radiation reaction. Amer. J. clin. Path. **22**, 411 (1952). — WATSON, E. M., CH. C. HERGER and H. R. SAUER: Irradiation reactions in bladder. Their occurrence and clinical course following use of x-ray and radium in female pelvic disease. J. Urol. (Baltimore) **57**, 1038 (1947). — WATSON, W. L., and J. E. SCARBOROUGH: Osteoradionecrosis in intraoral cancer. Amer. J. Roentgenol. **40**, 524 (1938). — WATTENWYL, H. v., u. C. A. JOEL: Die Wirkung der Röntgenstrahlen auf den Rattenhoden. IV. Verlauf der Degeneration bzw. Regeneration des Samenepithels nach Bestrahlung mit 150 bis 2400 r in 75 bis 300 Tagen nach der Bestrahlung. Strahlentherapie **72**, 62 (1942). ~ Die Wirkung der Rontgenstrahlen auf den Rattenhoden. Strahlentherapie **75**, 245 (1944). — WEBBER, B., B. R. CRAIG and N. B. FRIEDMAN: Cellular dynamics in the intestinal mucosa. Quantitative measurements of the effects of nitrogen mustard and irradiation on cellular division and differentiation. Cancer (Philad.) **4**, 1250 (1951). — WEGELIN, C.: Zur pathologischen Anatomie der Röntgenanamie. Beitr. path. Anat. **84**, 299 (1930). — WEINER, N., A. G. ALBAUM and L. J. MILCH: Time trend of hyperlipoproteinemia after radiation injury. Arch. Path. (Chicago) **60**, 621 (1955). — WERTHEMANN, A.: Allgemeine Teratologie. In BUCHNER-LETTERER-ROULET, Handbuch der allgemeinen Pathologie, Bd. I, S. 85. Berlin: Springer 1955. ~ Über Spätschäden verschiedener Organe durch Thorotrast und autoradiographischer Nachweis desselben. Schweiz. Z. Path. **22**, 350 (1959). — WEYMOUTH, P., N. E. DELFAL, R. J. DOELL, H. L. STEINBOCK and H. S. KAPLAN: Nucleic acid content of the thymic cells of normal and irradiated $C_{57}Bl$ mice. J. nat. Cancer Inst. **15**, 98 (1955). — WHITE, J., CH. C. CONGDON, P. W. DAVID and M. S. ALLY: Cirrhosis of the liver in rats following total-body x irradiation. J. nat. Cancer Inst. **15**, 1155 (1955). — WHITFIELD, A. G., W. H. BOND and W. M. ARNOTT: Radiation reactions in the lung. Quart. J. Med., New ser. **25**, 67 (1956). — WHITFIELD, A. G., R. LANNIGAN and W. H. BOND: Fatal post-radiation Pneumonitis. Lancet **1954 II**, 117. — WILD, L.: Über Veränderungen der Lunge nach Ròntgenbestrahlung. Inaug.-Diss. Zürich 1938. — WILDBOLZ, E., and G. PORETTI: The treatment of cancer of the bladder by radioactive cobalt. J. Urol. (Baltimore) **74**, 93 (1955). — WILLIAMS, I. G., and G. J. CUNNINGHAM: Histological changes in irradiated carcinoma of the breast. Brit. J. Radiol. **24**, 123 (1951). — WILSON, C., J. M. LEDINGHAM and M. COHEN: Hypertension following x-irradiation of the kidney. Lancet **1958 I**, 9. — WILSON, G. M., R. KILPATRICK, H. ECKERT, R. C. CURRAN, R. P. JEPSON, G. W. BLOMFIELD and H. MILLER: Thyroid neoplasms following irradiation. Brit. med. J. **1958 II**, 929. — WILSON, J. G., R. L. BRENT and H. CH. JORDAN: Neoplasia induced in rat embryos by roentgen irradiation. Cancer Res. **12**, 222 (1952). — WILSON, J. G., and J. W. KARR: Effects of irradiation on embryo development. 1. X-rays on the 10 th day of gestation in the rat. Amer. J. Anat. **88**, 1 (1951). — WILSON, M. E., and R. E. STOWELL: Cytological changes following roentgen irradiation of the liver in mice. J. nat. Cancer Inst. **13**, 1123 (1953). — WINDEYER, B. W.: Clinical aspects of radioresistance. Acta radiol. (Stockh.) **116**, 108 (1954). — WINDHOLZ, F.: Zur Kenntnis der Blutgefäßveränderungen in röntgenbestrahltem Gewebe. Strahlentherapie **59**, 662 (1937). ~ Reactions of connective tissue after protracted fractionated irradiation of laryngeal carcinoma. Radiology **48**, 148

(1947a). ~ Problems of acquired radioresistance of cancer: adaption of tumor cells. Radiology 48, 398 (1947b). ~ Late changes in mucous membrane of the irradiated larynx. Radiology 48, 274 (1947c). — WINTZ, H.: Rontgenverbrennungen und Spätschädigungen. Verh. dtsch. Röntg.-Ges. 13, 133 (1922). ~ Erfahrungen mit der Beeinflussung innersekretorischer Drüsen durch Röntgenstrahlen. Strahlentherapie 24, 412 (1927). ~ Die Rontgenbestrahlung entzündlicher Prozesse und ihr Wirkungsmechanismus. Strahlentherapie 68, 3 (1940). — WISH, L., J. FURTH, C. W. SHEPPARD and R. H. STOREY: Disappearance rate of tagged substances from the circulation of roentgen irradiated animals. Amer. J. Roentgenol. 67, 628 (1952). — WOLBACH, S. B.: The pathological history of chronic x-ray dermatitis and early x-ray carcinoma. J. med. Res. 21, 415 (1909). – WOLF, K.: Über die vacuolige Degeneration der rontgenbestrahlten Karzinomzellen. Strahlentherapie 68, 688 (1940). — WOLFF, B., and F. ELLIS: Quantitative histological analysis of radiation effects in human carcinomata. Brit. J. Radiol. 20, 381 (1947). — WOOD, C. A.: Some factors influencing response of cancer to radiation. J. Amer. med. Ass. 140, 513 (1949). — WURMLI, H.: Unterschiede in der biologischen Wirkung der Rontgenstrahlen eines 180 keV-Stabilhvolt-Apparates und des 31 MeV-Betatrons am Ehrlich-Karzinom der Maus. Oncologia (Basel) 7, 306 (1954). — WUKETICH, ST., u. TH. MARK: Doppelcarcinom nach Thorotrast-Arteriographie. Z. Krebsforsch. 62, 95 (1957).

YAOI, H., K. KYU and Y. KIMURA: Histopathologic studies on radiation injury. II. Modification of x-ray injuries in spleen of mice by purified vaccine lymph. Yokohama med. Bull. 6, 334 (1955).

ZARA, M.: L'hypothyroidie après traitement de la maladie de Basedow par l'iode radioactif. Sem. Hôp. Paris 32, 1021 (1956). — ZEITLHOFER, J., u. P. SPEISER: Hamangioendotheliomatose beim Kaninchen nach experimenteller Thorotrastverabreichung. Z. Krebsforsch. 60, 161 (1954). — ZEITZ, H., u. K. FENDEL: Fruhveranderungen an radiumbestrahlten Mauseascites-Tumoren. Z. Krebsforsch. 59, 516 (1953). — ZEMAN, W.: Die Toleranzdosis des Hirngewebes bei der Rontgenbestrahlung. Strahlentherapie 81, 549 (1950). ~ Strahlenschäden an Gehirn und Ruckenmark. In HENKE-LUBARSCH' Handbuch der speziellen Pathologie, Bd. 13/III. Berlin: Springer 1955. — ZIFFREN, S. E., and E. SIDNEY: Accidental perivascular injection of thorotrast. Radiology 34, 171 (1940). — ZÖLLNER, F.: Die Komplikationen der Rontgenbestrahlung von Kehlkopfkarzinomen durch Tumorperichondritis und Bestrahlungsperichondritis und uber die Frage der Strahlenschadigung von Knochengewebe. Strahlentherapie 70, 193 (1941). — ZOLLINGER, H.-H.: Die Spatschaden des Unterkiefers als Folge der Strahlenbehandlung maligner Tumoren im Bereich der Mundhöhle. Inaug.-Diss. Zurich 1949. — ZOLLINGER, H. U.: Die Perisklerose der kleinen Gefäße (Venulen-Arteriolen und Kapillaren) in Netzhaut und Hirn. Schweiz. Z. Path. 6, 193 (1943). ~ Die Dysorose. Schweiz. med. Wschr. 1945, 777. ~ Über die Bosartigkeit der Geschwulste. Vj.schr. natforsch. Ges. Zurich 91, 81 (1946). ~ Trube Schwellung und Mitochondrien. Schweiz. Z. Path. 11, 617 (1948). ~ Ein Spindelzellsarkom der Niere, 16 Jahre nach Thorotrastpyelographie. Schweiz. med. Wschr. 1949, 1266. ~ Über die hyalintropfige Veranderung der Nierenhauptstucke als Ausdruck von Eiweißspeicherung. Schweiz. Z. Path. 13, 146 (1950). ~ Histologische Befunde nach experimenteller Rontgenbestrahlung der Niere. Schweiz. Z. Path. 14, 349 (1951a). ~ Hypertonie nach experimenteller Röntgenbestrahlung einer Niere bei Ratten. Schweiz. Z. Path. 14, 366 (1951b). ~ Beitrag zur Pathogenese der Einschlußkörper. Schweiz. Z. Path. 14, 446 (1951c). ~ Schadigt die Joduron-Bronchographie das Lungenparenchym? Schweiz. med. Wschr. 1951d, 210. ~ Thorotrastschadigung der Nieren mit Hypertonie. Schweiz. med. Wschr. 1957, 1089. — ZUELZER, W. W., H. D. PALMER and W. A. NEWTON: Unusual glomerulonephritis in young children, probably radiation nephritis. Amer. J. Path. 26, 1019 (1950). — ZUPPINGER, A.: Spätveranderungen nach protrahiert-fraktionierter Rontgenbestrahlung im Bereich der oberen Luft- und Speisewege. Strahlentherapie 70, 361 (1941).

Biologie und Pathologie des sichtbaren Lichtes, des Ultravioletts und des Infrarots.

Von

G. Miescher-Zürich.

Mit 14 Abbildungen.

Einleitung.

Der als „Licht" bezeichnete Teil des elektromagnetischen Spektrums umfaßt
3 Abschnitte: einen mittleren, durch das physiologische Perzeptionsvermögen
des Auges gegebenen (leuchtende Strahlen), welcher das Wellenlängengebiet
zwischen 4000 und 7000 Å umfaßt (4000—6200 Å: *Helldunkelsehen*-, Receptor
Zapfen, 4300—6200 Å: *Farbensehen*, Receptor Stäbchen. Für andere Lebewesen,
z. B. Insekten, sind andere Grenzen maßgebend) und die beiden angrenzenden,
das *Ultraviolett* und das *Infrarot*[1].

Die wellenmäßige Gliederung der einzelnen Abschnitte ergibt folgende Grenz-
werte:

			Å
Ultraviolett	kurzwellig UV C .	$<$2800	
	UV B .	2800— 3150	
	langwellig UV A .	3150— 4000	
Leuchtende Strahlen	Violett.	4000— 4500	
	Indigo	4500— 4900	
	Blau	4900— 5300	
	Grün	5300— 5600	
	Gelb	5600— 6000	
	Orange.	6000— 6500	
	Rot	6500— 7600	
Infrarot	kurzwellig	7600—14000	
	mittelwellig. . . .	14000—30000	
	langwellig	$>$30000	

Die Wirkung des Lichtes auf lebende Substanz beruht einerseits auf photochemischen Umsetzungen und andererseits auf der durch Absorption erzeugten
Wärme. Die photochemischen Eigenschaften der Strahlen sind in hohem Grade
quantenabhängig. Die Quantengröße ist direkt proportional der Frequenz
($Q = H \times V$, wobei H die Plancksche Konstante ist) und umgekehrt proportional
der Wellenlänge. Die photochemische Wirksamkeit ist darum im kurzwelligen
UV am größten und nimmt nach der langwelligen Seite ab. Es überwiegen hier
immer mehr die calorischen Effekte (molare Rotation und Vibration).

Nach dem Grothus-Draperschen Gesetz beruht jeder photochemische Effekt
auf *Absorption*. Diese ist in hohem Maße abhängig vom Aufbau der Atome und
ihrer Anordnung im Molekül, wobei ein Atom bzw. Molekül nur imstande ist,
solche Strahlen zu absorbieren, deren Quantengröße der Energie entspricht, die
notwendig ist, um ein Elektron auf eine höhere Rotationsebene zu verlagern.

---

[1] Eine Behandlung der Physik der Lichtstrahlen überschreitet den Rahmen dieses Werkes.
Es sei darum diesbezüglich auf die Lehrbücher der Optik verwiesen.

Die lebende Zelle enthält zahlreiche chemische Bausteine, vor allem solche aus der Gruppe der Eiweißkörper und der sie zusammensetzenden Aminosäuren (Tyrosin, Lysin, Arginin, Histidin, Cystin, Tryptophan u. a., Abb. 1), welche wie auch manche Kohlenhydrate z. B. Glucose selektive Absorption im kurzwelligen UV aufweisen. Es ist somit in erster Linie dort mit Wirkungen zu rechnen, wo Strahlen dieses Spektralbereiches auf lebende Substanz auftreffen.

Die Wirkung photochemisch aktiver Strahlen auf die lebende Zelle tritt uns vor allem als mehr oder weniger deutlicher Schädigungseffekt entgegen, doch sind auch biopositive Effekte am Orte der Strahlenwirkung möglich. So kommt es nach Untersuchung von GOTTSCHALK und NONNEN-BRUCH (1923) über das Verhalten der Zellatmung unter UV-Einfluß bei schwachen Dosen zu einer Förderung, bei hohen Dosen zur Hemmung bis Aufhebung der Atmung.

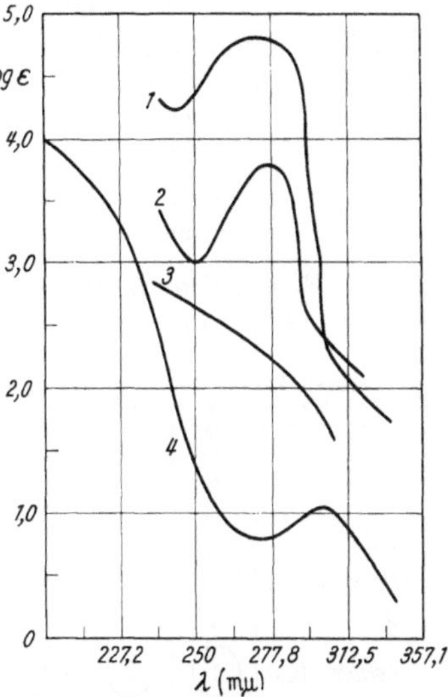

Abb. 1. Absorptionskurven verschiedener Aminosauren. *1* Tryptophan (H_2O); *2* Tyrosin (H_2O); *3* Cystin; *4* Arginin (Alkohol).

Die Schädigung manifestiert sich als eine mehr oder weniger abgestufte Form der Nekrose mit intercellulärem Ödem, Vacuolisierung des Protoplasmas, Abnahme der Färbbarkeit von Kern und Protoplasma bis zur vollständigen Achromie und scholligem Zerfall der Zellen. Der Ablauf der Mitosen wird schon bei relativ schwacher Bestrahlung verändert, der Mitosenbeginn verzögert[1]. Die Viscosität des Plasmas nimmt zu (Takamine) Der diesen Veränderungen zugrunde liegende Mechanismus ist jedenfalls komplexer Art, wobei Fermentschädigung, Kernschädigung, Störungen im kolloidalen Gleichgewicht eine Rolle spielen. Die Zurückführung sämtlicher Erscheinungen auf einen einzelnen Vorgang, z. B. Chromatinschädigung auf Grund der UV-Absorption der Nucleoproteine, deren Maximum bei 2600 Å liegt, hieße eine heute noch wenig geklärte Frage präjudizieren.

I. Die Wirkung der Lichtstrahlen auf die Haut.

Die Eintrittspforte der Lichtstrahlen bildet die Haut. Die Absorptions- und Penetrationsverhältnisse im Deckorgan sind darum für das Zustandekommen und die Lokalisation der Lichtwirkung von entscheidender Bedeutung.

Reflexion.

Die auf die Haut auffallende Strahlung erfährt eine Schwächung durch Reflexion an der Oberfläche und zum größten Teil in den verschiedenen Schichten der Haut, wobei der Pigmentgehalt eine nicht unerhebliche Rolle spielt. Nach SCHULTZE (1926) beträgt die Gesamtreflexion einer unpigmentierten Hautstelle durchschnittlich 35—45% und einer pigmentierten durchschnittlich 20—25%, doch ist die Schwankungsbreite je nach Struktur der Oberfläche noch wesentlich größer. Das Maximum der Reflexion liegt im Rot und Orange. Nach der kurzwelligen Seite nimmt die Reflexion ab, dagegen die Streuung zu. Erhöhter Fettgehalt steigert die Reflexion. Durch künstliches Einfetten nimmt die

---

[1] MEYER 1930, MOLLENDORFF und LAQUEUR 1938.

Reflexion bei pigmentierter Haut um 37%, bei nicht pigmentierter Haut um 16% zu[1]. Der Talgreichtum der Negerhaut kompensiert bis zu einem gewissen Grade den Nachteil der pigmentbedingten geringeren Reflexion.

Absorption.

Für das Verständnis der Absorptionsvorgänge in der Haut und der dadurch ausgelösten Wirkungen sind die Dickenverhältnisse der einzelnen Schichten (Stratum corneum, Stratum Malpighi, Stratum cutaneum, Stratum subcutaneum) von Wichtigkeit. Die Maße der einzelnen Schichten der Haut bewegen sich ungefähr in folgenden Grenzen:

Epidermis:
 Stratum corneum . . . . 0,005—0,2 mm und darüber
 Stratum Malpighi . . . . 0,03 —0,08 mm und darüber
Cutis:
 Stratum papillare . . . . 0,1—0,3 mm
 Stratum reticulare . . . . 1—2 mm

Die Hornschicht besteht aus abgestorbenen verhornten Zellen. Sie ist biologisch inaktiv und wirkt darum als Sperrfilter. Das Stratum Malpighi bildet

Haut-Schicht	λ m.m	200	250	280	300	400	550	750	1000	(1400)	μμ
		100	100	100	100	100	100	100	100	100	Appliziert
Corneum	0,03	100	81	85	66	20	13	22	29	56	Absorbiert u Reflectiert
		0	19	15	34	80	87	78	71	44	Transmittiert
+Malpighii	0,05	0	8	6	18	23	10	13	6	16	Absorbiert
		0	11	9	16	57	77	65	65	28	Transmittiert
+Corium	2,0	0	11	9	16	56	72	44	48	20	Absorbiert
		0	0	0	0	1	5	21	17	8	Transmittiert
+Subcutan.	25	0	0	0	0	1	5	20	17	8	Absorbiert
		0	0	0	0	0	0	1	0	0	Transmittiert

Abb. 2. Intensitatsabnahme in der Haut fur verschiedene Wellenlangen. (Nach Bachem.)

infolgedessen die äußerste vom Licht getroffene Zone lebender Substanz und stellt im Reaktionsgeschehen den Hauptort der photochemischen Lichtwirkungen dar.

Über die Absorption der einzelnen Wellenlängenbereiche im Gewebe existieren zahlreiche Untersuchungen[2]. Sie alle vermitteln nur relative Werte, zumal die Absorption im kurzwelligen Teil des Spektrums eine sehr hohe ist, so daß schon geringe Schwankungen der Hornschicht- und Epidermisbreite einen erheblichen Einfluß besitzen.

Aus den Angaben von Bachem (1931, Abb. 2), mit welchen diejenigen der übrigen Autoren im wesentlichen übereinstimmen, geht hervor, daß die Strahlen unterhalb 3000 Å zum größten Teil in der Hornschicht und im Stratum Malpighi der Epidermis absorbiert werden, wobei die Absorption von der langwelligen nach der kurzwelligen Seite zunimmt mit einer Zone erhöhter Durchlässigkeit im Gebiet um 2500 Å. In die Cutis gelangen nur geringe Anteile des kurzwelligen UV, während nach der langwelligen Seite die Durchlässigkeit zunimmt, mit einem Maximum, welches Bachem zwischen 7500—10000 Å bestimmt hat. Andere

---

[1] Rost und Keller 1929.
[2] Hasselbach 1916, Bachem 1931, Anderson und Macht 1928, Macht und Mitarbeiter 1925, Saidman 1924, Nogier 1927 u. a.

Autoren haben ähnliche Werte gefunden: PAULI (1927): 7000—7600 Å, HOF-
MANN (1939) 7000—8000 Å, MIESCHER, HARDMEYER und GUGGENHEIM (1936)
7500—13000. Die letzteren Autoren haben die Penetration nach dem Optimum
der calorischen Toleranz am Lebenden als Ausdruck der Tiefenpenetration bestimmt. Im Bereich des Penetrationsmaximums erstreckt sich die Wirkung bis
in eine Tiefe von ungefähr 2,5 cm (Subcutis, Muskulatur). In größeren Tiefen
ist auch bei hohen Strahlenintensitäten nur mit Spuren zu rechnen.

Im *Infrarot* erfolgt bei 15000 Å eine starke Abnahme der Penetration infolge
intensiver Absorption durch die Gewebsflüssigkeit, indem schon 1 mm Wasser
das Infrarot jenseits 19000 Å und 1 cm Wasser das Infrarot jenseits 13000 praktisch vollkommen absorbiert.

1. Die Reaktion der Haut auf kurzwelliges UV (2500—3150 Å).

Obwohl schon zu Beginn des 19. Jahrhunderts der Unterschied zwischen
Licht- und Wärmereaktion auf Sonnenbestrahlung erkannt worden war, brachten
erst die Untersuchungen von WIDMARK (1889), von HAMMER (1891) und vor
allem diejenigen von FINSEN (1900) und seiner Schule die klare Erkenntnis,
daß das Lichterythem durch das kurz-
wellige UV hervorgerufen wird. Denn
es genügt, wie FINSEN gezeigt hat, die
Zwischenschaltung eines Filters aus ge-
wöhnlichem Glas, welches kurzwelliges
UV nicht durchläßt, um die Entstehung
des Erythems zu verhindern.

Eine genaue Analyse der Zusammenhänge brachten die grundlegenden Untersuchungen von HAUSSER und VAHLE
(1922) mit spektralzerlegtem Licht einer
Bogenlampe. Die von ihnen ermittelte
Erythemkurve (Abb. 3) bildet zusammen
mit den Absorptionsbestimmungen von
BACHEM (1931) die wichtigste Grundlage
unserer Kenntnisse über die Wellen-
längenabhängigkeit der biologischen Phänomene.

HAUSSER und VAHLE arbeiteten mit
monochromatischem Licht. Durch ent-

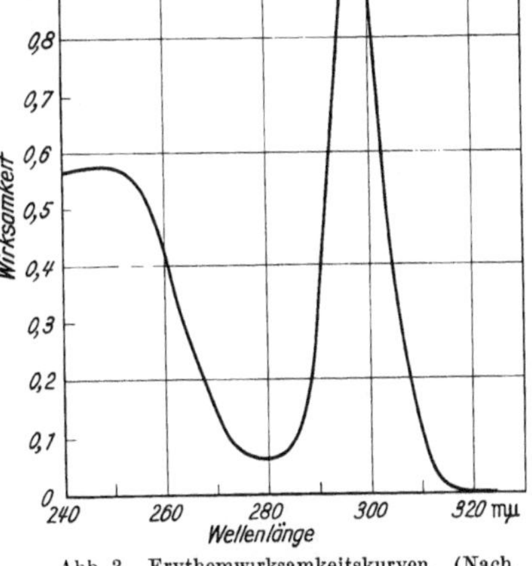

Abb. 3. Erythemwirksamkeitskurven. (Nach
HAUSSER und VAHLE.)

sprechende Korrektur der Expositionszeiten auf Grund der Spektralintensität
der einzelnen Wellenlängen wurden in allen Wellenlängenbereichen gleich große
Dosen verabfolgt. Es ergab sich eine zweigipflige Kurve mit einem Maximum
bei 2997 Å, und einem zweiten schwächeren Maximum bei 2500 Å. Die Frage,
ob das zweite Maximum eine Folge der Durchlässigkeitszunahme der Hornschicht
in diesem Spektralabschnitt ist, wofür die Absorptionskurve von BACHEM
sprechen würde, oder ob die einzelnen Wellenlängengebiete verschiedene Vorgänge auslösen, ist noch nicht entschieden. Für letzteres würde sprechen, daß
nach ROTTIER (1953) bei Abtragung der Hornschicht durch Abrißpflaster der
Erythemeffekt für 2970 Å zunimmt, während er für 2500 Å unverändert bleibt,
und daß nach J. HAUSSER (1938) bei Steigerung der Dosis die Gradationskurve
bei 2500 Å flacher verläuft als bei 2890 Å (Abb. 4). MEYER und SEITZ (1942)
nehmen an, daß der Effekt der Wellenlängen von 2500 Å auf direkter Umwandlung von Histidin in gefäßaktives Histamin beruht, ein Prozeß, welcher
unterhalb 2500 Å zustande kommt, während das UV oberhalb 2500 Å, das zur

photochemischen Bildung von Histamin nicht fähig ist, nekrotisierende Wirkungen durch Angreifen an den Thymonucleinsäuren des Zellkerns ausübt.

Die Reaktion der Haut auf kurzwelliges UV kommt am reinsten zum Ausdruck bei einer Strahlenquelle, welche im Vergleich zum Sonnenlicht reich an

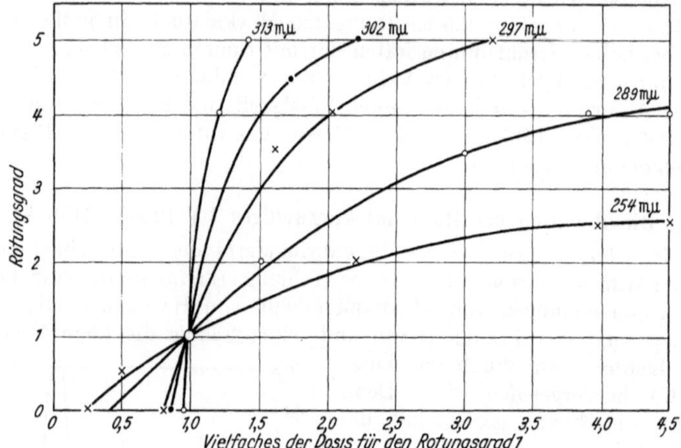

Abb. 4. Gradationskurven für verschiedene Wellenlängen. (Nach J. Hausser.)

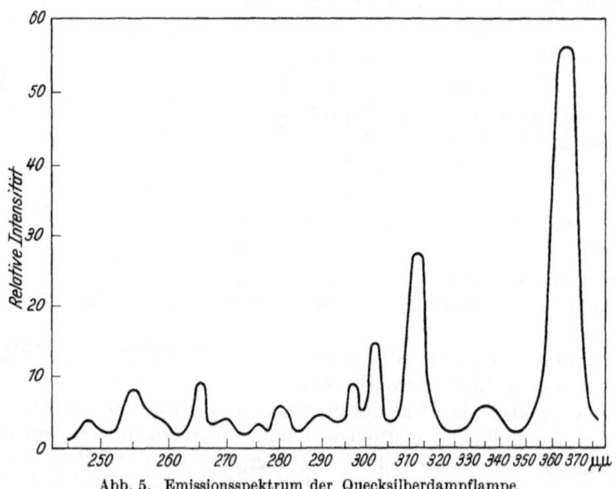

Abb. 5. Emissionsspektrum der Quecksilberdampflampe.

kurzwelligem und relativ arm an längerwelligem Licht ist. Die *Quecksilberdampflampe* bietet in dieser Beziehung die größten Vorteile, obschon sie nur ein Bandenspektrum liefert (Abb. 5).

Die Reaktion ist durch zwei Merkmale gekennzeichnet. Sie tritt nicht sofort, d. h. unter der Bestrahlung auf wie z. B. eine Wärmereaktion, sondern erst nach einer Latenzzeit, und sie ist von einer Pigmentneubildung gefolgt. Die Latenzzeit beträgt 1—7 Std, meist 2 Std[1]. Die längeren Latenzzeiten entsprechen in der Regel schwächeren Reaktionen.

---

[1] Schall und Alius 1930.

Bei schwacher Reaktion erscheint eine leichte scharf begrenzte Rötung, deren Höhepunkt zwischen der 8.—12 Std liegt, und die schon am nächsten Tag verschwindet.

Bei stärkeren Graden kommt es zu einer mehr oder weniger deutlichen Schwellung, und die Grenzen des Bestrahlungsfeldes werden unscharf, was auf Diffusion gefäßwirksamer Substanzen beruht[1]. Die Rötung ist von einer bald nur diskreten, bald ausgeprägten lamellären Schuppung gefolgt.

Bei sehr intensiven Reaktionen (Steigerung der Dosis um das 4—10fache), bei besonders Disponierten auch schon bei geringeren Reaktionsgraden, kommt es zu Bläschen- und Blasenbildungen, ein Vorgang, der auf der Höhe des Erythems einsetzt und meist nach 24 Std abgeschlossen ist. Die Blasen, die einen klaren Inhalt besitzen, trocknen in einigen Tagen ein, und es bilden sich Krusten, die nach 10—20 Tagen abfallen. Zur eigentlichen Ulcusbildung kommt es praktisch nie, wohl aber gelegentlich zu ausgedehnten, die ganze Epidermis umfassenden Erosionen, welche unter Depigmentierung ausheilen und in der Regel keine Atrophie hinterlassen.

Der Verlauf mittelkräftiger und kräftiger Reaktionen ist nach SCHALL und ALIUS (1928) meist ein wellenförmiger, sich über 3—4 Tage erstreckender, wobei sich verschiedene Typen unterscheiden lassen: Gipfeltyp, Plateautyp, Mischtypen.

Die Schwellenwerte für Erythembildung sind einerseits von der Hautregion und anderseits von individuellen Faktoren abhängig. Von bestimmendem Einfluß ist, wie weiter unten dargelegt werden wird, die Breite der als Sperrfilter wirkenden Hornschicht. Beurteilt nach ihrer durchschnittlichen relativen Empfindlichkeit, ergibt sich folgendes Bild (nach KELLER 1929):

Bauch, Brust, Rucken, Kreuz	100—75%
Ellbeuge, Oberarm außen	75—50%
Hals, Stirn, Kniekehle, Wade, Oberschenkel	50—25%
Unterschenkel, Schienbeinflache, Handrücken	<25%

Histologie. Die Histologie des UV-Erythems ist für das Verständnis der Vorgänge bei der Lichtreaktion aufschlußreich. Wennschon sich in der Literatur zahlreiche Angaben finden, so liegen nur wenige systematische Untersuchungen vor, welche nicht nur den zeitlichen Ablauf, sondern auch die Abhängigkeit von der Dosengröße berücksichtigen[2].

Bei schwacher, klinisch als leichte Rotung imponierender Reaktion erweist sich nur die oberste Zellage der Epidermis als geschädigt. Beim nächsten Grad reicht der Schaden bis in die mittleren Regionen der Epidermis in Form einer bandförmigen Zone, in welcher die Zellen alle Zeichen toxischer Schädigung zeigen: vacuoläre Degeneration, Pyknose und Achromie der Kerne, während die tieferen Lagen noch vollständig intakt sind (Abb. 6). Bei einer weiteren Steigerung der Strahlenintensität ergreift die Schädigung die gesamte Epidermis, welche sich im histologischen Bild als achromisches Band darstellt, an dessen unterer Grenze noch vereinzelte intakte Epidermiszellen erhalten geblieben sind. Bei stärksten, klinisch mit Blasenbildung einhergehenden Reaktionen kann es auch zum Untergang der zelligen Elemente (Endothelzellen der Capillaren, Fibroblasten) im subepithelialen Gebiet der Cutis kommen, wobei die Zellen als achromische Zellschatten noch erkennbar sind (Abb. 7).

Die epidermalen Vorgange sind in der Cutis von Ödem, Leukocytenauswanderung aus den Gefäßen und Einwanderung in die Epidermis begleitet, wo sie in die Schadigungszone aufsteigen. Auch bei stärksten Reaktionen kommt es trotz Untergang zelliger Elemente im subepidermalen Gewebe nicht zur Schädigung

---

[1] LEWIS 1928.   [2] KELLER 1929, MIESCHER 1930.

der kollagenen Fasern. Dies ist wohl der Grund, warum es auch bei sehr intensiven Reaktionen nicht zur Ulcus- und nachfolgenden Narbenbildung kommt.

Die Reparation setzt bei schwachen Reaktionsgraden schon am 2. Tag ein in Form einer vermehrten karyokinetischen Tätigkeit in der Basalschicht. Bei

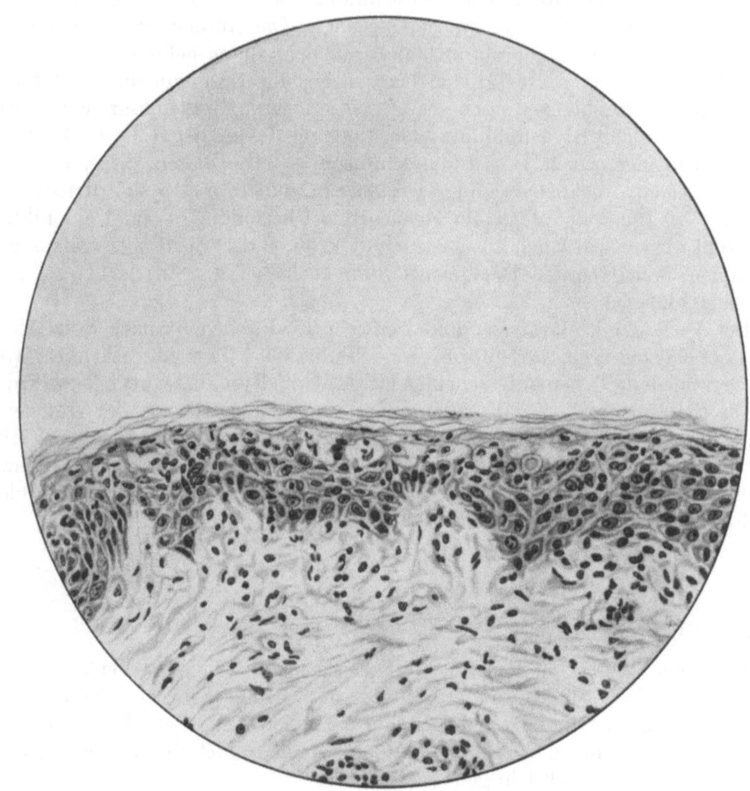

Abb. 6. Histologie einer UV-Reaktion mittleren Grades (2. Tag). (Miescher 1930.)

stärkeren Reaktionen erfolgt der Eintritt der Reparation je nach dem Grad der Schädigung am 3.—5.—8. Tag und führt in wenigen Tagen zum Wiederaufbau der Epidermis, wobei stets der ursprüngliche Zustand hinsichtlich Breite des Zellagers und Dicke der Hornschicht überschritten wird. Die Verhältnisse in der Cutis normalisieren sich, soweit es zum Untergang von Zellen gekommen ist, erst in der 2. und 3. Woche.

Der Reparationsprozeß ist stets von einer mehr oder weniger intensiven *Pigmentbildung* begleitet, die bei schwachen Reaktionen schon am 2.—3. Tag, bei kräftigen Reaktionen später in Erscheinung tritt (s. weiter unten).

Für die entzündliche Komponente im Reaktionsbild sind nicht die direkte Wirkung der Strahlen auf die Gefäße verantwortlich, sondern gefäßaktive Stoffe, welche aus der Schädigungszone stammen. Dabei kommen neben Histamin und histaminähnlichen Stoffen (H-Substanzen) Produkte des proteolytischen Abbaus wie Polypeptide in Betracht, welche nicht nur gefäßerweiternd und durchlässigkeitsfördernd, sondern auch leukotaktisch wirken (Leukotaxine-*Menkin, Columbine*).

2. Die Reaktion der Haut auf langwelliges UV.

Obwohl die cytotoxische Wirkung des Lichtes in erster Linie im Spektralbereich unterhalb 3150 Å zu suchen ist, so sind auch langwellige UV-Strahlen
nicht völlig unwirksam. Schon HAUSSER und VAHLE (1922) haben bei ihren

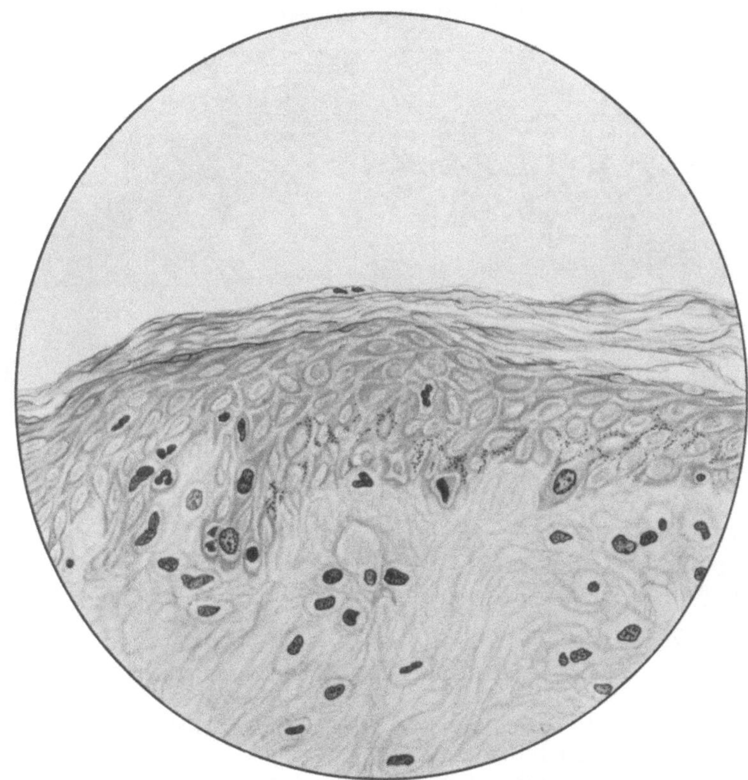

Abb. 7. Histologie einer sehr intensiven UV-Reaktion (2. Tag). (MIESCHER 1930.)

Untersuchungen mit dem Quarzspektrographen die Linie 334 mm und 366 mm
auf ihre Hautwirkung geprüft.

Während mit der Wellenlänge 334 auch nach stundenlanger Bestrahlung kein Effekt
zu erzielen war, ergab die Wellenlänge 366 bei 5stündiger Bestrahlung, bei einer besonders
empfindlichen Versuchsperson, ein Erythem, das rasch in Pigmentierung überging. Diese
Untersuchungen[1] wurden durch J. HAUSSER (1938) fortgesetzt und erweitert. Bei Verwendung
einer Lichtquelle, welche ein kontinuierliches Spektrum lieferte, ergab sich ein Erythemeffekt
im langwelligen UV zwischen 3300 und 4200 Å mit einem starken Maximum der Rötung bei
3850 Å und zwei schwächeren Maxima bei 3600 und 4800 Å. Im Gegensatz zu der durch
2970 Å hervorgerufenen erreicht die durch langwelliges UV bedingte Rötung schon 2 Std
nach der Bestrahlung ihr Maximum, und sie hat im Gegensatz zu jener einen bräunlichroten
Farbton. Nach 48 Std ist sie bereits vollkommen in starke Bräunung übergegangen, während
das Erythem bei 3000 Å nach diesem Zeitraum noch seinen maximalen Rötungsgrad besitzt.

Wenn schon nach der Berechnung von J. HAUSSER die für Erythembildung
bei 3850 Å erforderliche Dosis 500mal größer ist als bei 2970 Å, so ist andererseits
die Sonnenenergie in diesem Bereich des Spektrums nach Messungen von ABBOTT

---

[1] HAUSSER und VAHLE 1922.

und von Dorno (1926) 400mal größer als bei 2970 Å, so daß in der Pathogenese
des Sonnenerythems auch die langwelligen UV-Strahlen eine gewisse, wenn auch
quantitativ noch nicht genügend geklärte Rolle spielen. Für die Verhältnisse der
Hg-Dampflampe trifft das nicht zu.

Über die **Histologie** der Reaktion auf langwelliges UV ist noch wenig bekannt
In eigenen Versuchen[1] mit dem Wellenlängenbereich 3200—4050 Å (wasserge-

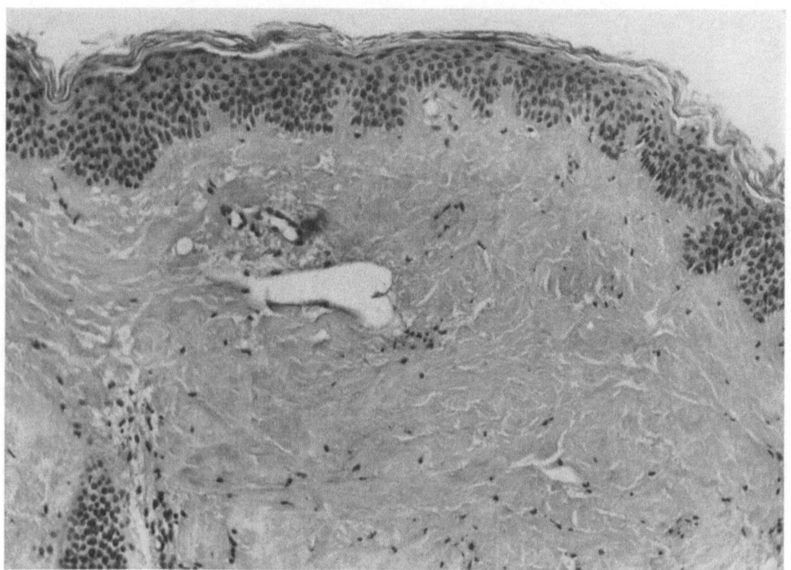

Abb. 8. Histologie der Reaktion auf langwelliges UV.

kühlte Quarzlampe), wobei Rötungen erzielt wurden, welche mehrere Tage
dauerten, wurde folgendes festgestellt:

Die Epidermis zeigt während der ganzen Dauer der Beobachtung (1.—4. Tag)
außer einer Abnahme der karyokinetischen Aktivität nichts Besonderes. Nur in
einzelnen Fällen kommt es stellenweise zu Kernpyknose oder Achromie im Bereich
der obersten Zellagen des Stratum Malpighi mit Schwund des Stratum granu-
losum. Im Gegensatz dazu trifft man in der Cutis in Epidermisnähe ausgesprochene Zeichen von cellulärer Schädigung: erweiterte Capillaren, deren
Endothelwand entweder verschwunden ist oder nur aus spärlichen Zellen mit
pyknotischen Kernen besteht. Auch die Fibroblastenkerne sind oft pyknotisch.
Außerdem bestehen ein diffuses interstitielles Ödem wechselnden Grades und eine
spärliche Emigration von Leukocyten (Abb. 8).

Das Reaktionsbild ist demnach von dem durch kurzwelliges UV erzeugten
grundsätzlich verschieden. In diesem imponiert die Epithelläsion, in jenem die
Gefäßläsion. Bei kurzwelligem UV kommt es nur bei sehr intensiven Wirkungen
zu ähnlichen Gefäßveränderungen, wobei aber dann stets die gesamte Epidermis
zerstört ist. Gegen die Vermutung, daß es sich um bloße Wärmeeffekte handelt,
spricht die Tatsache, daß in den erwähnten Versuchen das berußte Thermometer
in Bestrahlungsdistanz nur eine Temperaturzunahme von 5—9° ergeben hat,

---

[1] Miescher 1957.

und daß zusätzliche Berieselung des bestrahlten Feldes mit kaltem Wasser ohne Einfluß war. Von Interesse ist, daß es trotz der Gefäßläsion in keinem Fall zu einer Nekrose des Gewebes gekommen ist, sondern, wie der klinische Ablauf beweist, die Verhältnisse ohne Abstoßung geschädigter Oberflächenteile und ohne Abschuppung sich normalisieren.

3. Pigment und Licht.

Über die Biologie des Pigmentes und der Pigmententstehung wird an anderer Stelle berichtet. Hier sei nur kurz erwähnt, daß das Pigment in den pigment-bildenden Zellen (Melanoblasten) nach heutiger Auffassung durch Vermittlung einer Oxydase (Tyrosinase) aus einer farblosen Vorstufe, dem Tyrosin, über einen stufenweisen Oxydations- und Kondensationsprozeß entsteht und, daß an-genommen wird, daß durch die Belichtung ein normalerweise die Tyrosinase blockierendes Prinzip (Verbindungen mit Sulfhydrylgruppen, welche das im En-zym enthaltene Kupfer binden) ausgeschaltet wird[1]. Die Pigmentbildung ist eng mit der Lichtwirkung verbunden. Sie ist wie die Erythemwirkung wellen-längenabhängig und wird am stärksten angeregt durch den Spektralbereich um 3000 Å. Die Pigmentschwelle liegt durchweg höher als die Erythemschwelle[2].

Die Pigmentbildung tritt, wie schon oben angegeben, frühestens am 2.—3. Tag nach der Bestrahlung auf. Die dem Nachweis der Oxydase dienende Dopa-reaktion (Dopa = Dioxyphenylalanin oder Oxytyrosin) nach BLOCH und SCHAAF (1925) ist in den ersten Tagen nach der Bestrahlung negativ oder abgeschwächt, nachher verstärkt[3].

Die Pigmentbildung erreicht nach 4—6 Tagen ihr Maximum, um nachher wieder langsam im Laufe von einer bis mehreren Wochen abzublassen. Die Lichtabhängigkeit manifestiert sich durch den Jahresrhythmus mit Maximum im Sommer und Minimum im Winter. Es bestehen erhebliche individuelle und rassenmäßig bedingte Unterschiede. Bekannt ist die geringe Pigmentierungs-fähigkeit der Rotblonden. Zwischen Reaktionsstärke und Pigmentbildung besteht ein gewisser Parallelismus, indem stärkere Reaktionen auch von intensiverer Pigmentierung gefolgt sind. Bei sehr starken Reaktionen dagegen, bei welchen es zur Zerstörung der Basalschicht kommt, kann die Pigmentbildung für längere Zeit oder dauernd unterbleiben als Folge des Untergangs der pigmentbildenden Zellen.

Phänomen der Pigmentdunkelung. Außer dem im Rahmen der kurzwelligen UV-Reaktion auftretenden Pigment gibt es ein zweites, von HENSCHKE und SCHULZE (1939, 1942) entdecktes Pigmentphänomen, welches ohne Latenz, d. h. schon unter der Bestrahlung, in Erscheinung tritt und durch den langwelligen Teil des UV-Spektrums ausgelöst wird (Abb. 9). Nach diesen Autoren reicht der Bereich von 3200—4600 Å mit einem Maximum der Wirkung bei 3400 Å. Die individuelle Bereitschaft zu dieser Form der Pigmenterscheinung ist sehr ver-schieden und ohne Beziehung zur Empfindlichkeit auf kurzwelliges UV. Nach Untersuchungen von MIESCHER und MINDER (1939) beruht die Pigmentdunkelung nicht auf einer Neubildung von Pigment, sondern auf einer oxydativen Dunkelung des schon vorhandenen, aber unter dem Einfluß von zelleigenen Reduktoren (Cystein, Glutathion, Ascorbinsäure) gebleichten Pigmentes. Das langwellige UV spielt dabei die Rolle eines Sauerstoffaktivators.

Die Pigmentdunkelung läßt sich, wie das schon früher MEIROWSKI (1909) und LIGNAC (1923) festgestellt haben, auch an toter pigmentierter Haut be-

---

[1] FITZPATRIC 1950, 1952, FLESCH und ROTHMAN 1948.
[2] JÜNGLING 1949.   [3] LUTZ 1917.

obachten, und zwar sowohl durch Erwärmung in der feuchten Kammer bei 56⁰
als auch durch Bestrahlung mit dem Licht der Quarzlampe, wobei die Wirkung
vom langwelligen UV ausgelöst wird. Die Dunkelung kommt bei Sauerstoffabwesenheit nicht zustande [1].

Aus alldem geht hervor, daß es sich bei der Sofortpigmentierung nicht um
eine biologische Leistung handelt wie bei der echten Melanogenese, sondern um
einen obligaten, auch im toten Gewebe zustande kommenden Vorgang. Von

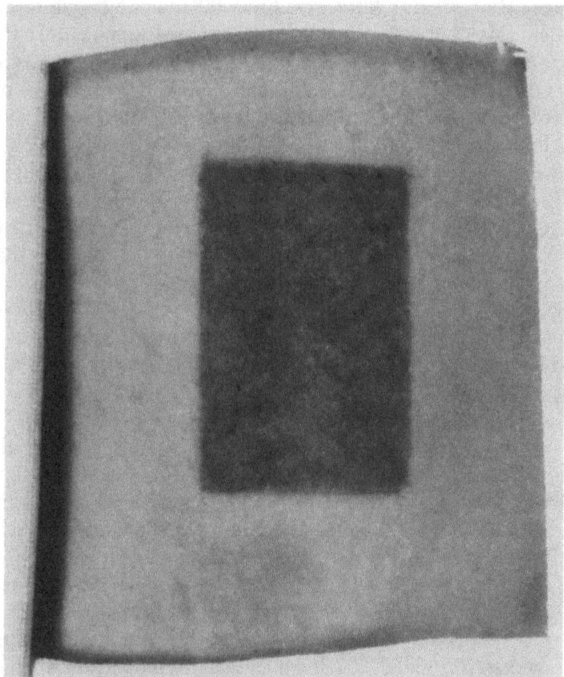

Abb. 9. Pigmentdunkelungsphanomen unmittelbar nach der Bestrahlung. Intensollampe mit Kuhlkammer.
Schott-Filter WG₃ + UG₂, 2 Std.

Interesse ist, daß die Sofortpigmentierung erheblich länger bestehenbleibt wie
die durch Belichtung mit kurzwelligem UV erzeugte, was nach Miescher und
Minder dafür spricht, daß das gebleichte Melanin durch die Reoxydation in
eine gegenüber reduktiven Einflüssen besonders resistente Form übergeführt
wird. Das Phänomen der Pigmentdunkelung läßt sich darum nach diesen Autoren
am besten in der Herbst- und Vorwinterzeit erzeugen und setzt immer eine
vorausgegangene Periode intensiver Pigmentneubildung voraus.

4. Die Wirkung der sichtbaren und infraroten Strahlen auf die Haut.

Obwohl die sichtbaren Strahlen in der Pflanzenwelt eine ungeheure Rolle
spielen (Kohlenhydratsynthese durch Chlorophyll, bactericide Wirkung), erschöpft
sich ihre direkte Wirkung auf die gesunde Haut des Menschen, wenigstens nach
unseren bisherigen Kenntnissen in calorischen Effekten. Über die Rolle der
sichtbaren Strahlen als Auslöser photodynamischer Vorgänge wird weiter unten

---

[1] Lignac 1923, Miescher und Minder 1939, Neuburger 1920.

die Rede sein. Untersuchungen über die Wirkung hochkonzentrierten sichtbaren[1] und infraroten[2] Lichtes auf die Haut haben folgendes ergeben:

Mit dem konzentrierten Licht einer starken Bogenlampe läßt sich weder mit Weißlicht noch mit kurzwelligem noch mit langwelligem Infrarot ein nachweisbarer Effekt erzielen, sobald man die Wärmewirkung durch Kühlung ausschaltet. Die mit großen Strahlenintensitäten erzielten Effekte sind somit ausschließlich Wärmewirkung. Die Wärmewirkungen intensiver Bestrahlungen mit konzentriertem leuchtendem und kurzwelligem Infrarot zeichnen sich durch folgende Merkmale aus:

Schon während der Bestrahlung tritt ein Erythem auf, welches die Grenzen des Bestrahlungsfeldes um 2—3 cm überschreitet (Reflexerythem). Kurze Zeit nach der Bestrahlung bildet sich eine Blase, welche sich in der Folge in einen Schorf umwandelt. Dieser stößt sich bei Bestrahlung mit langwelligem Infrarot in der 2. Woche nach der Bestrahlung, bei Bestrahlung mit leuchtenden Strahlen nach 2—3 Wochen und bei Bestrahlung mit kurzwelligem Infrarot erst nach 1—2 Monaten ab. Auffallend ist besonders beim kurzwelligen Infrarot die geringe Schmerzhaftigkeit während der Bestrahlung und auch die vollständige Schmerzlosigkeit des weiteren Verlaufes.

Die Wirkung des langwelligen Infrarots ist ebenfalls rein calorisch und erschöpft sich wegen der starken Absorption durch die Gewebsflüssigkeit schon in den obersten Millimetern des Gewebes. Aus diesem Grund ist die Toleranz der Haut für langwelliges Infrarot (1,15 cal./cm²/sec)[3] wesentlich geringer als für kurzwelliges, dem Rot benachbartes Infrarot (3,17 cal/cm²/sec), da sich die eingestrahlte Energie in letzterem Fall auf ein wesentlich größeres Hautvolumen verteilt.

5. Die Reaktion der Haut auf Sonnenlicht.

Die Wirkung des Sonnenlichtes auf die Haut unterscheidet sich in manchen Einzelheiten von derjenigen des Lichtes der Quecksilberdampflampe. Auf der kurzwelligen Seite reicht das Sonnenspektrum unter starker Intensitätsabnahme knapp bis an den kritischen Bereich von 2970 Å heran (Abb. 10) und auch das nach den von Dorno (1926) in Davos (1563 m) ausgeführten Messungen nur in den Monaten April bis September und in den mittleren Tagesstunden zwischen 10 und 14 Uhr (Tabelle 1).

Tabelle 1. *Sonnenenergie in Abhangigkeit von Sonnenhohe und Jahreszeit.* (Nach Dorno.)

Sonnenhohe		10°	20°	30°	40°	50°
Endwellenlänge in $\mu\mu$		315,8	307,8	304,3	301,6	298,5

Monat	XII	I	II	III	IV	V	VI	VII	VIII	IX	X
	308,4	308,2	307,3	306,6	299,2	299,4	298,6	297,3	297	299,8	300

(Monatsmittel der Grenzwellenlängen um Mittag, 1908—1909.)

Das Sonnenlicht ist im Gegensatz zum Licht der Quecksilberdampflampe reich an langwelligem Infrarot. Die calorische Wirkung ist darum sehr ausgesprochen und wegen des Reichtums an kurzwelligem Infrarot relativ tiefgreifend (Abb. 10).

Die erste Wirkung einer Sonnenbestrahlung ist ein Wärmeerythem, welches schon nach wenigen Minuten auftritt und die Bestrahlung um $^1/_2$—1 Std überdauert. Bei genügender Dauer und Intensität der Bestrahlung kommt es zur entzündlichen Reaktion, zum Sonnenbrand. Nach 2—4—6 Std erscheint je nach der Stärke der Reaktion eine diffuse Rötung, welche alle Grade zwischen blaß-

---

[1] Miescher, Hardmeyer und Guggenheim 1936.
[2] Jadassohn 1926.   [3] Henschke und Schulze 1941.

rot und hochrot annehmen kann. Bei intensiveren Bestrahlungen ist die Haut mehr oder weniger deutlich ödematös geschwollen, und es besteht Gefühl von Brennen und Berührungsschmerz. Bei weiterer Steigerung der Dosis kommt es zu blasiger Abhebung, welche sich in der Regel erst im Verlauf des zweiten Tages zeigt.

Die durch Sonnenbestrahlung ausgelöste *Pigmentierung* ist im allgemeinen intensiver und von einem zarteren Braunton sowie von längerer Dauer als die Pigmentierung nach Quecksilberdampflampe. Es ist nach den bereits erwähnten Versuchen von J. Hausser anzunehmen, daß an der Anregung zur Pigmentbildung auch die langwelligen UV-Strahlen des Sonnenlichts (>3150 Å) beteiligt

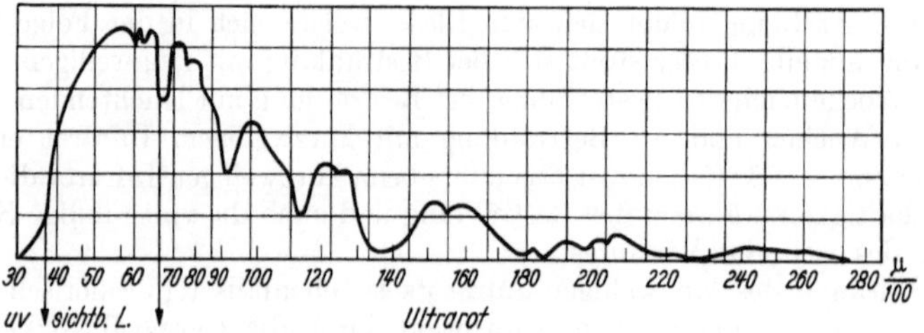

Abb. 10. Normalspektrum der Sonnenstrahlen. (Nach Dorno.)

sind. Miescher (1957) konnte bei solchen Versuchen einen verstärkten Ausfall der Dopareaktion feststellen.

Wegen des Reichtums des Sonnenlichtes an langwelligem UV ist auch mit der Möglichkeit der Pigmentdunkelung (Oxydation gebleichten Pigmentes) zu rechnen.

Bei besonders intensiver Sonnenbestrahlung des ungeschützten Schädeldaches vor allem bei senkrechtem Stand der Sonne in der Äquatorialregion kann es durch örtliche Wärmestauung zu cerebralen Symptomen, Kopfschmerzen und Bewußtlosigkeit kommen (*Sonnenstich*).

6. Gewöhnung an Licht.

Die regelmäßige Begleiterscheinung jeder Lichtreaktion ist eine Abnahme der Lichtempfindlichkeit, d. h. eine Erhöhung der Lichtschwelle für eine nachfolgende Bestrahlung. Die Unterempfindlichkeit tritt nach Abklingen der Lichtreaktion, in der Regel schon nach wenigen Tagen in Erscheinung und erreicht nach einigen Tagen ihren höchsten Wert. Sie bleibt eine Zeitlang höchstens bis etwa zur 3.—4. Woche konstant, um dann rasch zur Norm abzufallen[1]. Die Gewöhnung kommt sowohl nach Bestrahlung mit der Quecksilberdampflampe wie nach Sonnenbestrahlung zustande und kann bei fortgesetzten Bestrahlungen einen sehr hohen Grad annehmen und damit zu einer eigentlichen Lichtunempfindlichkeit führen. Es ist darum in der Lichttherapie die Regel, nach einer 4—6wöchigen Bestrahlungsperiode eine mehrwöchige Erholungspause einzuschalten.

Als Ursache der Gewöhnung wurde die regulatorische Verbreiterung der im kurzwelligen UV stark absorbierenden Hornschicht erkannt. Denn bei den pigmentarmen Rassen stellt die Hornschicht das wichtigste Sperrfilter gegen UV-Einstrahlung dar[2].

Nach Miescher vermag schon eine Hornschuppe von 50 μ Dicke die Wirkung einer UV-Bestrahlung, welche auf unbedeckter Haut eine kräftige Reaktion mit

[1] Keller 1929.   [2] Guillaume 1926, Miescher 1930.

intensiver Rötung und Schwellung erzeugt, zu verhindern. Durch Bestimmung der Lichtschwellen für verschiedene Korperteile (Bauch, Oberschenkel, Fußsohle, Fußrücken) und Messungen der entsprechenden Hornschichtdicke ergab sich für das Licht der Quecksilberdampflampe eine enge Beziehung zwischen beiden Werten, so daß es möglich war, aus der Hornschichtdicke auf Grund der Annahme einer Halbwertschicht von 9 μ die aproximative Lichtschwelle zu bestimmen.

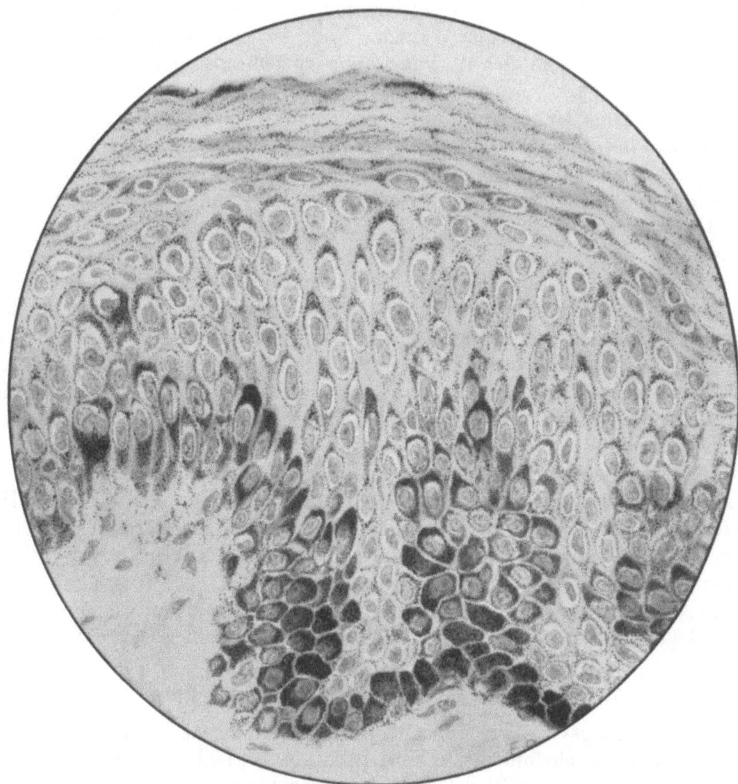

Abb 11   Pigmentverteilung in der Haut des Negers.

An der Fußsohle, wo die Hornschicht nach MIESCHERs Messungen zwischen 60 und 800 μ schwankt (durchschnittlich 260 μ, 8 Messungen), sind Lichtreaktionen praktisch ausgeschlossen.

Bei mikroskopischer Kontrolle der Verhältnisse im Verlauf einer Bestrahlungsserie kann man eine fortschreitende Verbreiterung und Verdichtung der Hornschicht feststellen, wodurch sich auf Grund der oben geschilderten Beziehungen die Verschiebung der Schwelle nach oben ohne weiteres erklärt.

Welches ist die *Rolle des Pigmentes im Mechanismus des Lichtschutzes?* Nach den Messungen von VICTOR HENRI und GALLERANI ist das Pigment ein wirksamer Filter für alle Lichtqualitaten bis zum Infrarot mit einem Maximum im kurzwelligen UV. Die Auffassung, daß das Pigment für die Gewöhnung verantwortlich ist, indem Pigmentzunahme und Gewöhnung ja häufig parallel gehen, steht mit der Tatsache in Widerspruch, daß auch pigmentlose Haut wie bei

Vitiligo sich an Licht gewöhnt[1]. Außerdem liegt das Pigment bei der weißen Rasse fast ausschließlich im Bereich der Basalschicht, vermag darum die höheren Zellagen, welche in erster Linie betroffen werden, nicht zu schützen. Bei der farbigen Rasse dagegen, vor allem beim Neger, wo Pigment durch die ganze Breite der Epidermis bis in die Hornschicht hinaufreicht, ist das Pigment am Lichtschutz der Epidermis in hohem Grade mit beteiligt (Abb. 11). So haben Hausser und Vahle (1922) festgestellt, daß auf der Beugeseite des Unterarms eines Negers eine zehnfache Belichtungszeit nötig war, um eine äquivalente Reaktion zu erzeugen wie beim Weißen. Nach Untersuchungen von Miescher (1932) ist die Gradation der Wirkung beim Neger eine viel flachere als beim Weißen. Während ein Vergleich zwischen Neger und Weißem ein Verhältnis der Lichtdosen für Oberflächenwirkung (Schwellenwert für sichtbare Reaktion) von 1 zu 8 ergab, betrug das Verhältnis 1 zu 120 für Schädigung der Basalschicht, kenntlich am Verlust der Pigmentbildungsfähigkeit. Der Weiße ist darum gegenüber dem Neger besonders dann im Nachteil, wenn er ohne die Möglichkeit der Anpassung durch Gewöhnung plötzlich einer intensiven UV-Wirkung ausgesetzt ist.

Durch seine Absorptionsfähigkeit nicht nur für UV, sondern auch für sichtbares Licht und kurzwelliges Infrarot (Gebiete maximaler Energie im Sonnenspektrum) ist das Pigment wegen seiner Lage ein Lokalisator der calorischen Energie im Bereich der Hautoberfläche, wo die Verhältnisse der Wärmeabgabe durch Ausstrahlung und Verdunstung am günstigsten sind. Im langwelligen Infrarot, für welches Pigment gut durchlässig ist, tritt an seine Stelle das stark absorbierende Wasser.

Dem Vorteil der geringeren Energieaufnahme durch vermehrte Reflexion des Lichtes an der Oberfläche, welche die Haut des Weißen gegenüber der Haut des Negers besitzt[2], steht der Nachteil stärkerer Tiefenerwärmung durch die penetrierenden Strahlen gegenüber. Nach Messungen von Sonne (1921, Loewy und Dorno (1925), Keller (1929), Miescher (1936) bei Individuen weißer Rasse liegt das Temperaturmaximum bei Bestrahlung mit leuchtenden Strahlen (Sonne, Bogenlampe) nicht an der Oberfläche, sondern in einer Tiefe von 2—3 mm.

7. Die biologische Bedeutung des Lichtschutzes.

Die Verhornungsvorgänge im Gefolge von Lichtreaktionen besitzen den Charakter einer Abwehrfunktion. Die Reparation des Lichtschadens erfolgt nach dem von Weigert aufgestellten Gesetz der reparatorischen Hyperkompensation: vermehrte karyokinetische Aktivität und als Folge davon Verbreiterung der Epidermis und der Hornschicht. Die Verbreiterung der Hornschicht ist keine definitive, sondern sie geht, wie schon erwähnt, wieder zurück, wenn die Lichtbelastung abnimmt. Der Gewöhnung folgt eine Entwöhnung in einer bewundernswerten Anpassung an die äußeren Verhältnisse. Dasselbe gilt für die Pigmentbildung. Auch diese ist in hohem Grade lichtabhängig, und ihre Adaptation erfolgt in gleicher Weise wie diejenige der Hornbildung.

Die Reduktion des Sperrfilters bei abnehmender Belastung entspricht nicht nur dem Prinzip der Ökonomie, sondern verrät auch die Tendenz, die biopositiven Effekte des Lichtes auszunützen. Das bedeutet auf photochemischem Gebiet vor allem die Umwandlung von Provitamin D_3 zum aktiven Vitamin und auf calorischem Gebiet die Erwärmung des in den Gefäßen der Haut und des Unterhautzellgewebes zirkulierenden Blutes durch die penetrierenden leuchtenden und infraroten Strahlen.

---

[1] With 1920, Meyer 1924.   [2] Schulze 1951, Kartschagin 1927 u. a.

8. Beeinflussung der Lichtreaktion durch konstitutionelle und äußere Einflüsse.

Unter den *konstitutionellen Faktoren*, welche die Lichtempfindlichkeit beeinflussen, spielen *Haarfarbe* und *Alter* eine gewisse Rolle. Die Blondhaarigen erweisen sich[1] im Jahresdurchschnitt um 40—170% lichtempfindlicher als die Dunkelhaarigen. Unter den Blonden zeichnen sich die Rotblonden durch besondere Lichtempfindlichkeit aus.

In bezug auf das Alter besteht im frühen Kindesalter eine durchschnittliche Erhöhung der Lichtschwelle, dasselbe ist der Fall im höheren Alter. Vermutlich beruhen die Abweichungen auf quantitativen Unterschieden in der Tendenz zur Acanthose und Hornbildung. Die früher angenommene erhöhte Lichtempfindlichkeit der Säuglingshaut hat sich bei exakter Prüfung nicht bestätigt[2].

Eine Beeinflussung der Lichtreaktion durch äußere Einflüsse ist unter den verschiedensten Bedingungen festgestellt worden. So besitzt das *Hautfett* UV-abschirmende Eigenschaft[2]. Durch Entfetten der Haut wird die UV-Wirkung verstärkt[3]. Der Talgreichtum der Negerrasse gewinnt auch in dieser Beziehung (s. Reflexion) eine besondere Bedeutung, indem man darin eine Anpassung an die klimatischen Bedingungen des Lebensraumes erblicken könnte. Auch im *Schweiß* sind UV-abschirmende Stoffe enthalten (Aminosäuren). In experimentellen Versuchen wurde eine Schwächung der Lichtwirkung durch den Schweiß nachgewiesen[4]. *Feuchtigkeit* setzt die Lichtschwelle herab[5]. In gleichem Sinne wirken heiße oder kalte Bäder[3].

Auch *innere Einflüsse* können das Lichterythem beeinflussen, so zeigt die Lichtempfindlichkeit ein Maximum in der prämenstruellen und ein Minimum in der postmenstruellen Periode[6]. Cortison, innerlich gegeben, schwächt die Lichtreaktion und verstärkt die Pigmentbildung[7], bei Diabetes und Basedow ist die Reaktion verstärkt, bei ovarieller Insuffizienz und beim Myxödem ist sie abgeschwächt[8], wobei es sich viel wahrscheinlicher um Unterschiede in der Ansprechbarkeit der Gefäße auf aus der Schädigungszone stammende gefäßaktive Stoffe handelt als um eine Änderung der Lichtempfindlichkeit der Epidermiszellen gegenüber den toxischen Wirkungen des Lichtes.

Die jahreszeitliche Schwankung der Strahlenempfindlichkeit, welche nach ELLINGER im Sommer ein Minimum und im Frühjahr und Spätherbst ein Maximum aufweist, ist wohl zum großen Teil Folge der Anpassungsfähigkeit der Haut an die äußere Belastung.

9. Antagonistische Wirkungen.

Über einen Antagonismus zwischen UV und Infrarot finden sich besonders in der älteren Literatur widersprechende Angaben. Spätere Untersuchungen haben die Frage geklärt. Es geht daraus hervor, daß der Zeitpunkt, in welchem rote und infrarote Strahlen zur Wirkung gelangen, von entscheidender Bedeutung ist. So fand BENOIST (1920), daß eine vorausgehende Infrarotbestrahlung die Wirkung von UV vergrößere, gleichzeitige Bestrahlung sie verringere. Das letztere ist auch der Fall, wenn die Infrarotbestrahlung der UV-Bestrahlung nachfolgt[9]. Die Erklärung hiefür wird in dem rascheren Abtransport gefäßwirksamer Substanzen erblickt, welche unter der UV-Bestrahlung entstehen[10]. Aus diesem Grunde erzeugt nach GUILLAUME die Bogenlampe wegen ihres

[1] MEYER und SEITZ 1942.   [2] MIESCHER 1931.   [3] STAHL und SIMSEL 1927.
[4] CREW und WITTLE 1938, MIESCHER 1931.   [5] BURCKHARDT und KÜNZLI 1951.
[6] DIETERICH 1927.   [7] JARVINEN 1951.   [8] LAROCHE und Mitarbeiter 1935.
[9] SHATTOCK et al. 1929, LOVISATTI 1929.   [10] GUILLAUME 1926, BOVENKAMP 1929.

höheren Gehaltes an Infrarot ein geringeres UV-Erythem als die Quarzlampe bei Energiegleichheit im kurzwelligen UV-Gebiet.

Die wiederholt aufgeworfene Frage, ob Infrarot die Röntgenwirkung abzuschwächen vermag, ist zu verneinen, da erfahrungsgemäß Hyperämie und die dadurch vermehrte Sauerstoffzufuhr die Sensibilität eines Gewebes gegenüber Röntgenstrahlen steigert. So ist von allen mit Wärmeerzeugung verbundenen und damit hyperämiefördernden physikalischen Einflüssen eine Verstärkung der Röntgenwirkung zu erwarten.

Auch eine Kombination von UV und Röntgen wirkt reaktionsverstärkend[1]. Dabei bewirkt nach Untersuchungen von Miescher (1938) die UV-Bestrahlung einen beschleunigten Ablauf der Röntgenreaktion. Während bei Versuchen am Meerschweinchenohr das Reaktionsmaximum nach einer Röntgenbestrahlung, beurteilt nach den histologischen Vorgängen, erst in der 5. Woche oder noch später eintritt, findet es sich bei kombinierter Bestrahlung schon am Ende der 1. Woche. Dies hat zur Folge, daß auch die reparatorischen Vorgänge bei kombinierter Licht-Röntgenwirkung viel früher einsetzen als bei der reinen Röntgenwirkung. Das UV wirkt somit latenzverkürzend.

10. Bestimmung der Lichtempfindlichkeit.

Die Beurteilung der Lichtempfindlichkeit einer Hautstelle für eine gegebene Distanz und für eine gegebene Lichtquelle verlangt die Bestimmung des Erythemschwellenwertes, d. h. jener Bestrahlungsdosis, welche bei der Ablesung nach 7 Std[2] bzw. 24 Std[3] ein eben noch erkennbares scharf begrenztes Erythem erzeugt. Man verabfolgt am besten nach einer geometrischen Reihe gestaffelte Dosen, wobei die Verwendung einer mit Löchern versehenen Blende vorteilhaft ist. Die Beurteilung des Rötungsgrades kann durch Vergleich mit einer Farbtreppe (am besten Wachsmodell) geschehen. Für exakte Messungen dienen Geräte, welche das reflektierte Licht mittels einer Selenzelle messen. Für die Bestimmung des Rötungsgrades wird ein grünes, für die Bestimmung des Pigmentgrades ein rotes Filter vorgeschaltet[3].

Für vergleichende, an verschiedenen Orten durchgeführte Untersuchungen sind UV-Lampen (Quecksilber-Hochdrucklampe) konstruiert worden, welche auch zur Eichung der Gebrauchslampen verwendet werden können und darum erlauben, die mit verschiedenen Lichtquellen ermittelten Erythemschwellenwerte auf einen einheitlichen Nenner zu bringen, wobei allerdings zu berücksichtigen ist, daß Sonnenerytheme und mit der UV-Quarzlampe erzeugte Erytheme nicht identisch sind.

Zur Charakteristik der Wirkung einzelner Spektralbereiche dienen die Gradationskurven, d. h. der Rötungsverlauf bei steigender Dosis. Nach den Untersuchungen von Hausser und Vahle wird die Gradation von 2500—3150 Å zunehmend steiler, was, wie bereits erwähnt wurde, nicht ohne weiteres durch Zunahme der Penetration der längerwelligen Strahlen erklärt werden kann. Die Gradationskurve des Sonnenerythemes verläuft wieder flacher, ist aber noch nicht endgültig festgelegt[4].

Die Dosis. Nach physikalischen Gesichtspunkten ist die Dosis das Produkt aus Intensität und Bestrahlungszeit, ausgedrückt in Cal/cm². Angesichts der verschiedenen Wirksamkeit der einzelnen Spektralgebiete erfordern exakte Untersuchungen die Ausmessung des spektral zerlegten Lichtes. Beim praktischen Vorgehen bildet die Erythemschwellendosis für eine gegebene Strahlung die Grundlage, wobei die verabfolgte Dosis im Vielfachen oder in Bruchteilen der Schwellendosis ausgedrückt wird.

---

[1] Pfahler, Klauder und Martin 1926.   [2] Wucherpfennig 1928.
[3] Henschke und Schulze 1942.   [4] Buttner 1938, Langen 1938, Riemerschmid 1938.

II. Photodynamische Wirkungen des Lichtes.

Die Bedeutung der photodynamischen Wirkung für die lebende Zelle besteht darin, daß bei Gegenwart photodynamisch aktiver Stoffe spektrale Teile des Lichtes, die für sich allein unwirksam sind, Wirkungen im Gewebe entfalten. Es ist das Verdienst von RAAB (1900) und TAPPEINER (1907), diese Beziehungen entdeckt und zusammen mit JODLBAUER experimentell erforscht zu haben. Der Vorgang beruht darauf, daß der photodynamisch aktive Stoff durch Absorption im betreffenden Spektralgebiet Energie quantenmäßig aufnimmt und vermutlich durch Aktivierung von Sauerstoff an reaktionsbereite Systeme abgibt. Denn es handelt sich, wie zahlreiche Untersuchungen des Phänomens an den verschiedensten biologischen Objekten erwiesen haben, zum größten Teil um oxydative Prozesse. Bei Abwesenheit von Sauerstoff kommt die Wirkung nicht zustande[1]. Der Photosensibilisator selbst wird dabei nicht verändert und in der Regel auch nicht in den Chemismus der Reaktion einbezogen. Seine Wirkung ist somit eine völlig unspezifische. Eine charakteristische Eigenschaft der photodynamisch wirksamen Substanzen ist ihre Fluorescenz. Die Spektralgebiete, in welchen photodynamische Wirkungen zustande kommen, sind vor allem das langwellige UV und das sichtbare Licht. Die chemische Natur der photodynamisch aktiven Substanzen ist nicht einheitlich. Es handelt sich in der Regel um aromatische Ringsysteme mit asymmetrischen Kohlenstoffatomen. Zu ihnen gehören zahlreiche Farbstoffe wie Methylenblau, Eosin, Rose-Bengale, Acridinkörper; auch Medikamente wie Chinin, Sulfonamide, das im Steinkohlenteer enthaltene Anthracen, die in vielen Pflanzen (Pastinaca sativa, Heracleum Montegazzianum, Ruta graveolens u. a.) enthaltenen Furocumarine[2], das Chlorophyll der Pflanzen und die ihm verwandten, im Organismus unter pathologischen Verhältnissen auftretenden Porphyrine.

Die spektrale Absorptionskurve der photodynamischen Substanzen bestimmt die zur Erzeugung von biologischen Wirkungen erforderliche Lichtqualität. So sind die Porphyrine hauptsächlich im Grün (etwa 5000 Å) und im Gelb (etwa 5780 Å) wirksam, etwas weniger auch im langwelligen UV um 3650 Å[3], während ein erythemerzeugendes kurzwelliges UV keine oder nur eine spurweise Sensibilisierung erzeugt (bei 3130 und unterhalb 2530 Å)[4] (Abb. 12). Das Chlorophyll sensibilisiert gegenüber den sichtbaren Strahlen mit Maximum im Rot und Blau[5].

Da langwelliges UV und die sichtbaren Strahlen tiefer penetrieren als kurzwelliges UV, ergeben sich bei Vorhandensein von photosensibilisierenden Substanzen im Gewebe Reaktionsbilder, welche mit der Reaktion auf kurzwelliges UV nicht identisch sind Im Gegensatz zum klassischen Lichterythem spielt die direkte Wirkung auf die subepidermalen Gefäße eine wichtige Rolle. Es kommt durch Erhöhung der Gefäßpermeabilität zu Quaddelbildung, zu diffusen erythematösen Schwellungen und bei intensiver Wirkung zu Gewebsnekrose. Dabei ergeben sich Unterschiede, je nachdem die photodynamisch wirksame Substanz von außen oder von innen, in der Regel hämatogen, an die Haut gelangt. Bei Einwirkung von außen steht die epidermale Schädigung, bei Einwirkung von innen die cutane vasculäre Schädigung im Vordergrund.

Die Wirksamkeit *von außen an die Haut gelangender photodynamischer Stoffe* hangt von ihrem Penetrationsvermögen ab. Wasserlösliche Stoffe dringen nicht merklich durch die Horndecke hindurch. Sie kommen darum in der Regel nicht zur Wirkung, sondern dienen sogar als Lichtschutz, wenn sie auch im kurz-

---

[1] BLUM 1940, dort ausfuhrliche Literatur. [2] KUSKE 1938.
[3] HAUSMANN und HAXTHAUSEN 1929, SONNE 1926, ROST und KELLER 1929.
[4] LASSEN 1927. [5] FRENCH 1938, HOOVER 1937.

welligen UV absorbieren wie z. B. Chinin. Die Penetrationsfähigkeit fettlöslicher
Stoffe wie z. B. Furocumarine, Anthracen u. a. ist wesentlich größer, schon darum,
weil ihnen der Weg über die follikuläre Talgstraße offensteht [1].

Die Reaktion unterscheidet sich, wie eigene Untersuchungen ergeben haben,
(1957) von derjenigen auf kurzwelliges UV durch ihren viel trägeren Verlauf.
Das Maximum der Reaktion tritt nicht wie dort schon nach 24—36 Std, sondern
erst am 3.—4. Tag ein. Bei schwächeren Reaktionen kann der Reaktionsbeginn
erst nach 2 Tagen einsetzen. Das Zustandekommen der Wirkung hängt von

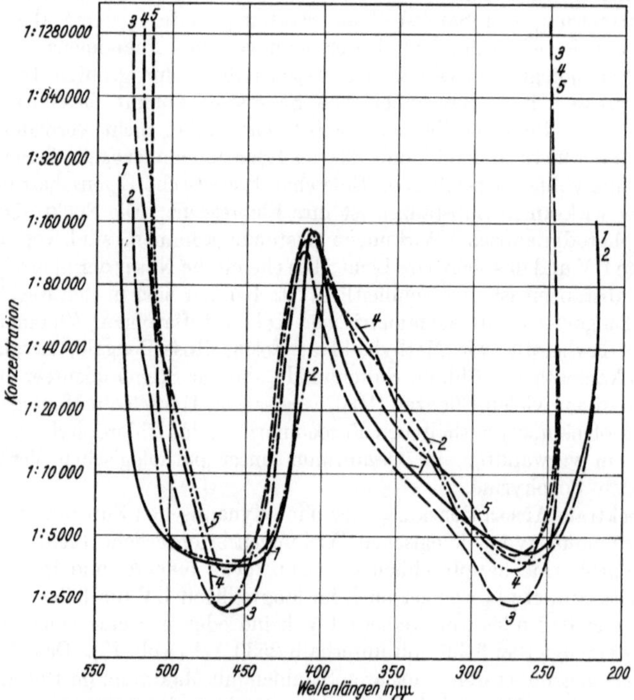

Abb. 12. Absorptionskurven für Porphyrin. (Nach HAUSMANN.)

2 Faktoren ab, von der Menge des eingedrungenen Sensibilisators und von der
Lichtdosis. In bezug auf die letztere besteht eine steile Gradation der Wirkung,
indem z. B. das Vierfache einer Lichtdosis, welche nur eine leichte Rötung
erzeugt, schon Blasenbildung bewirken kann. Bei Konstanz der Lichtdosis und
steigender Konzentration des Sensibilisators verläuft die Gradationskurve flacher.
Unter einer bestimmten Lichtmenge kommt es auch bei hoher Konzentration
des Sensibilisators nicht zur Wirkung [2].

Über die Reaktion der Haut bei *hämatogener Zufuhr des photodynamischen
Stoffes* orientieren Experimente an Tier und Mensch. Die ersten Versuche [3] bei
Warmblütern, die mit fluorescierenden Farbstoffen vorbehandelt worden waren,
ergaben Ödem, Haarausfall und Nekrose, besonders der Ohren.

Mit Hämatoporphyrin-Nencki behandelte Mäuse, das diese bei Abwesenheit von Licht in großen Mengen vertragen, gehen nach Lichtexposition in
Minuten bis Stunden bis Tagen zugrunde [4]. Die stärkste Wirkung äußert sich nach

[1] BERGAMASCO 1940.   [2] MIESCHER (nicht publiziert).
[3] RAAB 1900, JODLBAUER und BUSCK 1905.   [4] HAUSMANN und HAXTHAUSEN 1929.

HAUSMANN dadurch, daß die Tiere nach einem kurzen Aufregungsstadium in wenigen Minuten in tiefes Koma verfallen, aus dem sie bei Fortsetzung der Behandlung nicht mehr erwachen (Lichtschlag). Bei weniger stürmischem Verlauf zeigen die Tiere kurze Zeit nach Einsetzen der Belichtung intensive Reizerscheinungen (Kratzen, Beißen). Es kommt zur Rötung von Ohren und Schnauze und zu konjunktivalen Reizungen. Nach einiger Zeit werden die Tiere matt, dyspnoisch und verenden. Bei subakutem Verlauf stehen Hautsymptome im Vordergrund, bei chronischem Verlauf Nekrosen der Ohren und Haarausfall[1].

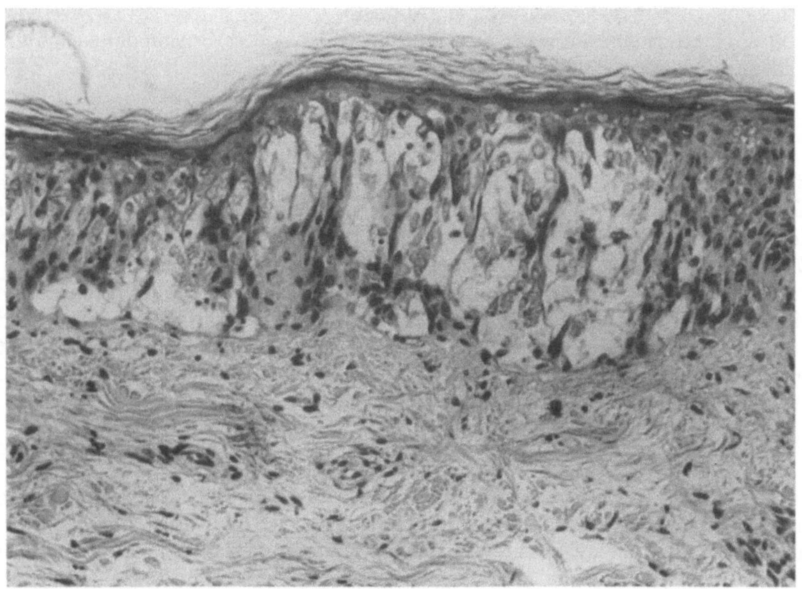

Abb 13. Histologie einer photodynamischen Reaktion.

Im berühmten Selbstversuch von MEYER-BETZ (1913), der sich selbst 0,2 g Hämatoporphyrin-Nencki intravenös eingespritzt hat, kam es nach kurzdauernder Sonnenbestrahlung unter Prickeln und Brennen zu einer schon nach wenigen Minuten auftretenden akuten Rötung und diffusen Schwellung aller dem Licht exponierten Stellen. Die Haut reagierte auch auf zerstreutes Tageslicht und war noch empfindlich, nachdem Hämatoporphyrin schon mehrere Wochen im Urin nicht mehr nachgewiesen werden konnte, was für länger dauernde Speicherung des Farbstoffes in der Haut spricht.

Histologie. Für die feingeweblichen Vorgänge ist die Eintrittspforte der photodynamischen Substanz entscheidend. Bei hämatogener oder subcutaner Zufuhr sind Gefäßerweiterung, perivasculäre Exsudation, Leukocytenemigration die Hauptsymptome. Bei intensiven Wirkungen kommt es zu Schädigung des Bindegewebes mit Dissoziation, Fragmentation bis zur Nekrose der kollagenen Fasern. Die Epidermis ist primär völlig unbeteiligt. Bei starkem intracutanem Ödem kann es zur Abhebung und zur sekundären Nekrotisierung der Epidermis kommen[2]. Im Versuch von MEYER-BETZ kam es bei intensiver Bestrahlung einer

---

[1] HAUSMANN und HAXTHAUSEN 1929.   [2] BERGAMASCO 1940.

umschriebenen Hautstelle zu einer tiefen Nekrose, welche bis ins subcutane Gewebe reichte.

Beim Eindringen der phototoxischen Substanz von der Hautoberfläche aus entsteht ein Reaktionsbild, das gewisse Ähnlichkeit mit der UV-Reaktion der Haut besitzt: vacuoläre Umwandlung der Epithelzellen, Kernpyknose, Achromie. Nicht unerhebliche Unterschiede ergeben sich dadurch, daß wegen der besseren Penetration der erregenden Strahlung die Epidermis oft in ihrer ganzen Tiefe befallen ist, auch wenn es sich nicht um sehr intensive Reaktionen handelt. Die Vorgänge in der Cutis bestehen in einem entzündlichen Ödem und Leukocytenauswanderung. Bei starken Reaktionen kommt es zum Untergang der fixen Zellen in der subepidermalen Zone (Abb. 13).

Die Reparation setzt verhältnismäßig rasch ein, unter Umständen schon am 2. Tag[1].

III. Photoallergische Phänomene (Photoallergie).

Während die photodynamischen Wirkungen einen obligaten Charakter besitzen und zwangsläufig zustande kommen, wo phototoxische Sensibilisatoren und Strahlen entsprechender Lichtqualität im Gewebe zusammentreffen, liegt der photoallergischen Reaktion ein allergischer Mechanismus zugrunde. Durch Zusammentreffen von Licht und einem in den meisten Fällen noch unbekannten körpereigenen oder körperfremden Stoff kommt es beim allergisch sensibilisierten Menschen und nur bei diesem zu einer Reaktion, die bald ekzematösen, bald urticariellen Charakter besitzt. Das die Reaktion auslösende Allergen kommt erst unter der Lichtwirkung zustande, und seine Entstehung hängt weitgehend von der spektralen Zusammensetzung des Lichtes ab.

1. Ekzematoide Photoallergie.

Die Kenntnisse über den Wirkungsmechanismus beim Zustandekommen einer Photoallergie sind noch sehr unvollständig, haben jedoch durch Untersuchungen der letzten Zeit eine wesentliche Förderung erfahren. Aufschlußreich hat sich das Studium der durch Licht ausgelösten Arzneimittelexantheme erwiesen, welche sowohl bei interner wie bei externer Therapie mit Sulfonamiden bei einzelnen Menschen auftreten. Die Exantheme haben zum größten Teil ekzematoiden, zum Teil auch urticariellen Charakter.

Durch Injektion einer 1%igen wäßrigen Losung von Sulfanilamid in die Haut gesunder Personen und nachfolgender Bestrahlung mit Sonnenlicht gelang es Epstein (1939) und Burckhardt (1941), in einzelnen Fällen eine Sensibilisierung zu erzeugen. Als erste Reaktion trat bei allen Personen eine Rötung und Schwellung auf, die unter Pigmentbildung in einigen Tagen abheilte. Diese Reaktion hatte obligat toxischen Charakter und beruhte auf der photodynamischen Wirkung des Sulfanilamides. Bei 2 von 6 (Epstein) bzw. 1 von 7 (Burckhardt) Personen flammten die Injektionsstellen nach einem Intervall von 10 Tagen erneut unter Rötung und Bläschenbildung auf, und es zeigte sich in der Folge, daß diese Personen nun bei nochmaliger Injektion von Sulfanilamid und nachfolgender Belichtung mit einer ekzematoiden Reaktion reagierten, auch wenn das Medikament in wesentlich geringerer Konzentration (bis 1 : 100000)[2] injiziert wurde.

Das histologische Bild der Reaktion entspricht nicht demjenigen einer gewöhnlichen Lichtreaktion oder einer photodynamischen Reaktion, sondern demjenigen eines Ekzems (intraepidermale Spongiose). Die Sensibilisierung kann gruppenspezifischen Charakter haben, indem die Reaktion auch mit verwandten Substanzen (Sulfapyridin, Sulfathiazol) zustande kommt. Die Prüfung der spektralen Abhängigkeit des Phänomens ergab Wirksamkeit im langwelligen UV >3600 Å[2].

---

[1] Kuske 1938, Bergamasco 1940, Miescher 1957.   [2] Burckhardt 1948.

Durch diese Beobachtungen ist die Aufmerksamkeit für das Licht als Noxe geweckt worden, und es muß fortan besonders dann die Möglichkeit einer photoallergischen Genese erwogen werden, wenn Ekzeme und ekzematoide Dermatosen an lichtexponierter Stelle auftreten. Es sind bereits weitere Fälle von Photoallergie aufgeklärt worden durch optische Aufheller als Bestandteile von Waschmitteln[1], durch Medikamente wie Chlorpromazin[2], Phenergan[3], Nadisan[4].

Von besonderer Bedeutung ist der von KIMMIG erbrachte Nachweis eines Stoffes oder einer Stoffgruppe im Urin von Personen mit polymorphen Lichtdermatosen, welcher bei spektrographischer Untersuchung ein Absorptionsband um 5000 Å aufweist[5]. Ausgedehnte Untersuchungen von WULF (1953) aus der Kimmigschen Klinik haben ergeben, daß das Kimmigsche Lichtband bei allen Patienten mit polymorphen Lichtexanthemen, aber auch bei manchen Normalpersonen gefunden wird, und zwar dann, wenn sie stärkerer Sonnenbestrahlung ausgesetzt werden. Die Substanz, deren Natur bisher noch nicht aufgeklärt werden konnte, läßt sich aus dem Urin extrahieren. Mit ihr an Patienten mit polymorphen Lichtdermatosen und an Kontrollen durchgeführte Testungen (wobei die Substanz epicutan aufgetragen und die Stelle nach 24 Std bestrahlt wurde) erzeugten bei den ersteren ekzematoide Reaktionen, während die Kontrollen negativ reagierten. Es handelt sich somit auch hier um photoallergische Reaktionen. Zwischen Lichtbandstoffen und Porphyrin scheint insofern ein Zusammenhang zu bestehen, als bei positivem Porphyrinbefund auch das Kimmigsche Lichtband angetroffen wurde[6].

Während der Mechanismus dieser Lichtbandreaktion noch unklar ist, hat die Analyse der Sulfonamidallergie einen Schritt weiter geführt. In der Annahme, daß das in die Haut eingebrachte Sulfanilamid durch das langwellige UV in ein Ekzematogen umgewandelt wird, und daß diese Umwandlung möglicherweise eine Oxydation an der freien Aminogruppe des Sulfanilamids bedeutet, haben SCHWARZ und SPECK (1957) Meerschweinchen gruppenweise mit Sulfanilamid und Licht und mit der Hydroxylaminverbindung des Sulfanilamids ohne Licht sensibilisiert. Bei gekreuzter Auslösung ergab es sich, daß ein Teil der Sulfanilamid-Lichttiere auch auf Sulfanilamid-hydroxylamin und ein Teil der Sulfanilamid-hydroxylamintiere auch auf Sulfanilamid plus Licht reagierte. Dies spricht dafür, daß das Sulfanilamid nicht bloß die Mittlerrolle als photodynamische Substanz spielt, welche einen körpereigenen Stoff zum Ekzematogen umwandelt, sondern daß es selbst unter Lichteinfluß im Gewebe zum Ekzematogen wird.

Diese Tierversuche haben noch zu einer weiteren bedeutungsvollen Feststellung geführt. Ein Teil der sensibilisierten Tiere, und zwar sowohl aus der Gruppe der Sulfanilamid-Lichttiere wie der Sulfanilamid-hydroxylamintiere, reagierte in der Folge auf bloße Lichtbestrahlung mit einer ekzematoiden Reaktion, auch wenn die Sensibilisierung mit Sulfanilamid 3—4 Monate zurücklag. Ob es sich bei ihnen um eine Gruppensensibilisierung gegenüber einem körpereigenen, dem Sulfanilamid verwandten, unter Belichtung sich zum Ekzematogen umwandelnden Stoff handelt (Paraminobenzoesäure oder ein Derivat dieser Säure?) ist noch ungeklärt. Ein ähnliches Phänomen scheint auch beim Menschen vorzukommen[7].

2. Urticarielle Photoallergie.

Die Urticaria solaris ist schon lange bekannt, hat aber bis heute noch keine Klärung gefunden. Das durch Sonnenbestrahlung oder auch mit dem Licht der

[1] BURCKHARDT 1957

[2] TZANCK und Mitarbeiter 1951, J. H. EPSTEIN und Mitarbeiter 1957, K. H. SCHULZ und Mitarbeiter 1956.

[3] SIDI und Mitarbeiter 1955, EPSTEIN und ROWE 1957.

[4] BURCKHARDT und SCHWARZ 1957.   [5] KIMMIG 1952.   [6] WULF 1953.   [7] CALNAN 1957.

Quarzlampe ausgelöste Phänomen besteht im Auftreten von urticariellen Efflorescenzen mit erythematösen Höfen und bei geringeren Reaktionsgraden bloß von Erythemen. Bei besonders empfindlichen Patienten kann sogar das Tageslicht allein Wirkungen hervorrufen. Die Quaddelbildung überschreitet meist das bestrahlte Feld als Folge der Diffusion am Wirkungsort sich bildender gefäßaktiver Substanzen[1]. Die lokale Reaktion kann von Schocksymptomen begleitet sein wie allgemeines Krankheitsgefühl, Unruhe, Sinken der Temperatur und des Blutdruckes. Die Lichtüberempfindlichkeit tritt unvermittelt in Erscheinung und kann sehr lange dauern (28 Jahre in einem Fall von Vallery-Radot und Mitarbeiter 1926). Im Gegensatz zu photodynamischen bzw. phototoxischen Wirkungen besteht keine Abhängigkeit von der Blut- und damit der Sauerstoffzufuhr[2].

Der wirksame Spektralbereich liegt in den meisten Fällen im langwelligen UV < 3700 Å, doch sind auch Fälle mit Reaktion im sichtbaren Licht (4000 bis 5000 Å) beschrieben worden[3]. In einigen Fällen bestand Auslösbarkeit in verschiedenen Spektralbereichen, z. B. zwischen 3100 und 4500 Å, 5900 und 5200 Å, 6000—6800 Å[4]. Diese Unterschiede deuten darauf hin, daß nicht ein einziger Stoff für die Wirkung verantwortlich ist, sondern verschiedene Stoffe mit verschiedenen Absorptionsspektren. Für die allergische Natur der Urticaria spricht auch die Tatsache, daß in manchen Fällen die passive Übertragung der Reaktionsbereitschaft nach Prausnitz-Küstner gelungen ist. Das wirksame Prinzip, vom Charakter eines Antikörpers befindet sich in der Fraktion der β- und γ-Globuline.

Man muß demnach annehmen, daß unter Lichteinfluß ein körpereigener Stoff in ein Antigen umgewandelt wird, das den Charakter eines Anaphylaktogens besitzt[5]; Wiskemann und Wulf haben in den vier von ihnen untersuchten Fällen von Lichturticaria im Urin Lichtbandstoffe nachweisen können. Ob dieser Befund eine engere Beziehung zwischen beiden Reaktionstypen, dem urticariellen und dem ekzematoiden, schafft, ist noch ungewiß.

Daß auch bekannte Stoffe zu photoallergischen Reaktionen von urticariellem Charakter führen können, beweist eine Beobachtung von Burckhardt (1948), wonach bei einem Patienten 10 Tage nach Einnahme von Cibazoltabletten unter Sonnenwirkung ein urticarielles Exanthem auftrat. Wie Cibazol wirkte auch Sulfapyridin. Für die Sulfonamide besteht somit die Möglichkeit photoallergischer Umstimmung sowohl nach dem ekzematösen wie nach dem anaphylaktischen Reaktionstypus.

Von der Erforschung dieses sehr interessanten Gebietes sind noch weitere Ergebnisse zu erwarten, welche für das Verständnis lichtbedingter Krankheitserscheinungen die unentbehrliche Grundlage bilden.

IV. Die carcinogene Wirkung des Lichtes.

Eines der klinisch auffallendsten Merkmale der Hautkrebse ist ihre fast ausschließliche Lokalisation im Bereich der unbedeckten Körperstellen: Gesicht, Ohren, Glatzenregion, Handrücken, Unterarme. Sieht man von den relativ seltenen Fällen von disseminierten Carcinomen mit vorwiegendem Befallensein des Stammes ab („Carcinoide" nach Arning), in deren Anamnese manchmal Arsen angetroffen wird, so erscheint die Rolle der Exposition gegenüber äußeren Einflüssen und unter ihnen vor allem Licht noch evidenter. Dasselbe betrifft auch die Präcancerosen, und zwar sowohl die so häufige Keratosis senilis wie auch

---

[1] Wucherpfennig 1936, Blum und Mitarbeiter 1937.
[2] Blum 1941.   [3] Kesten und Meyer-Slatkin 1953.
[4] Wiskemann und Wulf 1956.   [5] Wiskemann und Wulf 1956.

die verrukösen Formen (Cornu cutaneum). Bedeutsam ist auch die Tatsache, daß Präcancerosen und Hautkrebse bei den durch ihr Pigment besser lichtgeschützten Negern nur sehr selten zur Beobachtung gelangen.

Die Frage nach den carcinogenen Eigenschaften des Lichtes hat durch das Tierexperiment eine eindeutige Antwort erhalten[1]. Durch kontinuierliche oder intermittierende Bestrahlung von Ratten und Mäusen mit der Quecksilberdampflampe oder mit Sonnenlicht kommt es in einem hohen Prozentsatz (bei lange fortgesetzter Bestrahlung bis 100%) zur Entstehung von Präcancerosen, Carcinomen und Sarkomen (Abb. 14). Die cancerogene Wirkung liegt im kurzwelligen Teil des UV unterhalb 3200 Å[2], d. h. in demselben Bereich wie die Erythemwirkung.

Die experimentell erzeugten Krebse sind Pflasterzellcarcinome und Spindelzellsarkome. Im Gegensatz dazu sind die beim Menschen auftretenden Tumoren

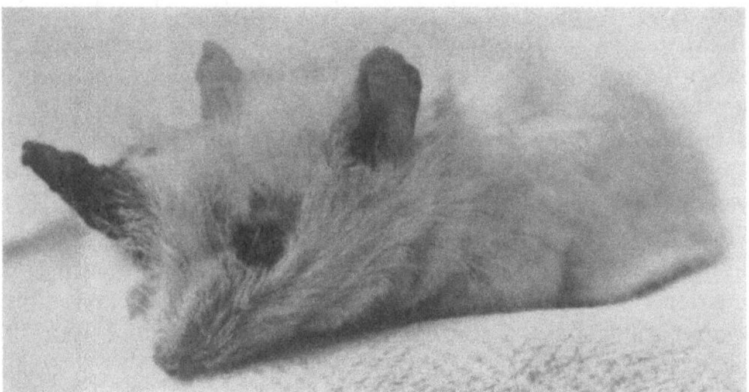
Abb. 14. Lichtkrebs bei der weißen Maus.

zum größten Teil (ungefähr $^3/_4$) Basalzellcarcinome und nur zum kleineren Teil Spinaliome. Sarkome sind selten. Die als Spätkomplikation in Fällen von chronischem Lupus auftretenden Carcinome, bei deren Zustandekommen wenigstens in einem Teil der Fälle wiederholte intensive UV-Bestrahlungen (Finsen-Therapie) sehr wahrscheinlich eine Rolle gespielt haben, zeigen zum allergrößten Teil den Bau von Spinaliomen. Ob die basaliomatöse Entartung als Lichtfolge eine besondere Disposition der menschlichen Haut aufzeigt, oder ob bei der Genese der Basaliome noch weitere Faktoren mitwirken, ist noch nicht abgeklärt.

Das Zustandekommen einer carcinogenen Wirkung verlangt intensive Strahleneffekte. Wie Miescher (1939) bei Versuchen an Mäusen zeigen konnte, kommt es auch bei langdauernden Bestrahlungsserien nicht zur Krebsbildung, wenn bei der Bestrahlung die Grenze der Gewöhnungsfähigkeit nicht überschritten wird. Andererseits ist die Carcinombildung bei gleicher Gesamtdosis um so eher zu erwarten, je überschwelliger die Einzeldosen sind und je mehr sie die Grenze der Gewöhnungsfähigkeit überschreiten. Da der Ort des carcinogenen Effektes die basale Keimschicht ist, so sind bei gegebener Oberflächenintensität der Strahlung die Dicke der Hornschicht und der oberen Zellagen des Stratum Malpighi für die Größe der Penetration der wirksamen Strahlung bis zum Erfolgsort von entscheidender Bedeutung. Unter natürlichen Verhältnissen ist darum von starken und häufigen UV-Erythemen eher eine carcinogene Wirkung zu

[1] Findlay 1928, Putschar und Holtz 1930, Roffo 1935 u. a.
[2] Funding, Henriques und Rekling 1936.

erwarten als von den methodischen Bestrahlungen mit langsam ansteigender Exposition im Verlauf der Sonnen- und UV-Kuren.

Von besonderem Interesse ist die Frage, ob im langwelligen UV photodynamisch ausgelöste Reaktionen ebenfalls zur Krebsbildung führen können. Bei kombinierter Behandlung von weißen Mäusen mit Sonnenlicht und einem von innen oder außen zugeführten Sensibilisator (Eosin, Hämatoporphyrin, Anthralin) erhielt Büngeler (1937) nur in der Gruppe der kombiniert behandelten Tiere Carcinome, nicht aber bei den nur mit Sonnenlicht bestrahlten oder nur mit dem Photosensibilisator behandelten. Miescher (1924), der als Sensibilisator Anthracen und als Lichtquelle eine gefilterte UV-Strahlung (3250—4000 Å) benützte, erzielte wohl sehr heftige phototoxische Reaktionen, allein auch bei einer Bestrahlungsdauer bis 9 Monate keine Krebsbildung. Im Gegensatz dazu erhielten Griffin, Hakim und Knox (1958) durch Bestrahlung von weißen Mäusen mit Woodschem Licht, das unterhalb 3200 Å nur noch 10% emittierte, 50—100% Krebse, wenn den Tieren jeweils 1 Std vor der Bestrahlung 8-Methoxypsoralen (ein Furocumarin) intraperitoneal eingespritzt wurde, während bei den gleichbestrahlten aber nicht vorbehandelten Kontrollen keine Krebse auftraten. Bei Bestrahlung mit ungefiltertem UV war der Krebsanfall bei den vorbehandelten gleich oder eher geringer als bei den nicht vorbehandelten Tieren, während bei peroraler Einverleibung des Photosensibilisators und gleicher Lichtexposition die Krebsbildung ausblieb. Dies würde dafür sprechen, daß der Sensibilisator im langwelligen UV carcinogen wirkt, während er im kurzwelligen UV, besonders bei peroraler Zufuhr eine eher abschwächende Wirkung besitzt. Diese wichtigen Untersuchungen bedürfen noch der Nachprüfung. Der Versuch, durch UV-Bestrahlung den carcinogenen Effekt des Teeres oder von Benzpyren zu steigern, hat keine eindeutigen Resultate ergeben (negativ: Teutschländer 1937, 1938; Taussig, Selig und Cooper 1938; positiv: Dormans 1934).

Die Hypothese von Roffo, wonach der carcinogene Effekt des Lichtes auf den photodynamischen Eigenschaften des Cholesterins beruht, was er durch die Lokalisation der Lichtkrebse an Stellen hohen Cholesteringehaltes begründet, ist nicht überzeugend, zumal die talg- und cholesterinreiche Haut des Negers keineswegs eine erhöhte Disposition zum Hautkrebs erkennen läßt.

V. Die Wirkung des Lichtes auf das Auge.

Zur Behandlung kommt an dieser Stelle nur die Wirkung des Lichtes auf das äußere Auge und auf die Linse. Auf die Physiologie der Lichtperception soll nicht eingegangen werden.

Die Conjunctiva unterscheidet sich von der äußeren Haut durch das Fehlen der Verhornung. Das Epithel besteht aus einer Lage zylindrischer Zellen, auf welche 3—4 Lagen kubischer Zellen folgen, die ihrerseits von mehreren Schichten abgeplatteter, aber noch kernhaltiger Zellen überdeckt werden. Diese letztere Schicht, die nicht mehr vitalen Charakter besitzt, bildet das einzige Sperrfilter, dessen Absorption im kurzwelligen UV nur eine geringe Rolle spielt. Dies erklärt von vornherein die hohe Empfindlichkeit der Conjunctiva und der Hornhaut, so daß die Lichtschwelle am Auge erheblich unter derjenigen der Körperhaut liegt.

Nach praktischen und experimentellen Erfahrungen besitzt das Epithel des Auges keine Fähigkeit zur Lichtgewöhnung.

Nach eigenen Versuchen am Kaninchen gelang es auch nach 8 Monate lang fortgesetzten Bestrahlungsversuchen mit den verschiedensten Variationen der Versuchsanordnung hinsichtlich Dosengröße und Intervall nicht, eine Erhöhung der Reaktionsschwelle zu erzielen (Miescher und Wiesli). Birch-Hirschfeld (1909) konnte an der Conjunctiva tarsi nach sehr zahlreichen uberschwelligen Bestrahlungen im Verlaufe von vielen Monaten eine gewisse Abnahme der Empfindlichkeit feststellen. Die histologische Untersuchung ergab jedoch metaplastische Veränderungen im Sinne einer Epidermisierung.

Nichts vermag darum den wichtigen Einfluß der reaktiven Hornschichtverbreiterung in der Frage der Lichtgewöhnung besser zu illustrieren als der negative Ausfall der Lichtgewöhnungsversuche am Auge.

Von besonderem Interesse ist die Rolle, welche penetrierendes kurzwelliges Infrarot in der Genese des *Glasbläserstars* spielt.

VOGT (1930), der den Zusammenhang zuerst erkannte, gelang die experimentelle Erzeugung der Katarakte durch Bestrahlung von Kaninchenaugen mit kurzwelligem Infrarot (6700—14000 Å). Bei Bestrahlungszeiten von 30—60 min kam es zur Hyperamie der Chorioidea, Quellung des Pigmentepithels, Ödem und Cystenbildung in der Retina mit partieller Ablösung. Nach 1—3 Jahren entwickelte sich ein typischer Lichtstar.

Über den Wirkungsmechanismus der Starbildung gehen die Meinungen auseinander: photochemisch: VOGT, calorisch: BÜCKLERS (1926), KRANZ (1925), GOLDMANN, KÖNIG und MÄDER (1950). Für die erstere fehlen sichere Beweise, gegen die letztere spricht der späte Zeitpunkt der Trübung.

VI. Die Wirkung des Lichtes auf Mikroorganismen.

Die Wirkung der Lichtstrahlen auf Mikroorganismen hat auch für den Menschen Bedeutung, wobei besonders die Frage interessiert, wieweit die Mikroben an der Oberfläche der Haut, wieweit sie in und unter der Haut lichtgefährdet sind. Über die bactericide Wirkung des Lichtes sind besonders um die Jahrhundertwende zahlreiche Untersuchungen durchgeführt worden. Schon 1893 haben MARSHALL und WARD die bactericide Wirkung der einzelnen Spektralfarben untersucht und festgestellt, daß violette, blaue und grüne Strahlen bactericid wirken, während die langwelligen Anteile des Spektrums unwirksam sind. Spätere Untersuchungen[1] bestätigen in Übereinstimmung mit der Entdeckung FINSENS (1900) die hohe Empfindlichkeit der Mikroorganismen auf kurzwelliges UV, wobei das Wellenlängengebiet zwischen 2530 und 2650 Å am stärksten wirksam ist[2]. Auch im langwelligen Strahlenbereich kommt es bei genügender Intensität und Wirkungsdauer zu bactericiden Wirkungen. WALDEMAR BIE (1904), der Bakterienkulturen vom Staphylococcus aureus mit dem konzentrierten Licht einer Bogenlampe bestrahlt und eine Reihe von Filtern benützt hat, durch welche schrittweise die Absorptionsgrenze in der Richtung der langwelligen Strahlen verschoben wurde, erzielte folgende Hemmungs- und Abtötungszeiten (Tabelle 2):

Tabelle 2. *Bactericide Wirkung in verschiedenen Wellenlängenbereichen auf Staphylokokken.*
(Nach WALDEMAR BIE.)

Grenzwelle	Grenzfarbe	Hemmung in Minuten	Abtötung
760—220	ultraviolett	$^1/_4$	35 min
760—418	blauviolett	$^3/_4$—3	80 min bis 2 Std
760—499	grun	6	4 Std
760—541	gelb	18	etwa 9 Std
760—656	rot	90	nicht bestimmt

Ähnliche Resultate erzielten auch MIESCHER, HARDMEYER und GUGGENHEIM (1936).

Aus diesen und analogen Untersuchungen geht hervor, daß eine bakteriostatische und bactericide Wirkung bis ins Gebiet des langwelligen Teiles des sichtbaren Lichtes möglich ist, allein die hiefür erforderlichen Energiemengen

[1] Ausführliche Literatur bei JESIONEK 1912.   [2] BUCHHOLZ und JENNY 1935.

sind sehr groß. Sophus Bang (1905) berechnete, daß die zur Keimtötung erforderliche Energiemenge im langwelligen UV (3000—4000 Å) 200—300mal und im blauen Teil des Spektrums (4900—5300 Å) 3000—4000mal größer ist als im kurzwelligen UV (2000—3000 Å).

Unter den natürlichen Verhältnissen sind erheblich längere Abtötungszeiten zu erwarten als in den Versuchen mit konzentriertem Licht. Doch ist auch so noch ein beträchtlicher Effekt möglich. Nach Buchner (1893) wird Wasser, das 100000 Keime im Kubikzentimeter enthält, schon nach 1stündiger Einwirkung des direkten Sonnenlichtes keimfrei. Aber auch im gewöhnlichen Tageslicht war nach seinen Versuchen im Verlauf einiger Stunden eine bedeutende Abnahme, oft ein völliges Verschwinden der Keime festzustellen. Die Selbstdesinfektion der Flüsse beruht zum Teil auf der Wirkung des Sonnenlichtes. Unter den verschiedenen Mikroorganismen bestehen erhebliche Unterschiede. Im allgemeinen sind pathogene Keime empfindlicher als saprophytäre, Sporen resistenter als vegetative Formen[1]. Auch die Viren werden durch UV geschädigt[2]. Die Empfindlichkeit der Tuberkelbacillen hängt von der Art der Exposition ab.

Bei Suspension in physiologischer NaCl-Lösung wurden Tuberkelbacillen durch Belichtung mit der Hg-Dampflampe in 10 min abgetötet, während Suspendierung in Serum oder defibriniertem Blut sie schützte[3]. Abtötung von Tbc-Kulturen erforderte eine Bestrahlung von 15 Std[4].

Während nach all diesen Untersuchungen mit Sicherheit zu rechnen ist, daß längere Bestrahlung dezimierend auf Mikroorganismen wirkt, welche sich an der Hautoberfläche befinden, ist ein Effekt auf die in den Geweben und schon unterhalb der Haut gelegenen Mikroben wegen der starken Absorption der wirksamen Komponente in Hornschicht und Epidermis kaum zu erwarten.

Rossi (1924), der Suspensionen von Staphylokokken, Streptokokken und Pyocyaneus beim Kaninchen unter die Haut, in den Bauchmuskel und in die Bauchhöhle implantierte, erhielt bei Besonnung im ersten Fall Abtötung nach 6—9 Std, im zweiten Fall nach 10 Std keinen nennenswerten und im dritten Fall überhaupt keinen Effekt.

Auch bei der Finsen-Bestrahlung des Lupus beruht der günstige therapeutische Effekt nicht auf der bactericiden Wirkung des Bogenlichtes auf die Tuberkelbacillen, sondern auf der lichtbedingten starken Entzündung.

Nach Jansen und Delbanco (1907) werden die Tuberkelbacillen im Gewebe (Lymphknoten) nur bis zu einer Tiefe von 0,2 mm abgetötet; auch ist es nicht gelungen, eine Meerschweincheninfektion durch unmittelbar vorher bestrahltes Gewebe zu erzielen[5].

VII. Allgemeine Lichtwirkung.

Einleitung.

Die Bestrahlung des menschlichen Organismus mit Sonnenlicht oder künstlichen Lichtquellen führt in Abhängigkeit von Dosis und Strahlenqualität zu Allgemeinreaktionen des Stoffwechsels, des Nervensystems, des Kreislaufes und des Blutes. Da die sicht- und unsichtbaren Anteile der Strahlung natürlicher wie künstlicher Lichtquellen in der Haut von Mensch und Säugetier gänzlich absorbiert werden, müssen diese allgemeinen Lichtreaktionen als indirekte Wirkung aufgefaßt werden. Zur Erklärung dieser sekundären oder indirekten Lichtwirkung sind theoretisch folgende Möglichkeiten denkbar:

1. Die Allgemeinreaktion beruht auf Stoffen, die am Ort der Lichtwirkung gebildet werden und in den Kreislauf gelangen. Bei intensiven Wirkungen kann der Vorgang den Charakter einer „Stressreaktion" annehmen.

---

[1] Potthoff 1935.   [2] Takaya 1926, Trautwein 1929 u. a.   [3] Eidinow 1929.
[4] Hobby und Lenert 1955.   [5] Klingmüller und Halberstaedter 1905, Schulz 1905.

2. Durch die Bestrahlung entstehen gasförmige Stoffe, die, eingeatmet, Allgemeinreaktionen auslösen.

3. Das Licht führt auf Grund der optischen Perception auf nervalem Wege über Auge und Gehirn zu Reaktionen.

4. Die Allgemeinreaktionen sind Folgen der durch die Strahlenabsorption bedingten calorischen Umsetzungen.

Unter den verschiedenen Möglichkeiten kommt der unter 1. genannten die weitaus größte Bedeutung zu. Unter den Vorgängen bei der Absorption chemisch wirksamer Strahlen in der Haut sind am sinnfälligsten der Zellzerfall und die Gefäßerweiterung. Die letztere kann nicht Folge einer direkten Wirkung der Strahlen auf die Gefäße sein, da sie diese in wirksamer Konzentration gar nicht erreichen, sondern sie beruht auf dem Auftreten gefäßaktiver Substanzen. Unter diesen kommt vor allem Histamin in Frage, welches entweder direkt durch lichtbedingte Umwandlung von Histidin in Histamin oder als Produkt des Unterganges von Epidermiszellen entsteht, ferner durch Proteolyse frei werdende Polypeptide, welche sowohl gefäßerweiternd, permeabilitätsfördernd als auch leukotaktisch wirken[1].

Außer diesen bionegativen Effekten entstammenden Stoffen sind noch Produkte der photochemischen Umsetzung zu erwarten, welche in keinem direkten Zusammenhang mit den Vorgängen der Zellschädigung zu stehen brauchen. Hierher gehört die lichtbedingte Entstehung von Vitamin D aus Provitamin, doch ist noch mit anderen stoffwechselaktiven Umwandlungsprodukten zu rechnen, welche wie Histamin in den Kreislauf gelangen, zumal in der Haut durch die Bestrahlung chemische Potentiale nachweislich beeinflußt werden.

So steigt beispielsweise unter UV-Bestrahlung der Sauerstoffverbrauch der Rattenhaut unabhängig von der Erythemwirkung[2]. Die Reduktionskraft der Haut wird gesteigert[3]. Bei kleinen Dosen wird beim Meerschweinchen der Gehalt an Ascorbinsäure in der Haut gesteigert, während er bei großen Dosen sinkt[4].

Rachitis.

Unter den Wirkungen des Lichtes auf den Gesamtorganismus steht an erster Stelle die Rolle des Lichtes als antirachitischer Faktor. Die Entdeckung der antirachitischen Wirkung des UV durch HULDSCHINSKY (1919) und die Aufklärung dieser Wirkung als eine lichtbedingte Umwandlung des Ergosterins, eines Körpers aus der Gruppe der Steroide, zum aktiven Vitamin D_2 durch WINDAUS und POHL (1926) bedeuten Marksteine in der Geschichte der Rachitis. Die Nahrungsmangeltheorie hat durch die Erkenntnis, daß gewisse Nahrungsmittel (Fette, Öle, Milch u. a.) Vitamin D bzw. Provitamin enthalten und durch UV-Bestrahlung in ihrer antirachitischen Wirkung aktiviert werden, die noch fehlende Begründung erhalten. Die weitere Forschung hat ergeben, daß noch andere Steroide durch UV-Bestrahlung antirachitische Eigenschaften gewinnen, so vor allem das Dehydrocholesterin, das zum Vitamin D_3 umgewandelt wird. Dehydrocholesterin ist im Gegensatz zum Ergosterin, das von den Pflanzen gebildet wird, tierischer Herkunft (Lebertran).

Die Absorptionsspektren des Ergosterins und des Dehydrocholesterins ergeben Absorption im Spektralbereich zwischen 2600 und 3000 Å. Für die photochemische Umwandlung des Provitamins ist somit dieselbe Strahlenqualität verantwortlich wie für die Auslösung des Lichterythems. Im Hinblick auf die geringe Tiefenpenetration dieser Strahlen muß die Umwandlung des Provitamins

---

[1] MENKIN 1937, COLUMBINE und RYDON 1946. [2] LANE und JANSEN 1939.
[3] WELLS 1939, ORTMANN 1939. [4] CASTELLINO 1936.

zum Vitamin in der Epidermis, vermutlich im Bereich der obersten Zellagen, vor sich gehen.

Die Rolle der Haut als Wirkungsort ist tierexperimentell bewiesen worden, indem Verfütterung von Rattenhaut eine antirachitische Wirkung nur dann entfaltet, wenn sie vorher mit UV bestrahlt worden ist.

Kreislauf.

Die Tatsache, daß gefäßaktive Stoffe bei der UV-Bestrahlung der Haut entstehen, erklärt die besonders bei erhöhtem Blutdruck beobachtete Senkung des Blutdruckes bei Oberflächenbestrahlung.

Laurens und Mayerson (1929) sahen bei länger dauernden Kohlenbogenlichtbestrahlungen von Hunden (Rücken- und Bauchhaut) eine Senkung des systolischen Blutdruckes von 5—20%, während der diastolische Druck ein irreguläres Verhalten zeigte. Read (1925) beobachtete Blutdrucksenkung auch bei Bestrahlung mit Infrarot.

Atmung.

Unter dem Einfluß der Bestrahlung sieht man eine Vertiefung der Atmung mit Herabsetzung der Zahl der Atemzüge, wobei für die Wirkung eine Steigerung der Erregbarkeit des Atmungszentrums durch Produkte der Proteolyse angenommen wird.

Blut.

Die bei UV-Bestrahlung im Blut beobachteten Veränderungen ergeben kein eindeutiges Bild. Wiederholt angetroffene Angaben über Zunahme der Erythrocytenzahl und des Hämoglobingehaltes sind in der Regel nicht beweisend, weil die meisten Untersuchungen unter den klimatischen Verhältnissen des Hochgebirges vorgenommen worden sind, bei welchen auch andere Faktoren, vor allem die verringerte Sauerstoffspannung, einen Einfluß auf die Zusammensetzung des Blutes ausüben.

So konnte Berner (1915) im Krankengut der Tübinger Klinik nach Lichtexposition keine Veranderung des roten Blutbildes feststellen. Im Gegensatz dazu fand Kramer (1945) bei 65 Studenten, welche längere Zeit mit nacktem Oberkörper an der Sonne arbeiteten, ein Absinken des Hämoglobins bis auf 65%, während jene, die bekleidet arbeiteten, keine Veränderung des Hämoglobins aufwiesen. Auch bei weißen Mäusen ist durch wiederholte Höhensonnenbestrahlung eine Anämisierung erzielt worden[1]. Bei Hunden trat nach täglichen Kohlenbogenlichtbestrahlungen nach einem initialen Anstieg ein Abfall der Erythrocyten auf mit späterem Wiederanstieg[2].

Ob im Wirkungsmechanismus die hämolytische Eigenschaft des kurzwelligen UV eine Rolle spielt, ist sehr fraglich, da die wirksamen Strahlen wegen ihrer starken Absorption in Hornschicht und Epidermis kaum in genügender Intensität bis zu den Gefäßen des Papillarkörpers gelangen. Doch bedarf diese Frage noch der Abklärung. Der Zeitpunkt der Untersuchung, die Intensität der Strahlung und die Größe des Bestrahlungsfeldes spielen jedenfalls eine Rolle. Eine einmalige UV-Ganzbestrahlung führt[3] zu einem Anstieg der Leukocyten innerhalb 6 Std nach der Bestrahlung, gefolgt von einem Abfall. In solchen Vorgängen kommt zweifellos der Mechanismus der Stresswirkung, welche bei ausgedehnten Bestrahlungen zu erwarten ist, zum Ausdruck.

Stoffwechsel.

Grundumsatz. Nach verschiedenen Untersuchungen bewirkt eine UV-Bestrahlung eine Erhöhung des Gasstoffwechsels. Nach Melka (1926) beträgt diese Steigerung beim Menschen nach Sonnenbestrahlung 14—47%, bei Einwirkung diffusen Tageslichtes noch 5—7%. Nach andauernder Bestrahlung tritt eine Senkung des Grundumsatzes ein[4].

---

[1] Hobert 1923.   [2] Miles und Laurens 1926.
[3] Koopmann 1924.   [4] Lehmann; zit. nach Jüngling.

Blutzucker. Fortgesetzte Bestrahlungen haben eine Senkung des Blutzuckerspiegels zur Folge. Die Zuckertoleranz nimmt zu[1]. Glühlichtbestrahlungen, welche ausschließlich Wärmeeffekte darstellen, führen im Gegensatz dazu zu einer Blutzuckererhöhung[2]. Lichtbedingte hypoglykämische Effekte wurden auch bei Tieren festgestellt[3].

Mineralstoffwechsel. Es sind im Zusammenhang mit der experimentellen Rachitisforschung zwischen 1920 und 1930 zahlreiche Untersuchungen über Ionenverschiebungen, insbesondere von Ca und P nach Höhensonnenbestrahlungen bei Mensch und Tier durchgeführt worden. Die teilweise an kleinen Versuchsreihen erzielten Resultate zeichnen sich durch große Inkonstanz und Verschiebungen im Bereiche der physiologischen Schwankungsbreite aus, so daß deren Beurteilung in Ermangelung neuerer Forschungsergebnisse auf diesem Untersuchungsgebiet außerordentlich schwierig ist.

In einem 20tägigen Selbstversuch mit Ultraviolettbestrahlung stellte KROETZ (1927) lediglich Ionenverschiebungen im Sinne einer leichten Acidose fest. Die Na-Bilanz blieb dauernd positiv, die K-Bilanz stets negativ. Der Ca-Spiegel blieb schwankend, es zeigte sich eine gewisse Retention von Mg und P, während die Cl-Bilanz allmählich negativ wurde. GREISHEIMER und ARNOLD (1926), LEICHER (1925) konnten beim Menschen nach Höhensonnenbelichtung keine signifikante Änderung des Blutkalkspiegels feststellen, während in Versuchen von ROTHMAN und CALLENBERG (1923) ein Anstieg des Blutkalkes festgestellt werden konnte. ROSSO und CABITTO (1933) fanden bei Hunden schon nach einer einzigen UV-Bestrahlung ein Ansteigen des Ca-Spiegels, und auch GANS konnte in der UV-bestrahlten Haut ein Ansteigen des Ca nachweisen. Nach GRANT und GATES (1924) nehmen bei Kaninchen unter UV-Belichtung die Epithelkörperchen an Gewicht zu, und der Serumkalkspiegel steigt an. Der P-Spiegel im Blut nimmt beim Menschen[4] und beim Kaninchen[5] nach UV-Bestrahlung vorübergehend zu.

Das Verhalten von K, Mg und Na ist bei Kaninchen, Hunden und Schweinen je nach Versuchsanordnung stark divergierend. Irgendwelche Gesetzmäßigkeiten sind aus den Versuchen von PINCUSSEN (1927), MAYERSON und Mitarbeiter (1926), KAPLANSKY (1928), HENDERSON (1926) nicht herauszulesen.

Eiweißstoffwechsel. Die bei therapeutischen Höhensonnenganzbestrahlungen zu beobachtenden günstigen Einwirkungen auf Appetit und Gewichtszunahme werden nach WIENER als Ausdruck eines deutlichen Stickstoffansatzes interpretiert. Bei experimentellen Untersuchungen mit intensiven UV-Bestrahlungen zeigt sich hingegen, daß unter und nach der Bestrahlung der Rest-N im Blute regelmäßig ansteigt[6]. MAYERSON, LEWIS und LAURENS (1926) fanden zudem bei Hunden eine vermehrte Stickstoffausscheidung in Urin und Kot. Im gleichen Sinne sprechen die Untersuchungen von KÖNIGSFELD (1921) und von ZIEGLER (1922), wonach die Ultraviolettbestrahlungen den Eiweißumbau und Abbau fördern.

Lipoidstoffwechsel. Unter der UV-Bestrahlung steigt nach Untersuchungen von ROFFO (1935) der Cholesteringehalt der Haut um 7—153% an. Aber auch der Blutspiegel für freies und verestertes Cholesterin steigt unter der Bestrahlung mit Ultraviolett, Sonnenlicht und Infrarot an[7].

Andererseits konnte ALTSCHUL (1955) bei 78 Patienten mit arteriosklerotischen Erscheinungen nach wiederholten UV-Bestrahlungen des Stammes in 61 Fällen eine signifikante Senkung des Cholesterinspiegels, häufig kombiniert mit einer Blutdrucksenkung feststellen.

Ob nun arteriosklerotische Patienten tatsächlich invers im Vergleich zu gesunden Personen reagieren, kann auf Grund der spärlichen Untersuchungen nicht beurteilt werden.

---

[1] ROTHMAN 1924.   [2] MARCHIONINI und HOVELBORN 1935.
[3] CERUTTI 1930, KALLOS und KALLOS-DEFFNER 1934, HAGIWARA 1928.
[4] PAULIAN und BISTRICCANO 1938, SIEMENS und HERINGA 1933.
[5] SONNE und SCHULTZER 1926.   [6] PETHEO und BAKUCZ 1927, HAGIWARA 1928.
[7] MALECZYNSKI 1928, MALECZYNSKI und LANKOSZ 1933, KAWAGUCHI 1932.

Drüsen mit innerer Sekretion.

Am deutlichsten ausgeprägt ist das Verhalten der Schilddrüse. In Untersuchungen an Ratten wurde festgestellt, daß die Schilddrüse, welche bei Aufenthalt der Tiere im Dunkeln sich in einem Zustand der Hyperplasie mit Kolloidarmut befindet, an Volumen flacher wird und den Zustand der ruhenden Schilddrüse annimmt. Durch Zufuhr von Vitamin D oder Injektion eines Hautextraktes aus UV-bestrahlter Haut wird derselbe Effekt erzielt. Das Licht wirkt somit durch die Aktivierung des Provitamins D (zit. nach Jüngling 1949).

Die Epithelkörperchen unterliegen einem ähnlichen Einfluß (Jüngling).

Nach einer Bestrahlungsdauer von 3—4 Wochen läßt sich bei Kaninchen eine leichte Verminderung der Schilddruse und Nebennieren nachweisen, hingegen eine leichte Gewichtszunahme der Epithelkörperchen[1].

Auf die Ovarien scheint die UV-Bestrahlung eine aktivierende Wirkung auszuüben. Bei jugendlichen Ratten ist histologisch eine Proliferierung des Uterus als Ausdruck einer Wirkung gesehen worden[2]. Ob das häufig beobachtete Ausbleiben der Menstruation bei Eskimofrauen während der Polarnacht auf solchen Zusammenhängen beruht, ist noch nicht erwiesen.

Allgemeinbefinden.

Die günstige, das Allgemeinbefinden fördernde Wirkung der Sonnen- und UV-Bestrahlungskuren ist eine Erfahrung, welche in großem Ausmaß verwertet wird. Andererseits führt Überdosierung, besonders bei Bestrahlung großer Flächen und bei Erzeugung eines ausgesprochenen Erythems, oft zu nervösen Reizerscheinungen wie Schlaflosigkeit, Appetitlosigkeit, Kopfschmerzen und selbst Fieber. Die individuelle Toleranz zeigt erhebliche Schwankungen, wobei vegetativ labile Personen besonders empfindlich reagieren.

Infektionsabwehr.

Die günstige Wirkung von Sonnenkuren äußert sich auch in einer allgemeinen Steigerung der Abwehrbereitschaft, in einer Verminderung der Anfälligkeit für katarrhalische Infekte, in einer günstigen Beeinflussung bestehender Infektionen (Furunkulose, Herdinfekte, gewisse Formen der Tuberkulose). Es ist verschiedentlich versucht worden, den Mechanismus der Wirkung abzuklären. So steigt der Typhusagglutinationstiter nach Sonnen- und UV-Bestrahlung vorübergehend an[3]. Dasselbe wurde für den opsonischen Index gefunden[4]. Nach Furniss (1931), der die einzelnen Spektralbereiche auf ihre Wirkung untersucht hat, wird die Serumbactericidie nur durch langwelliges UV nachweisbar gesteigert, während kurzwelliges UV sogar zu einer Senkung führt. Solche zweifellos wichtigen Fragen bedürfen noch der Abklärung.

VIII. Licht als Krankheitsursache.

Einleitung.

Für die Auslösung von Krankheitserscheinungen durch Licht kommen drei verschiedene Möglichkeiten in Betracht:

1. An einem Organismus, der eine normale Lichtempfindlichkeit aufweist, kommen unphysiologische Lichtintensitäten zur Auswirkung.

---

[1] Grant und Gates 1924.   [2] Fontana 1939.
[3] Potthoff und Heuer 1922, Königsfeld 1921, Hansen 1933.
[4] Meucci 1932, Gonce und Kassowitz 1928, Colebrook, Eidinow und Hill 1924.

2. Physiologische Lichtintensitäten erzeugen an einem Organismus, der eine pathologische Lichtempfindlichkeit aufweist, abnorme Lichtreaktionen und Krankheitserscheinungen.

3. Bei verschiedenen Krankheitszuständen wirkt das Licht in physiologischen Intensitäten provokatorisch im Sinne der Auslösung oder Verschlimmerung.

1. Wirkung des Lichtes bei normaler Lichtempfindlichkeit der Haut.

Dieses Gebiet wurde im ersten Teil behandelt.

2. Wirkung des Lichtes auf die krankhaft lichtempfindliche Haut.

a) Krankheitserscheinungen auf dem Boden phototoxischer Reaktionen.

Unter den beim Menschen durch Vermittlung photodynamisch wirksamer Substanzen hervorgerufenen Krankheitsbildern kommt vor allem der *Wiesenpflanzendermatitis* wegen ihrer relativen Häufigkeit Bedeutung zu. Manche Pflanzen wie Pastinaca sativa, Heracleum Montegazzianum, Ruta graveolens, Angelica officinalis u. a. enthalten photochemisch wirksame Stoffe im Saft der Stengel und Blätter: die Furocumarine. Beim Berühren (Liegen im Gras) dringen die Substanzen in die Haut und sensibilisieren dieselbe für das langwellige UV des Sonnenlichtes für die Dauer von mehreren Stunden. Es erscheint nach einer Latenzzeit, welche nach KUSKE durchschnittlich 7—12 Std dauert, anfänglich eine Rötung mit Begrenzung auf die Kontaktstelle. In der Folge kommt es je nach der Intensitat der vorausgegangenen Belichtung zu ödematöser Schwellung bis zur Blasenbildung. Nach Abklingen der Reaktion hinterbleiben oft intensive Pigmentierungen gelegentlich mit depigmentiertem und selbst atrophischem Zentrum.

Ebenfalls durch ein Furocumarin ist die Kölnischwasser-Dermatitis hervorgerufen. Der wichtigste Bestandteil ist das im Kölnisch Wasser enthaltene Bergamottöl, welches das Furocumarin Bergapten enthält. Bei Behandlung der Haut mit dem Kolnisch Wasser vor Sonnenbelichtung kann es zu lange bestehenden Pigmentierungen kommen, die oft Tropfenform aufweisen infolge Herabrieselns und Eintrocknens eines Tropfens, daher die Bezeichnung Berlocken-Dermatitis [1].

Dermatitiden durch exogene Einwirkung anderer Photosensibilisatoren sind relativ selten, am häufigsten sind Photosensibilisierungen durch das Eosin des Lippenrotes, ferner durch Steinkohlenteer und Teerprodukte, welche fluorescierende Stoffe enthalten wie Anthracen, Fluoren, Fluoranthen, Benzpyren, Schmieröle u. a. Bei der Einführung immer neuer chemisch aktiver Substanzen im Haushalt und Gewerbe und auch in der Kosmetik ist stets mit der Möglichkeit einer Photosensibilisierung zu rechnen, besonders, wenn es sich um fluorescierende fettlösliche Stoffe handelt. Für wasserlösliche ist die Hornschichtschranke ein so großes Hindernis, daß ihr Eindringen in wirksamer Menge in der Regel nicht zustande kommt.

Über Krankheitserscheinungen beim Menschen infolge hämatogener Sensibilisierung der Haut durch photodynamisch aktive Substanzen sind unsere Kenntnisse noch sehr unvollständig In Frage kommen lichtbedingte Hautreaktionen bei Einnahme fluorescierender Arzneimittel wie Acridinpräparate, Chinin, Meladinin (ein furocumarinhaltiges Präparat) u. a., doch fehlen noch exakte, unseren heutigen Kenntnissen angepaßte Untersuchungen, besonders was die Frage anbetrifft, ob es sich im gegebenen Fall um phototoxische oder photoallergische Manifestationen handelt Über Porphyrie siehe Kapitel 2c.

---

[1] ROSENTHAL 1928. FISCHER und STEIN; zit. nach KUSKE.

In der Veterinärmedizin kommen durch Nahrungsmittel bedingte Photodermatosen vor.

Der *Fagopyrismus* ist bei Rindern, Ziegen und Schafen, welche Buchweizenpflanzen oder Buchweizenkörner (Fagopyrum esculentum) fressen und sich darauf dem Sonnenlicht aussetzen, zu beobachten. Es erkranken nur die nichtpigmentierten Tiere oder gefleckte Tiere an den nichtpigmentierten Stellen mit Juckreiz, erysipelartiger Rötung und Schwellung der Haut, bei stärkeren Reaktionen mit Bläschenbildung. Aus den Blüten der Pflanze konnte ein fluorescierender roter Farbstoff (Fagopyrin) gewonnen werden, der zur Gruppe der Helianthron-Farbstoffe gehört.

Der *Hypericismus*, die Hartheukrankheit der Pferde und Rinder, ist bedingt durch Verfütterung von Heu, das Hypericum crispum enthält. Verantwortlich ist auch in diesem Fall ein Helianthron-Farbstoff.

Bei anderen tierischen Lichtdermatosen wie die *Farbwurzelkrankheit* der Schweine (Lachnantes tinctoria) sowie der *Geldikkop* der Schafe (Tribulusarten) liegt ein indirekter Mechanismus dem Krankheitsbild zugrunde, indem durch Leberschädigung mit Ikterus das im Darm aus Chlorophyll entstehende photodynamisch aktive Phyllierythrin in den Blutkreislauf gelangt, im Knochengewebe selektiv angereichert wird (wie Porphyrin bei der kongenitalen Form der Porphyrie) und auch in der Haut unter Lichteinfluß Wirkungen verursacht. Es ergeben sich dabei ähnliche Probleme wie bei der Porphyrie (s. dort).

b) Krankheitserscheinungen auf dem Boden photoallergischer Reaktionen.

Wie in Kapitel III angeführt wurde, sind die Kenntnisse über photoallergische Reaktionen noch jungen Datums, und wir befinden uns noch am Anfang einer neuen Forschungsrichtung. Vereinzelte medikamentöse lichtabhängige Arzneimittelintoleranzen (Sulfonamide) haben ihre Aufklärung gefunden. Noch nicht geklärt, wenn auch im Wesen verstanden, ist der Mechanismus der *Lichturticaria*, wobei das unter dem Lichteinfluß entstehende Allergen noch völlig unbekannt ist. Die Krankheit beginnt oft unvermittelt im mittleren Lebensalter und nimmt einen chronischen Verlauf. In seltenen Fällen[1] wurde familiäres Vorkommen beobachtet. Pathogenese und spektrale Abhängigkeit wurden im Kapitel III, 2 behandelt.

Für die allergische Natur sprechen folgende Beobachtungen:

1. In zahlreichen Fällen gelang die Übertragung der Reaktionsbereitschaft im Prausnitz-Küstnerschen Versuch, wobei das wirksame Prinzip in der Fraktion der γ-Globuline enthalten ist.

2. Die Reaktionsbereitschaft der Hautstelle kann durch wiederholte Bestrahlung erschöpft werden, während die Überempfindlichkeit der übrigen Haut unverändert bleibt. Dies deutet auf einen Verbrauch der gewebsständigen Antikörper.

3. Die Quaddelnatur der Efflorescenzen spricht gegen die Möglichkeit, daß es sich um eine phototoxische Reaktion handelt, denn die phototoxische Reaktion ist eine durch Rötung und Schwellung charakterisierte Entzündungsform. Die Quaddel der Lichturticaria kommt nach Blum im Gegensatz zur phototoxischen Hautreaktion auch bei Sauerstoffabwesenheit, d. h. bei Unterbrechung der Zirkulation zustande.

Polymorphe Lichtdermatosen. Unter dieser Bezeichnung wird eine Gruppe von Krankheitserscheinungen zusammengefaßt, welche durch die Lokalisation an lichtexponierten Stellen (vor allem Gesicht und Handrücken) charakterisiert sind und bald mehr dem Bild der Prurigo gleichen (Sommerprurigo Hutchinson, Prurigo aestivalis), bald ein ekzematöses Bild darbieten (Eczema solare), bald in Form umschriebener erythematöser, an Lupus erythematodes erinnernder Flecke auftreten. Der Verlauf ist ein ausgesprochen jahreszeitlicher mit Ausbruch im Frühling und Rückgang in der lichtarmen Jahreszeit. Die Angaben über die

---

[1] Polano 1948, Wiskemann und Wulf 1956.

auslösenden Lichtqualitaten und die dadurch erzeugten Reaktionsbilder sind nicht einheitlich. Während die Mehrzahl der Fälle eine Überempfindlichkeit im erythemerzeugenden Spektralbereich um 3000 Å aufweisen, reagieren einzelne Fälle auch auf langwelligeres Licht[1]. In der Regel wird angegeben, daß sich nach einer anfänglichen Rotung der dem Krankheitsbild entsprechende Reaktionstypus entwickelt, pruriginose Rötung oder ekzematoide Knötchen.

Über die Natur der Reaktion besteht auch heute noch keine Klarheit. Das Vorliegen einer erhöhten Lichtempfindlichkeit und die Wirkung auch längerwelliger Strahlenbereiche, wenigstens in einigen Fällen spricht für die Anwesenheit und Wirksamkeit eines Photosensibilisators noch unbekannter Natur, wobei die Verschiedenheit der wirksamen Wellenbereiche es wahrscheinlich macht, daß nicht ein einheitlicher, sondern verschiedene Sensibilisatoren für die Wirkung verantwortlich sind[2]. Die Tatsache, daß das Reaktionsbild zumal in seinem weiteren Ablauf Ekzem- oder Prurigocharakter hat, also nicht einfach einer phototoxischen Reaktion entspricht, läßt an zwei Möglichkeiten denken: Entweder es provoziert eine primär phototoxische Reaktion in unspezifischer Weise die Eruption von Krankheitselementen einer schon bestehenden Krankheit oder Krankheitsbereitschaft nach Art des isomorphen Reizeffektes (Köbnersches Phänomen), oder es bildet sich unter der Bestrahlung ein Antigen, welches bei allergisch Sensibilisierten zu einer spezifischen Reaktion führt.

Für die Deutung des Phanomens als isomorpher Reizeffekt fehlt im Einzelfall bis auf wenige Ausnahmen der Beweis, daß nicht nur Licht, sondern auch andere Noxen wie Hitze, mechanische oder chemische Insulte usw. auslösend wirken. Fälle dieser Art müßten aus der Gruppe der polymorphen Lichtdermatosen ausgeschlossen werden. Abgesehen von vereinzelten Angaben über gelungene Übertragung mit dem Inhalt von Blasen[3] oder mit dem Serum[4], erfährt die Auffassung, daß es sich um eine photoallergische Reaktionsform handelt, durch die Entdeckung der Lichtbandstoffe im Urin durch KIMMIG (1952) (s. Kap. III) und durch den Ausfall der Testungen mit diesen Stoffen [WULF (1953)], welche ein ekzemähnliches Reaktionsbild ergeben haben, eine Stütze. Zahlreiche Fragen harren noch der Beantwortung:

Ist der Lichtbandstoff Photosensibilisator, welcher die Umwandlung eines körpereigenen oder körperfremden (z. B. aus dem Intestinaltractus stammenden) Stoffes unter Lichteinfluß zum Allergen katalysiert?

Oder ist der Lichtbandstoff selbst die reduzierte (?) Form des Allergens, welches in der Haut unter der Belichtung durch oxydative Umwandlung entsteht?

Ist die Bildung dieses Stoffes ein normaler Vorgang, zumal die Ausscheidung von Lichtbandstoffen nach WULF (1953) bei jedem Menschen durch Einwirkung genügender Lichtintensitäten hervorgerufen werden kann, und kommt es nur dann zur Erkrankung, wenn in seltenen Fällen eine allergische Umstimmung erfolgt?

Entstammt der lichtempfindliche Reaktor dem Stoffwechsel (Leber?, Verdauungstractus?) und wird er unter pathologischen Bedingungen in vermehrtem Maße gebildet?

Das Gebiet der polymorphen Lichtdermatosen ist nicht scharf begrenzt. Jedenfalls sollte eine Hautkrankheit erst dann als Lichtdermatose klassifiziert werden, wenn es gelingt, durch Belichtung eine abnorme Lichtempfindlichkeit nachzuweisen, wobei der Zusammenhang nur dann evident ist, wenn die lichtbedingte Reaktion dem vorliegenden Krankheitstypus entspricht, und wenn das Licht die Rolle eines spezifischen Faktors spielt.

---

[1] WUCHERPFENNIG 1928, URBACH und KONRAD 1929; ausfuhrliche Literatur bei BLUM 1941.
[2] BLUM, ALLINGTON und WEST 1937.
[3] FLARER 1933.   [4] MUHLMANN und AKOBJAN 1930.

c) Idiopathische Lichtkrankheiten.

Hydroa vacciniformia (Bazin), Porphyria congenita (Günther). Die Hydroa vacciniformia ist charakterisiert durch das meist schubweise Auftreten von Blasen auf gerötetem Grunde mit Evolution zur zentralen Nekrose und varioliformen Narbenbildungen. Die Lokalisation beschränkt sich auf die lichtexponierten Stellen, Gesicht, Ohren, Hände. Ausnahmen von dieser Regel sind jedenfalls ungewöhnlich, wenn auch schon wiederholt beobachtet worden. Die Krankheit beginnt meist in der frühesten Kindheit und kann bei schwerem Verlauf durch tiefe Substanzverluste zu ausgedehnten Verstümmelungen führen. Schutz vor Sonnenlicht hat Abheilung zur Folge. In der überwiegenden Mehrzahl der Fälle ist charakteristisch das schubweise Auftreten von Porphyrin im Urin, oft in einer solchen Menge, daß der Urin rot erscheint. Dies und die gewonnene Erkenntnis, daß die Porphyrine photodynamische Eigenschaften besitzen, hat zur Frage geführt, ob es sich bei der Hydroa vacciniformia um einen photodynamischen Lichteffekt handelt. Diese Frage und damit die Rolle, welche das Porphyrin in der Pathogenese der Krankheit spielt, ist von zahlreichen Autoren untersucht und diskutiert worden, ohne bisher eine Aufklärung gefunden zu haben.

Seiner chemischen Natur nach handelt es sich neben Koproporphyrin hauptsächlich um Uroporphyrin. Während ersteres schon normalerweise in geringen Mengen im Urin enthalten ist und unter verschiedenen Voraussetzungen (Infektionskrankheiten, Intoxikationen, Leberschädigungen) in vermehrtem Maße ausgeschieden wird (Porphyrinurie), deutet die Ausscheidung von Uroporphyrin und seinen Vorstufen (Porphobilinogen) auf das Vorliegen einer primären idiopathischen Erkrankung des Porphyrinstoffwechsels. Diese als *Porphyrie* bezeichnete Porphyropathie, zu der auch die Hydroa vacciniformia gehört, manifestiert sich in verschiedenen Formen, welche unter Berücksichtigung des heutigen Standes der Forschung folgende Einteilung erlaubt:

Tabelle 3. *Schema der Porphyrien.*

Form	Ursprung der Störung (nach Watson)	Haut-symptome	Ab-dominal- und Nerven-symptome	Porpho-bilinogen	Uropor-phyrin I	Uropor-phyrin III	Kopro-porphyrin
Kongenitale Form	Knochenmark	vorhanden	0	0	+	?	+
Akute Form	Leber	fehlen	+	++	+	+	+
Cutane Spätform	Leber	vorhanden	0	0	+	+	+
Gemischte Form	Leber	vorhanden	(+)	(+)	+	+	+

Die photodynamische Wirksamkeit der Porphyrine ist verschieden und zum Teil abhängig von der Zahl der Carboxylgruppen[1]. So wirkt Uroporphyrin mit 8 Carboxylgruppen stärker sensibilisierend als Koproporphyrin, das nur 4 Carboxylgruppen besitzt. Dies würde erklären, daß auch bei stark vermehrter Ausscheidung von Koproporphyrin Hauterscheinungen erfahrungsgemäß nicht auftreten. Hämatoporphyrin-Nencki übertrifft die natürlichen Porphyrine an Wirksamkeit.

Wie aus der Tabelle 3 hervorgeht, gehören cutane Symptome zwar in den Rahmen der Porphyrie, aber nicht als ein integraler Bestandteil, indem sie bei der akuten, in Schüben verlaufenden Form, wo im Anfall große Mengen von Uroporphyrin und Koproporphyrin ausgeschieden werden, fehlen. Und außerdem

---

[1] Fischer und Zerweck 1924.

gibt es Fälle von Hydroa vacciniformia, in welchen der Porphyrinnachweis im Urin negativ ausfällt („Hydroa vacciniformia ohne Porphyrin").

Die Angaben über willkürliche Erzeugung der charakteristischen Veränderungen bei Hydroa vacciniformia durch Bestrahlung sind widersprechend. In den meisten Fällen ist es nicht gelungen, durch Bestrahlung (Sonne, Bogenlampe, Hg-Dampflampe) typische Efflorescenzen zu erzeugen. Ebensowenig ist es gelungen, eine ausgesprochene Empfindlichkeit für den Spektralbereich nachzuweisen[1], in welchem Porphyrin eine starke Absorption aufweist (langwelliges UV bis zum Grün). Es wird von manchen sogar Unterempfindlichkeit angegeben[2]. Positive Resultate sind selten[3]. MÖLLER (1900) fand, daß bei Sonnenbestrahlung früher nicht exponierter Stellen anfänglich normale Lichtreaktionen auftraten und erst bei wiederholter Bestrahlung die charakteristischen Läsionen der Hydroa vacciniformia. Auch MEYER-BETZ (1913) gibt an, daß das Phänomen an den früher befallenen Stellen leichter angehe. Man könnte vermuten, daß vorausgehende Bestrahlungen die Speicherung des Porphyrins im Gewebe begünstigen, zumal bei der Hydroa vacciniformia eine Speicherung in manchen Organen vorkommt (Knochen, Zähne) und sogar durch die rote Farbe makroskopisch erkennbar ist; doch müßte das im konkreten Fall bewiesen werden und ebenso, warum sich die Reaktionsvorgänge auf kleine umschriebene Stellen beschränken im Gegensatz zur diffusen Reaktion der ganzen bestrahlten Fläche im viel zitierten Versuch von MEYER-BETZ.

Bei den cutanen Spätformen der Porphyrie[4], welche erst in einem vorgerückteren Alter auftreten, stößt die Interpretation der Vorgänge als Ausdruck einer phototoxischen Wirkung des Porphyrins auf dieselben Schwierigkeiten. Dies gilt vor allem für die Fälle, bei welchen im Gesicht und an den Handrücken subepidermale Blasen auftreten (wie bei der Epidermolysis bullosa), die auch histologisch nur von sehr geringen Entzündungserscheinungen begleitet sind. In manchen Fällen läßt sich die Blasenbildung durch Reibung provozieren (positives Nikolskisches Phänomen, Bullosis traumatica[5]). Auf die Bedeutung mechanischen Drucks bei der Entstehung der Blasen ist von mehreren Autoren hingewiesen worden. Eine solche Entstehungsweise ist von der experimentell erzeugten phototoxischen so weit entfernt, daß die Annahme, wonach bei der Hydroa vacciniformia ein indirekter Mechanismus wirksam ist, in welchem Porphyrin eine noch unbekannte Rolle spielt, an Wahrscheinlichkeit gewinnt[6].

Abschließend muß festgestellt werden, daß eine Photosensibilisierung durch Porphyrin zwar theoretisch möglich und experimentell auch bewiesen ist, daß die Rolle des Porphyrins bei der Hydroa vacciniformia dagegen noch völlig ungeklärt ist, wenn schon an einem Zusammenhang der Krankheitsvorgänge in der Haut mit dem Licht nicht gezweifelt werden kann.

Xeroderma pigmentosum. Das Xeroderma pigmentosum nimmt unter den Lichtdermatosen eine besondere Stellung ein, weil hier die Ursache der Störung im Gegensatz zu den übrigen lichtbedingten Erkrankungen im pathologischen Verhalten der Hautzellen selbst gelegen ist.

Die Krankheit ist anlagemäßig bedingt, weist einen recessiven Erbgang auf mit gehäuftem Vorkommen bei Konsanguinität in der Aszendenz. Sie beginnt oft in der frühesten Kindheit, anfanglich in Form gewöhnlicher Lichterytheme. Bei wiederholten Bestrahlungen entwickelt sich allmählich ein Zustand von

---

[1] NESBITT und WATKINS 1942, WELS und RIMINGTON 1953.
[2] VILANOVA 1956, BRUNSTING 1949, PAUL und THYRESSON 1954, TAPPEINER und TIRSCHEK 1953; ausführliche Literatur bei BLUM 1941.
[3] EHRMANN 1905, FREUND 1912   [4] IPPEN 1959.   [5] VILANOVA 1956.
[6] BLUM 1940, STEWARD und Mitarbeiter, BARNES und MARSHALL 1952 u. v. a.

Atrophie und Dysplasie der Haut mit fleckförmigen Pigmentierungen und Depigmentierungen sowie Teleangiektasien. Das Bild hat Ähnlichkeit mit einer chronischen Röntgenhaut. In der weiteren Folge bilden sich disseminierte warzige Elemente vom Typus der fleckförmigen hyperkeratotischen und verrukösen Präcancerose und schließlich multiple Krebse. In der Mehrzahl handelt es sich um Spinaliome, seltener um Adenocarcinome[1], um Spindelzell- und Rundzellsarkome[2] und auch bösartige Melanome[3], unter anderem auch Kombination von Carcinom und Sarkom[4].

Die Lokalisation der Veränderungen ist bis auf wenige nicht genügend abgeklärte Fälle streng auf die lichtexponierten Hautstellen (Gesicht, Ohren, Halsausschnitt, Unterarme, Hände) beschränkt. Die maligne Umwandlung erfolgt je nach der Schwere des Falles schon in den ersten Lebensjahren oder in einem späteren Zeitpunkt.

Die Prüfung der Lichtempfindlichkeit ergibt in der Regel keine Verschiebung der Lichtschwelle, aber einen ausgesprochen abnormen Verlauf der Reaktion. Diese setzt oft verspätet ein, erreicht aber einen höheren Grad als gewöhnlich und dauert oft viele Wochen[5]. Die gelegentlich festgestellte Unterempfindlichkeit ist von geringerer Bedeutung, da wahrscheinlich verstärkte Hornbildung als Ausdruck der gestörten Vorgänge dafür verantwortlich ist.

Außer den Lichtstrahlen besteht auch gegenüber Röntgenstrahlen und α-Strahlen eine Neigung zu pathologischen Reaktionen, während andere Noxen wie Wärmestrahlen, leuchtende Strahlen, chemische Reizstoffe diese Wirkung nicht besitzen[6]. Eine vermehrte Ausscheidung von Porphyrin besteht nicht. In einem Fall der eigenen Beobachtung konnte das Kimmigsche Lichtband im Urin nachgewiesen werden.

Von den schweren Fällen, die manchmal schon in der Jugend wegen ausgedehnter Carcinombildung letal enden — in einem Fall der eigenen Beobachtung im 9. Lebensjahr —, bis zu den leichten Fällen, bei welchen die Carcinombildung erst im mittleren Alter oder noch später erfolgt, und welche selbst wieder zu den gewöhnlichen senilen Präcancerosen und Cancerosen der Seemans- und Landmannshaut überleiten, gibt es alle Übergänge.

Die fundamentale Störung liegt, das müssen wir annehmen, weder in der Wirkung übermäßiger Lichtenergien noch in photodynamischen Mechanismen, sondern in einer anlagemäßig erhöhten Bereitschaft der Hautzellen zum Lichtkrebs, wobei schon im pathologischen Ablauf der gewöhnlichen Lichtreaktion eine Störung der Regenerationsfähigkeit der lichtgeschädigten Zellen zum Ausdruck kommt. Die weitere Forschung auf diesem Gebiet wird dieser Seite des Problems ihre Aufmerksamkeit zuwenden müssen.

Pellagra.

Die Pellagra gehört wie die Porphyrie zu den Affektionen, bei welchen der Zusammenhang mit dem Licht durch die Lokalisation der cutanen Veränderungen an den lichtexponierten Stellen nahegelegt wird. Sonnenbestrahlung steigert die Symptome. Beim Aufenthalt im Dunkel kommt es, wie experimentell beim Menschen festgestellt worden ist, trotz günstiger Voraussetzungen nicht zu krankhaften Veränderungen.

Die Pellagra ist in vollentwickeltem Zustand ein Symptomenkomplex, in dem neben cutanen auch intestinale und nervöse Störungen eine wichtige Rolle spielen. Die Hautveränderungen bestehen in umschriebenen, scharf begrenzten Rötungen,

---

[1] Lukasievicz 1895.   [2] Klein 1906.   [3] Pick 1884, Flarer, Fr. 1937.
[4] Crocker 1907, Pollitzer 1892, Elsenberg 1890.
[5] Martenstein 1924, Rothman 1924, Gougerot 1921, 1923.
[6] Martenstein und Bobowitsch 1926, Juon 1928.

ödematösen Schwellungen, Pigmentierungen, bei längerer Dauer Hyperkeratosen und Atrophien im Gesicht, an Hals, Handrücken, Unterarmen und Fußrücken.

Ätiologisch ist das Fehlen oder der Mangel von Nicotinsäure bzw. Nicotinsäureamid (PP-Faktor) von ausschlaggebender Bedeutung, wobei es sich sowohl um Fehlen in der Nahrung (echte Pellagra) wie um eine Resorptionsstörung infolge Magen-Darm-Störungen und Leberschädigung (z. B. Alkoholabusus) handeln kann („Pellagroid"). Durch Zuführung des PP-Faktors gehen alle Krankheitserscheinungen zurück. Der den Symptomen zugrunde liegende Wirkungsmechanismus ist noch nicht geklärt. In manchen Fällen wird im Urin Porphyrin angetroffen, doch handelt es sich dabei nicht um einen regelmäßigen Befund. Auch der von SPIESS, GROSS und SASAKI (1938) in ihren Fällen beobachtete Rückgang der Porphyrinurie nach Vitaminbehandlung ist von anderer Seite nicht bestätigt worden. Da Nicotinsäure ein Baustoff wichtiger sauerstoffübertragender Fermente (Codehydrasen) ist, führt sein Fehlen möglicherweise zu Störungen im Porphyrinstoffwechsel und zum Auftreten toxischer oder photodynamisch wirksamer Substanzen[1]. Bemerkenswert ist die Feststellung, daß Sonnenexposition auch die internen Symptome steigert, was auf die lichtbestrahlte Haut als Ursprungsort eines toxischen Faktors hindeutet.

Wenn schon ein Zusammenhang mit dem Licht wohl kaum in Frage steht, so bestehen trotzdem wie bei der Porphyrie Schwierigkeiten auch darum, weil außer den klassischen Stellen gelegentlich auch nicht dem Licht ausgesetzte Hautregionen (Anogenital-Axillar-Cubitalregion) befallen werden. Die sehr komplizierten Verhältnisse bedürfen noch der weiteren Abklärung.

3. Licht als provokatorische Noxe.

Bei manchen Hautkrankheiten spielt das Licht die fakultative Rolle eines unspezifischen Reizes. Dies ist vor allem beim Herpes simplex der Fall, dessen Auftreten im Anschluß an einen Sonnenbrand eine häufige Erscheinung ist. Bei anderen Dermatosen wie Psoriasis, seborrhoisches Ekzem u. a. handelt es sich stets nur um relativ seltene Einzelfälle.

Noch ungeklärt ist die verhältnismäßig oft beobachtete provokatorische Wirkung des Lichtes beim *Lupus erythematodes*. Ob es sich dabei um einen unspezifischen Reizvorgang handelt, oder ob die Wirkung auf dem Vorhandensein eines noch unbekannten photosensibilisierenden Stoffes beruht, ist noch nicht entschieden. Auffallend ist eine gewisse Parallelität mit den polymorphen Lichtdermatosen im günstigen Ansprechen auf die Behandlung mit Nicotinsäureamid und vor allem mit gewissen Chininderivaten (Resochin, Nivaquine), die beide keinen Einfluß auf die gewöhnliche Lichtreaktion haben[2].

Literatur.

ABBOTT: Zit. nach J. HAUSSER. — ALTSCHUL, R.: Der Einfluß von UV-Bestrahlungen auf Serumcholesterin. Strahlentherapie 97, 461 (1955). — ANDERSON, W. T., and D. S. MACHT: The penetration of UV rays into live animal tissue. Brit. J. Actinother. 3, 123 (1928).

BACHEM, A.: Die Lichtdurchdringung der menschlichen Haut. Strahlentherapie 39, 30 (1931). — BANG, SOPHUS: Über die Verteilung bakterientotender Strahlen im Spektrum des Kohlenbogenlichtes. Mitt. Finsens Med. Lysinst. 1905, H. 9, 164—179. — BARNES, H. D., et J. MARSHALL: Porphyrie en Afrique du sud. Ann. Derm. Syph. (Paris) 79, 521 (1952). — BENOIST: Zit. nach F. SHATTOCK, ST. MACKENZIE u. M. D. WALLER.—BERGAMASCO, A.: Studio comparativo sull'azione di alcuni fotosensibilisatori. Arch. ital. Derm. 16, 131 (1940). — BERNER, K.: Über die Wirkung der Bestrahlung mit Hg-Dampflampe auf das Blut. Strahlentherapie 5, 342 (1915). — BIE, W.: Untersuchungen uber die bakterizide Wirkung der verschiedenen Abteilungen des Spektrums. Mitt. Finsens Med. Lysint. 40, H. 1 (1900); 44, H. 7 (1904). — BIRCH-HIRSCHFELD: Die Veranderungen im vorderen Abschnitt des Auges nach haufiger Bestrahlung mit kurzwelligem UV. Albrecht v. Graefes Arch. Ophthal. 71, 573—600 (1909). — BLOCH, B., u. F. SCHAAF: Pigmentstudien. Biochem. Z. 162, 181

---

[1] KIMMIG 1955.   [2] CAHN, LEVI und SHAFFER 1956.

(1925). — Blum, H. F.: Photodynamic action and diseases caused by light. Americ. chemical Society. Monographic Series. New York: Reinhold Publ. 1941. — Blum, H. F., H. Allington and R. West: On urticarial response to light and its photo-physiology. J. clin. Invest. 14, 435 (1935). — Blum, H. F., and R. West: Studies of urticarial response to blue and violet light in man. J. clin. Invest. 16, 261 (1937). — Bovenkamp, G. J. v. d.: Einfluß von UV und roten Strahlen auf die Haut. Ned. T. Geneesk. 71, 1617 (1927). Ref. Zbl. Haut-Geschl. Kr. 27, 131 (1928). — Brunsting, L. A.: Porphyria with cutaneous manifestations. Arch. Derm. Syph. (Chicago) 60, 66 (1949). ~ Observation on porphyria cutanea tarda. Arch. Derm. Syph. (Chicago) 70, 551 (1954). — Buchholz, J., u. A. Jenny: Über das Wesen der bakteriziden Wirkung von monochromatischen UV-Strahlen. Zbl. Bakt., I. Abt. Orig. 133, 299 (1935). — Buchner, H.: Über den Einfluß des Lichtes auf Bakterien und über die Selbstreinigung der Flüsse. Arch. Hyg. (Berl.) 17, 179 (1893). — Bücklers, N.: Histologische Untersuchungen über die Schädigungen des Auges durch kurzwellige ultrarote Strahlen. Albert v. Graefes Arch. Ophthal. 117, 1 (1926). — Büngeler, W.: Über den Einfluß photosensibilisierender Substanzen auf die Entstehung von Hautgeschwulsten. Z. Krebsforsch. 46, 130 (1937). ~ Bedarf der Teer zur Krebserzeugung ultravioletter Strahlen? Klin. Wschr. 1937, 2, 1617. — Büttner, K.: Erythembildung durch Sonnen- und Himmelstrahlung. Strahlentherapie 61, 610 (1938). — Burckhardt, W.: Untersuchungen über die Photoaktivität einiger Sulfonamide. Dermatologica (Basel) 83, 63 (1941). ~ Photoallergische Ekzeme durch Sulfonamidsalben. Dermatologica (Basel) 96, 280 (1948). ~ Photoallergisches Ekzem durch Irgafen nach Varizenverodung mit Varsyl. Photoallergisches Ekzem durch Tristellamid. Dermatologica (Basel) 114, 292 (1957). ~ Photoallergische Ekzeme durch Blankophore (optische Aufheller). Hautarzt 8, 486 (1957). — Burckhardt, W., u. R. Künzli: Der Einfluß von Nässe und Kälte auf das Ultravioletterythem. Dermatologica (Basel) 101, 213 (1950). — Burckhardt, W. u. K., u. M. Schwarz-Speck: Photoallergische Ekzeme durch Nadisan. Schweiz. med. Wschr. 1957, 954.

Cahn, M. M., E. I. Levy and B. Shaffer: The effect of chloroquine phosphate in modifying reactions to ultra-violet light. J. invest. Derm. 26, 201—207 (1956). — Calnan, C. D.: Mündliche Mitteilung. — Castellino, B. G.: Ascorbinsäure in Haut und Ultraviolett. G. ital. Derm. Sif. 77, 967 (1936). — Cerutti, G.: L'influenza delle radiazioni luminose a varia lunghezza d'onda sulla glicemia. Arch. Sci. med. 54, 71 (1930). — Colebrook, L., A. Eidinow and L. Hill: The effect of radiation on the bactericidal power of the blood. Brit. J. exp. Path. 5, 54 (1942). — Columbine, H., and H. N. Rydon: A study of the formation, properties and partial purification of leukotoxine. Brit. J. exp. Path. 27, 33—46 (1946). — Crew, W. H., and C. H. Wittle: On the absorption of UV radiation by human sweat. J. Physiol. (Lond.) 93, 335 (1938). — Crocker, R.: Xerodermia pigmentosa. Brit. J. Derm. 19, 202 (1907).

Dieterich, H.: Lichterythem unter dem Einfluß von Menstruationszyklus und Schwangerschaft. Strahlentherapie 27, 587 (1927). — Dormans, E.: UV in Kombination mit Teer. Z. Krebsforsch. 40, 577 (1934). — Dorno, C.: Zur Technik der Strahlenmessungen. Strahlentherapie 18, 177 (1924). ~ Beitrage zur Kenntnis des Sonnen- und Quarzlichterythems und -pigmentes. Strahlentherapie 22, 70 (1926).

Ehrmann, S.: Versuche über Lichtwirkung bei Hydroa aestivalis (Bazin), Sommereruption (Hutchinson). Arch. Derm. Syph. (Berl.) 77, 163 (1905). ~ Weitere Untersuchungen über Lichtwirkung bei Hydroa aestivalis (Bazin), Sommereruption (nach Hutchinson). Arch. Derm. Syph. (Berl.) 97, 75 (1909). — Eidinow, A.: The bactericidal action of light on tubercule bacilli. Brit. med. J. 2, 160 (1927). — Ellinger, F.: Die Lichtempfindlichkeit der menschlichen Haut, ihre Bestimmung und Bedeutung für die lichtbiologische Konstitutionsforschung. Strahlentherapie 44, 1 (1932). — Elsenberg, A.: Xeroderma pigmentosum (Kaposi), Melanosis lenticularis progressiva (Pick). Arch. Derm. Syph. (Berl.) 22, 49—70 (1890). — Epstein, J. H., L. A. Brunsting, M. C. Peterson and B. E. Schwartz: A study of photosensitivity occurring with chlorpromazine therapy. J. invest. Derm. 28, 329 (1957). — Epstein, St.: Photoallergic and primary photosensitivity to sulfonamide. J. invest. Derm. 2, 43 (1939). — Epstein, St., and R. J. Rowe: Photoallergy and photocrossensitivity to phenergan. J. invest. Derm. 29, 319 (1957).

Findlay, G. M.: Ultra-violet light and skin cancer. Lancet 1928 II, 1070. — Finsen, N.: Neue Untersuchungen über die Einwirkung des Lichtes auf die Haut. Mitt. Finsens Med. Lysint. 1, H. 8 (1900). — Fischer, H., u. W. Zerweck: Über den Harnfarbstoff bei normalen und pathologischen Verhältnissen und seine lichtschützende Wirkung. Zugleich einige Beiträge zur Kenntnis der Porphyrinurie. Hoppe-Seylers Z. physiol. Chem. 137, 176—264 (1924). — Fischer u. Stein: Zit. nach Kuske. — Fitzpatric, Th. B.: Thyrosinase in human skin. Science 112, 223 (1950). ~ Human melanogenesis. Arch. Derm. Syph. (Chicago) 65, 379—389 (1952). — Flarer, F.: Studio sperimentale sull'azione pessica della cute per sostanze circolanti allo stato di soluzione colloidale e sospensione. Arch. ital. Derm. 5, 542, 556—578 (1933). ~ Discheratosi, epitheliomi multipli e melanosarcoma in bambino di tre anni con exeroderma pigmentoso. Rif. med. 1937, 635—638. — Flesch, P., and S. Rothman: Role of sulfhydryl compounds in pigmentation. Science 108, 505 (1948). — Fontana,

G.: Raggi UV e apparato genitale. Atti Soc. ital. Ostet. Suppl. 1, 35, 21 (1939). — FRENCH, C. S.: The rate of CO_2 assimilation by purple bacteria at various wave lengths of light. J. gen. Physiol. 21, 71 (1938). — FREUND, L.: Physiologische und therapeutische Studien über die Lichtwirkung auf die Haut. Wien. klin. Wschr. 1912, 191. — FUNDING, CR., O. H. HENRIQUES u. E. REKLING: Über Lichtcancer. III. Internat. Kongr. Lichtforsch., S. 166—168. Wiesbaden 1936. — FURNISS, A.: The action of light on the blood components. Amer. J. phys. Ther. 7, 465 (1931).

GALLERANI: Pirrolo e melanine, Communic. fatta alla Soc. Eustachine Dic. 1921. Zit. nach G. MIESCHER. Verh. II. Internat. Lichtkongr., Kopenhagen 1932. — GANS, O.: Über Beziehungen der Calciumverschiebung in der Haut zu Permeabilitätsänderung. Münch. med. Wschr. 1925, 407. — GOLDMANN, H., H. KÖNIG u. F. MÁDER: Die Durchlässigkeit der Augenlinse für Infrarot. Ophthalmologica (Basel) 120, 198—205 (1950). — GONCE, J. E., and K. KASSOWITZ: The action of UV irradiation on the bactericidal property of the blood. J. Amer. med. Ass. 90, 280 (1928). — GOTTSCHALK, A., u. W. NONNENBRUCH: Die Wirkung von Strahlenenergie auf die Gewebsatmung tierischer Zellen. Strahlentherapie 15, 98 (1923). — GOUGEROT, H.: Xeroderma pigmentosum. Progr. chir. 9, 265 (1921). ~ Radiolucites solaires chroniques cancérigènes. J. Prat. (Paris) 36, 753—757, 771—776 (1923). — GRANT, J. H. B., and F. L. GATES: A preliminary servey of the effects of ultra-violet light on normal rabbits. Proc. Soc. exp. Biol. (N. Y.) 21, 230 (1924). — GREISHEIMER, E. M., and A. K. ARNOLD: Blood chemistry changes in children produced by exposure to the alpine lamp. Amer. Rev. Tuberc. 14, 479 (1926). — GRIFFIN, A. C., R. E. HAKIM and J. KNOX: The wave length effect upon erythemal and earcinogenic response in psoralen treated mice. J. invest. Derm. 31, 289—295 (1958). — GÜNTHER, H.: Die klinischen Symptome der Lichtüberempfindlichkeit. Dtsch. med. Wschr. 1911, 1771—1774. ~ Derm. Wschr. 68, 177—188 (1919). — GUILLAUME, C.: Le pigment épidermique, la pénétration des rayons UV et le mécanisme de protection de l'organisme vis-à-vis de ces radiation. Bull. Soc. méd. Hôp. Paris 42, 1133 (1926). ~ Rôle de la chaleur dans l'atténuation des effects chimiques produits par les rayons UV et mécanisme de cette atténuation. Bull. Soc. méd. Hôp. Paris 42, 1358 (1926).

HAGIWARA, S.: Studien über die serochemische Veränderung bei den UV-bestrahlten Tieren. Jap. J. Derm. 28, 1 (1928). Ref. Zbl. Haut- u. Geschl.-Kr. 29, 651 (1929). — HAMMER, FR.: Über den Einfluß des Lichtes auf die Haut. Arch. Derm. Syph. (Berl.) 24, 329 (1892). — HANSEN, T.: Der Einfluß der allgemeinen Lichtbäder auf die Menge des Typhusagglutinins im menschlichen Blut und einige Beobachtungen über die Wirkung des Lichtbades auf mit abgetöteten Typhusbazillen behandelte Kaninchen. Strahlentherapie 16, 144 (1923). — HASSELBACH, K. A.: Quantitative Untersuchungen über die Absorption der menschlichen Haut von ultravioletten Strahlen. Skand. Arch. Physiol. 25, 55—68 (1911). — HAUSMANN, W., u. H. HAXTHAUSEN: Die Lichterkrankungen der Haut. 11. Sonderbd. zur Strahlentherapie 1929. — HAUSSER, J.: Über spezifische Wirkungen des langwelligen ultravioletten Lichtes auf die menschliche Haut. Strahlentherapie 62, 315 (1938). — HAUSSER, K. W.: Der Einfluß der Wellenlänge in der Strahlenbiologie. Strahlentherapie 28, 25 (1928). — HAUSSER, K. W., u. W. VAHLE: Die Abhängigkeit des Lichterythems und der Pigmentbildung von der Schwingungszahl (Wellenlänge) der erregenden Strahlung. Strahlentherapie 13, 41 (1922). — HENDERSON, J. M.: The influence of UV on nutrition. Scot. J. Agric. 9, 33 (1926). — HENRI, V.: Zit. bei G. MIESCHER, Verh. II. Internat. Lichtkongr., Kopenhagen, 1932, S. 210—230 u. 393—399. — HENSCHKE, U., u. R. SCHULZE: Untersuchungen zum Problem der Ultraviolett-Dosimetrie. 3. u. 4. Mitt. Strahlentherapie 64, 14, 43 (1939). ~ 6. Mitt. Methoden der Ausmessung von Ultraviolettstrahlen. Strahlentherapie 71, 656 (1942). ~ 7. Mitt. Physikalische und biologische Untersuchungen an künstlichen Ultraviolettstrahlern. Strahlentherapie 72, 93 (1942). — HOBBY, G. L., and T. F. LENERT: The effect of intensity ultraviolet for sterilization. Amer. Rev. Tuberc. 71, 457 (1955). — HOBERT, H.: Über die Blutregeneration anämischer Mäuse im Dunkeln, im Licht und unter Einwirkung künstlicher Höhensonne. Klin. Wschr. 1923, 1213. — HOFMANN, G.: Untersuchungen uber die Gewebsdurchlässigkeit fur rote und infrarote Strahlen. Strahlentherapie 65, 477 (1939). — HOOVER, W. H.: The dependence of carbon dioxyde assimilation in a higher plant on wave length of radiation. Smithsonian Misc. Collections 95, No 21, 1—13 (1937). — HULDSCHINSKY, K.: Die Ultraviolettherapie der Rachitis. Strahlentherapie 11, 435 (1919). ~ Die prophylaktische Wirkung der ultravioletten Strahlen bei Rachitis. Strahlentherapie 34, 196 (1929). — IPPEN, J.: Porphyria cutanea tarda. Arch. klin. exp. Derm. 208, 223—259 (1959).

JADASSOHN, W.: Experimentelle Untersuchungen über die Wirkung von kurzwelligem Ultrarot auf die Haut. Arch. Derm. Syph. (Berl.) 152, 113 (1926). — JÄRVINEN, K. A. J.: Effect of cortisone on reaction of skin to UV light. Brit. med. J. 4744, 1377 (1951). — JANSEN, M., u. E. DELBANCO: Die histologischen Veranderungen des Lupus vulgaria unter Finsens Lichtbehandlung. Arch. Derm. Syph. (Berl.) 83, 323 (1907). — JESIONEK, A.: Lichtbiologie und Lichtpathologie. In Prakt. Ergebnisse auf dem Gebiet der Haut- und Geschlechtskrankheiten. Bd. II. Wiesbaden: Bergmann 1912. — JODLBAUER, A., u. K. CR. BUSCH: Über die Wirkungen von Fluoreszin und Fluoreszinderivaten im Lichte und im Dunkeln. Arch. int. Pharmacodyn. 15, 263—278 (1905). — JUNGLING, O.: Allgemeine Strahlentherapie,

2. Aufl. Stuttgart: Ferdinand Enke 1949. — JUON, M.: Beitrag zu den experimentellen Untersuchungen über Strahlenempfindlichkeit bei Xeroderma pigmentosum. Arch. Derm. Syph. (Berl.) **156**, 367 (1928).

KAELIN-BENZIGER u. HEUSS: Melanosarkom der Scleralgrenze bei Xeroderma pigmentosum. Jahresberichte des Paracelsus, S. 57—64. Zürich 1897. — KALLOS, P., u. C. KALLOS-DEFFNER: UV und Kohlehydratstoffwechsel. Strahlentherapie **50**, 191 (1934). — KAPLANSKY, S.: Über die Wirkung der UV-Strahlen auf den Mineralstoffwechselgehalt der Haut. Z. ges. exp. Med. **63**, 102 (1928). — KARTSCHAGIN, W.: Über den Einfluß des Pigmentes auf die Menge der von der Haut reflektierten UV-Strahlen. Z. phys. Ther. **32**, 207 (1927). — KAWAGUCHI, J.: Der Einfluß der Lichtstrahlen auf den Cholesteringehalt der Haut. J. Biochem. **15**, 111 (1932). — KELLER, PH.: Zit. aus G. ROST u. PH. KELLER, Lichtbiologie und Therapie. In Handbuch der Haut- und Geschlechtskrankheiten von J. JADASSOHN, Bd. V/2. Berlin: Springer 1929. — KESTEN, B. M., and MEYER SLATKIN: Diseases related to light sensitivity. Arch. Derm. Syph. (Chicago) **67**, 284 (1953). — KIMMIG, J.: Fortschritte der praktischen Dermatologie, Abt. S. 33. Berlin: Springer 1952. ~ Lichtdermatosen und Lichtschutz. Arch. Derm. Syph. (Berl.) **200**, 68 (1955). — KLEIN: Diss. Strassburg 1906. — KLINGMÜLLER, V., u. L. HALBERSTAEDTER: Über die bakterizide Wirkung des Lichtes bei der Finsenbehandlung. Dtsch. med. Wschr. **1905**, 539. — KÖNIGSFELD, H.: Stoffwechsel- und Blutuntersuchung bei Bestrahlung mit künstlicher Höhensonne. Z. klin. Med. **91**, 159 (1921). — KOOPMAMM, J.: Über den Einfluß der UV-Strahlen auf das Blut. Dtsch. med. Wschr. **1924**, 277. — KRAMER: Über die Schädlichkeit zu lang ausgedehnter Sonnenbäder. Hippokrates (Stuttgart) 889 (1941). — KRANZ, H. W.: Experimentelle Untersuchungen über den Einfluß relativ kurzwelliger ultraroter Strahlen auf das Auge mit besonderer Berücksichtigung der Cysteinreaktion der Linse. Klin. Mbl. Augenheilk. **74**, 56 (1925). — KROETZ, CH.: Der Einfluß der Wärmestrahlen auf Blutreaktion, Alkalireserve und Mineralbestand. Biochem. Z. **153**, 165 (1924). ~ Die Änderung der mineralischen Gesamtbildung unter dem UV. Naunyn-Schmiedeberg's Arch. exp. Path. Pharmak. **120**, 351 (1927). — KUSKE, H.: Lichtsensibilisierung durch Furocumarine als Ursache verschiedener photogener Dermatosen. Arch. Derm. Syph. (Berl.) **178**, 112 (1938). ~ Percutane Photosensibilisierung durch pflanzliche Wirkstoffe. Dermatologica (Basel) **82**, 273 (1940).

LANE, M. M., and C. H. JANSEN: Stimulation of rat skin respiration by UV-irradiation in vivo. Stud. Inst. Divi (Thomae) **2**, 283 (1939). — LANGEN, D.: Experimentelle Studien über die Erythembildung der Sonnen- und Himmelsstrahlung. Strahlentherapie **63**, 142 (1938). — LAROCHE, GUY, SAIDMAN et SERDARIS: Les variations de la sensibilité cutanée aux rayons ultraviolets chez les endocriniens. C. R. Soc. Biol. (Paris) **118**, 641 (1935). — LASSEN, H. C. A.: Lichtsensibilisierung im UV. Hospitalstidende **70**, 968 (1927). — LAURENS, H., and H. S. MAYERSON: The effect of carbon arc radiation on circulation in the dog. Proc. Soc. exp. Biol. (N. Y.) **24**, 506 (1927). — LEHMANN: Zit. nach JÜNGLING. — LEICHER, H.: Lichtwirkung und Blutkalk. Strahlentherapie **19**, 392 (1925). — LEWIS, TH.: Die Blutgefäße der menschlichen Haut und ihr Verhalten gegenüber Reizen. Berlin: S. Karger 1928. — LIEBNER, L.: Ekzema solare. Derm. Wschr. **92**, 552 (1921). — LIGNAC, G. O. E.: Über den Chemismus und die Biologie des menschlichen Pigments. Virchows Arch. path. Anat. **240**, 383 (1923). — LOEWY, A., u. C. DORNO: Über Haut- und Körpertemperaturen und ihre Beeinflussung durch physikalische Reize. Strahlentherapie **20**, 411 (1925). — LOVISATTI, N.: L'azione antagonistica delle radiazioni sulla cute. Arch. Radiol. (Napoli) **5**, 381 (1929). — LUKASIEVICZ: Über Xeroderma pigmentosum. Arch. Derm. Syph. (Berl.) **33**, 37 (1895). — LUTZ, W.: Zur Kenntnis der biologischen Wirkung der Strahlen auf die Haut mit spezieller Berücksichtigung der Pigmentbildung. Arch. Derm. Syph. (Berl.) **124**, 233 (1917).

MACHT, D. J., F. K. BELL and C. F. ELVERS: Penetration of ultra-violet rays through animal tissues. Proc. Soc. exp. Biol. (N.Y.) **23**, 210 (1925). — MALECZYNSKI, S.: L'influence de l'emploi de la lampe de quartz sur le taux de la cholestérine dans le sang chez l'homme et chez les animaux. C. R. Soc. Biol. (Paris) **99**, 922 (1928). — MALECZYNSKI, S., et J. LANKOSZ: Le taux du cholésterol sanguin chez l'homme immédiatement après l'irradiation unique par les rayons infra-rouges, les rayons solaires et les rayons limites. C. R. Soc. Biol. (Paris) **114**, 1126 (1933). — MARCHIONINI, M., u. C. HÖVELBORN: Blutzucker- und Diastasegehalt nach Höhensonnenlokalbestrahlungen. Klin. Wschr. **1935**, 1387. — MARSHALL, H., and F. R. S. WARD: Experiments of the action of light on bacillus anthracis. Proc. roy. Soc. Med. **52**, 393 (1893). — MARTENSTEIN, M.: Experimentelle Untersuchungen über Strahlenempfindlichkeit bei Xeroderma pigmentosum. Arch. Derm. Syph. (Berl.) **147**, 499 (1924). — MARTENSTEIN, M., u. A. BOBOWITSCH: Über Strahlenempfindlichkeit bei Xeroderma pigmentosum. Arch. Derm. Syph. (Berl.) **150**, 165 (1926). — MAYERSON, H. S., G. LEWIS and H. LAURENS: The effect of darkness on the metabolism in the dog. Amer. J. Physiol. **75**, 399 (1926). ~ The effect of carbon arc irradiation on the metabolism of the dog. Amer. J. Physiol. **75**, 421 (1926). — MEIROWSKI, E.: Über Pigmentbildung in vom Körper losgelöster Haut. Z. Path. **2**, 1 (1909). — MELKA, J.: Der Einfluß der Sonnenstrahlen auf den Grundumsatz des Menschen. Bratisl. lek. Listy **6**, 50 (1926). Ref. Zbl. Radiol. **3**, 300 (1927). — MENKIN, V.: Mechanism of inflammation. Arch. Path. (Chicago) **24**, 65 (1937). ~ Modern views of inflammation. Int. Arch. Allergy **4**, 131 (1953). — MEUCCI, A.: L'indicie opsonico nell'irradiazione. Prat. chir. **3**, 296 (1932). — MEYER, E.: Die Wirkung der Quarzlampenbestrahlung auf Gewebekulturen. Virchows Arch. path. Anat. **277**, 263 (1930). — MEYER, u. SEITZ: Ultraviolette Strahlen. Berlin: W. de Gruyter & Co. 1942. — MEYER, P. S.: Gewöhnung vitiliginöser Hautstellen an UV-Licht und andere Reize. Arch. Derm. Syph. (Berl.) **147**, 238 (1924). — MEYER-BETZ, FR.: Untersuchungen über die biologische (photodynamische) Wirkung des Hamatoporphyrins und anderer Derivate des Blut- und Gallenfarbstoffes. Dtsch. Arch. klin. Med. **112**, 476—503 (1913). — MIESCHER, G.: Das Problem des Lichtschutzes und der Lichtgewohnung. Strahlentherapie **35**, 403 (1930). ~ Die Schutzfunktionen der Haut gegenüber Lichtstrahlen. Strahlentherapie **39**, 601 (1931). ~ Untersuchungen über die Bedeutung des Pigmentes fur den UV-Lichtschutz der Haut. Strahlentherapie **45**, 201 (1932). ~ Die Rolle des Pigmentes in der Lichtbiologie und in der therapeutischen Wirkung des Lichtbades. II. Internat. Lichtkongr. Kopenhagen, 1932. ~ Über die biologische Wirksamkeit langwelligen Ultravioletts. III. Internat. Lichtkongr. Wiesbaden 1936. ~ Sind Ultraviolett- und Sonnenbestrahlungen gefahrlich? Strahlentherapie **60**, 134 (1937). ~ Die Wirkung des sichtbaren und infraroten Lichtes auf die Haut. Strahlentherapie **61**, 4 (1938). ~ Lichtgewohnung und Lichtkrebs bei der weißen Maus. Z. Krebsforsch. **72**, 1082 (1942). ~ Experimentelle Untersuchung über Krebserzeugung durch Photosensibilisierung. Schweiz. med. Wschr. **72**, 1082 (1942). ~ Zur Histologie der lichtbedingten Reaktionen. Dermatologica (Basel) **114**, 345 (1957). — MIESCHER, G., E. HARDMEYER u. L. GUGGENHEIM: Über die Wirkung des weißen und infraroten Lichtes auf die Haut. Arch. Derm. Syph. (Berl.) **174**, 445 (1936). — MIESCHER, G., u. H. MINDER: Untersuchungen über die durch langwelliges Ultraviolett hervorgerufene Pigmentdunkelung. Strahlentherapie **66**, 6 (1939). — MIESCHER, G., u. P. WIESLI: Gibt es eine Gewöhnung des Auges an ultraviolettes Licht? Beitrag zur UV-Reaktion des Auges. Albrecht v. Graefes Arch. Ophthal. **128**, 472 (1932). — MILES, A. L., and H. LAURENS: The effect of darkness on some of the physical characters of the blood of dogs. Amer. J. Physiol. **75**, 443 (1926). — MÖLLENDORFF, W. v., u. G. LAQUEUR: Die Wirkung der UV-Strahlen auf Wachstumsrhythmus und auf Zellteilung in Fibrocytenkulturen. Z. Zellforsch. **28**, 310 (1938). — MÖLLER, M.: Der Einfluß des Lichtes auf die Haut im gesunden und kranken Zustand. Bibliotheca med., Abt. III, H. 8. Stuttgart 1900. — MÜHLMANN, I., u. A. AKOBJAN: Experimenteller Beitrag zur Ätiologie der Prurigo aestivalis. Arch. Derm. Syph. (Berl.) **159**, 318 (1930).

NESBITT, S., and C. H. WATKINS: Acute Porphyria. Amer. J. med. Sci. **203**, 74—83 (1942). NEUBURGER, K.: Über postmortale Pigmentbildung der Haut. Münch. med. Wschr. **1920**, 26. — NOGIER, TH.: Recherches sur la transparence de la peau humaine à la lumière. Lyon. méd. **139**, 690 (1927).

ORTMANN, P.: Die Wellenlangenabhängigkeit der reaktionsbeschleunigenden Wirkung des Lichtes in der Haut. Naunyn-Schmiedebergs Arch. exp. Path. Pharmak. **192**, 96 (1939).

PAUL, K. G., and N. THYRESSON: Effect of BAL on case of „cutaneous porphyria". Acta derm.-venereol. (Stockh.) **34**, 403 (1954). — PAULI, W. E.: Durchlässigkeit der Haut für UV, deren künstliche Vergroßerung und Fluoreszenz der Haut. Strahlentherapie **26**, 577 (1927). — PAULIAN, D., et J. J. BISTRICEANO: Phosphatémie et UV. Arch. neurol. (Bukarest) **2**, 186 (1938). — PETHEO. J., u. J. BAKUCZ: Veranderungen im Blut und im Urin nach Quarzbestrahlungen. Orv. Hetil. **71**, 1328 (1927). — PFAHLER, G. E., J. V. KLAUDER and J. L. MARTIN: Exp. studies on the combined effect of Roentgen rays and UV rays. Amer. J. Roentgenol. **16**, 150 (1926). — PICK, F. J.: Über Melanosis lenticularis progressiva. Vjschr. Derm. Syph. 1884, 3. — PINCUSSEN, L.: Über Veränderungen des Kationengehaltes der Organe unter Belichtung und im Hohenklima. Biochem. Z. **182**, 359 (1927). — POLANO, M. K.: Urticaria solaris. Dermatologica (Basel) **97**, 327 (1948). — POLLITZER, S.: Hydradenitis destruens suppurativa. J. cutan. Dis. **1892**, 133. — POTTHOFF, P.: Über die Einwirkung ultravioletter Strahlen auf Bakterien und Bakteriensporen. Desinfekt. **6**, 10, 41 (1921). — POTTHOFF, P., u. G. HEUER: Der Einfluß der UV-Strahlen auf die Antikörper in vivo. Zbl. Bakt., I. Abt. Orig. **88**, 299 (1922). — PUTSCHAR, W., u. F. HOLTZ: Erzeugung von Hautkrebsen bei Ratten durch langdauernde UV-Bestrahlung. Z. Krebsforsch. **33**, 219 (1930).

RAAB, O.: Über die Wirkung fluoreszierender Stoffe auf Infusorien. Z. Biol. **39**, 524 (1900). — READ, C. J.: Systemic reponse to bright light in the dog. Amer. J. Physiol. **74**, 525 (1925). — RIEMERSCHMID, G.: Zur Erythemwirkung der natürlichen UV-Bestrahlung. Radiologica **2**, 126 (1938). — ROFFO, A. H.: Der Heliotropismus des Cholesterins. Strahlentherapie **53**, 317 (1935). — ROSENTHAL, F.: Die Berlockdermatosis. Derm. Wschr. **86**, 242 (1928). — ROSSI, C.: Sull'azione battericida della luce solare in profondità. Ann. ital. Chir. **3**, 1000 (1924). — ROSSO, C., e A. CABITTO: L'influenza dei raggi UV sul calcio e potassio del siero de sangue. Clin. pediat. (Bologna) **15**, 835 (1933). — ROST, G. A., u. PH. KELLER: Die Wirkung des Lichtes auf die gesunde und kranke Haut. In Handbuch der Haut- und Geschlechtskrankheiten von J. JADASSOHN, Bd. V/2, S. 1. 1929. — ROTHMAN, ST.: Die Erhöhung der Zuckertoleranz durch Lichtbader. Klin. Wschr. **1924**, 1959. — ROTHMAN, ST., u. J. CALLENBERG: Lichtbader und Serumkalkspiegel. Klin. Wschr. **1923**, 1751. —

Rottier, P. B.: The erythematogenous action of UV light on human skin (contineous and intermittent light). J. clin. Invest. **32**, 681 (1953).

Saidman, J.: Sur l'absorption des rayons UV par la peau et ses applications thérapeutiques. C. R. Acad. Sci. (Paris) **179**, 1448 (1924). — Schall, C., u. H. J. Alius: Die Reaktion der menschlichen Haut auf wiederholte UV-Bestrahlung. Strahlentherapie **27**, 769 (1928). ~ Das Lichterythem. Ergebn. med. Strahlenforsch. **4**, 253 (1930). — Schulzte, W.: Über Reflexion und Absorption der Haut im sichtbaren Spektrum. Strahlentherapie **22**, 38 (1926). ~ Untersuchungen über das Verhalten der Haut gegenüber Strahlen des sichtbaren Spektralgebietes. Münch. med. Wschr. **1926**, 943. ~ Die Reflexion und Absorption der menschlichen Haut im Ultraviolett. Strahlentherapie **35**, 369 (1930). — Schulz, F.: Experimentelle Beiträge zur Lichtbehandlung (Sensibilisierung, Wärmewirkung). Berl. klin. Wschr. **1905**, 979. — Schulz, K. H., A. Wiskemann u. K. Wulf: Klinische und experimentelle Untersuchungen über die photodynamische Wirksamkeit von Phenothiazinderivaten, insbesondere von Megaphen. Arch. klin. exp. Derm. **202**, 285 (1956). — Schulze, R.: Gewöhnung und Umstimmung der menschlichen Haut bei Bestrahlung mit Sonne und Ultra-Vitaluxlampe. Strahlentherapie **86**, 51 (1951). — Schwarz, K., u. M. Speck: Experimentelle Untersuchungen zur Frage der Photoallergie der Sulfonamide. Dermatologica (Basel) **114**, 232 (1957). — Shattock, F., S. F. Mackenzie and M. D. Waller: A study of the effect on radiant heat on the production of actinic erythema. Lancet **1929 II**, 917. — Sidi, E., M. Hincky and M. Gerwais: Allergic sensitization and photosensitization to phenergancream. J. invest. Derm. **24**, 345 (1955). — Siemens, H., u. G. C. Heringa: Lipoidphosphor und -gehalt des Blutes nach Höhensonnenbestrahlung. Ned. T. Geneesk. **1933**, 1635. — Sonne, C.: (1) Mode of action of universal light bath. Acta med. scand. **54**, 336 (1921). ~ (2) Die Abhängigkeit der lichtbiologischen Reaktionen von der Wellenlänge. Strahlentherapie **28**, 45 (1928). — Sonne, C., and P. Schultzer: On the capacity of UV light to increase the inorganic P of blood serum in normal rabbits and its mode of action. Acta radiol. (Stockh.) **7**, 529 (1926). — Spies, T. D., E. S. Gross and Y. Sasaki: Effect of yeast and nicotinic acid of Porphyrinuria. Proc. Soc. exp. Biol. (N.Y.) **38**, 178 (1938). — Stahl, R., u. G. Simsel: Gesetzmäßigkeiten beim Zustandekommen von Erythem und Pigment. Derm. Wschr. **85**, 1701 (1927). ~ Einfluß klimatischer Faktoren auf Lichterythem und Pigmentbildung. Klin. Wschr. **1927**, 1984. — Stewart, W. M., R. Laumonier, J. Civatte et F. Cottenot: Zit. nach Vilanova.

Takaya, K.: Experimental studies on rabies. The influence of UV rays on the virus of rabies. Orient. J. Dis. Infants **1**, 103 (1926). — Tappeiner, H., u. A. Jodlbauer: Die sensibilisierende Wirkung fluoeszierender Substanzen. Leipzig: F. C. W. Vogel 1907. — Tappeiner, S., u. H. Tirschek: Das Syndrom der aktinisch-traumatischen bullösen Porphyrindermatose. Arch. Derm. Syph. (Berl.) **196**, 65 (1953). — Taussig, J., Z. K. Cooper and M. G. Seelig: Effect of light on benzpyrene cancer in mice. Surg. Gynce. Obstet. **66**, 989 (1938). — Teutschländer, O.: Bedarf der Teer zur Hautkrebserzeugung ultravioletter Strahlen? Klin. Wschr. **1937**, 1284; **1938**, 96. — Trautwein, K. u. A.: Maul- und Klauenseuchevirus und Ultraviolett. Arch. Tierheilk. **60**, 101 (1929). — Tzanck, A., E. Sidi Mazalton et I. Kohen: Sur deux cas de dermite au phénergan avec photosensibilisation. Bull. Soc. franç. Derm. Syph. **58**, 433 (1951).

Urbach, W., u. J. Konrad: Über eine durch den langwelligen Anteil des Sonnenspektrums erzeugte Lichtdermatose vom Typus der Prurigo aestivalis Hutchinson. Die lichtschützende Wirkung des Resorcins. Strahlentherapie **32**, 193 (1929).

Vallery-Radot, Pasteur, P. Blamoutier, J. Stehelin et J. Saidman: Urticaire solaire. Bull. Soc. méd. Hôp. Paris **52**, 1122 (1928). — Vilanova, X.: Assoc. d. Dermatol. et syphiligr. de langue franç. 9e Congr., Lausanne 1956, p. 159. — Vogt, A.: Augenschädigungen durch strahlende Energie. Klin. Mbl. Augenheilk. **85**, 321 (1930).

Watson, C. J.: Porphyria, advances in international medicine. Year Book Publ. **6**, 235 (1954). — Wels, G. C., and C. Rimington: Studies on case of porphyria cutanea tarda. Brit. J. Derm. **65**, 337 (1953). — Wells, P.: Katalytische Lichtwirkung auf die Haut. Strahlentherapie **66**, 677 (1939). — Widmark: Zit. nach Hammer. — Wiener, H.: Die Wirkung der UV-Strahlung auf den menschlichen Eiweiß- und Purinstoffwechsel. Klin. Wschr. **1924**, 936. — Wiskemann, A., u. K. Wulf: Zur Kenntnis der Lichturticaria mit besonderer Berücksichtigung der auslösenden Spektralbereiche. Arch. klin. exp. Derm. **203**, 394 (1956). — With, C.: Studies on the effect of light on vitiligo. Brit. J. Derm. Syph. **32**, 145 (1920). — Wucherpfennig, V.: Pathologische Lichtüberempfindlichkeit in qualitativer und quantitativer Hinsicht, nebst Untersuchungen zur Lichtquaddel. Arch. Derm. Syph. (Berl.) **156**, 520 (1928). ~ Über den biologisch richtigen Vergleich spektral verschiedenartiger UV-Strahlungen. Strahlentherapie **55**, 170 (1936). — Wulf, K.: Beitrag zur Ätiologie der Lichtdermatosen mit experimentellem Nachweis endogen gebildeter photodynamisch wirksamer Urinsubstanzen unter besonderer Berücksichtigung der chronisch polymorphen Lichtausschläge. Arch. Derm. Syph. (Berl.) **197**, 209 (1953).

Ziegler, K.: Die Wirkung der künstlichen Höhensonne auf den Gesamtorganismus. Strahlentherapie **14**, 15 (1922).

Die durch elektrischen Strom bedingten Veränderungen am menschlichen Körper.

Von

Fritz Schwarz-Zürich.

Mit 23 Abbildungen.

I. Allgemeines.

Das Studium strombedingter Veränderungen am menschlichen Körper besitzt nicht nur theoretische. sondern auch große praktische Bedeutung. Es führt einerseits zu interessanten Problemen der Pathophysiologie und der allgemeinen Pathologie, andererseits versetzt es in die Lage, im Einzelfall die richtige Diagnose zu stellen und prophylaktisch zu wirken, d. h. gleiche oder ähnliche Ereignisse möglichst zu verhüten. Zugleich ist es die Voraussetzung zur Einleitung der rechtlichen Erledigung des Einzelfalles; jede schwere Schädigung der Integrität durch elektrischen Strom wird ja Reaktionen von seiten des Rechtes, insbesondere des Straf- und Versicherungsrechtes auslösen. Die medizinische Untersuchung eines Elektrounfalles wird deshalb ihren Abschluß meist in einer eigentlichen Begutachtung finden.

Zum Verständnis der strombedingten Veränderungen kann man nur gelangen, wenn man sich gewisse Einblicke in die Wirkungsweise des elektrischen Stromes verschafft hat. Ohne sie wird man die durch elektrische Energie gesetzten pathologisch-anatomischen Veränderungen nicht verstehen können. Dabei ist allerdings darauf hinzuweisen, daß unter Umständen Feststellungen mit negativem Ergebnis entscheidende Bedeutung zukommt; objektive Veränderungen sind gelegentlich so geringfügig oder uncharakteristisch, daß sie allein eine Deutung des Geschehenen nicht oder nur in beschränktem Umfang zulassen. Die Erfahrungen der Klinik, der Physiologie (einschließlich des Tierversuches) sowie die Beobachtungen anläßlich der elektrischen Hinrichtungen müssen mit herangezogen werden. Ebenso notwendig sind gewisse Kenntnisse über die technischen Voraussetzungen und Vorgänge, unter denen ein Stromfluß durch den menschlichen Körper erfolgt; auf ihnen liegt in einzelnen Fällen für die medizinische Stellungnahme sogar das Hauptgewicht. Mittelpunkt der folgenden Darstellung bilden die pathologisch-anatomischen Veränderungen; weitere Überlegungen werden nur so weit herangezogen. als sie zum Verständnis des pathologischen Geschehens und zur Erfassung und Deutung der morphologischen Befunde nötig sind. Für alle Einzelfragen. wie sie sich bei der Begutachtung umstrittener Fälle stellen, ist die ausgedehnte Spezialliteratur heranzuziehen; das gilt hauptsächlich für jene Todesfälle. die erst längere Zeit im Anschluß an einen Elektrounfall eingetreten sind. Gewisse Spätschadigungen und Spättodesfälle sind in ihrer Deutung immer noch umstritten.

Zunächst sei auf ein paar Aspekte mehr rechtlicher Natur hingewiesen. Der *Selbstmord* durch elektrischen Strom spielt heute eine verschwindend kleine Rolle. Noch vor wenigen Jahrzehnten war der selbstmörderische Kontakt mit Hochspannung ein nicht gerade seltenes Ereignis; der sich anschließende qualvolle Verbrennungstod hat aber offenbar abschreckend gewirkt. Die Niederspannung ist in bezug auf die tödliche Wirkung unsicher. Immerhin stießen wir auch in den letzten Jahren immer wieder auf vereinzelte Selbstmorde durch Niederspannung; dabei wurde jeweils direkter Kontakt mit dem Lichtnetz unter Vermeidung aller zusätzlichen Widerstände herzustellen versucht und dafür gesorgt, daß ein Schmelzen der Sicherung den Strom nicht vorzeitig unterbreche[1]. Auch *Körperverletzung und Tötung* durch Strom im Sinne eines *Vorsatzdeliktes* sind Seltenheiten. Umfangreiche Vorbereitungen, d. h. Schaffung einer „Elektrofalle", durch die sich der Täter verraten würde, wären zur Durchführung notwendig. Dagegen ist das *Fahrlässigkeitsdelikt*, d. h. die Zufügung einer Schädigung, die oft zum Tode führt, infolge pflichtwidriger Unvorsichtigkeit eines anderen, relativ häufig. Jeder Fall ist durch die Behörden sorgfältig in dieser Hinsicht zu überprüfen.

Weitaus im Vordergrund des Geschehens steht der *Elektrounfall*. Es handelt sich dabei in der Regel um ein im Rahmen der Sozialversicherung entschädigungspflichtiges Ereignis, das ausnahmslos zu eingehenden medizinischen und technischen Untersuchungen führt. Dem Elektrounfall in erster Linie verdanken wir die medizinischen Erkenntnisse, über die wir heute verfügen. Seine Häufigkeit ist bei der Ausbreitung der Netze, bei der Steigerung der Spannungen bzw. der Anschlußenergie und bei der mannigfaltigen Verwendung der elektrischen Energie nicht verwunderlich. Doch ist festzustellen, daß er im Rahmen der Gesamtunfälle eine bescheidene Rolle spielt[2]. Das weibliche Geschlecht ist daran wenig beteiligt. In den USA sind nach Hyslop nur 0,4% aller Unfälle im Haushalt und Betrieb Elektrounfalle. Er ist aber, im Gegensatz zu den andern Unfällen, durch hohe Todesfallziffern charakterisiert; das gilt insbesondere für die Wirkung der Hochspannung. Im Bereich der Bundesrepublik wurden 1947—1953 986 Unfalle mit Strom über 1000 V, davon 20,2% tödliche, registriert und 3727 mit Strom bis zu 1000 V bei 3% Todesfällen. Wegen der hohen Mortalität ist die Belastung der Versicherungsgesellschaften groß. So wurden in Deutschland von der Berufsgenossenschaft Feinmechanik und Elektrotechnik für 1956 10%, d. h. fast 3 Millionen, der Gesamtleistung für elektrische Unfälle verausgabt, eine Leistung, die übrigens seit 1950 um die Hälfte angestiegen ist.

Eine Zusammenstellung aus der Schweiz über die Jahre 1931—1950 ergibt folgende Ergebnisse:

Tabelle 1. *Elektrounfälle unter Ausschluß des Bahnbetriebes.*

Spannung V	Todes-fälle	Ver-letzte	Total	Prozentualer Anteil der Todesfälle
bis 250	299	1456	1755	17
251—1000	86	799	885	9,7
1001—10000	100	314	414	24,1
über 10000	98	214	312	31
Total	583	2783	3366	17,3

Durchschnittliche Zahl der Todesfälle pro Jahr: 29,15.

Tabelle 2. *Elektrounfälle im Bahnbetrieb.*
(15000 V Wechselstrom.)

	Todes-falle	Ver-letzte	Total	Prozentualer Anteil der Todesfälle
Personal	61	184	245	24,9
Nicht zum Betrieb gehörende Personen	63	134	197	31,9
Total	124	318	442	28

Durchschnittliche Zahl der Todesfalle pro Jahr: 6,2.

Die Todesfälle durch *Blitzwirkung* treten quantitativ in den Hintergrund; in den Jahren 1944—1955 ereigneten sich in der Schweiz durchschnittlich 5,5 Todesfälle pro Jahr.

Bei der Auswertung der Statistiken aller Länder ist festzustellen, daß der Ausdehnung der Netze bzw. der Erhöhung der Anschlußenergie *keine* proportionale Zunahme der Unfälle entspricht. Die Gefährdungsziffer hat also abgenommen. In dieser Entwicklung kommt der gute Wirkungsgrad der *prophylaktischen Maßnahmen* zum Ausdruck. Das Schwergewicht derselben liegt eindeutig auf seiten der Technik. Die größten prophylaktischen Erfolge verdanken wir dem vorbildlichen Ausbau der Anlagen und der einwandfreien Konstruktion der Anschlußgeräte, im besondern der tragbaren. Daneben spielt die Aufklärung über die Gefahr eine gewisse Rolle. Das gilt hauptsächlich für die Niederspannungen. Man versteht darunter solche zwischen 50 und 1000 V;

---

[1] Vgl. Munck 1934.

[2] Eine Sonderkategorie bilden die allerdings sehr seltenen Elektrotodesfälle bei auterotischer Betätigung, wobei der Strom die Rolle eines Reizmittels zu spielen hat. Die Situation ist aus den Gesamtumständen heraus meist leicht zu deuten.

darüber sprechen wir von Hochspannungen, darunter von Kleinspannungen, die praktisch ungefährlich sind, ganz abgesehen davon, daß bei den letzteren ein Zusammenbruch des Hautwiderstandes gar nicht stattfinden wird (s. S. 337). Leider kann die Medizin zur Verhütung des Elektrounfalles nur wenig beitragen. Für eine vorsorgliche Erfassung der Gefährdeten fehlen die Voraussetzungen. Eine Testung z. B. des Widerstandes ist sinnlos, weil der letztere beim selben Individuum schwankt. Testungen könnten übrigens nur mit Kleinspannungen vorgenommen werden, die über den Widerstand gegenüber Nieder- und Hochspannungen nichts aussagen. In der *Behandlung* des durch Strom Verunglückten sind in den letzten Jahrzehnten wenig Fortschritte gemacht worden. Durch den Tierversuch wurden zwar wirksame Mittel zur Behebung des nach der Einwirkung von Niederspannungen häufig eintretenden Kammerflimmerns gefunden, z. B. intrakardial eingespritzte Pharmaka[1] oder Auflegen von Eis auf das freigelegte Herz[2]. Eine solche Behandlung beim Menschen binnen Minuten, d. h. bevor die Hirnanämie zum Tode geführt hat, zur Anwendung zu bringen, ist aber kaum je möglich. Praktisch sich auswirkende Fortschritte dürften in der Behandlung der Folgen von Hitzeschädigungen nach Hochspannungseinwirkung gemacht worden sein, insbesondere in der Bekämpfung der Myoglobinvergiftung bzw. Myoglobinnephrose durch die Alkalitherapie[3]. Darüber finden sich Hinweise auf S. 348.

Bei der *medizinischen Begutachtung* eines Elektrounfalles wird man sich stets bemühen, Angaben über die äußeren Umstände und uber die Reaktionen des Opfers während des Stromdurchtrittes und nachher zu erhalten. Es zeigt sich immer wieder, wie schwierig es ist, zu gesicherten Unterlagen zu gelangen. So wird es z. B. kaum je möglich sein, einen Menschen unmittelbar nach Stromdurchfluß fachmännisch und mit ausreichenden Methoden (z. B. elektrokardiographisch) untersuchen zu können. Wir sind in der Regel auf die Beobachtungen von Laien angewiesen, die zwar wertvolle Angaben vermitteln, uns aber bezüglich der vitalen Funktionen (Herztätigkeit, Atmung) sowie der zeitlichen Verhältnisse im Stiche lassen. In Todesfallen findet fast ausnahmslos stundenlang fortgesetzte künstliche Atmung, sei es manuell, sei es mit einem Gerät, statt. Dadurch können Veränderungen in der Blutverteilung und in der Lungenbeschaffenheit gesetzt werden, welche die Deutung der Sektionsbefunde erschweren. Die ursprünglich meist vorhandene Gesichtscyanose z. B. kann verschwinden, die Lungen können partiell gebläht und bei Sauerstoffbeatmung aufgehellt werden. Wir haben ferner mit dem Eintritt lokaler „Pseudovitalreaktionen" zu rechnen. Um Injektions- und Punktionsstellen herum (Einspritzungen ins Herz, Lumbalpunktion) können sich Blutaustritte bilden; die gleiche Beobachtung laßt sich an durch die künstliche Atmung gesetzten Rippenfrakturen machen. Solche durch die postmortale Behandlung gesetzten Blutaustritte werden gelegentlich falschlich als Beweise dafür angefuhrt, daß während langerer Zeit nach dem Unfall ein Zustand des Überlebens („elektrischer Scheintod") bestanden habe.

Wesentliche Erweiterungen unserer Kenntnisse brachten die Beobachtungen am *elektrischen Stuhl* und der *Tierversuch*. Die Ergebnisse des letzteren dürfen aber nur mit Vorbehalten herangezogen werden, denn der menschliche Organismus reagiert z. B. in bezug auf das Herz nicht gleich wie derjenige der üblichen Versuchstiere.

Weitere Forschungen sind notwendig. Sie bestehen für den Überlebenden in einer klinischen Durchuntersuchung, die sich beim Vorliegen zentraler Störungen auch auf den Psychostatus zu erstrecken hat. Dabei ist darauf hinzuweisen, daß wir in bezug auf Spätschädigungen, trotz umfangreicher Literatur, noch über wenig wirklich gesicherte Unterlagen und Vorstellungen verfügen, wenn wir wenigstens von den Fällen mit eindeutiger Hitzewirkung, von Coronarinsuffizienz und von einigen neurologischen Folgen absehen. Auch statistisch sind diese Probleme noch kaum in Angriff genommen worden. Beim Toten ist die Gesamt-

---

[1] FISCHER und FROHLICHER 1951.   [2] LUCAS 1951.

[3] FISCHER und ROSSIER 1947, FISCHER und FRÖHLICHER 1951, FISCHER, HUBER und STAUB 1955, HUBER und FISCHER 1958.

sektion durchzuführen mit Einschluß histologischer Untersuchungen. Es fällt auf, wie früher entscheidende Schlußfolgerungen einzig und allein auf Grund makroskopischer Betrachtung ohne mikroskopische Kontrolle gefällt wurden. Stets ist ein Unfall auch nach seiner technischen und psychologischen Seite abzuklären. Nur bei einem solch umfassenden Vorgehen wird es möglich sein, unsere heute noch unvollständigen Kenntnisse abzurunden.

Am besten bekannt und morphologisch sicher deutbar unter den Wirkungen des elektrischen Stromes sind die durch ihn hervorgerufenen *Wärmeveränderungen*, d. h. die Folgen der Widerstandswärme oder Jouleschen Wärme bzw. des Flammbogens. Verbrennungen durch den letzteren können eintreten, ohne daß der

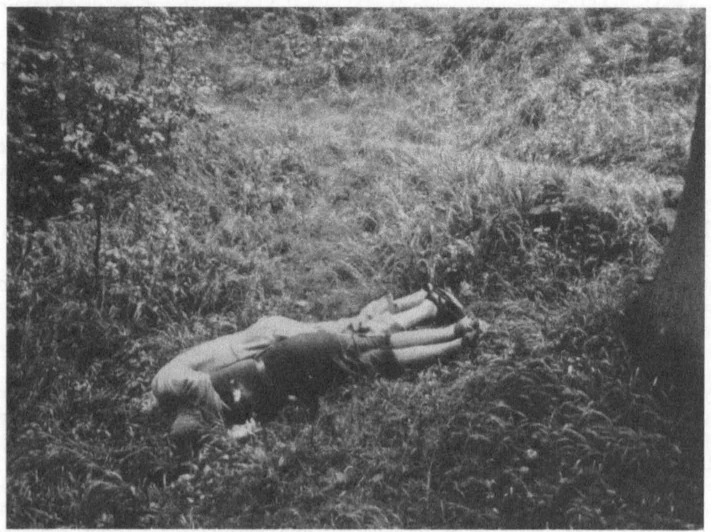

Abb. 1. Elektromechanische Wirkung. Reaktionsloses Hinstürzen eines unter einem Baume stehenden, vom Blitze getroffenen Liebespaares.

Körper vom Strom durchflossen wird (z. B. beim Kurzschluß- oder Erdungsflammbogen). Für die Diagnose eines Stromdurchganges sind sie von größter Bedeutung. Schwerer erkennbar und deutbar sind jene Veränderungen, die ohne Wärmebildung zustande kommen sollen, wenn wir von mittelbaren Folgen (Folgen der Krämpfe, der Blutdrucksteigerung) absehen. Man spricht dabei auch von *spezifischer Wirkung*. Die mitgeteilten Befunde scheinen in ihrer Genese teilweise unsicher und von Artefakten nicht immer unterscheidbar. Als Ausdruck einer spezifischen Wirkung ist die Erregung zu bezeichnen, welche von einer bestimmten Schwelle an am Muskel, am Herzen, am Nerven eintritt. Faßbare direkte Veränderungen hinterläßt sie, wenn keine Wärmeschädigung hinzu kommt, nicht; ihre Folgen sind bei kurzer Dauer reversibel. Neben der thermischen und spezifischen (erregenden) Wirkung kommt dem Strom in vielen Fällen eine *mechanische Wirkung* zu. Das gilt wenigstens für die Hochspannung und den Blitz. Ausdruck davon sind z. B. die häufigen Zertrümmerungen und Zerreißungen von Kleidungsstücken, Ausrüstungsgegenständen und Körpergeweben, wie wir sie bei Blitztodesfällen antreffen können. Auch das schlagartige, reaktionslose Hinstürzen vieler vom Blitz getroffenen Personen dürfte darauf zurückzuführen sein (Abb. 1). Eindeutig mittelbare Veränderungen ergeben sich aus den durch elektrischen Strom ausgelösten *Muskelkrämpfen* und der dadurch bewirkten *Blutdruckerhöhung* in Form von Blutaustritten. Letztere können auch in Körperregionen, die außerhalb des Stromflusses liegen, auftreten. Schließlich kann sich bei ungünstiger Ausgangslage des vom Strom Getroffenen ein *Sturz* anschließen; es wird dann zu im allgemeinen leicht deutbaren Sturzverletzungen kommen.

Die Intensität der Wirkung ist zur Hauptsache von der *Stromstärke*, d. h. von der Ampèrezahl abhängig. Das gilt sowohl für die spezifische wie für die elektrothermische Wirkung. Andere technische Faktoren treten daneben in den Hintergrund. Immerhin zeigen Tierversuch und praktische Erfahrungen, daß der *Gleichstrom*, ceteris paribus, weniger gefährlich ist als der *Wechselstrom*. Tödliche Gleichstromunfälle sind dementsprechend sehr selten. Nach HOLMGREN fiel in Schweden während der Jahre 1906—1924, als der Gleichstrom noch viel ausgedehntere Verwendung fand als heute, auf 399 tödliche Elektrounfälle nur einer mit Gleichstrom. Zur Erzeugung von Muskelkrämpfen sind als Schwellenwert etwa 20 mA Gleichstrom bzw. etwa 10 mA Wechselstrom von 50 Perioden notwendig. Im Tierversuch liegt der untere Schwellenwert der tödlichen Stromstärke (Kammerflimmern) für Gleichstrom etwa viermal höher als für Wechselstrom, eine Relation, die für Begutachtungsfälle selbstverständlich nicht schematisch übernommen werden darf. Der Grund dürfte in einem wenigstens anfänglich höheren Gleichstromwiderstand der Haut liegen[1]. Elektrolytische Wirkung kommt nur dem Gleichstrom zu; ob sie im Rahmen des Elektrotodesfalles überhaupt eine Rolle spielt, scheint fraglich.

Beim Wechselstrom kommt für die erregende Wirkung neben der Stromstärke auch der *Periodenzahl*, d. h. der Zahl der Richtungswechselpaare pro Sekunde, Bedeutung zu. Drehstrom ist eine Unterform des Wechselstromes; er besteht aus drei Wechselströmen verschiedener Richtung, die sich in bestimmter Weise folgen. Da in der Regel nur eine oder zwei Phasen berührt werden, besteht in bezug auf das Unfallgeschehen kein Unterschied zum einfachen Wechselstrom. Am gefährlichsten sind Frequenzen zwischen 30 und 150, also gerade jene, die sich vom technischen Standpunkt aus als am brauchbarsten erwiesen haben (50). Von 10000 an nimmt die Gefährlichkeit stark ab: man spricht dann von Hochfrequenzströmen. Frequenzen von 100000 an sind in der Regel harmlos. Dabei können Stromstärken von 500 mA ohne erregende Wirkung ertragen werden.

Eine Stromwirkung — sei sie erregend oder thermisch — tritt auf den Organismus nur dann ein, wenn ein Stromfluß durch den letzteren erfolgt. Wer z. B. mit jeder Hand je einen stromführenden Leiter (Polleiter, Spannungsträger) berührt, zwischen denen eine Spannungsdifferenz besteht, setzt sich einem Stromfluß aus. Solche Situationen sind selten. denn die Leitungen sind ja im allgemeinen isoliert. Eine Ausnahme bilden die blanken Kran-Kontaktleitungen und die Freileitungen. Viel häufiger ist die Berührung mit nur einem Polleiter; steht der Betreffende auf elektrisch leitendem, mit der Erde verbundenem Material, d. h. ist er geerdet, erfolgt wiederum Stromfluß durch den Körper (Abb. 2). Zwischen den beiden Kontaktstellen bzw. der Kontakt- und Erdungsstelle fließt der Strom im allgemeinen auf dem kürzesten Weg durch den Körper. Die dabei zur Wirkung gelangende Ampèrezahl läßt sich theoretisch nach dem Ohmschen Gesetz berechnen; praktisch kann es sich dabei allerdings nur um Schätzungen handeln. Dieses Gesetz stellt die Beziehungen her zwischen elektromotorischer Kraft oder Spannung (E), ausgedrückt in Volt, Widerstand (R) des durchflossenen Leiters, d. h. des menschlichen Körpers als Leiter zweiter Ordnung, ausgedrückt in Ohm, und der Stromstärke (Intensität), ausgedrückt in Ampère (I). Es sagt aus, daß die Stromstärke proportional der Spannung und umgekehrt proportional dem Widerstand sei. also:

$$I = \frac{E}{R} \, .$$

---

[1] WOLTER 1934.

Die Spannung ist in den meisten Fällen bekannt oder eruierbar, handelt es sich doch um eine Größe, die von der Technik genau aufrechterhalten wird. Unbekannt ist sie bei der kosmischen Elektrizität; nachträgliche Schätzungen sind möglich bei Induktions- und Erdungsströmungen. Wir brauchen somit im allgemeinen nur den Widerstand eines Menschen im Stromkreis zu kennen, um eine Vorstellung über die wirksame Stromstärke zu erhalten. Die für den Menschen unmittelbar gefährlichen Stromstärken liegen zwischen etwa 80 mA und 3 A. Sie werden unter den Bedingungen des praktischen Lebens bei Kontakt mit Niederspannungen erreicht, bei Hochspannungen dagegen, je nach Umständen, beträchtlich überschritten. Der Betrachtung der Widerstandsverhältnisse kommt deshalb elektropathologisch grundlegende Bedeutung zu; sie sind nicht nur entscheidend für die Schwere des Erfolges (Tod oder Überleben), sondern auch für

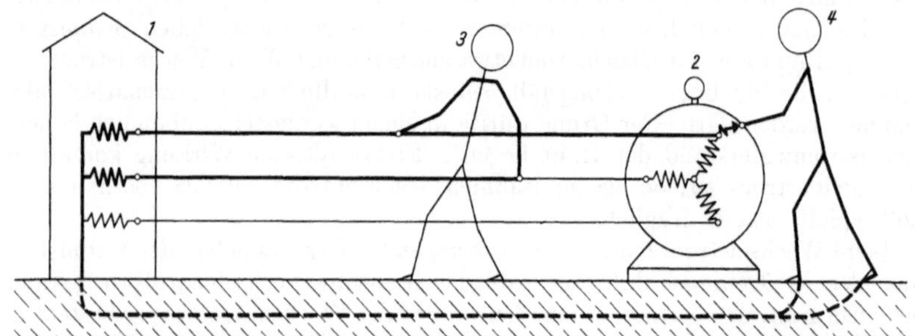

Abb. 2. Schema des Stromflusses durch den menschlichen Körper. *1* Transformatorenstation; *2* elektrischer Verbraucher, z. B. Motor; *3* Elektrisierung, wenn zwei Polleiter beruhrt werden (Kurzschluß); *4* Elektrisierung, wenn der Strom von einem Polleiter über den Körper und die Erde zur Transformatorenstation fließt (Erdschluß).

das Zustandekommen der äußeren, diagnostisch so außerordentlich wichtigen Veränderungen (Strommarken, elektrische Verbrennungen). Zunächst müssen deshalb die Widerstandsverhältnisse besprochen werden.

II. Die Widerstandsverhältnisse des menschlichen Körpers.

Der Widerstand eines Menschen im Stromkreis setzt sich aus verschiedenen Summanden zusammen. Wir haben zu unterscheiden zwischen *Körperwiderstand*, der durch die Haut und den Innenwiderstand gebildet wird, und den *Zusatzwiderständen*. Darunter verstehen wir alle jene Widerstände, die sich an den Kontaktstellen zwischen die Körperoberfläche des Menschen und die Spannungsträger bzw. den Spannungsträger und die Erdungsstelle einschieben. Ihre Größe kann im Einzelfall einigermaßen abgeschätzt werden, wozu allerdings die Mithilfe des Technikers nötig sein wird. Sie bestimmt sich u. a. durch Kleidungsstücke, Handschuhe, Schuhe, Werkzeuge, Unterlagen usw. Trockene, nicht beschlagene Fußbekleidung kann z. B. einen Widerstand von 150000 ω und darüber aufweisen; unter besonderen Bedingungen (Fußschweiß, Nässe) kann er auf unter 1000 ω absinken. Bekannt ist ferner, daß Betonunterlagen, Holz, Mauerwerk als sog. „Halbleiter“ je nach Witterungsverhältnissen sehr verschiedenen Widerstand besitzen; er vermindert sich mit zunehmender Luftfeuchtigkeit. Besonderheiten am Spannungsträger, z. B. Isolationsreste, Farbe, sind als zusätzliche Widerstände ebenfalls zu berücksichtigen. Grundsätzlich ergibt sich: Mit Abnahme der Zusatzwiderstände, wie z. B. in feuchten Räumen, wächst die Gefährdung für den Menschen. An solchen Orten werden auch Spannungen, die im allgemeinen noch kaum lebensgefährlich sind (bis etwa 100 V), tödlich wirken können. Eine starke Erhöhung des Zusatzwiderstandes tritt ein durch lockeren und damit wenig ausgedehnten Kontakt. Bei Hochspannungen kann ein Strom sogar ohne direkten Kontakt auf den Körper überspringen, wobei die Stromstärke selbstverständlich stark absinkt. Bei einer Spannung in der Größenordnung von 1000 V beträgt dieser Abstand einige Millimeter, von 10000 V einige Zentimeter, von 100000 V einige Dezimeter.

Der Körperwiderstand zerfällt in *Hautwiderstand* und *Innenwiderstand*. Dem ersteren kommt praktisch ganz besondere Bedeutung zu, weil er relativ hoch ist; die Haut bildet, wenigstens im Bereich der Klein- und Niederspannungen, einen ausgezeichneten Schutz gegen Stromfluß. Jeder Widerstand, der dem Strom entgegenwirkt, führt als energetisches Äquivalent zur Wärmebildung (Widerstandswärme, Joulesche Wärme). Sie ist proportional dem Quadrat der Stromstärke, dem Widerstand und der Zeit des Stromflusses ($W = I^2 \cdot R \cdot t$ oder $W = E \cdot I \cdot t$). Die pro Sekunde gebildete Wärmemenge, ausgedrückt in Grammcalorien, berechnet sich nach der Formel:

$$\frac{I^2 \cdot R}{4,187}$$

Durch die Widerstandswärme entstehen in der Haut die für die Diagnose des Stromdurchtrittes so außerordentlich wichtigen Veränderungen, die wir je nach ihrer quantitativen Ausbildung als *Strommarke* oder als *elektrische Verbrennung* bezeichnen. Der Innenwiderstand ist nur bei Kleinspannungen beträchtlich. KENNELLY bestimmte z. B. den Körperwiderstand, Hände in Salzwasser, bei einer Spannung von 3—4 V mit 1000 ω, wovon etwa 520 ω auf die Haut fallen. Zu ähnlichen Werten kam KATH. Bei Nieder- und Hochspannungen wird der Innenwiderstand kleiner: das gilt sowohl für Gleich- wie Wechselstrom. Er darf, auch wenn wir seine Größe jeweils nicht genau angeben können, neben dem Hautwiderstand deshalb vernachlässigt werden, weil er sehr viel geringere Schwankungen aufweist und damit als mehr oder weniger konstante Größe aus der Rechnung fällt. Zu berücksichtigen im Einzelfall bleibt immerhin der Weg des Stromes durch den Körper. Systematische Untersuchungen darüber verdanken wir u. a. FREIBERGER (1934). Knochen und große Gelenke setzen dem Strom einen besonders hohen Widerstand entgegen. Eine Ordnung der Gewebe nach ihrem Widerstand ergibt absteigend folgende Reihe: Fett, Knochen, Haut, Nerven, Muskel. Blut. Einen Einblick in die Größenordnung geben die Untersuchungen von LANGWORTHY und KOUWENHOVEN (1930). Sie fanden pro Kubikzentimeter Knochen 900000 ω. Hirn 2000, Muskel 1500, Leber 900.

Im Gegensatz zum Innenwiderstand ist der Hautwiderstand eine stark wechselnde Größe. Das geht sowohl aus experimentellen Untersuchungen wie aus praktischen Erfahrungen hervor. Die beiden letztgenannten Autoren fanden z. B. für trockene Haut einen Widerstand von 40000—100000 ω/cm². Für die Unterschiede sind mannigfache Faktoren verantwortlich zu machen. Die Hornschicht bildet ein Dielektrikum, womit die Durchflußverhältnisse, wenigstens im Anfang, sehr kompliziert werden. Sie wird vom Wechselstrom nicht momentan durchflossen, sondern innerhalb einer gewissen Zeitspanne durchbrochen, d. h. der ursprünglich hohe Widerstand nimmt zunächst infolge der durch den Strom in der Haut selbst erzeugten Veränderungen ab. Dieser Durchbruch erfolgt um so rascher, je höher die Spannung ist[1]. Im Bereich der praktisch am häufigsten vorkommenden Spannungen (200—500 V) kann der Hautwiderstand in kurzer Zeit, d. h. innerhalb einer Sekunde, zusammenbrechen. Für die Wirkung des Stromes ist also neben der Spannung die Zeitdauer des Kontaktes von Bedeutung.

---

[1] KERVRAN 1939.

Daneben wird aber auch die Dicke der Hornschicht und die momentane Hautbeschaffenheit eine wichtige Rolle spielen. Je dicker die erstere ist, desto größer ist der Anfangswiderstand, desto langsamer wird er zusammenbrechen. Extreme sind trockene Fußsohlen und Achselhöhlen mit etwa 100000 und 100 ω. Schwitzende und damit gut durchblutete Haut, oder Haut, die von außen feucht geworden ist, leitet den Strom von Anfang an sehr viel besser als trockene, blutleere und wird auch rascher durchschlagen. Wir finden dadurch bedingte Widerstandsherabsetzungen um das 10—20fache. Das ist der Hauptgrund für die hohe Gefährdung des Menschen in feuchten Räumen. Besonders widerstandssenkend wirken das Ca- und das Cl-Ion. Die Durchdringung der Haut mit diesen Ionen bei Industriearbeitern kann noch wochenlang nach Aufgabe der Arbeit eine Herabsetzung zur Folge haben[1]. Auch die Häufung der Elektrounfälle in den Sommermonaten ist, wenigstens teilweise, aus der Hautbeschaffenheit erklärbar. Ödem setzt den Widerstand ebenfalls herab, während er durch Gasbildung, Austrocknung und Verschorfung ansteigt. Der Hautwiderstand kann sich deshalb im Verlaufe eines länger dauernden Stromdurchflusses ändern. Je satter übrigens ein Kontakt erfolgt, und je größer damit die Kontaktfläche wird, desto tiefer sinken Widerstand und lokale Stromdichte. Zwischen Sattheit und Größe der Kontaktfläche einerseits, Größe der Stromdichte bzw. des Widerstandes andererseits besteht bis zu einem gewissen Grade umgekehrte Proportionalität. Die Kontaktflächen dem Leiter gegenüber sind unter den Bedingungen der Praxis, von besonderen Fällen abgesehen, meist klein, linsen- bis doppeltlinsengroß, d. h. weit unter 1 cm². Erdungsstellen dagegen bilden in der Regel die großen Flächen der Sohlen. Bei Schweißfuß, genagelten Schuhen, feuchten Schuhsohlen und gut leitender Unterlage sind die Durchflußverhältnisse dann derart, daß wir infolge der geringen Stromdichte bei Niederspannungen mit Hautveränderungen an den Fußsohlen als Ausdruck der Widerstandswärme nicht zu rechnen haben werden. Sichtbare Veränderungen werden sich dann nur an *einer* Stelle, nämlich an der Kontaktstelle mit dem Polleiter, ausbilden. Tatsächlich finden wir in unseren Todesfällen durch Niederspannung in etwa der Hälfte nur *eine* Hautveränderung (Strommarke); es handelt sich dabei vorwiegend um Situationen, in welchen Erdung durch die Füße stattfand. Vereinzelt beobachteten wir an jenen Körperstellen, wo gemäß technischer Erhebungen die Erdung erfolgt sein mußte, Besonderheiten bezüglich der Hautdurchblutung in Form von streifen- bis fleckförmigen Rötungen mit anämischen Zentren; mikroskopisch zeigten sich vereinzelte perivasculäre Blutaustritte ohne irgendwelche Zellveränderungen. Es wäre denkbar, daß sich beim Überlebenden an solchen Stellen infolge gestörter Blutversorgung innerhalb Stunden kleine Nekrosen entwickelten, die man als „Spätstrommarken" bezeichnen könnte. Vereinzelte Beobachtungen (Koeppen-Panse 1955 in 2 Fällen) sprechen für diese Möglichkeit.

Unter bestimmten Umständen, d. h. bei feuchter oder durchnäßter Haut, bei sattem, großflächigem Kontakt an beiden Stellen (z. B. Wasser) und kurzer Durchflußdauer kann bei Niederspannung ein sichtbarer Hauteffekt überhaupt ausbleiben. Nach unseren Erfahrungen kommt dies bei Spannungen bis zu 500 V in etwa einem Viertel der Todesfälle vor. Ausnahmslos bestanden dabei Umstände, welche Hautwiderstand und Stromdichte an beiden Stellen stark herabsetzten.

Die wichtigsten Stützen für die Festlegung der Todesursache bildeten dann Zeugenbeobachtungen, Fundsituation, technische Erhebungen und der negative Sektionsbefund.

Der Schleimhautwiderstand ist so gering, daß er vernachlässigt werden darf.

---

[1] Simonin 1937.

III. Die durch den Strom erzeugten äußeren Veränderungen.

Es handelt sich dabei vorwiegend um Hitzewirkungen als Ausdruck der Widerstandswärme, die in der Haut besonders groß wird. Die Intensität ihrer Ausbildung ist in erster Linie von der Spannung und vom Widerstand, aber auch von der Zeitdauer der Einwirkung abhängig. Je größer die ersteren, je länger die Einwirkungszeit, desto schwerer sind im allgemeinen die Hitzeveränderungen. Es ist zweckmäßig, Nieder- und Hochspannungseffekte getrennt zu betrachten. Die folgenden Ausführungen beziehen sich, wenn nichts Besonderes erwähnt wird, auf den Wechselstrom.

1. Niederspannung.

In der Regel handelt es sich um kleine, umschriebene, oberflächliche Hautveränderungen. Es wurde bereits erwähnt, daß sie beim Vorliegen von bestimmten

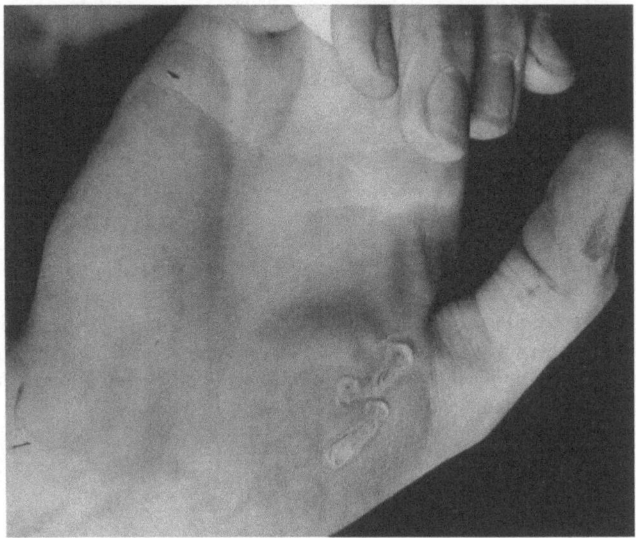

Abb. 3. Strommarken (Niederspannung). Hornschicht flacherhaben, opak, Ränder wallartig. Keine Kraterbildung. Scharfe Abgrenzung gegen die Umgebung.

Umständen ein- oder beidseitig fehlen können. Leichte Veränderungen, die vorwiegend durch Hitzedeformierung und nur in geringem Grade durch Hitzezerstörung des Gewebes charakterisiert sind — letztere wird bei der mikroskopischen Untersuchung jedoch meistens faßbar sein — bezeichnet man zweckmäßig als Strommarke. Sie können sich kenntlich machen durch eine Verschiebung und Verziehung der Oberhaut mit undeutlicher Ausprägung der Papillarlinien und geringfügiger Opacität. Meist sind die Veränderungen aber stärker; je nachdem die Hornschicht der betreffenden Stelle kräftig oder dünn entwickelt ist, ergeben sich morphologisch gewisse Unterschiede.

An Körperstellen mit *kräftig entwickelter Hornschicht* — und solche werden ja hauptsächlich betroffen (Hohlhand. Fußsohle) — bildet sich durch den Stromdurchtritt eine Abhebung der Oberhaut aus. Sie ist scharf begrenzt und gelegentlich von einem schmalen blassen oder hyperämischen Saum umgeben. In ihrer Gesamtheit wird sie als warzen- oder stearintropfenförmig und, Ausdruck einer Hitzekoagulation. als trube. grauweißlich bis graubräunlich beschrieben (Abb. 3).

Die Ränder sind wallartig aufgeworfen, die zentralen Partien nicht kuppenförmig erhoben wie bei einer Blase, sondern flach oder sogar eingesunken. Grund dafür ist, daß der rasche Todeseintritt eine Sekretion verunmöglicht, oder daß eine Durchlöcherung im Zentrum der Marke eine Blasenbildung nicht zuläßt. Nur

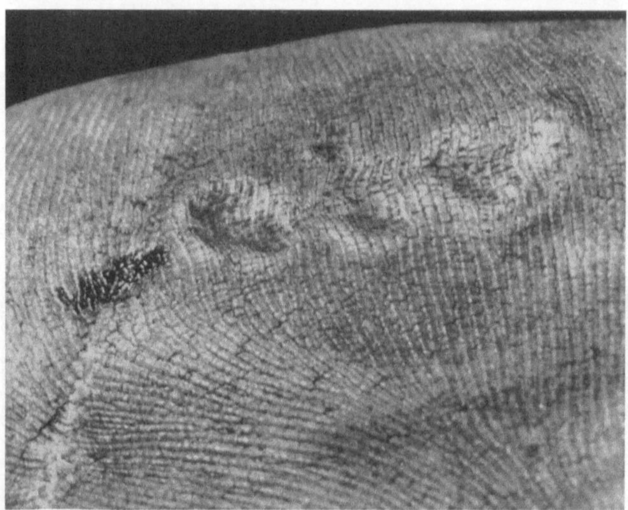

Abb. 4.   Strommarken (Niederspannung). Rander wallartig, Zentrum eingesunken als Ausdruck starkerer Hitzewirkung.

bei Überlebenden findet sich, sofern die Kuppe intakt ist, gelegentlich eine pralle Füllung. Im Zentrum zeigt sich, als Ausdruck stärkerer Hitzewirkung, meist eine schwärzlichbräunliche Verfärbung, ja sogar eine teilweise Zerstörung der

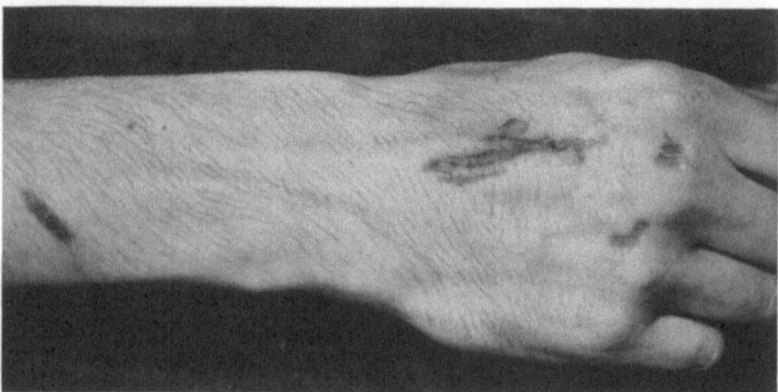

Abb. 5.   Strommarken (Niederspannung) über dem Handrucken, also an einer Stelle mit dunner Hornschicht Die letztere ist zerstort bis auf einige lamellenformige Reste. Sekundare Eintrocknung.

Hornschicht, so daß eine Kraterform entsteht (Abb. 4). Im Grunde kann dann die Keimschicht oder das Corium sichtbar werden. In seltenen Fällen fanden wir im Zentrum Verfärbungen in Tüpfelform, entsprechend den Mündungen der Hautdrüsen. Die gesamte Stelle fühlt sich etwas derber an als die normale Haut. Sie zeigt in frischem Zustand deutlichen Geruch nach verbrannter Hornsubstanz.

Etwas anders ist das Aussehen an Körperstellen mit *dünn entwickelter Hornschicht.* Die wallartig begrenzte Abhebung bleibt hier aus oder sie ist nur angedeutet. Die dünne Hornschicht wird, meist mit der übrigen Oberhaut zusammen, nicht nur abgehoben, sondern meist so weit zerstört, daß von ihr nur noch lamellenförmige, bräunlich bis schwärzlich verfärbte Reste am Rande der Marke übrigbleiben. Im Grunde liegt die Keimschicht oder das Corium frei, die durch Austrocknung derb und bräunlichrot werden (Abb. 5). Ist die Hitzewirkung gering, kann die Hornschicht als intakte Lamelle abgehoben werden. Die Differentialdiagnose gegen eine mechanische Abschürfung ist dann u. U. schwierig; sie kann durch die mikroskopische Untersuchung erbracht werden[1].

Die Form der Strommarken ist häufig rundlich oder ovalär; ihre Ausdehnung schwankt bei flüchtigen, kleinen Kontakten im allgemeinen zwischen Stecknadelkopf- bis doppelter Linsengröße. Selbstverständlich sind Form und Größe abhängig von der Art der Kontaktfläche. Verschiebt sich die Stelle des Hautkontaktes z. B. infolge von Muskelkrämpfen, kann die Strommarke entsprechende Ausdehnung annehmen oder multipel erscheinen. Ähnliches tritt ein, wenn während des Kontaktes ein Gleiten stattfindet (Abb. 6). Einzelheiten der Kontaktstelle können sich in der Beschaffenheit der Strommarke ausprägen. Strichform sehen wir bei Berührung eines Drahtes. Zickzackform bei derjenigen einer Spule. Ein plastisches

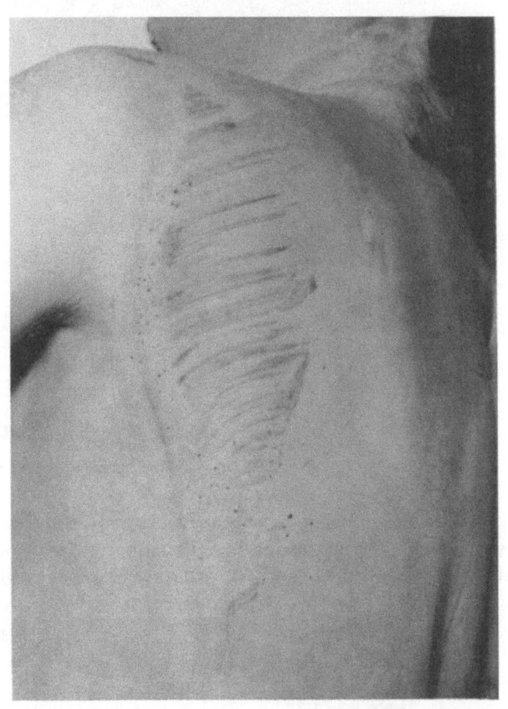

Abb. 6. Strichförmige Strommarken (Niederspannung), entstanden durch postmortales Abgleiten über den unter Spannung stehenden Rand einer Badewanne.

Flechtwerk wird sichtbar, wenn ein aus einzelnen Drähten geflochtener Leiter umfaßt wird, ganz gleich wie beim Erhängen die Strangfurche das Relief des Strickes aufweisen kann (Abb. 7). Die auf einem Lampensockel eingeätzte Schrift kann sich bei Umfassung desselben in der Haut abbilden usw.

Die Grenze zwischen Strommarke und elektrischer Verbrennung ist oft schwer zu ziehen. Zahlreich sind die Fälle, wo wir im Bereich einer Kontaktstelle auf Veränderungen stoßen, die als reine Strommarke zu bezeichnen wäre, wo aber dicht daneben ausgesprochene Hitzezerstörungen festzustellen sind (Abb. 8). Obschon die Härchen den Strom nicht leiten und deshalb außerhalb des Geschehens bleiben sollten, werden sie von der Hitzewirkung meist indirekt mit betroffen; sie zeigen Kräuselung oder Versengung.

Die Umgebung der Strommarke scheint normal, auch bei Einschnitten. Nur wenn der Strom längere Zeit fließt, meist nach Todeseintritt, findet man Wärmeeffekte in den tieferen Gewebsschichten. Die Muskulatur erscheint an solchen

---

[1] Über Befunde von Zell- und Kerndeformierungen s. S. 343.

Stellen gekocht. Bei der mikroskopischen Untersuchung — die Befunde seien vorweggenommen — erweisen sich die Muskelfasern als gequollen, die Querstreifung ist verwaschen oder aufgehoben, das Myoplasma trübe, körnig oder schollig zerfallen. Vereinzelte Muskelspiralen können vorhanden sein.

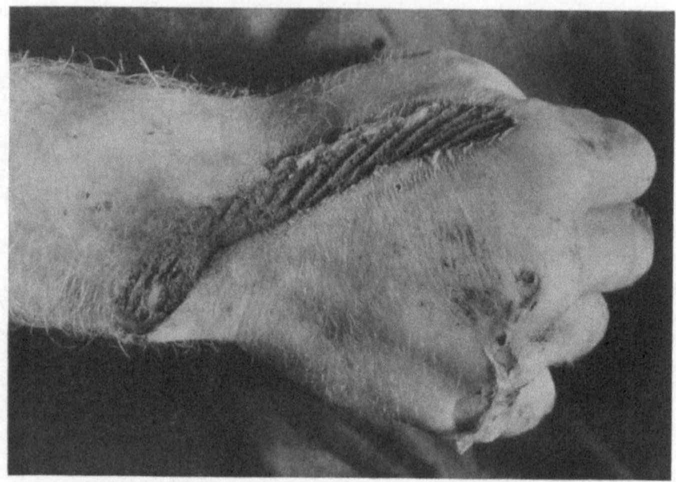

Abb. 7. Strommarke (Niederspannung) durch Kontakt mit stromfuhrendem Drahtseil.

Jede Strommarke sollte *mikroskopisch* untersucht werden. Dadurch kommen wir zu einer Überprüfung und Ergänzung der makroskopisch erhobenen Befunde. In Zweifelsfällen aber wird das mikroskopische Bild die sichere Diagnose meist zu

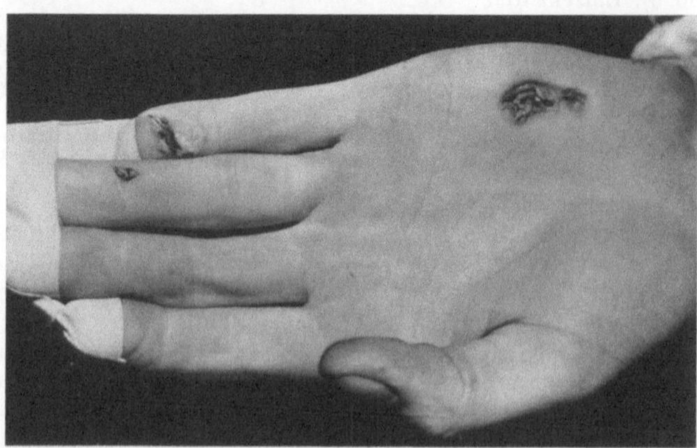

Abb. 8. Übergang von Strommarke zu elektrischer Verbrennung (Niederspannung). Über dem Kleinfinger eine Veranderung, die man im distalen Abschnitt als Verbrennung, im proximalen als Marke bezeichnen wurde. Über dem Hypothenar eindeutige Hitzezerstorung.

stellen erlauben; alle verdächtigen Hautpartien sind herauszuschneiden. Sind die makroskopischen Veränderungen geringfügig, wird man mikroskopisch vielleicht lediglich auf eine Quellung und Homogenisierung der Hornschicht stoßen; Ober- und Lederhaut können etwas zusammengepreßt, die Epithelleisten etwas verflacht erscheinen. Bei intensiveren Veränderungen ist die Hornschicht als Folge einer Verdampfung oberflächlich wabig durchsetzt, durch Höhlen und Spalten aufgelockert oder teilweise sogar zerstört (Abb. 9). In noch schwereren Fällen kommt es zur Auflockerung, Aufspaltung und Abhebung der Oberhaut,

entweder am Grunde der Hornschicht oder im Bereich der Keimschicht, oft mit zentraler Zerstörung der ersteren. Die Kerne können in solchen Bezirken chromatinarm, pyknotisch, die Zellgrenzen unscharf erscheinen (Abb. 10). Die Ausführungsgänge der Drüsen

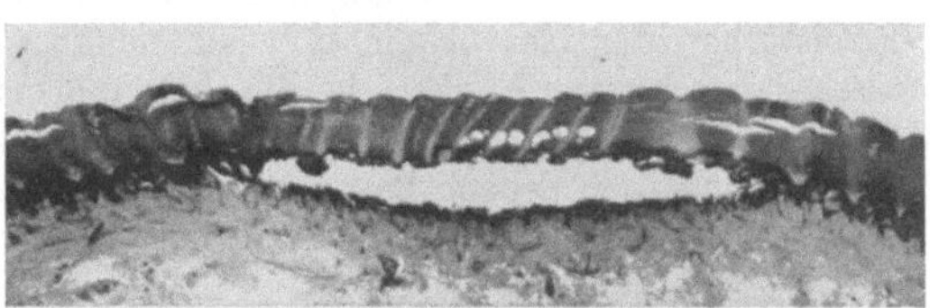

Abb. 9. Strommarke (Niederspannung) charakterisiert durch Abhebung der Oberhaut. Hornschicht in geringem Maße durch Spalten- und Blasenbildung aufgelockert. Einige Drüsen korkzieherartig gebläht.

sind von solchen Veränderungen mit betroffen. Insbesondere die Schweißdrüsen können Hitzeauftreibung auch in der Peripherie der eigentlichen Marke zeigen.

Ein charakteristisches Merkmal der Strommarke, das wohl nur in leichtesten Fällen fehlen wird, ist das Strichförmigwerden der Kerne und die Längsausziehung der Zellen unter Wahrung des gegenseitigen Zusammenhanges in der

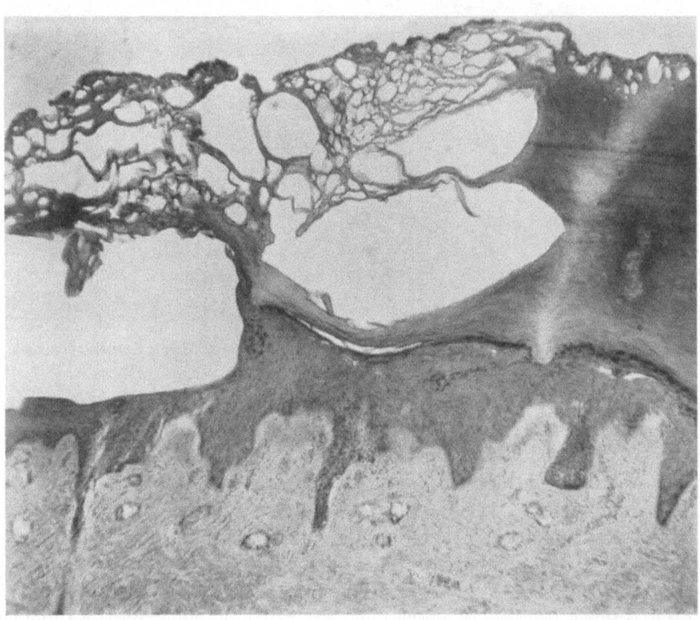

Abb. 10. Strommarke (Niederspannung) mit starker Hitzewabenbildung in der Hornschicht. Abhebung der Oberhaut. Zell- und Kernausziehungen.

Basal-, eventuell Stachelschicht, besonders stark in den Retezapfen ausgeprägt. Die Basalzellen und ihre Kerne nehmen Spindel- bzw. Fadenform an; letztere können sich um das 3—4fache verlängern und zeigen eine intensivere Färbung. Die derart veränderten Zellkomplexe weisen büschel- oder wirbelförmige Anordnung auf und liegen bald mehr im Zentrum, bald mehr in der Peripherie der Strommarke (Abb. 11). Ähnliche Deformierungen vermag man auch in palisadenförmig angeordneten und festgefügten Zellverbänden der Nachbarschaft anzutreffen, d. h. in den Schweiß- und Talgdrüsen und in den Haarfollikeln, seltener in den Wandungen der Cutisgefäße, hier auch vergesellschaftet mit Endothelquellung. Auf sog. „Stromgänge"[1], d. h. auf elektromechanische Durchtrennungen des Gewebes in Form scharfer Spalten, sichtbar u. a. auch als Absprengungen und Aufsplitterungen im Bereich von Schweißdrüsen oder von Wurzelstöcken der Haarbälge[2], sind wir nicht gestoßen.

Bei allen schweren Effekten ist die Cutis mit beteiligt. Die Bindegewebs- und Muskelfasern werden undeutlich, verwaschen und zeigen veränderte Färbbarkeit der Kerne und der Zellen (Basophilie, Lichtungsbezirke und Schrumpfungen).

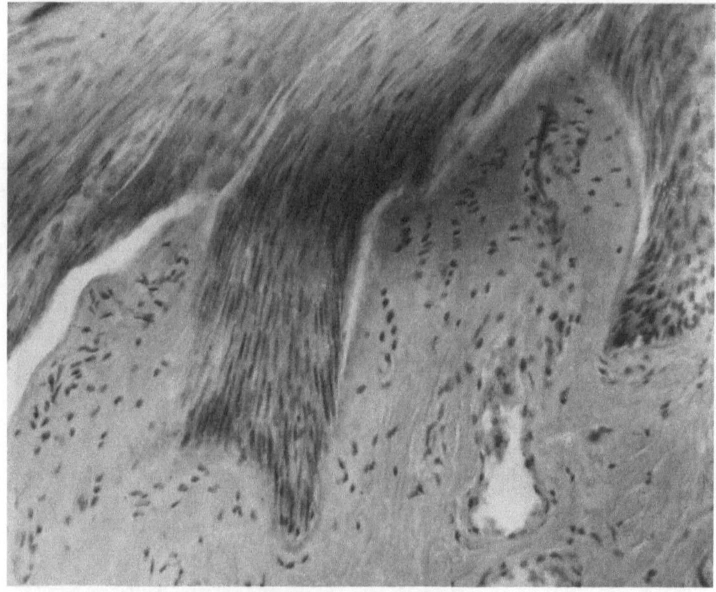

Abb. 11. Partie aus Strommarke (Niederspannung) mit starken Zell- und Kernausziehungen.

Es kommt zu Gewebsauflockerungen, perivasculär angeordneten Blutaustritten, die oft zusammengesinterte, bräunlich verfärbte Erythrocyten aufweisen, und zur Koagulation des Blutes in den Gefäßen.

Bei der heute kaum mehr zur Untersuchung gelangenden Gleichstrommarke zeigen sich Unterschiede zwischen positivem und negativem Pol. Nach Schrader (1932) ist die positive Marke charakterisiert durch Schmelzungserscheinungen, die negative durch Bildung siebartiger Vacuolen. Schridde und Beekmann (1924) bechreiben den positiven Pol als wallartigen Ring mit weißgelblichem Hitzewabenkopf (mikroskopisch Hitzewaben im Epithel, Schrumpfung der Basalzellen, Hitzespaltung im Bindegewebe mit Fasereinschmelzung, eventuell Verkohlung). Der negative Pol ist schmutziggrau; er zeigt Quellung, Aufhellung, Blasenbildung, fehlende Verkohlung. Am positiven Pol ist somit die Wärme- und Brandwirkung stärker, am negativen fällt die Vacuolenbildung auf.

Durch Verdampfung kann Metall in das Gewebe eindringen, bei Gleichstrom auch durch elektrolytische Vorgänge an der Anode. In solchen Fällen — praktisch wird dies kaum je nötig sein — könnte der *histochemische Metallnachweis* versucht werden. Für Eisen werden die bekannten Methoden benutzt, wobei allerdings

___
[1] Kaplan 1931.   [2] Schrader 1932 u. a.

Kontrolluntersuchungen aus benachbarten Hautbezirken nötig sind. Für Kupfer empfiehlt KOCKEL das folgende Vorgehen:

Der ungefärbte Schnitt wird während 20 min einer Schwefelwasserstoffatmosphäre ausgesetzt. Das ausfallende Kupfersulfid bildet bräunliche Niederschläge. Um dieselben nicht mit Substanzen anderer Herkunft zu verwechseln, sollen die Schnitte vor der Behandlung mit Schwefelwasserstoff genau durchmustert werden. Darüber hinaus ist selbstverständlich der *mikrochemische* und der *spektrographische Metallnachweis* möglich[1].

Die Veränderungen, welche das Wesen der Strommarke ausmachen, sind — von allfälligen Stromgängen und von gefäßlähmender Wirkung, wie sie auf S. 338 beschrieben wurden, abgesehen — zweifellos Folge einer in der Haut besonders stark auftretenden Widerstandswärme, also einer lokalen, im Gewebe selbst sich bildenden Erhitzung, die von der Erweichung des Gewebes und der Verdampfung der Gewebsflüssigkeit bis zur Nekrobiose und Nekrose führen kann. Nur für die Zell- und Kerndeformierungen in der Basalschicht ist diese Genese umstritten. JELLINEK spricht hier von einer spezifischen elektrischen Wirkung, entsprechend einer Polarisation in der Feldrichtung. PROBST (1955) beobachtete analoge Bildungen bei Laugenverätzung der Haut. Er denkt an Ladungsveränderungen, bewirkt durch das Alkali, die ihrerseits eine Streckung von Zelle und Kern zur Folge hätten, also ebenfalls an einen spezifischen elektrischen Effekt. Er geht dabei aus von Beobachtungen an Fadenmolekülen[2]. Aufladung und zunehmender Ionisationsgrad der Kerne würden sich danach ähnlich äußern wie an den Molekülen der Polyacrylsäure, nämlich in einer Streckung[3]. Wenn wir uns andererseits vor Augen halten, daß umschriebene, oberflächliche Hitzewirkung, erzeugt z. B. durch heiße, die Haut treffende Metallsplitterchen, gleichartige Deformierungen herbeiführen kann[4], wohl Ausdruck einer Wärmeausdehnung der palisadenförmig angeordneten Zellen in der Richtung des geringsten Widerstandes (sog. Hitzemarke), besteht die Annahme, den Kern- und Zelldeformierungen liege keine einheitliche Ursache zugrunde, vorläufig zu Recht. Was übrigens solchen Vorgängen auch immer zugrunde liegen mag: die Feststellung einer Strommarke in all ihren Einzelheiten darf für eine Stromwirkung nicht nur charakteristisch, sondern spezifisch angesehen werden[5].

Nach früheren Mitteilungen[6] anläßlich von Todesfällen durch Niederspannung fiel auf, daß eine der beiden Durchgangsstellen häufig im Bereich der linken oberen Extremität lokalisiert war, woraus geschlossen wurde, das Herz sei bei einem solchen Stromweg besonders gefährdet, weil es direkt in der Strombahn liege, oder die Hornschicht schütze weniger, weil sie an der linken Hand dünner sei. Tatsächlich ergaben z. B. Untersuchungen des Schweizerischen Elektrotechnischen Vereins, ceteris paribus, an der rechten Hand einen Widerstand von 6000, an der linken, weniger beschwielten, einen solchen von 3000 ω. Wir haben anhand unseres Untersuchungsguts versucht, den Stromweg in den Todesfällen durch Niederspannung zu rekonstruieren. Das war in einem Teil der Fälle möglich aus der Lokalisation der Strommarken. In allen Fällen, die nur eine einzige Strommarke aufwiesen oder bei denen Strommarken überhaupt fehlten, wurden die technischen Feststellungen über den Unfall herangezogen. Durch dieses Vorgehen konnte der Stromweg durch den Körper in zwei Dritteln der Fälle zuverlässig bestimmt werden. Es ergab sich daraus folgendes Bild: Die meisten Durchgänge (31%) erfolgten von Hand zu Hand. In 20% floß der Strom von der rechten, in

---

[1] GERLACH 1935. [2] KUHN 1952. [3] Vgl. auch KLEIN 1958.
[4] Vgl. HULST 1921, MEIXNER 1922, SCHRADER 1931, SCHRIDDE 1924, STRASSMANN 1925, WEIMANN 1927 u. a.
[5] Über Kernveränderungen in den Gefäßen s. S. 359. [6] SCHRIDDE 1926.

12% von der linken Hand zu den unteren Extremitäten. In den verbleibenden Fällen vollzog sich die Durchströmung in 12% von Hand zu Fuß, wobei sich nicht entscheiden ließ, ob von der linken oder von der rechten Hand aus; in 25% schließlich lag ein anderer Stromweg vor. Eine besondere Gefährlichkeit des Kontaktes mit der linken oberen Extremität läßt sich also durch unser Material weder erweisen noch ausschließen; zum mindesten zeigt sich daraus auch eine hohe Gefährdung bei Kontakten mit der rechten Hand. Bei der in den letzten Jahrzehnten allgemein erfolgten Steigerung der Haushaltspannungen von 110 auf 220 V dürften heute solche Lokalisationsfragen praktisch keine Rolle mehr spielen, zumal man ja im Einzelfall nie genau anzugeben vermag, von welcher Stromdichte das Herz nun tatsächlich betroffen worden ist.

Die Feststellung einer Strommarke beweist den Durchtritt von Strom durch den Körper. Ob ein lebender oder ein toter Organismus betroffen worden ist. kann man aus dem Vorhandensein einer Strommarke allein nicht erschließen, sofern nicht ein Überleben mit Ausbildung von vitalen Reaktionen stattfand (z. B. Blutaustritte, pralle Blasenfüllung, zellige Infiltration). Auch am toten Körper lassen sich Strommarken erzeugen[1]. Gegen Fäulnis sind sie ziemlich resistent; am beerdigten Körper lassen sie sich noch längere Zeit nachweisen. Exhumationen sind deshalb in entsprechenden Fällen zu befürworten[2]. Zur Differentialdiagnose gegen Fäulnisblasen kann vielleicht herangezogen werden, daß die Epithelabhebung bei der Strommarke in der Regel an der Grenze zur Hornschicht oder in der Keimschicht, durch Fäulnis aber an der Grenze gegen die Cutis erfolgt[3].

Über die Todesursache sagt somit der Befund einer Strommarke allein, strenggenommen, noch nichts aus. Zusammen mit anderen Indizien (Zeugenbeobachtungen, Situation beim Todeseintritt, Sektionsbefunde, technische Erhebungen) wird es aber fast stets gelingen, die Todesursache festzustellen. Unsicherheiten dürften sich nur in ganz vereinzelten Fallen ergeben und zwar dann, wenn eine Strommarke nicht vorhanden war, wenn die technischen Erhebungen nicht eindeutig ausfielen und wenn gleichzeitig bei der Sektion Veränderungen gefunden wurden, die den Eintritt eines plötzlichen Todes moglich machen konnten, z. B. Coronarveränderungen.

Die Heilung der Strommarke erfolgt rasch und komplikationslos unter Bildung weicher Narben. Bei einem Patienten. der 30 Std nach einem Stromdurchgang von 220 V starb, fanden wir in den typisch aussehenden Marken mikroskopisch dichte, perivasculär angeordnete Leukocyteninfiltrate. Die Basalzellen waren stark ausgezogen, die Cutis teilweise nekrotisch verändert. In einem anderen Fall (Stromdurchtritt von Oberarm zu Oberarm 220 V) stellten wir am Überlebenden nach 6 Tagen Strommarken von 4 mm im Durchmesser fest; sie waren kreisrund, gelbbraun, trocken, etwas eingedellt, die Ränder scharf mit hyperämischem Saum. Nach SCHRADER (1932) setzt beim Tier die leukocytäre Abgrenzung in der Hitzemarke rascher und intensiver ein als in der Strommarke.

2. Hochspannung.

Bei der Einwirkung von Hochspannungen sind die Veränderungen an den Durchtrittsstellen im allgemeinen viel intensiver als bei Niederspannung. Effekte sehen wir meist an beiden Stellen; sie sind in der Regel so stark, daß man nicht von Strommarken, sondern von elektrischen Verbrennungen sprechen wird. Die Dauer des Kontaktes spielt eine große Rolle; aber auch bei kurzdauernder Einwirkung wird es zu thermischen Zerstörungen kommen. Es entstehen dadurch, je nach Art des Kontaktes und der Spannung, verschiedenartige Bilder, bald mehr

---

[1] SCHRIDDE und BEEKMANN 1924.   [2] DALLA VOLTA 1931.
[3] STRASSMANN und SCHMIDT 1928.

umschriebene kraterförmige oder schußähnliche Defekte (Abb. 12), bald mehr flächenhafte Abhebungen oder Zerstörungen, oft mit deutlicher Venenzeichnung.

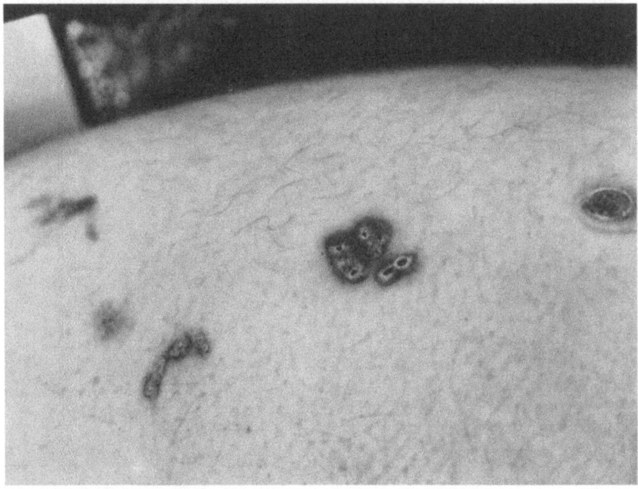

Abb. 12. Rundliche Hautverbrennungen durch Funkensprung (Hochspannung).

Durch glühende Metallteilchen können kleine Einbrennungen entstehen (Abb. 13). Differentialdiagnostische Schwierigkeiten ergeben sich im allgemeinen nicht. Die mikroskopische Untersuchung solcher Stellen wird meist unterbleiben. Sie zeigt u. a. wabige Auftreibung der Hornschicht, Abhebung und Verkohlung der Epidermis, Zellausziehungen, Homogenisierung und Schrumpfung der Cutis, die oft hyperämisch ist und Blutungen aufweist.

In schweren Fällen reichen die Zerstörungen bis in die Muskulatur oder auf den Knochen. Die offen liegenden Weichteile sind verkohlt. Amputationen in Gelenken, wo die Stromdichte wegen des geringen Querschnittes groß ist, sind möglich. Zur Wirkung der eigentlichen Widerstandswärme kann in der Umgebung der Durchtrittsstellen oder diffus eine solche des Flammbogens hinzukommen. Der Tod tritt nicht immer sofort — als Schocktod oder als Tod durch Gehirnerhitzung — ein, sondern oft erst nach Stunden oder Tagen infolge Resorption der Verbrennungsprodukte (Intoxikation) (Abb. 14). Wo eine Verbrennung des Gewebes nicht stattfinden kann, also in der Tiefe,

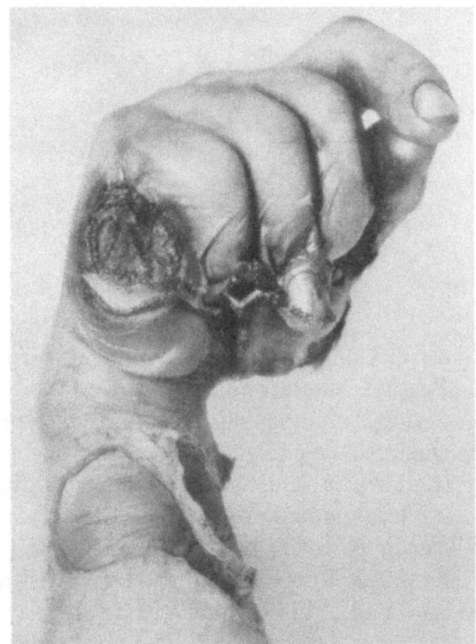

Abb. 13. Elektrische Verbrennung der Hand durch Umfassen eines Leiters (10000 V). Verkohlung der Weichteile, ausgedehnte Verbrennungen am Vorderarm. Tod infolge Hitzewirkung.

nimmt die Hitzewirkung — vielleicht in Kombination mit einem unmittelbaren Koagulationseffekt durch den Strom — andere Formen an; wir treffen solche

Erscheinungen hauptsächlich im Bereich der Skeletmuskulatur. Beim Einschneiden in solche Stellen erweist sich die Muskulatur als graurot bis weißlichgrau, fischfleischfarben, gekocht, d. h. sie zeigt die Zeichen der Hitzekoagulation und -nekrose, deren Umfang beim Überlebenden zunächst nicht abgeschätzt werden kann. Mikroskopisch ist die Querstreifung verwischt oder aufgehoben, die Muskelfasern sind z. T. schollig oder körnig zerfallen (Nekrose oder Nekrobiose). Das Bild wird

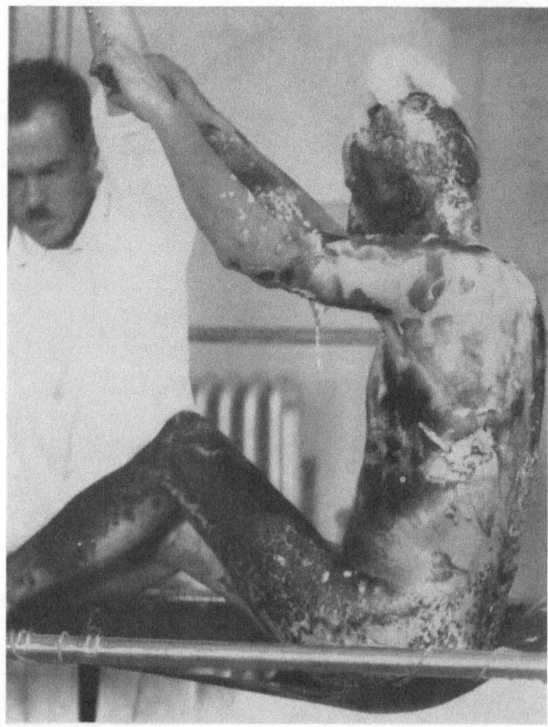

Abb. 14. Diffuse Flammbogenwirkung (15 000 V), verstarkt durch die brennenden Kleider.

durch Ödem und Thrombosen vervollständigt[1]. Die Haut über derart geschädigten Partien ist oft intakt, und nur eine Schwellung und Verfärbung verrät, was sich in der Tiefe abspielt. Sie kann als Folge der starken Hitzezerlegung des Gewebes Gasknistern zeigen[2]. Nicht nur an eigentliche elektrische Verbrennungen, sondern auch an solche Tiefenschädigungen können sich rasch schwere Nierenschädigungen anschließen. Sie werden im letzteren Fall u. a. durch das Myoglobin bewirkt, das in kürzester Zeit und in großen Mengen frei wird und den Kreislauf überschwemmt. Der Vorgang ist begleitet von Störungen des Elektrolyt- und Flüssigkeitsgleichgewichtes, von Bluteindickung und Acidosis. Der Farbstoff wird durch die Nieren ausgeschieden, die der Belastung nicht gewachsen sind; es kommt zur Myoglobinurie und zur myoglobinurischen Nephrose als Ausdruck eines myorenalen Syndroms[3]. Alkalisierung des Organismus soll die Ausscheidung des Myoglobins beschleunigen und den Eintritt von Nierenschädigungen erschweren (s. auch S. 333).

---

[1] MOCETTI 1946.   [2] DESOILLE 1934.   [3] BINGOLD 1954.

Bei Kontakt mit sehr hohen Spannungen kommen die bereits erwähnten Wirkungen des Flammbogens hinzu. Tödliche Flammbogeneffekte sind möglich, auch ohne daß der Körper vom Strom durchflossen worden wäre. Die krampfhafte Verzerrung der Gesichtsmuskulatur als Ausdruck reflektorischer Abwehr kann postmortal durch die intakte Haut in der Faltentiefe zum Ausdruck kommen (Abb. 15). Auf Aspiration heißer Gase in die Mundhöhle und tiefer ist bei der Sektion zu achten. Der Körper kann in schwersten Fällen das Aussehen einer Brandleiche darbieten (Abb. 16). Differentialdiagnostisch ist zu beachten, daß die elektrische Verbrennung in der Regel weniger diffus, weniger gleichmäßig ausgeprägt ist, d. h. daß zwischen zerstörten noch intakte Hautstellen vorhanden sind. Wegen der hohen Temperaturen (bis 3700°) hat der Flammbogen, auch wenn er nur von kurzer Dauer ist, eine beträchtliche Tiefenwirkung, die durch die brennenden, sich mit der Haut verklebenden Kleidungsstücke verstärkt wird. Der Tod wird in solchen Fällen rasch eintreten. Trotz der diffusen Verbrennungen ist es im allgemeinen leicht möglich, die Ein- und Austrittsstelle an den umschriebenen, tiefreichenden lokalen Hitzezerstörungen zu erkennen. Für Einzelheiten sei auf das Kapitel über Verbrennung verwiesen: grundsätzliche Unterschiede zwischen Starkstromverbrennungen und gewöhnlichen

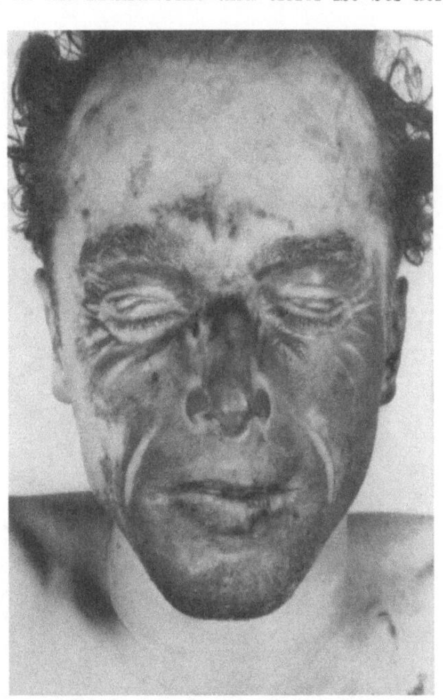

Abb. 15. Flammbogenwirkung (50000 V) im Gesicht. Krampfhafte Verzerrung der Gesichtsmuskulatur.

Verbrennungen sind nicht vorhanden; immerhin scheint die Myoglobinurie bei gewöhnlichen Verbrennungen seltener zu sein[1].

IV. Stromveränderungen im Innern des Körpers.

Bevor die eigentlichen Sektionsbefunde ihre Besprechung finden, seien ein paar Hinweise auf die allgemeinen Leichenbefunde vorausgeschickt. Sie betreffen die sehr rasch verlaufenden Fälle. Kann die Untersuchung kurz nach Todeseintritt erfolgen, ohne daß künstliche Atmung oder andere Rettungshandlungen vorgenommen worden wären, stoßt man im allgemeinen auf ein cyanotisches Gesicht; Bindehautblutungen fehlen meistens. Die Totenflecke bilden sich, entsprechend dem flüssigen Blut, rasch und intensiv aus. Hautblutungen im Bereich der Totenflecke, sog. Vibices, stellen sich häufig ein. Auch die Starre entwickelt sich eher in unterdurchschnittlicher Zeit. Verschiedentlich wurde über kataleptische Starre berichtet: wir hatten nur in einem Falle auf Grund genauer und zuverlässiger Schilderungen von Laien Veranlassung, ein solches Phänomen anzunehmen. Dagegen beobachteten wir mehrere Fälle, in welchen die Starre in dem am meisten betroffenen Glied rascher als in anderen eintrat. Diese Beobachtung wurde auch anläßlich von Hinrichtungen gemacht in Form einer sofort eintreten-

---

[1] Vgl. auch das Verhalten der Gefaßkerne S. 359.

den Starre im Bereich des Oberschenkels als der einen Kontaktstelle. Das Blut
ist dunkel. Venöses System und Organe zeigen in der Regel eine auffällige Blutfülle, die nur fehlt, wenn der Tod gleichsam momentan eingetreten ist. An weiteren
Befunden ist bei Niederspannung wenig zu erwarten. Das gilt sowohl für Wärmeeffekte wie für „spezifische" Wirkungen. Die Joulesche Wärme, die durch den
kleinen Innenwiderstand des Körpers entsteht, ist minimal und verteilt sich,
von der Schädelkalotte, den
Extremitäten bzw. den großen
Gelenken abgesehen, auf einen
großen Querschnitt.

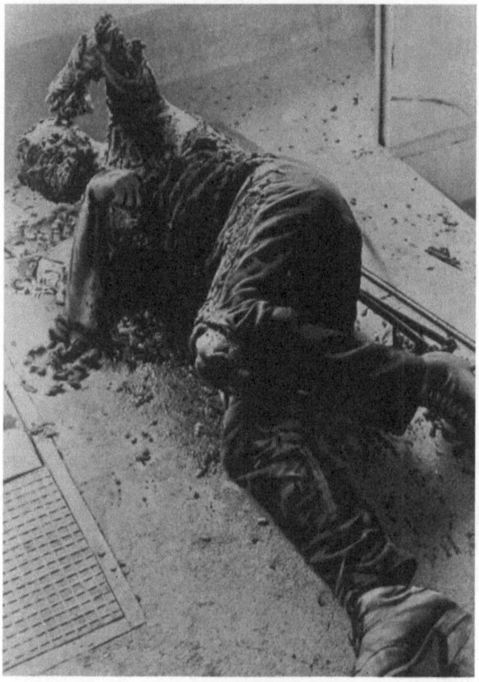

Abb. 16. Effekte schwerster elektrischer Verbrennungen und des
Flammbogens (50 000 V). Die Haltung gleicht derjenigen einer
„Brandleiche".

a) Veränderungen an der quergestreiften Muskulatur.

Von einer gewissen Stärke
an führt jeder Stromfluß
zu plötzlicher, heftiger und
unkoordinierter Kontraktion
der Muskulatur, welche mit
Krämpfen tetanischer Art,
aber auch mit stoßweise verlaufenden Krämpfen verbunden
ist. Diese Erscheinungen gelten
hauptsächlich für den Wechselstrom, aber auch Gleichstrom
vermag, abgesehen von der
Schließungs- und Öffnungs-
zuckung, bei großen Stromstärken Krämpfe herbeizu-
führen. Es handelt sich wie
bei der Wirkung auf das Herz
(Kammerflimmern) oder auf
die Nerven um ein Schwellen-
phänomen. Zeugen von Elektrounfällen beschreiben solche
Reaktionen immer wieder in
eindrücklicher Weise, welche das Opfer sogar häufig hindern, den Leiter loszu-
lassen (von etwa 10 mA Wechselstrom an). Auch im Tierversuch ist die Krampf-
wirkung zu erzeugen; die Untersucher berichten nicht nur von einer Tetanisierung der Atemmuskulatur und des Zwerchfells, sondern auch des Herzens
und der Bauchdecken. Als Folge dieser Kontraktionen und Krämpfe können sich
Muskelrisse bilden, die man bei der Sektion, sofern es sich um einen raschen Todeseintritt handelt, allerdings nur selten feststellen wird, weil sie nicht in Erscheinung treten. Man suche in erster Linie danach in der Extremitätenmuskulatur.
Risse an normalen Sehnen infolge dieser Krämpfe sind selten[1]. Mit den Krämpfen
ist eine erhebliche Blutdrucksteigerung verbunden.

Als Ausdruck dieser heftigen und meist längere Zeit dauernden Kontraktionen
kann man am Muskel gelegentlich mikroskopische Veränderungen finden. Ihre
diagnostische Bedeutung ist zwar gering, da in solchen Fällen stets eindeutige
Hautveränderungen in Form von Strommarken oder Verbrennungen vorhanden
sein werden, und da sie auch bei anderen, unter Krämpfen eintretenden Todes-

---

[1] Jenny 1945.

fällen wie Tetanus, Eklampsie, Status epilepticus, Strychninvergiftung vorkommen[1]. Beschrieben wurde hauptsächlich hyaline Querbänderung in einzelnen Muskelfasern, entstanden durch Aufquellung der Fibrillen[2]. Sie tritt nach einigen Stunden in Erscheinung und verschwindet nach 1—2 Tagen[3]. Auch spiralige und schraubenähnliche Veränderungen wurden beschrieben. Man wird nach ihnen fahnden bei nicht raschem Todeseintritt und in Spättodesfällen[4].

Eines Hinweises bedarf die nicht selten beobachtete Zerstörung der Zungenmuskulatur als Folge lokaler Hitzeentwicklung durch Niederspannung. Betroffen davon werden meistens Kleinkinder, welche z. B. den Stecker eines unsachgemäß zusammengesetzten Verlängerungskabels in den Mund nehmen. Trotz tiefgreifender Nekrose tritt in solchen Fällen meist in kurzer Zeit funktionell weitgehende oder vollständige Heilung ein[5] (Abb. 17).

b) Veränderungen am Knochen und an den Gelenken.

Ähnlich wie bei plötzlichen, unkoordinierten Kontraktionen im Muskel Risse entstehen, beobachtet man am Knochen, zwar ebenfalls selten, Frakturen und an den Gelenken Luxationen bzw. Subluxationen und Luxationsfrakturen, die letzteren hauptsächlich im Schultergelenk[6] (Abb. 18). Osteoporose erleichtert den Eintritt solcher Ereignisse. Auch über Kompressionsfrakturen im Bereich

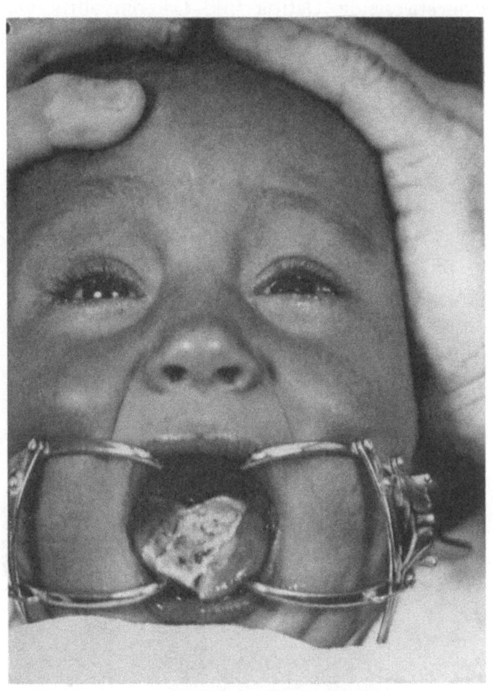

Abb. 17. Zungenverbrennung durch Lichtstrom bei 9 Monate altem Kind durch unsachgemäß zusammengesetzten Stecker. Heilung.

der mittleren und unteren Brustwirbelsäule, über Schulterblatt- und Schenkelhalsfrakturen ist berichtet worden. Die Entstehung solcher Verletzungen ist also gleich wie diejenige beim Tetanus, im epileptischen oder epileptiformen Anfall. Bei der Obduktion werden sich Frakturen dem Nachweis gelegentlich entziehen, es sei denn, man stoße auf einen begleitenden Bluterguß oder man sei, sofern ein Überleben stattfand, durch Funktionsstörungen darauf aufmerksam gemacht worden. Frakturen anderer Art sind meist Folgen eines Sturzes, der sich ja nicht selten an ein Elektrotrauma anschließt. Ihre Deutung macht im allgemeinen keine Schwierigkeiten, im Vordergrund stehen die Sturzfrakturen des Schädels.

Auf feinste Knochensprünge und -risse, die durch „elektromotorische" Gewalt direkt zustande gekommen sein sollen, haben JELLINEK und MÉSZÁROS aufmerksam gemacht; ihre Entstehung ist schwer vorstellbar.

[1] Vgl. MANGILI 1932, A. MÜLLER 1942, ORSÓS u. a.
[2] JELLINEK 1932, M. B. SCHMIDT 1910, SCHRIDDE 1925, WEGELIN 1935 u. a.
[3] SIMONIN 1937.
[4] Über die Wärmewirkung auf die Muskulatur bei langer zirkulierenden niedergespannten Strömen und bei Hochspannung siehe S. 341 u. 348, über Veränderungen am Herzmuskel S. 358.
[5] JESSEN 1931, MORHARDT 1940, NADOLECZNY 1932, OPPIKOFER 1939.
[6] JENNY 1945, SCHILF 1930, PIETRUSKY 1938 u. a.

Eines besonderen Hinweises bedürfen die Knochenveränderungen als Folge der Widerstandswärme. Durch Hochspannung mit intensiver lokaler Hitzebildung kann es dort zu Nekrosen bzw. Gewebezerstörungen mit Verkohlung kommen. Tritt der Tod nicht ein, erfolgt die Ausstoßung der Sequester meist erst Monate später, nachdem die Weichteilverletzungen längst ausgeheilt sind. Bei der mikroskopischen Untersuchung finden sich dann Prozesse, die man als rarefizierende, sequestrierende Ostitis und Osteomyelitis bezeichnen kann[1]. Besonders am Schädeldach sind solche Verlaufsformen häufig. In Fällen, die rasch nach dem Elektrotrauma zum Exitus gelangen, ist die Tabula externa in meist rundlichem, girlandenförmig umgrenztem Bezirk grauschwärzlich verfärbt, teilweise zusammengesintert, rauh, uneben, im Niveau zurückgesunken (Abb. 19). Die Tabula interna bleibt, von grauen Verfärbungen abgesehen, meist intakt. Die Nähte im Bereich der Zerstörungen und in deren Nähe können gesprengt sein. Der große Widerstand des Knochens und der gute Wärmeschutz, den die Schädelkalotte damit dem Gehirn bietet, kommt in solchen Erscheinungen zum Ausdruck. In den betroffenen Bezirken läßt sich oft noch ein anderer Befund erheben, nämlich die Bildung von „Knochenperlen": Infolge der enormen lokalen Hitzeentwicklung schmilzt der Knochen an umschriebener Stelle; die in der Diploe verdampfende Flüssigkeit drückt die erweichte Knochensubstanz nach außen. Es entstehen perlenartige Gebilde aus phosphorsaurem Kalk, die engen Zusammenhang mit der Diploe aufweisen[2]. Wegen der starken Miterhitzung der darunterliegenden Gehirnpartien wird man ihnen nur in rasch tödlich verlaufenden Fällen begegnen.

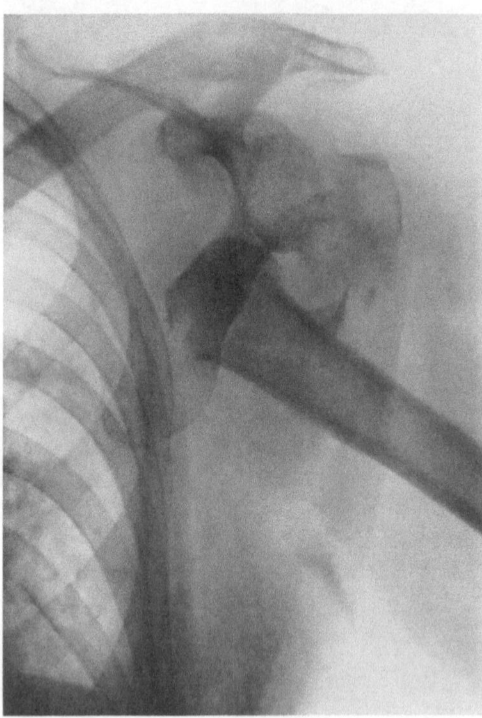

Abb. 18. Luxationsfraktur im Schultergelenk infolge Krämpfen bei Durchtritt von Lichtstrom (Hand zu Hand).

Einen eigenartigen Befund, den man als Druckwirkung von innen her deuten muß, erhob Fritz (1934) am knöchernen Dach der Augenhöhle in Form von Sprüngen und Ausbrüchen. Der Inhalt war verquollen. An der Unterfläche der Stirnlappen zeigte die Gehirnsubstanz Verkochungen und Versinterungen schwerster Art. Die Spannung von 15000 V laßt solche Effekte als Ausdruck plötzlicher Verdampfung ohne weiteres erklären.

Die Gelenke spielen in der Elektropathologie deshalb eine Rolle, weil sie dem Strom großen Widerstand entgegensetzen, weil sich in ihrem Bereich die gut leitende Muskulatur auf ein Minimum reduziert, und weil die Stromdichte infolge des geringen Gesamtquerschnitts groß wird. Für das unmittelbare Schicksal eines Verunfallten kann es deshalb entscheidend sein, ob der Kontakt vor oder

[1] Ranzi, Mayr und Oberhammer 1927,   [2] Reuter 1922.

hinter einem großen Gelenk erfolgte[1]. Das gilt insbesondere für Hand-, Fuß- und Kniegelenk. In Sehnen, Muskeln und Gefäßen in Gelenksnähe können sich nach Stromdurchgang Austrocknungs- und Mumifikationsvorgänge anschließen und sekundär zum vollständigen oder partiellen Absterben des distal liegenden Extremitätenabschnittes führen[2]. FREIBERGER (1934) gibt für Hand und Vorderarm etwa ein Viertel, für Fuß und Unterschenkel sogar etwa ein Drittel des Gesamtwiderstandes Hand—Fuß an. Die starke lokale Erhitzung kann auch zu

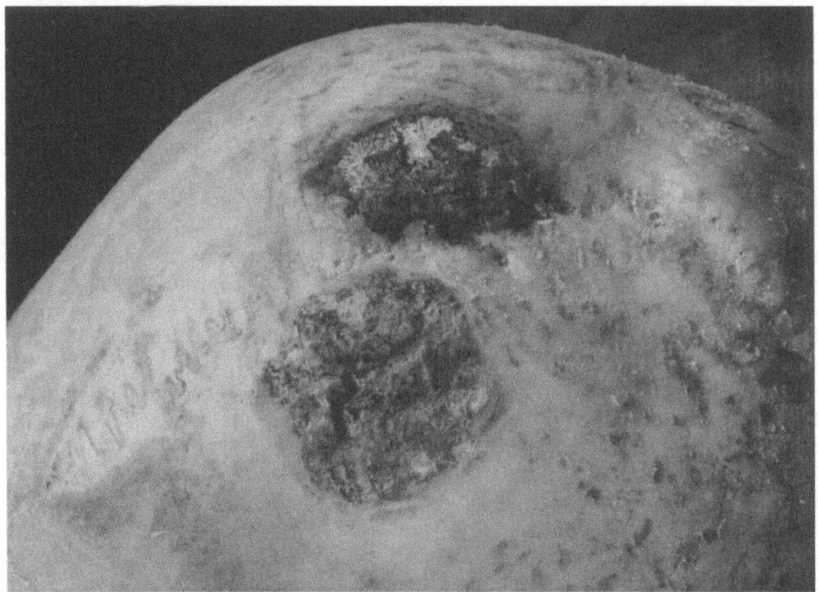

Abb. 19. Stromeintrittsstelle (15000 V) im Schädeldach mit umschriebener Hitzezerstörung des Knochens an der Außenflache.

Schädigungen der Gelenke selbst führen in Form einer Absprengung von Knochen- und Knorpelstückchen[1]. Hochspannungen vermögen durch Verdampfung von Gelenkflüssigkeit Lockerungen oder gar Sprengungen zu bewirken. Weitere einschlägige Beobachtungen veröffentlichten WAGNER (1932) (Lunatummalacie nach elektrischen Verbrennungen der Hand) und PALUGYAY (1924) (Aufhellungsherd, Periostverdickung, Halisterese und Sequesterbildung im Metacarpusbereich).

c) Veränderungen am Nervensystem.

Zunächst seien die *Gehirnveränderungen* besprochen. Vorausgenommen werden die Folgen jener Situationen, bei welchen das *Gehirn in der Strombahn* lag. Sie sind heute selten geworden und betreffen meist Hochspannungen. Damit sind sie durch beträchtliche Hitzeentwicklung charakterisiert. Opfer sind fast ausnahmslos Angehörige des Betriebspersonals.

Die Empfindlichkeit der Nervensubstanz und damit auch des Gehirns gegenüber dem elektrischen Strom ist — vom physiologischen Reiz abgesehen — relativ gering, wie man sich anläßlich von Unfällen, Hinrichtungen und therapeutischen Applikationen immer wieder überzeugen kann. Für das Gehirn erklärt sich dies

---

[1] PIETRUSKY 1939.   [2] JENNY 1945.

wenigstens zum Teil aus der vollkommenen Umschließung durch den knöchernen Schädel, der, besonders im Bereich der dicken Kalotte, dem Strom einen sehr hohen Widerstand entgegensetzt. Durch die Erzeugung einer großen Wärmemenge sinkt die Stromstärke ab. Die Leitfähigkeit der Nervensubstanz ist, verglichen mit dem Knochen, sehr viel besser, die dort sich entwickelnde Wärmemenge deshalb geringer. Es fällt immer wieder auf, wie belanglos nach *Hochspannungsunfällen*, die den Schädel treffen, die zentralen Erscheinungen sein können und wie sie sich zudem rasch zurückbilden, sofern es nicht zu beträchtlichen Zerstörungen von Gehirnsubstanz in Zusammenhang mit den Knochenverbrennungen gekommen ist, oder sofern nicht Spätkomplikationen eintreten (Meningitis, Abscesse, Thrombosen). Selbstverständlich wird bei hohen Spannungen und genügend langer Durchflußzeit der Tod in Kürze eintreten; er läßt sich durch die Erwärmung des Gehirns überzeugend erklären. Dauerschädigungen des Gehirns herdförmigen Charakters nach Hochspannungsunfällen sind selten; sie waren Gegenstand eingehender klinischer und pathologisch-anatomischer Untersuchungen. Über die diffusen, nicht aufdringlichen Prozesse, die sich nach Einwirkung eines kurzdauernden Hochspannungsstoßes auf das Gehirn unter dem Bild einer Encephalose, selten eines organischen Psychosyndroms entwickeln, sind wir dagegen noch wenig orientiert. Hier klafft eine Lücke, die durch psychiatrische Beobachtung einschlägiger Einzelfälle geschlossen werden sollte. Man könnte sie sich z. B. als Folge einer diffusen Wärmeschädigung, eventuell eines Hirnödems erklären.

Auch die *elektrische Hinrichtung* zeigt die relative Ungefährlichkeit des Stromes für das Gehirn. Das Vorgehen wechselt in bezug auf Einzelheiten. Heute wird zunächst ein Gleich- oder Wechselstrom höherer Spannung während längerer Zeit, zum mindesten während mehrerer Sekunden, durch das Gehirn geleitet (Kopf—Gesäß bzw. Kopf—Oberschenkel). Dadurch kommt es zur Bewußtlosigkeit, nicht aber zur vollständigen zentralen Lähmung. Nach einem kurzen Intervall erfolgt ein zweiter Stromstoß mit niedergespanntem Strom, der die Herzaktion zum Erlöschen bringt. Bei der unmittelbar anschließenden Gehirnsektion maß man Temperaturen von etwa 65°[1]. WERNER (1923) fand dabei starke Hyperämie und kleine Hämorrhagien über der ganzen Oberfläche.

Zur Ergänzung seien noch die Erfahrungen beim Elektroschock und bei der Elektronarkose beigezogen. Beim *Elektroschock* fließen Wechselströme von 150 bis 500 mA von Schläfe zu Schläfe, ohne daß etwas anderes eintreten würde als ein epileptiformer Anfall gefolgt von Bewußtseinsverlust. Auch hier zeigt sich also die relativ hohe Widerstandsfähigkeit des Gehirns dem Strom gegenüber, besonders wenn man bedenkt, daß infolge der Dünnheit der Schläfenbeinschuppe der Knochenschutz gering ist; etwa ein Drittel der applizierten Stromstärke wirkt auf das Gehirn selbst. Entscheidend ist wohl, daß der Stromstoß lediglich den Bruchteil einer Sekunde dauert. Das mag die große Seltenheit von Dauerschädigungen erklären[2]. Die morphologischen Befunde in der Gehirnsubstanz decken sich zur Hauptsache mit denjenigen nach Spontankrämpfen bzw. nach durch Medikamente erzeugten Krämpfen[3].

Noch eindrücklicher sind die Vorgänge bei der *Elektronarkose*, die aus der Schocktherapie entwickelt wurde, allerdings keine praktische Bedeutung erlangt hat. An Stelle eines Stromstoßes von bestimmter Intensität und Dauer tritt ein kontinuierlicher bitemporaler Fluß von 7 min Dauer. Eine Initialzuckung wird durch Einschleichen von 0 auf 200 mA vermieden. Die anschließende tonische Phase verläuft milder, ebenso die folgende klonische. Von der 30.—45. sec wird

---

[1] ALVENSLEBEN 1938, HOLSTEIN 1929, WIETHOLD 1934 u. a.
[2] Vgl. SCHEIDEGGER 1952.   [3] SCHOLZ 1951.

die Stromstärke auf 70—90 mA gesenkt, darauf wieder so weit gesteigert, daß eine genügende Narkosetiefe erreicht wird. Der Haupteffekt liegt also in der Narkose, nicht im Krampf. Das Herz steht in der Regel während der ersten 10 sec still, die Atmung während 50—60 sec.

Bei der Besprechung der pathologisch-anatomischen Veränderungen sei zunächst auf die häufigsten und wichtigsten hingewiesen, nämlich auf die *Hitzeschädigungen* des Gehirns nach *direkter Hochspannungseinwirkung*. Ihre Lokalisation deckt sich mit den Verbrennungen der Kopfschwarte und des Schädelknochens. Makroskopisch erscheint die Gehirnsubstanz an solchen Stellen, je nach Intensität bzw. Dauer der Hitzewirkung, oberflächlich bräunlich verfärbt, spröde, gekocht, in schweren Fällen grobblasig oder wabig aufgelockert, zusammengesintert oder gar verascht. In der Umgebung zeigt sich die Hirnsubstanz ödematös, von punktförmigen oder mehr flächenhaften Blutungen eingenommen[1]. Größere Blutungsherde aber fehlen meistens. An den Hirnhäuten äußert sich die Hitzewirkung in Form von Verfärbungen, Unterblutungen, Zerreißungen oder Zerstörungen, oft in Form scharfrandiger Defekte.

Mikroskopisch zeigen die am stärksten betroffenen Partien die Zeichen der Koagulationsnekrose. Die Bindegewebsfasern sind homogenisiert, das Parenchym aufgelockert, vacuolisiert oder zerfallen. Die Färbbarkeit ist verändert und die Ganglienzellen nehmen mit Eosin eine mattpurpurne Färbung an[2]. In den mehr peripheren Bezirken herrschen, sofern die Zeit zu ihrer Bildung ausreicht, eher degenerative Prozesse an den Ganglienzellen vor. Man findet u. a. Tigrolyse, staubförmigen Zerfall der Nissl-Substanz, wabige Beschaffenheit des Zelleibes, Randstellung der Kerne. Das Blut in den Gefäßen ist thrombosiert; deshalb wohl kommt es zu keinen größeren Blutungen, sondern nur zu perivasculären und intramuralen Blutaustritten[3]. SPITZKA und RADASCH (1912) stellten in frisch fixierten Gehirnen Hingerichteter rundliche Aufhellungsherde von 20—300 μ Durchmesser fest, die peripher eine Verdichtungszone zeigten; sie waren von einem capillären oder präcapillären Gefäß durchzogen, und ihr Sitz war vornehmlich Mittelhirn, Brücke und Medulla. HASSIN (1937) deutet Gewebseinrisse, Gefäßwandrupturen, Nervenfaserzerreißungen, die er in solchen Fällen fand, nicht als Folgen der Hitze, sondern einer elektromechanischen Einwirkung. Er folgt damit amerikanischer Auffassung.

Beim *Überlebenden* stellen sich sekundär entzündliche Prozesse ein. Die Hitzenekrosen werden leicht mit Keimen besiedelt, und es kommt zu lokalisierten Meningitiden, encephalitischen Herden und Abscessen[4]. KOEPPEN (1953) untersuchte zwei Spättodesfälle. Unter dem Knochendefekt war die Dura mit der Gehirnoberfläche fibrös verwachsen. Die beiden obersten Rindenschichten fehlten, die dritte war durch eine spongiosaähnliche Glianarbe ersetzt. Die Anwesenheit von Fettkörnchenzellen belegt, daß auch nach Jahren der Abbau nicht beendet ist. In der Pia zeigten sich Reste von frischem Granulationsgewebe, keine Blutungsreste.

Faßt man aus den sehr zahlreichen Publikationen das Wesentliche zusammen, dann ergibt sich folgendes Bild: Bei lokaler Hitzewirkung auf das Gehirn zeigen sich mannigfaltige Befunde und fließende Übergänge von der Kreislaufstörung über die Gewebsnekrose bis zur Gewebszerstörung, vergesellschaftet mit Ödem

---

[1] VOLLMER 1929.   [2] MOTT und SCHUSTER 1909.
[3] Literatur über makro- und mikroskopische Veränderungen siehe bei GERLACH 1912, GUBLER 1926, JAEGER 1921, KAWAMURA 1921, PANSE 1930, PIETRUSKY 1938, REUTER 1922, SANDROCK 1912 u. a.
[4] JAEGER 1921, MAYR 1927, OBERHAMMER 1927, PANSE 1930, RANZI 1927, STADTMANN 1923 u. a.

und petechialen Blutungen in der näheren Umgebung. Die mikroskopische Unterscheidung zwischen vitalem, agonalem und postmortalem Geschehen. zwischen mittelbaren bzw. unmittelbaren Stromfolgen und zufälligen Veränderungen ist oft schwierig. Durchströmungsversuche an frischen Leichen könnten in bezug auf postmortale Wirkung des Stromes, der ja oft über den erfolgten Tod hinaus während kürzerer oder längerer Zeit weiterfließt, einige Klärung bringen.

In jenen, heute allerdings seltenen Todesfällen, in denen das Gehirn vom Strom (meist Niederspannung) durchflossen wird, *ohne daß es zu makroskopisch faßbaren Hitzeveränderungen* kommen würde, sind die mikroskopischen Befunde, wenn solche überhaupt zu erheben sind, minimal und noch schwerer deutbar. Auch hier muß oft unentschieden bleiben, was unspezifisch der Agone, was allfälligen Krämpfen (beim Hochspannungsunfall wird eine Krampfperiode häufig vermißt), was einem sekundären Sturz zuzuschreiben sei. Das Gehirn zeigt venöse Blutfülle; die graue Substanz kann fleckförmig einen Stich ins Rötliche aufweisen. Die Durchfeuchtung ist wechselnd, meist überdurchschnittlich. Selten zeigt sich ein Hirnödem. Viele Autoren berichten über petechiale Blutungen, oft im Boden des 3. und 4. Ventrikels[1]. Nach unseren eigenen Feststellungen sind solche Fälle eher selten[2]; sie als unmittelbar strombedingt zu bezeichnen, dazu reichen die Unterlagen vorläufig nicht aus, wenngleich Tierversuche mit niedergespannten Wechselströmen in den durchflossenen Gehirnbezirken zur Arteriolenconstriction und Ischämie, bei höheren Stromstärken zur vasoparalytischen Stase mit perivasculären Blutungen führen können, als Ausdruck eines Reaktionsvermögens der Endstrombahnen gegenüber Wechselströmen[3]. Beim Überlebenden sprechen die klinischen Beobachtungen über rasch zurückgehende Lähmungen wohl ebenfalls für vorübergehende Durchblutungsstörungen (ohne daß es zu Blutaustritten kommen müßte). Am nervösen Parenchym und am ektodermalen Interstitium sind in solchen Fällen zahlreiche mikroskopische Veränderungen beschrieben worden, so u. a. Tigrolyse der Ganglienzellen, Randstellung der Kerne, Zellnekrosen, Erbleichungsherde, Vacuolenbildung. Ob es sich dabei wirklich um direkte oder indirekte Stromveränderungen handelt oder nicht eher um allgemeine Erscheinungen der Agone oder gar um Zufallsbefunde und Kunstprodukte, scheint auch hier noch nicht entschieden. In diesem Zusammenhang ist eine Beobachtung ZÜLCHs (1940) erwähnenswert: er berichtet nach elektrochirurgischen Eingriffen über einzelne Ganglienzellen, die in der Richtung des Stromverlaufes um die eigene Achse gedreht erschienen, also über Erscheinungen, die an die Strommarke erinnern.

Schließlich ist noch auf einige Befunde zu verweisen, die in Fällen erhoben wurden, in denen das *Gehirn außerhalb der Strombahn* lag. Auch hier ergeben sich Deutungsschwierigkeiten; es dürfte sich ausnahmslos um indirekte Folgen handeln, vorwiegend um Folgen der Krämpfe bzw. der Blutdrucksteigerung oder, bei protrahierter Agone, um ischämische Veränderungen. Es geht u. a. um venöse Blutfülle, um überdurchschnittliche Durchfeuchtung bis zum Hirnödem (selten), über dessen Entstehungsweise man sich allerdings keine klaren Vorstellungen machen kann. Weiter werden petechiale Blutungen erwähnt, die hauptsächlich beim Niederspannungstodesfall häufig sein sollen[4]. In unserem Untersuchungsgut fanden wir sie nur ausnahmsweise und wenig ausgeprägt: BOEMKE (1936) hält sie für Kunstprodukte. Daß bei geschädigtem Arteriensystem

---

[1] Es seien nur wenige Namen aufgeführt: CRITCHLEY 1934, JELLINEK 1932, KRATTER 1896, SCHMIDT 1910, WEGELIN 1935, WERNER 1923.
[2] Vgl. auch SCHRIDDE 1925.   [3] ECHLIN 1942, ALEXANDER und LOEWENBACH 1944.
[4] Vgl. DERVIEUX und DESOILLE 1931, KLEIN 1958.

größere Gehirnblutungen durch die Blutdrucksteigerung zustande kommen können, ist selbstverständlich.

Über pathologisch-anatomische Veränderungen am *Rückenmark* ist man wenig orientiert. Klinisch im Vordergrund stehen Sofortlähmungen, meistens unvollständig und rasch vorübergehend, und seltener Sensibilitätsstörungen. Sektionsbefunde sind spärlich; es wird über Injektion der Capillaren, capilläre Blutungen, vorwiegend in der grauen Substanz, dunklere Färbung und Quellung der letzteren, Verwischung der Zeichnung berichtet, Befunde, mit denen wir nichts anzufangen vermögen. FOERSTER (1929) fand Jahre nach Elektrowärmeschädigung der Halswirbelsäule einen sklerotischen Herd im Rückenmark und fibrinöse Reaktion der Arachnoidea. Die relativ häufigen Störungen von seiten des Rückenmarks nach Blitzschlag kann man sich aus dem Stromweg, der meist längs der Wirbelsäule verläuft, erklären.

An klinischen Verlaufsformen werden noch langsam sich entwickelnde und langsam fortschreitende, auch einseitig auftretende Bilder spinal-atrophischer und spinal-spastischer Vorgänge beobachtet, und zwar sowohl nach Elektrounfällen (vorwiegend Niederspannungen mit relativ starker Beteiligung des Gleichstroms) wie nach Blitzschlägen. Auf die Beziehung zu den Vorderhornzellen ist hinzuweisen[1]. Die eigentliche Ursache solcher degenerativer Prozesse bleibt ins Dunkel gehüllt; möglicherweise handelt es sich um Folgen elektrisch bedingter Zirkulationsstörungen oder eines Ödems.

Das *periphere Nervensystem* wird im Bereich der Hautdurchtrittsstellen und der Verbrennungen direkte Hitzeschädigungen erleiden. Mikroskopisch findet man Ödem, Blutaustritte, Verschmelzung der Fasern, Zerfall der Markscheiden und der Kerne. Bei Aufhebung der neuronalen Kontinuität an solchen Stellen werden sich sekundäre Degenerationen anschließen. Infektiös-toxische Prozesse an peripheren Nerven als Folge infizierter Brandwunden kommen vor, auch rein mechanisch bedingte Einwirkungen durch Sturz. Die Annahme einer „spezifischen" Schädigung des peripheren Nervensystems durch elektrischen Strom ließ sich bis heute weder klinisch noch pathologisch-anatomisch beweisen.

Rückblickend ergibt sich. daß die Veränderungen des Nervensystems nach Stromwirkungen uneinheitlich, vielgestaltig und zum großen Teil nicht spezifisch sind[2].

d) Veränderungen am Auge.

Die Mehrzahl der als elektrische Schädigungen gemeldeten Fälle sind nichts anderes als Blendungsschäden durch den elektrischen Lichtbogen. Meist handelt es sich um einen Kurzschlußlichtbogen anläßlich einer Elektroschweißung[3]. Die dadurch am äußeren und inneren Auge zustande kommenden Veränderungen und die prophylaktischen Maßnahmen sind von der gewerblichen Medizin eingehend studiert worden.

Daneben kennen wir, allerdings als recht seltene Erscheinung, Augenschädigungen als Folgen direkter Stromwirkung, und zwar dann, wenn das Auge im Stromkreis liegt. Da es sich fast ausnahmslos um Hochspannung oder Blitz handelt, findet man meist in der Umgebung der Augen Verbrennungserscheinungen. Im Anschluß an solche Ereignisse können, nach verschiedenen Latenzzeiten, Linsentrübungen einsetzen. Sie beginnen meist subcapsulär. Beim „Stromstar" schreitet der Prozeß unter Faserzerfall fort bis zur Reife, beim „Blitzstar" kann er stationär bleiben[4]. Die Art des Verlaufs erinnert an die spinalatrophischen Vorgänge. Einseitigkeit des Prozesses spricht für lateralen Stromdurch-

---

[1] STOERRING 1933, CASO 1933, MENDEL 1927, KOEPPEN und PANSE 1955.
[2] Eine zusammenfassende Darstellung mit vollständiger Literaturübersicht findet sich bei ZEMAN 1955.
[3] ROLLET und AURAND 1927. CARAMAZZA 1933, KNAPP und BÁCHTIGER 1932.
[4] Vgl. LEONARDI 1927, RECCHI 1929. SIRONI 1940, WOSTRÝ 1938.

fluß. Ganz vereinzelt wurden im Glaskörper flottierende Trübungen festgestellt[1]. Was letzten Endes mittelbare Ursache solcher Prozesse ist, bleibt unklar. Die Joulesche Wärme dürfte auch hier eine Rolle spielen. Sehr selten wurden Fundus- und Hornhautschädigungen beobachtet. Über die ersteren liegen wohl gute spezialärztliche Erhebungen vor[2]; unvollständige Unterlagen technischer Art erschweren aber die kausale Beurteilung.

Anläßlich der Sektion einschlägiger Fälle wird man um die Enukleierung des Bulbus und dessen histologische Untersuchung nicht herumkommen.

e) Veränderungen am Ohr.

Leicht zu erklären in bezug auf ihre Entstehung sind jene, allerdings seltenen Veränderungen, die sich nach Einwirkung beträchtlicher Joulescher Wärme entwickeln, also dann, wenn der Stromdurchfluß in der Gegend des gut geschützten inneren Ohres vor sich ging. Es kann zu lokalen Nekrosen kommen; durch sekundäre Infektion ergeben sich Mastoiditis, Meningitis, Thrombosen, Abscesse[3]. Eine Reihe von flüchtigen Erscheinungen läßt sich — als Fernwirkung — am ehesten durch kleine perivasculäre Blutungen infolge der Blutdruckerhöhung erklären.

Eine elektrische Entladung kann mit einem akustischen Trauma verbunden sein; das ist die Regel beim Blitzschlag. Die dabei nicht seltenen Trommelfellrupturen sind darauf zurückzuführen[4].

f) Veränderungen am Herzen und an den Gefäßen.

Beim Todeseintritt durch elektrischen Strom spielt — wenn wir vom Tod durch Verbrennungen absehen — das Versagen des Herzens ohne Zweifel die entscheidende Rolle. Man sollte deshalb annehmen, es zeige wegleitende pathologisch-anatomische Veränderungen. Dem ist nicht so. Bis heute konnten keine Herzveränderungen gefaßt werden, die als spezifisch für den Stromtod angesprochen werden dürften. Bei der Sektion von rasch nach Durchtritt einer Niederspannung Verstorbener erweist es sich meist als leicht dilatiert, besonders im Bereich der Vorhöfe und des rechten Ventrikels, während der linke Ventrikel eine auffällige Kontraktion zeigen kann. Die Erweiterung des rechten Herzens wurde beim Überlebenden verschiedentlich bei der Durchleuchtung verifiziert. Vor dem rechten Herzen und im Venensystem besteht Stauung. Die Coronargefäße zeigen dabei gute Füllung. Die Beobachtungen an Tierversuchen stehen damit in Übereinstimmung. Gelegentlich findet man punktförmige Blutaustritte in die Um- und Auskleidungen des Herzens, aber auch subpleural und in die Interstitien der Lungen, ein Befund, der sich morphologisch mit den „Erstickungsblutungen" deckt. Sie dürften Ausdruck der starken Blutdrucksteigerung durch die Muskelkrämpfe sein.

PIETRUSKY (1938) berichtet über Blutaustritte am Herzen, die ganz anderen Charakter besitzen. Sie zeigen eine zentrale Aufhellung und in deren Bereich einen mehr gelblichen Farbton. Er deutet sie als Übergangsstellen des Stromes. Schließlich fand er in einem Fall an der unteren Ansatzstelle der hinteren Aortenklappe einen braunroten Bezirk, in dessen Bereich der Muskel wie bei einer Colliquationsnekrose zerstört war; die Kerne erwiesen sich als gequollen, gekrümmt, teilweise langgezogen. Ähnliche Beobachtungen liegen auch von anderer Seite vor. Man könnte sich solche Veränderungen durch eine umschriebene Bildung von Widerstandswärme erklären. Aus energetischen Überlegungen ist aber eine solche Entstehungsweise auszuschließen. Die Befunde PIETRUSKYs —

---

[1] SPIR 1922.   [2] SAFAR 1930.   [3] NAGER und RÜEDI 1931.   [4] MILOVANOVIĆ 1935.

Blutungen und nekrotische Stellen — sind zum mindesten eine Aufforderung zur systematischen makro- und mikroskopischen Durchuntersuchung des Herzens. In diesem Zusammenhang ist ein Hinweis von KLEIN (1958) erwähnenswert: Im Bogenbereich der Aorta und an den Abgangsstellen der großen Gefäße sowie in den Bezirken, in denen mit Stromdurchgang gerechnet werden muß, kann man beim elektrischen Verbrennungstod — im Gegensatz zu den bei gewöhnlichen Verbrennungen beobachteten diskoiden Zerfallserscheinungen der elastischen Fasern — Streckungen der Mediakerne finden. Über die Entstehungsweise wissen wir nichts.

Die Aufforderung nach systematischer Durchuntersuchung des Herzens ergibt sich auch aus Befunden von kleinsten Zerreißungen der Herzwand und von subendokardialen Kontraktionslinien[1]. Möglicherweise handelt es sich um Folgen einer Tetanisierung. Aufhellungen, Lockerung der Fibrillen, Fragmentation, Segmentation, Homogenisierung sind zwar beim elektrischen Todesfall oft beschriebene Herzmuskelveränderungen, aber auch bei anderen Todesarten derart häufig, daß ihnen eine Bedeutung nicht zugeschrieben werden darf.

Zur Frage, ob der Strom die Gefäße in besonderer Weise schädige, ergeben sich folgende Überlegungen: Muskel und Blut sind gute Leiter. Der Strom wird deshalb nicht nur den Muskeln folgen, sondern auch den großen Gefäßen entlang fließen. Tatsächlich zeigen die letzteren im Bereich und in der Umgebung der Eintritts- und Austrittsstellen, aber auch der großen Gelenke, umschriebene Kontraktionen oder Erweiterungen mit Blutaustritten, Quellung der Endothelien, veränderte Kernfärbbarkeit, Kernausziehungen, -drehungen und -zerstörungen in der Media[2]. Klinisch läßt sich damit in Beziehung bringen das elektrische Ödem[3], das unmittelbar nach Stromfluß lokal entstehen kann, ferner die Vasomotorenstörungen, die wir an Stromaustrittsstellen beobachten konnten (S. 338) und auf die auch bei der Besprechung der Gehirnveränderungen hingewiesen wurde (S. 356), die postelektrischen Thrombosen[4] und die elektrische Gangrän[5]. Zur Hauptsache dürfte es sich um die Folgen von lokaler Wärmebildung handeln.

Die *Lungen* erweisen sich in jenen Fällen, wo der Elektrotod rasch eintritt, und wo intensive künstliche Beatmung nicht stattfand, als mäßig lufthaltig, von glatter Schnittfläche und durchschnittlichem Feuchtigkeitsgehalt, eher etwas hyperämisch. Nicht selten stößt man auf die bereits erwähnten Blutaustritte (S. 358), die in wechselnder Dichte ausgebildet sein können. Anders verhält es sich in Fällen, in denen der Tod nicht rasch eintritt, oder in denen durch künstliche Beatmung Luft unter Druck in die Lungen gelangte. Unter solchen Umständen können sich Ödeme und emphysematöse Herde mit Alveolarrissen ausbilden. Bei der Diskussion des Todeseintrittes soll darauf zurückgekommen werden (S. 365). Einen interessanten Einzelbefund konnte JOERGENSEN (1937) in Form asthmaähnlicher Veränderungen erheben.

Auf eine gesonderte Darstellung der Veränderungen an den übrigen Organen kann verzichtet werden. Sie zeigen kaum je signifikante Befunde, nehmen aber selbstverständlich am Todeseintritt im Rahmen des allgemeinen Geschehens teil. Die *Nieren* können bei nicht sofortigem Todeseintritt Transsudation in die Bowmansche Kapsel zeigen[6]. Im übrigen reagieren sie in subtiler Weise auf den Eiweißzerfall und den Myoglobinaustritt (S. 348).

---

[1] Vgl. DIEZ 1932, HUBER 1936, JENNY 1945, PHOTAKIS und LIBERATO 1938.
[2] HUBER 1936, SCHRIDDE 1936 u. a.   [3] JELLINEK 1932.
[4] HÜCKEL 1937, MULLER 1934, PATEL und DE MOURGUES 1931, PIETRUSKY 1938, SCHNETZ 1937 u. a.
[5] PIRCARD 1926.   [6] KAPLAN 1931.

V. Blitzwirkungen.

Blitztodesfälle sind, verglichen mit tödlichen Elektrounfällen, seltene Ereignisse. Im Gegensatz zum Unfall mit technischem Strom liegt die Auftreff- bzw. Eintrittsstelle häufig im Bereich des Schädels oder über den Schultern. Nicht selten erfolgt dann der sofortige Tod entweder durch zentrale Lähmung oder durch Kammerflimmern. Nicht tödliche Fälle zeigen, trotz anfänglich schwerer Störungen (Bewußtlosigkeit, Lähmungen, deliriöse Zustände) im allgemeinen eine gute Prognose. Auf spinal-atrophische Folgezustände wurde bereits hingewiesen (S. 357).

Die stärksten Veränderungen finden sich in der Regel an der Auftreff-, gelegentlich auch an der Absprungstelle. Schon auf Distanz kann man hier Zerreißungen und Versengungen an Kleidungsstücken feststellen. Die Haare sind in solchen Bezirken infolge der Hitzewirkung brüchig, gekräuselt und fallen bei Berührung auseinander; am behaarten Kopf kann es zur Ausbildung einer „Blitzbahn" kommen. Auf der Haut findet man umschriebene, meist nur oberflächliche Verbrennungserscheinungen, rundlich, streifenförmig, schrotschuß- oder vogeldunstähnlich[1] (Abb. 20). Selten sind die Wirkungen tiefer; sie treten als Defekte der Weichteile, eventuell des Knochens (am Schädeldach) in

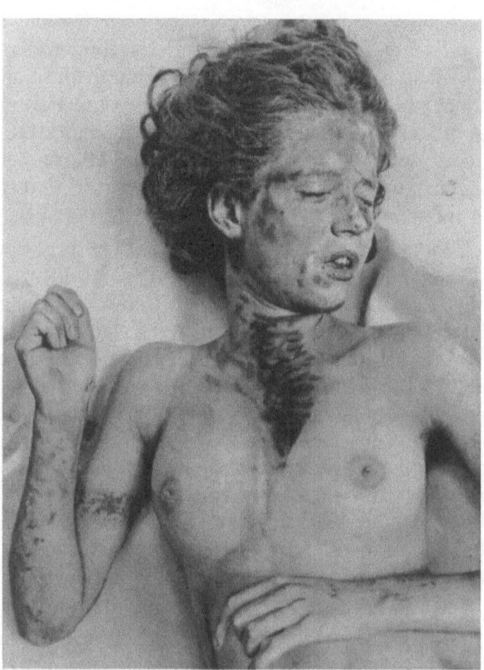

Abb. 20. Blitztodesfall. Eintrittsstelle in der rechten Gesichtshälfte und am Hals. Oberflächliche, unregelmäßige Hitzewirkung auf Haare und Haut, auf der letzteren durch sekundäre Eintrocknungserscheinungen besonders deutlich geworden.

Erscheinung. Doch bleiben sie meist bedeutend weniger ausgeprägt als beim Hochspannungsunfall, offenbar wegen der kurzen Einwirkungszeit (Abb. 21). Dort, wo an metallischen Bekleidungs- oder Gebrauchsgegenständen Schmelzeffekte entstehen, können sich ebenfalls tiefere Gewebszerstörungen ausbilden.

Daneben werden, fern von den Übergangsstellen, mehr flächenhafte Oberhautdefekte und Versengungen der Haare gefunden; sie sind Folgen des Spannungsausgleiches, der über die Körperoberfläche erfolgt. Feuchte Hautstellen sind, ähnlich wie bei der Blitzfigur, bevorzugt (Achselfalten, Schenkelbeuge, Dammgegend) (Abb. 22). Die Ränder werden oft von zusammengesinterten Oberhautlamellen gebildet und erscheinen grau bis grauschwärzlich. Die Kleider können über solchen Stellen vollkommen intakt bleiben.

Alle diese Hitzeveränderungen werden durch sekundäre Eintrocknung besonders deutlich (düsterrote bis bräunliche Verfärbung, Verhärtung, dunkle Venenzeichnung).

---

[1] JELLINEK 1932.

Man hört immer wieder von sicheren Blitztodesfällen, bei welchen weder an den Kleidern noch an der Hautoberfläche irgendwelche Veränderungen vorhanden gewesen seien. Das mag zutreffen, wenn der Körper von einem Nebenstrahl betroffen worden ist. Im allgemeinen aber dürfte doch die Haut, wenigstens an der Auftreffstelle, entweder eine ganz oberflächliche Excoriation oder dann eine bräunliche, diffuse Verfärbung zeigen. Stets ist in solchen Fällen eine eingehende Betrachtung nötig. Untersucht man verdächtige Stellen mikroskopisch, stößt man auf die bei der Strommarke erwähnten Kern- und Zellausziehungen.

Starken Hitzeeffekten entsprechen Befunde in der Tiefe. Mitteilungen darüber betreffen meist den Schädel und das Gehirn. In einem rasch eingetretenen Todesfall fand PETERS (1955) in umschriebenem Bereich subarachnoidale Blutungen, lehmartige Beschaffenheit der Gehirnsubstanz mit Runzelung der Oberfläche. Gefäßdilatation und -kontraktion, also gleiche Veränderungen, wie sie beim Hochspannungsunfall, der den Schädel trifft, beschrieben wurden. Mikroskopisch stieß er auf palisadenartige Stellung der Endothelkerne, perivasculäre Hofbildung und Blutungen sowie auf spongiöse Auflockerung des subcorticalen Marklagers. Ähnliche Befunde erhob SPAAR (1955); er berichtet von einem Fall, der 24 Std mit 10%iger Verbrennung der Körperoberfläche und kompletter Enthirnungsstarre überlebte. In der Nähe der

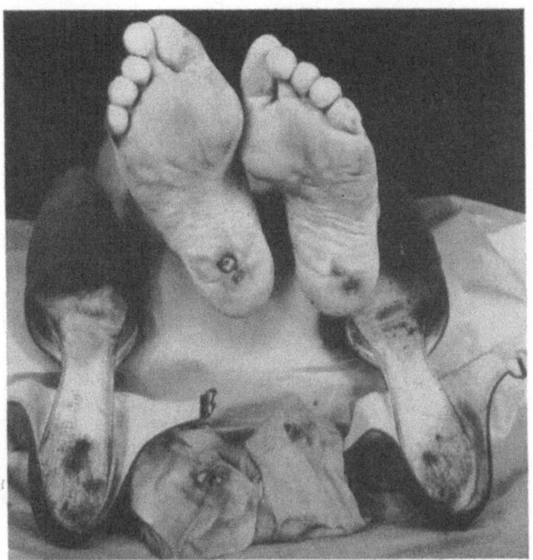

Abb. 21. Blitztodesfall. Rundliche Verbrennungen der Haut in der Fersengegend beiderseits mit entsprechenden Veränderungen an Strumpfen und Schuhen (Austrittsstelle des Blitzes in die Erde).

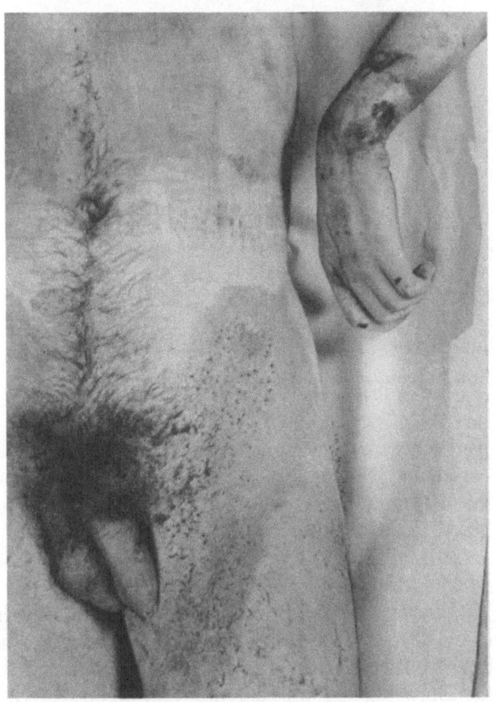

Abb. 22. Blitztodesfall. Ausgedehnte Versengung der Schamhaare links. Haut fleckig-rotlich verfärbt. Weg des Blitzes: Schultergegend — Füße.

Einschlagstelle befand sich eine Knochenfissur mit epiduralem Hämatom. Beide Konvexitäten waren von subarachnoidealen Blutungen eingenommen. In den

linken Stammganglien lag eine Massenblutung mit Ventrikeldurchbruch. Rinden-
prellungsherde konnte man an der Seite der Fissur, kleine Blutungen verstreut
im übrigen Gehirngewebe vorfinden. Es bestand eine ausgesprochene Hirnschwellung mit trockener, klebriger, derbelastischer Schnittfläche. Mikroskopisch
wurden Hyperämie, Exsudation, diffuse Gliazellanreicherung und intracelluläre
Gliafaserneubildung im Mark gefunden. Verstreute Diapedesisblutungen führt
der Untersucher auf krampfbedingte Blutdrucksteigerung zurück, größere
Blutungen auf elektrolytische und elektrochemische Stromeffekte, die nicht zu
fassen sind. Die Rindenprel-
lung läßt sich vielleicht durch
Ultraschallwellen erklären, die
Hirnschwellung als Polymeri-
sationsvorgang kolloidaler
Substanzen in Gang gesetzt
durch thermische, photoelektrische und akustisch-corpus-
culäre Wellen.

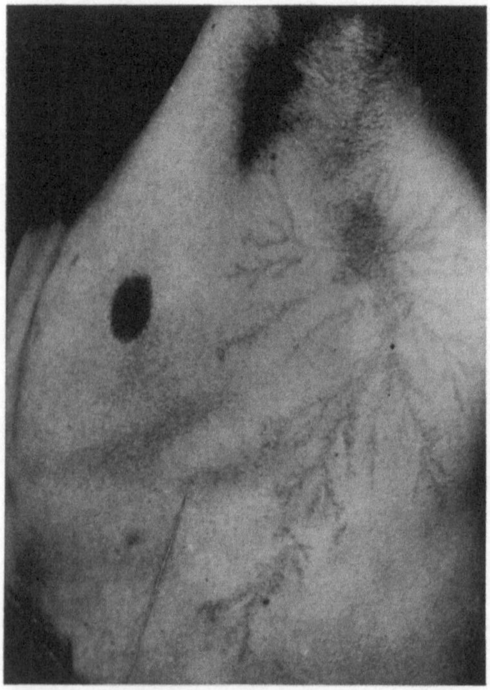

Weitere Beobachtungen
veröffentlichten Lynch und
Shorthouse (1949) sowie
Bach (1950). Die ersteren
fanden nach sofort tödlichem
Blitzschlag Blutungen am Boden des 3. und 4. Ventrikels,
der letztere, 5 Monate nach
dem Blitzschlag, am Boden
dieser Ventrikel zahlreiche
Gliawucherungen und Epen-
dymitis granularis, also an
Stellen, wo Wegelin (1935),
Kratter (1896) und Schmidt
(1910) u. a. Blutungen beim
Elektrounfall besonders häufig
angetroffen hatten.

Abb. 23. Blitzfigur in der linken Achselhöhle, 1 Std nach dem Unfall am Überlebenden aufgenommen. Rasches Abblassen.

Marchand und Picard
(1935) beschreiben ein nach
einem Blitzschlag einsetzendes
psychoorganisches Syndrom. Der Tod erfolgte 2 Jahre später an einem Magen-
carcinom. Die mikroskopische Untersuchung ergab ausgedehnte Rindengliose
mit Untergang der nervösen Zellen, herdförmige Degenerationen in Rinde und
Mark, Atrophie der Purkinjeschen Zellen.

Auf allfällige Trommelfellrupturen, als Ausdruck der stets großen Schall-
wirkung, ist zu achten (s. S. 358).

Ein seltener, beim Überlebenden rasch schwindender Befund ist die *Blitzfigur*
(Abb. 23). Die mikroskopische Untersuchung einer solchen in einem Todesfall
durch Nippe (1932) ergab keine Bildung von Hitzewaben und keine Ausziehung
der Epithelzellen wie bei der Strommarke. Die Oberhaut war völlig abgelöst;
vereinzelt zeigte sich Verklumpung der an der Lederhaut haftenden Epithelreste.
Die Haargefäße waren stark gefüllt. In den Papillen, in den Hautdrüsenläppchen
und im Fettgewebe knapp unterhalb der Lederhaut stieß man auf kleine Blutaustritte. Fasal (1933) konnte eine Blitzfigur am Überlebenden, 6 Std nach
Entstehung, untersuchen. Er berichtet über intraepitheliale Bläschenbildung,

stellenweise Veränderungen im Stratum spinosum, d. h. Störungen des normalen Zellverbandes, Höhlenbildung, Kernveränderungen bis zur Zellzertrümmerung, Infiltration um die strotzend gefüllten Blutgefäße der Cutis, bestehend aus kleinen Rundzellen, neutro- und eosinophilen Leukocyten und adventitiellen Elementen. KRAULAND (1955) dagegen beschreibt nach dreitägigem Überleben Nekrose und Ablösung der oberflächlichen Epithelschichten mit Bildung einer neuen Zellschicht, ohne Reaktion im Papillarkörper. In der untersten Lage der abgestoßenen Zellen war Pigment sichtbar. Störungen im Pigmentstoffwechsel sollen nach JELLINEK (1932) übrigens charakteristisch für elektrische Wirkungen sein.

VI. Zur Frage der Todesursache.

Durch die Leichenuntersuchung, zusammen mit den übrigen Unterlagen (technische Untersuchung, Unfallsituation, gesamtes Spurenbild) werden sich im allgemeinen wohl alle jene Fragen beantworten lassen, welche in sicheren oder verdächtigen Elektrotodesfällen von seiten des Rechtes — insbesondere des Versicherungsrechtes — an die Medizin gestellt werden (Kausalität, Teilkausalität, fehlende Kausalität, Rekonstruktion). Über solche praktischen Fragen hinaus will die wissenschaftliche Medizin selbstverständlich weitervordringen und zu ergründen versuchen, welche Vorgänge letzten Endes nun für den Todeseintritt verantwortlich zu machen sind. Einfach sind die Verhältnisse, wenn der Verunfallte nach einem Elektrotrauma längere Zeit überlebte; in der Regel handelt es sich um Hochspannungsunfälle. Dann liegen meist gute klinische Beobachtungen und leicht interpretierbare pathologisch-anatomische Veränderungen vor. Als Beispiele seien erwähnt: die toxischen Erscheinungen nach Verbrennungen bzw. nach Myoglobinaustritt, infektiöse Prozesse, Sturzverletzungen.

Jene Fälle dagegen, in denen der Tod sofort oder in kürzester Zeit nach dem Elektrotrauma eintritt — wie es die Regel bei den Niederspannungsunfällen ist —, bedürfen in bezug auf die Todesursache einer eingehenderen Diskussion. Zunächst seien ein paar allgemeine Überlegungen vorausgeschickt. Die Auffassung, daß am tödlichen Niederspannungsunfall vorwiegend Menschen beteiligt seien, die bereits krank oder in ihrer Widerstandskraft geschwächt waren, läßt sich nicht stützen. Eine kritische Sichtung der Literatur und der eigenen Erfahrung zeigt eindrücklich, daß es vorwiegend gesunde, kräftige und voll leistungsfähige Menschen sind, welche diesen Tod erleiden. Wenn frühere Autoren zu anderen Schlüssen kamen, dann läßt sich dies rückblickend am ehesten dadurch erklären, daß mikroskopische Untersuchungen der Organe nicht vorgenommen wurden und makroskopischen Befunden eine Bedeutung beigemessen wurde, die ihnen gar nicht zukam. Dasselbe gilt für den Status thymo-lymphaticus, der beim tödlichen Elektrounfall nicht häufiger angetroffen wird als bei anderen gewaltsamen Todesarten.

Die Reaktionen der von Niederspannung Betroffenen sind verschieden; darauf ist in der Literatur hinlänglich aufmerksam gemacht worden. Auch die Beobachtungen am Überlebenden belegen dies. Wir haben bereits in der Einleitung darauf verwiesen, wie schwierig es sein kann, sich darüber ein genaues Bild zu machen. Oft erfolgt der Tod ohne Zeugen. In anderen Fällen sind zwar Beobachtungen vorhanden, aber schwer auszuwerten. Im folgenden sei versucht, einen Einblick in das erste Geschehen zu erlangen. Die Mehrzahl der Fälle zeigt einen raschen Ablauf. Der vom Strom Getroffene sinkt sofort entweder lautlos oder mit einem Schrei oder unter Stöhnen zusammen und bleibt leblos liegen. Die Zeit ist so kurz, daß allfällige Krämpfe offenbar gar nicht zur Wahrnehmung gelangen. Es handelt sich vorwiegend um Fälle mit kurzdauerndem Kontakt (sog. Berührungs-kontakt). Etwas weniger häufig sind die Situationen, in denen von Zeugen genaue Angaben über Krampferscheinungen gemacht werden, meist dann, wenn der Stromfluß infolge der Krämpfe nicht unterbrochen wird (Umfassungskontakte). In der Schilderung kommt das Bild der klonisch-tonischen Krämpfe meist an-schaulich zum Ausdruck: Es wird über zuckende Glieder berichtet, gleichzeitig aber auch darüber, wie z. B. der Körper als Ganzes langsam nach einer Seite hinübergezogen worden sei. Die Krampferscheinungen können ausnahmsweise minutenlang anhalten; mit Stromunterbruch fällt der Körper leblos hin. In einer Reihe von Fällen ist das Verhalten des Verunfallten wieder anders: Er stößt einen Schrei aus, verläßt den Unfallort fluchtartig, eilt davon und bricht nach einer kürzeren oder längeren Wegstrecke leblos zusammen. Schließlich sahen wir Fälle, in denen der Stromdurchtritt minutenlang dauerte und der Getroffene sich in Krämpfen wand. Nach Stromunterbruch blieb er bewußtlos liegen. Der Tod erfolgte geraume Zeit (bis Stunden) später, entweder auf dem Transport ins Krankenhaus oder in der Krankenanstalt selbst.

In jenen Fällen, in denen der Körper momentan oder innerhalb Sekunden leblos zusammenfällt, darf als Todesursache ein Kammerflimmern angenommen werden. Auf Grund zahlreicher Beobachtungen anläßlich von Tierversuchen, Elektrounfällen und Exekutionen drängt sich diese Annahme auf. Sie hat namentlich durch Koeppen (1953) ihre wissenschaftliche und praktische Fundie-rung gefunden. Wesentlich für den Eintritt des Kammerflimmerns ist nach Schaefer (1958) u. a. die *fraktionierte* Erregung der Herzmuskelfasern. Der anatomische Bau des Herzens bringt es mit sich, daß in einzelnen Myokard-abschnitten die Muskelfasern der Stromrichtung parallel, d. h. für eine Erregung in optimaler Richtung, liegen. In andern Abschnitten dagegen bilden sie einen Winkel dazu. So werden *innerhalb bestimmter Stromstärken bzw. Stromdichten* nur bestimmte Bezirke von Fasern erregt, andere nicht. Es ist also zur Herbei-führung des Flimmerns ein bestimmter Stromstärkebereich notwendig. Unterhalb desselben bleibt das Flimmern aus, weil die Erregungsschwelle nicht erreicht wird; darüber findet keine fraktionierte, sondern eine gesamthafte Erregung statt. Koeppen hat, vorwiegend auf empirischer Basis, die Flimmergrenzen auf-gestellt, die selbstverständlich fließend bleiben müssen, schon deshalb, weil man ja im Einzelfall nie genau angeben kann, welche Stromstärke bzw. -dichte nun tatsächlich das Herz traf; Unterschiede lassen sich aus Verschiedenheiten des Körperbaus herleiten. Stets ist die Stromdichte, die das Herz trifft, nur ein Bruchteil derjenigen, die z. B. durch die Oberarmmuskeln fließt. Das ergibt sich aus einfachen Querschnittsüberlegungen.

Koeppen stellte vier Stromstärkebereiche auf, die sich für Wechselstrom von 50 Perioden ungefähr folgendermaßen charakterisieren lassen (für Gleichstrom dürften jeweils die dem tieferen Bereich angehörenden Reaktionen angenommen werden):

Bereich I. Es handelt sich um Stärken von unter 25 mA. Sie bewirken Kribbeln und Krampf der Extremitätenmuskulatur mit Blutdruckanstieg. Für das Herz bleiben solche Erregungen wegen des größeren Querschnittes, auf den sich der Strom im Brustraum verteilt, noch unterschwellig.

Bereich II. Er liegt zwischen 25 und 80 mA. Man beobachtet ausgedehnte Muskel-krämpfe, auch der Atemmuskulatur, mit Erschwerung oder Sistierung der Atmung und An-stieg des Blutdruckes. Das Herz kann mit Extrasystolen, eventuell mit Vorhofflimmern reagieren oder gar stillstehen. Wenn der Stromdurchfluß aber nicht lange dauert, erholt es sich meist wieder vollständig.

Bereich III. Er umfaßt Stärken über 80 mA und muß als der lebensgefährliche Bereich bezeichnet werden. Die üblichen Niederspannungen werden solche Werte bei durchschnitt-lichen Widerstandsverhältnissen ohne weiteres erzeugen. Hier reihen sich alle jene Fälle ein, die durch sofort einsetzende „Leblosigkeit" charakterisiert sind, in denen also ein Kammer-flimmern, das beim Menschen ja im allgemeinen irreversibel ist, angenommen werden muß.

Eine Ausnahme werden solche Falle machen, in denen der Stromstoß höchstens Bruchteile einer Sekunde betragt und nicht ın die vulnerable Periode, die der P-Zacke des EKGs entsprechen dürfte, fällt, oder wenn bei etwas längerem Kontakt der Hautdurchbruch langsam erfolgt.

Bereich IV. Bei Stromstarken von uber 3 A — es handelt sich fast ausschließlich um Hochspannungen — beginnt die Gefahr des Kammerflimmerns zurückzutreten, dagegen wird vorübergehender Herz- und Atemstillstand beobachtet (wie im Bereich II). Da in solchen Fallen meist ausgedehnte Verbrennungen stattfinden, kann der Tod auf dem Platz infolge eines Schocks eintreten, oder infolge einer Wärmeschädigung des Gehirns, sofern letzteres vom Strom durchflossen wurde. Durch lokales Anwachsen des Widerstandes, z. B. durch Verkohlungsvorgänge an den Kontaktstellen während des Stromdurchflusses, kann selbstverstandlich auch ein hochgespannter Strom eine in den unmittelbar tödlichen Bereich absinkende Stromstárke zur Folge haben. Häufig aber erfolgt in solchen Sitationen der Todeseintritt erst Stunden oder Tage spater als toxischer Tod.

Jene Fälle, in denen der Verunfallte nach dem Kontakt noch Handlungen ausführt, z. B. die Unfallstelle verläßt, um Hilfe ruft u. ä., können durch sofort einsetzendes Kammerflimmern nicht erklärt werden. Hier tritt vielleicht etwas ein, das SCHAEFER (1958) in Hundeversuchen beobachten konnte: Ohne Kammerflimmern kommt es zu einer zunehmenden Bradykardie und schließlich zum Herzstillstand.

Schließlich müssen noch jene Fälle erwähnt werden, in denen während oder nach dem Stromdurchtritt längeres Überleben stattfand, obwohl die elektrophysikalischen Voraussetzungen für den Eintritt des Kammerflimmerns vollkommen erfüllt gewesen wären. Hier wird man zur Erklärung des Todeseintritts weitere Momente in Erwägung ziehen müssen, z. B. einen Erstickungstod durch Tetanisierung der Atemmuskulatur, wie sie im Bereich II vorkommt. In Übereinstimmung mit Literaturmeldungen[1] stießen wir auf allerdings vereinzelte Fälle, die autoptisch über die Stauungszeichen hinaus einen ausgeprägten Erstickungsbefund darboten (neben Vibices, Cyanose, dunklem flüssigem Blut, akuter venöser Stauung. Erstickungsblutungen, Lungenblähung, Alveolarrisse, Aspiration von Erbrochenem. diffuses, hämorrhagisches Lungenödem, das sich gelegentlich bereits auf dem Platz als Schaumpilz verriet). Hier muß sich also ein langsamer einsetzendes und langsamer verlaufendes Geschehen vollzogen haben. Vielleicht sind solche Verlaufsformen, über die namentlich in der älteren Literatur berichtet wird. wegen der allgemeinen Steigerung der Haushaltspannungen auf 220 V seltener geworden. Vermutlich aber ist beim elektrischen Tod das Geschehen komplizierter. als wir es uns heute vorstellen, dergestalt, daß zwischen dem Herzstillstand und dem Erstickungstod durch Tetanie der Atemmuskeln gewisse Übergänge bestehen. wenigstens bei länger dauernden Kontakten. Niemand weiß übrigens genau. was mit den Hautwiderständen bei längerem Stromdurchfluß geschieht; dem Zusammenbrechen kann eine Zunahme folgen. Durch die Krämpfe verschieben sich die Hautkontakte, und neue Hautstellen werden einbezogen. Alle diese Umstande müssen aber auf die Stromstärke, die das Herz trifft, unmittelbar zurückwirken.

Zur Frage der Todesursache ist noch auf einige Beobachtungen hinzuweisen, die wir anläßlich von Elektrounfällen in der gefüllten Badewanne machen konnten. Die Voraussetzungen für einen raschen Todeseintritt durch Herzkammerflimmern wären in solchen Fällen ausnahmslos gegeben. Wir konnten aber in zwei Fällen autoptisch das Vorliegen eines voll ausgeprägten Ertrinkungsbefundes nachweisen, also Veränderungen, die nur durch Persistenz der Atmung *und* der Herztätigkeit während längerer Zeit zustande gekommen sein konnten. In einem Falle ergab die Gefrierpunktsbestimmung im linken Herzen einen zusätzlichen Wassergehalt von 8%. Auch solche Befunde beweisen, daß beim Elektrounfall ein Erstickungs-

---

[1] BALTHAZARD 1922. KAPLAN 1940, LEIBOWITSCH 1933, SCHOEN 1939, SIMONIN 1927 u. a.

tod vorkommen bzw. daß daran eine asphyktische Komponente beteiligt sein kann, und zwar in Situationen, in denen angenommen werden müßte, der Bereich III gelange zur Wirkung[1]. Auch solche Beispiele zeigen, daß das zum Tode führende Geschehen oft komplexer und unübersichtlicher ist, als wir es uns vorstellen.

Schließlich darf im Zusammenhang mit der Diskussion über die eigentliche Todesursache noch auf die Erfahrungen des sog. Inhibitionstodes verwiesen werden. Man versteht darunter einen plötzlichen Todeseintritt, verursacht durch nervöse Hemmung vitaler Funktionen, wobei das Schwergewicht in der Zirkulationsunterbrechung liegt. Er kann eintreten im Anschluß an geringfügige stumpfe Gewalteinwirkungen, welche Bauch, Brust, Genitalgegend oder auch den Kopf treffen (Ohrfeige). Eine Zusammenstellung von Einzelfällen bringt Romano (1955). Der Sektionsbefund ergibt das Bild des peripheren Kollapses. Es ist nicht von der Hand zu weisen, daß in einzelnen Fällen auch durch einen Stromstoß eine gleiche Hemmung ausgelöst werden könnte.

Damit kann dieser zusammenfassende Bericht abgeschlossen werden. Er mag zeigen, daß pathologisch-anatomische Feststellungen bei jedem Todesfall eine wichtige Rolle spielen und einschließlich mikroskopischer Befunde mit aller Sorgfalt zu erheben sind. Sofern es zu einer Begutachtung kommt — was die Regel ist —, erscheint der Beizug der technischen und allfälligen klinischen Unterlagen notwendig. Daß die medizinische Forschung noch zahlreiche Probleme zu lösen hat, dürfte aus den vorstehenden Betrachtungen hervorgehen. Das Schwergewicht liegt dabei weniger auf dem Feld der Morphologie — obschon auch morphologisch noch Lücken unseres Wissens zu schließen sind, hauptsächlich was die mikroskopischen Veränderungen des zentralen Nervensystems anbetrifft, wofür die Untersuchungen Ceruttis (1957) wertvolle methodische Hinweise geben können — als vielmehr auf demjenigen der Physiologie und Pathophysiologie.

Literatur.

Alexander, L.: Clinical and neuropathological aspects of electric injuries. J. industr. Hyg. 20, 191 (1939). — Alexander, L., and H. Loewenbach: Experimental studies on electroshock-treatment. J. Neuropath. exp. Neurol. 3, 139 (1944). — Alvensleben, K.: Über elektrische Unfälle. Ber. über den 8. Internat. Kongr. für Unfallmed. u. Berufskrankh., Frankfurt, 1938.

Bach, W.: Hirnorganische Dauerfolgen nach Verletzung durch Blitzschlag. Nervenarzt 21, 16 (1950). — Balthazard, V.: L'électrocution accidentelle par les courants d'éclairage domestique en médecine-légale. Bull. Acad. Méd. (Paris) 87, 160 (1922). ~ Une nouvelle observation d'électrocution par courant alternatif. Bull. Acad. Méd. (Paris) 88, 111 (1922). — Batelli, M. F., et G. de Morsier: Action des courants électriques industriels sur le cœur. C. R. Soc. Biol. (Paris) 86, 522 (1922). — Bingold, K.: Muskelerkrankungen und ihre Beziehungen zum Myoglobin und Hämoglobin. Dtsch. med. Wschr. 1954, 272. — Blue, G. E.: Electrical burns. Int. J. Med. 39, 116 (1926). — Boemke, F.: Vermeintliche kleinste Blutungen im ZNS bei elektrischen Unfällen. Verh. dtsch. Ges. Kreisl.-Forsch. 9, 206 (1936). — Bonnardel, R., et B. Néoussikine: Etude sur la conductibilité électrique du corps humain. Sur la possibilité d'une sélection des ouvriers électriciens par des tests de conductibilité. Trav. hum. 5, 55 (1937).

Caramazza, F.: Lesioni oculari da eclissi solare, da corto circuito e da elettrocuzione. Boll. Oculist. 12, 184 (1933). — Caso, G.: Sclerosi laterale amiotrofica in elettro-traumatizzato. Rinasc. med. 10, 181 (1933). — Cerutti, P.: Elektroenzephalographische und zytologische Frühuntersuchungen am Hirnstamm oligämiegeschädigter Kaninchen. Diss. Zürich 1957. — Critchley, M.: Neurological effects of lightning and of electricity. Lancet 1934 I, 68.

Dalla Volta, A.: Il marchio della corrente elettrica di grado più leggero e il suo valore diagnostico. Arch. Antrop. crim. 51, 604 (1931). — Dannhorn, G.: Über Schädigungen des Nervensystems durch Blitzschlag. Veröff. Volksgesdh.-Dienst 48, H. 7 (1937). — Deleskamp,

---

[1] Vgl. auch Holzer 1955.

G.: Über Verletzungen durch den elektrischen Strom. Bruns' Beitr. klin. Chir. **141**, 515 (1927). — Dervieux, M., et H. Desoille: Un cas mortel d'électrocution. Paris méd. **1931**, 428. — Desoille, H.: Crépitation gazeuse dans les brûlures électriques. Ann. Méd. lég. **14**, 166 (1934). — Diez, S.: Le alterazioni delle fibre cardiache nelle morte da passagio di corrente elettrica e loro interpretazione. Arch. Antrop. crim. **58**, 608 (1938).

Echlin, F. A.: Vasospasm and focal cerebral ischemia. Arch. Neurol. Psychiat. (Chicago) **47**, 77 (1942).

Fasal, P.: Hautveränderungen durch Blitzschlag. Derm. Z. **68**, 105 (1933). — Fischer, H., u. R. Fröhlicher: Fortschritte in der Behandlung schwerer und schwerster Hochspannungsunfälle. Stuttgart 1951. — Fischer, H., P. Huber u. H. Staub: Beitrag zur Nierenpathologie des Starkstromunfalles. Myoglobin als nephrotoxischer Faktor (Myoglobinstudien III). Arch. Gewerbepath. Gewerbehyg. **13**, 643 (1955). — Fischer, H., u. P. H. Rossier: Starkstromunfälle mit schweren Muskelschadigungen und Myoglobinurie. Helv. med. Acta A **14**, 3 (1947). — Foerster, O.: Die traumatischen Laesionen des Rückenmarks auf Grund der Kriegserfahrungen. In Handbuch der Neurologie, Erg.-Bd., Teil 2, Abschn. 4. Berlin 1929. — Freiberger, H.: Der elektrische Widerstand des menschlichen Korpers gegen technischen Gleich- und Wechselstrom. Berlin 1934. — Fritz, E.: Eigenartige Befunde bei der Einwirkung elektrischen Stromes gegen den Schädel. Dtsch. Z. ges. gerichtl. Med. **34**, 178 (1934).

Gerlach, W.: Ein Fall von Verletzung des Schadelknochens durch elektrischen Starkstrom. Wien. med. Wschr. **1912** II, 3214. ~ Die spektrographische Untersuchung von Metallisationen an Geweben und Kleiderstoffen bei elektrischen Unfällen. Dtsch. Z. ges. gerichtl. Med. **22**, 433 (1935). — Gerstner. H.: Über die Wirkung des elektrischen Stromes auf den Blutdruck. Naunyn-Schmiedebergs Arch. exp. Path. Pharmak. **185**, 184 (1937). — Gildemeister, M., u. R. Diegler: Zur Lehre von der primären Schädigung des Herzens durch Starkströme. Z. ges. exp. Med. **28**, 144 (1922). — Gubler, E.: Zur Kasuistik der todlichen elektrischen Schädelverletzungen. Dtsch. Z. ges. gerichtl. Med. **8**, 406 (1926).

Hassin, G. B.: Changes in the brain in legal electrocution. Arch. Neurol. Psychiat. (Chicago) **30**, 1046 (1933). ~ Changes in the brain in accidental electrocution. J. nerv. ment. Dis. **86**, 668 (1937). — Herrmann, G.: Kasuistischer Beitrag zur Nervenverletzung nach Blitzschlag. Med. Klin. **1926** I, 248. — Holmgren, B.: Elektrischer Unfall. [Schwedisch.] Ref. Dtsch. Z. ges. gerichtl. Med. **18**, 173 (1932). — Holstein, R. E. v.: Der elektrische Tod. [Dänisch.] Ref. Dtsch. Z. ges. gerichtl. Med. **13**, 17 (1929). — Holzer, F. J.: Verschmorung unter Wasser bei einem Elektrounfall von 220 V. Dtsch. Z. ges. gerichtl. Med. **44**, 418 (1955). Huber, P.: Die Bedeutung des Zirkulationssystems für den Verlauf von Starkstromunfällen. Mitt. Grenzgeb. Med. Chir. **44**, 234 (1936). — Huber, P., u. H. Fischer: Beitrag zur Nierenpathologie des Starkstromunfalles (Myoglobinstudien IV). Arch. Gewerbepath. Gewerbehyg. **16**, 103 (1958). — Hückel, R.: Zur Frage der Beeinflussung der Blutgefäße durch den elektrischen Strom. Mschr. Unfallheilk. **44**, 488 (1937). — Hulst, J. P. L.: Hautveränderungen durch den elektrischen Strom. Nederl. Tijdschr. Genesk. **1921**, 1286. — Hyslop, G. H.: Zit. nach Schaefer.

Jaeger, H.: Über Starkstromverletzungen. Schweiz. med. Wschr. **1921**, 1250. — Jellinek, St.: Elektropathologie. Stuttgart 1903. ~ Über elektropathologische Semiotik und Kausalität. Dtsch. Z. ges. gerichtl. Med. **12**, 104 (1928). ~ Der elektrische Unfall. Leipzig u. Wien 1931. ~ Elektrische Verletzungen. Leipzig 1932. — Jenny, F.: Der elektrische Unfall. Bern 1945. ~ Mitteilungen der Medizinischen Abteilung der SUVA Nr. 18, 1945. ~ Über chirurgische Folgen elektrischer Unfälle. Hefte Unfallheilk. **44**, 49 (1953). — Jessen, J.: Falle von elektrischer Verbrennung. [Danisch.] Ref. Dtsch. Z. ges. gerichtl. Med. **16**, 85 (1931). — Joergensen, J. V.: Asthmaähnliche Lungenveränderungen beim elektrischen Tode. Dtsch. Z. ges. gerichtl. Med. **28**, 408 (1937).

Kaplan, A. D.: Einige neue forensisch wichtige Befunde aus der Elektropathologie. Dtsch. Z. ges. gerichtl. Med. **17**, 217 (1931). ~ Expérience de travail dans le domaine de l'électrotraumatologie. Zit. Dtsch. Z. ges. gerichtl. Med. **33**, 231 (1940). — Kath: Zit. nach Simonin. (Encycl. Médico-Chir. 1937) — Kawamura, J.: Elektropathologische Histologie. Virchows Arch. path. Anat. **231**. 571 (1921). — Kennelly, A. E.: The danger of electric shock from the electrical engineering standpoint. Phys. Ther. **45**, 1 (1927). — Kervran, L.: Limite de la tension alternative dangereuse pour l'homme. Méd. Trav. **11**, 138, 161 (1939). — Klein, H.: Die gerichtsmedizinische Diagnose des Stromtodes. Mit Berücksichtigung der Rekonstruktion. Dtsch. Z. ges. gerichtl. Med. **47**, 29 (1958). — Knapp, P., u. P. Bächtiger: Beitrag zur Frage der Lichtschadigung des Auges beim Elektroschweißen. Klin. Mbl. Augenheilk. **89**, 251, 456 (1932). — Kockel. R.: Zit. nach G. Schrader. — Koeppen, S.: Erkrankungen der innern Organe und des Nervensystems nach elektrischen Unfällen. Berlin-Göttingen-Heidelberg 1953. — Koeppen, S., u. H. Gerstner: Untersuchungen über „elektrische Strommarken" im Vergleich zu experimentell erzeugten Wärmeverletzungen der Haut. Virchows Arch. path. Anat. **295**. 679 (1935). — Koeppen, S., u. F. Panse: Klinische Elektropathologie. Stuttgart 1955. — KRATTER, J.: Der Tod durch Elektrizität. Leipzig u. Wien 1896. — KRAULAND, W.: Schäden und Todesfälle durch Blitzschlag. Dtsch. Z. ges. gerichtl. Med. **40**, 298 (1950). — KUHN, W.: Einfluß elektrischer Ladungen auf das Verhalten von Hochpolymeren. Z. angew. Physik. **4**, 108 (1952).

LANGWORTHY, O. R., and W. B. KOUWENHOVEN: An experimental study of abnormalities produced in the organism by electricity. J. industr. Hyg. **12**, 31 (1930); **13**, 145, 326 (1931). — LEIBOWITSCH, J.: Schock oder Stromtod? Ärztl. Sachverst.ztg **39**, 7 (1933). — LEONARDI, E.: La cattaratta elettrica. Lett. oftal. **4**, 281 (1927). — LUCAS, B. G. B.: Some observations on anoxia. Anesthesiol. **12**, No 6, 762 (1951). — LYNCH, M. G. J., and P. H. SHORTHOUSE: Injury and death by lightning. Lancet **1949I**, 473.

MANGILI: Zit. nach M. B. SCHMIDT. — MARCHAND, L., et J. PICARD: L'action des commotions électriques sur le système nerveux: Un cas de sclérose cérébrale diffuse avec affaiblissement intellectuel consécutif à une fulguration atmosphérique. Encéphale **30**, 229 (1935). Ref. Dtsch. Z. ges. gerichtl. Med. **26**, 95 (1936). — MAYR, L.: Siehe E. RANZI. — MEIXNER, K.: Zur Frage des Todes durch elektrischen Strom. Wien. klin. Wschr. **1922**, 319. — MENDEL, K.: Spinale halbseitige Körperlähmung nach elektrischen Unfall. Dtsch. med. Wschr. **1927**, 1642. MÉSZÁROS, K.: Pathologie der Verletzungen durch den elektrischen Strom. Ref. Dtsch. Z. ges. gerichtl. Med. **22**, 195 (1933). — MIEREMET, C. W. G.: Hautveränderungen durch Einwirkung des elektrischen Stromes, ihre differentialdiagnostische Bedeutung und ihr histologisches Bild. Klin. Wschr. **1923**, 1362. — MILOVANOVIĆ, M.: Blitzschlag und Trommelfellrupturen. Mschr. Ohrenheilk. **69**, 489 (1935). — MOCETTI, A.: Tödliche Vergiftung durch körpereigenes Eiweiß infolge elektrischen Unfalls. Diss. Zürich 1946. — MORHARDT, P.-E.: Les accidents de l'électricité: Brûlures de la bouche. Presse méd. **1940I**, 480. — MOTT, F. W., and E. A. SCHUSTER: Examination of the brain of a man who lived seven hours receiving a shock of 20000 Volts. Proc. roy. Soc. Med. **19**, 140 (1909). ~ Proc. roy. Soc. Med., Path. Sect. 1910. Zit. nach PANSE. — MÜLLER, A.: Histologische und experimentelle Untersuchungen uber traumatische Myokardveränderungen. Diss. Zürich 1942. — MULLER, P.: Un nouveau cas d'électrocution (Gangrène ayant nécessité l'amputation). Ann. Méd. lég. **7**, 517 (1927). — MULLER, VIELLEDENT u. MME. MARCHAND: Die histologischen Veränderungen in einem Fall von Spättod nach elektrischem Unfall. Ann. Méd. lég. **14**, 657 (1934). — MUNCK, W.: Selbstmord durch Gleichstrom von 220 Volt. Dtsch. Z. ges. gerichtl. Med. **23**, 97 (1934).

NADOLECZNY, M.: Über Verbrennungen in der Mundhöhle. Arch. Ohr.-, Nas.- u. Kehlk.-Heilk. **133**, 283 (1932). — NAGER, F. R., e L. RÜEDI: Sulla conoscenza degli infortuni elettrici dell'orecchio. Rass. ital. Otol. **1**, 129 (1931). — NAVILLE, F., et G. DE MORSIER: Les accidents dus à l'électricité industrielle. Ann. Méd. lég. **7**, 245, 481 (1927). — NIPPE, M.: Zur Genese und Histologie von Blitzfiguren und elektrischen Strommarken. Virchows Arch. path. Anat. **185**, 1 (1932).

OBERHAMMER, K.: Siehe E. RANZI. — OPPIKOFER, E.: Elektrische Verletzungen der Mundhöhle. Schweiz. med. Wschr. **1939**, 1197. — ORSÓS, F.: Zit. nach M. B. SCHMIDT.

PALUGYAY, J.: Knochenveränderungen bei Verletzung durch elektrischen Strom. Fortschr. Geb. Róntgenstr. **32**, 568 (1924). — PANSE, F.: Die Schädigungen des Nervensystems durch technische Elektrizität. Berlin 1930. — PATEL et DE MOURGUES: Tentative de suicide par courant à haute tension. Lyon méd. **1931I**, 391. — PETERS, G.: Über Gehirnveränderungen nach todlichem Blitzschlag. Dtsch. Z. ges. gerichtl. Med. **44**, 743 (1955). — PHOTAKIS, P., u. S. N. LIBERATO: Anatomische Befunde bei fünf Fällen von Schädigung durch den elektrischen Strom. Zbl. allg. Path. path. Anat. **69**, 277 (1938). — PIETRUSKY, F.: Experimentelle Untersuchungen über die Wirkung mittel- und hochgespannter elektrischer Strome auf den lebenden Körper. Dtsch. Z. ges. gerichtl. Med. **6**, 535 (1926). ~ Über den tödlichen elektrischen Unfall. Med. Klin. **1930**, 335. ~ Starkstrom als Todesursache in landwirtschaftlichen Betrieben. Dtsch. Z. ges. gerichtl. Med. **16**, 313 (1931). ~ Zur Frage von Vasomotorenstörung an den Extremitäten als Folge eines elektrischen Unfalls. Dtsch. Z. ges. gerichtl. Med. **25**, 197 (1935). ~ Die nach Einwirkung technischer Elektrizität beobachteten pathologisch-anatomischen Veränderungen. Dtsch. Z. ges. gerichtl. Med. **29**, 135 (1938). ~ Über Knochen- und Gelenkveränderungen nach Einwirkung technischer Elektrizität. Zacchia **3**, 13 (1939). ~ Tod und Gesundheitsschädigung durch elektrische Energie. In Handwörterbuch der gerichtlichen Medizin. Berlin 1940. — PIETRUSKY, F., u. G. SCHRADER: Der elektrische Unfall im Bergbau. Dtsch. Z. ges. gerichtl. Med. **19**, 313 (1932). — PIRCARD: Gangrène des deux membres inférieurs produite par l'électricité. Scalpel (Brux.) **79**, 876 (1926). — POENARU-CAPLESCU, C.: Die elektrischen Unfälle. [Rumänisch.] Ref. Dtsch. Z. ges. gerichtl. Med. **27**, 288 (1937). — PREISSNER, F.: Isolierte Dauerschädigungen des Rückenmarkes durch Blitzschlag. Dtsch. med. Wschr. **1928II**, 1164. — PROPST, A.: Über die Ursachen der Kernverformung in Strommarken. Frankfurt. Z. Path. **66**, 113 (1955).

RANZI, E., L. MAYR u. K. OBERHAMMER: Über Starkstromverletzung am Schädel. Dtsch. Z. Chir. **200**, 36 (1927). — RECCHI, G.: Su di alcune speciali lesioni da correnti elettriche ad alta tensione. Contributi dell'Italia al V. Congr. internaz. med. per gli infortuni del lavoro, Budapest **2**, 835 (1929). — REUTER, F.: Ein weiterer Fall von tödlicher Starkstromverletzung des Schädels. Dtsch. Z. ges. gerichtl. Med. **1**, 362 (1922). — ROLLET et AURAND: Atrophie des nerfs optiques par courtcircuit de courant industriel. Lyon méd. **140**, 30 (1927). — ROMANO, C.: Sulla morte per inibizione. Minerva medicolog. (Torino) **75**, 149 (1955).

SAFAR, K.: Über Augenschadigung (Linsentrübung, Netzhautschädigung und Hypopyoniritis als Spätfolge), hervorgerufen durch reine elektrodynamische Wirkung des Blitzschlages. Z. Augenheilk. **72**, 1 (1930). — SANDROCK, W.: Ein Fall von elektrischer Starkstromverletzung mit tödlichem Ausgang. Münch. med. Wschr. **1912**, 2618. — SCHAEFER, H.: Die Einwirkung des elektrischen Stromes auf wichtige innere Organe. Dtsch. Z. ges. gerichtl. Med. **47**, 5 (1958). — SCHEIDEGGER, S.: Durchblutungsstromungen des Gehirns bei Elektroschock. Virchows Arch. path. Anat. **321**, 577 (1952). — SCHILF, E.: Ungewöhnliche Folgen eines elektrischen Unfalls. Mschr. Unfallheilk. **37**, 156 (1930). — SCHLOMKA, G., u. G. SCHRADER: Experimentelle Untersuchungen über den Einfluß von niedergespanntem Gleich- und Wechselstrom auf Kreislauf und Atmung als Beitrag zur Frage des elektrischen Unfalls. Arch. Gewerbepath. Gewerbehyg. **5**, 615 (1934). — SCHMIDT, M. B.: Über Querbänder in der quergestreiften Muskulatur bei Starkstromverletzungen. Verh. dtsch. path. Ges. **14**, 218 (1910). — SCHNETZ, H.: Spatgangrän nach Elektro-Unfall. Z. klin. Med. **132**, 120 (1937). — SCHOEN, F.: Die Todesursache bei einem Familienunfall durch elektrischen Strom. Dtsch. Z. ges. gerichtl. Med. **32**, 413 (1939/40). — SCHOLZ, W.: Die Krampfschädigungen des Gehirns. Berlin-Göttingen-Heidelberg 1951. — SCHRADER, G.: Experimentelle Untersuchungen zur Histopathologie elektrischer Hautschadigungen. Jena 1932. — SCHRIDDE, H.: Der elektrische Stromtod. Pathologisch-anatomische Untersuchungen. Klin. Wschr. **1925**, 2143. ~ Die Stromeintrittsstelle beim elektrischen Stromtode. Dtsch. med. Wschr. **1926**, 1607. ~ Elektrische Verletzungen und Kreislauf. Verh. dtsch. Ges. Kreisl.-Forsch. **1936**, 160. — SCHRIDDE, H., u. A. BEEKMANN: Experimentelle Untersuchungen über die Einwirkung des elektrischen Stromes auf die menschliche Haut. Virchows Arch. path. Anat. **252**, 774 (1924). — SIMONIN, C.: Les conditions habituelles des électrocutions humaines. Ann. Méd. lég. **7**, 491 (1927). ~ Une forme particulière de brûlure électrique (état poreux et filaments argentés de la peau). Ann. Méd. lég. **7**, 501 (1927). ~ Les accidents d'électrocution. Encycl. Médico-Chir. 16515, **4**, 4—5 (1937). — SIRONI, L.: Elektrischer Star durch Industriestrom und Blitz. Ref. Dtsch. Z. ges. gerichtl. Med. **33**, 220 (1940). — SPAAR, F. W.: Hirnbefund nach Blitzschlag. Virchows Arch. path. Anat. **326**, 732 (1955). — SPIR, E.: Über einen Fall von Starkstromverletzung des Auges. Arch. Augenheilk. **90**, 127 (1922). — SPITZKA, E. A., and H. E. RADASCH: The brain lesions produced by electricity as observed after legal electrocution. Amer. J. med. Soc. **144**, 341 (1912). — STADTMANN, D.: Ein Beitrag zur Kasuistik der elektrischen Schädelverletzungen. Diss. Zürich 1923. — STIEFLER, G.: Über eine seltenere Blitzschlagfolge. Dtsch. Z. ges. gerichtl. Med. **32**, 407 (1939/40). — STOERRING, G. E.: Das Bild einer spastischen Spinalparalyse nach Starkstromverletzung. Arch. Psychiat. Nervenkr. **100**, 350 (1933). STRASSMANN, G.: Über die Notwendigkeit der Sektion von Personen, die durch den elektrischen Strom getötet wurden. Zbl. Gew.-Hyg., N.F. **2**, 317 (1925). ~ Beobachtungen bei elektrischen Todesfällen mit besonderer Berücksichtigung der Haut- und Haarveränderungen. Dtsch. Z. ges. gerichtl. Med. **9**, 699 (1927). ~ Die Hautveränderungen durch elektrischen Strom. Dtsch. Z. ges. gerichtl. Med. **20**, 239 (1933). — STRASSMANN, G., u. O. SCHMIDT: Fäulniseinwirkungen und Einwirkungen des elektrischen Stromes auf die Haut. Dtsch. Z. ges. gerichtl. Med. **11**, 202 (1928).

VOLLMER, E.: Über einen Fall von elektrischem Hirntod. Z. Med.beamte **42**, 107 (1929).

WAGNER, W.: Lunatummalacie bei elektrischem Unfall. Langenbecks Arch. klin. Chir. **170**, 483 (1932). — WEGELIN, C.: Die pathologische Anatomie der elektrischen Unfälle. VII. Intern. Kongr. Unfallmed. u. Berufskr., Brüssel 1935, S. 167. — WEIMANN, W.: Zur Histopathologie der Hautveränderungen durch den elektrischen Strom. Dtsch. Z. ges. gerichtl. Med. **9**, 587 (1927). ~ Ein elektrischer Todesfall mit besonders schweren Verbrennungen. Arch. Kriminol. **91**, 188 (1932). — WERNER, A. H.: Death by electricity. N.Y. med. J. and med. Rec. **118**, 498 (1923). — WIETHOLD, F.: Wie ist die Wirkung des elektrischen Hinrichtungsstuhles? Z. ärztl. Fortbild. **31**, 563 (1934). — WOLTER, K. H.: Beeinflussende Faktoren für den menschlichen Korper bei einem elektrischen Unfall. Zbl. Gew.-Hyg., N. F. **11**, 47 (1934). — WOSTRÝ, M.: Ein Fall von Augenverletzung durch Blitzschlag. [Tschechisch.] Ref. Dtsch. Z. ges. gerichtl. Med. **29**, 72 (1938).

ZEMAN, W.: Schädigungen durch Elektrizität und Blitzschlag. In Handbuch der speziellen pathologischen Anatomie und Histologie, Teil 3. Bd. XIII/3: Nervensystem, S. 327. Berlin-Göttingen-Heidelberg 1955. — ZIEMKE, E.: Todesfälle durch den elektrischen Strom und ihre Beziehungen zum Unfall. Mschr. Unfallheilk. **20**, 107, 121 (1923). — ZOLLINGER, H.: Die interstitielle Nephritis. Basel 1945. — ZÜLCH, K. J.: Über die morphologischen Folgen der Anwendung elektrischen Stromes zum Schneiden und Koagulieren des Hirn- und Geschwulstgewebes. Dtsch. Z. Nervenheilk. **151**, 141 (1940).

Wetter, Jahreszeit und Klima
als pathogenetische Faktoren.

Von

B. DE RUDDER-Frankfurt a. M.

Mit 12 Abbildungen.

Zur unabdingbaren Umwelt des Menschen zählt die Erdatmosphäre. Sie
bildet zunächst ein in seiner Grundzusammensetzung ziemlich konstantes, gas-
förmiges Sonnenfilter, das in seinem erdnahen Teil *(Troposphäre)* durch Bei-
mengung von Wasserdampf und Spurenstoffen aus seiner Unterlage, aber auch
durch Strahlenwirkung von der Sonne chemisch etwas abgewandelt wird, vor
allem aber mannigfache physikalische Geschehnisse und Veränderungen aufweist.

Alle Wirkungen dieser Atmosphäre auf Lebewesen bilden heute das For-
schungsgebiet der *Bioklimatologie* oder *Bioklimatik*, von der die medizinische
Bioklimatik einen sinngemäßen Ausschnitt darstellt.

Diese heute allgemein üblichen Bezeichnungen sind nur historisch zu begreifen (s. S. 384);
denn es sind eigentlich Pleonasmen. ALEXANDER V. HUMBOLDT, der Schöpfer einer wissenschaftlichen Klimatologie, definierte höchst klar: „Der Ausdruck Klima bezeichnet in seinem
allgemeinsten Sinne alle Veränderungen der Atmosphäre, die unsere Organe merklich affi-
zieren"[1]. Danach ist also *ursprünglich im Begriff Klima die Beziehung zum Leben* ausdrücklich
bereits *enthalten*. Und die Weite des Begriffs wird deutlich, wenn die Aufzählung der Veränderungen schließt: „den Grad habitueller Durchsichtigkeit und Heiterkeit des Himmels,
welcher ... wichtig ist ... auch für die Gefühle und ganze Seelenstimmung des Menschen."

Bioklimatische Fragestellungen sind *primär phänomenologischer Art*, d. h. sie
entstammen einem Bedürfnis, das Zustandekommen beobachteter Naturphäno-
mene aufzuklären. Für ein Verständnis der Entwicklung dieses Forschungs-
gebietes ist diese Tatsache unerläßlich. Wetter, Jahreszeit, Klima sind für den
Menschen komplexe Erlebnisse aus eben der atmosphärischen Umwelt; zeitliches
oder örtliches Zusammentreffen solcher Umwelterlebnisse mit Krankheits-
vorkommnissen fiel Ärzten und Laien auf, längst bevor es eine Naturforschung
im heutigen Sinne gab; damit entstand als primäre Fragestellung die nach dem
Kausalzusammenhang derartiger Korrelationen, soweit die letzteren sich
statistisch sichern ließen. Von theoretischer oder experimenteller Seite können
dann Beiträge erfolgen, von denen manche wieder selbst zu weiterer — nun nicht
mehr am Naturphänomen verankerter — Fragestellung werden.

Daß Untersuchungen zu solchen Problemen zudem *viele grenzgebietliche Beziehungen zu anderen Wissenschaften oder Betrachtungsweisen* haben oder in sie
eingehen, mag einleitend angedeutet sein; so etwa zur *Pathogeographie*, zu *geo-
graphischer Medizin* oder *Geomedizin*, für die ein im vorigen Jahrhundert ge-
machter großer Anfang[2] eigentlich nur im Bereich der Infektionskrankheiten
entsprechende Weiterbildung erfuhr[3] — der geläufige Begriff der „Tropenkrankheiten" macht diese Beziehung besonders deutlich[4].

---

[1] Kosmos Bd. I, 340 (1845).   [2] HIRSCH 1860—1864, 1881—1886.
[3] RIMPAU 1937, ZEISS 1942—1945, RODENWALDT und JUSATZ 1952ff.
[4] Vgl. dazu S. 386, sowie Bd. XI, Teil 2 dieses Handbuches (Belebte Umweltfaktoren).

Wetter.

Die Atmosphäre unterliegt in erster Instanz der Sonneneinstrahlung und der Erdrotation. Da die Sonneneinstrahlung zeitlich und örtlich sehr wechselt, entstehen in der Atmosphäre zunächst Temperaturdifferenzen; da aber Gase bei Erwärmung leichter werden, somit aufsteigen, so sind Bewegungen, also Massenverlagerungen innerhalb der Atmosphäre die Folge. Ihre Bewegungsrichtung hängt zunächst vom Gradienten der Druckdifferenzen ab, sie wird durch die Erdrotation dann abgewandelt. Bei Bewegungen in der Vertikalen kommt es für aufsteigende Luft zu Druckentlastung, damit zu Abkühlung und demzufolge zu Kondensationen; umgekehrt für absteigende Luft zu Kompression, Erwärmung, Verdampfen von Wasser, dessen Ausmaß wieder von der Unterlage (Land, Vegetation, Meer) abhängt.

Untersuchungen über biologische, speziell medizinische *Wirkungen atmosphärischer Vorgänge* (nicht Zustände), von Wetterwirkungen also, bilden einen grenzgebietlichen Forschungszweig, den man als *Meteorobiologie* zu bezeichnen pflegt, sofern man ihn von der Medizin, allgemeiner von der Biologie her betritt, als *Biometeorologie*, auch medizinische Meteorologie, sofern man von der Meteorologie her kommt.

Es steht nichts im Wege, beide Bezeichnungsweisen eines heute nur durch Zusammenarbeit zweier ganz verschiedener Disziplinen, eben Medizin und Meteorologie, bearbeitbaren Grenzgebietes beizubehalten; haben doch beide Disziplinen ihre verschiedenen Methoden, Problemstellungen, Denkgewohnheiten, Blickrichtungen, Irrtumsmöglichkeiten.

Die *Meteorologie* versucht die Veränderungen in der Atmosphäre messend zu verfolgen. Zu diesem Zweck ist sie gezwungen, das an sich höchst komplexe Geschehen aufzulösen in physikalische und chemische Meßgrößen, die sog. „*meteorologischen Elemente*", von denen jedes sozusagen eine bestimmte Seite des Wetters erfaßt.

Geläufige Elemente dieser Art sind Temperatur, Feuchte, Luftdruck, Sonnenscheindauer, Niederschlagsmenge, Niederschlagsart, Lufttrübung, Bewölkungsgrad, Wolkenform, Windrichtung, Windstärke, Schwebestoffgehalt, Schwebestoffteilchengröße, elektrische Leitfähigkeit und manch weitere.

Ein Teil der Wetterwirkungen erweist sich zunächst einfach als *Wirkung klar definierter physikalischer Einflüsse*, etwa Wirkungen der Lufttemperatur und Feuchte auf Kreislauf und Wärmeregulation, Strahlenwirkung auf die Haut und ähnliches. Es handelt sich dann um Wirkungen der Atmosphäre, die ebensogut unabhängig von dieser erzeugbar sind und — etwa in der Technik — auch oft erzeugt werden[1].

Daß auch solche „durchsichtige" Faktoren ebenfalls zu krankheitsbegünstigenden Ursachen *ausgedehnter Gebiete* werden konnen, zeigte die Schwüleperiode der ersten Julitage 1952, wo für 2. und 3. Juli die Städte Paris, Hamburg, Hannover, Essen, Köln, München und Wien gleichzeitig eine Sterbefallhäufung meldeten, welche jene sämtlicher Tage des Juni und Juli erheblich, in 5 dieser Städte um ein Vielfaches übertraf[2].

Eine in den letzten Jahrzehnten aber ganz besonders diskutierte Frage bewegt sich auf anderer Ebene. Wetter bedeutet, wie erörtert, für alle Landlebewesen etwas höchst komplexes, einen Akkord vieler, bis heute vielleicht erst zum Teil meßbarer oder doch gemessener Einzelfaktoren. Es entstand die Frage, ob es unter diesen letzteren noch weitere „*biotrope*" d.h. mit direkter Einwirkung auf Lebewesen gibt; oder ob bestimmte, bisher noch nicht bekannt gewordene Faktorenakkorde in dieser Weise wirksam sind.

Längst bevor derartige Fragen theoretisch gestellt wurden, lenkten wieder gewisse Beobachtungen am Krankenbett auf solche hin. Es war vor allem ein

---

[1] Einzelheiten dazu vgl. die entsprechenden Abschnitte dieses Bandes sowie HENSEL 1955.
[2] KUHNKE 1956.

überzufällig scheinendes, gleichzeitiges und gleichartiges Erkranken von Menschen, die unter sich keinerlei andere Beziehung hatten, was die Frage nach der Existenz solcher Wirkungen immer wieder erneut aufwarf.

Mannigfache Untersuchungen über positive Korrelationen zwischen einem der genannten meteorologischen Elemente oder seinen Änderungen und einem bestimmten biologischen Ereignis hatten zunächst zu keinem Resultat geführt.

Die *Entwicklung der modernen Meteorologie* bot dann in einer *synoptischen Betrachtungsweise* von Luftkörpern, Luftmassen und den zwischen diesen sich abspielenden Vorgängen neue Möglichkeiten der Untersuchung und erlaubte nunmehr eine Vielzahl meteorologischer Elemente wieder zu begrifflich höheren Einheiten zusammenzufassen — die Elemente wurden nunmehr treffend als „Fußspuren dieser atmosphärischen Gebilde höherer Ordnung" bezeichnet.

Die mit modernen naturwissenschaftlichen Methoden geführten Forschungen sind gegenwärtig derart im Fluß, daß sich ein irgendwie abschließendes Ergebnis noch nicht formulieren läßt. Schuld daran sind ganz besonders Schwierigkeiten methodischer Art, deren Einzelheiten hier zu weit führten[1]. *Das Bisherige* läßt sich aber folgendermaßen *zusammenfassen: atmosphärische Ruhe*, Witterungsharmonie[2], d. h. Wetter, das tagsüber ausschließlich von Einstrahlung, nachts ausschließlich von Ausstrahlung (ohne jegliche Zufuhr andersartiger Luft) bestimmt wird — keineswegs gleichbedeutend mit jeglichem Schön- oder Hochdruckwetter — stellt ein *biologisches Optimum* dar.

Biologische Wetterwirkungen sind *stark gebunden an cyclonales Geschehen* und zwar scheinen ganz besonders „biotrop" Aufgleitvorgänge (schräges Sich-Überschieben physikalisch differenter Luftarten), starke vertikale Labilisierung und Umschichtung, böiges Wetter, Okklusionen (vom Erdboden abgehobene Cyclonzentren); der vielgenannte immer in Verbindung mit Cyclonen auftretende *Alpenföhn* scheint diesem Geschehen zuzugehören[3].

Die *Wirkung* derartiger Wettervorgänge *äußert sich* am eindrucksvollsten in Änderungen der Allgemeingefühle[2], im Auftreten der bekannten Phantomschmerzen Amputierter, in Schmerzen an Operationsnarben, Periostnarben (Frakturen), chronisch entzündeten Gelenken, im Auftreten von akuten Lungenembolien[4], Koliken der Harnwege[5], Herz- und Kreislaufstörungen bis zum Herzinfarkt und zur Apoplexie[6] u. a.

Und zwar ist ein so geartetes Erkranken durchweg im Sinne einer *Auslösung* zu verstehen: ein aus vielfältigen anderen Lebensumständen bereits dicht an der Grenze seiner Anpassungsfähigkeit stehender Organismus erkrankt auf die neue Belastung hin, die gegenüber manch anderer im individuellen Leben auftretender eben nur die Besonderheit besitzt, daß sie Tausende, ja Millionen Menschen gleichzeitig trifft und demzufolge unter diesen eine Anzahl Prämorbider synchron erkranken läßt.

Reaktionsträger der Wettereinflüsse im Körper ist in erster Linie das *vegetative Nervensystem* und zwar besteht *primär eine parasympathicotone Wirkung*, wobei natürlich im Sinne des Hoffschen Kompensationsprinzips die orthosympathicotone Gegenregulation sofort folgen kann.

Der dabei wirksame *biotrope Wetterfaktor* ist *bisher noch nicht endgültig geklärt*. Er scheint keinesfalls eines der laufend gemessenen meteorologischen Elemente,

---

[1] Lit. vgl. de Rudder 1952a, weiterhin Berg 1955, Daubert 1955, Jessel 1954.
[2] Ungeheuer 1951.   [3] de Rudder 1952b, Mörikofer 1952.
[4] Raettig und Nehls 1940; entgegen Berg 1954; neuerdings Daubert 1955, Sandritter, Becker und Langenberg 1957.
[5] Hauck s. bei de Rudder 1952b.
[6] Amelung und Pfeiffer 1943, Amelung, Becker usw. 1950, Baur 1951, Daubert 1958.

die oben genannt wurden, zu sein, insbesondere handelt es sich nicht etwa um *direkte* Wirkung von Luftdruck-, Temperatur- oder Feuchteschwankungen.

Das wird sofort klar, wenn man beachtet, daß Menschen ganz unabhängig vom Wetter sich Schwankungen dieser letztgenannten Faktoren ungezählte Male sozusagen experimentell aussetzen, ohne je etwas zu verspüren, was den angeschuldigten Wetterwirkungen gleichkommt: Luftdruckschwankungen beim Fahren in Bergbahnen oder auf Gebirgsstraßen, Aufzügen in Häusern, Forderanlagen in Bergwerken; — Temperaturschwankungen zwischen geheizten Räumen und winterlicher Freiluft; — Feuchteschwankungen beim Betreten von industriellen Räumen, Waschküchen u. dgl. Es ist auch immer wieder darauf hingewiesen worden, daß die Wirkung *in geschlossene Räume* dringt und auch auf *Bettlagerige* sich erstreckt.

Für die Wirksamkeit kleiner Luftdruckvibrationen sind die Möglichkeiten heute schon sehr eingeengt [1], noch sehr wenig erforscht sind Wirkungen von Schwankungen des elektromagnetischen Erdfeldes (vgl. S. 374).

Wenn man den biotropen Faktor neuerdings zuweilen nur allgemein einen *Akkord* meteorologischer Elemente nennt oder von einer *Akkordschwankung* spricht, so muß man sich darüber klar sein, daß das lediglich eine vorläufige Aussage sein kann; denn man wird dann sofort die Frage aufwerfen, welche und in welcher Weise meteorische Faktoren akkordieren müssen, um biologisch in der beobachteten Weise wirksam zu werden.

Das Suchen nach dem biotropen Faktor lieferte aber immerhin bis jetzt schon einige allgemeinbiologisch recht interessante Ergebnisse. Die Forschungen gingen das Problem von verschiedenen Seiten an unter Anwendung moderner statistischer Verfahren der Korrelationsermittlung, der Synchronisierung, der Zufallskritik.

In erster Linie wurde versucht unabhängig zu werden vom Warten auf Eintritt gewisser, doch immerhin seltener Krankheitsereignisse. Man schloß mit Recht: wenn gewisse Wettervorgänge oder -situationen krankheitsbegünstigend wirken, so muß diese Wirkung auch in physiologischen Bereichen

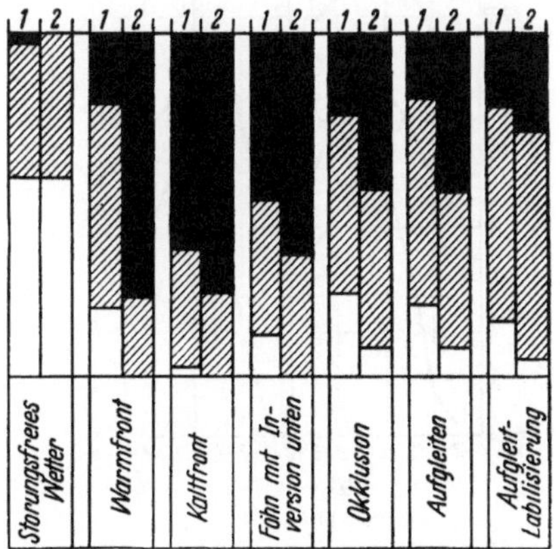

Abb. 1. Verteilung schwacher (weiß), mittlerer (schraffiert), und starker (schwarz) Reaktionen des Orthosympathicus (*1*) und Parasympathicus (*2*) bei Elektrophoresetestung in Zeiten verschiedener Wettervorgange. (Nach STRAUBE und SCHOLZ.)

und menschlichen Verhaltensweisen nachweisbar sein. Man zog zur Korrelationsermittlung mit definierten atmosphärischen Ereignissen *alltägliche*, aber *zeitlich gut festlegbare biologische Ereignisse* heran, Geburt und Tod überhaupt, Unfalltod, Weheneintritt, Registrierungen der Schmerzanfälle Kriegsverletzter u. ä.; oder man verwendete experimentell einfache, *gut registrierbare Reaktionen* des Menschen (Reaktionszeitmessungen auf Licht- oder Schallreize, Hautreaktionen auf Einbringen pharmakologischer Substanzen mittels Elektrophorese (Abb. 1), Blutdruck, Capillarresistenz, Ausfall geläufiger serologischer Reaktionen [2] u. ä., ganz abgesehen vom Studium der Veränderung künstlicher Kolloide (vgl. S. 375).

Anderseits versuchte man, den biologisch wirksamen Wettervorgang einzukreisen, indem man den einzelnen meteorischen Störungstypen sozusagen definierte und zahlenmäßig ausdrückbare Wetterkriterien zuordnete, die man nun mit biologischen Daten korrelieren konnte [3].

---

[1] COURVOISIER 1948a und b.
[2] BECKER u. Mitarb. 1949, CYRAN 1950, 1952, B. DÜLL 1941, HUMMEL und CAROLI 1952, STRAUBE und SCHOLZ 1951, WILDFUHR 1953.
[3] „Depressionscharakter", „atmosphärische Aktivität", Sturmhäufigkeit an der Kuste (B. DÜLL 1941), „Wetterrelativzahlen" (UNGEHEUER 1951), Feuchteindicator (FLACH 1955).

Daß zu solchen Definitionszwecken oder Indikatoren wieder gewisse Temperatur-, Feuchte-, Luftdruckdaten herangezogen werden, darf nicht dahin mißverstanden werden, daß damit diesen Faktoren selbst wieder direkte Wirksamkeit zugeschrieben würde; sie bilden hier vielmehr in erster Linie Markierungen, Indikatoren.

Oder endlich suchte man nach *neuen meßbaren Vorgängen in der Atmosphäre* oder auch solchen, die nur über die Atmosphäre zu uns gelangen. So bearbeitete man biologische Ereignisse der vorgenannten Art in ihrer eventuellen Abhängigkeit von den Sonnenfleckenrelativzahlen, von chromosphärischen H_α-Eruptionen auf der Sonne[1], von sog. „atmosphaerics" (Infralangwellenstörungen, d. h. Störungen des elektromagnetischen Erdfeldes zwischen etwa 5 und 50 kHz, die

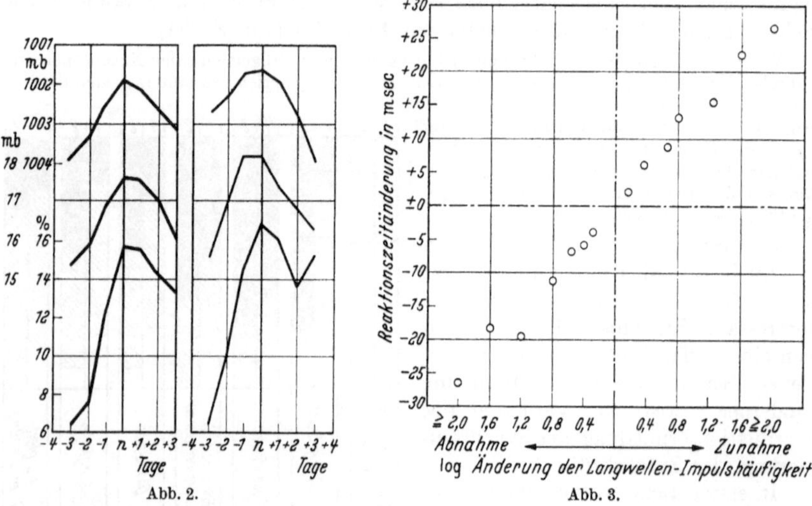

Abb. 2. Ergebnis von *Reaktionszeitmessungen* in Frankfurt a. M. nach B. DÜLL. *Starke Linien:* an 31 „Tagen *n*" mit *starken* Reaktionszeitänderungen und ihren je 3 Vortagen und Nachtagen betrugen 1. die tiefsten über Mitteleuropa um 8 Uhr morgens abgelesenen Barometerstände im Mittel millibar (obere Kurve mit Skala links oben); 2. die größte über Mitteleuropa innerhalb der letzten 24 Std festgestellte Druckdifferenz im Mittel millibar (mittlere Kurve mit rechter Skala); 3. die an der Nordseeküste gemeldete Sturmhäufigkeit (untere Kurve mit Skala links unten). *Schwache Linien:* die gleichen Ermittlungen sinngemäß für 56 „Tage *n*" mit *mittelstarken* Reaktionszeitänderungen.

Abb. 3. Mittlere 12stündige *Reaktionszeitänderung* in Millisekunden (Ordinaten) im Verhältnis zu 12stündigen Änderungen des Logarithmus der Langwellen-Impulshäufigkeit (45000 Reaktionszeitbestimmungen an 3 gesunden Versuchspersonen innerhalb eines Jahres). (Nach REITER 1955a.)

ganz besonders durch Wetterfronten, Schauervorgänge und Gewitter entstehen und über einen experimentell variierbaren Umkreis registrierbar sind[2]).

Die Gesamtheit dieser Forschungen lieferte eine Fülle statistisch einwandfrei gesicherter Korrelationen, wofür Abb. 2—4 einige Beispiele geben. Ganz besonders eindrucksvoll und wegen der Beziehung zu Unfallhäufigkeit auch von praktischer Bedeutung sind die *eindeutigen Korrelationen mit den Infralangwellenstörungen*[3].

Korrelationen bedeuten bekanntlich noch keinen Kausalzusammenhang, ein solcher kann ja sehr wohl auch durch einen unbekannten Mittelsfaktor zustandekommen. In diesem Sinne werden die atmosphärischen Kriterien vielfach ausdrücklich als vorläufige *Indicatoren* bezeichnet[4]. Ja man gelangt durch viele solcher Untersuchungen geradezu in ein höchst verwickeltes „*solarterrestrisches Korrelationsnetz*"[5].

---

[1] DÜLL 1941, REITER 1953ff., dynamische Wirkungsphasen (DAUBERT 1958).
[2] REITER 1953ff.
[3] REITER (sämtl.), insbesondere Zusammenfassung 1960.
[4] DE RUDDER 1952a und b.

Die Vielzahl bis heute bereits statistisch einwandfrei belegter Korrelationen darf nicht verwirren. Man muß sich hier immer wieder vergegenwärtigen, daß viele der herangezogenen Wetterkriterien unter sich korrelieren; für Korrelationen gilt aber das kommutative Gesetz der Algebra: Wenn a mit b und b mit c korreliert, so korreliert auch a mit c.

In solcher Situation kann zuweilen nur das *Experiment* weiterhelfen, das allerdings — gerade in diesen Fragen — die Naturvorgänge größenordnungsmäßig keinesfalls überschreiten darf (es gibt viele Beispiele dafür, daß wir auf Lebensvorgänge ganz neuartige Wirkungen ausüben, wenn wir einen natürlichen Faktor in seiner Größenordnung — oft um Zehnerpotenzen — abändern).

In diesem Sinne ist es heute nicht mehr bestreitbar, daß *Lebewesen* in der Natur vorkommende *rasche elektromagnetische Feldschwankungen ihrer Umwelt empfinden.*

Oft aufgefallen ist die *Orientierungsunsicherheit von Zugvögeln* in der nächsten Umgebung von *Sendeanlagen;* Klagen über mancherlei *Beschwerden beim Personal* solcher Anlagen („Senderkrankheit") gaben ihrerseits den Anstoß zu den therapeutisch so bewährten Kurzwellenapparaten. Da die Sendeenergie mit dem Quadrat der Entfernung abnimmt, unterschreitet sie schon in Sendernahe die Schwelle natürlich vorkommender Schwankungen, was bezüglich vager Verallgemeinerungen zum Thema „Radio und Krankheit" zu beachten ist. Es scheint aber von *prinzipieller Bedeutung,* daß es am von Frischschen Institut gelungen ist, nicht nur eindeutige *Verhaltensänderungen* an Tagen mit Infralangwellenstörungen bei Bienen sondern auch sehr eindrucksvolle Verhaltensanderungen von Goldhamstern *(Säuger!)* als Antwort auf experimentelle Feldänderungen nachzuweisen, die größenordnungsmäßig die in der Natur vorkommenden nicht uberschritten[1].

Diese Ergebnisse scheinen biologisch noch merklich unbequem, werden jedenfalls bisher auffallend wenig beachtet, vielleicht weil man kein Sinnesorgan des Menschen für Feldschwankungen kennt, so daß diese Wirkungen noch unverständlich sind, wiewohl z. B. ein Ansprechen (Vibrieren) der bekannten Zelldipole ohne weiteres denkbar ist. p_H-Änderungen im Unterhautbindegewebe sind übrigens als Reaktion auf Wechselfelder beobachtet[2].

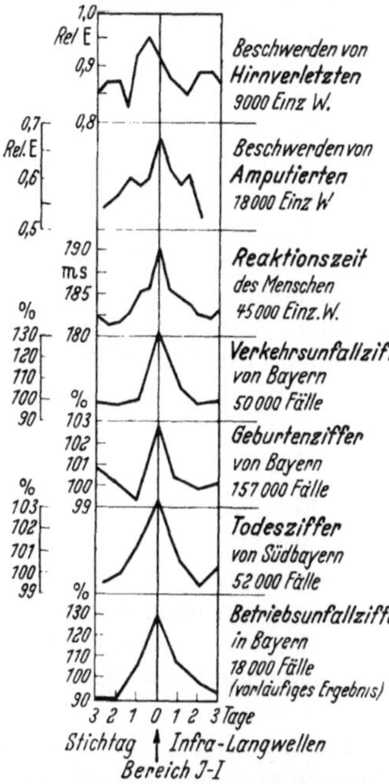

Abb 4. Häufigkeit verschiedener *Vorkommnisse* an Tagen n mit in München registrierten Infralangwellenstorungen, sowie an deren Vortagen und Nachtagen (Synchronisierungen). Die für viele Vorkommnisse eindeutigen Steigerungen erreichen bei Geburt und Tod etwa 4%, bei Unfallen bis zu 30% an den Störungstagen, wobei „triviale" Grunde (Nebel, Straßenglatte usw.) ausgeschlossen wurden. (Nach REITER 1955b unter Verzicht auf 2 weitere Kurven.)

Daß mit solchen biologisch einwandfrei studierten Beziehungen durch falsche Verallgemeinerungen, irreführende Bezeichnungsweisen und Nutzung von Gutgläubigkeit viel Unfug bis zum eklatanten Betrug angerichtet wird, kann nicht überraschen; schärfste Distanzierung von solchen Tendenzen ist hier unerläßlich[3].

In diesem Zusammenhang ist es dann auch beachtenswert, daß mit allen Kautelen durchgeführte Laboratoriumsuntersuchungen über *Kolloidalterung* statistisch-gesicherte Korrelationen mit definierten atmosphärischen Erscheinungen zeigten und nach den Versuchsbedingungen eigentlich als entscheidend nur Wirkungen natürlicher elektromagnetischer Wechselfelder in Frage kamen[4]. Auf diesen Sektoren bleibt also weiterer Forschung noch ein großes Gebiet.

---

[1] SCHUÀ 1952, 1953, vgl. auch REITER 1960, S. 334.   [2] REITER 1953.
[3] PROKOP 1954.   [4] NEUWIRTH und HUMMEL 1955, REITER 1960, S. 354.

Diesen Abschnitt abschließend ist aber noch einer praktisch sehr bedeutsamen weiteren Wettersituation zu gedenken, bei der die *Orographie entscheidend mitspricht: die Inversion*. Normalerweise nimmt die Lufttemperatur, wie bekannt, mit steigender Höhe ab. Lagert sich indes in einer Talsohle, einer Bodensenke, einer Doline kalte, also schwere Luft, so kann sich über dieser eine wärmere, leichtere Luft stabil lagern, so daß *Temperaturumkehr* in der Höhe besteht. Ist diese wärmere Luft hinreichend feucht, so bildet sich in der Berührungsebene durch Abkühlung und Wasserabscheidung eine *Hochnebeldecke*, die als Sperrschicht wirkt. Viele Gegenden neigen durch ihre Bodengestalt oder geographische Lage zu solchen, oft wochenlang anhaltenden Inversionen (Oberrheinebene, Leinegraben, Kärntner Becken)[1]. Unter dieser stagnierenden Sperrschicht können sich *Industrieabgase* bis zu lebensgefährdenden Konzentrationen anreichern — das bekannteste Beispiel bietet die Maastalkatastrophe vom Dezember 1930[1]. Aber selbst *Grippe*epidemien können unter der Sperrschicht sich ausbreiten, bzw. eine Weile haltmachen[2]. Innerhalb 5 Jahren traten in Frankfurt beachtlicherweise ausschließlich in jenen 3 Jahren spät-winterliche Grippeepidemien auf, in denen das Gebiet längere Zeitspannen unter Inversionen lag[3]. Übrigens sind auch die genannten Feldstörungen unter der Sperrschicht sehr stark, um in ihr selbst ein Maximum zu erreichen und über ihr rasch fast ganz zur Ruhe zu kommen[4].

Jahreszeit.

Die Erdachse steht schräg zur Bahnebene des jährlichen Erdumlaufes um die Sonne. Mit zunehmender Entfernung vom Äquator steigen und fallen damit in rhythmischer jährlicher Wiederkehr die im Laufe eines Tages über dem Horizont erreichten Sonnenhöhen und infolgedessen die Einstrahlungszeiten und -intensitäten. So kommt es zu einem *Jahresrhythmus der auf die Flächeneinheit treffenden Strahlungsquanten*. Dementsprechend zeigt das „durchschnittliche" Wetter jene Änderungen, die wir als „Jahreszeit" zusammenfassen.

Daß mit diesem Wechsel synchrone Änderungen in der Häufigkeit vieler Erkrankungsformen des Menschen parallel gehen, ist uralte ärztliche Beobachtung, die sich schon in den hippokratischen Schriften klar formuliert findet.

Die *primäre Problematik* ist auch hier also wieder *eine phänomenologische* und nicht etwa eine theoretische.

Derartige Änderungen in der Krankheitshäufigkeit sind bei jährlicher Wiederkehr ohne weiteres evident. Müssen indes wegen kleiner Krankheitsziffern innerhalb der einzelnen Jahre Summen aus mehreren Jahren gebildet werden, so ist sehr darauf zu achten, daß nicht der hinsichtlich Jahreszeit vielleicht durchaus zufällige Ablauf eines Jahres das Gesamtergebnis entscheidet und so einen Jahreszeiteneinfluß vortäuscht[5].

Die Aufklärung des Zustandekommens derartiger Rhythmen gelingt meist nur unter Heranziehung aller über die betrachtete Krankheit vorliegenden ätiologischen, pathogenetischen und epidemiologischen Kenntnisse, unter Einbeziehen gewisser allgemeiner funktionell-pathologischer Erfahrungen. Als eine Art Summe derartiger Ermittlungen läßt sich dann der Schluß auf eine gewisse *Jahreszeitenbiologie des Menschen* ziehen. Das Experiment kann diesem Vorgehen gegenüber aus naheliegenden Gründen nur eine wesentlich geringere Rolle spielen, als in vielen anderen Bereichen heutiger Medizin.

Für unsere Zwecke erweist es sich als vorteilhaft, die *Jahreszeiten nach biologischen Gesichtspunkten etwas anders abzugrenzen*, als es kalendermäßig üblich[6].

Man muß sich dazu nur vergegenwärtigen, daß der für jegliche biologische Jahreszeitenwirkung entscheidende „*Saisonfaktor*" in jedem Falle letzten Endes von der Sonnenschein-

[1] Flohn 1941.   [2] Eckardt, Flohn und Jusatz 1936, Jáschock 1938.   [3] Mau 1954.
[4] Reiter 1955.   [5] Einzelheiten dazu vgl. de Rudder 1952a.   [6] Moro 1926.

dauer bzw., wie wir noch sehen werden, von dem Ausmaß ihrer zeitlichen Änderung abhängt. Das astronomische Maximum bzw. Minimum der Sonneneinstrahlung, die Sommer- bzw. Wintersonnenwende, also der Beginn der betreffenden Kalenderjahreszeit, liegt demzufolge gerade in der Mitte einer Zeitspanne, die eben durch große (sommerliche) bzw. kleine (winterliche) Strahlungssumme gekennzeichnet ist.

Der *astronomisch definierte Beginn der Kalenderjahreszeiten* bildet demnach etwa die *Mitte jener Zeitspanne,* welche sich *biologisch* durch eine gewisse Strahlungssumme abzeichnet.

Daß man „in der streichenden Februarluft schon den Frühling ahnded", weiß bereits Goethe 1775 zu berichten und mannigfache Beobachtungen an

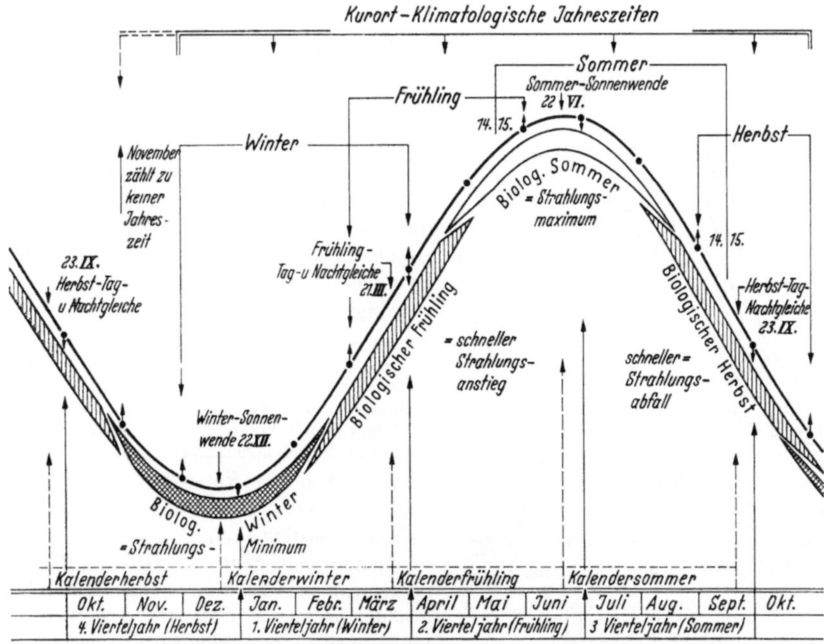

Okt.	Nov.	Dez.	Jan.	Febr.	März	April	Mai	Juni	Juli	Aug.	Sept.	Okt.
4. Vierteljahr (Herbst)			1. Vierteljahr (Winter)			2. Vierteljahr (Frühling)			3 Vierteljahr (Sommer)			

Abb. 5. Schematische Darstellung des Verhältnisses der *biologischen Jahreszeiten* zu den *Kalenderjahreszeiten* für die nordlich gemäßigte Zone (auf der Sudhalbkugel invers). Die durchgehende Linie (mit den Monatsanfangen ●●) deutet die im Jahreslauf sich annahernd sinusformig andernden Sonnenhohen uber dem Horizont und die sich entsprechend andernden Strahlungssummen (Intensitat × Zeit) an. Die in der Kurortklimatologie ublichen Jahreszeitenabgrenzungen ebenso wie die statistisch viel gebrauchten „Vierteljahre" sind im Schema (oben bzw. unten) miteingezeichnet.

Pflanzen- und Tierleben bestätigen es als generelle Naturerscheinung. Die *ersten Frühjahrserscheinungen* beginnen sich spätestens *in der ersten Februarhälfte* abzuzeichnen, wobei diesen selbst wieder bis zum Sichtbarwerden eine zweifellos mehrwöchige Anlaufzeit vorangeht.

Wir benennen also *biologische Jahreszeiten* so, daß sie *durch den astronomischen Jahreszeitenbeginn* (Solstitium bzw. Aequinoctium) *annähernd halbiert* werden (Abb. 5). Im nachfolgenden sind die Benennungen in diesem Sinne gebraucht.

Das Vorgehen ist um so weniger ungewöhnlich, als in der offiziellen *Kurortklimatologie* seit langem eine ganz andere, ebenfalls dem speziellen Zweck angepaßte Jahreszeitenbegrenzung verwendet wird (s. das Schema, oberer Teil).

Es gibt übrigens noch eine weitere Zählweise, auf die man bei Untersuchungen zum Jahreszeitenproblem gelegentlich angewiesen ist, obwohl sie den biologischen Einfluß etwas einebnet: Die Zahlung nach „Vierteljahren" wie sie in amtlichen Statistiken vielfach angewandt wird. Da in solcher Zahlung das erste Vierteljahr (Januar bis März) sich ziemlich weit mit dem Kalenderwinter deckt (und sinngemäß so weiter), so könnte man hier von *statistischer Jahreszeit* sprechen[1].

Über eine Änderung des Jahreszeiten-Rhythmus mit den Erdzonen und entsprechende Änderung der zugeordneten Rhythmen des Erkrankens wird S. 384 noch zu sprechen sein.

Zum *Methodischen* endlich ist zu bedenken, daß Statistiken über jahreszeitlich wechselndes Erkranken im allgemeinen recht zuverlässig sind; denn Krankheitsregistrierungen mögen in einem Land so lückenhaft wie immer sein, von Jahreszeiten wird diese Lückenhaftigkeit nicht allzu sehr beeinflußt werden.

Jahreszeitliche Krankheitsrhythmen kommen *kausal auf ungemein vielgestaltigem Wege* zustande. Ändert sich doch im Menschenleben jahreszeitlich sehr vieles: Lebensweise mit ihren verschiedensten Gefährdungsmöglichkeiten, Lebensgewohnheiten (Feste), Ernährungsgepflogenheiten und vieles weitere. Dementsprechend finden wir unter jahreszeitlich bevorzugten Krankheiten solche mit eklatant, aber durchaus nicht immer sogleich ersichtlicher *äußerlicher Bedingtheit* mit allen Übergängen bis zu Krankheiten, die nur durch ein jahreszeitlich bedingtes Andersreagieren des Menschen, also durch grundsätzliche *Änderungen innerer Lebensvorgänge* entstehen können.

Um zwei Extreme als Beispiel zu nennen: der Sommergipfel des *Ulcus serpens corneae* erwies sich als Folge von Ernteverletzungen, der Frühjahrsgipfel der *Basedowschen Krankheit* kann nur durch Veränderungen im Innern des Organismus zustandekommen.

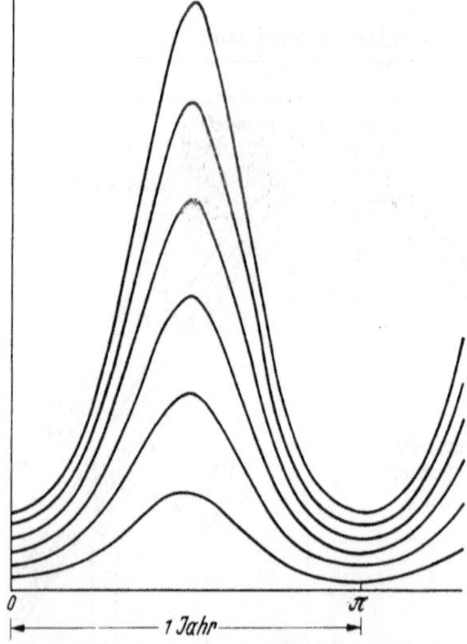

Abb. 6. *Wellenschar* (ganzzahlige Vielfache) der Grundform $y = n^{\sin x}$ als *Näherungsform aller jahreszeitlichen Krankheitswellen*; die in gleichen Zeitspannen während eines Jahres erfolgenden Erkrankungsziffern sind in linearem Maßstab als Abszissen zu denken. Man beachte gegenüber der geläufigen Sinuswelle (s. auch Abb. 7 und 8) die spitzen Gipfel und flachen Täler. (Nach DE RUDDER 1943.)

Alle in ihrem Entstehen also grundverschiedenen „*Jahreszeitenkrankheiten*" haben allerdings eine zunächst überraschende *mathematische Gesetzmäßigkeit* gemeinsam, die nach einer allgemeinbiologischen Erklärung verlangte[2]: Stellt man jahreszeitliche Krankheitsgipfel in der üblichen Weise graphisch in einem linearen Koordinatensystem dar, in dem die Fallzahlen die Ordinaten über der auf der Abszisse aufgetragenen Zeit bilden, so haben *alle jahreszeitlichen Krankheitswellen die gleiche Grundform*, es sind Wellen der Form $y = n^{\sin x}$ (s. Abb. 6, 10 und 11); oder invers ausgedrückt, erst die *Logarithmen der Fallzahlen folgen näherungsweise einer einfachen Sinuswelle* (Abb. 7 und 8).

Es läßt sich mathematisch und graphisch sehr leicht zeigen, daß *diese Wellenform als Näherungsfunktion* ohne weiteres entstehen muß, wenn man für alle biologische Leistung, alle Krankheitsabwehr oder Krankheitsdisposition eine binomische Verteilung in der Bevölkerung annimmt, eine Vorstellung, die gut begründet ist; denn alle solche Leistungen kommen durch eine Vielzahl von Faktoren zustande, die sich nach Gesetzen des Zufalls auf die Einzelindividuen einer Population zu verteilen pflegen.

Mit dieser Vorstellung konnte z. B. PFAUNDLER ohne weiteres die eigenartigen Geschlechtsdispositionen aufklären, die sich in so mannigfachen Regeln beim Studium der verschiedensten Krankheiten zeigten.

[1] Diese unterschiedlichen Bezeichnungsweisen lassen es ratsam erscheinen, in allen Mitteilungen zum Jahreszeitenproblem die zugrundegelegten Definitionen anzugeben.

[2] DE RUDDER 1943.

Die genannte Wellenform $y = n^{\sin x}$ ist Näherungsfunktion insofern, als die wirkliche Wellenform $y = \Phi\,(\sin x)$ aus fortlaufend sich ändernden Ordinaten des Gaußschen Wahrscheinlichkeitsintegrals besteht, wenn deren Abszissen wie die jahreszeitliche Einstrahlung sinusförmig wechseln. Der Anfangsteil der Funktion Φ läßt sich dabei stets näherungsweise durch die Funktion $y = n^x$ ersetzen.

Aus naheliegenden Gründen sind die jahreszeitlichen Abhängigkeiten oder Bevorzugungen seit je besonders aufgefallen bei *epidemisch* auftretenden *Krankheiten*. Erst seit die Ätiologie solcher Krankheiten weitgehend bekannt ist, wissen wir, daß nicht so sehr — wie zunächst oft vermutet und theoretisch durchaus möglich — jahreszeitliche Virulenzänderungen von Erregern, sondern *in erster Linie jahreszeitlich wechselnde Ansteckungswahrscheinlichkeiten* dafür maßgebend sind. Diese können allerdings in zunächst recht versteckter Form zustande kommen, so daß oft erst weitgehende epidemiologische Kenntnis der Krankheit derartige fürs erste oft recht rätselhaft anmutende Jahresrhythmen klären konnte.

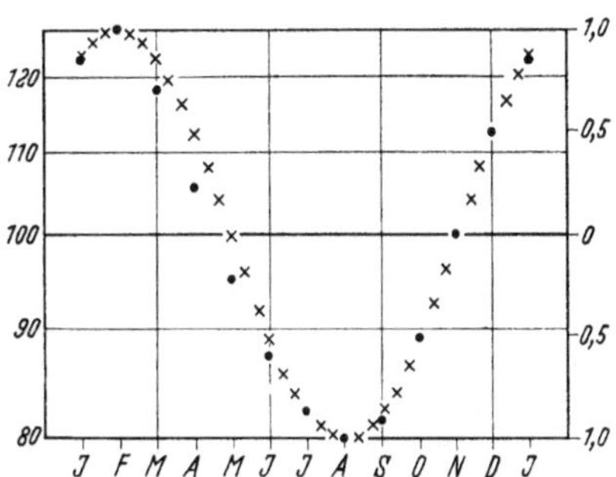

Abb. 7. Wintergipfel der *Todesfälle an Kreislaufkrankheiten* (●●● nach den monatlichen Zahlen KOLLERs fur England und Wales 1921—1933). Die Ordinaten, die mittlere Monatsmortalitat gleich 100 gesetzt, in logarithmischem Maßstab (Skala links) neben einer Sinuslinie (× × ×) in linearem Maßstab (Skala rechts).

Dafür einige Beispiele: *Masern*, die an sich in jeder Jahreszeit vorkommen, treten *im Winter* häufiger und ausgedehnter epidemisch auf als im Sommer, da in unseren Zonen die Winterklausur der Menschen in Wohnungen jede Tröpfcheninfektion erleichtert[1]. Durch Erreger der *Typhus-Paratyphus-Ruhr-Enteritisgruppe* sind Epidemien zu allen Jahreszeiten möglich, wie Wasser- und Molkerei-Epidemien beweisen. Ausgesprochene *Sommergipfel* dieser Krankheiten kommen im wesentlichen durch Zunahme der durchschnittlich herrschenden Infektionswahrscheinlichkeit zustande. Es summieren sich erhöhter Genuß roher Nahrungsmittel, Insektenflug, Wasserinfektion durch Baden u. dgl. Dementsprechend kann in Land-

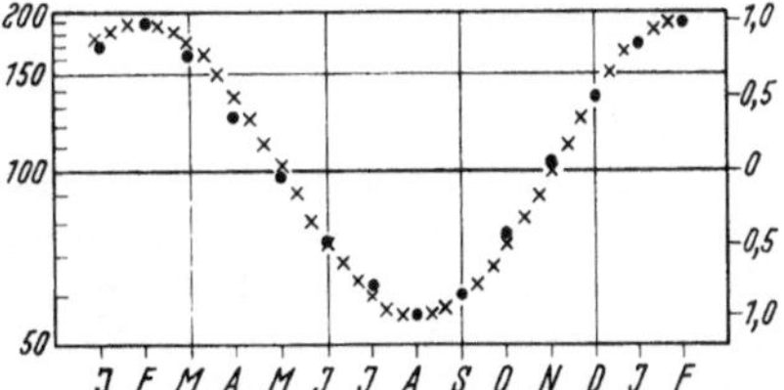

Abb. 8. Wintergipfel der *Todesfälle an Erkrankungen der Atemwege*, alles übrige wie Abb. 7.

strichen, in denen sommerliche Trockenheit Insektenvermehrung behindert, der Sommergipfel in Frühjahrs- und Herbstgipfel sich spalten[2]. Das Auftreten eines *Malariafrühjahrsgipfels* wurde erst verständlich, seit die Existenz exoerythrocytärer Formen des Erregers mit 9—10 monatlicher Inkubationszeit bekannt wurde. Auf gehäufte Sommerinfektionen treten im folgenden Frühjahr, d. h. eben nach 9—10 Monaten, nochmals Häufungen auf, die dann — bei beweglichen Truppen — sogar in malariafreier Gegend erfolgen können[3]. Jahreszeitliche *Gipfel* der *Tularamie (Hasenpest)* treten *sehr wechselnd* auf, je nach der für die Gegend vorwiegend als Überträger geltenden Nagerart und je nach der wechselnden Kontaktmöglichkeit des Menschen mit diesem Nager (in Frankreich Winter-Frühjahrsgipfel zur Zeit der Hasenjagd, in Sudrußland gelegentlich der Frühjahrsüberschwemmungen der großen Ströme, bei denen verschiedene als Pelztiere begehrte Nager erhöht gejagt werden oder in menschliche Wohnungen eindringen)[4]. *Leptospirosen (Feld-, Ernte-, Schlammfieber-*epidemien) zeigen *Sommergipfel* durch gehäufte Infektion beim Baden oder bei Erntearbeiten in Überschwemmungsgebieten[5]. *Fleckfieber* tritt vorwiegend im Winter epidemisch auf, in der Zeit stärkster Verlausung. — Unter den zahlreichen durch Arthropoden übertragenen Infektionskrankheiten sind viele mit ausgesprochener Saisonbevorzugung, die in ähnlicher

---

[1] DE RUDDER 1934.   [2] STALLYBRASS 1928.   [3] MARTINI 1943.
[4] JUSATZ in RODENWALDT-JUSATZ Bd. I (1952).
[5] GSELL 1949. RIMPAU in RODENWALDT-JUSATZ Bd. I (1952).

Weise entweder durch zeitlich begünstigten Kontakt mit den Überträgern oder durch klimatisch begrenzte Prädilektionszeiten im Überträgervorkommen bedingt sind wie etwa *Zeckenencephalitis*[1] oder *hämorrhagische Fieber*[2] (s. dazu auch unter Klima S. 386).

Daß im Infektionsgeschehen zeitliche *Dispositionsänderungen* des Menschen jedenfalls vorkommen, lehrt schon die klinische Beobachtung; daß z. B. mit Zunahme der (statistisch als meldepflichtige Krankheit unter allen Meningitiden meist allein gezählten) Cerebrospinalmeningitis gleichzeitig die Meningitiden verschiedenster weiterer (bakterieller und viraler) Ätiologie ebenfalls zunehmen[3]. Ihr Zustandekommen wird verständlich aus Beobachtungen, die eine Annahme *innerer Jahresrhythmen beim Menschen* unmittelbar fordern.

Der erste Hinweis auf die Existenz solcher inneren Rhythmen erfolgte 1884 durch den Kopenhagener Taubstummenlehrer Malling-Hansen, der auf dem internationalen Ärztekongreß über einen *Jahresrhythmus im Längenwachstum* seiner Zöglinge berichtete, dessen Frühjahrsmaximum seitdem immer wieder bestätigt wurde. Seit dieser Zeit sind eine Fülle innerer Rhythmen bei Gesunden und Kranken bekannt geworden[4]. Versucht man diese an unmittelbarer Naturbeobachtung gesammelten Erfahrungen mit unserem sonstigen biologischen Wissen zu deuten, so sind eine Reihe Aussagen über einen biologischen Jahresrhythmus des Menschen der gemäßigten Zonen bereits möglich.

Der *Winter* erweist sich als eine Zeit der *Stoffwechseldrosselung* (bis zu Rachitis und Osteomalacie) mit Grundumsatzverminderung, Neigung zu Acidose (Verschlechterung der Stoffwechsellage bei Diabetikern[5]), Absenkung immunologischer Ansprechbarkeit (Diphtherie)[6], *erhöhtem Parasympathicotonus*, was natürlich zwangsweise mit hormonalen Umstellungen (im Extrem mit tierischem Winterschlaf) gekoppelt ist. Ein im Jahreslauf wellenförmig sich ändernder *Cholin*gehalt des Blutes mit einem ausgesprochenen Maximum im Februar—März ließ sich unmittelbar nachweisen[7].

Gegen *Winterausgang steigert* sich im erhöhten Parasympathicotonus die *Empfindlichkeit für orthosympathicotone Reize* immer mehr; zunächst sind es die verschiedensten *Umstände im Leben des Einzelnen*, die krankheitsauslösend wirken können und in ihrer Summe schon statistisch den Morbiditätsanstieg einleiten. Der geläufige Gipfel der Todesfälle an Kreislaufkrankheiten und Krankheiten der Atemwege (Abb. 8 und 9) zählt wahrscheinlich im Sinne eines Maximums der Abwehrschwäche hierher, vielleicht auch die Empfänglichkeit für Infektionen der Atemwege [wobei das um diese Zeit häufige Auftreten von Inversionslagen (s. S. 376) noch das ihre beizutragen scheint]. Dabei verstärkt sich die Amplitude des Wellenganges mit steigendem Lebensalter, nachdem sie in den jüngsten Altersstufen ebenfalls hoch ist[8].

Diese Krankheiten zeigen dann sämtlich — gemeinsam mit der Todesursache „*Altersschwäche*" — eine deutliche Koppelung unter sich insofern, als Grippe*jahre* auch die anderen Todesursachen dieser Gruppen hochschnellen lassen[9] — wahrscheinlich Ausdruck dafür, daß Grippe alte und in ihrer Herzleistung reduzierte Menschen erhöht gefährdet; was dann als Haupttodesursache in die amtliche Statistik eingeht, ist meist Ermessenssache des Arztes.

Etwa mit Februaranfang setzt dann der *biologische Frühling* als allgemeiner Reizfaktor ein, der zu jenem im Jahreslauf tiefgreifendsten inneren Umschwung führt. Wir beobachten:

---

[1] Piekarski 1954, Moritsch 1959.   [2] Germer 1955.
[3] Eigene unveröffentlichte Beobachtung, neuerdings auch mitgeteilt von Kauhtio und Rantasalo 1958.   [4] Einzelheiten und Literatur s. bei de Rudder 1952b.
[5] Chrometzka 1940, Henkel 1933, Pannhorst und Rieger 1938.
[6] Wildführ 1949.   [7] Schlegel 1950.   [8] Kreutzer 1957.
[9] Vgl. Schaubilder in Statist. Ber. des Statist. Bundesamtes No. VIII/14/18 und 20 (1955).

Stoffwechselantrieb mit Mineralverschiebungen (Schübe von Rachitis- und Osteomalacie*heilung*) bis zum vorübergehenden Umschlag in Alkalose (Zunahme peripherer Nervenerregbarkeit — Facialisphänomen, galvanische Erregbarkeit, Tetanie, mors subita infantum), *„hormonale Frühjahrskrise"* [1] (Zunahme von Sexualität — Konzeptionen — Sexualdelikten); „Frühjahrstraurigkeit" (Steigerung der Selbstmordhäufigkeit), erhöhte Basedowneigung, erhöhte allergische Reaktionsbereitschaft (gesteigerte Serum- und Tuberkulinallergie); Tuberkuloseaktivierung bis zur tuberkulösen Meningitis (Abb. 9) mit Phlyktaenenzunahme und gesteigerter Exsudatbildung, Ekzemhäufung, Ekzemtod [2].

Die Reaktionszeit auf sensorische Reize sinkt von ihrem Maximum im Januar-April-Mai auf ihr Minimum im September-Oktober (200 msec. bzw 175 msec) [3].

Vor Einführung der Tuberkulostatika bestand ein ausgesprochener *Frühjahrsgipfel der Tuberkulosesterblichkeit* mit Maximum im April—Mai. Er *verschob sich* in den letzten Jahren auf Februar und zeigt nunmehr Koinzidenz mit dem Gipfel an Grippe und Erkrankungen der Atemwege, die nunmehr über die Pneumonie offenbar die entscheidenden Gefährdungsmomente für den Tuberkulösen bilden [4].

Die Frage nach dem für solche Umstimmung entscheidenden *Saisonfaktor* liegt nahe. Viele Umstände sprechen gegen die wesentliche Beteiligung jenes Faktors, der für den Menschen am fühlbarsten ist und damit zunächst besonders naheliegend scheint, wie sich das namentlich in der älteren Literatur kundgibt: die *Temperatur.*

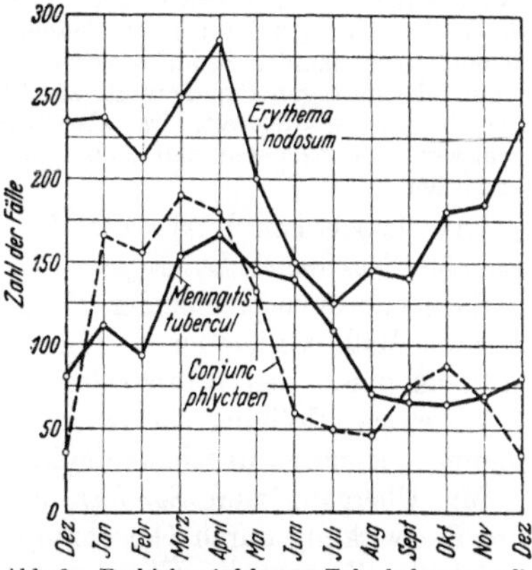

Abb. 9. Fruhjahrsgipfel von Tuberkulosegeneralisation und von paratuberkulosen, vorwiegend durch Allergieschwankung bedingten Erkrankungen fur die nordlich gemäßigte Zone. (Nach DE RUDDER, Meteorobiologie.)

Eindeutige Frühjahrswirkungen in der gesamten Natur setzen zu einem Zeitpunkt ein, da der „fühlbare Winter" mit Kälte und Schneereichtum gerade seinen Höhepunkt hat, nämlich um die Januar—Februarwende.

Hingegen zeigten die Erfahrungen anläßlich der Rachitisforschung, daß zum mindesten für einen Teil der oben genannten Frühjahrswirkungen das den Organismus treffende *Ultraviolett B* entscheidend ist; es ist das der kurzwelligste, auch als *„Dornostrahlung"* bezeichnete, unter 320 mμ Wellenlänge liegende Anteil der Sonnenstrahlung.

Sie fehlt im Tiefland im Winter uberhaupt, da diese Strahlen nicht mehr bis zur Erdoberfläche gelangen, erst um die Januar—Februarwende werden sie dort wieder nachweisbar; in hoheren Lagen fehlen sie zwar nie vollkommen, nehmen aber nunmehr rasch wieder zu.

Diese Strahlung trifft bekanntlich den Organismus nur beim Aufenthalt im Freien, da sie von einfachem Glas absorbiert wird. Sie kommt über den D-Profaktor in der Haut zur Wirkung und zwar ganz besonders nach der winterlichen Entwöhnung, während sich der Organismus dann bis zum Sommer durch Ausbildung einer Lichtschwiele [5] gegen Überdosierung schützt.

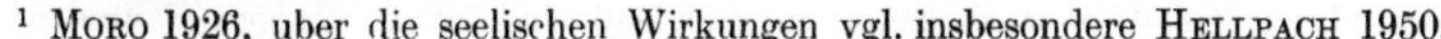

[1] MORO 1926, uber die seelischen Wirkungen vgl. insbesondere HELLPACH 1950.
[2] Literatur s. bei DE RUDDER 1952b.
[3] DAUBERT, briefliche Mitteilung 1959 (Mittel aus je 2 taglichen Bestimmungen an 7 Gesunden wahrend 19 Monaten); fur die Zeitspanne Juli-Dezember vgl. auch übereinstimmend bei DULL 1941.
[1] DE RUDDER 1956. [5] MIESCHER 1930, 1932, SCHULZE 1947.

Ein zweiter, sicherlich sehr entscheidender Wirkfaktor ist *für den Menschen* erst seit jüngster Zeit gesichert[1]: die durch die Augen aufgenommene und über eine Verbindung des Opticus zum Hypothalamus zur Auswirkung kommende *Lichtmenge*. Diese „hypothalamische Opticuswurzel" ist interessanterweise die phylogenetisch älteste Verbindung des *Licht*sinnesorgans „Auge" zum Gehirn[1]. Sonnenscheindauer und -intensität zeigen, wie allbekannt, sehr starken Jahresgang. Die Wirksamkeit dieses Wechsels im Tierreich, nicht zuletzt auch bei Säugern, ist längst den Zoologen bekannt[2], ihr Eingreifen in den intermediären Stoffwechsel konnte beim Menschen durch vergleichende Untersuchungen an Blindgeborenen und Gesunden gezeigt werden[3]. Beide Vergleichsreihen zeigen — mehrfach bestätigt — verschiedene Sellagröße, aus der man in statistischem Sinne auf verschiedene Hypophysenfunktion schließen kann.

Die *beiden* genannten biotropen *Saisonfaktoren* sind nicht ohne *biologisches Band*, sofern man unterstellt, daß Ultraviolettarmut als fehlender orthosympathicotoner Reiz an der winterlichen Parasympathicotonie beteiligt ist (wofür die Rachitiserfahrungen sprechen). Es muß dann nämlich bedacht werden, daß erhöhter Parasympathicotonus auch Engerstellung der mittleren Pupillenweite zur Folge haben muß — diese sozusagen als jahreszeitlicher Mittelwert integriert. Das aber würde weitere winterliche Drosselung der mittleren Lichtperzeption bedeuten und damit zum mindesten eine Labilisierung des Stoffwechsels verstärken.

Die biologischen *Wirkungen des Frühlings* können wir demzufolge *nicht so sehr einer bioklimatischen Eigenart dieser Jahreszeit* selbst zuschreiben — die als entscheidend anzusprechenden Wirkfaktoren sind ja im Sommer sogar im verstärkten Maße vorhanden — sondern diese Frühjahrswirkungen kommen nur zustande durch den frühjahrlichen Gegensatz zum vorausgegangenen Winter — ein ewiger Frühling würde sich selbst auslöschen, während etwa ein ewiger Sommer biologisch durchaus denkbar wäre.

Mit Übergang zum *Sommer* nämlich haben die genannten Saisonfaktoren ihre Reizwirkung durch Gewöhnung oder Schutz des Körpers im wesentlichen eingebüßt. Es kann bei Überdosierung wie zu allen Jahreszeiten zu *Ultraviolett-Hautschädigungen* oder zu *Überhitzungen* als bloße Temperaturfolge kommen, es kann durch *erhöhte Schweißbildung* auf der Haut oder durch Versagen der Wärmeregulierung zu neuen Erkrankungsformen kommen — die dyshydrotischen Hautkrankheiten einerseits, Säuglingstoxikose anderseits liefern dafür Beispiele.

In den Spätsommer, fast schon in den biologischen Herbst fällt dann in allen Ländern beider gemäßigter Zonen die steile Welle der *Poliomyelitis* (Abb. 10).

Die S. 378 erläuterte Wellen*form* besonders schön demonstrierend, beeindruckt diese Welle immer wieder durch die Größe ihrer Amplitude, ihre über viele Jahrzehnte belegte Konstanz, ihre zeitliche Präzision mit nur kleinen Variationen im Anstieg und Abfall. Sie wirft die beiden zunächst durchaus zu trennenden Fragen auf, wie die Welle in ihrer Konstanz Jahr für Jahr entsteht und wodurch sich Jahre mit hohem Gipfel von solchen mit niedrigem unterscheiden. Zunächst droht bei allen entsprechenden Untersuchungen die Gefahr *automatischer Korrelationen*; manche Untersucher sind ihr unbewußt erlegen. Alles, was im Spätsommer sich ereignet — vom nahenden Herbstäquinoktium über die sich ändernde „interdiurne Temperaturschwankung" bis zum Tragen oder Ablegen von Strohhüten — alles das muß mit Poliomyelitishäufigkeit eindeutig und überzeugend korrelieren. Es ist weiterhin zu bedenken, daß alle Erkrankungsziffern Ländersummen sind, das Krankheitsgeschehen selbst, aus dem sie entstehen, aber doch *regional* von Jahr zu Jahr zu *wechseln* pflegt, eine Korrelation also nur mit meteorischen Bedingungen des jeweiligen Erkrankungs*gebietes* zu bestehen braucht. Endlich wissen wir durchaus nicht, ob die gesuchten meteorischen Bedingungen *vor* oder *während* einer Epidemie entscheidend sind. Nach einigen Befunden[4] gelten langere Warmluftperioden mit tropisch-maritimen Luftkorpern begünstigend. Neuere Erhebungen[5] schuldigen Superposition zweier Faktoren an: Temperatur und einen gleichzeitig

---

[1] Siehe Hollwich 1955.   [2] Vgl. die ausführliche Übersicht von J. Aschoff 1955.
[3] Frey 1955.   [4] Donle 1950 und 1956.   [5] E. Flach, noch unveröffentlicht.

durch Dampfdruck *und* relative Feuchte definierten und meßbaren Aerosolzustand, der als „relative Sättigung" sozusagen den Sattigungsgrad der Luft in der Umgebung eines Wassertropfens widerspiegelt und sich in den üblichen Feuchteziffern nicht direkt kundgibt. Ob derartige Faktoren, wenn sie sich weiterhin bestätigen und keine automatischen Korrelationen enthalten, dann am Erreger, an seiner Übertragungsmöglichkeit oder an der menschlichen Disposition angreifen, bleibt weiterhin zu klären. Das Ganze ist ein beeindruckendes Beispiel der Komplexität, aber auch der praktischen Bedeutung mancher meteorobiologischen Fragestellung; man braucht sich nur zu vergegenwärtigen, wie bedeutungslos die Poliomyelitis würde, wenn man ihre Saisonwelle ausschalten und sie auf ihre winterliche „Sockelmorbidität" beschränken könnte. — Eine biometeorologische Prognose aber — schließlich letztes Ziel solcher Erhebungen — ist bis heute jedenfalls nicht gelungen.

Beachtlicherweise hat eine auch epidemiologisch sonst der Poliomyelitis sehr ähnliche Erkrankung, die *Bornholmer Krankheit*, als deren Ätiologie heute In-

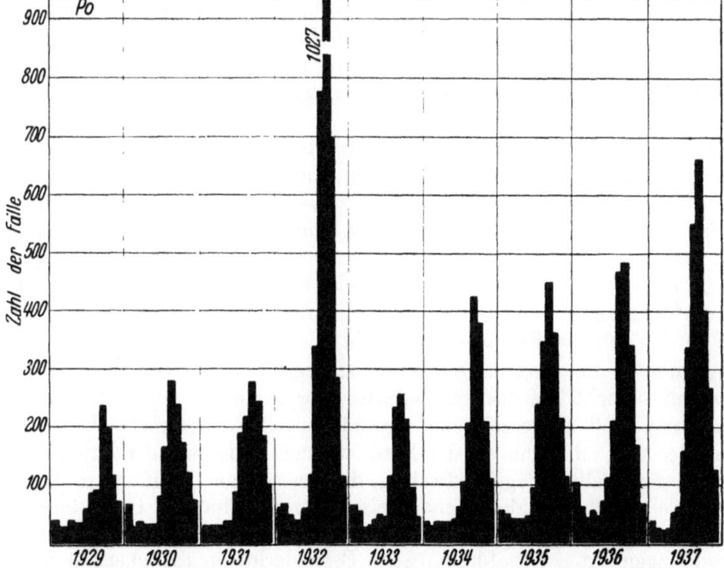

Abb. 10. Spätsommer-Herbstgipfel der *Poliomyelitis* in Mitteleuropa (nach den 4wöchentlich gemeldeten Erkrankungsziffern im Deutschen Reich 1929—1937). (Aus DE RUDDER 1952.)

fektion mit einem Virus der *Coxsackie*gruppe gilt, einen völlig übereinstimmenden Saisongipfel[1].

Für den *Herbst* als der Umschaltjahreszeit vom sommerlichen Strahlungsklima zur winterlichen Strahlungsarmut müssen wir ähnliche Umstimmungen wie im Frühjahr mit etwas geringerer Intensität und mit rückläufiger Tendenz annehmen — manche klinische Beobachtung deutet das an. Im übrigen wissen wir kaum etwas über die Reaktion eines Organismus auf das *Nachlassen* von bislang gewohnten Einwirkungsfaktoren; sehr wahrscheinlich empfindet auch das der Organismus als Reiz.

Die geschilderten *saisonalen Einflüsse* sind im übrigen *von den* im vorangehenden Abschnitt behandelten *Wettereinflüssen prinzipiell zu trennen. Erstere schaffen Dispositionen, letztere Auslösungen.*

Das schließt natürlich keineswegs aus, daß ein bestimmtes Krankheitsgeschehen beide Einflüsse zeigt; aber bei saisonaler Abhängigkeit einer Krankheit

---

[1] DE RUDDER 1937, WINDORFER und REISS 1960.

kann durch vielfache automatische Korrelationen zwischen Jahreszeit und Wetter sehr leicht ein Wettereinfluß auf die Krankheit vorgetäuscht werden, wo nur ein Jahreszeiteneinfluß besteht[1].

Andererseits bestehen sehr starke Beziehungen jahreszeitlicher Wirkungen zu den weiterhin zu besprechenden klimatischen Einflüssen im engeren Sinne.

Klima.

Die Sonneneinstrahlung ändert sich nicht nur mit dem Abstand eines Ortes vom Äquator, sondern auch mit der Höhenlage. Dazu kommt, daß Luftströmung und viele Luftqualitäten — vor allem Feuchte und Bewölkung — mit der relativen Lage des Ortes zu Meeren und Landmassen, mit der Bodengestalt, dem Vegetationstypus seiner Umgebung wechseln. So entsteht für jeden Ort ein *„mittlerer"*, ein *„durchschnittlicher" Wettercharakter*, der sozusagen durch alle zeitliche Wetterveränderlichkeit als eine Art Konstante hindurchschimmert und auch in langjährigen Meßreihen meteorologischer Elemente wissenschaftlich faßbar ist: *das örtliche Klima*.

Da diese klimabildenden Faktoren oft für weite Gebiete der Erdoberfläche übereinstimmen oder doch ähnlich sind, entstehen *Klimagebiete, Klimazonen, Klimagürtel*. Eigentümlichkeiten und Gesetzmäßigkeiten derartiger atmosphärischer Mittellagen werden von der *Klimatologie* erforscht und zwar — entgegen der ursprünglichen Humboldtschen Definition — zunächst als geophysikalische Tatbestände ohne Beziehung zum Leben. Für ein Studium der letzteren war nun der Begriff *Bioklimatologie* zu schaffen und zwar *„im engeren Sinne"*, wenn es sich um die Einflüsse dieser Mittellagen handelt.

Es kann — um zunächst an das vorstehend über Jahreszeiten Gesagte anzuknüpfen — nicht überraschen, bedurfte aber immerhin einmal der empirischen Bestätigung, daß jahreszeitliche Krankheitswellen entsprechend den Klimagürteln der Erde eine Zone auf der Nordhalbkugel und eine kalendermäßig inverse Zone auf der Südhalbkugel aufweisen, die durch eine „indifferente Äquatorialzone" etwa zwischen beiden Wendekreisen getrennt sind[2, 3]. In letzterer werden die Rhythmen des Krankheitsvorkommens teils uncharakteristisch, teils zeigen sie Bindungen an regional-klimatische Besonderheiten (Trockenzeit-Regenzeit; Passat und Monsun). In dieser Zone traten auch einige überraschende, bis heute nicht geklärte Ausnahmen zutage[2]. Es zeigte sich dann weiterhin, daß die für einen Landstrich zeitlich ungemein konstanten jährlichen Krankheitsgipfel (vgl. Abb. 11) eine gewisse weitere klimabedingte Variabilität aufweisen können. So besteht anscheinend mit zunehmender Kontinentalität des Klimas eine Tendenz zur Vorverlegung des Scharlach- und Diphtheriewintergipfels[3].

Auch im Forschungssektor der Bioklimatologie im engeren Sinne geht die primäre Fragestellung vom Krankheitserlebnis aus, nur daß es hier weniger die zeitlichen Besonderheiten wie bei den Wetter- und Jahreszeiteneinflüssen waren, sondern die *örtlichen*. Es war das *Erlebnis geographisch wechselnder Krankheitsformen*, oft auch die Erfahrung, daß ein Verweilen an einer abgrenzbaren Örtlichkeit, ja nur die kurze Berührung mit einer solchen ein bestimmt geartetes Erkranken nach sich zog. *„De aere, aquis et locis"* heißt ein später so überschriebenes Buch in den hippokratischen Schriften, worin derlei Beobachtungen erstmalig formuliert wurden, und Mal-aria, Paludisme, Sumpffieber tragen ihre so

---

[1] Einzelheiten vgl. DE RUDDER 1952b.
[2] DE RUDDER 1931, RODENWALDT-JUSATZ 1952ff.
[3] MAYA 1956; vgl. dazu auch die Weltkarten von Scharlach und Diphtherie bei RODENWALDT und JUSATZ, Bd. II bzw. III.

bedeutungsähnlichen Namen noch heute auf Grund alter lokalistischer Erfahrungen vieler Völker.

Erst der modernen Naturwissenschaft ist es dann gelungen, viele dieser Bedingungen einer örtlichen Krankheitsentstehung den Bereichen von Aberglauben und Hexerei zu entreißen und nicht selten bis in recht verwickelte Einzelheiten ätiologisch aufzuklären.

Und es blieb den kulturpsychologischen Plaudereien unserer Zeit vorbehalten, solche Erkenntnisse wiederum zu bemängeln, zu bedauern, und in ihrer Bedeutung herabzuwurdigen, als ob es ärztliche Aufgabe sei, jenen Menschen die Zeit zu vertreiben, die mit ihrer nunmehr verlängerten Lebensdauer nichts Rechtes anzufangen wissen.

Der Weg der genannten Forschung beginnt mit PETTENKOFER, dessen unbestrittenes Verdienst es bleibt, auf die Möglichkeit *naturwissenschaftlich klar definierter und erforschbarer lokaler Krankheitsursachen* hingewiesen zu haben.

Seine spezielle Hypothese der gasförmigen, aus Zersetzung stammenden und dem Erdboden entstromenden Krankheitsursachen — das allein war der Begriff des „*Miasmas*“, das

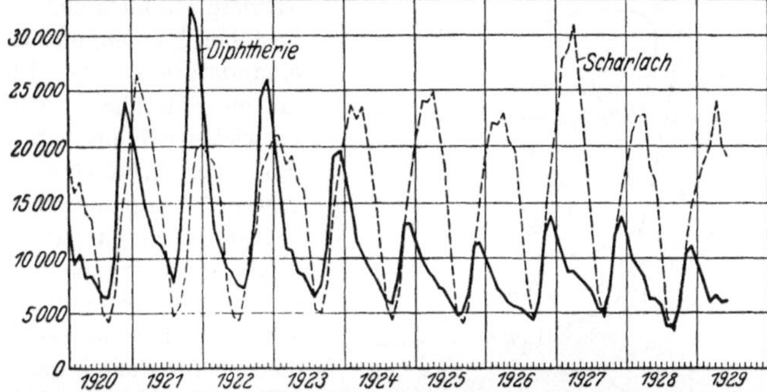

Abb. 11. Erstaunliche *Konstanz kleiner Phasendifferenzen* zwischen den Jahreswellen zweier Krankheiten mit echter Saisonbevorzugung: Zahl der monatlich gemeldeten Scharlach- und Diphtheriefälle in USA (nach Epidem. Monatsber. der Hygienesektion des Volkerbundes Nr. 127). Der Ablauf in Mitteleuropa zeigt trotz meist erheblich kleinerer Amplituden die gleiche Gesetzmäßigkeit.

mit den belebten Krankheitserregern späterer Zeit primär nichts zu tun hat — ist heute überholt. PETTENKOFER steht in seiner Zeit wie jeder Forscher, und es ist nicht seine Schuld, daß eine spätere Zeit, beginnend 1880 mit LAVERANS Entdeckung des Malariaerregers, über seine Vorstellungen aus einer noch vorbakteriologischen Aera hinausging. Man lernte mehr und mehr klimatisch zum mindesten mitbestimmte Erkrankungsformen als Infektionskrankheiten kennen.

Als prinzipielle Erkenntnis, die allein hier darzustellen ist, ergab sich dann, daß schon *viele Erreger* (vor allem Plasmodien, Flagellaten, aber auch Helminthen u. a.) für ihre Entwicklung, oft nur für gewisse Stadien derselben, *engumschriebene Klimabedingungen* besonders von Temperatur, oft auch von Feuchtigkeit nötig haben, so daß diese Bedingungen über das Vorkommen der betreffenden Krankheit entscheiden. Dazu kommen in vielen Fällen Minima, Optima und Maxima von Temperatur und Feuchte (neben zuweilen noch weiteren Biocoenose-Bedingungen) für Existenz und Vermehrung jener schon fast ungezählten *Zwischenträger* (vor allem Anopheliden, Culiciden, Glossinen, Phlebotomen, Zecken, Milben), oft auch *Zwischenwirte* und lebende *Erregerreservoire* einschließlich sog. *Reservewirte*, durch welche die Krankheit auf den Menschen übertragen wird[1].

So gilt die 16-Grad-Juli-Isotherme als annahernde polare Malariagrenze[2]. Die als Überträger der südamerikanischen Chagaskrankheit bekannten Triatoma-Wanzen sind in Brasilien ausgesprochen auf die Trockengebiete mit unter 1000 mm jährlicher Regenhöhe beschränkt[3].

[1] Viele Beispiele dafür bei MARTINI 1943 und 1955, PIEKARSKI 1954.
[2] MARTINI 1952.   [3] Einzelheiten bei RODENWALDT und JUSATZ, Bd. II 1956.

Man konnte für viele dieser Infektionsträger dann die experimentell-ermittelten „*Behaglichkeitsbereiche*" und „*Vermehrungsbereiche*" in Temperatur-Feuchtediagramme, sog. *Klimogramme* eintragen und mittels dieser sogar epidemiologische Prognosen geben. Derartige Klimogramme ermöglichten nämlich eindeutige Aussagen, ob die klimatischen Gegebenheiten eines Ortes die Entwicklung eines bestimmten Krankheitserregers oder -überträgers ermöglichen oder eventuell auch nur zeitlich unterbrechen.

Die sommerliche Pesteinschleppung des Jahres 1922 in Jaffa und die richtige Klimogrammprognose ihres Erlöschens im Winter durch BUXTON bildet ein eindrucksvolles Beispiel[1] (Abb. 12).

Malaria, Schlafkrankheit, Gelbfieber, Leishmaniasen, Rickettiosen, Chagaskrankheit, Denguefieber, Filariosen, Opistorchiasis (Erkrankungen durch verschiedene Leberegel) u. a. liefern geläufige Beispiele für derartige Abhängigkeiten.

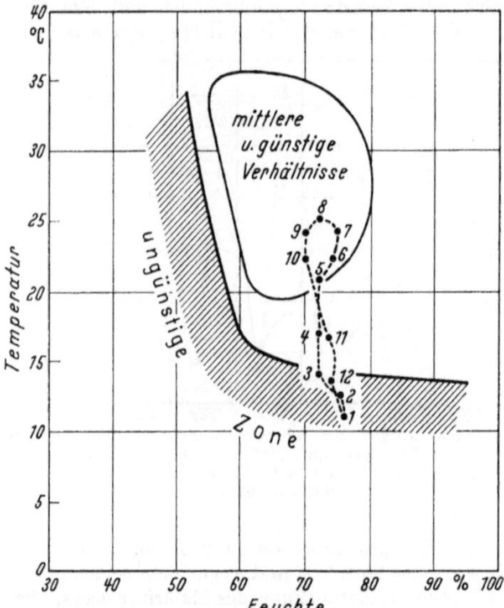

Abb. 12. *Klimogramm des Pestflohes:* Günstige und mittlere Verhältnisse im Bereich der geschlossenen Linie, ungünstige Zone (mit 100 % Mortalität) schraffiert; *Jahresklimogramm* von *Jaffa* punktiert mit Monatsziffern reicht über 3 bis 4 Monate in die ungünstige Zone; Prognose durch BUXTON. die im Sommer eingeschleppte Pest wird im Winter erloschen. (Modifiziert nach MARTINI-BUXTON.)

Durch Spezialisierung von Arten, für deren Lebensgewohnheiten kleinste klimatische Unterschiede bestehen können, und durch das Ineinandergreifen von Entwicklungsketten entstehen vielfach höchst verwickelte Krankheitsbedingungen, die über „*Platzkrankheiten*" mit zuweilen engumschriebenen Verbreitungsgebieten entscheiden[2]. Daß solche Abhängigkeiten durchaus nicht auf Tropen und Subtropen beschränkt sind, woran der für viele dieser Krankheiten geläufige Begriff „Tropenkrankheiten" denken ließe, beweisen die Zeckenencephalitiden Asiens und Osteuropas[3] und die Hämorrhagischen Fieber[4], die bis in den hohen Norden (Skandinavien) vorkommen, aber auch die Geschichte der Pest und der Pestflöhe in Europa.

Bioklimatisch betrachtet handelt es sich bei diesen — hier im einzelnen gar nicht aufzählbaren — Klimawirkungen aber stets um für den Menschen indirekte Wirkungen, im Prinzip also ähnliche, wie sie bei manchen Jahreszeitenwirkungen auftreten. Aber auch die stark von individueller Disposition abhängige Cerebrospinalmeningitis zeigt in Afrika eine Beschränkung ihrer Epidemien auf die Trockenzeiten und pflegt mit Beginn der Regenzeit zu erlöschen[5].

Auch bei vielen indirekten Klimawirkungen können *kleinklimatische Bedingungen* eine Rolle spielen.

Als *Kleinklima* pflegt man das Klima von enger umschriebenen Örtlichkeiten oder von Räumen zu bezeichnen, sofern es noch durch die üblichen Apparaturen der Klimatologie

---

[1] MARTINI 1952.
[2] Viele Einzelheiten dazu vgl. Bd. XI, Teil 2 „Belebte Umweltfaktoren", sowie vor allem in den Werken von MARTINI, PIEKARSKI, RODENWALDT und JUSATZ.
[3] PIEKARSKI 1954, HAUSMANN 1955, MORITSCH 1959.
[4] GERMER 1955.   [5] MAYA 1956.

erfaßbar ist, zum Unterschied vom *Mikroklima* (etwa eines Blattes, einer Baumwurzel), für dessen Erforschung spezielle Apparate nötig sind.

Für kleinklimatische Bedingungen als Krankheitsfaktor liefern Beispiele das Überleben infektionsfahiger *Anophelen* in *Hausern*, ja *Hütten;* das Auftreten von *Pestflöhen* und eventuell Pest in *Fernheizanlagen* (Paris); der *Ankylostomum*befall in deutschen *Bergwerken* um 1900; *Malaria*restherde im *Altwasser* eines Stromes (Rhein); Malariaabhängigkeit von *Lagunen*offnung und Schließung; die Beschränkung des *Felsengebirgsfleckfiebers* auf bestimmte *Täler* der Rockymountains[1].

Unter den letztgenannten Tatsachen finden sich Beispiele einer Krankheitsbeeinflussung durch künstliches Klima in Behausungen, Bergwerken. Es kann hier nur angedeutet werden, daß sehr starke Wirkungen eines künstlichen Klimas in der Gestalt des *Stadtklimas* auftreten können, das durch Ansammlung von windbremsenden Gebauden, durch Produktion von Kondensationskernen aus Haus- und Industriebrand u. a. völlig veränderte Verhältnisse schafft. Die Londoner Nebelkatastrophe vom Februar 1889 und vom Dezember 1952 belegen mit ihren 3000 bzw. 4000 Todesopfern hinreichend die biologische Wirksamkeit[2].

Sieht man von diesen für die praktische Bekämpfung solcher Krankheiten oft grundlegenden klimatologischen Erkenntnissen aber einmal ab, so bleibt *ein geradezu winziges Wissen über direkte Klimaeinflüsse auf Krankheitsvorgänge* des Menschen. Das hat seinen Grund im wesentlichen darin, daß nur in ganz vereinzelten Fällen das Klima der einzige Unterschied zwischen zwei verglichenen Bevölkerungen ist und *pathogeographische Tatsachen* also *keineswegs klimabedingt* zu sein brauchen. In der Regel bestehen schon erhebliche *Unterschiede in Lebensweise und Ernährung*, in der *Soziologie* mit ihren ungezählten Folgen hinsichtlich Altersaufbau, Siedlungsdichte und Durchseuchung (Masern bei Kolonialtruppen!), Berufsschäden. Sehr oft kommen dazu noch *rassische Verschiedenheiten*, über Generationen wirkende unterschiedliche *Selektionen* bezüglich mancher Krankheiten oder Resistenzen durch chronische Durchseuchung (Tuberkulose, Malaria, Cholera) u. ä. m. Damit aber steht einem beobachteten wechselnden geographischen Krankheitsvorkommen meist eine Vielzahl von ätiologischen Möglichkeiten gegenüber, die in ihren Wirkungen nicht mehr trennbar sind, so daß kaum je eine bioklimatisch einwandfreie Aussage möglich ist. Diesbezügliche geographische Unterschiede von Krankheiten werden daher auch wahlweise mal dem Klima, mal der Lebensweise, mal der Rasse zugeschrieben.

Immerhin mag man sich vergegenwärtigen, daß fast unsere gesamte *heutige Medizin* ganz *vorwiegend eine* solche *der gemäßigten Zone* ist, und daß manche dort geläufige Krankheiten in anderen Zonen sehr zurücktreten können.

So sind Diphtherie, Scharlach, Poliomyelitis in den *Tropen* trotz nachweislich vorkommender Erreger durchweg selten[3] und zwar erstere aus bis heute keineswegs durchsichtigen Gründen, während bei Poliomyelitis z. T. klimabedingte Unterschiede in der Lebensweise, vor allem im Lebensstandard eine entscheidende Rolle zu spielen scheinen. Daß in diesen Zonen eine Immunität bereits in fruhen, bei Poliomyelitis in fruhesten Altersstufen und zwar offenbar auf „stillem" Wege erworben wird, konnte durch Antikorpernachweis (einschließlich Schick- und Dicktest) belegt werden.

Warum *Inseln*[4] aller Breitengrade immer wieder die höchste, auf dem Festland nirgends erreichte Poliomyelitis-Morbidität aufweisen, ist wahrscheinlich kein klimatologisches Problem, sondern Folge von Durchseuchungsrückstand isoliert lebender Bevölkerungen.

---

[1] MARTINI 1943 und 1955.   [2] KRATZER 1956.

[3] Einzelheiten bei DE RUDDER 1934, RODENWALDT und JUSATZ 1952ff.

[4] Island (1924, 1935, 1945—1949), Malta (1942/43), Mauritius (1945), St. Helena (1946), Großnikobar (1947), La Reunion (1949), Salomonen (1951), Gilbert-Inseln (1952), Grönland (1953) u. a., dazu die fur ihre Zeit ganz solitäre Epidemie von Nauru (1910) (vgl. dazu bei WINDORFER 1942, DONLE in RODENWALDT-JUSATZ 1952ff., DE RUDDER 1934, DONLE 1960).

Die ausgesprochen epidemische Form des Erkrankens erinnert neben der hohen Morbidität an die Durchseuchungsverzögerung und Neueinschleppung, wie sie in ausgeprägtester Form die klassischen Masernepidemien von 1781, 1846, 1875 auf Färoer demonstrierten. Doch wissen wir noch zu wenig über Haltbarkeit und übliche Verbreiterungswege des Poliomyelitisvirus, um die Analogie epidemiologisch belegen zu können, zumal faßbare Kontaktepidemien bei Poliomyelitis zum Unterschied von den Masern ausgesprochen selten sind.

Einige wenige Beobachtungen belegen den Einfluß der *Höhenlage* eines Ortes auf Krankheitsgeschehen: *Bronchialasthma* kommt über 1200 m Meereshöhe kaum mehr vor, gleiches gilt für manche konstitutionelle *Ekzeme*. An statistischem Material Brasiliens ließ sich eine interessante Feststellung machen: *Diphtherie* und *Scharlach* zeigten in den zwei benachbarten, nur durch etwa 800 m Höhendifferenz unterschiedenen Städten Santos und San Paolo größere Verlaufsschwere in der Höhe [1]. Aber schon der in Gebirgsgegenden gehäufte endemische *Kretinismus* hat sich bisher nicht als klimabedingt erweisen lassen.

Fur die Wirkung von *Höhenlagen* dürfte neben den bekannten Eigentümlichkeiten (niedrigere Lufttemperatur und Feuchte, verminderter Sauerstoffpartialdruck, stärkere und ultraviolettreichere Sonnenstrahlung) und den entsprechenden physiologischen Wirkungen des Höhenklimas auch eine aus orographischen Gründen größere *Seltenheit von Inversionen* (s. oben) eine Rolle spielen. Daher gelten auch trockene, nach Suden offene Hanglagen mit Abflußmöglichkeit von Kaltluft als klimatisch günstig und allen Lagen vorzuziehen, in denen es zur Ausbildung von Kaltluftseen kommen kann.

Unsere Kenntnisse über pathogene Klimawirkungen sind damit bereits erschöpft, nicht allerdings diese Wirkungen selbst. Es gibt mancherlei Hinweise aus allgemeinen erholungs- und heilklimatischen Erfahrungen etwa auf Unterschiede in der Klimawirkung je nach der — letzten Endes wohl vegetativ gesteuerten — Kreislaufstruktur [2]. Wir wissen einiges über kleinklimatische Unterschiede im Befinden bei gewissen Krankheiten (Bronchialasthma, Gelenkrheumatismus). Derartige Beobachtungen werfen mancherlei Probleme der allgemeinen Pathologie auf. Diese harren aber nicht nur einer Lösung, sondern zumeist sogar noch ihrer klaren Formulierung.

Literatur.

Zusammenfassende Darstellungen größerer Teilgebiete der Bioklimatologie sind mit einem * versehen.

AMELUNG, W., F. BECKER, J. BENDER u. C. A. PFEIFFER: Störungen des vegetativen Nervensystems und Wettergeschehen. Arch. phys. Ther. (Lpz.) **1950**, 181. — AMELUNG, W., u. C. A. PFEIFFER: Die Bedeutung des „Aufgleitvorganges" in den Beziehungen zwischen Wetter und Krankheit des Menschen. Balneologe **1943**, 179. — *ASCHOFF, J.: Jahresperiodik der Fortpflanzung bei Warmblütern. Studium gen. **1955**, 742.

BAUR, FR.: Störungen des vegetativen Nervensystems und Wettergeschehen. Arch. phys. Ther. (Lpz.) **1951**, 31. — BECKER, F., W. CATEL, KLEMM, STRAUBE, KALKBRENNER: Experimentelle Beiträge über die Beziehungen zwischen neuzeitlicher Bioklimatik und Medizin. Ärztl. Forsch. **1949**, 436. — BERG, H.: Ist die fulminante Lungenembolie meteorotrop? Dtsch. Z. Chir. **275**, 288 (1953). ~ Zur Meteorotropie der fulminanten Lungenembolie. Medizinmeteorol. Hefte **9**, 60 (1954). ~ Widersprechende Aussagen in der Medizin-Meteorologie. Münch. med. Wschr. **1955**, 749.

CHROMETZKA, FR.: Sommer-Winterrhythmus im menschlichen Stoffwechsel. II. Mitt. Der Sommer-Winterrhythmus des diabetischen Stoffwechsels. Klin. Wschr. **1940**, 972. — COURVOISIER, P.: Über Luftdruckvariographen und Luftdruckschwankungen. Arch. Meteorol. Geophys., Ser. B **1**, 1 (1948). ~ Luftdruckschwankungen und Wetterfühligkeit. Arch. Meteorol. Geophys., Ser. B **1**, 115 (1948). ~ Die Schwankungen des elektrischen Feldes in der Atmosphäre und ihre Bedeutung für die Meteoropathologie. Experientia (Basel) **7**, 241 (1951). — CYRAN, W., u. F. BECKER: Die Meteorotropie der Wehentätigkeit. Arch. Gynäk. **177**, 568 (1950). ~ Wetter und Tod. Dtsch. med. Wschr. **1952** II, 1117.

DAUBERT, K.: Meteorotrope Einflüsse bei der Entstehung der Thromboembolie. In TH. NAEGELI u. Mitarb., Die Thromboembolischen Erkrankungen und ihre Behandlung. Stuttgart 1955. ~ Spezifische Reizkomponenten des Wetters und ihre Beziehung zum

---

[1] DOULL u. Mitarb. 1927.   [2] JUNGMANN 1953.

gesunden und kranken Organismus. Medizin-meteor. Hefte, Nr 13 (1958). ~ Krankheitsbedingende Wettersituationen. Die Heilkunst 1958, H. 9. — DAUBERT, K., u. W. v. EKESPARRE: Die biometeorologischen Einflusse auf die Entstehung der Appendicitis. Dtsch. Z. Chir. **269**, 409 (1951). — DONLE, W.: Die Bedeutung des Wetters in der Epidemiologie der Seuchen. Zbl. Bakt. I. Abt. Orig. **155**, 153* (1950). ~ Jahreszeit und Witterung im Seuchengeschehen. Stuttgart 1956. ~ Poliomyelitis-Epidemien auf Inseln. Ergebn. inn. Med. Kinderheilk., N.F. **13**, 175 (1960). — DOULL, J. A., FEREIRA and PARREIRES: Common infection diseases in Brazil. J. prevent. Med. 1, 503 (1927). — DÜLL, B.: Wetter und Gesundheit. Dresden u. Leipzig 1941.

ECKARDT, E., H. FLOHN u. H. JUSATZ: Ausbreitung und Verlauf der Grippeepidemie 1933 in Abhängigkeit von meteorologischen Faktoren. Z. Hyg. Infekt.-Kr. **118**, 64 (1936).

FLACH, E.: Zum Problem der Wetterfühligkeit. Ergebn. phys.-diät. Ther. **5**, 39 (1955). ~ * Grundbegriffe und Grundtatsachen der Bioklimatologie. In F. LINKE, Meteorologisches Taschenbuch, Bd. III, S. 178. 1957. — FLADUNG, H. J.: Plotzlicher Herztod und Wetter. Arch. Meteorol. Geophys., Ser. B **4**, 85 (1952). — FLOHN, H.: Die bioklimatische Bedeutung des „freien Föhns". Balneologe **1941**, 1. ~ Zur Geschichte der Meteoropathologie der Grippe. Meteorol. Rdsch. **1948**, 1. — FREY, E.: Neue anatomische Ergebnisse zur Phylogenie der Sehfunktion. In: Auge und Zwischenhirn, s. bei HOLLWICH.

GERMER, W. D.: Die Haemorrhagischen Fieber. Dtsch. med. Wschr. **1955**, 1717. — GSELL, O.: Klinik der Leptospirenerkrankungen. Ergebn. inn. Med. Kinderheilk., N. F. **1**, 367 (1949).

HAUSMANN, H. G.: Welche Virusencephalitiden kommen in Europa vor? Schweiz. Z. allg. Path. **18**, 1046 (1955). — HELLPACH, W.: Geopsyche, 6. Aufl. Stuttgart 1950. — HENKEL, G.: Kritischer Bericht uber die in den Jahren 1927—1931 behandelten Zuckerkranken. Z. klin. Med. **125**, 52 (1933). — HENSEL, H.: In H. BRECHT, J. CHRISTOPHERSON, H. HENSEL, Temperatur und Leben. Berlin: Springer 1955. — HIRSCH, A.: Handbuch der historisch-geographischen Pathologie, 1. Aufl. Erlangen 1860—1864. 2. Aufl. Stuttgart 1881—1886. — HOLLWICH, F.: Der Einfluß des Augenlichtes auf die Regulation des Stoffwechsels. In: Auge und Zwischenhirn, 23. Beih. der klin. Mbl. fur Augenheilk. Stuttgart 1955. Zusammenfassung mit weiterer Literatur. — HUMMEL, K., u. G. CAROLI: Über den Einfluß von Wetterfaktoren auf Titerhöhe und Spontanagglutination im Kollidon-Konglutinationstest und auf die Viscosität von Kollidonlösungen. Z. Hyg. Infekt.-Kr. **135**, 592 (1952).

JÄSCHOCK, H.: Das epidemische Auftreten der Grippe im Winter 1932/33 und 1936/37 in einigen Bezirken Niederschlesiens und die Abhängigkeit des Verlaufes der Epidemien von meteorischen und geographischen Faktoren. Z. Hyg. Infekt.-Kr. **121**, 276 (1938). — JESSEL, U.: Bemerkungen zur medizin-meteorologischen Statistik. Medizin.-meteorol. Hefte **1954**, 7. JUNGMANN, H.: Individuelle Klimatherapie; Kreislaufanalysen bei Erfolgen und Mißerfolgen einer Kurbehandlung. Dtsch. med. Wschr. **1953** I, 98, 134. — JUSATZ, H.: Siehe bei RODENWALDT-JUSATZ, Bd. 1.

KAUTHIO, J., and I. RANTASALO: Acute bacterial meningitis in children. Ann. Paediat. Fenn. **4**, 42 (1958). — KOLLER, S.: Der jahreszeitliche Gang der Sterblichkeit an Krankheiten des Kreislaufs und der Atmungsorgane. Arch. Kreisl.-Forsch. **1**, 225 (1937). — * KRATZER, P. A.: Das Stadtklima, 2. Aufl. Braunschweig 1956. — KREUTZER, A.: Über den Jahreszeiten-Rhythmus der Sterblichkeit. Ärztl. Forsch. **1957** I, 236. — KUHNKE, W.: Meteorologische Grundlagen einer medizin-meteorologischen Vorhersage. Vortr. Hamburg 1955. Medizin-meteorol. Hefte **1956**, Nr 11, S. 3.

MALLING-HANSEN: Results of daily weighting of 130 pupils of the Royal Institution for the deaf and dumb at Copenhagen. Congr. internat. des Scienc. med. S. Lession. Copenhagen 1884. — MARTINI, E.: Wege der Seuchen. Lebensgemeinschaft, Kultur, Boden und Klima als Grundlagen von Epidemien, 2. Aufl. Stuttgart 1943 u. 3. Aufl. 1955. ~ Klima und Krankheitserreger. In SEYBOLD-WOLTERECK, Wetter, Klima, Mensch, 2. Aufl. Heidelberg 1952. — MAU, G.: Die Influenza in Hessen in den Jahren 1948—1953. Med. Diss. Frankfurt a. M. 1954. — MAYA, A.: Beitrag zur pathogeographischen Analyse des Saisongipfels bei Infektionskrankheiten. Med. Diss. Heidelberg 1956. — MIESCHER, G.: Das Problem des Lichtschutzes und der Lichtgewohnung. Strahlentherapie **35**, 403 (1930). ~ Untersuchungen uber die Bedeutung des Pigments fur den UV-Lichtschutz der Haut. Strahlentherapie **45**, 201 (1932). — MORIKOFER, W.: Meteorologische Gesichtspunkte zur Fohn- und Wetterfühligkeit. Bull. schweiz. Akad. med. Wiss. **8**, 494 (1952). — MORITSCH, H.: Durch Arthropoden übertragene Virusinfektionen des Zentralnervensystems in Europa. Schweiz. med. Wschr. **1959**, 683. — MORO, E.: Über die Tetanie als Saisonkrankheit und vom biologischen Frühjahr. Klin. Wschr. **1926**, 925.

NEUWIRTH, R., u. K. HUMMEL: Wettereinflusse auf das Lichtstreuvermögen von kolloidalen Lösungen (Polyvinylpyrroliden). Arch. Meteorol. Geophys., Ser. B **5**, 388 (1955).

PANNHORST, R., u. A. RIEGER: Manifestierung des Diabetes und Jahreszeit. Z. klin. Med. **134**, 154 (1938). PFAUNDLER, M. v.: Biologische Allgemeinprobleme der Medizin.

Herausgeg. von B. DE RUDDER. Berlin: Springer 1947. — * PIEKARSKI, G.: Lehrbuch der Parasitologie. Berlin: Springer 1954. — PROKOP, O.: Wünschelrute, Erdstrahlen und Wissenschaft. Stuttgart 1955.

RAETTIG, H., u. NEHLS: Die Meteorologie der Lungenembolie. Z. klin. Med. **138**, 242 (1940). — REITER, R.: Schmerzempfindung und Wetter. Arch. Meteorol. Geophys., Ser. B **5**, 1 (1953). ~ Neuere Untersuchungen zum Problem der Wetterabhängigkeit des Menschen. Arch. Meteorol. Geophys., Ser. B **4**, 327 (1953). ~ Strahlentherapie **89**, 622 (1953). ~ Der Mensch an der Grenze seiner Leistungsfähigkeit. Dtsch. Vers.-Z. **1955**, 191. ~ Bio-Meteorologie auf physikalischer Basis. Physik. Bl. **10**, 453 (1955) (Zusammenfassung). ~ * Meteorobiologie und Elektrizität der Atmosphäre. In Sammlung Probleme der Bioklimatologie. Leipzig 1960. — RIMPAU, W.: Zur Geschichte der Geoepidemiologie. Öff. Gesundh.-Dienst **48**, 269 (1937). — RODENWALDT, E., und H. J. JUSATZ: Weltseuchenatlas. Hamburg 1952ff. — RUDDER, B. DE: * Die acuten Zivilisationsseuchen, ihre Epidemiologie und Bekämpfung. Leipzig 1934. ~ Myalgia epidemica acuta (Bornholmer Krankheit) und epidemische Poliomyelitis. Gemeinsame Züge ihrer Klinik und Epidemiologie. Klin. Wschr. **1937**, 585. ~ Über ein allgemeines Reiz-Reizantwortgesetz in der Biologie. Naturwissenschaften **1943**, 577. ~ * Grundriß einer Meteorobiologie des Menschen, 3. Aufl. Berlin: Springer 1952. Dort auch die Literatur dieses Teils der Bioklimatologie bis 1952. ~ Zur Korrelations- und Koinzidenzforschung in der Meteorobiologie bzw. Biometeorologie. Ber. dtsch. Wetterdienst US-Zone **38**, 254 (1952) (Weickmann-Festschrift). ~ Über einen Wandel im jahreszeitlichen Tuberkuloseverlauf. Münch. med. Wschr. **1956**, 835.

SANDRITTER, W., F. BECKER u. I. LANGENBERG: Über die Wetterabhängigkeit der Lungenembolie. Klin. Wschr. **1957**, 1176. — SCHLEGEL, J. U.: Seasonal variations in the choline centent of human serum. Acta med. scand. Suppl. **239**, 410 (1950). — SCHUÀ, L.: Untersuchungen über den Einfluß meteorologischer Elemente auf das Verhalten der Honigbiene (Apis mellifica). Z. vergl. Physiol. **34**, 258 (1952). ~ Die Fluchtreaktion von Goldhamstern aus elektrischen Feldern. Naturwissenschaften **1953**, 514. — SCHULZE, R.: Die biologisch wirksamen Komponenten des Strahlungsklimas. Naturwissenschaften **1947**, 238. — * SEYBOLD, A., u. H. WOLTERECK: Wetter, Klima, Mensch, 2. Aufl. Heidelberg 1952. — STALLYBRASS, C. O.: Season and disease. Proc. roy. Soc. Med. Sect. of Epidemiol. **21**, 57 (1928). — STRAUBE, G., u. K. H. SCHOLZ: Über die Einwirkung komplexer Wettervorgänge auf das vegetative Nervensystem. Dtsch. med. Wschr. **1951** I, 634. — STRODER, U., F. BECKER u. G. HAAS: Über die Abhängigkeit des Herzinfarkteintrittes vom Wettergeschehen, Tagesrhythmus und von solaren Vorgängen. Klin. Wschr. **1951**, 312.

UNGEHEUER, H.: Über eine Methode zur kontinuierlichen Erfassung der biologischen Wetterwirkung. Fortschr. Med. **1951**, 285. — UNGEHEUER, H., u. H. KÜGLER: Meteorologie — Biologie — Medizin. Arzneimittel-Forsch. **7**, 370 (1957).

WILDFÜHR, G.: Über die verzögerte Antikörperbildung bei gegen Diphtherietoxin sensibilisierten Menschen zur Zeit des Wintergipfels der Diphtherie. Z. ges. inn. Med. **4**, 573 (1949). ~ Meteorobiologische Immunitätsstudien. I. Mitt. Untersuchungen über das Verhalten der Isoagglutinine und heterogenetischen Hämagglutinine unter bestimmten meteorologischen Bedingungen. Z. Immun.-Forsch. **110**, 450 (1953). — WINDORFER, A.: Die Entwicklung der epidemischen Kinderlähme. Ergebn. inn. Med. u. Kinderheilk. **61**, 308 (1942). ~ Epidemiographie der Poliomyelitis in Deutschland. Ergebn. inn. Med. Kinderheilk., N. F. **2**, 563 (1951). — WINDORFER, A., u. B. REISS: Die Bornholmer Krankheit. Ergebn. inn. Med. Kinderheilk., N. F. **13**, 243 (1960).

ZEISS, H.: Seuchenatlas. Gotha: Perthes 1942—1945.

Namenverzeichnis.

Die *kursiv* gedruckten Seitenzahlen beziehen sich auf die Literatur.

Sachverzeichnis.